颅底外科学

多交叉学科手术入路

［德］ M.Samii　W.Draf　著

凌　锋　主审

凌　锋　陈　凌　鲍遇海　主译

颅底解剖章节由 J.Lang 教授执笔编写

全书共 289 组图，841 幅图例

中国科学技术出版社

·北　京·

图书在版编目（CIP）数据

颅底外科学 / 凌锋，陈凌，鲍遇海主译. —北京：中国科学技术出版社，2008.4　ISBN 978-7-5046-5145-7

Ⅰ. 颅… Ⅱ. 凌… Ⅲ. 颅－外科学　Ⅳ. R651.1

中国版本图书馆 CIP 数据核字（2008）第 016784 号

Translation from the English language edition: *Surgery of the Skull Base* by Madjid Samii and Wolfgang Draf. Copyright © Springer-Verlag Berlin Heidelberg 1989. Springer is a part of Springer Science+Business Media. All Right Reserved.

著作权合同登记号　北京市版权局图字：01-2005-0895

本书中文版权由 Springer-Verlag Berlin Heidelberg 授权中国科学技术出版社独家出版。未经出版者许可不得以任何方式抄袭、复制或节录任何部分。

自 2006 年 4 月起本社图书封面均贴有防伪标志，未贴防伪标志的为盗版图书。

责任编辑：张　楠　许媛媛
责任校对：刘红岩
责任印制：安利平

中国科学技术出版社出版
北京市海淀区中关村南大街 16 号　邮政编码：100081
电话：010-62103210　传真：010-62183872
http://www.kjpbooks.com.cn
科学普及出版社发行部发行
北京华联印刷有限公司印刷

*

开本：889 毫米×1 194 毫米　1/16　印张：29.75　字数：820 千字
2008 年 7 月第 1 版　2008 年 7 月第 1 次印刷
ISBN 978-7-5046-5145-7/R·1310
印数：1—3000 册　定价：230.00 元

（凡购买本社的图书，如有缺页、倒页、脱页者，本社发行部负责调换）

编译委员会

主　审　凌　锋

主　译　凌　锋　陈　凌　鲍遇海

译　者　陈立华　（首都医科大学宣武医院）
　　　　　冯东侠　（江苏省江阴市人民医院）
　　　　　吴　浩　（首都医科大学宣武医院）
　　　　　洪　波　（中国人民解放军第二军医大学长海医院）
　　　　　刘海生　（清华大学玉泉医院）
　　　　　杜建新　（首都医科大学宣武医院）
　　　　　赵国光　（首都医科大学宣武医院）
　　　　　菅凤增　（首都医科大学宣武医院）
　　　　　王　宁　（首都医科大学宣武医院）
　　　　　何正文　（湖南省肿瘤医院）
　　　　　王向宇　（南方医科大学珠江医院）
　　　　　张　波　（大连医科大学第一附属医院）
　　　　　尹　建　（大连医科大学第二附属医院）
　　　　　郑　宇　（首都医科大学宣武医院）
　　　　　单永治　（首都医科大学宣武医院）
　　　　　徐立新　（中南大学湘雅医院）
　　　　　刘　庆　（首都医科大学三博复兴脑科医院）
　　　　　黄安炀　（广州医学院第一附属医院）
　　　　　王社军　（中国人民武装警察部队总医院）
　　　　　莫大鹏　（北京大学第一医院）
　　　　　陈　赞　（首都医科大学宣武医院）
　　　　　买买提·艾力　（新疆医科大学附属医院）
　　　　　陈　革　（首都医科大学宣武医院）
　　　　　何　川　（首都医科大学宣武医院）

前 言

长期以来，由于其复杂的解剖结构，颅底区被认为是手术的禁区。除极少数情况外，紧贴于硬膜外的骨性颅底成了一个"无人区"，外科医师都从另一个方向进行手术，一个重要的原因是在这个区域用传统的分离技术进行手术有很高的致残率。

随着手术显微镜的使用，情况发生了改变。手术显微镜最初是耳鼻喉科医师用来做岩骨和副鼻窦切除和重建手术的，随后被引入到其他学科。神经外科也在20世纪60年代中期开始使用手术显微镜。随着技术的趋同，用新的、全面的、多学科合作的途径解决颅底手术问题也就有了基础。

耳鼻喉科与神经外科密切和全面的合作在美因兹大学有其传统，神经外科主任Schürmann教授和耳鼻喉头颈外科主任Kley教授强力支持这种合作。从1979年到1986年，我们在汉诺威大学举办了多期研讨会，讲授了我们从这种合作中获得的经验，参会者来自多个领域，有解剖、病理、神经放射、眼科及颌面外科，获得了更加广泛的多学科合作基础。本书全面介绍了我们自己的临床经验及这些研讨会的讨论结果，是神经外科和耳鼻喉科技术的浓缩，旨在促进颅底外科的发展。

本书着重介绍我们已证明的成功的手术入路及分离技术，希望能给那些对颅底外科感兴趣的医师提供参考。为了简明易懂，我们不对外科问题进行全面讨论。

我们写这本书，只是作为现有专业教科书的一个补充，这样我们就能够专注于颅底问题，如果需要的话则介绍读者参阅相关文献。

我们要特别感谢伍兹堡大学解剖系主任Johannes Lang教授，他撰写了关于颅底的正常解剖及变异的章节。他的描述贯穿于本书前、中、后颅底诸章节，对显微手术很有指导价值。

我们也要感谢许多国内外的放射医师和病理医师，感谢他们为本书中的病例报告提供原始照片及描述，使我们能够展示各种技术的实际应用。尤其感谢富尔达大学的R.Bässler教授和J.P.Haas教授，汉诺威大学的H.J.Löblich教授、Ostertag教授、L.Osterwald教授和Vogelsang†教授，还有美因兹大学的S.Wende教授，感谢他们的热情支持和帮助。

没有我们的麻醉师、助手及护士们长期的自我牺牲和理解，本书是无法成就的。我们要特别感谢秘书Plünnecke女士、Töllner女士和Schicker女士，感谢她们不知疲倦的打印书稿；感谢我们的同事G.Penkert、W.Bini、M.Ammirati和R.Keerl医师，感谢他们帮助校对。我们感谢T.Telger先生将德语手稿译成英语，使本文能够进入国际读者群。

我们也特别感谢我们的绘图师T.Randolph女士，J.Kühn、R.

Himmelhan和H.Konopatzki先生，感谢他们的合作及高质量的绘图，这些图是本书的重要组成部分。

感谢Springer-Verlag出版社，尤其是Bergstedt先生和他的同事们，感谢他们的慷慨帮助和出色的出版工作。

M.Samii，汉诺威　　　　　　　　W.Draf，富尔达

译者的话

颅底外科（skull base surgery，SBS）作为现代神经外科的一个重要分支，尽管发展已经有一百余年的历史，但我能认识到它的重要性，还是从1982年结识Samii教授开始的。当时我们一起参加法国里昂的世界显微外科大会，我作为一个神经外科的新兵，第一次参加世界精英云集的盛会，充满了激动和好奇。Samii教授当时在神经外科领域已久负胜誉，但对我这样的小字辈一样友好而诚恳，给我留下了深刻的印象。两年后我回国工作，接到了Samii教授的来信，邀请我担当全球24个国家和地区的电话会议之中国区的组织者。这是世界上第一次医学专家通过电话、不用漂洋过海就能展开讨论的会议。我兴奋至极，又忐忑不安。为了开好这次会，我除了四处联系开会地方和人员外，还认真地研究了Samii教授寄来的录像带。那是一盘听神经瘤切除手术的实录全过程，共45分钟。24年前，当时我所在的医院做听神经瘤手术宛如一场大战，我清楚地记得一位医院的院长患听神经瘤来做手术，术前几乎没有明显症状，最后以死亡告终。听神经瘤的手术，要将肿瘤切除干净并保留面神经解剖甚至功能完好，成为许多外科医生孜孜以求的目标及评比的标准。眼前看到的这盘录像，从头到尾，解剖清晰，如果说用"庖丁解牛"来形容有些粗犷的话，那么用行云流水般流畅来形容绝不过分，让人看后不仅酣然解渴，更能欣赏到艺术大师的精雕细刻。原来手术还能做到如此精妙！病人在经历了患病的痛苦和恐惧之后还有重新获得功能的愉悦！这实在是一个太吸引人的领域了！当时自己看这盘录像时的惊讶和五体投地的佩服一直深深地印在我的脑海中，同时印入的还有"颅底外科"这个名词。

1986年，Samii教授在WFNS中创建了世界颅底神经外科委员会，在汉诺威召开了第一届大会。在这次大会上，我更清楚地了解到，颅底是一个非常复杂的解剖区域，有许多重要的神经血管结构相毗邻，因而在以前此区域的许多病变都被认为是无法手术治疗的。由于颅底病变的位置介于头颅、颜面和五官之间，决定了颅底外科是涉及神经外科、耳鼻咽喉－头颈外科、口腔颌面外科、整形外科和肿瘤外科等学科的跨学科专业。在这次大会上，颅底外科大师们的名字：白马明，Kawasa，Selkar，Fukuxima……一一展现在与会者面前，而Samii教授就是他们中的佼佼者之一。

近几十年来，Samii教授一直在颅底外科这个极富挑战的领域里辛勤耕耘。他所涉及的学术领域不仅是神经外科，还兼容并包，吸收容纳耳鼻咽喉－头颈外科、口腔颌面外科、整形外科和肿瘤外科等知识，与上述各学科的专家密切合作，在颅底显微解剖学研究、显微手术器械的开发和应用、神经影像学诊断技术、显微外科技术、神经功能监护技术、神经导航技术、介入技术、麻醉技术以及颅底修复重建技术等各方面进行跨学科研究、交流和多学科合作，使颅底外科成为最具挑战性和最有活力的新兴学科之一，也成为近几年来发展较快的一个医学新领域。

Samii教授总结颅底外科发展的进程，将其进一步扩展为神经科学的现代理念，表现在2000年在德国汉诺威成立、揭幕的国际神经科学研究所（INI-Hannover）。这个大脑型的建筑，不仅是世界建筑史上独一无二的创意，更是将建筑与科学发展的内涵紧密结合在一起的哲学典范。试想，用人脑研究人的大脑，永远是没有穷尽的。科学家在脑型的建筑中工作研究，也展示了神经科学的无穷魅力和吸引力。术中CT、MRI、神经导航、颅底内镜等技术的研发和应用，使医生能在了解实时解剖的基础上进行手术操作，不仅提高了肿瘤的全切除率，而且降低了手术并发症的发生。未来的机器人辅助显微神经外科技术、影像实时动态导航技术，为颅底外科展现了一个崭新的空间。

千里之行，始于足下。辉煌的前景，有待于神经外科医生具备扎实的显微外科技术和其他相关专科的知识与技能。正因为如此，Samii教授以自己数十年丰富的颅底外科经验以及在该领域的探索为基础编著了《颅底外科学》这本书，论述了颅底相关解剖以及多学科入路要点，是一部颅底外科入门及提高的传统教科书，为颅底外科工作者快速掌握颅底外科疾病的解剖基础、治疗方法（包括手术入路）以及治疗理念，起到了重要作用。贯穿全书始终的多学科协作理念，要求涉及这个范围的医师既要熟悉自己本身的专业，又要了解相关学科的基础知识，形成一种相互学习、相互尊重、取长补短的协作团队。

今天，汉诺威的大脑型建筑（INI-Hannover）将要在北京落户。Samii教授无偿地将INI-Hannover的设计理念和图纸送给了我们首都医科大学宣武医院，今年6月12日德国前总理施罗德先生亲自来京参加中国国际神经科学研究所（China-INI）的奠基仪式。中德两国的神经外科精英将组成新的团队。该团队的主要合作项目之一就是全文翻译Samii教授的这部著作。这是Samii教授40年外科生涯的结晶，也是China-INI颅底外科的全体同仁在学习Samii教授学术思想的同时，翻译出来以期与全国同道们共同领悟其学术经验。整个翻译过程让我们的思想再次受到洗礼，医学理念重新得到确立。当我们在电脑上敲完最后一个句号时，愉悦之情油然而生，多日挥汗如雨，彻夜鏖战的辛劳一扫而光。然而随之又感到诚惶诚恐，唯恐因我们中英文水平的低下，曲解了大师的思想，浪费了同道们的时间。忐忑之下，只有将这本译著和盘托给大家，同时奉献的还有我们这些译者虔诚的心。

首都医科大学宣武医院神经外科主任
中国国际神经科学研究所中方所长
神经外科教授、主任医师、博士生导师

2008年6月于北京

目　录

导言 1
参考文献 2

颅底的外科解剖（SA） 3

前颅窝解剖畸形 4
　　鼻瘘、鼻囊肿、脑膜膨出 4
　　皮窦 4
　　胶质瘤与脑膨出 4

额底入路的头皮解剖 7
　　颅外肌的额腹 7
　　神经 8
　　动脉 9
　　静脉 10

额骨鳞部和额窦 11
　　额窦的黏膜与血管 11

前颅窝硬脑膜 12
前颅窝底 13
　　嗅窝 13
　　额内凹陷与隆突 14
　　气化 14

视神经减压解剖 16
眼眶及毗邻颅底解剖 18
海绵窦解剖 22
鞍区解剖 24
颞窝解剖 32
颞下窝和颞下平台的解剖 33
颞下颌关节的解剖 35
翼突和翼窝的解剖 36
翼腭窝的解剖 37
中颅底及其颅底外面观的开口 39
咽鼓管的解剖 40
咀嚼肌间隙和咽周间隙的解剖 40
　　概述 40

筋膜 42
　　　间隙 42
　　　　　咽旁间隙 43
　　　　　咀嚼肌间隙、动脉和神经 43

颈动脉管区的解剖 48
颈静脉孔的解剖 49
　　舌下神经 51
　　副神经 51
　　迷走神经 52
　　舌咽神经 52
　　　外科重要性 53
　　　颈动脉窦分支 53

咽旁间隙 55
　　动脉 55
　　　颈总动脉 55
　　　颈动脉分叉 55
　　　颈动脉三角及其与颈动脉分叉的关系 55
　　　颈内动脉和颈外动脉的颈段 55
　　　颈动脉窦和颈动脉直径 56
　　　颈动脉的迂曲 56
　　　原始舌下动脉、枕后动脉 56
　　　咽升动脉 57
　　静脉 58
　　　颈内静脉 58

中颅窝解剖及其颞下入路、经天幕入路和中颅窝入路 62
　　小脑幕切迹 64
　　蛛网膜 65
　　桥小脑角 68
　　展神经 70
　　面神经 71
　　内听道 74
　　前庭耳蜗神经 74
　　舌咽神经 75
　　舌咽神经痛 76
　　舌咽神经在咽旁间隙的行程 76
　　迷走神经 77
　　副神经 77
　　舌下神经 78

斜坡的解剖 79

颅外手术入路 80
　　经口-经腭入路 83
　　枕骨髁 84
　　成人的寰椎 85
　　枢椎 86
　　枢椎的前表面 86
　　寰枢关节 87
　　　寰椎的横韧带 87
　　　寰椎的十字韧带 87
　　　齿状突的尖韧带 88
　　　盖膜 88
　　　前纵韧带与后纵韧带 88
　　　翼状韧带 89
　　椎动脉，横突部 89
　　椎动脉，寰枢部 89
　　寰椎部 89
　　椎动脉，进入蛛网膜下腔 90

颅颈结合部中枢神经系统的动脉供应 91
　　根动脉 91
　　脊髓前动脉 91
　　小脑后下动脉 91
参考文献 93

前颅底手术（AS） 103

前颅底畸形手术 104
切除鼻瘘管、疝囊和脑膜膨出的手术技术 107
颅面手术的评价 111
参考文献 115

前颅底外伤性病变手术 116
手术技术 119
　　颅底硬膜修补原则 119
　　前颅底圆形硬膜损伤的经额眶修补技术 119
　　　额窦后壁区硬膜修补 119
　　　筛窦顶区硬膜修补 120
　　　硬膜修补与"中线问题" 121
　　　蝶窦硬膜修补 123
　　前颅底粉碎性骨折硬膜修补术 125
　　　经额硬膜下入路 125

　　　　经额硬膜外入路 128
　　　　侧面部和颅底前外侧粉碎性骨折伴硬膜损伤的处理 129
　　外伤后视神经减压 135
　　　　经筛视神经减压术 136
　　　　经额硬膜下视神经减压术 136
参考文献 137

前颅底炎性疾病的外科治疗 139
　治疗 139
参考文献 143

前颅底占位性病变的手术治疗 144
　一般手术技术 145
　　颅外前颅底入路 145
　　　手术技术 145
　　颅内入路至前颅窝底 152
　　　手术技术 152
　　颅内外联合（颅面）入路到达前颅窝底 154
　眶和邻近的颅底占位病变手术 161
　　手术技术 161
　特殊手术技术 167
　　前颅底良性占位病变的手术技术 167
　　　眶海绵状血管瘤 167
　　　额骨嗜酸性肉芽肿 168
　　　前颅底骨瘤 172
　　　纤维性骨发育不良 177
　　　青少年型鼻咽血管纤维瘤 183
　　　嗅神经母细胞瘤 186
　　　经额硬膜下入路 186
　　　脑膜瘤 189
　　　蝶骨翼脑膜瘤 193
　　前颅窝底恶性占位性病变的手术 203
参考文献 209

中颅底手术(MS) 213

中颅窝创伤性病变的手术治疗 214
　中颅窝创损的手术入路 215
　　骨窗开颅术（扩大钻孔开颅） 215
　　　手术技术 216
　　外伤后颅骨骨瓣开颅术 217

手术技术	217
颈内动脉-海绵窦瘘的治疗选择	221
治疗选择	224
经颞硬膜外入路到岩锥前面和内听道	230
手术技术	230
经乳突经迷路入路	234
手术技术	234
参考文献	236

中颅窝炎症病变的手术 ... 239

胆脂瘤切除的原则	239
耳源性颈静脉-乙状窦-横窦血栓形成的手术治疗	241
手术技术	241
耳源性脑脓肿	243
坏死性外耳炎并发颅底骨髓炎的外科治疗	244
参考文献	247

中颅窝底占位性病变的手术 ... 248

鞍区占位病变的手术	248
一般手术技术	249
经颅硬膜下入路	250
特殊手术技术	257
参考文献	269
中颅底侧方占位性病变的手术治疗	271
一般手术技术	272
中颅底侧方颅外入路（经颞和颞下窝）	272
中颅底颅外后下入路（颈动脉管，颈静脉孔）	274
中颅窝底颅内硬膜外入路	280
经颞颅内硬膜下入路（翼点入路）到中颅底及小脑幕切迹	280
联合颅外及颅内入路显露中颅窝底	285
特殊手术技术	285
以硬膜外生长为主的中颅底良性占位性病变的手术方法	285
中颅窝底良性占位病变主要向硬膜下生长到天幕切迹	301
中颅底恶性占位病变手术	316
参考文献	322

后颅底手术（PS） ... 325

后颅底手术内听道及桥小脑角手术 ... 326

一般手术技术	326
经颞硬膜外入路	326

经乳突迷路入路	326
枕下外侧（乙状窦后）入路	326
手术技术	326
特殊手术技术	**328**
内听道和桥小脑角神经手术	328
经颞硬膜外切断前庭神经、神经节和蜗神经	328
经乳突迷路切除前庭神经、前庭神经节和蜗神经	330
桥小脑角区颅神经血管减压	330
内听道和桥小脑角肿瘤	340
听神经瘤	340
经颞硬膜外入路切除听神经瘤	341
经乳突－经迷路入路切除听神经瘤	344
外侧枕下入路切除听神经瘤	347
桥小脑角脑膜瘤	357
手术技术	357
病例介绍	357
桥小脑角表皮样囊肿	360
手术技术	360
病例介绍	360
其他桥小脑角肿瘤	363
病例介绍	363
参考文献	**366**

后颅窝底外侧和岩骨肿瘤的手术	**369**
一般手术技术	369
特殊手术技术	369
颈静脉孔及舌下神经神经瘤	369
病例介绍	369
颈静脉球瘤	373
手术技术	375
参考文献	**383**

后颅底肿瘤导致的吞咽困难问题	**385**
Denecke 手术恢复治疗单侧迷走神经麻痹导致的吞咽和言语障碍	385
参考文献	**386**

斜坡手术（CL） 387

一般手术技术 388

- 经颅外入路 388
  - 经蝶入路 388
  - 经口入路 389
  - 经颈入路 390
  - 颞下外侧入路 394
  - 后下入路 394
- 颅内入路 394
  - 经额入路 394
  - 额颞入路与颞下入路 396
  - 枕下外侧入路 399
  - 枕下正中入路 405
  - 天幕上、下联合入路 405
- 参考文献 412

颅颈联合区手术（CJ） 413

- 手术技术 415
  - 切除颅颈联合区病变 415
    - 经口入路 415
    - 经颈入路 415
    - 枕下正中入路 415
  - 颅颈联合固定手术 420
    - 手术技术 421
- 参考文献 425

面神经和颅底手术（FN） 427

- 一般外科技术 428
  - 不同面神经段的手术入路 428
  - 用于面神经重建的移植神经 429
    - 手术技术 430
  - 神经缝合技术 430
    - 手术技术 430
- 特殊的手术技术 432
  - 面神经减压术 432
    - 手术技术 433
  - 面神经直接修复方法 435
    - 桥小脑角段端-端吻合 435
    - 颅内-颅外吻合（Dott 1958） 437
    - 颅内-颞骨内吻合术 438

内听道内吻合 440
　　　鼓室段 - 乳突段重建术 442
　　　颞骨内 - 外重建术 442
　　　颞外段面神经重建技术 446
　间接面神经修复方法 447
　　　舌下神经 - 面神经吻合技术 448
　　　面神经跨面吻合技术 448
　二期整形手术用于面部修复 450
　　　手术技术 451
参考文献 455

导 言

颅底病变涉及多个学科，其诊断和治疗都比较特殊。该区域病变很少局限于一个专业领域，因此多学科联合进行评价和手术治疗至关重要。

努力克服学科间的壁垒，密切合作，这样才能制订出一个全面的诊断及手术策略。一些耳鼻喉科、神经外科、颌面外科的先行者已经对颅底手术作出了许多重要贡献（耳鼻喉科：Arena 1974；Boenninghaus 1974；Conley 1964；Denecke 1953；1959,1960,1969；Fisch 1970, 1976, 1977；Grunert 1894；Guggenheim 和 Kleitsch 1967；House 1961, 1964；Ketcham 等 1963, 1966,1969；Kley 1967,1968；Krekorian等1969；Seiferth 1954；Seiferth和Wustrow 1977；Voss 1936；H.E.Wullstein 1972。神经外科：Cushing 1917；Dandy 1922,1925,1941；Derome 1972；Dietz 1970；Dott 1958；Drake 1969,1978；Guiot 和 Derome 1976；Guiot等1967；Kempe 1968；Krayenbuhl和Yaşargil 1975；Rand 1969；Tonnis 和Schurmann 1951；Yaşargil等1976；Yaşargil 1978。颌面外科：Schuchardt 1966）。

一旦这些学科能整合成一个多学科联合的颅底外科，那么，学科间的壁垒就能够克服。通过显微外科技术，不但根除病变，而且能保留功能，达到真正的功能重建。

颅底区病变可以向下发展累及颅外结构，也可以向上发展累及颅内结构。应该清楚，任何一个起源于颅外或颅内的病变，随着颅底骨质的破坏，都能形成颅内、外沟通。通过详细地询问病史、多学科全面的临床检查以及所有神经影像学的评价，大部分病变的大小和范围都能得以明确，这是制订手术计划的先决条件。根据局部解剖原则将颅底分为前、中、后三部分显然有些不妥，因为从下面看颅底是连续的，但这种分法有其方便性。本书对一些特殊的区域，如面神经手术、颅颈联合区手术，均独立成章以便于查询，从而避免了在各章节中查找。

多年的外科实践反复表明，即使是完美的技术，在其实施和适应证选择过程中也需要不断地进行多学科交流与更新。对于特殊的问题，保持学科间的对话是学术发展的必要条件。如果我们不在这些问题上花时间，我们就不知道其他学科的发展，从而也失去了自己发展的机会。

参考文献

Arena S (1974) Tumour surgery of the temporal bone. Laryngoscope 84:645

Bonninghaus HG (1974) Die operative Behandlung von Verletzungen der Rhinobasis. In: Naumann HH (Ed) Head and neck surgery, vol 1. Thieme, New York

Conley JJ (1964) Tumors of the infratemporal fossa. Arch Otolaryngol 79:498

Cushing H (1917) Tumors of the nervus acusticus and the syndrome of the cerebellopontine angle. Saunders, Philadelphia

Dandy WE (1922) An operation for the total extirpation of tumors of the cerebellopontine angle: a preliminary report. Bull Hopkins Hosp 33:344–345

Dandy WE (1925) An operation for the total removal of cerebellopontine (acoustic) tumors. Surg Gynecol Obstet 41:129–148

Dandy WE (1941) Results of removal of acoustic tumors by the unilateral approach. Arch Surg 42:1026–1033

Denecke JH (1953) Die otorhinolaryngologischen Operationen. In: Gulecke N, Zenker R (ed) Allgemeine und spezielle chirurgische Operationslehre, vol 5, 2nd edn. Springer, Berlin Göttingen Heidelberg

Denecke HJ (1959/1960) Operationstechnische Probleme bei der Entfernung großer Neurinome im Bereich von Felsenbeinpyramide, N. facialis, Pharynx, Gefäßscheide, Ösophagusmund und Zunge. HNO 8:343

Denecke JH (1969) Surgery of extensive glomus jugulare tumors of the ear. Rev Laryngol 90:265–270

Derome PJ (1972) Les tumeurs spheno-ethmoidales. Neurochirurgie 18 Suppl 1

Dietz H (1970) Die frontobasale Schädelhirnverletzung. Springer, Berlin Heidelberg New York

Dott NM (1958) Facialis paralysis–restitution by extrapetrous nerve graft. Proc R Soc Med 51:900–902

Drake CG (1969) The surgical treatment of vertebral basilar aneurysm. Clin Neurosurg 16:114–169

Drake CG (1978) Treatment of aneurysms of the posterior cranial fossa. Prog Neurol Surg 9:122–194

Fisch U (1970) Transtemporal surgery of the internal auditory canal. Adv Otorhinolaryngol 17:203–240

Fisch U (1976) Chirurgie im inneren Gehörgang und an benachbarten Strukturen. In: Naumann HH (ed) Kopf- und Hals-Chirurgie, vol 3, Thieme, Stuttgart, pp 457–543

Fisch U (1977) Infratemporal fossa approach for extensive tumors of the temporal bone and base of the skull. In: Silverstein H, Norell H (eds) Neurological surgery of the ear. Aesculapius, Birmingham AL, pp 34–53

Grunert KA (1894) Die operative Ausräumung des Bulbus venae jugularis (Bulbusoperation) Arch Ohrenheilkd 36:71

Guggenheim P, Kleitsch WP (1967) Combined craniotomy-rhinotomy for ethmoid cancer. Ann Otol (St. Louis) 76:105

Guiot G, Derome P (1976) Surgical problems of pituitary adenomas. In: Advances and technical standards in neurosurgery, vol 3. Springer, Vienna New York

Guiot G, Bouche J, Oppotu A (1967) Les indications de l'abord transsphenoidal des adenomes hypophysaires. Press Med 75:1563

House WF (1961) Surgical exposure of the internal auditory canal and its contents through the middle cranial fossa. Laryngoscope 71:1363–1385

House WF (1964) Transtemporal bone microsurgical removal of acoustic neuromas. Arch Otolaryngol 80:597–730

Kempe LG (1968) Operative neurosurgery, vol 1. Springer, Berlin Heidelberg New York

Ketcham AS, Wilkins RH, Buren JM van, Smith RR (1963) A combined intracranial facial approach to the paranasal sinuses. Am J Surg 196:699

Ketcham AS, Hoye RC, Buren JM van, Johnson RH, Smith RR (1966) Complications of intracranial facial resection for tumors of the paranasal sinusses. Amer J Surg 112:591

Ketcham AS, Hammond WG, Chretien P, Buren JM van (1969) Treatment of advanced cancer of the ethmoid sinusses. Nobel Symposium 10. Almquist and Wiksell, Stockholm

Kley W (1967) Diagnostik und operative Versorgung von Keilbeinhöhlenfrakturen. Laryngol Rhinol Otol (Stuttg) 46:469–478

Kley W (1968) Die Unfallchirurgie der Schädelbasis und der pneumatischen Räume. Arch Otorhinolaryngol 191:1–216

Krayenbühl H, Yasargil MG (1975) Chondromas. Progr Neurol Surg 6:435–463

Krekorian EA, Kempe LG (1969) The combined otolaryngology-neurosurgery approach to extensive benign tumors. Laryngoscope 79:2086

Rand RW (1969) Microneurosurgery for acoustic tumors. In: Rand RW (ed) Microneurosurgery. Mosby, St. Louis, pp 126–155

Schuchardt K (ed) (1966) Das frische Trauma im Kiefer-Gesichts-Bereich. Thieme, Stuttgart (Fortschr Kiefer- und Gesichtschirurgie, vol 11)

Seiferth LB (1954) Unfallverletzungen der Nase, der Nebenhöhlen und der Basis der vorderen Schädelgrube. Arch Otorhinolaryng 165:1

Seiferth LB, Wustrow F (1977) Verletzungen im Bereich der Nase, des Mittelgesichts und seiner Nebenhöhlen sowie frontobasale Verletzungen. In: Berendes, Link, Zöllner (eds) Hals-Nasen-Ohren-Heilkunde in Praxis und Klinik, vol 1/I/8, 2nd edn. Thieme, Stuttgart

Tönnis W, Schürmann K (1951) Meningeome der Keilbeinflügel. Zentralbl Neurochirur 11:1–13

Voss O (1936) Die Chirurgie der Schädelbasisfrakturen aufgrund 25jähriger Erfahrungen. Barth, Leipzig

Wullstein HL (1972) Hat Terminologie zur Definition unseres Faches eine praktische Bedeutung? HNO 20:259–261

Yasargil MG (1978) Mikrochirurgie der Kleinhirnbrückenwinkel-Tumoren. In: Plester D, Wende S, Nakayama N (eds) Kleinhirnbrückenwinkeltumoren. Springer, Berlin Heidelberg New York, pp 215–257

Yasargil MG, Antic J, Laciga R, Jain KK, Hodosh RM, Smith RD (1976) Microsurgical pterional approach to aneurysm of the basilar bifurcation. Surg Neurol 6:83–91

颅底的外科解剖（SA）

Surgical Anatomy of the Skull Base

前颅窝解剖畸形

鼻瘘、鼻囊肿、脑膜膨出（图 SA1，图 SA2）

脑膨出的形式多种多样，脑膜膨出为其中一型，仅由皮肤或周围组织组成疝囊，内容物为脑脊液；如果囊内容物还包括脑组织，则称为脑膜脑膨出；有时内容物仅包含脑组织，其硬脑膜通常与颅骨缺损边缘的外层骨膜融合则称为脑膨出；如内容物除脑组织以外，还存在部分脑室，则称之为积水性脑膨出；可存在各种组合的脑膨出。临床上，各种形式的畸形有时不易区分，因疝囊组织变化很大，甚至从组织学上辨别都很困难。前颅底可发生额筛型脑膨出，经盲孔区筛板前方或侧方突出，疝囊可向前突出于鼻根上方，有时伴鼻骨或上颌骨额突的分离。鼻筛型脑膨出于筛骨与鼻骨或额骨之间向下突出，并常伴有前颅窝不对称。鼻眶型脑膨出经额骨、筛骨及泪骨之间向前突出到眼眶前部（眶前型脑膨出），疝囊通常将泪囊向内侧推挤，同时将眼球挤向下外侧。蝶眶型脑膨出（罕见）可以经额骨眶板与蝶骨小翼之间或经眶上裂或视神经管突出到眼眶后部（眶后型脑膨出），产生球后占位症状。临床上，上述病变有些可到成年期才出现症状。鼻上颌型脑膨出可通过同样的开口，然后经眶下裂进入翼腭窝。鼻咽型脑膨出可穿过筛板或筛板与蝶骨前缘之间向下进入鼻咽部。蝶咽型脑膨出通过先前蝶骨的软骨联合区突出到咽部。

皮窦

皮窦是神经管与皮肤没有完全分离的一种闭合缺陷，上皮隧道可从皮肤表面延伸到不同深度，甚至可经颅骨的细小骨孔穿过颅骨。

Müsebeck 和 Karst（1967）报道了一例家族性的鼻皮样瘘管。

胶质瘤与脑膨出

胶质瘤与脑膨出均可起自盲孔区。Karma 等（1977）综述了已报道的 138 例鼻胶质瘤病人（大部分为新生儿，小部分为成年人）。60% 病人鼻外生长，30% 鼻内生长，10% 鼻内外生长。Whitaker 等（1981）报告了一例 11 个月龄女孩患先天性颅外鼻额部胶质瘤，他们认为，该病是由于硬膜经盲孔向外突出，类似于脑膨出的发病机理。

正常情况下，盲孔前界通常由额骨与筛骨的后外侧缘组成。盲孔常与鼻腔由一结缔组织来相连，相当于一条很细的穿颅隧道；因此 Hyrtl（1885）提出了"颅鼻门"这一说法。Boyd（1931）认为静脉在盲孔或邻近孔道通过是非常罕见的，一般说来，盲孔内只有嵌入的硬膜和一些相对细小的血管。

Walker 等（1952）注意到已报道的 37 例鼻内脑膨出，在这些病人中，常见自发性脑脊液漏，且经鼻呼吸受到影响，该病容易被误认为鼻肿瘤（息肉或肿瘤）。随着病变进一步发展，可突到鼻孔或向后突入到咽部。鼻额型脑膨出详见图 SA1、图 SA2。详情请参阅 Converse 等（1973）、

前颅窝解剖畸形 5

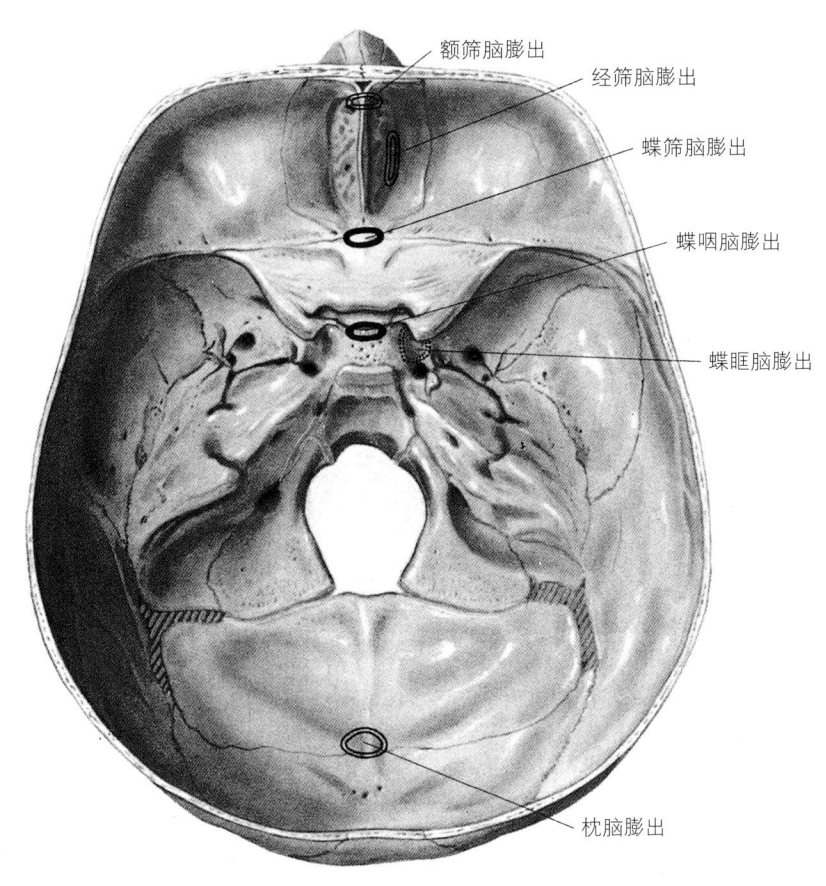

图 SA 1　新生儿颅骨脑膨出与脑膜膨出可能发生的部位（改自 Gerlach 1960）。粗黑线：常见且预后不良的脑膨出；双黑线：常见但预后良好的脑膨出；双虚线：罕见但预后良好的脑膨出

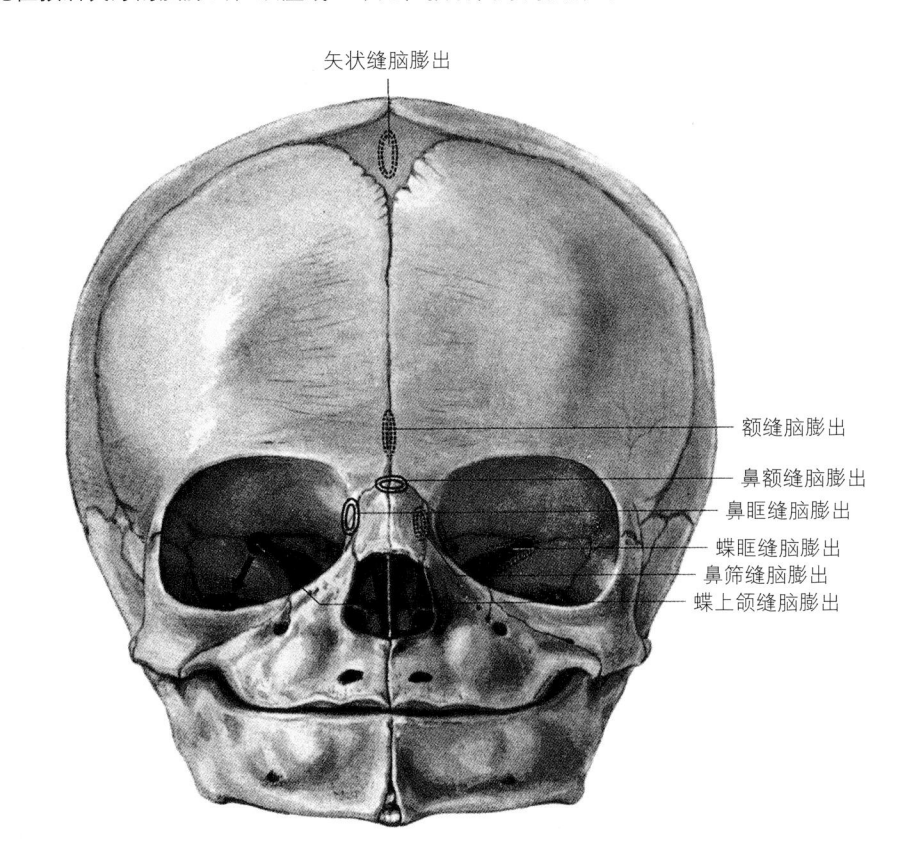

图 SA 2　说明见图 SA1

Pfeifer（1974）以及 Tessier（1976）的文献。

额间脑膨出在两额骨鳞部之间形成，该位置颅骨在胎儿期与新生儿期还未闭合。额缝出现率约为 10%（7%~12.5%）。额囟也可存在一段时间。

"鼻上三角"位于额缝的下部（Schwalbe 1901），邻近眉间。通常该区由两侧额骨多中心骨化形成，偶尔存在一深沟。Zook等（1984）指出，由异位脑组织形成的病变经常被描述为"鼻胶质瘤"，这一术语来源于Schmidt（1900），他曾报道了罕见的中额突闭合缺损。Zook等人注意到迄今为止共报道了 5 例头皮内异位胶质组织和 2 例脸上异位胶质组织的病人。

Gisselsson（1947）认为罕见的经蝶脑膨出是一种先天性畸形。Pollock 和 Newton（1971）认为胚胎发育期内神经管闭合不全和脑室内压暂时性升高是这种异常的原因，蝶骨骨化不全和颅咽管的存在也被认为是其重要原因。胼胝体发育不全合并脑膨出经常被报道（Manelfe 等 1978），同时大多数病人存在鼻根扁宽、眼距增大。按压颈静脉时，上鼻咽部囊性肿块可增大。与视交叉或下丘脑有关的主诉也曾被报道。这种缺损通过鞍底延伸罕见（详阅 Williamson 和 Barelli 1951）。

额底入路的头皮解剖

在我们的资料中，额部头皮包括肌肉、帽状腱膜下层以及骨膜，其平均厚度为6.7（2.71~10.67）mm。

颅外肌的额腹（图SA3，图SA4）

颅外肌额腹没有骨性附着点，通过结缔组织与眉、眉间相连，产生皱额及将眉间皮肤向上拉等动作。Eisler（1912）认为该肌肉相对薄弱且在前下方与对侧同名肌相续。成对的皱眉肌在眉降肌深面起自眉弓，两皱眉肌间距约3~8mm。

眉降肌起自上颌骨额突上端，即睑内侧韧带上方。眉降肌纤维向上分散附着于眉内侧区。它与眉间降肌（位于眉降肌深面）一起将眉头内侧部向下内侧牵拉。

在某些个体中，眉横肌在鼻背上部连接两侧眼轮廓匝肌。

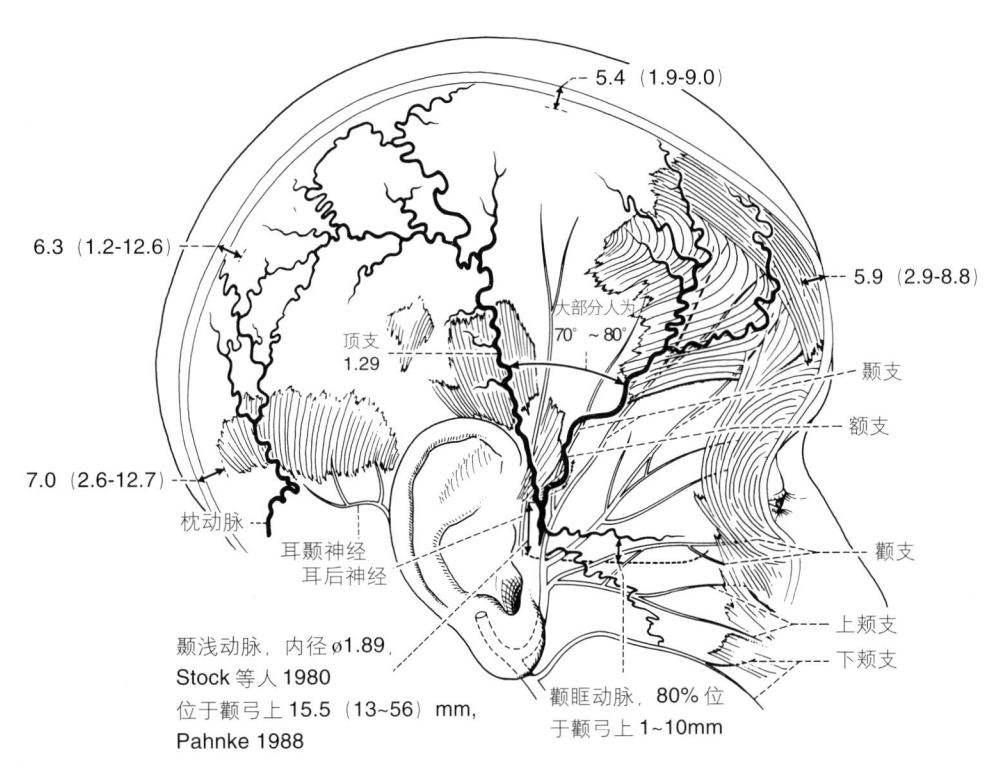

图 SA 3　颅外肌、动脉与上部面神经分支（Lang 1988）

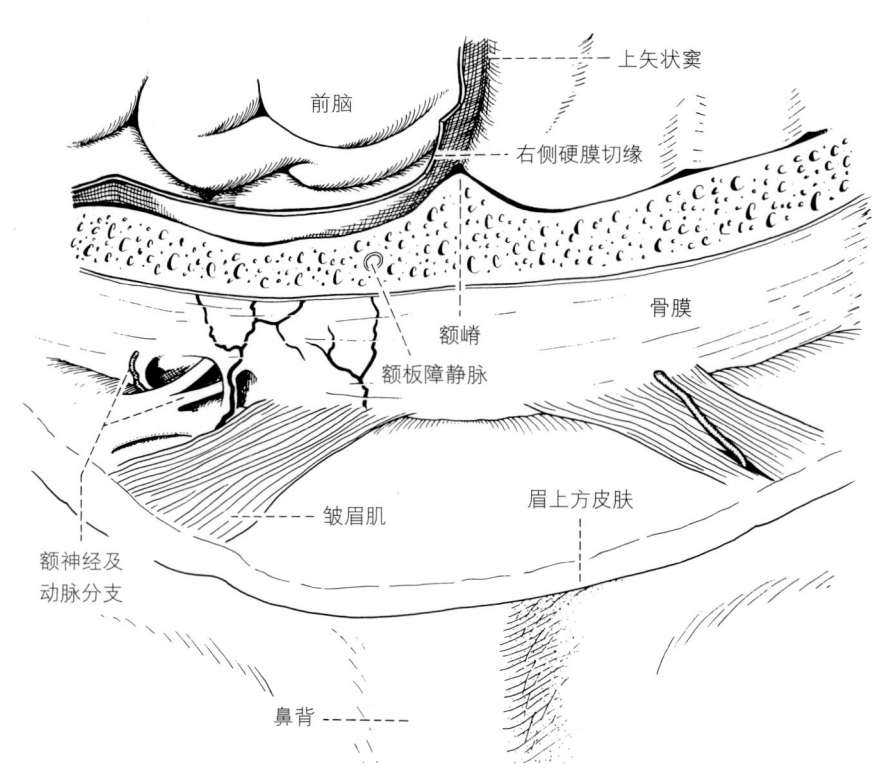

图 SA 4　头皮，向前上返折

神经（图 SA5）

此区域最重要的神经是眶上神经与滑车上神经。在我们的资料中（Lang 和 Reiter 1987），这些额神经的终末支从距视神经管眶内孔下缘前 19.59（0~44）mm 处发出。眶上神经在额骨眶上缘处进一步分成内侧支与外侧支。内侧支通常经额切迹进入额部（约75%的尸体标本中存在额切迹，仅1例形成骨孔）。当眶上缘形成两个骨孔时，40.6% 标本中眶上支经孔出眶，49.4%经眶上切迹出眶；当仅有一个骨孔时，则距中线 22.1（14.5~32.0）mm；两孔皆存时，眶上孔或眶上切迹距离中线为 23.7（14~35）mm，额孔或额切迹距离中心为 18.8（8~29）mm。眶上神经内侧支一般较外侧支细小，如骨孔未形成，则神经在眶上缘与眶隔之间的小孔穿出。

在行程中，内侧支的最大分支与外侧支首先经颅外肌额腹下方往上（途中发出细小分支分布于额部皮肤），最后终止于顶部，并在顶部与邻近神经吻合。额神经第二终末支——滑车上神经向前越过滑车，分布于鼻根、上睑及额部皮肤。额部手术时，习惯将额部头皮沿发际切开，翻向前下方；皮瓣包括颅外肌（含额腹）的各个部分以及结合紧密的真皮层与帽状腱膜（主要是颅外肌的额、枕腹之间的腱样纤维）；帽状腱膜下的疏松组织（富含血管）有利于皮瓣翻起（详情可参考 Lang 和 Ricker 1970）。富含血管的骨膜留在颅骨表面。

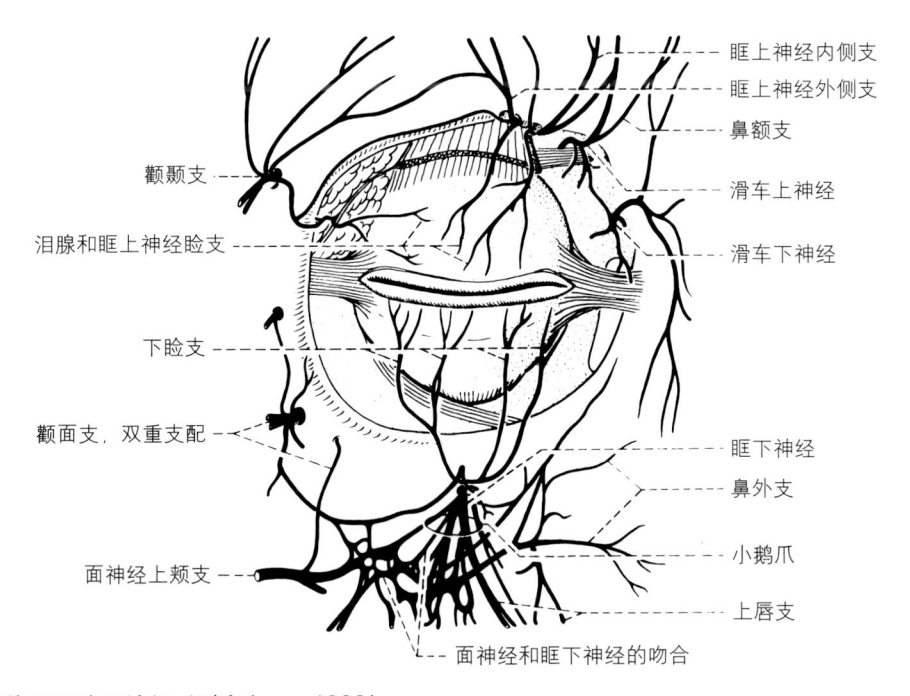

图 SA 5　眶缘及眼睑区神经（引自 Lang 1988）

动脉（图 SA6）

眼动脉的最重要的终末支是眶上动脉。其分支滑车上动脉与眶上神经伴行供应前额皮肤、睑器与鼻根，该动脉外径 0.67（0.3～0.75）mm（Lang 和 Kageyama，待出版）。经常还可见有一更细小分支与眶上神经分支伴行，这些血管协助供应颅外肌额腹与前额皮肤。头皮前方与侧方的最主要血管为颞浅动脉及其分支。此血管及其分支一直以来被用于头颈外科血管重建（Carpue 1816，Gillies 1935，Converse 1942，等）。Stock 等（1980）测量了颞浅动脉邻近额、顶支分叉处的外径为 2.03±0.33mm。此区域血管造影显示血管直径为 1.89±0.68mm。作者测量了 25 例尸体标本，颞浅动脉分叉在颧弓上 15 例，平颧弓水平 8 例，颧弓以下 2 例。颞浅动脉位于外耳道前约 9.4mm，耳廓上方附着点前约 13.9mm。在我们的资料中，发现颞浅动脉两终支的管径变化极大，并且常见第三支位于额支下方与额支伴行。颞浅动脉的额支、顶支与对侧同名血管及眶上动脉、滑车上动脉吻合。颞浅动脉较大分支位于头皮深面，而较细小分支相对表浅。这些血管走行于同名静脉的上方和下方。头皮胶原样结构使血管壁紧张，这可以解释为什么头皮损伤后血管生理性闭塞经常失败以及血管破裂后往往形成明显血肿。据 Grote（1901）报道，21% 的人右颞浅动脉更粗大，9.3% 的人左侧更粗大。开颅时，应尽量保留颞浅动脉的一支，如有必要可用

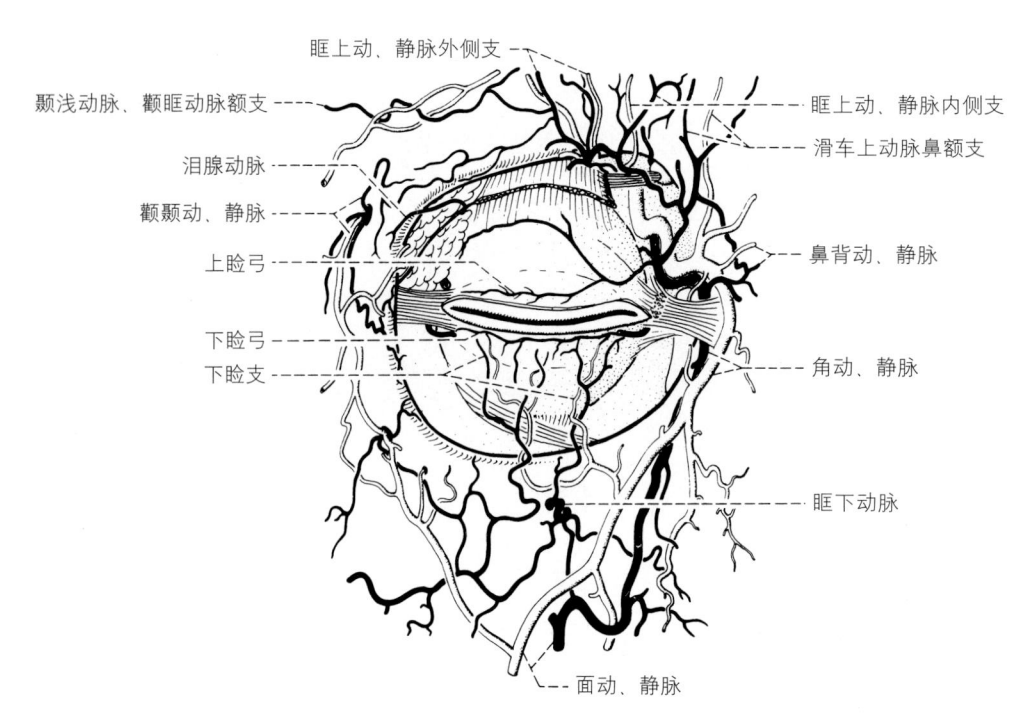

图 SA 6　眶及眶上区前部动静脉，前面观（引自 Lang 1988）

来与大脑中动脉分支吻合。

Mangold 等人（1980）发现滑车上动脉内侧支往往是供应额部皮肤的两支中较大的一支。作者发现：滑车上动脉主干位于中线旁 16.5（14~19）mm，近似于内眦平面。这些血管的位置在形成额部皮瓣时有其外科重要性（Schröder 1967，Pfeifer 1978，等）。

静脉（图 SA6）

大管径的滑车上静脉与眶上静脉经头皮前部与面静脉相延续。面静脉还接受上睑静脉、鼻外静脉及其他属支血液（详阅图 SA6，Lang 1983）。

额骨鳞部和额窦

经额部入路到前颅窝，位置开得越低，进入额窦的可能性越大。和其他大多数鼻旁窦一样，额窦发育主要在出生后（详阅Lang 1985）。额窦平均高度24.3mm，从5~66mm不等（Milosslawski 1903）。在我们的资料中，额窦最高可达60mm（详见图7，Lang 1983）。应注意的是，额窦的垂直径与矢状径在中年后可增大。额窦底可位于筛板水平或上、下方（图44，图45，Lang 1975；图69，图7，Lang 1983）。底内侧通常低于外侧。偶尔可出现单独开口的第三额窦或单个额窦有两开口（图69，Lang 1983）。前颅窝内侧部（嗅窝）的手术入路需要熟悉嗅隆凸，偶见嗅窝紧邻中线突入到过度发育的额窦内。额窦内也可见各种大小的中隔，内有血管，通过它眼动脉与脑膜中动脉额支形成吻合。罕见的是，额窦底眶面有时菲薄稀松（参考图38，Lang 1983）。

额窦的黏膜与血管

分布于额窦壁及黏膜上的动脉有：筛前动脉、脑膜眶支、鼻外侧支等。额窦黏膜丰富的毛细血管沿鼻额管引流到鼻腔静脉、眼眶滑车陷窝（图71，Lang 1983）、额部板障静脉、脑膜中静脉及其他眶静脉（详阅图70，Lang 1983）。

前颅窝硬脑膜（图 SA7）

    硬脑膜由外纤维层与内纤维层构成，外层兼具颅骨内骨膜作用。前颅窝底硬膜外层纤维从额结节向下、内侧呈放射状分布。在嗅窝区硬膜变薄，蝶骨平台处硬膜较厚，由横向纤维组成。硬膜内层相对较薄。两层硬膜之间有较大的硬膜血管分支，发出细小分支供应颅骨与硬膜本身。前颅窝硬膜及骨质的主要血供为筛动脉与脑膜中动脉额支。筛动脉与鼻动脉有许多吻合支，同时脑膜中动脉额支与筛动脉分支及眼动脉分支也有吻合。在我们的资料中，偶然发现颈内动脉一个分支供应前颅窝底最后部（Yaşargil 等人常常见到该分支 1984）。颅底额部中线入路中，必须注意上矢窦，它部分延伸至颅底；还应留意大脑镰。大脑镰上有一较大的筛前动脉分支称之为镰前动脉。所有的硬膜动脉之间互相吻合，并与对侧同名血管也吻合。硬膜的引流静脉一般与动脉伴行。

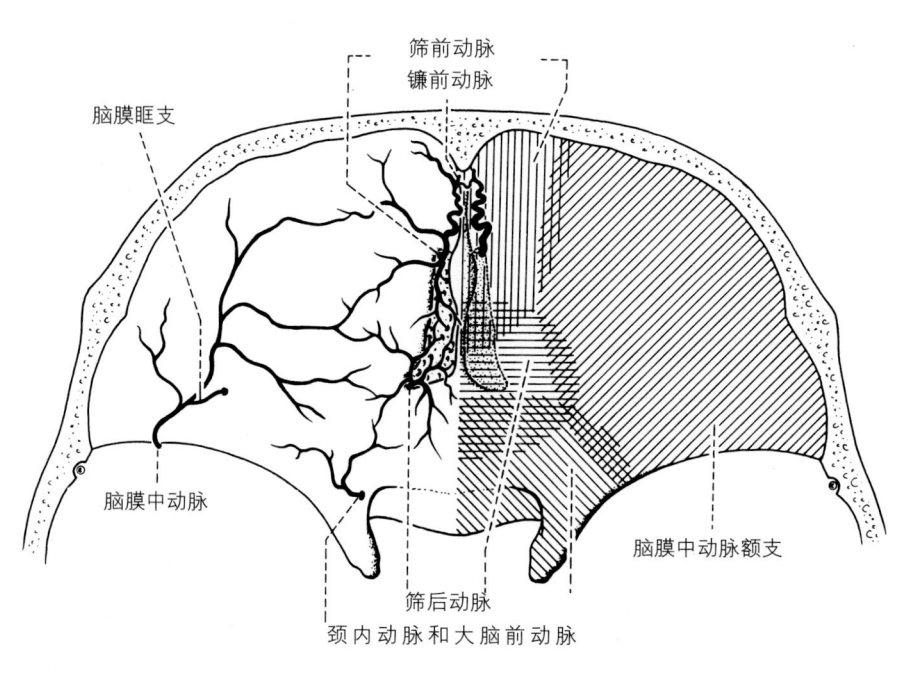

图 SA 7　硬膜和前颅窝骨质的动脉血供

前颅窝底

前颅窝底即颅底内侧面，支持着额叶眶部的大部、嗅球和嗅束。底后部突出到中颅窝上方，该区域与额叶内侧关系密切（Lang 1929）。额骨眶部构成前颅窝底的大部，其间为筛骨和筛板。底后部由蝶骨平台和蝶骨小翼组成，以视神经管为界。蝶骨小翼向外侧延伸的距离不一，并在蝶骨大翼下方与额骨 Sylvian 嵴相连续。在 30%～60% 人群中，此区内有一脑膜动脉分支，有静脉和/或硬膜窦伴行（例如：Lang 和 Tisch-Rottensteiner 1976）。该部分颅底解剖对额底骨折或嗅沟肿瘤病人有重要的手术意义，对垂体区与视神经管的手术入路也一样重要。

嗅窝（图 SA8）

我们发现成人筛板的平均长度为 20.78mm，嗅窝仅 15.8mm。衬有硬膜的嗅窝宽度比筛板稍窄。很明显，嗅窝通常为前颅窝底最低部，内侧以鸡冠为界，鸡冠的长度和厚度因人而异。外侧

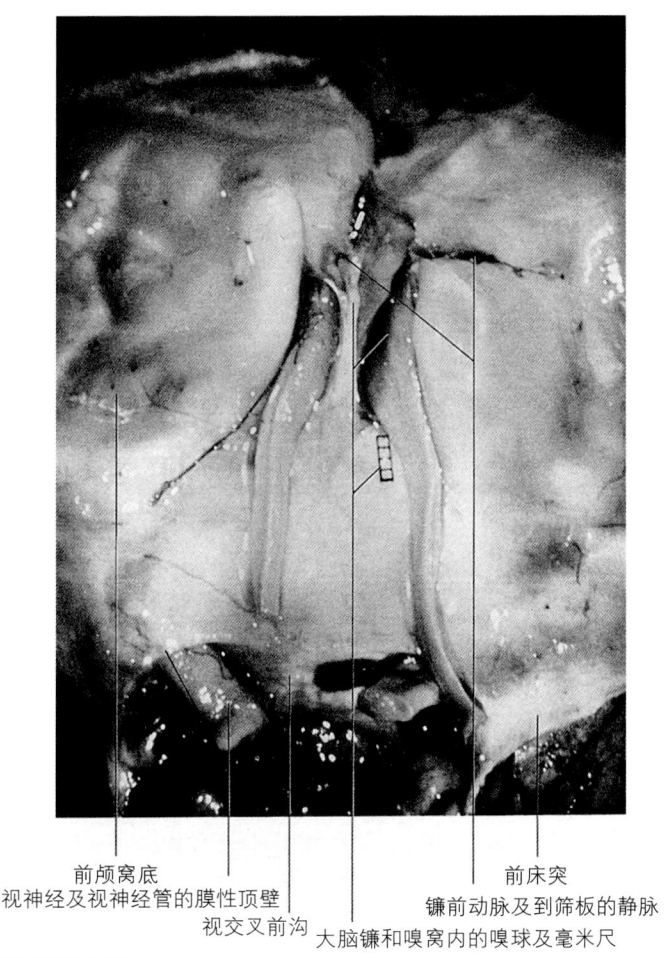

图 SA 8　嗅球、嗅束与前颅窝中部

前颅窝底
视神经及视神经管的膜性顶壁
视交叉前沟
大脑镰和嗅窝内的嗅球及毫米尺
镰前动脉及到筛板的静脉
前床突

的筛骨气房被额骨覆盖，经常高出嗅窝。这些结构出生后随年龄增大。6个月龄时，倾斜的筛板达FHP（Frankfurt水平面）上方13.5mm。9岁时达20.4mm，成年时达21.2mm。由于筛板极薄，常受颅骨骨折波及，导致出血、脑脊液鼻漏、嗅觉丧失并成为逆行性感染之门。鸡冠越厚，嗅窝容积越小。在我们的资料中，10%鸡冠气化与额窦相通。成人平均长度21.56（15.1~31.4）mm，宽4.65（1.6~9.4）mm，高12.05（7.2~18）mm（Schmidt 1974）。骨性嗅窝前部深5.85（1~16）mm，后1/3深4.81（1~10）mm。Keros报道了（1962）筛板与筛迷路最高点之间距离，前1/3为6.89（2~18）mm，后1/3为5.8（2~18）mm。在我们的资料中发现，许多筛板前1/3下陷到鼻腔。Keros（1962）测量了嗅窝的深度，浅（1~3mm）约为12%，中等深度（4~7mm）约70%，深（8~16mm）约18%。我们发现筛板右侧最低点在蝶骨平台水平下2.5mm，左2.3mm。Schmidt（1974）报道了筛板平面在鼻根或鼻额缝下方平均7.9mm（最大可达17mm）。筛孔分布变化极大，总的来说，筛板右侧平均有44个小孔，左侧43个，从26~71个不等（Schmidt 1974）。小孔内有嗅丝的内侧组与外侧组，这些纤维表面被硬膜及蛛网膜下腔袖套样包裹，孔内也有筛动脉分支穿行。

额内凹陷与隆突（图SA9）

图SA9显示前颅底平面与FHP平面的变化关系。Lang等（1976）测量了额外凹陷在出生后的高度变化。该区域与额下回有关。颅底中间部有一圆形隆起称之为额内隆突。颅底在筛骨小房区域再凹陷形成额内凹陷，额内凹陷内侧为嗅窝。

气化（图SA10）

前颅窝底气化不仅与额窦极度发育有关，而且还通过中、后上组筛骨小房，偶尔也通过蝶窦气化，窦与筛骨小房上组的平均和最大范围见图SA10。前颅窝的长度与宽度见图SA12。

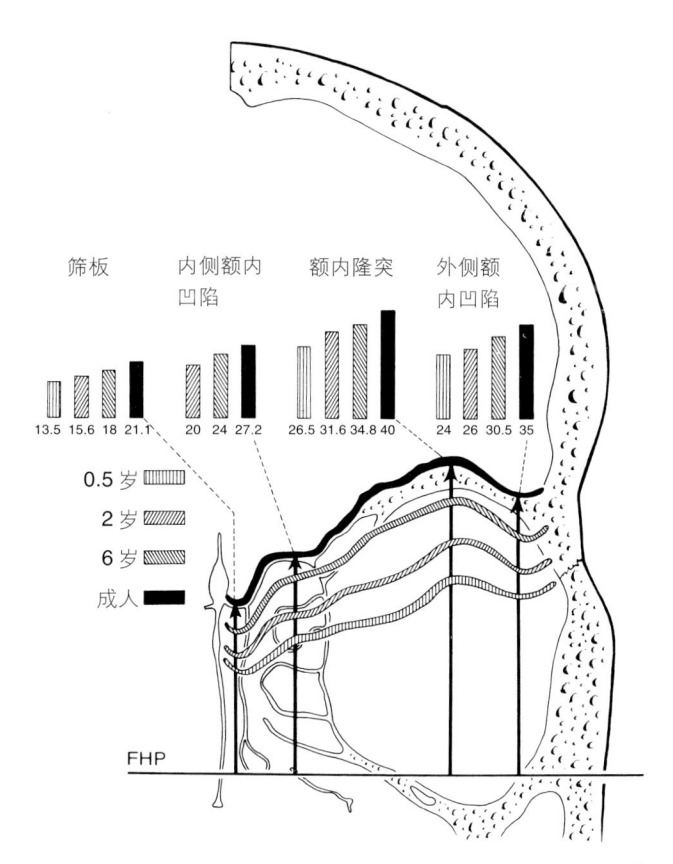

图 SA 9　筛板、内侧额内凹陷、额内隆突、外侧额内凹陷在不同年龄及成人期相对于 Frankfurt 水平面（FHP）的平均高度（mm）

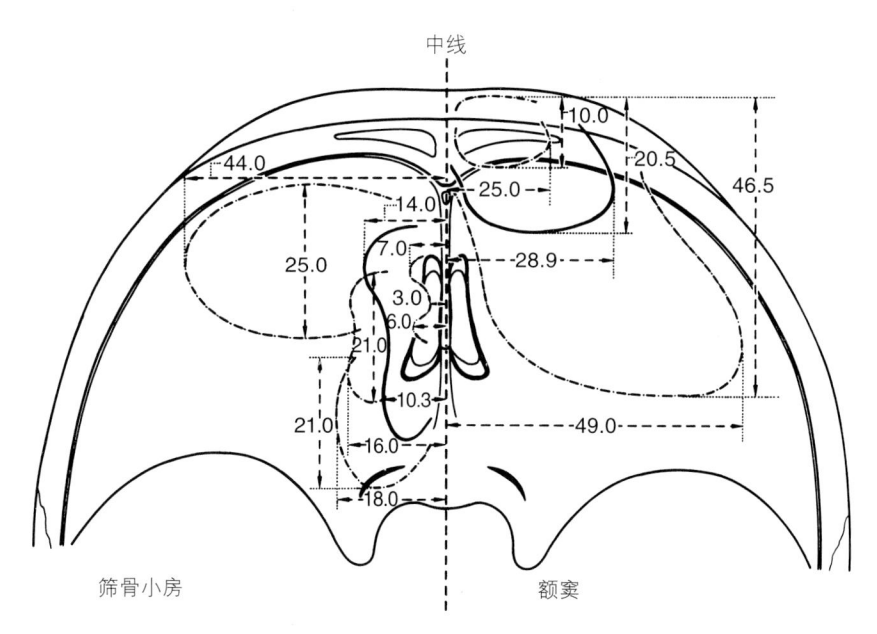

图 SA 10　眶顶区的副鼻窦。实线显示我们资料中的平均值（Lang 与 Hass 1979），虚线显示最大值与最小值（单位 mm）

视神经减压解剖 (图SA 8,图SA 11)

视神经管内有硬膜与蛛网膜包裹的视神经和从颅内到眼眶的眼动脉。在我们的资料中,我们测量出视神经管上壁平均长9.8mm,下壁4.63mm,内侧壁11.4(8~16)mm,外侧壁10.79(8.5~15)mm(Lang和OehMann 1976;Lang和Reiter 1985)。视神经管后上壁由长约2.58(0.5~8.0)mm的横行纤维组成的硬膜襞构成,该区域骨质出生后逐渐消失,仅留下硬膜。我们发现眼动脉外径为1.47(0.9~2.1)mm(Lang和Kageyama,待出版),约47%病例的眼动脉于蛛网膜下腔发出,或起自颈内动脉硬膜出口与硬膜下腔连接处(33.3%),甚至起自海绵窦内(约18%)(Engel 1975)。

视神经管内侧壁的厚度是视神经管经蝶和经筛手术入路中一个值得重点考虑的问题。如果内壁与蝶窦比邻,这是常见的,则壁厚为0.21(0.1~0.31)mm(Maniscalco与Habal 1978)。值得注意的是,至少有12%的病例内侧壁不与蝶窦比邻,而是与上组或后组筛窦气房比邻。在我们的资料中,有标本见视神经管内侧壁后部与蝶窦比邻,前部与一筛窦气房比邻;在有些标本中,视神经管内壁比邻两个叠加的后组筛窦气房。在隔或窦壁处,内侧壁稍增厚。

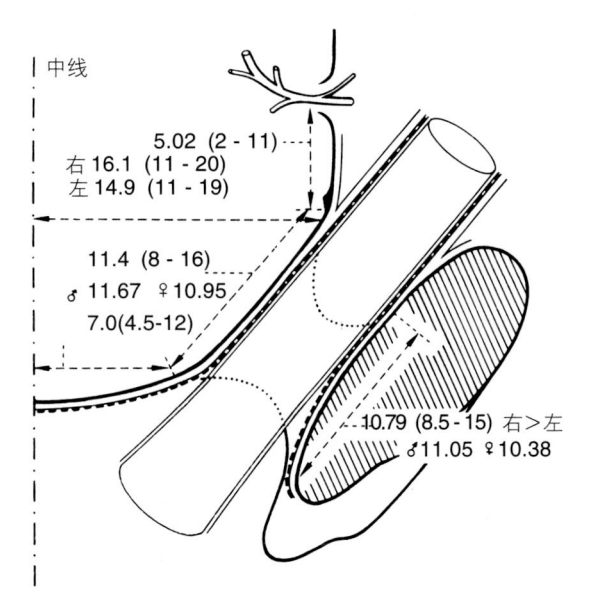

图SA 11 视神经管的内、外侧壁长度及颅、眶开口到中线距离,后组筛管的位置;资料显示测量的结果(均值与极限值mm)、左右差异以及性别差异(参阅Lang和Schlehahn 1978以及Lang和Reiter1985)

相对于周围结构的视神经管倾斜角度是一个重要的实际应用问题。成人视神经管轴相对于FHP为向前下方成角15.5°(3.2°~28.5°)。相对于矢状面,从后向前、由内到外成角39.1°(33°~44.4°)(参考Lang 1979,关于出生后这些角度的变化)。在我们的资料中,视神经管内壁长11.4(8~16)mm。颅内开口离中线7.0(4.5~12)mm,右侧眶内开口离中线16.1(11~20)mm,左侧14.9(11~19)mm(Lang和Oehmann 1976,Lang和Reiter 1985)。筛后动脉入口处距视神经眶内口5.02(1~11)mm(Lang和Schlehahn 1978)。打开神经管内壁后,可见硬脑膜与视神经硬膜鞘及眶骨膜由颅内硬膜层(dural-endocranial layer)相互连接在一起。视神经依次有硬膜、蛛网膜、蛛网膜下腔、软膜包裹。视神经深面是眼动脉,眼动脉一部分可融入颅内硬膜层。在15.5%标本中,眼动脉于视神经管眶口内侧入眶,容易损伤(Engel 1975)。视神经管中段狭窄,在成人中宽4.63(4~5.1)mm,高5.1(4.1~6.2)mm(Lang和Oehmann 1976)。视神经颅内段由颈内动脉与大脑前动脉供血,眶内段由眼动脉与视网膜中央动脉供血;视神经血管在视神经管内形成动脉分界线(详阅Lang 1983)。应当注意的是,上斜肌前端起点可与筛后比邻（参考图 54，Lang 1983）。

如额窦高度发育，视神经额下入路将可能打开额窦（图SA12）。将额叶上抬时，尽可能保留嗅球与嗅束。在我们的资料中，从前颅窝底与前壁穹窿样转折处到视交叉前沟的前界距离为44.9 (36~54) mm，左侧稍短（Lang 和 Haas 1979）。视交叉前沟前缘与视神经管颅内口上缘相连续。视神经管颅内上壁于出生后消失，保留一硬膜襞，称之为视神经管"膜部"，该部由横行纤维构成，长 2.58 (0.5~0.8) mm（Lang 1973）。当视神经被非常粗大的或动脉粥样硬化的颈内动脉或眼动脉挤压移位时，视神经上缘可形成一切迹。视神经蛛网膜下腔段宽5.03 (2.5~7.0)mm，高 3.16 (1.5~5.0) mm（Lang 等 1983）。通常视神经在管口还保持横卵圆形，一旦进入管内，视神经变得更圆（Lang 等 1983）。在我们的资料中，视神经颅内段内侧（硬膜与视交叉之间）长度为 10.48 (7~15) mm，外侧10.14 (5~14.5) mm（Lang 和 Reiter 1985）。手术中，为了从上面暴露视神经管，首先要切开硬脑膜。

到达前颅底的入路除双额部或额部入路以外，另一种就是额外侧入路。前颅底（以交叉前沟前缘为界）的长度前面已讨论。我们测量从中线到颅侧壁硬膜的宽度为47 (42~45) mm（Lang 和 Haas 1979）。从蝶骨小翼［厚度：2.04 (1.5~3.0) mm］上方硬膜向前最远延伸部到前颅窝前壁与颅底连接处的外侧长度为 35.4 (28~34) mm（Lang 和 Haas 1979）。额外侧入路从代表额骨"峡部"的额颞点开始，该点与颞线最内区相一致，在我们的资料中，额颞点位于额颧缝上方 17.8 (11~26) mm。在颅骨内面，该区位于外侧颅内凹陷（对应于额下回，Krauss 1987）下方 11.3 (−4~+17) mm。

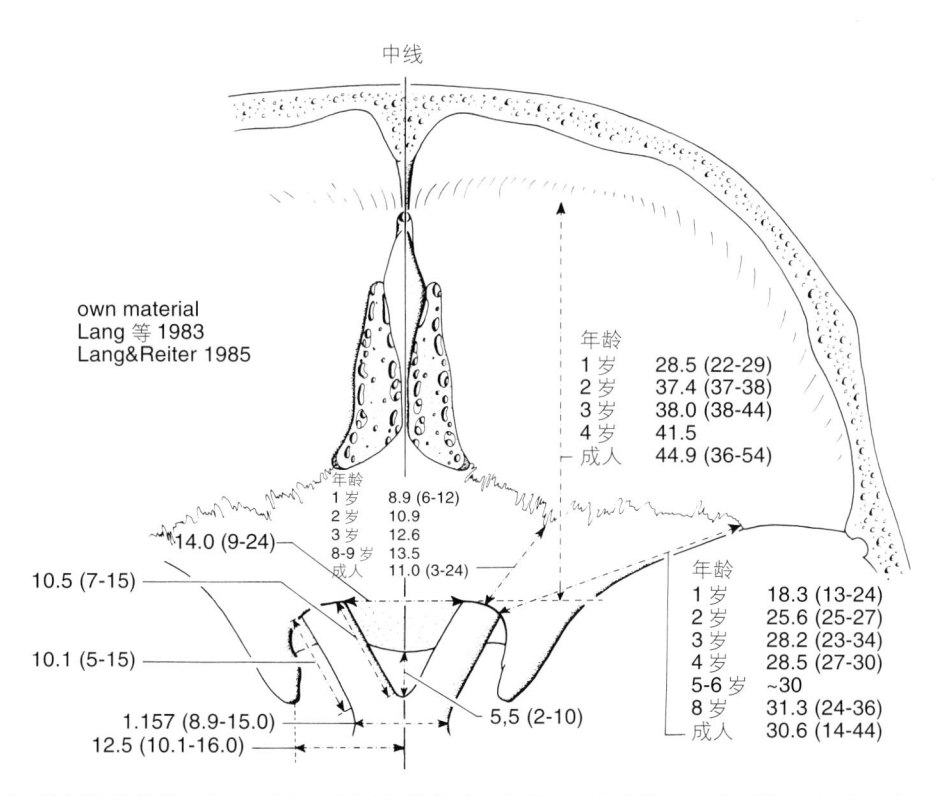

图SA 12　测量前颅窝底长度（底部水平）、视神经管颅内口间距、视神经颅内段外侧缘及内侧缘长度、视交叉宽度、前床突到中线距离、蝶骨小翼长度、蝶骨缝距离以及视交叉前缘到鞍结节的距离。用均值（与极值）表示（单位 mm）（Lang 1988）

眼眶及毗邻颅底解剖（图SA13）

前眶手术皮肤切口的设计原则应该是：
1）最少地损伤神经、血管和重要肌肉；
2）最好的美容效果。

眼球的主要支撑结构见图SA13。四条直肌将眼球向后拉，而仅有两条斜肌将其向前内侧拉，故眼球这个眼睛最重要的感觉器靠在眶外侧壁上。上斜肌的襻及下斜肌的附着处见图SA13，该图还显示紧邻上睑提肌腱膜的部分泪腺。从眶内侧手术时，应避免损伤泪道。神经和血管要注意保护。有两个原因让眼球可以向外侧多牵拉一些：

1）眶外侧缘在额平面上位于鼻根（鼻骨额骨缝）后方，右侧平均17.3mm，左侧平均16.5mm。

2）视神经有多余长度。在我们的资料中发现，在眶内视神经大多下垂，未拉伸的长度（测量上缘）是22.94（17.5～31.0）mm，而拉伸后的长度是26.8（21～34.5）mm。这约4mm的差值容许视神经随眼球向外侧牵拉而不至于损伤（Lang和Reiter 1985）。根据Schürmann（个人交流 1985）的经验，在前眶手术时，眼球可以向外侧牵拉直至从内侧可以看到眶尖部。

从上颌窦入眶时，以下解剖部位置很重要（图SA14 a，b）：在我们的资料中，眶底或上颌窦顶的长度右侧平均38.4（30.1～49.2）mm，左侧39.1（31.1～45.8）mm（Lang和Papke 1984）。

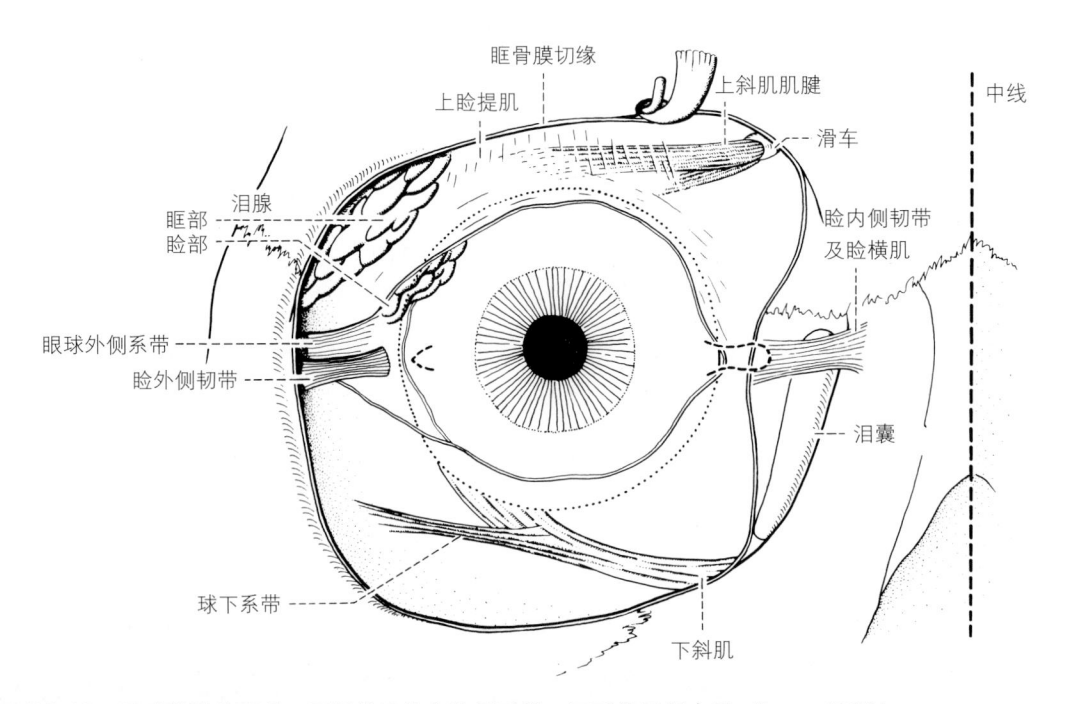

图 SA 13　眼感觉器前面观。重要的结构有外侧系带、下系带及滑车区（Lang 1988）

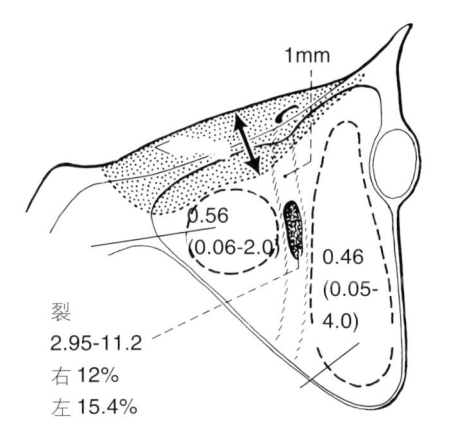

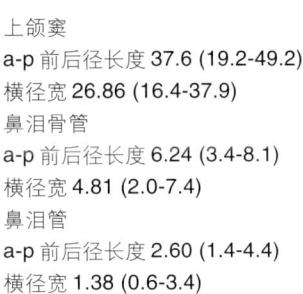

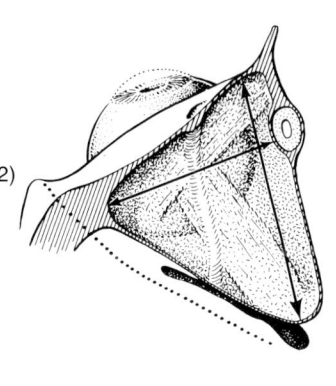

上颌窦
a-p 前后径长度 37.6 (19.2-49.2)
横径宽 26.86 (16.4-37.9)
鼻泪骨管
a-p 前后径长度 6.24 (3.4-8.1)
横径宽 4.81 (2.0-7.4)
鼻泪管
a-p 前后径长度 2.60 (1.4-4.4)
横径宽 1.38 (0.6-3.4)

图 SA 14　a. 上颌窦及其顶部厚度 0.52（0.05~4.0）mm　　b. 上颌窦、鼻泪骨管和鼻泪管的长度和宽度

上颌窦前部的宽度右侧 26.2（16.4~37.9）mm，左侧 26.9（16.1~39.8）mm。上颌窦上壁前部增厚。在 Caldwell-Luc 手术或其他入路时，要注意眶下沟和眶下管。在我们的资料中，该沟或管平均宽度 3.2mm，管的前段与正中矢状面形成 24.3°的夹角。其出口眶下孔直径 4（3~5.5）mm。眶下沟内侧眶底的厚度约 0.37（0.07~1.3）mm。病例中眶下沟或管下壁外露 3~11.2mm 者右侧有 12%，左侧 15.4%。眶下沟外侧的眶底厚度为 0.5（0.09~1.1）mm（Lang 和 Papke 1984）。打开眶底首先见到的是血运丰富的眶骨膜，然后是薄层脂肪及眼球周围肌肉。在我们的资料中，下斜肌与正中矢状面形成约 62°（50°~78°）夹角；下直肌为 21°（12.5°~28°）夹角；内直肌右侧平均 1.5°，左侧 0.7°；外直肌 44.5°（36°~51°）。7.1% 的下斜肌神经分支位于下直肌的下方，尤其在右侧；4.7% 位于该肌的外侧；而大多数位于下直肌的上方走向下斜肌。在我们的资料中，下斜肌神经入肌区位于眶下缘后方 16（10~23）mm（Lang 和 Reiter 1985）。

外侧开眶时，要尽量保护眼轮匝肌和支配该肌及颅外肌额腹的面神经分支。这些神经分支位于颞浅动脉额支的深面，然后向前和向上分支。额腹的分支行走在以下两条连线之间，上条直线连接耳垂与额部发际，下条直线连接耳垂和眉（De Castro Correia 和 Zani 1973）。我们觉得保留眼轮匝肌功能更重要。部分眶纤维（产生笑纹）进入眼轮匝肌表浅部。眼轮匝肌（包括睑部）由面神经颞支及颧支支配，这些分支在颞下颌关节前方到达颧弓，从该处再分支分布到外眦、下睑与眶下缘。在我们的资料中，常见 2 或 3 支颞支与 2（1~4）支颧支。除眼轮匝肌外，颧支还支配颧大肌、颧小肌、上唇鼻翼提肌、上唇提肌，偶尔还支配口角提肌。和颞支一样，它们也与三叉神经分支吻合（泪腺神经、颧面神经、眶下神经）。

值得注意的是：眼轮匝肌睑部不仅承担眼睑的闭合，而且与泪液引流有关。神经麻痹引起麻痹性睑外翻，下睑的泪点不能与泪液接触，导致泪液引流障碍（有角膜与结膜干燥的危险）。在年轻患者中最常见的是痉挛性睑外翻，与结膜肿胀或继发于眼轮匝肌强直性痉挛引起的突眼导致的下眼睑外翻有关。痉挛性睑内翻（眼睑内翻）也可发生，可致睫毛刮刷角膜及结膜。

被 Berke（1954）改良的 Krönlein（1889）手术涉及眶外侧壁的切除，从美容方面考虑切口，并避开神经和血管，切开皮肤，将眶外侧缘骨膜（与眼轮匝肌一起）向前翻向眶缘。将向后外侧移位的眶外侧缘锯开。眶外侧壁向后变薄，切除没有困难。颞肌向后翻转，越从后部进入眼眶，则颧弓与眶外侧壁之间的空间越深。在我们的资料中，颧弓与眶外侧壁间距在新生儿期为14.2（10.7~19.7）mm，4~5岁时17.1（10.5~29.9）mm，成人21.1（10.8~35.5）mm（Lang和Götzfried 1983）。成年人常见脂肪组织位于眶外侧缘深面及下面与骨质相邻。此入路可能损伤颞中静脉、颞前深动脉与神经。由眶肌覆盖的眶下裂是手术入路的下界。在我们的成人资料中，眶下裂前外侧部宽度最大，为5.2（1.8~16.3）mm（Lang和Schlehahn 1981）。

在一些病例中，我们发现眶内和颞部脂肪在眶下裂前缘延续，此位置脂肪移位，Adachi（1904）称之为"脂肪疝"，可导致眶后脂肪的减少与术后眼球内陷。眶下裂前端至眶缘距离在儿童（5个月~2岁），平均为9.13mm，12~14岁为11mm。Adachi测量成人为17.3（9~21）mm。切除眶外侧壁暴露富含血管的眶骨膜，眶骨膜在眼眶的骨性开口处粘连紧密。在眶骨膜下或在其内有支配泪腺分泌的颧神经分支通过。常可见眶底的动脉与该区的泪腺动脉吻合。眶外侧缘切除必定涉及眼球外侧系带及提上睑肌附着区。在上述结构前方与眶隔后方为充满脂肪的边缘前隐窝。泪腺及泪腺神经和其伴行血管位于前上方。颧颞支及伴行动脉位于下方。切开眶骨膜后，首先内邻一薄的脂肪层，再向内为外直肌，该肌由展神经支配，其中段稍宽于10（5~15）mm（Lang等1980）。眶内任何病变牵开外直肌均能达到。展神经纤维在后部进入该肌。我们发现进入该肌的最前方神经纤维距眶外侧缘30（18~44）mm。神经纤维进入区长6.43（3~10）mm，距视神经管下界15（8~21）mm（Lang和Reiter 1983）。值得注意的是：眼动脉眶内分支互相有吻合，且与脑膜中动脉及颅外动脉分支吻合。

眼眶的经额入路要重点考虑硬膜血管及前颅窝底骨质，以上在图SA7已描述。图SA10描述了与眶顶相邻鼻旁窦的平均范围与最大范围，对手术入路也有帮助。在我们的资料中发现，完全去除眶顶（即泪点与眶额颧部之间，如下述）可暴露907.5mm^2（667~1133mm^2）的眶顶区（Lang和Roth 1984）。如仅去除眶上缘至视神经管眶口中心之间的范围，可暴露730mm^2（423~960mm^2）。从眶上缘到视神经管中心的距离为39.53（32~45）mm。由于眶上缘较厚且紧邻眶上神经，必须注意保留。经颅入路到眶外侧区，我们设定一条经眶额颧部（额颧缝与眶外侧缘交叉点）与眶上裂外侧缘的切线，其和正中矢状面之间的夹角，在我们的资料中，等于35°（25.5°~52.0°）。眶上裂外侧端距离额眶颧点，右侧为34.32mm，左侧为34（25~40）mm。在眶顶与眶外侧壁连接处，我们发现有一侧凹，深约4.51（0~7.5）mm，与泪腺借眶骨膜分开，称之为泪腺窝。眶顶板去除后，首先见到眶骨膜，该膜由胶原纤维构成，在眼眶骨性开口（视神经管、眶上裂等）处排列紧密。眶骨膜外毛细血管丛与颅血管有吻合，而内毛细血管丛由与眶内容物相连的特殊毛细血管组成（Lang 1975）。另外，眼眶动、静脉还穿过眶骨膜、颅骨与脑膜血管分支及颈外动脉分支吻合。切开眶骨膜暴露不同厚度的脂肪层，脂肪层与眼球的活动性有关（Lang 1975）。此层翻开后可暴露额神经及其分支。已知额神经在总腱环的上外侧方经眶上裂入眶，通常平行于矢状面向前。在我们的资料中，额神经最常位于提上睑肌的内1/3处，该神经的第一分支一般为滑车上神经，滑车上神经起自该神经的内侧，并向前走行在上斜肌滑车的上方。滑车上神经，自视神经管下界前19（0~44）mm发出，比额神经更细小，平均横径2.57（1.0~5.0）mm（Lang和Reiter 1987）（图SA15）。在滑车上神经起点的远端，额神经更大的延续支更名为眶上神经继续向前行。该神经分为经额切迹或额孔支配额部皮肤的内侧支和通过眶上切迹或孔向上到头皮的外侧支。从视神经管眶口下缘到额神经与眶上神经发出分支点的平均长度为45.7（36~53）mm。教科书模式的神经分支73%以上在我们的标本中证实，22% 的眶上神经分支为 3 支，2.3% 分成 4 支。泪腺神经走行在眶上壁的更外侧部，我们测量其长度（自神经管下界）为 37.88（31～47）mm。该神经自海绵窦外侧壁上的眼神经发出，在额神经外侧稍偏下入眶（Lang 1979）。在我们的资料中，年龄最小的患者眶上孔和额孔位于眶上缘上方 4.5 mm（Lang 和 Reiter 1987），也有几例神经自眶上缘上方 3.5mm 发出。

滑车神经在脑池内长 32.65（20～42）mm，然后由蛛网膜鞘伴行（Lang 1974），在小脑幕游离缘下方穿入硬膜的占20%，在游离缘前方的占80%。然后向前、向下通过海绵窦外侧壁。滑车神经入眶前从动眼神经上方越过，然后走向上斜肌上表面。在眶尖部，神经进入位置与肌肉起点如图 SA16 所示。

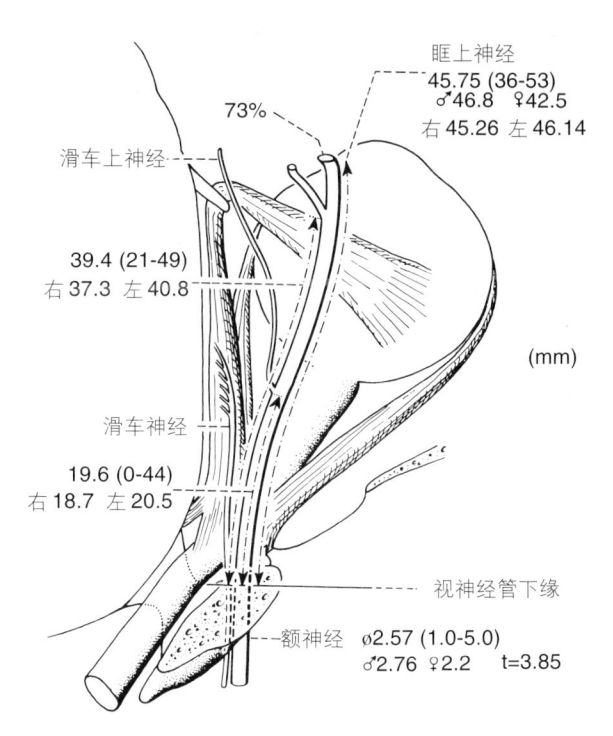

图 SA 15 额神经眶内段的长度，滑车上神经与眶上神经的起点，滑车神经，以均值及极值表示，包括性别差异与左右差异。所有长度均从神经管下缘开始测量（引自Lang和Reiter 1987）

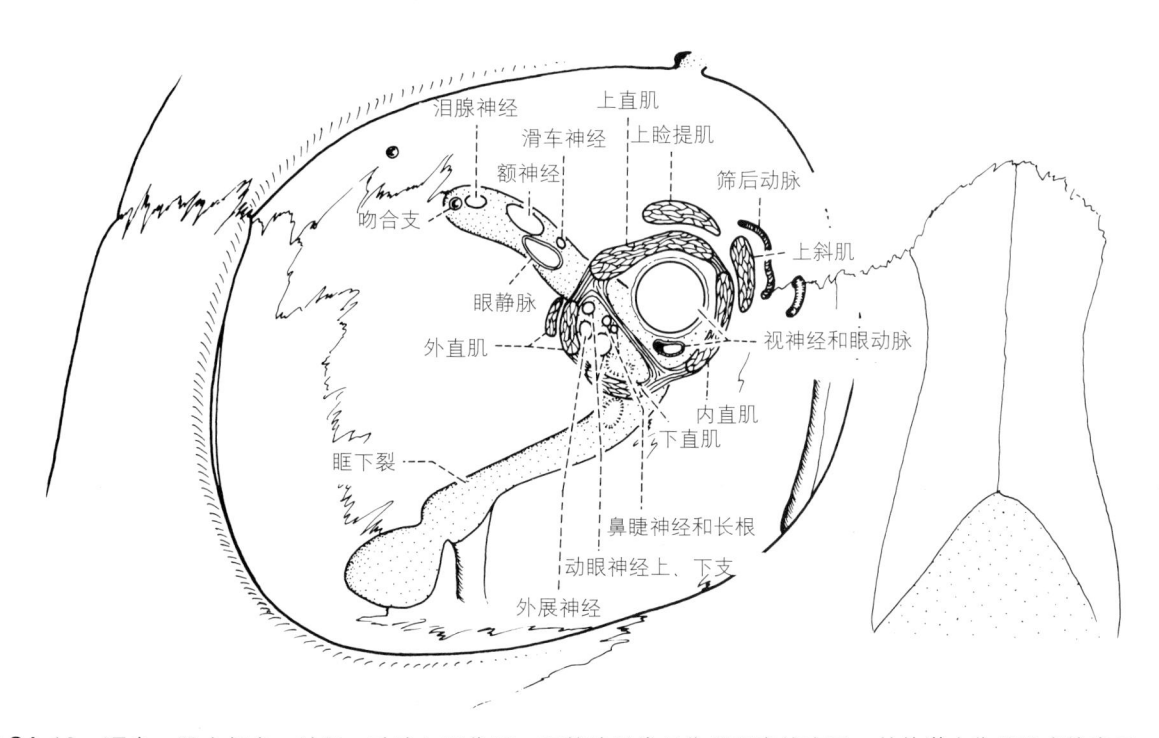

图 SA 16 眶尖、肌肉起点、神经、动脉入眶位置。眼静脉最常见位置用实线表示，其他潜在位置用虚线表示

海绵窦解剖（图SA17，图SA18）

Parkinson（1965）描述了到达颈内动脉海绵窦段的一个三角区（Parkinson三角），该三角上边是滑车神经，后边是斜坡缘（后床岩韧带），底边是眼神经上缘。值得注意的是，在我们的资料中，三叉神经节通常高于眼神经。穿过Parkinson三角的颈内动脉长度也因血管解剖的变异而因人而异。根据Harris和Rhoton（1976）对Parkinson三角的定义，在我们的资料中只有31.4%相符。如果要安全通过该三角到达颈内动脉，则眼神经与滑车神经间的最小宽度应达4mm（以免损伤附近神经）。但符合这个条件的在右侧只有35%，左侧只有24%。而且，还必须注意位于颈内动脉外侧的外展神经。该神经走行在三叉神经节上极的上方，因此从该入路到达颈内动脉时，该神经在右侧有16%而左侧有23%横跨在入路上。有13.5%的标本Ⅳ、V_1神经和眼神经靠得很近，显然无法从滑车神经下方或从该神经与动眼神经之间到达颈内动脉。应该注意，海绵窦内如果有动脉瘤或动静脉短路时，颅神经的位置可能会改变。如果上述颅神经已经损害，到达颈内动脉则没有顾忌。如果颈内动脉在海绵窦内的行程较直的话（14.7%），则Parkinson三角可能正好在颈内动脉上方。最后还应注意，该段颈内动脉发出2～6支小动脉，在颅骨外伤时容易破裂出血（Lang和Schäfer 1976）。我们发现，颈动脉海绵窦后干通常发自颈内动脉海绵窦后曲部，该干不仅发出垂体下动脉，还发出分支到垂体窝及其他结构（图SA19）。经Parkinson三角入路时，该动脉干便横在路上。Koos等人（1985）指出，有14%的"巨大动脉瘤"（少见）累及颈内动脉。他们描述了一个前方入路，磨除前床突，打开该区海绵窦到达颈内动脉海绵窦前膝部。

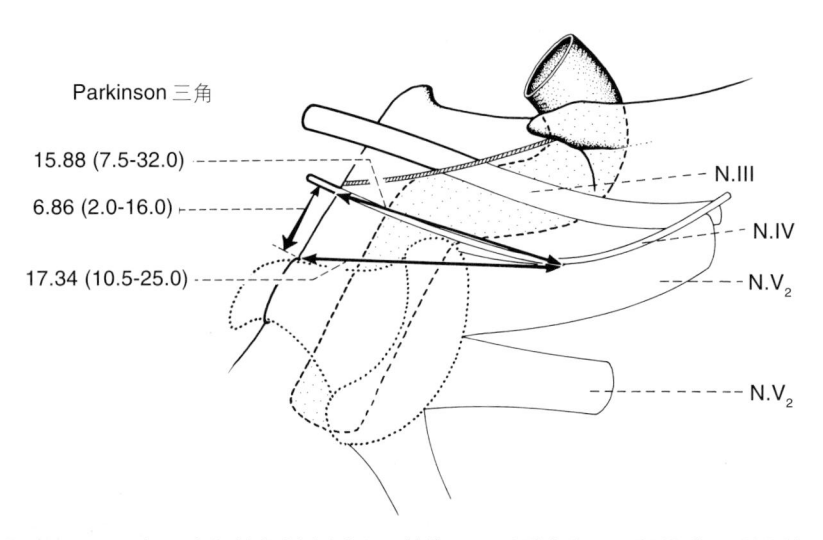

图 SA 17　Parkinson 三角。我们的解剖和测量，单位mm（引自 Lang 和 Reiter 1984）

海绵窦解剖　23

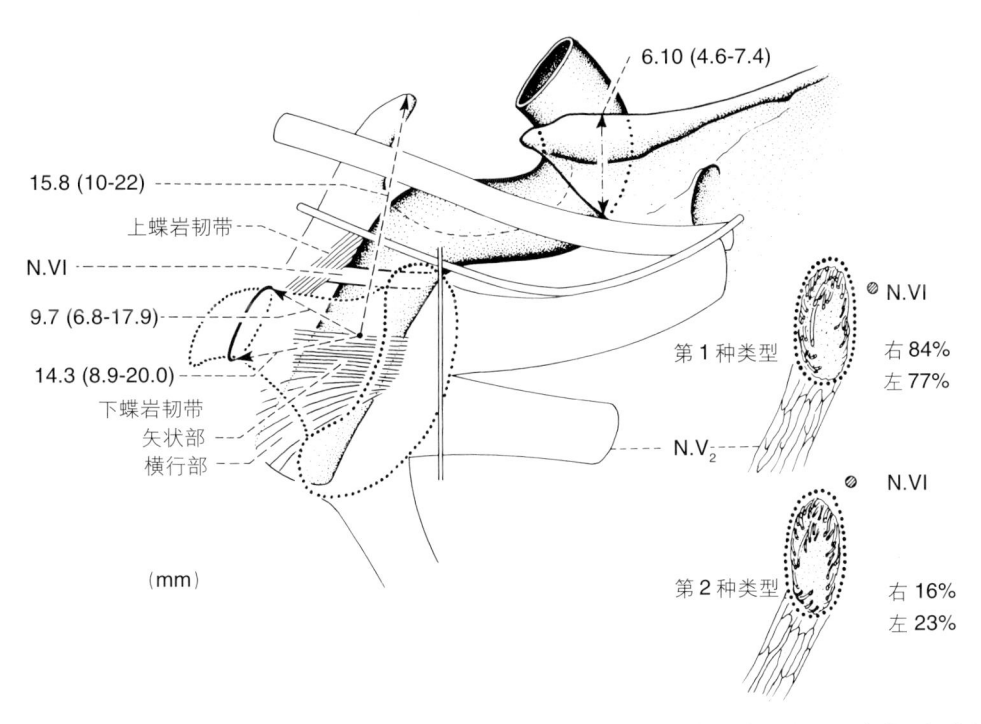

图 SA 18　Parkinson 三角区的神经。外展神经穿过三叉神经节的上极，解剖和测量（Lang 和 Strobel 1978，Lang 和 Reiter 1984）

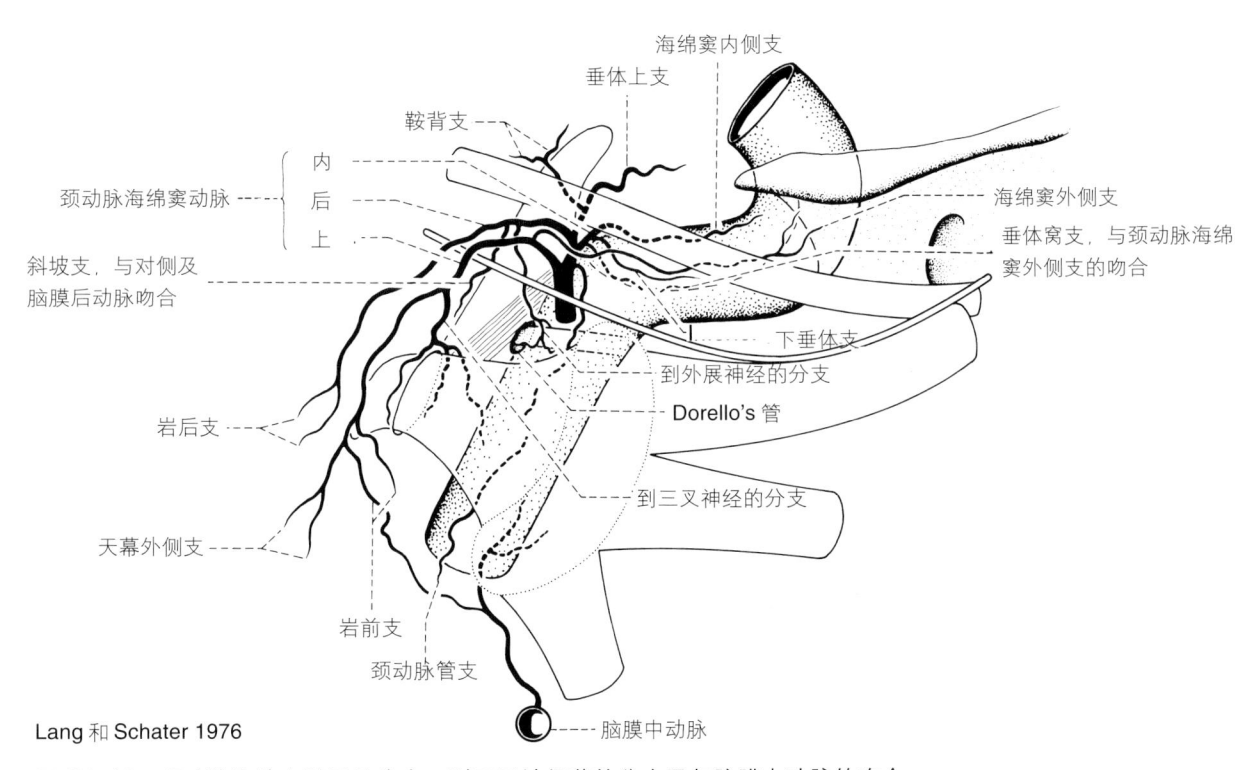

Lang 和 Schater 1976

图 SA 19　颈动脉海绵窦后干及分支。到三叉神经节的分支及与脑膜中动脉的吻合

鞍区解剖

垂体经隔经蝶入路需要通过鼻中隔,尽可能在一侧剥离鼻黏膜和骨膜,以免发生萎缩性鼻病。图 SA 20(引自 Lang 和 Baumeister)显示梨状孔大小的数据,下缘的前鼻棘可以切除。我们的几项研究确定,前鼻棘下区到蝶窦开口的距离在成人平均是 53.7(43~64)mm。鼻中隔的动脉见图SA21(引自Lang 1985)。鼻中隔的前下部通常由上唇动脉的前下隔支供血(Lang和Schulz 1985)。

邻近该区的是蝶腭动脉后隔支与腭大动脉的吻合区。这些吻合血管经过切牙管到达鼻中隔的外表面。在成人,该区在前鼻棘下区后11.6(8~18)mm。作为上颌动脉颈末支的蝶腭动脉从后方和上方(相当于蝶窦前壁区)发出隔支到鼻中隔。该区通常在鼻中隔后界的前方(Lang 和 Schäfer 1979)。

鼻中隔的静脉与动脉伴行并汇入邻近的大静脉。鼻中隔的淋巴向后、向外朝咽侧壁方向到咽鼓管咽口区及软腭(转移癌途径!)。鼻中隔接受上方的筛神经分支支配,也有来自上颌的鼻腭神经(Scarpa神经)分支。后者在犁骨上的一个沟中走行,和蝶腭动脉后隔支一样,先向后上再向前下。该神经沿途接纳来自蝶腭神经的交感和副交感纤维。根据Smith(1941)的报道,一侧鼻中隔上部包括部分嗅区的面积是 133.99mm^2。Smith 注意到嗅区随年龄增大而缩小。

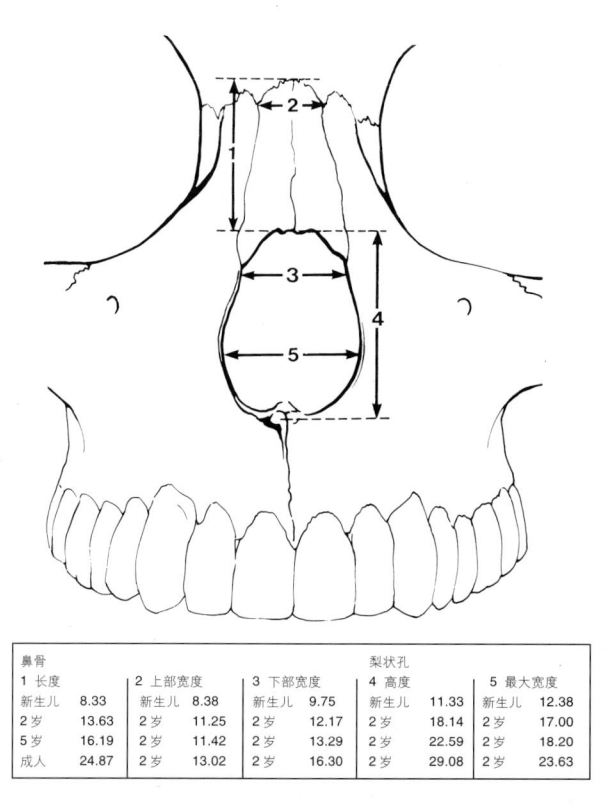

图 SA 20 鼻骨和梨状孔。出生后的变化(均值,单位 mm,引自 Lang 和 Baumeister 1982)

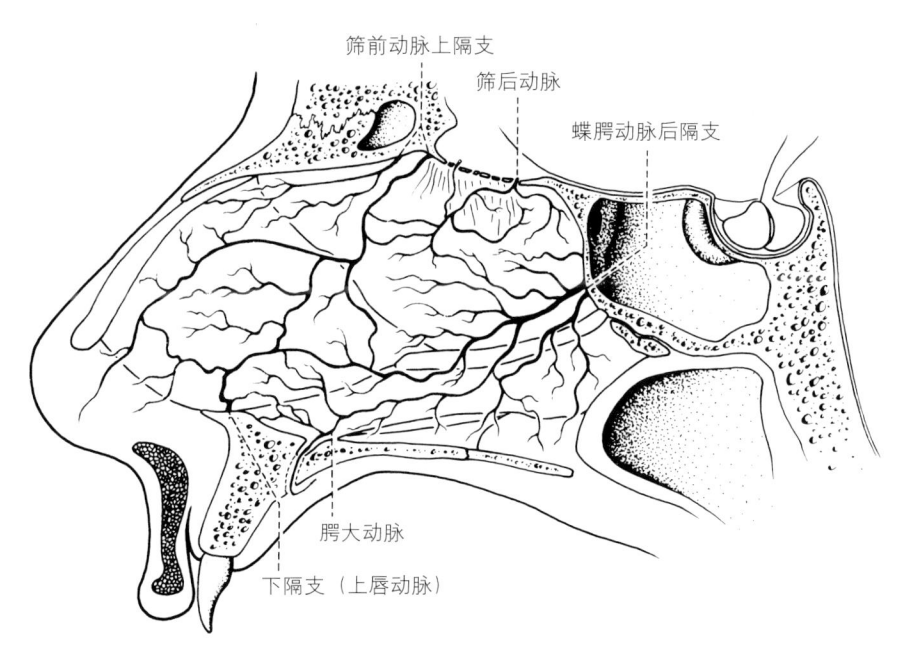

图 SA 21　鼻中隔黏膜的动脉。内面观，软骨及骨性部分已切除（Lang 1988）

我们的资料显示，发育良好的蝶筛隐窝（内有蝶窦开口）在成人中只有48.3%（Lang和Sakals 1981）。小口径的圆形窦口占70%，针头样大小的窦口占15%，卵圆形窦口占28%，后者长径通常是垂直的。Fahlbusch（私下交流）指出，窦口是进入蝶窦的首选途径。

许多研究均证实，蝶窦的大小变化很大（详见Lang 1985，图SA 22～图SA 25）。蝶窦内有隔，而这个隔的形状、大小和方向变异极大。Fujii等（1980）测量窦口到鞍底的距离平均为17.1（12～23）mm，我们的资料则是14.3（9～21）mm。蝶窦大小数据见图SA22。蝶窦黏膜去除后，切除鞍底前部（厚度变化很大）。下面的结构便是垂体窝颅内层。垂体下动脉的许多分支可以在鞍底穿行，供应蝶骨体及蝶窦黏膜。颅内层周围可能有形态各异的血窦（海绵间窦）及垂体下动脉。进入垂体前的最后一层结构是垂体包膜。Hardy（1969）发现，垂体前叶为垂体包膜和颅内层包裹，两层之间有潜在间隙。我们的资料发现，垂体包膜有两层，由垂体下静脉引流（Lang 1985）。Hardy进一步描述，垂体前叶色黄，质地相对韧；而后叶色灰，质地较软呈胶冻样。后叶与垂体窝后壁的粘连比前叶与周围的粘连要紧。Hardy指出，在垂体的手术中，后叶可以通过有许多胶样小结及静脉毛细血管的垂体中间叶与前叶鉴别。在我们的资料中，鞍背变薄、后海绵间窦（或一个下海绵间窦）与基底静脉丛交通并不少见。我们也能见到垂体下动脉在斜坡上的穿支。垂体窝底变薄相当稀见。

1977年我们首次发现一位23岁男性颅骨中有一个鞍棘（sellar spine），该骨突长4.35mm，从垂体窝后部突入垂体窝，并嵌入垂体内。该棘前端厚度1.25mm，向后逐渐变薄为0.6mm。这可能是脊索骨化的残余（Lang 1977）。鞍桥（连接前、后床突的骨小梁）在垂体外侧缘的发生率约为5%～7%（Müller 1952，Platzer 1957，等）。我们的颅骨研究资料发现，约2.4%有双侧完整的鞍桥。鞍桥区可见骨缝，提示这些结构是在胚胎期出现的。

颈内动脉床突孔（caroticoclinoid foramina）的出现常伴有鞍桥。该孔由连接前床突与中间床突的骨桥围成，包绕颈内动脉，可以是完整的，也可以有些小裂缝（Lang 1977）。该孔相对于

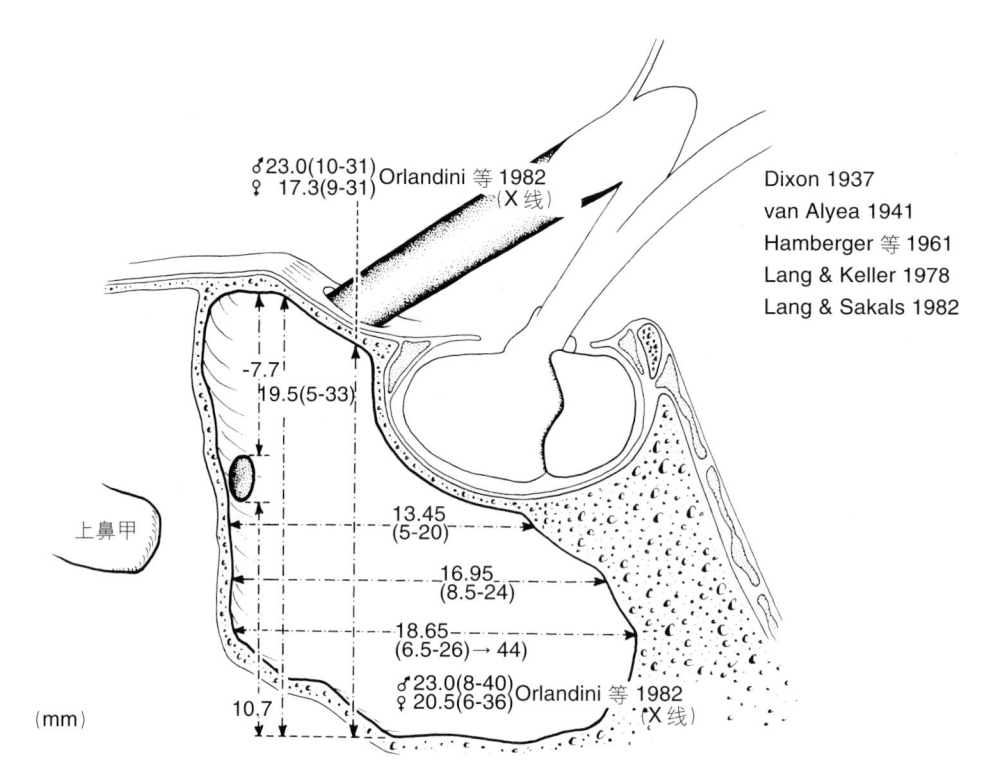

图 SA 22　不同作者测量的蝶窦大小及窦口最常见的位置数据

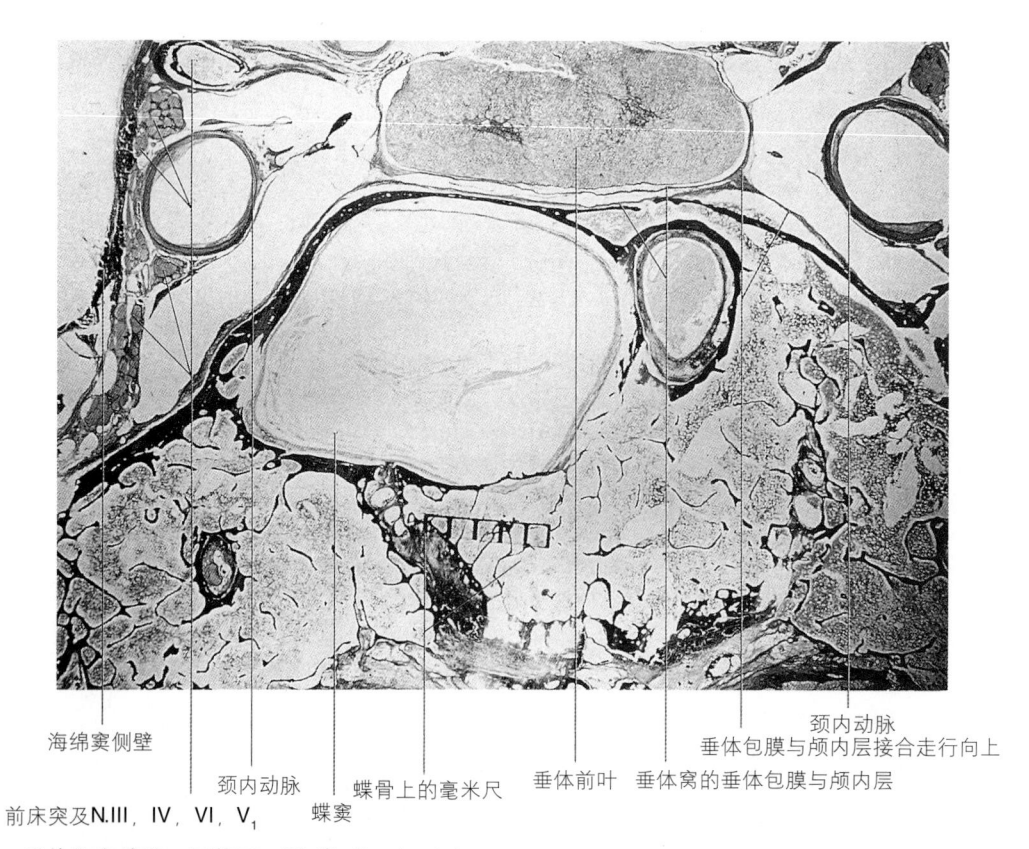

图 SA 23　垂体和海绵窦，冠状面。50 岁（Ladewig）

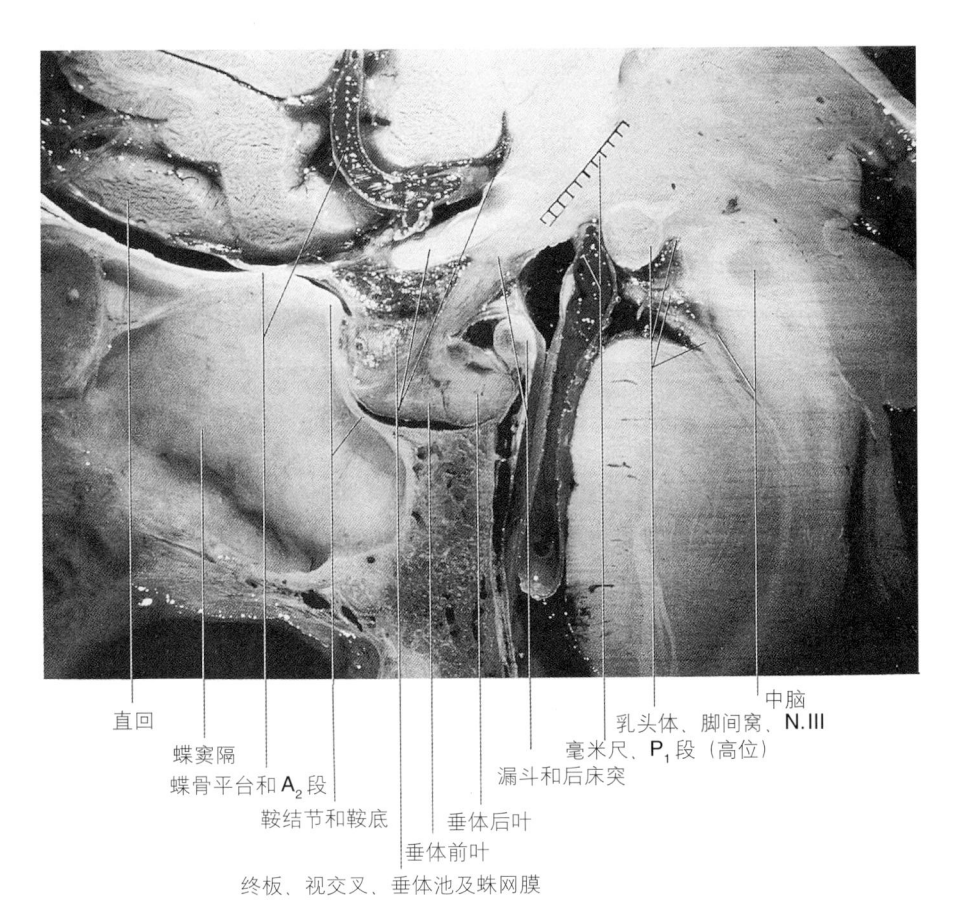

图 SA 24　垂体区，正中矢状切面，内面观

标注（从左至右）：直回；蝶窦隔；蝶骨平台和 A$_2$ 段；鞍结节和鞍底；终板、视交叉、垂体池及蛛网膜；垂体前叶；垂体后叶；漏斗和后床突；毫米尺、P$_1$ 段（高位）；乳头体、脚间窝、N.Ⅲ；中脑

头诸平面的角度变异极大（详见Hochstetter 1940，Neiss 1956，Bergerhoff 1960，Reinbach 1963，Lang 1977）。

据Arey（1950，引自Lowman等1966）报道，成年人有0.42%存在颅咽管，上口开于蝶鞍最低处，直径1~1.5mm。

Renn和Rhoton（1975）的资料显示，鞍底的平均宽度为14（10~15）mm。Taveras和Wood（1964）报告为10~15mm。我们的资料显示，鞍结节后方垂体窝最大宽度为3~7.5mm。垂体窝左缘低于右缘的占60%，右缘低于左缘的占35%，只有4%的左右缘等高（Lang 和Tisch-Rottensteinerv 1977）。成人鞍底高于Frankfurt平面约13.2（−2.3~+21.3）mm（Lang和Schäfer 1977）。

在我们的资料中（Lang 1973），我们发现有垂体池（pitutary cistern）（图SA24）8mm宽，3mm深，位于鞍膈与垂体前叶之间。有些标本该池向后扩展。Berglang等人（1968）在他们的资料中发现大约20%有垂体池。Shealy等（1968）特别注意到该区有疏松蛛网膜组织。

随着年龄的增大，垂体变小，垂体池体积和大小均增大直至出现"空蝶鞍"。一些作者推断，要发生"空蝶鞍"，鞍膈孔和鞍膈都要大。正中矢状面显示了一些人类学的特点（图SA25）。

鞍膈（图SA26）在鞍结节与后床突之间。我们的资料显示，鞍膈的前部和外侧部硬膜纤维纵行和斜行走向后外方，后部纤维则横行，鞍膈孔为环形纤维环绕。Renn和Rhoton（1975）指

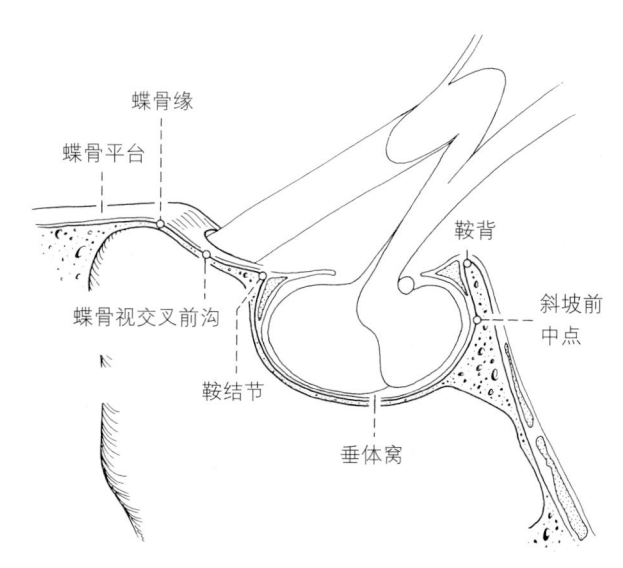

图 SA 25　垂体区骨性结构

出，38%鞍膈与硬膜一样厚，62%非常薄。经蝶垂体入路时，有10%的病人因鞍膈太薄而损伤鞍膈。Shealy等（1968）甚至断言65%的鞍膈仅由蛛网膜组织构成，但我们的研究不同意这种论断。Renn 和 Rhoton（1975）报道鞍膈的平均宽度为 11（6~15）mm，平均长度为 8（5~13）mm。

根据 McLachlan 等人（1968）的报道，鞍膈前方附着于鞍结节，后方附着于后床突和鞍背前面。最常见的附着点是鞍背前缘，少数情况可以附着于岩尖。根据 Joplin（1965，引自 McLachlan

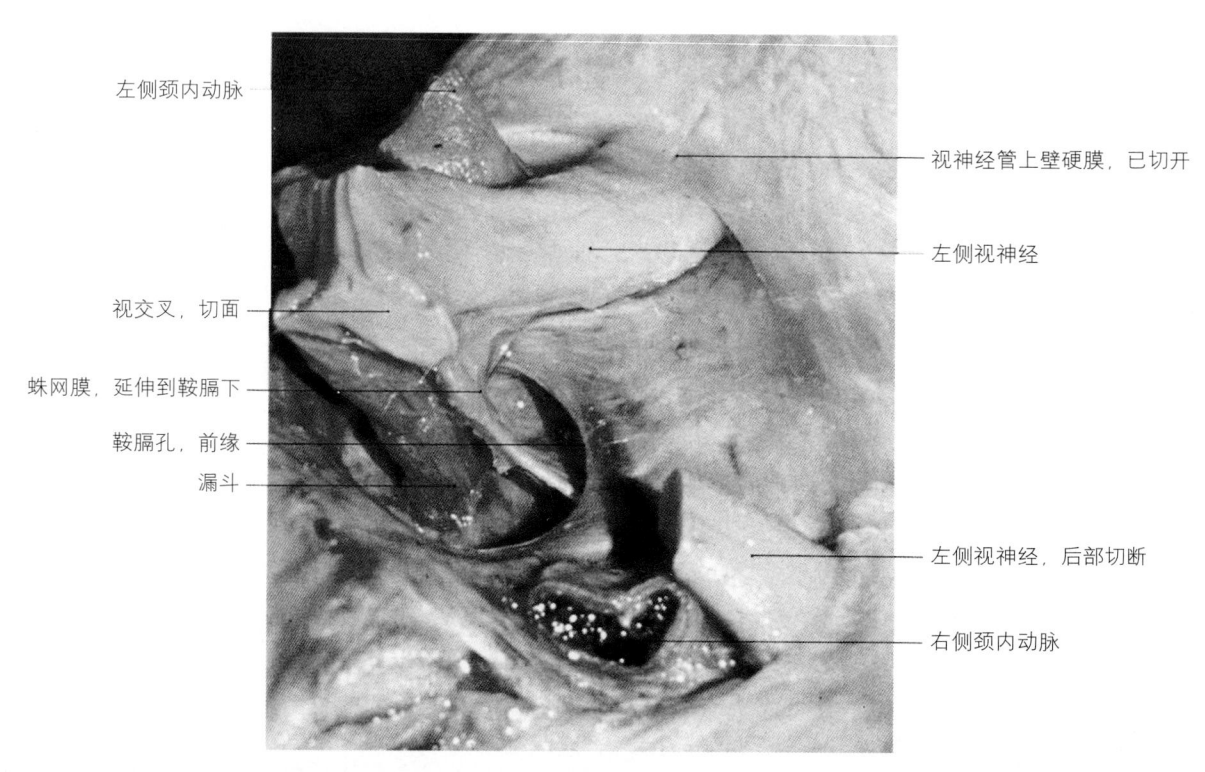

图 SA 26　鞍膈及蛛网膜，从右侧上斜面观

1968）报道，鞍膈高于蝶骨缘（视交叉前沟前缘）后方的骨质约 5~8mm。

Bergland 等（1968）报道鞍膈孔直径 5mm，年龄大的略大。Renn 和 Rhoton（1975）发现 54% 该孔呈圆形，46% 呈横椭圆形。此孔随年龄增大而增大。除了漏斗，鞍膈孔还有垂体上动脉（罕见情况可以穿过鞍膈）及蛛网膜组织通过。大多数垂体上动脉发自颈内动脉海绵窦段与蛛网膜下腔段移行处的内壁，通常为 2 支，有时可以 1 支、3 支或 4 支，向后上方走行到视交叉下表面，然后沿漏斗向下到鞍膈。它们通常在漏斗周围形成血管丛。有时也可见垂体后上动脉。在我们的资料中发现还有额外的垂体上动脉发自后交通动脉，供应灰结节，并与垂体上动脉及其分支广泛吻合。

Bruneton 等（1979）报道了鞍结节-蝶鞍结合部的各种变异，该结合部对经颅硬膜内入路鞍区手术很重要。它们报道 27% 该结合部位钝形，24.5% 为锐形。鞍结节 20.5% 为钝形。15.5% 成角，4.5% 为尖形。扁平形结合部只有 1%。出生后视交叉前沟前缘与鞍结节的距离无明显增加。我们发现该距离在新生儿为 6.14mm，成人为 6.8（3.3~10.3）mm。盲孔与鞍结节的距离在经额鞍区手术时很重要。该距离从新生儿到成人期略有增加。我们的测量显示，1 岁时该距离为 37.75（32~41）mm，成人时为 42.57（28~50）mm。筛板大小明显随年龄变化（图 SA27），1 岁时平均长度为 23.2（21~25.5）mm，随后几年可长达 27.78（25~34）mm，但成年后平均值只有 20.8（15.5~25.8）mm。8 岁后筛板缩短很可能是由于蝶骨平台（从筛板后缘

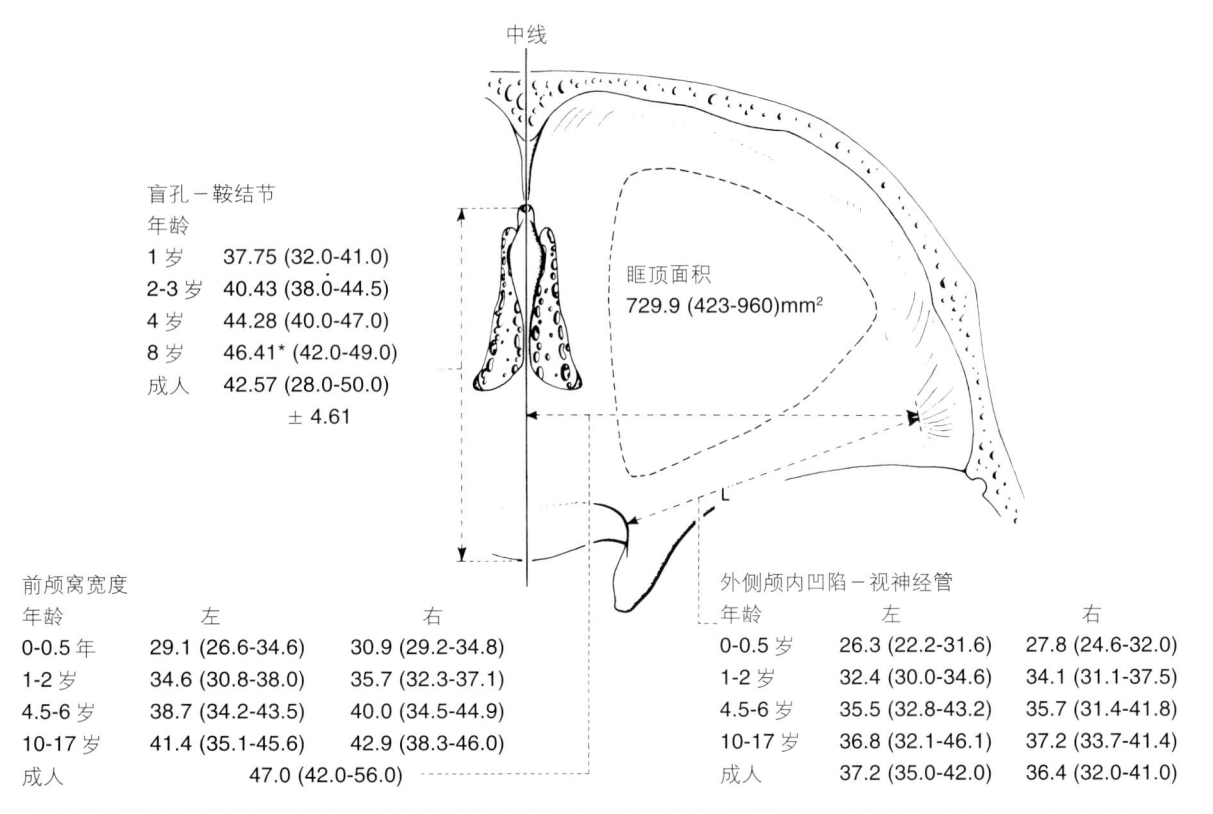

盲孔 – 鞍结节
年龄	
1 岁	37.75 (32.0-41.0)
2-3 岁	40.43 (38.0-44.5)
4 岁	44.28 (40.0-47.0)
8 岁	46.41* (42.0-49.0)
成人	42.57 (28.0-50.0)
	± 4.61

眶顶面积 729.9 (423-960)mm²

前颅窝宽度
年龄	左	右
0-0.5 年	29.1 (26.6-34.6)	30.9 (29.2-34.8)
1-2 岁	34.6 (30.8-38.0)	35.7 (32.3-37.1)
4.5-6 岁	38.7 (34.2-43.5)	40.0 (34.5-44.9)
10-17 岁	41.4 (35.1-45.6)	42.9 (38.3-46.6)
成人		47.0 (42.0-56.0)

外侧颅内凹陷 – 视神经管
年龄	左	右
0-0.5 岁	26.3 (22.2-31.6)	27.8 (24.6-32.0)
1-2 岁	32.4 (30.0-34.6)	34.1 (31.1-37.5)
4.5-6 岁	35.5 (32.8-43.2)	35.7 (31.4-41.8)
10-17 岁	36.8 (32.1-46.1)	37.2 (33.7-41.4)
成人	37.2 (35.0-42.0)	36.4 (32.0-41.0)

图 SA 27　前颅窝大小：出生后距离有增加的是盲孔到鞍结节的距离、前颅窝宽度和视神经管到外侧颅内凹陷的距离，眶顶的面积。所有数据来自 Wurzburg 的测量，单位 mm（范围）

到视交叉前沟前缘）出生后逐渐增长覆盖了筛板后缘所致。神经及血管（来自后筛动脉）的走行可以支持这个理论。

在接近视神经和漏斗时，应注意视神经管颅内口与前颅窝蛛网膜间相对增厚的蛛网膜。内侧是视交叉池前壁，再向上则是终板池前壁。在行垂体瘤、颅咽管瘤及该区域其他病变手术时，应注意保护大脑前动脉、前交通动脉和它们的中央支。我们的资料显示，大脑前动脉（A₁段）长13.5（8～18.5）mm，直径2.1（0.75～3.75）mm。两侧血管管径变异很大。Wollschläger等人（1967）报道有8.6%脑动脉发育不良（4%在左边，3%为双侧）。大脑前动脉可能跨过视交叉或视神经，其行程可以弯曲或相对较直。

前交通动脉（图SA28）与教科书描述相符的大约占75%（von Mitterwallner 1955）。25%成双干形、V形或网状。Perlmutter和Rhoton（1976）测量的平均长度为2.6（0.3～7.0）mm。我们较详细地研究了大脑前动脉和前交通动脉的中央支。发自A₁段近端的中央支进入前穿质。发自A₁段远端及前交通动脉的略小的中央支供应间脑前部，我们称它们为前下间脑支（anterior inferior diencephalic branches）。前回返动脉（Heubner"长中央动脉"）平均宽度0.57mm（我们的资料），双干型占30%。该动脉发自大脑前动脉距前交通动脉近端8mm、远端3mm的区域内。平均来说，该动脉发自前交通动脉远端0.4mm。60%发自远端，30%在前交通动脉水平，11.3%发自近端（Lang和Brunner 1978）。我们发现该动脉在左侧（0.60mm）明显大于右侧（0.54mm）。

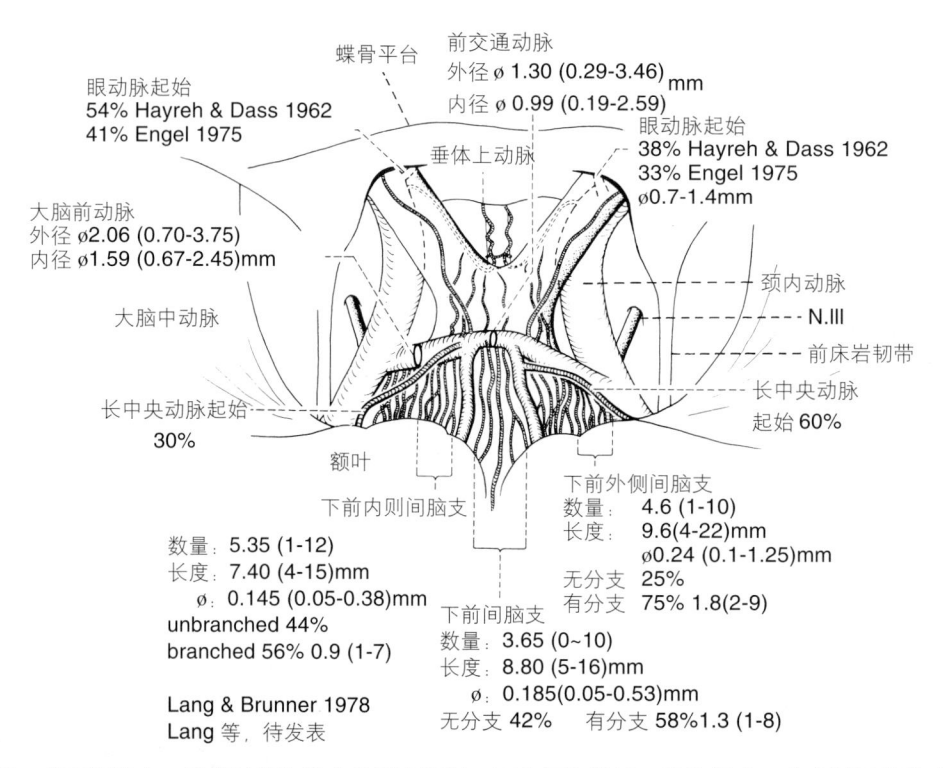

图SA 28　前下间脑支，我们以前和现在的研究资料。图中标注数量、脑外长度、宽度以及这些小分支的脑分支

垂体区除经额入路外，也可采用额外侧入路。后一种入路的关键标志是额颞点或颞线的最内侧部。该点在颅外不能精确定义，因此我们就测量外侧颅内凹陷距离颧额缝（可以看见）的高度，我们的资料显示成人该点高于颧额缝17.8（11~26）mm。在该点钻孔正好高于前颅窝底。我们的资料显示，前颅窝开颅处距视神经管颅内口外侧缘的距离大约是45mm。这些入路用于前交通动脉、大脑前动脉及前面提到的肿瘤手术。如果肿瘤长在两视神经之间或垂体，那么两视神经管颅内口之间的空间对手术就很重要（图SA12）。要到达漏斗及其周围结构，因该空间窄，所以要困难得多。视神经颅内段的长度也很重要，神经越长，视交叉就越靠后。因此，我们测量了视神经颅内段内侧缘与外侧缘的长度，以及视交叉到鞍结节的距离。其他的测量见图SA27。我们的资料中漏斗与FHP形成121°（90°~160°）夹角。需要补充说明的是，出现这么大的极限值的情况是很少的。在少数情况下，增大的颈内动脉、眼动脉或大脑前动脉可以压迫损伤视神经。在这种情况下，切开视神经管上方的硬膜达8mm，取出视神经管上壁进行减压通常是有效的。

颞窝解剖（图SA29）

颞窝位于颅骨侧方颞肌起源的部位。覆盖在此区域的皮肤相对较薄，供血来自颞浅动脉的分支。静脉引流主要是颞浅静脉。相对而言颞窝上部浅下部深。颞窝的下界叫做颞下嵴，有几个结节作为标记。颞窝的外侧是颧弓，其后部源于颞骨鳞部，前部由颧骨颧突形成。颞肌外面覆盖着颞肌筋膜，在其间有颞浅血管和耳颞神经及其分支穿行；颞肌筋膜附着于颧弓的外侧缘。从颞下颌关节的关节结节处，面神经发出分支到颅外肌的额腹和眼轮匝肌（面神经的颞支）。颞窝的骨性部分前部由颧骨构成，中部由蝶骨大翼构成，后部由颞骨鳞部构成。颞肌的上界止于额骨和顶骨的鳞部。颞肌最前部纤维以大约10°角向下、向后（到达平台），邻近的纤维几乎呈垂直下降。颞肌的后部纤维向前和向下汇聚，最后部纤维近乎水平走向冠状突内侧和外侧表面颞肌附着处。深部的颞肌部分源于颅骨的颞下，形成一个强大的肌腱并延伸到磨牙后三角。此肌腱很容易在口腔内触及。覆盖在颞肌表面的颞肌腱膜（颞肌筋膜的深层）附着于颧弓的内面。颞肌的大部纤维起于颞骨面，少部（浅表部分）起于颞腱膜。颞肌排列呈扇状，深部纤维起于颞下平台。在颧弓以上大部分颞肌纤维转变成肌腱（图SA30）。颞中静脉其走行和管径变异很大，起于颞肌腱膜走行于起自该处的颞肌上。颞肌由颞深神经的前、中、后支支配。三叉神经的分支在进入颞肌前以多种方向在颞下平台侧方走行并经过颞下嵴。普遍认为从前部分离颞肌可以减少对颞肌神经的损伤。颞肌的供血来源于颞深动脉，这些动脉是颈外动脉和上颌动脉的分支。

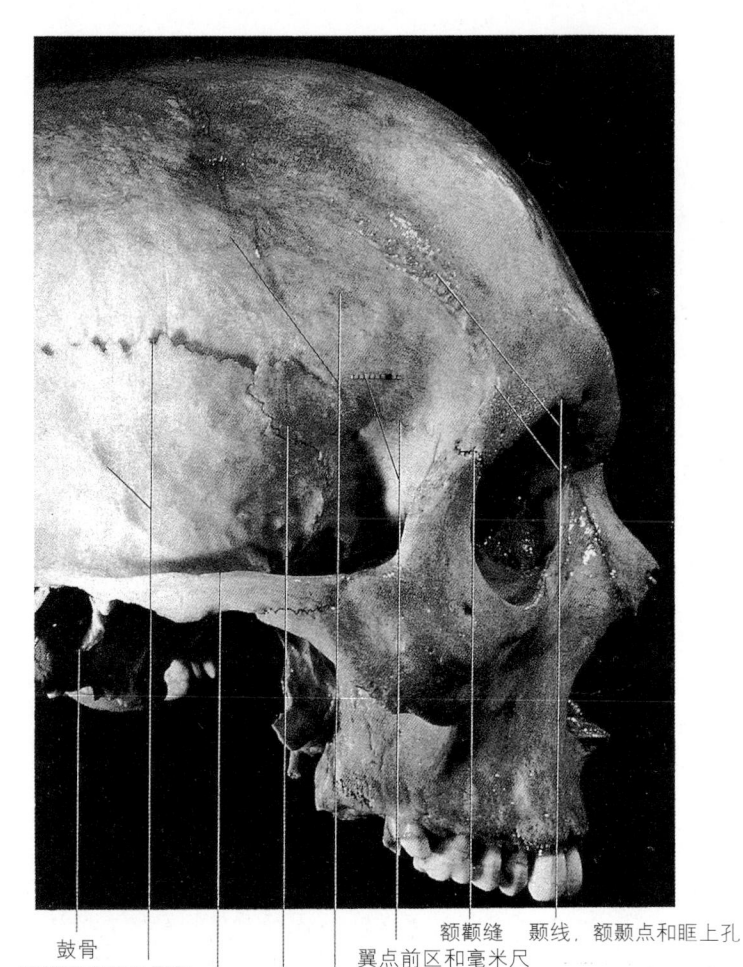

图 SA 29　颞窝和周围结构

颞下窝和颞下平台的解剖（图SA30）

颞下嵴、翼突外侧板、下颌骨的冠状突在颅底外表面构成一个大致平坦的区域。最前部主要包括眶下裂、上颌结节和蝶上颌裂（sphenomaxillary fissure），后者是侧方入路到达翼腭窝的标志。眶下裂的上缘经常向下突出。在其后是一个沟，继而是颞下突起并在侧后方有一小盖。此区域称为颞下嵴。如果颞肌损伤，则说明颞肌对下颌骨的内收力在353牛顿以上，收缩力在98牛顿以上（后部纤维，Schumacher 1961）。该肌仅维持29.4牛顿向内的张力和19.6牛顿向前的张力（具体见Lang 1985在Lanz和Wachsmuth主编著作中的文章）。

当从侧方入路到达肌间隙时，需将颧弓连同咬肌的起始部一起切开。咬肌大体可分为浅表部和深部。浅部纤维起自颧弓下缘的前部和颧骨（通常包括咬肌结节），斜向后下方走行，止于下颌角和和下颌基底外表面的咬肌粗隆。咬肌的深部起自颞下颌关节前方颧骨颧突的深面垂直走行。咬肌的深部与颞肌有连接，因此被称为颧下颌肌。颧下颌肌起自颧弓插入到下颌骨的冠状突。下颌神经的颧支通过下颌切迹（和同名动脉一起）到达并支配颧下颌肌。颧下颌肌附着下颌

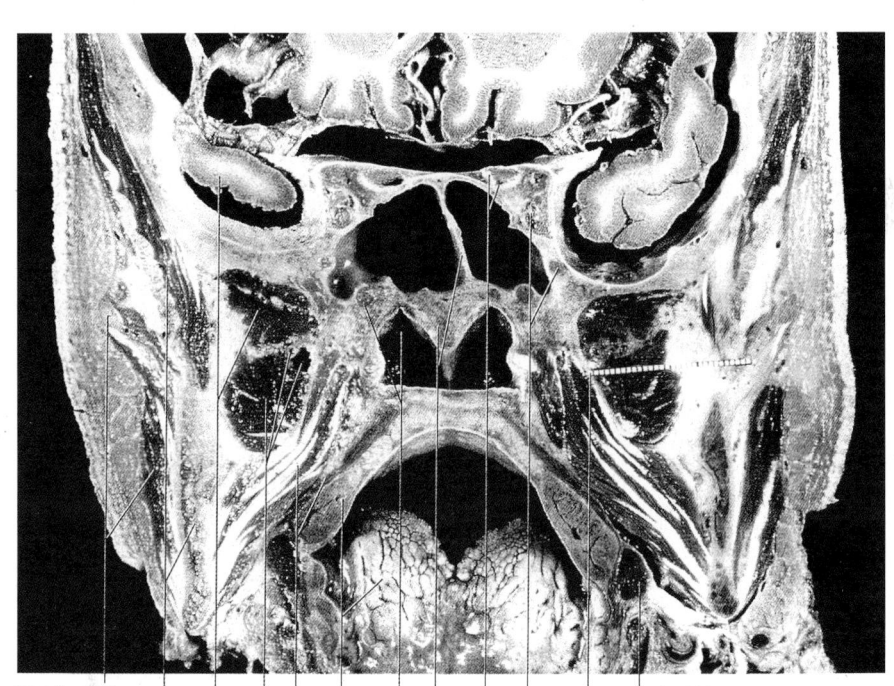

颧弓和咬肌　　　　　　　　　　　　　　毫米尺　茎突舌骨肌
　　颞肌和下颌　　　　　　　　　海绵窦前部及圆孔内的上颌神经
　　　颞极和外侧翼状肌颞下头　　视神经和眼动脉
外侧翼状肌翼状头和上颌动静脉（内侧部行程）　犁骨和蝶窦隔
　　　　　　　内侧翼状肌和腭咽肌　翼管神经和鼻咽部
　　　　　　　　　　　　　　腭扁桃体和舌的咽面

图SA 30　头的冠状切面，后面观

体后 1/4 ~ 1/3 部达第二磨牙水平，附着于咬肌粗隆达冠状突基底水平。它可产生 274.7 牛顿的内收力，其深部肌肉可使下颌回缩。

当手术暴露咀嚼肌间隙时，需去除颧弓及颞肌主要附着区和冠状突直到下颌支的中部。注意下齿槽神经的走行及其伴随血管需要保护。

图SA31 显示下颌孔（下齿槽神经和其伴随血管进入点）和下颌骨不同部分的关系的数据。脂肪和疏松结缔组织去除后可暴露翼状肌。外侧翼状肌由两个头组成，我们叫做颞下头和翼状头。颞下头（上部）起自颞下平台和颞下突（颞下嵴的前部），沿颞下平台向下向后走行进入下颌骨的关节囊和翼肌凹。其肌力（前拉）大约为 31.4 牛顿（Zenker 1955，Schumacher 1976）。翼状头（下部）起自外侧翼板，其纤维向后汇聚并进入翼肌凹。Zenker（1955）描述此肌肉肌力可达 98 牛顿。当张口时外侧翼状肌使下颌头向前移动。

内侧翼状肌构成了咀嚼肌间隙底部肌肉的下部。同外侧翼状肌一样，内侧翼状肌也由两部分组成。较厚的翼状肌部分起自翼状突的翼状窝，较薄的部分起自上颌结节。两部分纤维结合向下向后到达下颌角和下颌体内侧面的翼状结节。这部分肌肉产生 151 牛顿内收力和 26.5 牛顿的推力。咬肌和内侧翼状肌一起形成肌束能产生总共 42.2 牛顿的内收力。颞下平台的后界是颞下颌关节（通常可以触及）的关节结节，该处发出最重要的关节韧带——外侧韧带。外侧韧带胶原纤维的体部从下颌结节向下向后到下颌骨的颈部。下齿槽动脉在进入下齿槽管时 70% 位于下齿槽神经的后方，14% 位于侧方，8.3% 位于前方（Lang 和 Öder 1984 年的进一步描述）。

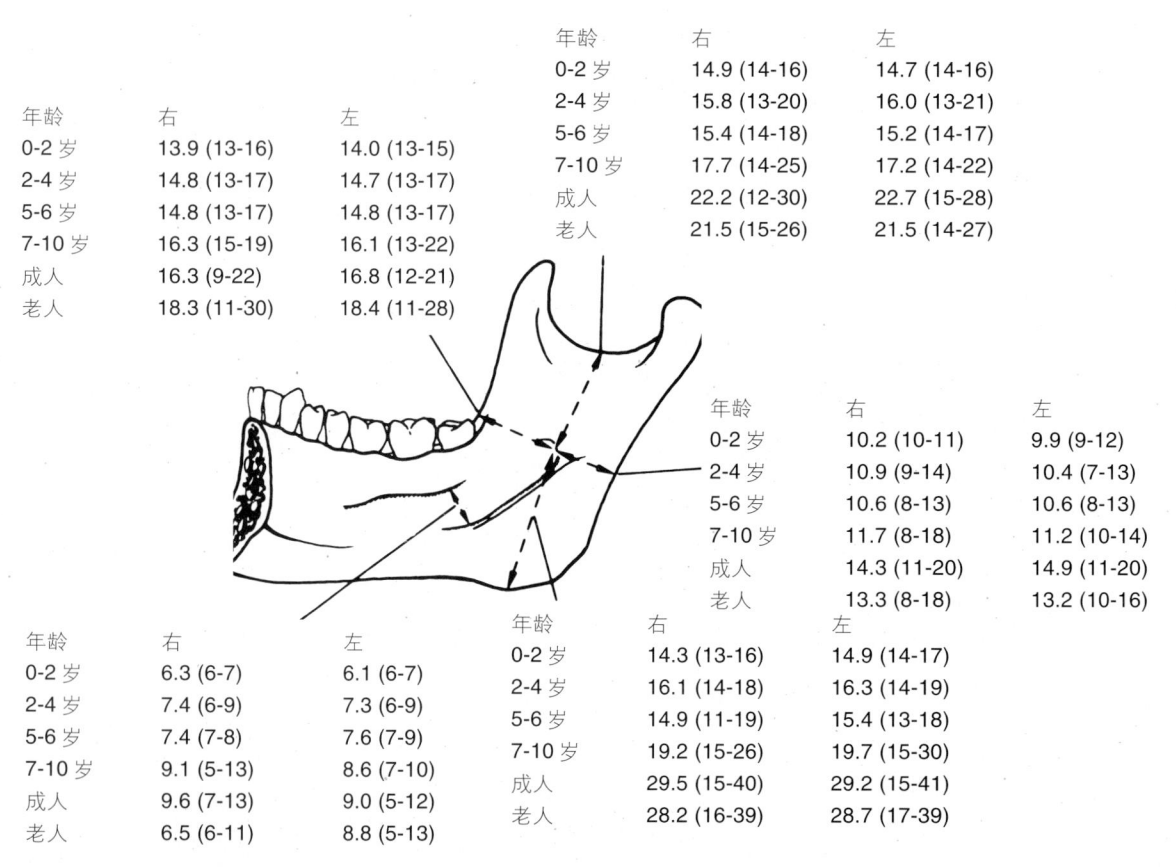

年龄	右	左
0-2 岁	13.9 (13-16)	14.0 (13-15)
2-4 岁	14.8 (13-17)	14.7 (13-17)
5-6 岁	14.8 (13-17)	14.8 (13-17)
7-10 岁	16.3 (15-19)	16.1 (13-22)
成人	16.3 (9-22)	16.8 (12-21)
老人	18.3 (11-30)	18.4 (11-28)

年龄	右	左
0-2 岁	14.9 (14-16)	14.7 (14-16)
2-4 岁	15.8 (13-20)	16.0 (13-21)
5-6 岁	15.4 (14-18)	15.2 (14-17)
7-10 岁	17.7 (14-25)	17.2 (14-22)
成人	22.2 (12-30)	22.7 (15-28)
老人	21.5 (15-26)	21.5 (14-27)

年龄	右	左
0-2 岁	10.2 (10-11)	9.9 (9-12)
2-4 岁	10.9 (9-14)	10.4 (7-13)
5-6 岁	10.6 (8-13)	10.6 (8-13)
7-10 岁	11.7 (8-18)	11.2 (10-14)
成人	14.3 (11-20)	14.9 (11-20)
老人	13.3 (8-18)	13.2 (10-16)

年龄	右	左
0-2 岁	6.3 (6-7)	6.1 (6-7)
2-4 岁	7.4 (6-9)	7.3 (6-9)
5-6 岁	7.4 (7-8)	7.6 (7-9)
7-10 岁	9.1 (5-13)	8.6 (7-10)
成人	9.6 (7-13)	9.0 (5-12)
老人	6.5 (6-11)	8.8 (5-13)

年龄	右	左
0-2 岁	14.3 (13-16)	14.9 (14-17)
2-4 岁	16.1 (14-18)	16.3 (14-19)
5-6 岁	14.9 (11-19)	15.4 (13-18)
7-10 岁	19.2 (15-26)	19.7 (15-30)
成人	29.5 (15-40)	29.2 (15-41)
老人	28.2 (16-39)	28.7 (17-39)

图 SA 31　出生后下颌孔的位置及与不同区域的距离，单位 mm，括号内为变化范围（引自 Lang 和 Öder 1984）

颞下颌关节的解剖（图 SA32）

在我们的资料中（Hoffmann 1973）由颞骨鳞部形成的下颌关节面宽 25（23~29）mm，长 18.6（13~23）mm。颞骨关节结节的圆形隆突从前方限制关节窝并帮助保持正常的咬合和咀嚼。当张口时颞下颌关节的关节盘向前移动，其后部厚约 3~4mm，中部厚约 1~2mm，前部厚约 1.5~2mm（与关节隆突靠近）。在颅底和关节盘之间以及关节盘和下颌髁头部之间各有一个间隙。在颞下颌关节上部间隙，朝向颅底的关节表面面积有 $581mm^2$，朝向关节盘的面积有 $501mm^2$。在颞下颌关节下部间隙，关节盘的关节表面面积有 $396mm^2$，下颌侧的面积有 $367\bar{x}mm^2$（Lang 和 Niederfeilner 1975）。颞下颌关节的神经来源于咬肌分支、颞深神经分支、耳颞神经分支，还有50%患者来源于面神经的分支（Guerrier和Bolönyi 1948，Kitamura 1974，Schmidt 1976，Thilander 1962，Moffet 1957，Oberbeckmann 和 Lautenbach 1979，等）。一层薄的关节软骨覆盖下颌头的上表面和部分前表面（Schiller 1978），使下颌关节表面轻度前倾。软骨层厚度仅有 0.58（±0.22）mm（Hansson 和 Nordström 1977）。

98% 的颞下颌关节的颞部有多种形态的关节后突从后束缚该关节，其功能是防止下颌头和关节盘向后过度移位（Oliveira 1979）。

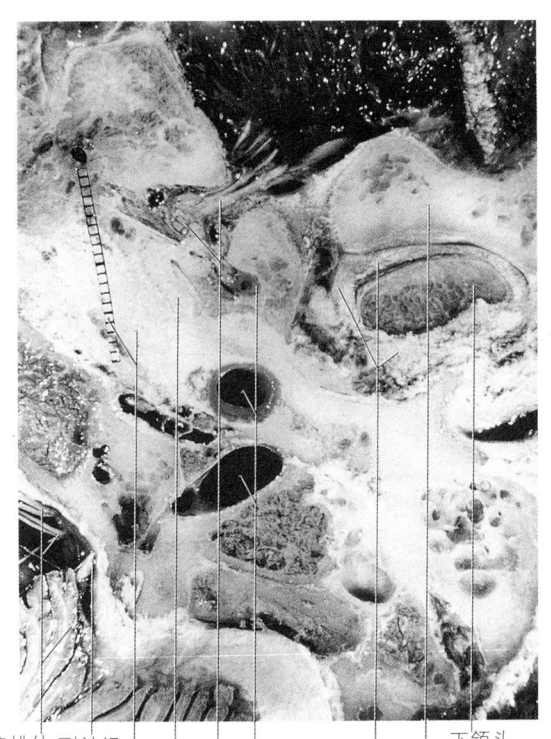

XII 颅神经根丝和小脑扁桃体 副神经
外侧咽隐窝的纤维软骨和毫米尺
咽鼓管软骨
下颌神经和颞深分支
脑膜中动脉，颈内动脉，颈内静脉
下颌关节盘
关节隆突
下颌头

图 SA 32　颞下颌关节的横断面，上面观

翼突和翼窝的解剖 (图 SA33)

翼突的内、外侧板和翼窝位于颅底下方,其表面为咀嚼肌附着处并协同形成咽鼓管。就像 Zehm (1966) 指出的,Conley (1956) 和 Fluur (1964) 是最早重新关注手术暴露此区域的,而之前此区域被认为是手术无法到达的部位。因为此部位隐匿(Zehm称为下颌后间隙),肿瘤在此部位可以无症状地生长。翼突的内侧板的内表面大体上将下颌后间隙和鼻咽部分开。一个目前解剖学术语已不再列出的管状突起有时从内侧板向后突出到咽鼓管软骨部中心区的上方起支撑作用。软骨本身通常超出内侧板后界 2～3mm。Perovic (1958) 注意到有时可以在管状突上看到"管状压迹"。接近颅底的是舟状窝,与其并列的是咽鼓管软骨,两者中间为腭帆张肌的起始部。在我们的资料中,我们测量了翼板中线旁的距离、长度、角度以及与正中矢状平面和对侧翼突的距离 (Lang 和 Hetterich 1983)。

如果外侧板向后延伸到蝶骨棘就形成了翼棘板。该板可以在内侧或外侧跨过卵圆孔。如果该板位于卵圆孔的外侧,则三叉神经节控温凝固术就很困难,甚至不可能。如果该板位于卵圆孔内侧,则有许多小孔供神经和动脉穿过到达内侧翼状肌。一个世纪以前解剖学家Hyrtl (1862) 就指出了这一点。翼棘韧带从蝶骨棘延伸到外侧板。

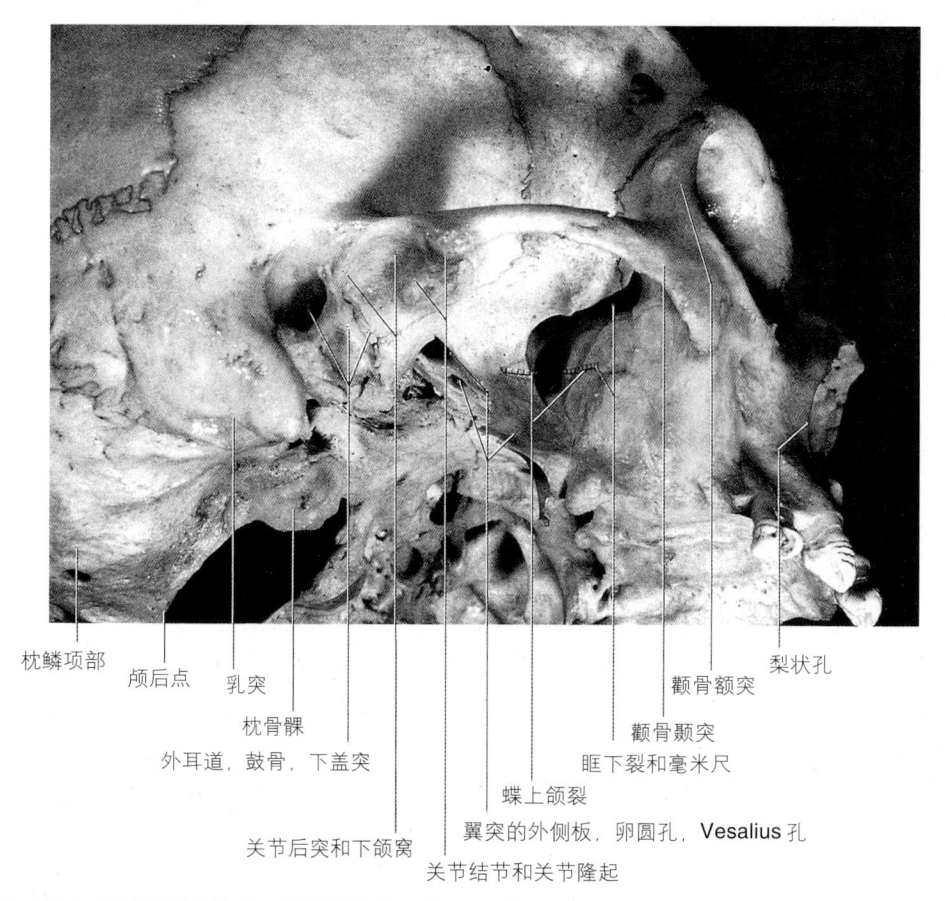

图 SA 33　翼上颌裂及翼突骨棘,翼棘板极宽,外下面观

翼腭窝的解剖（图 SA34，表 1）

蝶上颌裂前缘是上颌结节，后缘是翼突前部，可从外侧经该裂到达翼腭窝。应该注意，翼窝的下部和翼突的前缘由腭骨锥突构成。这就是为何必须将该区称为上颌腭缝或上颌锥缝的原因（不同于其他教科书和先前其他作者的定义）。此区域在手术治疗颌面部骨折中非常重要（LeFort骨折）。在我们的资料中从颞下棘到这条缝隙之间的蝶上颌裂的长度是 19.87（13~29）mm。此裂的最大宽度为 5.66（2~12）mm。蝶上颌裂的各种类型见图 SA34（引自 Fink 1978）。

翼腭窝的前壁是上颌结节，内侧壁是腭骨垂直板，后壁是翼突。翼腭窝的空隙和相应的内容物见表 1。

翼腭窝的前、外侧缘为眶下裂。上颌神经通过圆孔进入翼腭窝。在圆孔内上颌神经可以是一束也可以多达 30 束（Lang 和 Keller 1978）。圆孔内也有两个管腔大约 135μm 的小动脉穿过。翼腭窝的后界和周围结构见图 SA35。

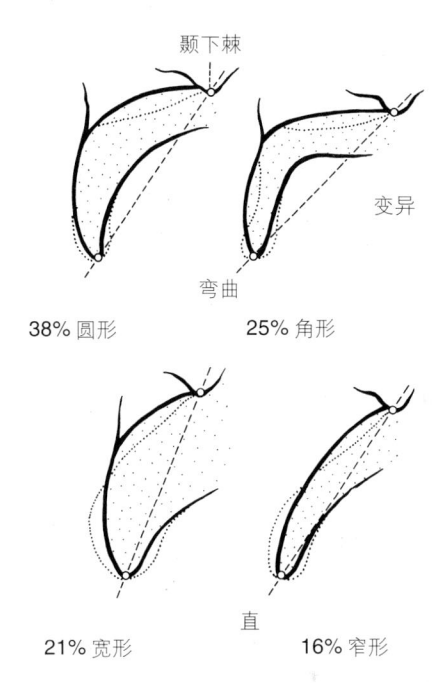

图 SA 34　蝶上颌裂的形状，Würzburg 资料（引自 Fink 1978）

表 1　翼腭窝的孔隙

孔隙		内容物	沟通
1. 外侧孔隙	翼上颌裂	上颌动脉，上牙槽后动脉，静脉，神经	颞下窝
2. 后方孔隙	a. 圆孔，上外侧	上颌神经和动脉	中颅窝
	b. 翼管，上内侧	翼神经，翼管动脉	颅底下
	c. 犁鞘管，更内侧	小动脉和神经	咽穹窿
	d. 腭鞘管，内侧	翼腭神经节和动脉的咽支	咽顶部
3. 内侧孔隙	蝶腭孔，上内侧	蝶腭动脉的鼻后支	鼻腔
4. 前方孔隙	眶下裂，前上	眶下动脉和神经，颧神经	眶
5. 下方孔隙	腭大管	腭大和腭小动脉、静脉、神经	硬腭和软腭，鼻腔

38 颅底的外科解剖

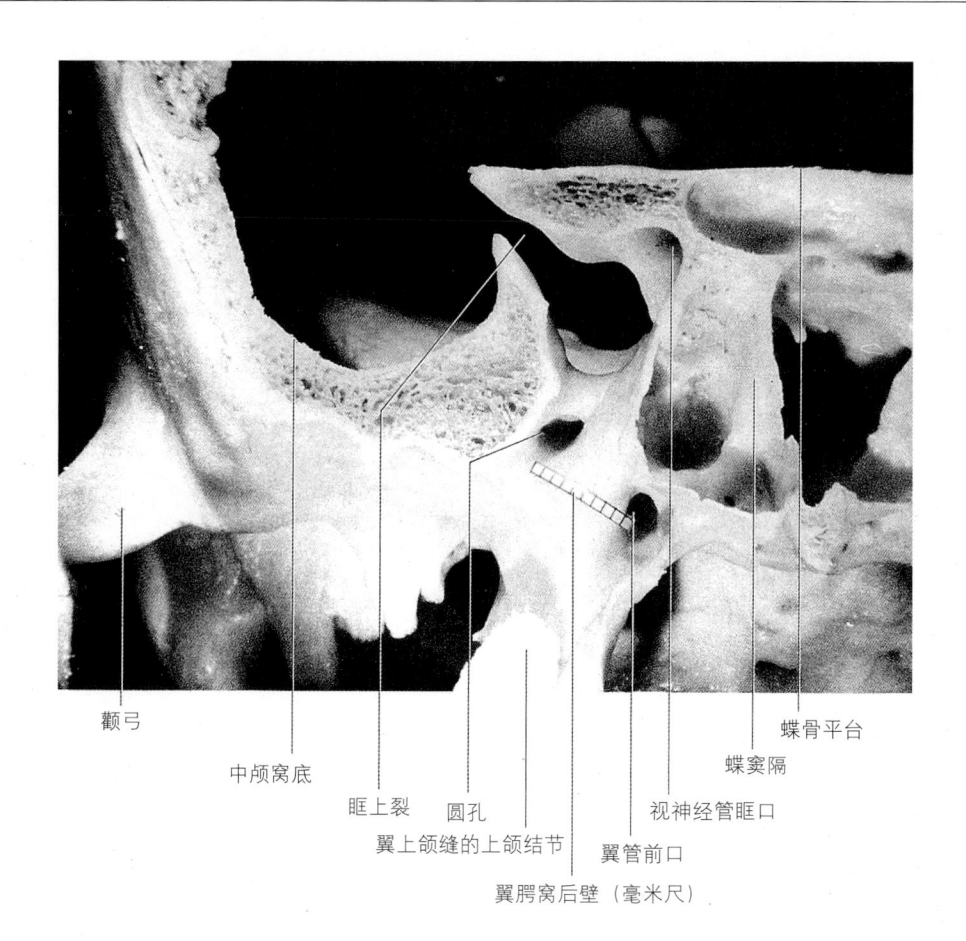

颧弓　　中颅窝底　　眶上裂　圆孔　　　　　　　翼管前口　蝶窦隔　蝶骨平台
翼上颌缝的上颌结节
翼腭窝后壁（毫米尺）
视神经管眶口

图 SA 35　翼腭窝的后壁，冠状切面，前面观

中颅底及其颅底外面观的开口

在我们的资料中，卵圆孔长 7.2（2.2~9.9）mm，宽 3.7（1.7~6.5）mm，有下颌神经穿过，其长轴一般自前内斜向后外。图 SA36 描绘了成人卵圆孔与其他颅底外面开口之间的距离。下颌神经被卵圆孔静脉丛包绕，卵圆孔静脉丛向下与翼静脉丛交通，向颅内与伴随脑膜中动脉的静脉及海绵窦交通。Vesalius 孔的出现几率为 30%，有蝶骨导静脉通过。通常情况下这些颅底外面的开口位于翼窝的上界。

棘孔位于卵圆孔的后外侧，通常位于蝶骨棘的内侧，有脑膜中动脉及其汇流入中颅窝的伴随静脉通过（参见 Lang 1979 和 Lang 1983）。

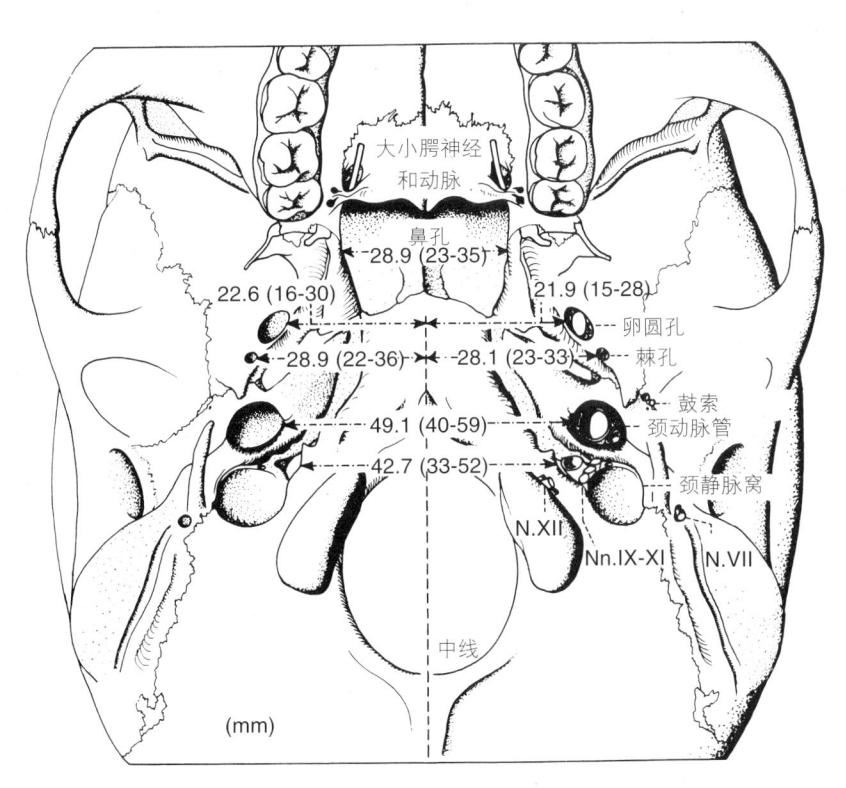

图 SA 36　颅底外面观，示成人后鼻孔的宽度、卵圆孔和棘孔距中线的距离、双侧颈动脉管内侧界及颈静脉孔前部之间的距离。均数和极值以 mm 表示（引自 Lang 和 Issing，待发表）。同时亦显示眶下裂、翼突内侧板及翼突外侧板、蝶鳞缝和颧颞缝

咽鼓管的解剖

肌性咽鼓管开口于颅底下面棘孔的后内侧，儿童则位于棘孔的正后方。咽鼓管骨性部分的末端和鼓膜张肌的下段也位于该区域。应该注意的是在鼓膜张肌和腭帆张肌（二者均由三叉神经支配）之间有神经纤维通过。位于上方容纳鼓膜张肌的骨管和下方容纳咽鼓管的骨管之间由隔分开，此隔通常不完整。在我们的资料中，成人咽鼓管的骨性部分长 11~12mm，与正中矢状面呈50°（42°~57°）夹角。成人咽鼓管的软骨部分长24~25mm，向内下方走行，与FHP（Pahnke和von Lüdinghausen 1989）呈34.6°（14°~47°）角，与正中面呈43.6°（32°~52°）角。这种成角使咽鼓管的咽部开口低于鼓部开口平面约15mm。在恒牙萌出之前，儿童咽鼓管向下的倾斜度不如成人明显（约10°）。咽鼓管的骨性和软骨部接合处（咽鼓管的"峡部"）向前下约呈5°角。下鼓室盖突起的后方是岩鼓裂，加入舌神经的鼓索和进入中耳的前鼓室动脉穿行其中。

咀嚼肌间隙和咽周间隙的解剖（图SA 37，图SA 38）

概述

长久以来，颅底下方的筋膜间隙一直引起外科和解剖的浓厚兴趣。Burns（1811）最早描述，此后，Velpeau（1830）、Dittel（1857）、Henle（1871）、Weber-Liel（1873）、Poulsen（1886）、Merkel（1892）、Bulatnikow（1915）、Grodinsky和Holyoke（1938）、Hall（1934）、Singer（1935）、Zenker（1955）以及其他一些学者对该区域筋膜进行了研究和描述。前方的上颌骨、下颌骨与后方的椎前肌肉之间的区域被大量结缔组织膜充填，这些结缔组织膜至少暂时限制着渗出液、脓肿、肿瘤和囊肿的扩散及扩散方向（Casberg 1950）。大多数的筋膜鞘有利于肌肉、神经和血管相对运动。颊脂肪垫及其大量的突起延伸，在肌肉完成不同的功能和运动时，充填于肌肉之间的间隙。另外一个重要功能由翼静脉丛完成，静脉丛可以改变其充盈状态以消除运动过程中形成的死腔。如前所述，静脉丛与颅底的静脉和静脉窦相交通并接受大量颅骨底面的属支。

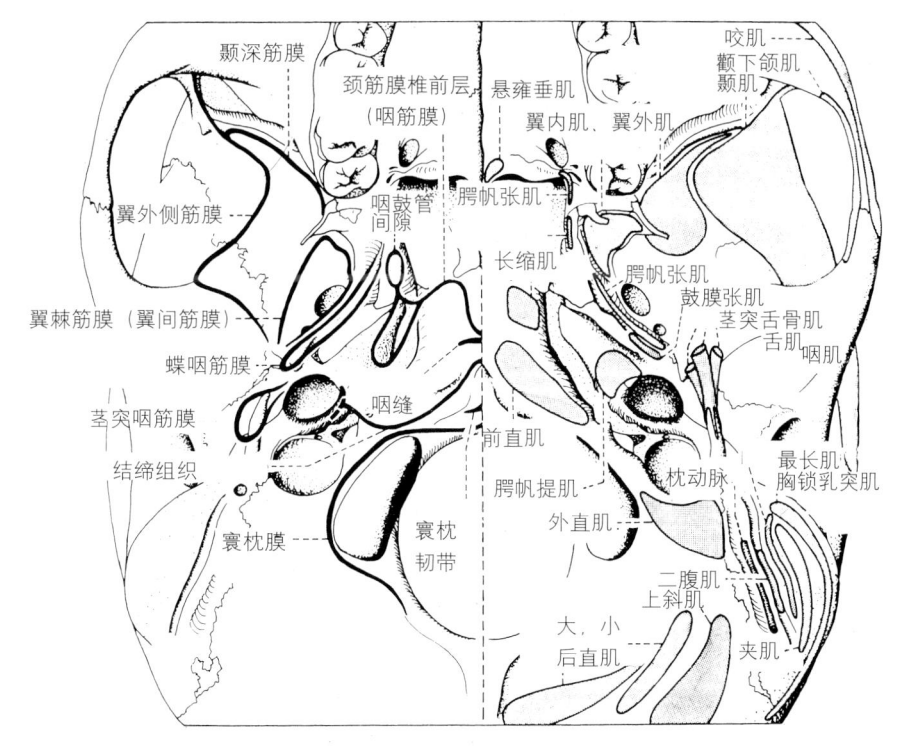

图 SA 37　颅底下表面的肌肉和筋膜（Lang 1987）

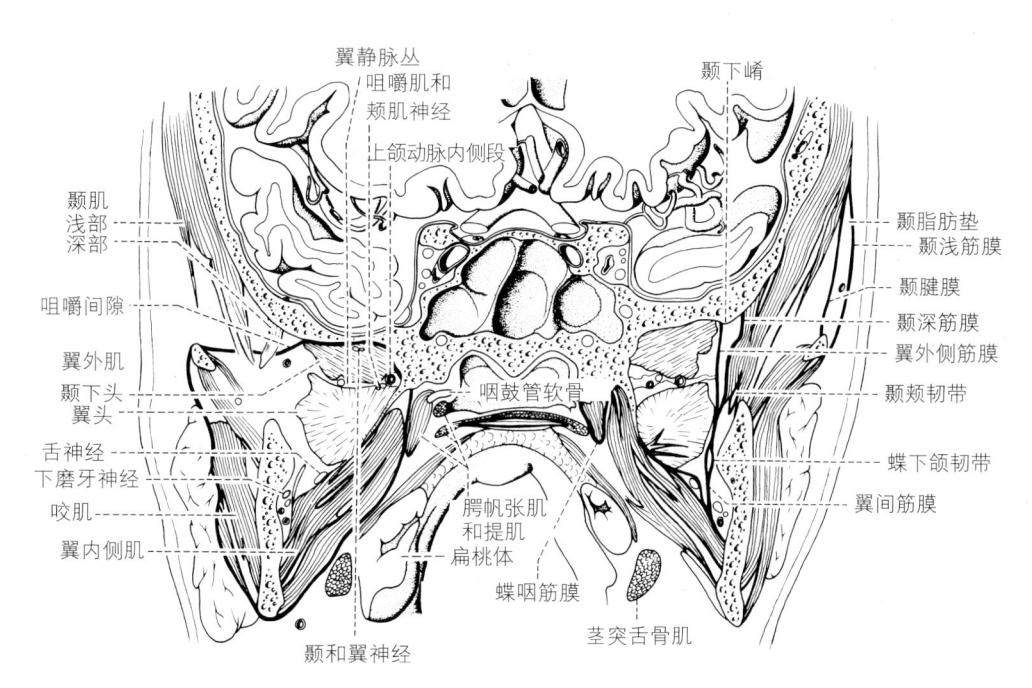

图 SA 38　头冠状切面的肌肉和间隙（Lang 1987）

筋膜

此前我们讨论了覆于颞肌外表面的颞肌腱膜和颞肌筋膜。在颞肌的深面尚有一层筋膜，即颞深筋膜，颞深筋膜附于颞下窝、颞下嵴及下颌磨牙后三角区的外侧缘。颞深筋膜的前缘与颊肌的被膜相延续。下颌骨的斜线也供颞深筋膜附着（Zenker 1955）。

相对较薄的翼外侧筋膜行于翼外肌（Henle 1871）、眶下裂、颞下棘和颞下嵴的外表面，向后止于颞下颌关节的关节囊。该筋膜与翼静脉丛、上颌动脉及其分支，在其上部与颞神经交织在一起。

这个筋膜鞘的外前方是颊脂肪垫的翼突。颞深筋膜和翼外侧筋膜在前方开放，后方相连。进一步往下方，翼外侧筋膜与翼突外侧板、蝶上颌裂的后缘、上颌结节相连。翼外侧筋膜向前与颊肌筋膜混合，向后与翼间筋膜混合。向下与下颌后三角相续，与蝶下颌韧带相连。

翼棘韧带（翼间筋膜）伸张于翼突外侧板后缘和蝶骨棘之间。这个韧带向后延伸至蝶骨棘和岩鼓裂（参见此前讨论的骨性翼棘板）。翼棘韧带向下与翼内肌的外表面被膜相续。舌神经和下牙槽神经与翼棘韧带融合，翼棘韧带尚与位于腭骨、翼窝的翼突及上颌结节之间的边缘区连接。

颞颊韧带是束缚颞肌浅、深肌腱的致密结缔组织筋膜。该韧带约 2cm 长，1cm 宽（Zenker 1955），向下走行自颞肌浅肌腱的内面和下颌骨冠状突的前界至颊肌筋膜，略向前行至翼下颌缝（Gaughran 1957）。

被称为茎突咽筋膜的韧带样结构起自颈动脉管外口、茎突及其鞘膜、蝶骨棘根部。自其颅底附着处向下分为两部分，包括前方的腭帆提肌和内侧的韧带结构。该韧带结构自外侧包绕茎突咽肌和茎突舌骨肌，并与茎突下颌韧带和茎突下颌筋膜相连。该外层也构成腮腺下颌后突的内界。另外的结缔组织层充填于该筋膜和颊咽筋膜之间。

蝶咽筋膜（咽鼓管咽筋膜、蝶翼咽筋膜）起自蝶骨大翼卵圆孔和棘孔的后方，与颈动脉管外口、茎突及颞骨鼓部内界前外侧的茎突咽筋膜联合。其向内侧的延伸包裹腭帆张肌。向外侧的延伸起自颅底腭帆张肌稍后外方。在很多情况下，该两筋膜在腭帆张肌后5～10mm处联合（Zenker 1955）。外侧部分延伸至翼窝，内侧部分则沿腭帆张肌的内缘行至翼突内侧板。Zenker描述蝶咽筋膜起始的区域接近 30mm 长，5mm 宽。附着的位置是咽侧壁外侧 1～2cm。

颈筋膜深层（椎前筋膜）是位于前方的咽和后方的椎前肌肉之间的结缔组织薄片。它由一些有血供的结缔组织层构成，这些结缔组织层使得咽、大血管和后组颅神经能够内外运动。

Hall（1934）和Grodinsky、Holyoke（1938）描述颈筋膜深层由翼筋膜和椎前筋膜两层组成，翼筋膜延伸过咽后中线与椎前筋膜层混合。向前内的延伸构成颈动脉鞘的前壁，颈动脉鞘是包绕颈内动脉和颈总动脉，其伴随神经及颈内静脉的结缔组织袖套。

咽筋膜（颊咽筋膜）是包绕咽及其神经和静脉的结缔组织薄层。

间隙

Juvara（1870）显然是描述咀嚼肌间隙（图SA 38）的第一人，但由Coller和Yglesias（1935）命名。该间隙内有咬肌、翼肌和下颌支。其上方以颞肌为界。该间隙位于咽旁间隙的前外侧，腮腺的前方。在颅底外面，咀嚼肌间隙外侧以翼外肌及其筋膜和翼棘韧带及其延续为界。咀嚼肌间隙还与腭帆张肌和咽鼓管的膜性部连接。

咽鼓管咽间隙位于蝶咽间隙的后内侧，内有咽鼓管、腭帆提肌及腭升动脉。

颈动脉鞘（见上文）也是一个独立的间隙。这一被鞘膜包绕的间隙位于咽鼓管咽间隙的后外侧，在不同的层面和不同的位置内含颈内动脉、颈内静脉、咽升动脉、咽上静脉和第Ⅸ～Ⅻ颅神经。颈动脉鞘的纤维层向前外侧与茎突咽筋膜混合，向后以颈筋膜椎前层的疏松结缔组织为界。

咽旁间隙

早期的作者将咽旁间隙分为前部（包含颅底和下颌角之间的淋巴结和结缔组织）和位于咽后包含椎前肌肉的后部。

颈筋膜椎前层覆盖交感干及其神经节，上深颈襻（连接 C_1、C_2 和舌下神经）亦位于该筋膜下。

咀嚼肌间隙、动脉和神经

上颌动脉（图 SA 39）

上颌动脉是颈外动脉向前的终末支（另一终末支是颞浅动脉）。

我们的资料显示，上颌动脉起始部位于下颌头下方 24.6（17～29）mm，通常在下颌支或下颌颈后界（Kagerbauer 1985）。Jeossel（1878）曾经发现一起始于下颌角后方的上颌动脉。上颌动脉自其起始部向前和内侧走行，与 FHP 呈 0°～5°角者占 50%，以大角度（达 26°）向上走行者占 35%。其余的上颌动脉在转向上之前轻微下行（尤其在其通过翼外肌翼头外侧时）。

上颌动脉的变异（图 SA 39）

Hyrtl（1859）的一例标本显示上颌动脉完全缺如，被一粗大的腭升动脉取代。在 Quain 的图谱也有一例相似情况（Plate Ⅷ，图 6）。

颈外动脉在下颌角分为两个终末支的情况非常罕见。此时上颌动脉向上穿过翼内肌到达翼腭窝，向表浅穿行至翼外肌（Joessel 1878）。

在我们的一些标本中可见上颌动脉在翼部前穿过颞肌深头，另一例则穿过翼外肌翼头。

上颌动脉通常可分为三段。下颌后段位于下颌骨后方并发出供应鼓膜的两个分支血管之

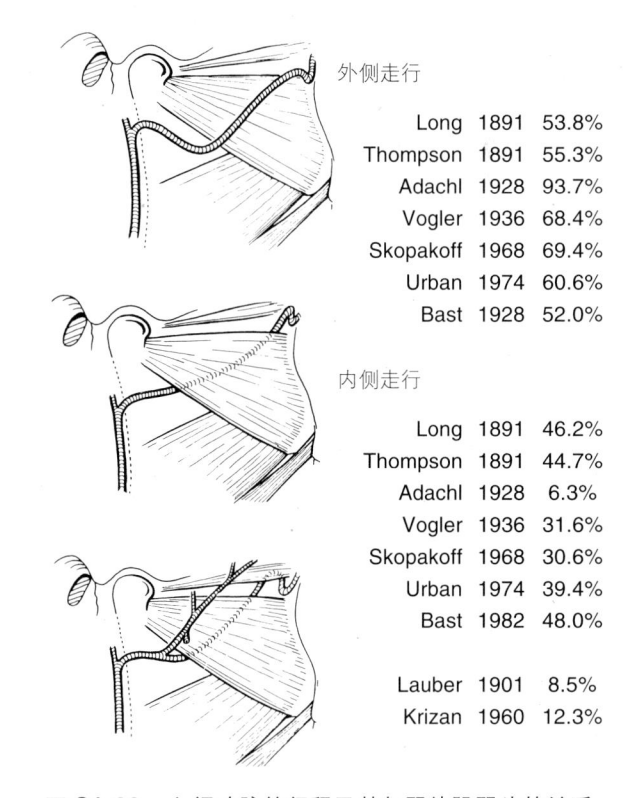

外侧走行

Long	1891	53.8%
Thompson	1891	55.3%
Adachl	1928	93.7%
Vogler	1936	68.4%
Skopakoff	1968	69.4%
Urban	1974	60.6%
Bast	1928	52.0%

内侧走行

Long	1891	46.2%
Thompson	1891	44.7%
Adachl	1928	6.3%
Vogler	1936	31.6%
Skopakoff	1968	30.6%
Urban	1974	39.4%
Bast	1982	48.0%
Lauber	1901	8.5%
Krizan	1960	12.3%

图 SA 39　上颌动脉的行程及其与翼外肌翼头的关系（依据不同作者的资料）

一、耳深动脉、鼓前动脉和脑膜中动脉（通常发出副脑膜中动脉）。这一可能直接起自上颌动脉的细小分支负责翼肌和腭帆张肌的颅外血液供应。

上颌动脉翼段于翼外肌翼头（下头）外侧或内侧斜向前行。其与后者的关系变异很大，如图 SA 39 所示。Lauber（1901）指出 8.5% 的标本中一相对大的分支于翼肌外侧穿行至颞肌，这一发现在我们的另一例上颌动脉翼部穿过翼外肌翼头的标本得到证实。

翼部，分支

Krizan（1960）注意到当上颌动脉为外侧走行时，脑膜中动脉通常起自下牙槽动脉近端，反之亦然。该段的分支也行至翼肌、咬肌和颞深动脉。后者沿颞鳞的小沟向上行至颞肌。

上颌动脉及毗邻神经

多数情况下上颌动脉翼段行于下牙槽神经和舌神经的外侧、颊神经的内侧。但它也可能穿行于下牙槽神经和舌神经之间或两神经内侧，或者通过下牙槽神经的一个环（图SA 40）。Czerwinski（1981）发现上颌动脉位于舌神经和下牙槽神经内侧，通过翼外肌翼头的内侧者占3.3%，行于这些神经外侧者占 20.8%，行于神经之间的占 5.8%，穿过下牙槽神经者占 4.1%。

当动脉行于翼外肌外侧时，上颌动脉行至舌神经和下牙槽神经的外侧。舌神经和下牙槽神经之间的吻合亦不鲜见，这些吻合多见于翼裂区。Ernst 和 Inke（1962）测定了三叉神经节下界与下颌神经分支下牙槽神经和舌神经之间的距离。我们的资料中下颌神经颅内段的长度是 6.66（2.9 ~ 11.5）mm（Lang 1981）。基于 Ernst 和 Inke（1962）的发现，下颌神经分叉位于神经节远端 10 ~ 15mm 的占 40%，16 ~ 20mm 的占 26.6%，6 ~ 10mm 的占 13.3%，21 ~ 25 mm 的占 13.3%。颊神经起自三叉神经节远端 0 ~ 10mm，更常见于 6 ~ 10mm。2/3 的耳颞神经起自神经节远端 5 ~ 10mm，极值是 0 和 15mm。值得注意的是颊神经可以起自耳颞神经起点的近端。

Baumel 等（1971）发现耳颞神经由两根组成的占 75%，由三根组成的占 14%，由四根组成的不足 1%。其余的可见上、下根各自再分为两束。正常情况下上根两倍于下根粗。根据 Ernst 和 Inke（1962）的资料，耳颞神经的上根通常起自三叉神经节远端5 ~ 10（3 ~ 11）mm 的下颌神经。Krizan（1956）测定颅外下颌神经长 7 ~ 12mm。因而耳颞神经的下根有时是下牙槽神经的分支就不足为奇了。

当耳颞神经发于两根时，一般 V 形环绕脑膜中动脉。通常下根位于脑膜中动脉外侧，上根位于脑膜中动脉内侧，但亦有变异。耳颞神经从后下方绕颞下颌关节弯曲前行，自关节和腮腺上部之下的外耳道之间通过。

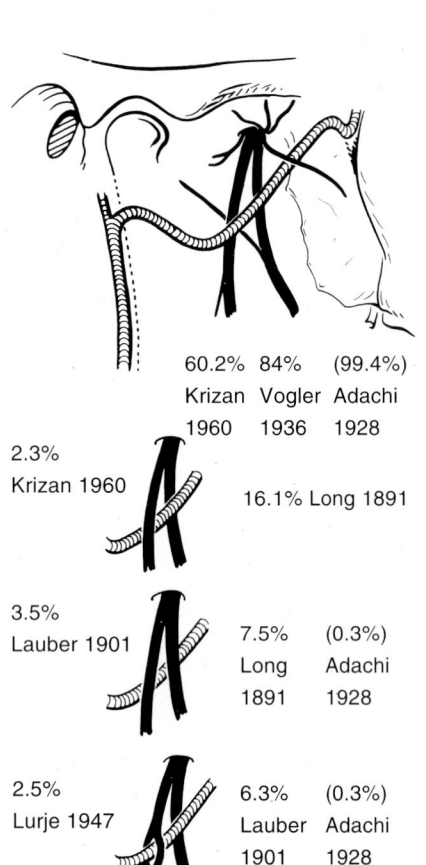

图 SA 40　咀嚼肌间隙内上颌动脉与下颌神经和舌神经的关系（依据不同作者的资料）

在此与颞浅血管靠近并在其上行至颞区过程中在颞浅血管后面与之伴行。关于与面神经吻合的详细描述参见 Lang（1984，1985）。

鼓索及舌神经

鼓索通过岩鼓裂离开中耳腔，在蝶骨棘覆盖下向前下走行。其长度不定。例如，Ernst 和 Inke（1962）发现鼓索在舌神经起始远端 2~23mm 和三叉神经节远端 6~39mm 处加入舌神经。在鼓索加入之前行程 0~10mm 的舌神经占 2/3。

多根起源的舌神经少见。Ernst 和 Inke（1962）的资料中有一例耳颞神经与颊神经吻合。

下牙槽动脉

在我们的资料中，下牙槽动脉起自上颌动脉脑膜中动脉发出点的对侧的情况并不少见。起始位置可以在脑膜中动脉起始的远端或（更加少见）近端。

上颌动脉，翼部

上颌动脉穿过蝶上颌裂进入翼腭窝。Turvey 和 Fonseca（1980）报告此处该动脉直径为 2.63（2.5~3.0）mm（根据我们的资料动脉直径要小些）。他们的发现表明该血管在上颌锥缝上方 25（23~28）mm 水平进入翼腭窝。这一距离在 LeFort Ⅲ 术式中有重要的外科意义，因为涉及翼上颌连接的分离。骨切开的长度平均为 15mm，缝长 14.6（11~18）mm。据 Navarro 等（1982）报告，上颌动脉可能通过两种途径穿过蝶上颌缝：沿上颌结节横行穿过或沿翼突外侧板略为纵行穿过。我们的资料表明可以借上颌动脉及其分支顺序通过打开的上颌窦定位翼腭窝（Lang 和 Urban 1977）。如果上颌动脉在其远端行程中向深部走行至翼外肌，则一般形成突向外侧的襻；如果向浅部走行至翼外肌，则形成向上的弓。当其行于内侧，则动脉以凸向外的弓形上行至翼腭窝的上界。

该段发出后上牙槽动脉、眶下动脉，偶尔亦发出咽支和脑膜支。自翼腭窝上部，该动脉的终末段通常向下内走行，形成一 S 形的襻。我们可以根据下弓的终末部分与蝶腭动脉相续来辨别上下弓。一般情况下，后上牙槽动脉和眶下动脉在其进入翼腭窝处自上颌动脉发出；咽支和脑膜支偶尔也在该处发出。在我们的资料中可见后上牙槽动脉和眶下动脉偶尔共干发出。腭大动脉和腭小动脉自更远端发出（内侧）。当上颌动脉走行于翼外肌的浅表，通常形成一凸向内侧的弓，后上牙槽动脉、眶下动脉、偶尔见咽支均起自该弓。然后该动脉在翼腭窝的上部形成一 S 形的襻。腭降动脉在上颌动脉位于翼外肌浅层时经常起自上颌动脉的上弓。在这种情况下有较长的一段蝶腭动脉位于翼腭窝。总之，我们发现我们的标本中后上牙槽动脉通常是上颌动脉翼部的第一个分支。如果上颌动脉在外侧走行，则后上牙槽动脉与眶下动脉共干的占 20%；如果上颌动脉在相对翼外肌内侧走行，则其与眶下动脉共干的占 50%。在这种情况下，上牙槽动脉常常分为 2 支，并进而发出小支到上颌骨膜、磨牙牙龈及颊黏膜。然后与同名神经伴行进入上颌骨的后牙槽孔。在一些非常高龄的患者的标本中，我们发现后上牙槽动脉非常细甚至缺如。在 Navarro 等（1982）的资料中，后上牙槽动脉直接发自上颌动脉者占 55%，发自眶下动脉者占 45%。

在我们的资料中，眶下动脉发自上颌动脉翼腭窝段，然后在翼腭窝内上行（与后上牙槽动脉常有共干）。Navarro 等（1982）描述眶下动脉与翼管动脉和翼腭动脉共干的占 1.66%，与圆孔动脉共干的占 1.66%，另一例（1.66%）眶下动脉穿过上颌窦后壁。

在我们的资料中，当上颌动脉位于翼外肌浅表时，腭降动脉通常起自上颌动脉位于翼腭窝顶的上弓，少数情况下起自相邻的动脉段。当上颌动脉位于翼外肌深层时，该动脉通常起自上颌动脉的下弓。Navarro 等（1982）的资料，腭降动脉在翼腭窝的内壁起自上颌动脉二分叉者超过96%，起自三分叉者占3.3%。在我们的资料，腭降动脉与同名神经向下穿过翼腭管之前向内侧走行一较短距离。在主干继续向下至上腭移行为腭大动脉时发出1~2支腭小动脉。Fink（1978）在我们的资料中发现腭大动脉无一例外的起自上颌动脉。副腭动脉（如果存在）和腭小动脉单独或共干自上颌动脉或腭大动脉发出。或者一组起自上颌动脉，另一组起自腭大动脉。Navarro等人（1982）的资料显示，腭降动脉立即进入腭管的占68.33%，16.66%在进入腭管之前在腭管外走行一段较短距离。我们发现该动脉在其下行至上腭过程中发出许多分支，分别在翼腭窝出口（70%），腭管入口（65%），腭大孔水平（17.5%）。

翼管动脉

在我们的资料（Urban 1974）中，该动脉通常不是如许多教科书中所述起自腭降动脉。它通常起于上颌动脉（在上牙槽动脉发出之前）或眶下动脉起点的近端。

后下鼻动脉

后下鼻动脉通常起自翼腭窝内壁附近，横过翼腭窝，通过被鼻腔黏膜覆盖的中鼻甲下方到达下鼻甲。

翼腭神经节（图 SA 41，图 SA 42）

在我们的资料中，该神经节通常位于上颌动脉翼腭部的后方，距中线平均距离18.6（13~28）mm，距圆孔6.5（4.5~10）mm，距翼管4.8（3.0~7.5）mm，距鼻甲嵴16.4（10~21）mm（详见 Lang 和 Keller 1978）。与教科书中所述一致，该神经节有3个根。其副交感根源自岩大神经，其交感根源自岩深神经。感觉根起源于上颌神经并被称为翼腭神经。

咀嚼肌间隙和咽周间隙的解剖

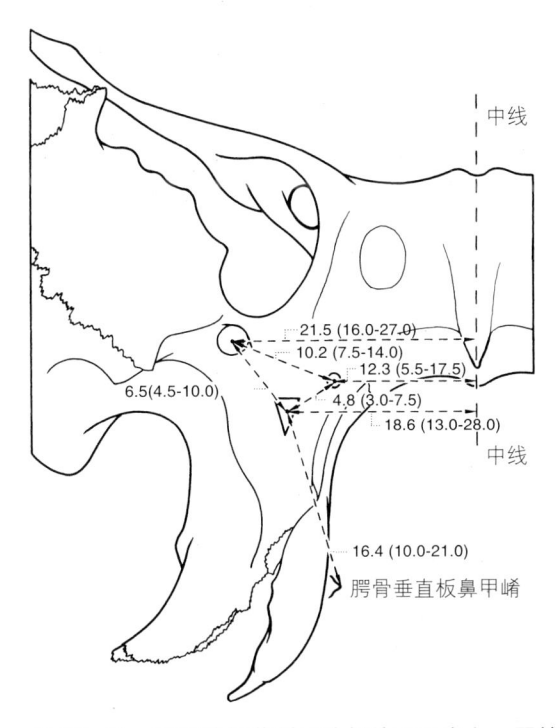

图 SA 41　翼腭神经节到圆孔颅外开口中心、翼管前开口和鼻甲嵴的距离。这些数据也显示翼管外口、圆孔及翼腭神经节与中线（MS）的距离（引自 Lang 和 Keller 1978）。可见蝶骨嘴（sphenoid rostrum）、蝶窦开口和视神经管；上方是眶上裂，下方是翼突和翼腭窝后壁

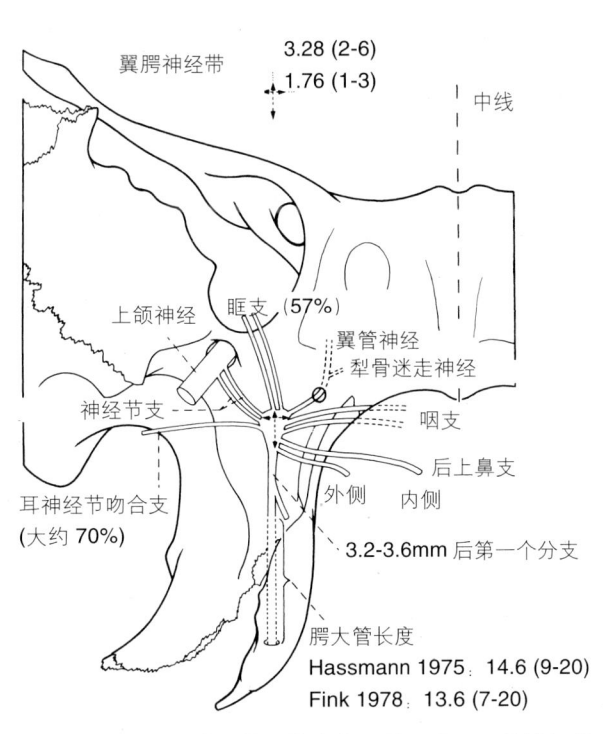

图 SA 42　翼腭神经节及其分支，前面观。可见神经节的大小及其分支间的连接（引自 Tanaka 1932 和我们的资料）

颈动脉管区的解剖

颈动脉管的第一段向前上走行。该段，我们称其为颈动脉管岩部上升段（见Lang和Schreiber 1983），在新生儿与FHP平均呈122°角，在成人呈99.7°（86°～114°）角。此后颈动脉管以几乎直角转向前内，这一弯曲被称作岩部弯曲。我们发现颈动脉管外口（外侧壁）距乳突上嵴的距离在新生儿为17.3（16～19）mm，3岁时为21.5（18～23）mm，8岁时为24.7（24～25）mm，成人为28.4（23～35）mm（Lang等1983）。

颈动脉管的外侧界到鼓乳突缝的距离在新生儿是11.8（10.5～13.5）mm，8岁时为17.67（17～19）mm，成人为22.39（15.5～29.0）mm。颈动脉管自岩部弯曲向前向内走行。我们测得成人颈动脉管该段与正中矢状面成角，右侧为56.17°（39.5°～72.6°），左侧为56.98°（34.5°～70.7°）。值得注意的是在新生儿和儿童该角度较小（图SA 43，Lang等1983）。我们测定颈动脉管外口内缘到蝶骨小舌基部的平均长度：新生儿为14.9mm，2岁时为23.52mm，8岁时为略大于28mm，成人右侧为31.51（20～50）mm、左侧为31.21（22～42）mm。成人颈动脉管岩部上升段长度略大于10mm，而岩部水平段平均长度为21.3mm（图SA 43）。值得注意的是，在我们的资料中96%可见颈动脉管上壁内侧部（蝶骨小舌外侧）有大小不等的裂隙。其长度在成人为12.5（6.0～13.8）mm。颈动脉管该部被下蝶岩韧带横行覆盖，下蝶岩韧带构成三叉神经腔的底面。这一结缔组织膜向内侧与一被称之为矢状部（pars sagittalis）（Lang和Strobel 1978）的矢状面方向走行的边界层相续。这一韧带鞘在侧方覆盖颈内动脉和海绵窦的连接处。

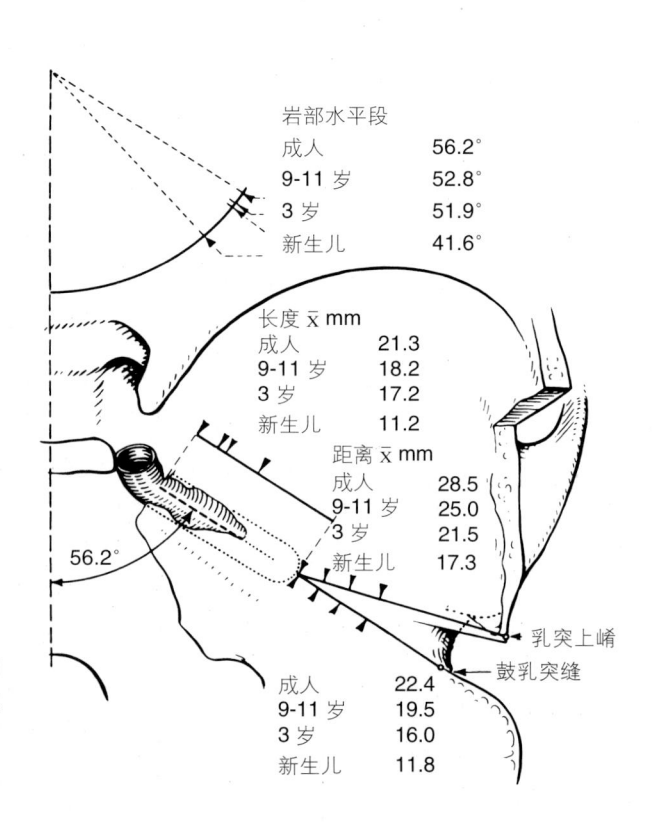

图SA 43　颈动脉管岩部水平段、长度及与正中矢状面的角度，颈动脉管岩部弯曲到乳突上嵴和鼓乳突缝的距离，均值以mm表示，出生后的发育（引自Lang等1983）

颈静脉孔的解剖

成人颈静脉孔外缘到内耳门下缘的距离为：右侧14.1（8~19）mm，左侧15.5（9~21）mm。因此，

1）右侧的平均距离较左侧短，可能是因为右侧颈静脉孔发育更好；
2）这一距离的个体差异很大。

图 SA 44　颈动脉管和颈静脉球后面观，显示颈动脉管的静脉丛和岩上窦。资料包括颈静脉球和颈内静脉的直径，乙状窦终嵴以上颈静脉球的高度，成人颈动脉管上升段的长度和直径及到颅骨侧面标志的距离。颈静脉球部以虚线表示，颈内动脉（管部）静脉丛以影线表示，测量单位为mm

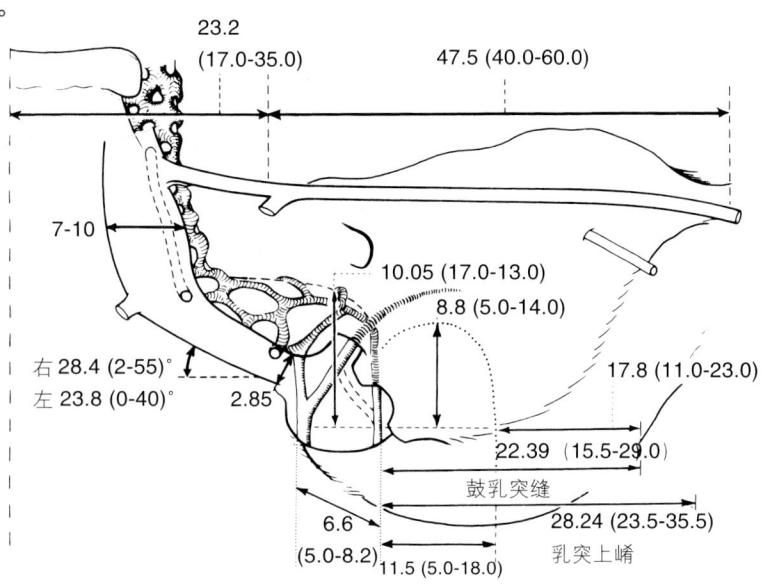

颈静脉孔与乳突尖之间的距离及其出生后发育过程中的变化已有描述（Lang和Schreiber 1983）。图SA45描绘了颈静脉孔的几种类型。

图SA 44 给出了颈内动脉管岩部弯曲和颈静脉球相对于乙状窦末端边缘的相关数据。在我们的资料中也描述了岩静脉、岩上窦和岩下窦、颈内动脉静脉丛的有关资料（Lang 和 Weigel 1983）。必须强调指出的是，第Ⅸ、Ⅹ、Ⅺ颅神经穿颈静脉孔的位置并不恒定。这些神经总是行走在与颅腔硬脑膜和颅外骨膜相延续的结缔组织间隔内（Lang 1981）。这一间隔内有岩下窦的开口，岩下窦开口可能穿行于第Ⅸ和第Ⅹ颅神经之间（48%）、舌咽神经的前方（30%）、第Ⅹ颅神经后方（16%）或第Ⅹ和第Ⅺ颅神经之间（6%）（Lang 和 Weigel 1983）（图SA46）。开口的数目亦有变异。

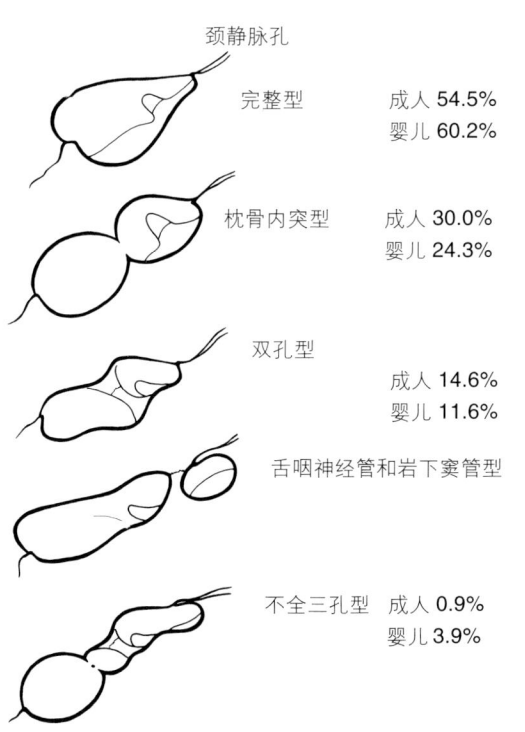

图 SA 45　颈静脉孔的几种类型（Lang 和 Schreiber 1983）

颈静脉孔
完整型　　成人 54.5%　婴儿 60.2%
枕骨内突型　成人 30.0%　婴儿 24.3%
双孔型　　成人 14.6%　婴儿 11.6%
舌咽神经管和岩下窦管型
不全三孔型　成人 0.9%　婴儿 3.9%

颅底的外科解剖

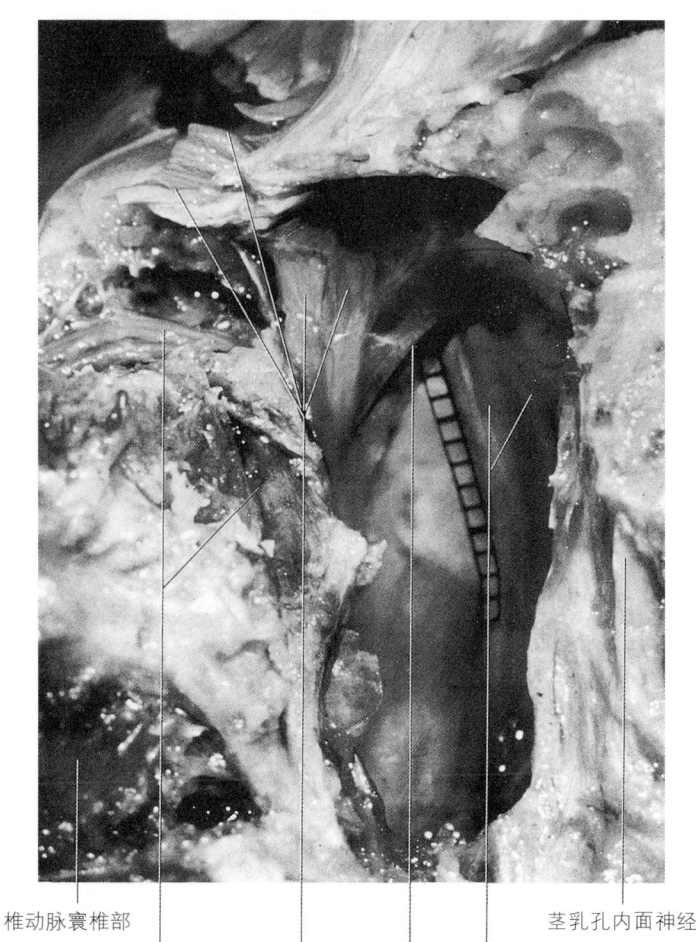

椎动脉寰椎部　　　　　　　　　　　　　　　　　茎乳孔内面神经
N.XII 神经管段，经舌下神经管到椎静脉丛的静脉　　N.XI 和颈动脉窦支透过静脉壁可见到
　　　　　　　　　　　　　　　　　　　　　　　　岩下窦末端，毫米尺
　　　　　　　　N.X,N.XI 神经蛛网膜下腔段，颈内静脉内侧

图 SA 46　颈内静脉，外侧壁已切除

　　从颅外入路到达颈内动脉和颈内静脉，通常从乳突表面分离胸锁乳突肌附着点，也可能需要分离头夹肌、少数情况下还包括分离头最长肌。下颌及下颌后的腮腺牵向前方，需要注意面神经出乳突的位置及其行程（图 SA 47）。我们的资料中，成人茎乳孔位于鼓乳突缝内侧 11.1（7.2～19.2）mm（右侧）和 11.4（6.1～17.7）mm（左侧）。Hogg 和 Kratz（1958）指出面神经位于鼓乳突缝内侧仅 6～8mm，这一数据后被 Tabb 等（1973）证实。面神经的第一颅外分支如下：

　　1）耳后神经，在我们的资料中，耳后神经起源于茎乳孔下 2.6（0～6）mm。该分支与来自迷走神经耳支的细小分支、耳大神经和枕小神经分支吻合。该神经从耳软骨根部向外后上走行一段距离。它发出耳支支配耳后肌肉和耳廓内侧的肌肉。一部分耳上肌肉和乳突表面的皮肤也接受该神经分支的支配。第二大分支在耳后向上然后沿上项线向后走行支配颅外肌枕腹。

　　2）在我们的资料中，面神经的第二分支是茎突舌骨支。它起源于茎乳孔远端平均 6.9（3～14）mm，单独或部分行程由二腹肌支伴行以纤长的神经行至茎突舌骨肌的中部或终末部分。

　　3）在出茎乳孔后，面神经的主干行向下外进入腮腺实质。通常在腮腺内分为两大分支：上支，颞面支；下支，颈面支。在我们的资料中，这一外科重要分叉位于茎乳孔前外侧 18（13～27）mm。Denecke（1966）描述该神经可以在面神经管乳突段即形成分叉（详见 Miehlke 1973）。

图 SA 47　面神经分支及其宽度（mm）

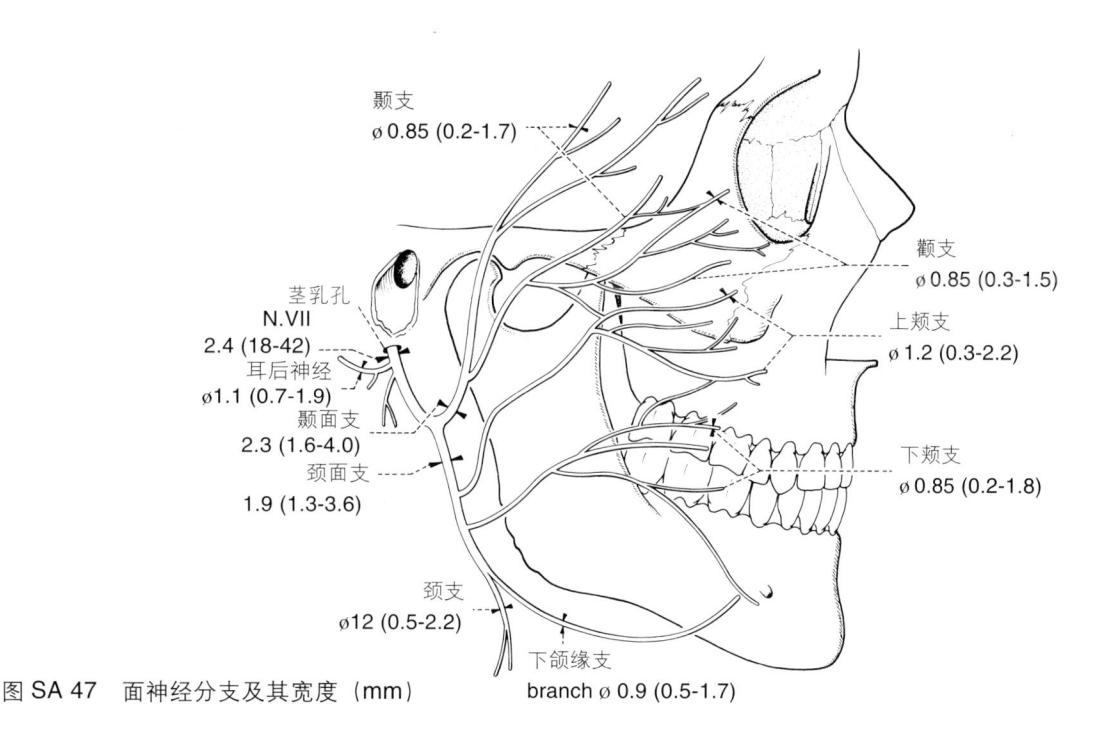

分叉部距下颌支后界 9.8（4～17）mm，距乳突前界 10.8（9～13）mm。

从侧方手术入路时，面神经分叉部的前内侧是茎突，其长度变异极大，而起自茎突的肌肉也位于颈内静脉外侧。

舌下神经

在其颅底外的行程中，92% 的舌下神经行于颈内静脉深面和迷走神经外侧。然后环绕枕动脉（58%）或其下胸锁乳突支（26%），并从外侧跨过颈外动脉所有分支向前外走行。8% 的舌下神经在枕动脉起始处远端通过颈外动脉外侧（Löwy 1910），少数情况下通过甲状腺上动脉胸锁乳突支外侧。在我们的资料中，舌下神经颅外段宽 1.53（0.8～2.44）mm，厚 0.9（0.6～2.13）mm。该神经与 C_1 和 C_2 的前支联合形成颈上深襻。舌下神经的降支于该襻远端 14.3（0～34）mm 处离开神经。舌下神经无一例外的与舌神经连接（在舌内）。

副神经

副神经恰于迷走神经后方穿过颈静脉孔内的结缔组织鞘，几乎立即发出内支至迷走神经上神经节和神经节下方的迷走神经。更大的神经干形成副神经的外支，在我们的资料中其宽 1.28（0.67～2.44）mm，厚 0.64（0.18～1.52）mm。在我们的资料中，副神经颅外支于颅底下方行至胸锁乳突肌，85% 自颈内静脉前面通过，15% 于颈内静脉后面通过。以极不相同的形式与颈丛交通。在我们的几例标本中发现该神经通过岩下窦和颈内静脉结合处。枕动脉乳突支伴行副神经一段短距离。除了胸锁乳突肌，副神经还连同 C_3、C_4 的分支一起支配斜方肌，该神经不是该肌肉的唯一运动支配。一侧副神经病变引起瘫痪性斜颈，而压迫神经可能导致痉挛性斜颈（Freckmann 1981，Samii 和 Jannetta 1981）。

迷走神经

迷走神经上神经节位于迷走神经进入颈静脉孔的硬脑膜转折处。神经节达4mm长，上方裸露于脑脊液。在该区我们发现该神经与舌咽神经有平均1.48（1～3）处吻合。副神经内支起自于颈静脉孔乙状窦终末缘下11.34（2～19）mm。该支长9.75（3～24）mm，与迷走神经联合。在其下方，我们发现第 X 和第Ⅸ颅神经间有1.4（1～3）支吻合，长4.94（2～19）mm（Müller 1985）。迷走神经耳支也起源于迷走神经上神经节下部。通常该分支与舌咽神经分支交通。该神经在穿过颞骨岩部细管到达面神经乳突段前或后部之前首先在颈静脉窝内走行，在那里通常与第Ⅻ颅神经有吻合。

许多神经节细胞包埋于第一、二颈椎水平的迷走神经内（在颈动脉鞘内），这便是迷走神经的下神经节。据我们的资料，在下神经节下方5mm 水平，迷走神经宽2.88（1.8～5.3）mm，厚1.5（0.4～2.44）mm。我们无一例外地发现在下神经节和交感干颈上神经节之间存在吻合，并在很多情况下神经节与C_1、C_2前支间的襻相交通。迷走神经与舌下神经的吻合并不恒定，平均数量是 2，范围是 0 到 9。

迷走神经的第一个分支——咽支，发自于下神经节区。迷走神经的下一个分支是喉上神经，起源于乙状窦终末缘下方 37（26～52）mm。在很多情况下它发自迷走神经下神经节。迷走神经耳支含有被称为血管球的化学感受器（详见 Glossopharyngeal Nerve 和 Lang 1981）。

舌咽神经

舌咽神经（第Ⅸ颅神经）位于颈静脉孔的最前内侧（图 SA 46）。

如同迷走神经上神经节，舌咽神经上神经节也是部分包埋于硬脑膜下，其上方裸露于脑脊液。内耳的外周淋巴管开口于上神经节上方（迷路静脉亦在此处行向岩下窦或颈内静脉）。第Ⅸ颅神经的细小分支——鼓神经，起源于上神经节或其稍下区域。它在咽升动脉一个分支的伴行下经鼓小管到达中耳，然后在鼓岬上行。该神经以有 2～6 个血管球［化学感受器＝膨大（intumescentiae），图SA48］为显著特点，颈静脉球瘤可起源于这些血管球（Guild 1941）。在该区舌咽神经的另一分支与迷走神经吻合。一出颅外，第Ⅸ颅神经即沿颈内动脉外侧、颈内静脉内侧下行。正如这些血管和迷走神经一样，舌咽神经也走行于颈动脉鞘内。在更低水平，该神经及其分支自颈内动脉行向前下。该神经的标志是茎突咽肌，该肌肉受舌咽神经支配。在我们的资料中，舌咽神经完全穿透肌肉的占12%（尤其在左侧）。第Ⅸ颅神经与下列神经之间建立吻合：

1）颈内动脉交感丛；
2）面神经；
3）第 X 和第Ⅻ颅神经。

舌咽神经与第Ⅻ颅神经的吻合到达面神经的颅外第一段或二腹肌支。该吻合可向第Ⅸ颅神经传递来自耳廓的感觉纤维。舌咽神经的三四支咽支分布于咽后壁，扁桃体支分布于扁桃体囊，舌支分布于舌的咽部、杯状乳头、会厌谷和会厌上表面。舌咽神经的运动支支配茎突咽肌和上咽缩肌（与第 X 颅神经协同）。感觉纤维（包括味觉纤维）分布于舌后1/3、口腔后部、咽峡和咽。第Ⅸ颅神经的感觉神经传导来自咽峡、腭扁桃体、舌的咽面、咽后壁和侧壁、鼓室、咽鼓管和耳后

颈静脉孔的解剖 53

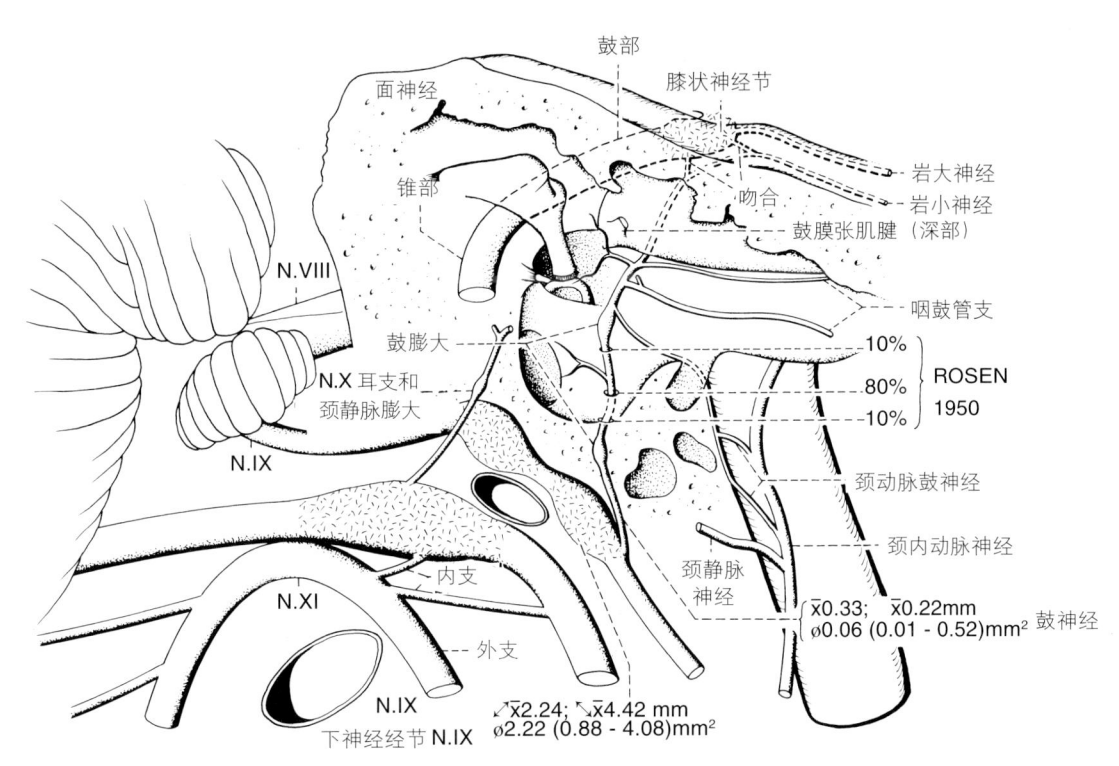

图 SA 48 最常见的迷走神经分支鼓神经和耳支的行程和最常见的鼓膨大的位置。这些器官被认为是化学感受器并可形成化学感受器瘤（球瘤）。图中亦显示鼓神经与膝状神经节、面神经、岩大和岩小神经的吻合及颈内动脉（Wurzburg 资料）

一小块区域的神经纤维。第Ⅸ颅神经副交感分泌纤维经鼓神经和岩小神经至耳神经节和腮腺。颊腺体、磨牙腺体、杯状乳头腺体和舌后 1/3 的腺体亦受第Ⅸ颅神经支配。

外科重要性

1）球瘤（化学感受器瘤）可以起源于第Ⅸ（和第Ⅹ）颅神经的血管球。

2）Weisenburg（1910）首先描述了舌咽神经痛。触发区位于腭扁桃体、舌和咽之间。吞咽可促发持续数秒到数分钟的疼痛，并可影响包括耳在内的许多区域。

舌咽神经痛可以由PICA、椎动脉或桥小脑角区肿瘤对舌咽神经胶质（中央）段的压迫引起。其他的发作可能由异常的长茎突或累及第Ⅸ颅神经的肿瘤引起。

颈动脉窦分支

颈动脉窦有 1~4 支分支，Boyd（1937）描述通常为 2 支。他报告颈动脉窦第一分支与颅底之间的距离约为 12.7mm。Franke（1963）报告了有关颈动脉窦综合征和"颈动脉窦反射亢进"的一些细节。他注意到Parry（1799）是展示指压一偏瘫病人的颈内动脉立即引起脉率减慢至 15~20 次/分的第一人。自发性颈动脉窦综合征可能发生于站或坐位，甚至病人在扶手椅子上打瞌睡也可发生，但极少在躺着时发生。压迫颈动脉窦对控制一过性或发作性心律失常有治疗作用，而不引起意外并发症（神经并发症的发生率只有 0.22%~0.25%）。第Ⅸ颅神经颅内段引起突发、短暂性的血压下降（Bucy 1936）。认识到对颈动脉窦的外部压迫或其他操作可导致明显并发症具有重要意义。颈动脉的命名源于希腊词汇"深睡"，因为压迫该血管可能导致"深睡"故以该命名。古亚述人将压迫颈动脉用作行割礼时止痛的方法。Calverley和Millikan（1961）描述了几个按摩颈动脉窦（如为缓解颈部僵硬）引起严重大脑反应的例子，包括上下肢突然瘫痪、内囊出血、额顶区梗死、偏瘫和同向偏盲。

咽旁间隙

动脉

颈总动脉

在我们的资料中，颈总动脉的长度：右侧98.8（81～125）mm，左侧121.2（100～145）mm（Meuer 1983）。

颈动脉分叉

关于颈总动脉分叉为颈内动脉和颈外动脉已有诸多研究。Lippert和Pabst（1985）复阅了许多作者的结果发现分叉部位于C_4水平的占病例的35%，位于C_4上界的占30%，位于C_3水平的占12%，位于C_4/C_5间隙的占12%，位于C_5/C_6间隙的占5%，位于C_2/C_3间隙的占4%，位于C_2水平（下部）的占1%，位于C_5/C_6间隙的占1%。Shah 和 Srivastava（1965）发现分叉位于甲状软骨上缘水平者占63.33%，其余的高于这一水平。有20%的分叉位于甲状软骨上3～4cm，未见低于该水平者。Kantor（1905）引述了一例颈总动脉完全缺如，颈内动脉和颈外动脉分别起源于主动脉。他还描述了一长1cm的颈总动脉（正常起始），它发出一在颈外动脉后内上升的颈内动脉。

颈动脉三角及其与颈动脉分叉的关系

颈动脉三角以胸锁乳突肌前缘、二腹肌后腹和肩胛舌骨肌上腹为界。从正侧方观察，颈动脉分叉位于这一三角内。头背屈时，胸锁乳突肌上部更向后移，而颈动脉分叉（颈内动脉和颈外动脉）则移至胸锁乳突肌前缘、二腹肌下缘及肩胛舌骨肌上腹之间。当头转动、前屈或向一侧倾斜时，则会出现其他的位置变化（Lanz 和 Wachsmuth 1955，图86和图92～图96）。

Poisel和Golth（1974）研究了156例成人颈部，发现颈动脉分叉位于颈动脉三角中1/3者占67.31%，位于上1/3者占20.51%，位于下1/3者占10.90%。分叉部稍低于颈动脉三角者占1.28%。

颈内动脉和颈外动脉的颈段

Jazuta（1928）研究了100例成人和100例8～9月的胎儿和新生儿。他发现颈内动脉行于颈外动脉远后部者占成人的85%，10.5%与颈外动脉紧密接近而行，2%在面动脉起始上方向后上走行之前，其内界凸至颈外动脉前方。2%颈内动脉前界的大部弯曲至颈外动脉前方，0.5%的颈内动脉第一部分完全位于颈外动脉第一部分的前方。在儿童，颈动脉远距离分离者占50%，紧密接近者（颈内动脉位于颈外动脉之后）占30%。19%出现颈内动脉下部轻度转位。

Smith 和 Larsen（1979）根据血管造影显示颈内动脉自颈总动脉后方发出者右侧占病例的

46%，左侧占54%，自颈总动脉后外方发出者右侧占病例的36%，左侧占40%。起自后内侧者右侧占11%，左侧占5%，起自内侧者右侧占7%，左侧占1%。总体而言，颈内动脉自颈总动脉后或外侧面向后或后外侧走行者右侧占病例的82%，左侧占94%。起自后内或内侧者右侧占18%，左侧占6%。颈内动脉通常沿咽后外侧壁（咽旁间隙）上行。极少情况下它完全在咽后壁走行，Kelly（1925）观察到单侧或双侧出现这种走行方式。该例动脉在咽部形成一可以触及的隆起。

颈动脉窦和颈动脉直径

在我们的资料（老年男性）中，颈动脉窦的直径是：右侧14.8（10～21）mm，左侧15.2（11～20）mm（Meuer 1983）。颈内动脉的外径是：右侧5.9（4.0～7.5）mm，左侧6.2（4.5～8.0）mm；颈外动脉的外径是：右侧5.9（4.0～7.5）mm，左侧5.8（4.0～8.0）mm。Czerwinski测得男性颈外动脉的平均外径是6.1mm，女性是5.4mm。

颈动脉的迂曲

Rowlands和Swan（1902）、Fisher（1915）是注意到颈内动脉颅外段存在环和襻的最早的作者。Kelly（1925）相信这些弯曲是由于个体发育的原因。我们知道动脉发生于第三主动脉弓和背主动脉，弯曲最常见于这两部分的结合处。Cairney（1924）测量了36具尸体，发现其中10例颈内动脉明显弯曲（其中一例为双侧）。第二个襻通常朝向内侧。Weibel和Fields（1965）研究迂曲的动脉壁的变化，提示血管狭窄由机械因素所致。Hassler（1961）注意到在动脉内腔改变的位置（分叉部等）发生内膜增生，推测这种现象也可以继发于血管卷曲或其他的迂曲。Lazorthes等（1961）设计了一个颈内动脉走行的分类方法：A型（30.5%）颈内动脉行程笔直或轻微向一侧弯曲；B型（48.5%）颈内动脉表现为S形弯曲；C型（21%）颈内动脉表现为不规则扭结或卷曲。Lazorthes等（1971）指出在头向同侧转动时，颈内动脉可以受到二腹肌压迫。早在1902年，Smith描述了颈内动脉在二腹肌下方真正的卷曲。McMurtry和Yahr（1966）描述了一例二腹肌后腹分叉并压迫颈内动脉起始部远端约1cm处。Francke等（1982）测定颈内动脉颈部（自分叉部至颈动脉管下端）的长度是：左侧80.2±10mm，右侧82.2±11.6mm。

关于颈内动脉发育不全、发育缺陷以及这些情况可能的家族性发生已有很多研究（如：Tharp等1965，Smith等1968，Lhermitte等1968，Austin和Stears 1971，详见Lie 1968和Lang 1986）。

和其他段一样，颈内动脉颈部易形成动脉瘤。Delens（1870，Hamby引用1952）首次述及该部位动脉瘤出血。Weaver和Young（1964）注意到Todman（1960）描述了一位22岁男性的颈内动脉自发性出血至咽后间隙。Wishart（1923）报告了一例合并咽后脓肿的相似病例。Gross和Holzman（1954）描述了一例在结扎颈内动脉瘤后发生的颈总动脉动脉瘤的特殊病例（25岁男性）。Spallone和Cantore（1981）阐明与对照相比，颈内动脉颈部的迂曲成襻在颅内动脉瘤病人更常见。

原始舌下动脉、枕后动脉

Batujeff（1889）首次发表"原始舌下动脉"。在他的标本中，有一血管自颈内动脉管下端处的颈内动脉发出，通过左侧舌下神经管进入颅内。在Jackson的病例中，原始舌下动脉起自C_2水平；在Begg的病例中，则起自寰椎前弓下方1.5cm。其至舌下神经管的颅外行程近2cm。

如果这一动脉通过枕骨大孔而非舌下神经管进入颅内，则被称为"枕后动脉"（Gerlach等1962）。由于这些血管可能替代一根椎动脉，所以从颅外到达颈内动脉或颅颈交界时要避免伤及。在Batujeff（1889）的病例中，对侧椎动脉仅供应小脑后下动脉。在Oertel（1922）的病例中，与Morris及Moffat的病例一样，对侧椎动脉极细。

咽升动脉（图SA49，图SA50）

咽升动脉对于外科操作有重要的实际意义，尤其对于颈静脉球瘤的栓塞。如Lasjaunias和Moret（1976）详述，咽升动脉到颅底的分支与颈内动脉海绵窦的血管吻合。由于咽升动脉也发出脑膜后动脉，该血管穿过不同的孔供应后颅窝硬脑膜和颅骨。因此，即使在后颅窝开颅中也应予注意。其小的分支伴随鼓神经进入中耳成为鼓部血管球主要的血供来源。在很多情况下，咽升动脉的分支也与迷走神经耳支相伴。球瘤首先由Keen和Funke（1906）描述，此后由Rosenwasser（1945）述及，他第一个观察到存在于中耳的这些病变。Mulligan（1950）将术语"化学感受器瘤"用于起源于血管球的肿瘤，因为这些血管球本身被认为是化学感受器（尤其对血液pH）。在

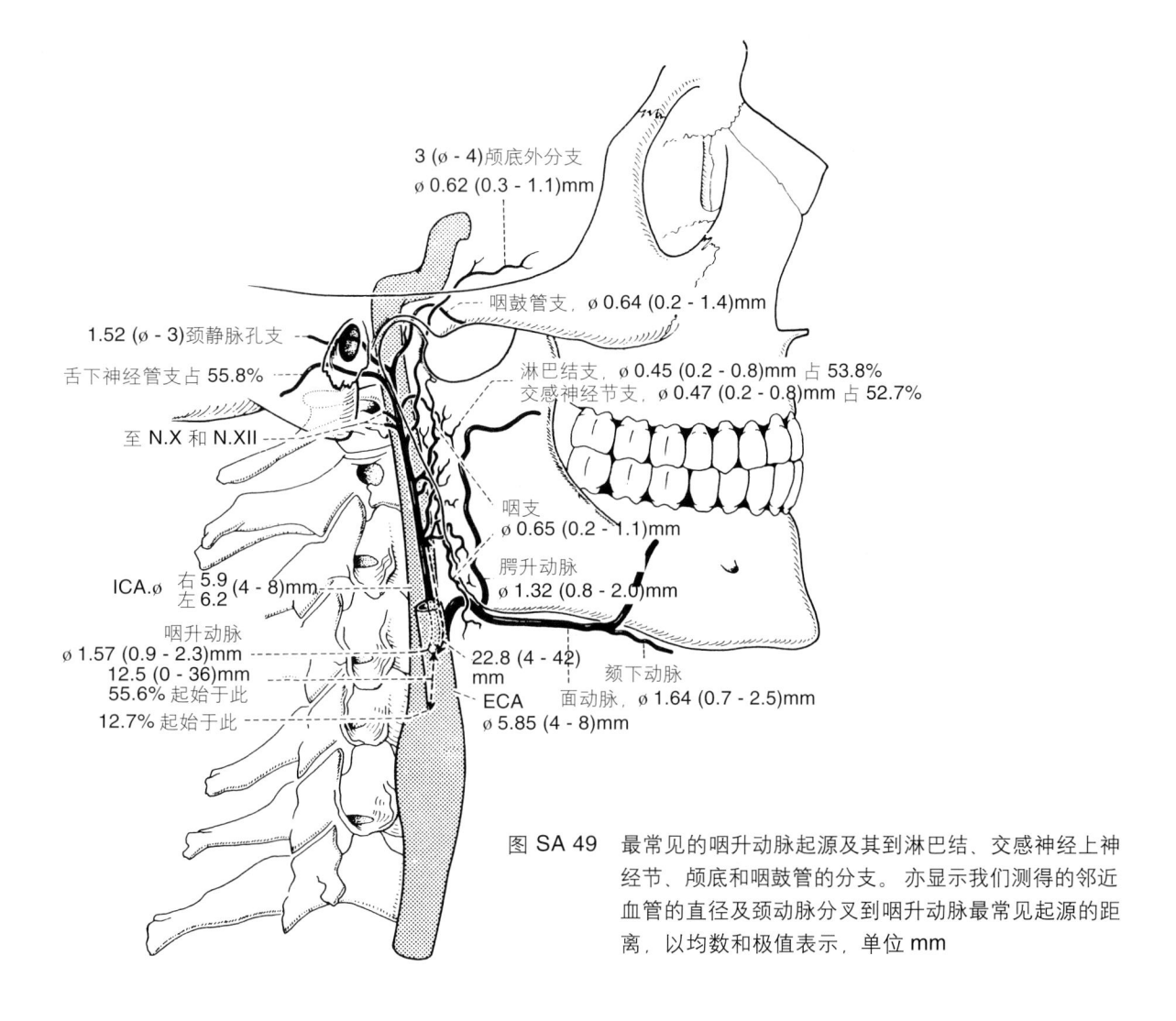

图 SA 49 最常见的咽升动脉起源及其到淋巴结、交感神经上神经节、颅底和咽鼓管的分支。亦显示我们测得的邻近血管的直径及颈动脉分叉到咽升动脉最常见起源的距离，以均数和极值表示，单位 mm

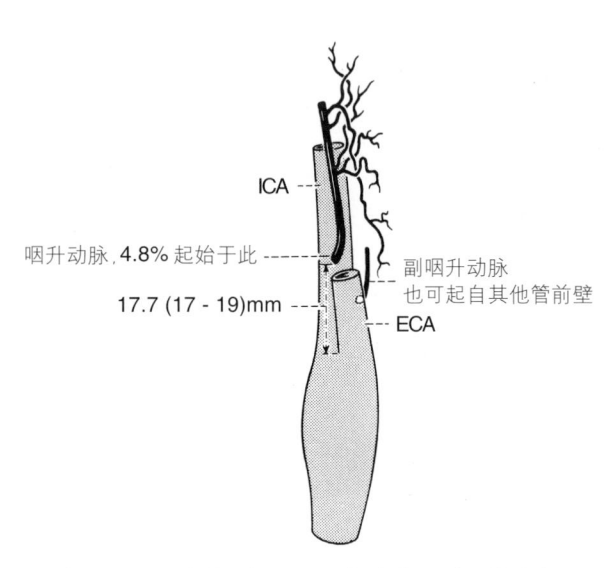

图 SA 50　咽升动脉起源于颈内动脉、副咽升动脉

我们的资料中（Lang 和 Heilek 1984），86% 的咽升动脉起源于颈外动脉或其分支。其中55.6%直接起源，11.1%起自别的血管干，12.7%直接起自颈动脉分叉或其附近。其起始处位于分叉部上方 12.5（0~36）mm，在6~20mm之间者占2/3。腭升动脉和咽升动脉共干者占 17.4%。起源于分叉区域者占12.7%。7.9%起源于枕动脉。值得注意的是该动脉可直接起自颈内动脉。早在1811年，Burns 描述了所有颈外动脉分支均起自颈内动脉的例子。Hyrtl（1853）和 Matsuda等（1977）描述了枕动脉于颈动脉分叉远端2cm 离开颈内动脉的例子。在我们的资料中，咽升动脉起自颈内动脉者占5%，起源于分叉部远端17.7（17~19）mm，起自面动脉者占 1.6%。

也可见副咽升动脉。在计划插管时，了解咽升动脉起源于血管壁的位置尤为重要。据我们的资料，咽升动脉最常起源于颈外动脉内侧（41.4%），其次是颈外动脉后内侧（22.7%）和前内侧（15.9%）。83%的咽升动脉以相对较小的角度（0°~20°）起源，其余的该角度稍大（最大为35°）。咽升动脉的平均外径（距起源 10mm）为 1.57（0.9~2.3）mm。

据我们的资料，咽升动脉相对于颈内动脉（起始远端）的关系是：位于内侧38.9%，前内侧35.2%，前外侧9.25%，外侧7.4%。早在1925年，Kelly 就注意到咽升动脉在颈内动脉形成环绕时可能弓向咽侧（参考 Lang 和 Heilek 1984，关于咽升动脉的分支）。最引起大家兴趣的分支是咽支、淋巴结支、到交感神经节的分支、到迷走神经和舌下神经的分支、到椎前肌肉的肌支、颈动脉管分支和咽鼓管下动脉。总共到达颈静脉孔的分支，平均数量为1.52。据我们的资料，1支者占50%，2支者占37.5%，3支者占10.5%。这些分支通常与颈内动脉上颈段伴行，在结缔组织中直接通过颅底下方进入颈静脉孔（稍多于4%的枕动脉分支亦进入颈静脉孔）。很多情况下咽升动脉的分支也分布至颅底外面，我们的资料通常为3支。我们也发现有56%发出到鼻咽部和舌下神经管的分支。早在 1861 年，Luschka 用灌注的方法研究咽升动脉，发现其最大的脑膜支进入舌下神经管，并在枕骨大孔缘窦的壁内分支。除颈静脉孔分支和颈动脉分支外，该作者还描述了与颈动脉海绵窦分支的斜坡支吻合（详见 Lang 和 Heilek 1984）。

静脉

颈内静脉（图 SA 44）

Gabrielsen等（1968）报告右侧颈内静脉平均直径为9.5（6~16）mm，左侧为8（5~13）mm。Arnold 等（1980）报告在颈部较低水平右侧颈内静脉直径平均为17.3mm，左侧为14.4mm。据我们的资料，在舌骨下水平，右侧颈内静脉的直径为 12.08（6~23）mm，左侧为 10.47（5~

19) mm（Kessler 1989）。Cornel（1969）描述了一侧颈内静脉缺如，我们也有相似的发现（左侧颈内静脉）。值得注意的是 Schweizer 和 Leak（1952）观察到双侧颈内静脉切除后脑脊液压力升高。在上颈段，颈内静脉通常行于颈内动脉稍后外侧。

静脉及静脉窦属支（图 SA 44）

在我们的资料（Lang 和 Weigel 1983）中，岩下窦在第Ⅸ和第Ⅹ颅神经之间穿入颈静脉孔者约占病例的 50%，在第Ⅸ颅神经前内侧者占 30%，在第Ⅹ颅神经前方和第Ⅸ颅神经后方者占 16%，在第Ⅸ和第Ⅺ颅神经之间者占 6%。我们也发现了岩下窦的"低位引流"（low drainage），与 Luschka（1861）在一个多世纪以前的发现一样。

在我们的资料（Lang 和 Weigel 1983）中仅有约 10% 岩下窦从颅底外面行至颈内静脉。少数情况可见岩下窦续为静脉位于颅底下方 20mm。Luschka（1861）也发现一起源于岩下窦，终止于颈内静脉，直径 2mm，长 6mm 的颅外静脉。

颈内静脉的前上部通常接收咽上静脉，该静脉引流咽穹窿、咽后壁及来自舌下神经管静脉丛的血流。舌下神经管静脉丛与枕骨大孔缘窦、椎静脉丛和颈静脉孔交通。咽下静脉通常在低于舌骨的水平汇入颈内静脉内侧。颈内静脉上球的位置如图SA44、图SA51和图SA52所示。Overton 和 Ritter（1973）发现"高位"颈静脉球（即高于鼓环水平）占 6%。与之相近，我们发现偶尔颈静脉球上壁直接以鼓室黏膜为界。我们区分了内侧和外侧高位颈静脉球。后者颈静脉球上壁突入鼓室；前者颈静脉球与内淋巴囊相连（我们偶尔发现在这两结构之间无骨壁）。在我们的一些标本中，颈静脉球向上突到内听道水平。

在手术治疗颈静脉球瘤及其他发生于内侧位于颈静脉孔区和鼓室的肿瘤，不仅需要切除颈静脉孔和颈静脉球，而且需要游离颈内动脉岩段，以获得颞骨岩部和斜坡的更好显露。Denecke（1966）指出颈静脉球瘤有沿邻近静脉扩展的倾向。据我们的资料，我们在50%的标本发现一外侧和一内侧岩内静脉，在其余 50% 标本中只发现内侧岩内静脉（Lang 和 Weigel 1983）（图 SA 44）。当显露颈内动脉岩部上升段时，了解该段颈动脉管的位置、大小和方向至关重要。据我们的资料，成人颈动脉管上升部的长度是：右侧 10.05（7～13）mm，左侧 10.22（6.5～13.5）mm（Lang 等 1983）。通常颈动脉管行向前上（Lang 和 Weigel 1983）。值得注意的是在罕见情况下该段颈动脉管的内壁（和岩部水平段的下壁）可能缺如，可从颅底下面看到颈内动脉岩部全程。膝部（颈动脉管岩部弯曲）可能位于鼓突极高的位置，偶尔从上方露头。在这些情况中，颈内动脉突入鼓室前部。Paullus 等（1977）指出该区域颈动脉管壁缺如者占病例的2%。Anderson 等（1972）描述颈动脉管外侧部的颈内动脉动脉瘤与球瘤的表现极其相似。有2例病人在变形的鼓膜下方有搏动性肿物出现。当用切割钻打开颈动脉管水平段（据我们的资料，在成人其平均长度为21.3mm）下壁时，可以暴露该段颈内动脉。成人颈动脉管内颈内动脉的全长是：右侧31.51（20～50）mm，左侧 31.21（22～42）mm（Lang 等 1983）。应该强调的是，颈内动脉静脉丛在颈动脉管内走行，自颈动脉管下方开口延伸到海绵窦后部。Soemmering（1791）首次描述这一静脉丛。Rektorzik（1858）随后对这些静脉进行了详细研究，将其描述为人颈动脉管内的静脉窦，Teufel（1964）亦如此描述。通常在到达颈动脉管的手术中不会遇到这些静脉（个人交流，Wullstein 1985）。除了静脉，颈动脉管壁尚含有一层骨膜、动脉和邻近结构之间的一层可移动层，通常还有两根起源于交感干颈上神经节的神经。当颈动脉管岩部水平段向前下移位时，可以

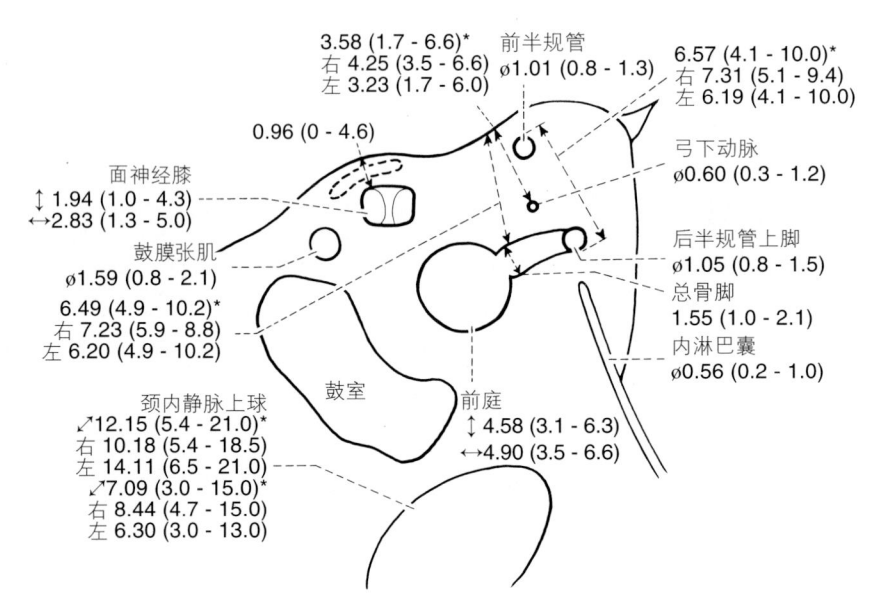

图 SA 51　通过颞骨岩部的旁矢状面显示不同的管的大小及颈内静脉上球（引自 Fichtl），单位 mm

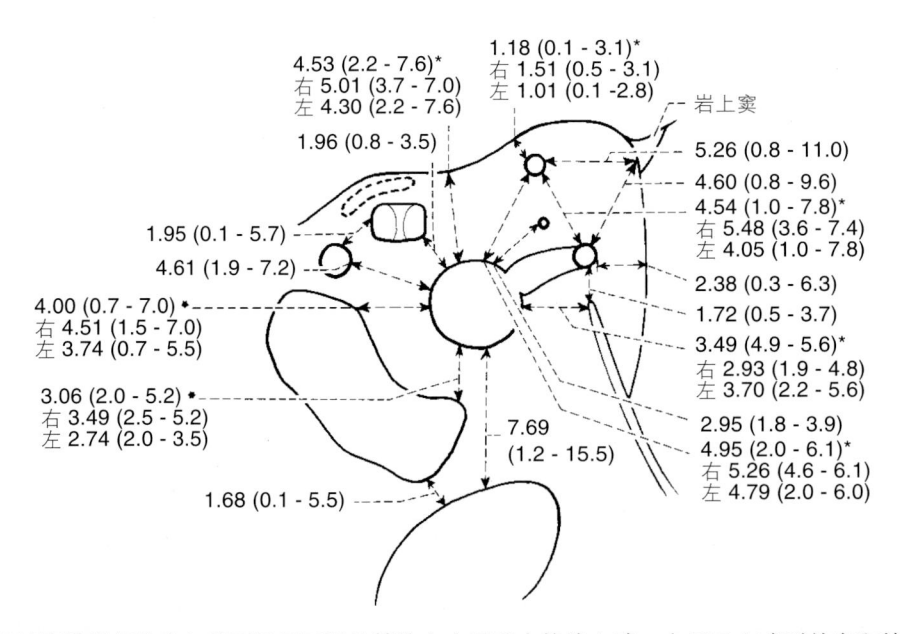

图 SA 52　通过颞骨岩部的旁矢状面显示不同的管的大小及颈内静脉上球。亦显示上球到前庭和鼓室的距离。单位 mm（参考 Fichtl 的研究结果）

自下方看到并打开下蝶岩韧带横部和矢状部。该韧带横部（Lang和Strobel 1978）发育者占病例的96%，覆盖颈动脉管壁前端周围，长12.5（6~23.5）mm，宽4.6（2~13.8）mm。切除该壁，尤其是其前部，易损伤岩大神经（也可能岩小神经）导致泪腺和腮腺分泌功能紊乱。我们将该韧带的内侧、矢状方向部分称为下蝶岩韧带矢状部。其厚0.5（0.3~1.0）mm，高3.9（1~7）mm，覆盖颈内动脉进入海绵窦的入口处。这两部分都支持三叉神经三角部，也有可能是三叉神经节部，其以三叉神经节腔的薄层下壁为界。

中颅窝解剖及其颞下入路、经天幕入路和中颅窝入路

用颞下入路抵达中颅窝，需要将部分颞肌从部分颅侧壁（颞骨鳞部，蝶骨大翼）上剥离下来并向下翻转。在翼点入路中已讨论了：颞下入路、颞浅动脉分支、颞肌、颞中静脉和颞深动脉。出生后颞窝的发育见图 SA53（引自 Lang 和 Götzfried 1982）。中颅窝的最低点大致与颧弓上缘相平，颞下颌关节的关节结节稍后方。磨除颧弓上部可为颞肌和骨瓣向下翻转提供一定的空间（Spetzler 个人交流 1986）。中颅窝底的前下方是蝶骨大翼、手术入路区是颞骨鳞部，后方是颞骨岩部前表面。必须注意的是颞回在颞骨上的压迹使颞骨鳞部明显变薄（详见 Lang 1983）。中颅窝底其余薄弱的区域包括：

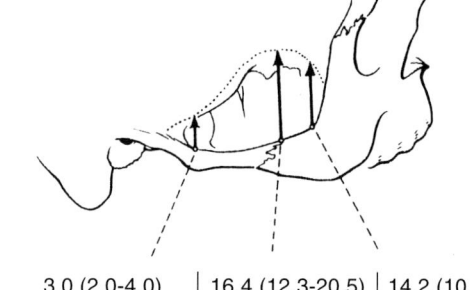

新生儿	3.0 (2.0-4.0)	16.4 (12.3-20.5)	14.2 (10.7-19.7)
1 岁	4.1 (3.7-4.6)	22.6 (18.4-24.1)	15.9 (9.6-22.6)
4~5 岁	5.7 (3.2-8.5)	26.2 (16.9-46.1)	17.1 (10.5-29.9)
15~17 岁	7.6 (6.0-8.9)	26.0 (14.6-34.9)	18.2 (11.0-23.4)
成人	10.8 (5.3-18.6)	29.2 (19.7-47.2)	21.1 (10.8-35.5)

图 SA 53　出生后颞窝的加深（引自 Lang 和 Götzfried 1982）

1）颞下颌关节窝上方；
2）卵圆孔前方和圆孔外侧。

总的来说，中颅窝底最厚的部位是颞下颌关节的下颌隆起，其次是中颅窝底隆突（Lang 和 Brückner 1981）。中颅窝底的骨性结构和硬脑膜的血液供应来自脑膜中动脉和颈内动脉海绵窦支（图 SA54，引自 Lang 和 Schäfer 1976，Lang 和 Brückner 1981）。在早期的研究中，我们注意到右侧的圆孔、卵圆孔、棘孔和 Vesalius 孔比左侧的更靠近正中矢状面。随后的进一步研究发现，右侧的这些孔比左侧的稍靠后方。总之，我们可以说，这些孔越靠前则越偏外，越靠后则越偏中线（Lang 和 Tisch-Rottensteiner 1976）。后来的研究证实了这种出生后的发育倾向（Lang 等 1984）。图 SA55 显示这些孔与颅骨外表面和正中矢状面间的距离。我们的资料中有向后方开口的卵圆小孔，棘孔与卵圆孔沟通和卵圆小孔被不完全隔成两部分。

中颅窝底的前壁由于适应颞极而形成一凹陷。值得注意的是覆盖蝶骨小翼后缘的硬脑膜层重叠，平均厚度达 2mm（包括蝶顶窦）（Lang 和 Haas 1979）。颅底平面测量的结果表明：颅中窝底前壁凹陷外侧的平均深度是 3.1 (0~7.7) mm，中央的平均深度是 3.6 (0~9) mm，内侧的平均深度是 3.6 (0~18.3) mm（Lang 和 Götzfried 1982）。

我们测量了鞍膈孔区海绵窦顶的最大距离，很明显，在中型颅骨其平均距离是 30mm，短型

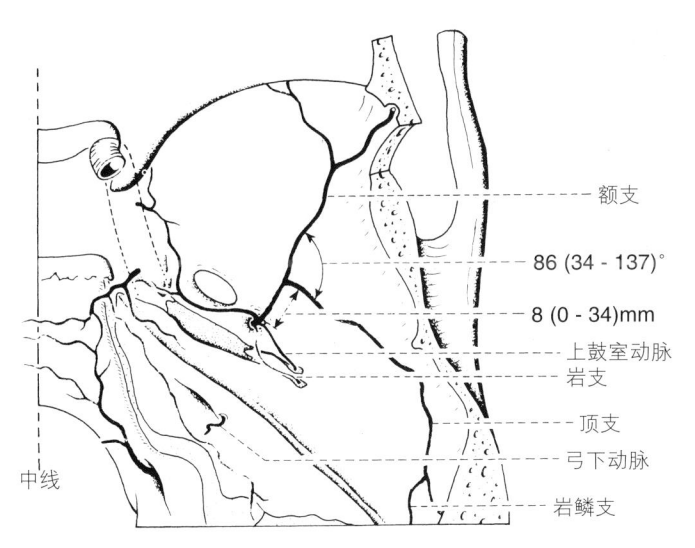

图 SA 54　中颅窝底的脑膜动脉（Lang 和 Schäfer 1976，Lang 和 Brückner 1981）显示脑膜中动脉的分支，以及与颈动脉海绵窦干的吻合

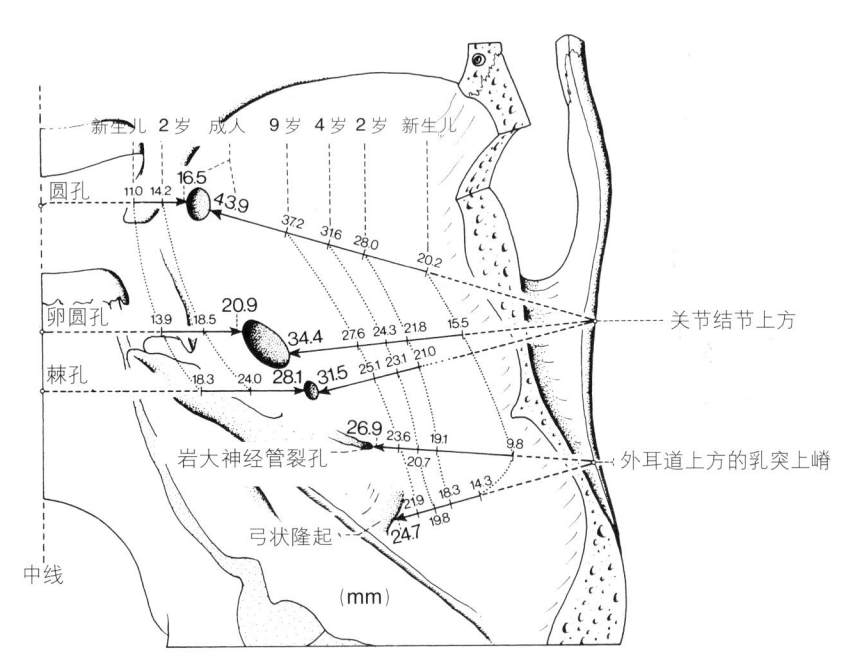

图 SA 55　圆孔、卵圆孔、棘孔、面神经管裂孔和弓状隆起。数字表示这些结构与颅骨外表面的点和标志的距离在出生后的变化，以及它们在出生后逐渐从中线远离的过程（引自 Lang 等 1983）

颅骨其平均距离是 29.05 mm，超短型颅骨其平均距离是 28.36mm（图 SA56）。我们的资料随后得到进一步的检查和证实（Horn 1978）。海绵窦上壁的外侧界是前床岩韧带，此韧带向上突起超过海绵窦上壁的其余部分。前床岩韧带与颅骨侧壁的距离在同一水平右侧39.3mm，左侧37.0mm。由于右侧的圆孔、卵圆孔、棘孔更靠近中线，所以右侧的海绵窦外侧壁比左侧的更陡。前床岩韧带形成小脑幕切迹前方的延续，附着于前床突的前方。而后床岩韧带则延伸到鞍背的外侧缘。值得注意的是鞍背上表面常常有一压迹，此压迹与后交通动脉的行程有关。

小脑幕切迹（图 SA57）

小脑幕像大脑镰和小脑镰一样，构成颅腔内支撑的一部分（详见Lang 1985）。小脑幕切迹与中脑相对位置的资料先前已发表（Lang 1983，1985）。镰和幕均由胶原纤维构成，限制它们所包绕和支持的结构的活动。在保存颅底和硬膜完整的条件下，我们测量了小脑幕切迹的宽度和长度（Horn 1978）。小脑幕切迹的基底宽度为 30.25（23～36）mm；在中脑下丘平面，在拉紧状态下其宽度为 25.6（19～33）mm。"Meynert 轴"长期以来被用来标示中脑和脑干下部的轴线（Lang 1985），而自中脑向前延伸的间脑轴线称之为"Forell 轴"。在轻度额、枕部外伤时，狭窄但相对高的小脑幕切迹所形成的夹角允许中脑向下和向后移动而不损伤邻近结构。与之相反，中脑前部侧方移位的宽度则仅有 1～1.5mm（Lang 1985）。小脑幕切迹的长度（自鞍背测量）为 47.05（38～58）mm，男性 46.58mm，女性 47.95mm。

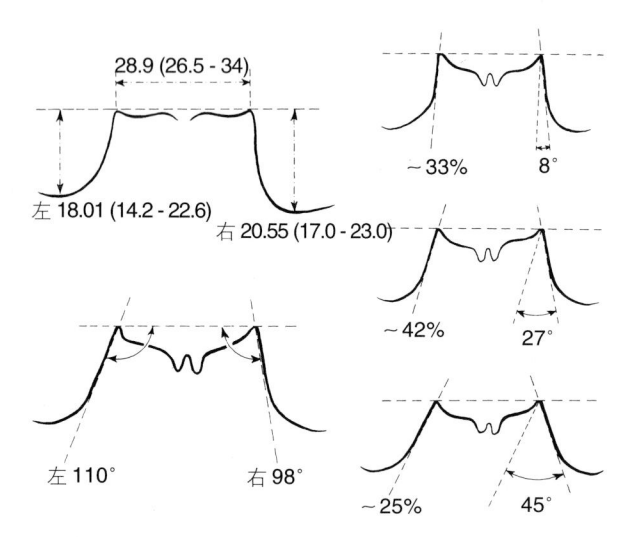

图 SA 56　在鞍隔孔平面海绵窦顶间的宽度，此平面左右海绵窦壁的平均角度，以及海绵窦外侧壁方向的变异

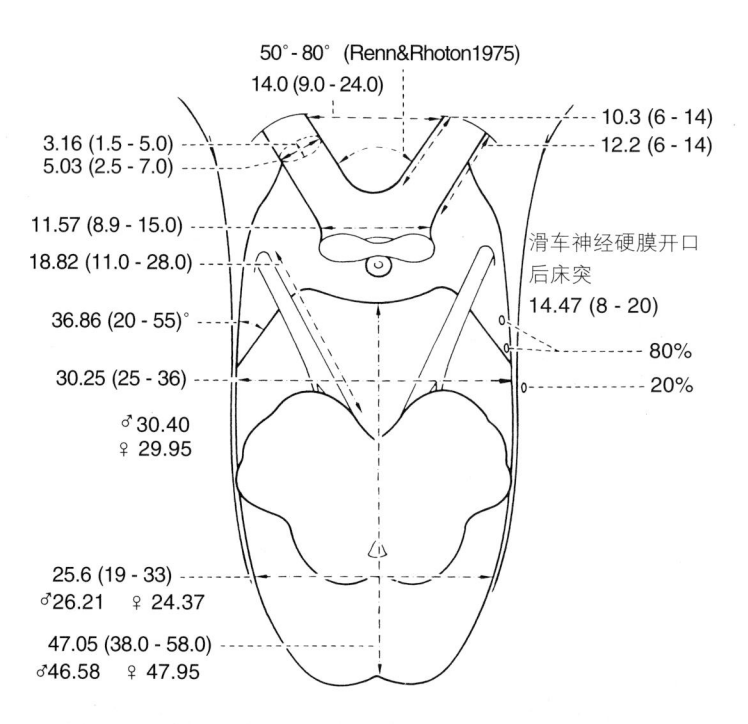

图 SA 57　在不同平面小脑幕切迹的宽度。鞍背与小脑幕切迹最高点的距离、动眼神经长度、床岩韧带之间的角度、视神经颅内段横切面的大小、视神经管之间的距离、视交叉的宽度、视神经内外侧缘的长度。滑车神经的硬膜开口及视神经之间的角度（Renn 和 Rhoton 1975）。平均值和最大最小值均以 mm 为单位标示，一些性别差异也注明（引自 Lang 1985）

蛛网膜

腐蚀标本的蛛网膜下腔解剖在早先的文章中已有详尽的描述（Lang 1973），重点强调这些腔隙虽彼此沟通，但其中布满不同密度的结缔组织带（蛛网膜小梁）。尤其在动脉瘤出血后，这些连接蛛网膜下腔脑池的通道可以被血凝块堵塞。Yaşargil等（1976）讨论了这些脑池的手术解剖，把外侧壁深达颈内动脉、脉络膜前动脉和后交通动脉及其分支的起始区的脑池称为"颈动脉池"。我们则称此池为环池的前下部延伸。打开颈内动脉池外侧的蛛网膜，可以显露脉络膜前动脉和后交通动脉的分支。这些分支我们称之为间脑下动脉分支，其前方的分支经常与蛛网膜融合。图SA58和图SA59显示这些间脑重要动脉分支的行径。后方的环池大脑脚周围部仅由一层约1~1.5mm厚的脑脊液与小脑幕切迹内侧缘相隔。滑车神经与环池下部蛛网膜层的外侧壁

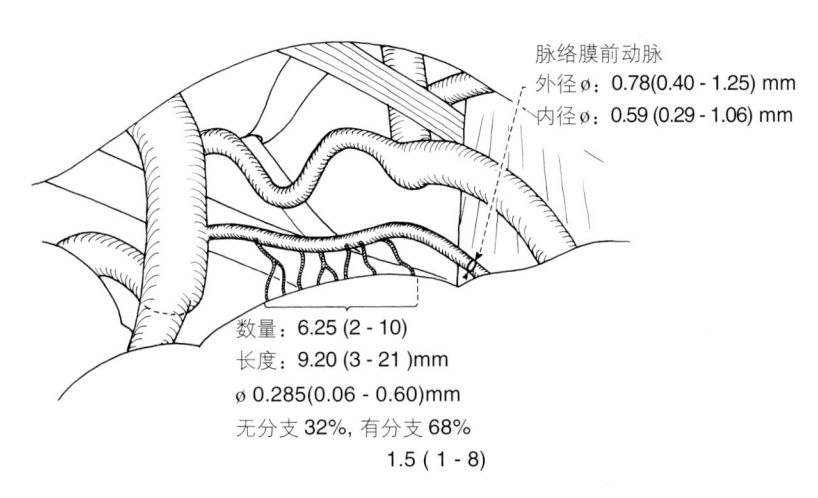

图 SA 58　脉络膜前动脉：直径和到间脑的分支（Lang 1988）

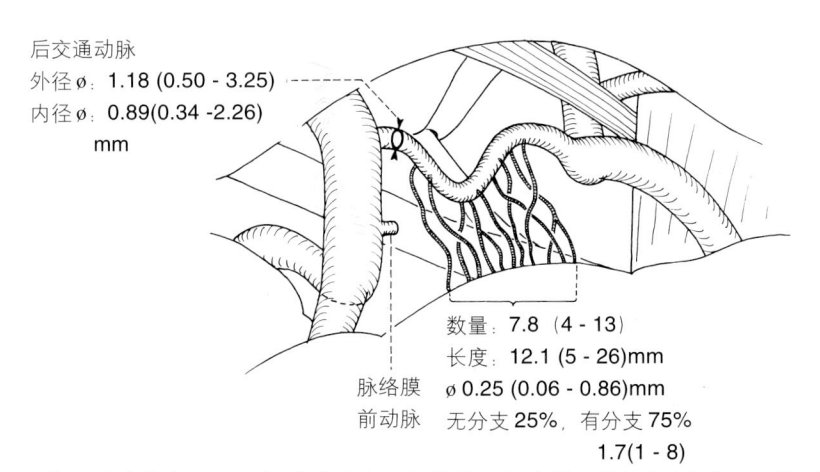

图 SA 59　后交通动脉的直径和到间脑的分支。平均值（最大最小值）（引自 Lang 1988）

融合。术中通过推移环池壁可以辨认和保护滑车神经。打开环池可以显露供应中脑的动、静脉。图 SA60 显示中脑动脉及其分支的最常见排列形式。图 SA61 显示中脑浅静脉最常见的排列方式。小脑幕游离缘紧邻中脑和间脑,在幕上和幕下肿瘤以及颅内急性出血(蛛网膜下腔,硬脑膜外等)所引起的占位效应中,由于血液供应受损导致纤维传导束和神经核的直接或间接损害。所以,纤维传导束和神经核在中脑的位置具有重要的实践意义。这些问题Schürmann(1985)已较详细地行了描述。图 SA62 和图 SA63 显示中脑前、后部主要的纤维传导系统。

在下丘平面,滑车神经核位于中脑导水管底的下方。滑车神经纤维离开神经核向下外侧穿过被盖部,然后向后绕过中央灰质到达前髓帆的上部。两侧滑车神经纤维在前髓帆阈形成交叉。在滑车神经交叉处的前髓帆增厚(达1.5mm),位于下丘后方2.6(2~3)mm(Lang 和Deymann-Bühler 1984)。通常,在滑车神经出脑处往往见到不止一束神经纤维(Lang 1979,1981,1983),它们的中央胶质段长 0.3(0~1.0)mm(Lang 1982)。滑车神经外周段第一部分的神经纤维则合成一神经干,并且被一支小脑上动脉蚓部分支所围绕。此区亦可见小脑上动脉与顶盖动脉的吻合,这些动脉分支的外径为 0.2mm 或更小。

滑车神经在海绵窦侧壁行程各异:约54%的滑车神经紧邻眼神经后部走行,约31%前行在动眼神经的深处,8.1% 走行于动眼神经和眼神经之间,而 7% 的滑车神经首先走行在动眼神经的深面,随后伴行于眼神经远端(详见 Lang 和 Reiter 1985)。

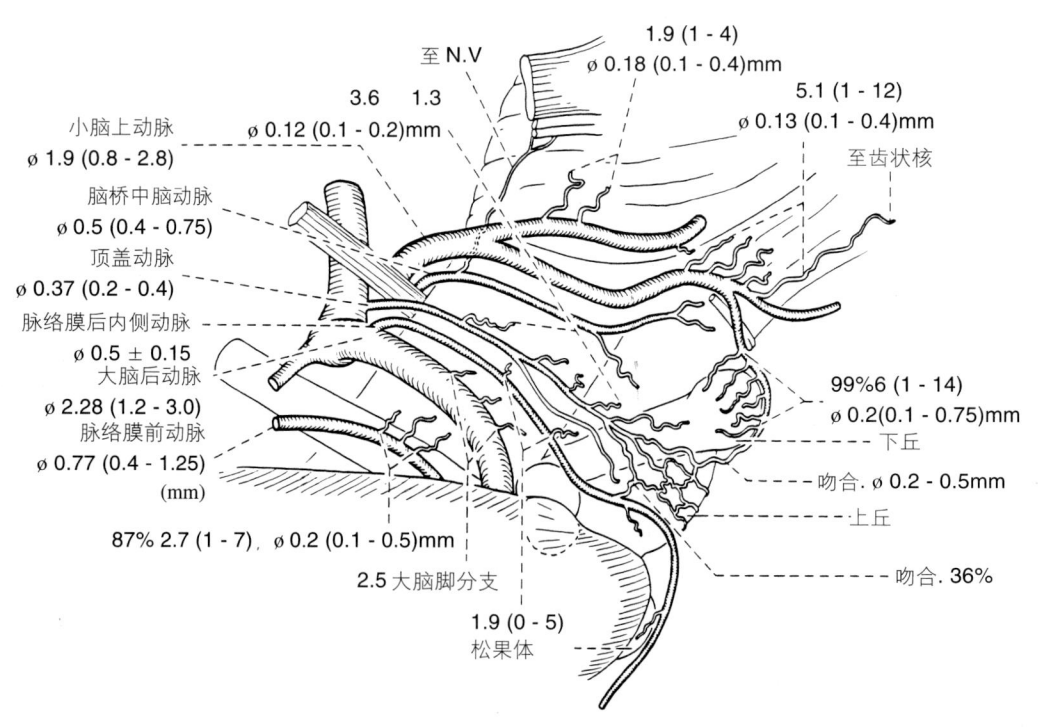

图 SA 60　右侧面观的中脑及其供血动脉(图中顶区在底部)。浅表供血源于脉络膜前动脉、大脑后动脉、脉络膜后内侧动脉、盖盖动脉(四叠体动脉)、脑桥中脑动脉和小脑上动脉。图中标示这些血管的直径、到中脑的分支数目以及恒定和少见的血管吻合。平均值和最大最小值均以 mm 为单位标示(Lang 1985)

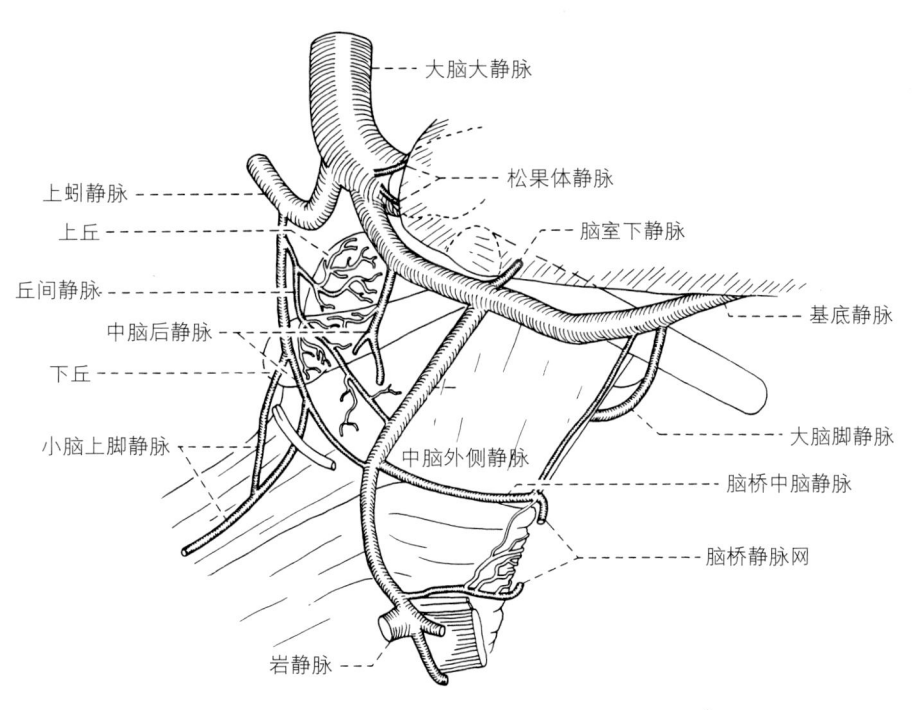

图 SA 61　右侧面观的中脑静脉

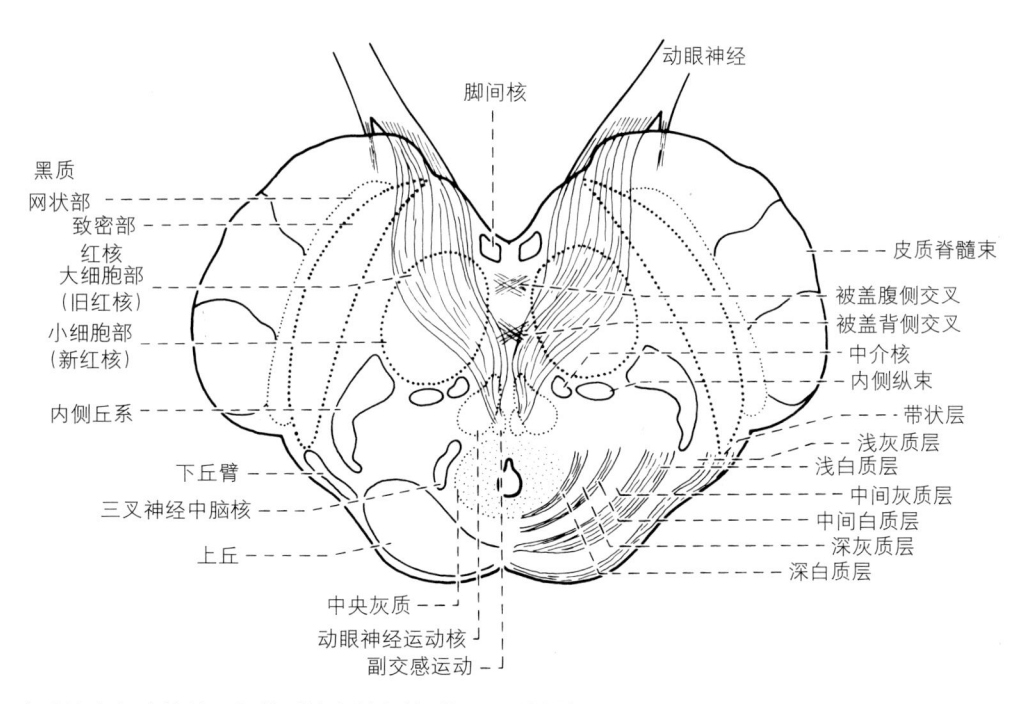

图 SA 62　中脑浅表部分的传导纤维系统和神经核（Lang 1985）

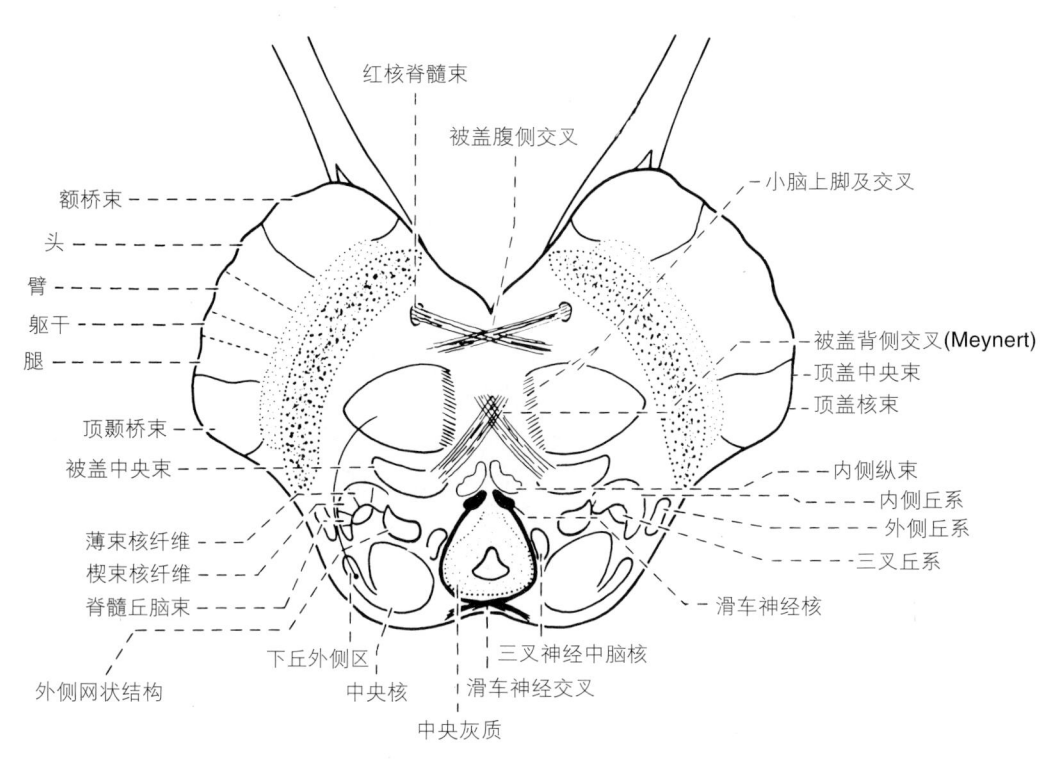

图 SA 63　间脑后部的传导纤维系统和神经核（Lang 1985）

桥小脑角

　　桥小脑角（CPA，听小脑隐窝，脑桥延髓小脑区等）以覆盖在岩骨和斜坡背面的后颅窝硬脑膜为前界，以脑桥、小脑中脚、二腹叶、绒球为后界。头端是第Ⅵ、Ⅶ、Ⅷ颅神经和中间神经在此区域内进出脑干；尾端是第Ⅸ、Ⅹ、Ⅺ颅神经。CPA区域的重要手术标志是小脑的绒球和第四脑室的侧孔。广义上的CPA应包括三叉神经穿越后颅窝的部分。

　　颞骨的后表面结构是CPA区所有手术操作的重要标志。图SA64显示我们测量的颞骨长度，内耳门至颞骨上缘的距离，内耳门的宽、高，内耳门至弓门（蜗管终于此结构下）的距离，内淋巴囊裂至各点的距离，内淋巴囊的宽度等。Anson等（1968）及其他学者也测量了后颅窝内淋巴囊的长度。Lang和Hack（1985）报道61%人群的内淋巴囊与侧窦接触，39%与之相叠。图SA65显示后组颅神经进出脑干的位置。图SA66显示这些颅神经与硬脑膜开口处的相对间距。颅神经脑池段的长度在图SA65、图SA70中标示，同时也标示出它们中央段的长度（Lang 1982）。颅神经的中央段是脑的一部分，它们轴索的髓鞘不是来源于雪旺氏细胞，而是少突胶质细胞。例如：前庭蜗神经中央段与周围段的交界点紧邻内耳门，或偶尔位于内听道内，或后颅窝内。我们发现：前庭蜗神经中央段的长度约10 (6~15)mm，这些神经均被伸展开后再测量以避免因组织处理所致的轻微收缩效应。我们于1982年指出：软脑膜覆盖Ⅷ（和Ⅶ）颅神经的中央段，并常含有色素细胞，这些细胞在手术显微镜下可以见到。

中颅窝解剖及其颞下入路、经天幕入路和中颅窝入路

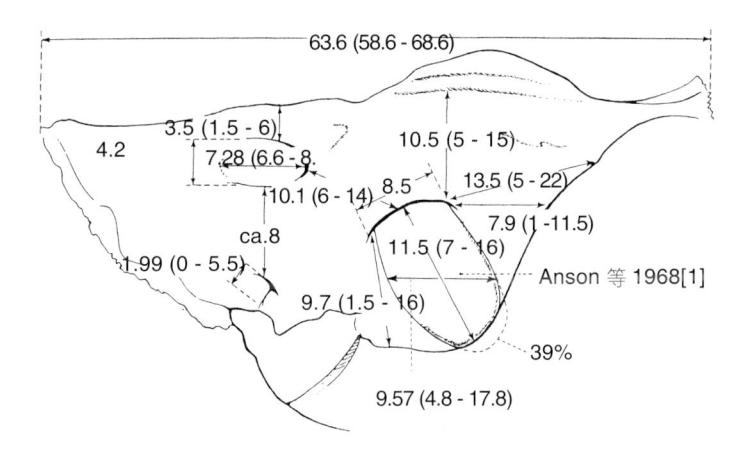

图 SA 64　右颞骨后面观。内耳孔、弓门、内淋巴裂、内淋巴囊的尺寸大小及距离的测量值。平均值和最大、最小值以 mm 标示。内淋巴囊长度引自 Anson 等 1968（Lang 1984）

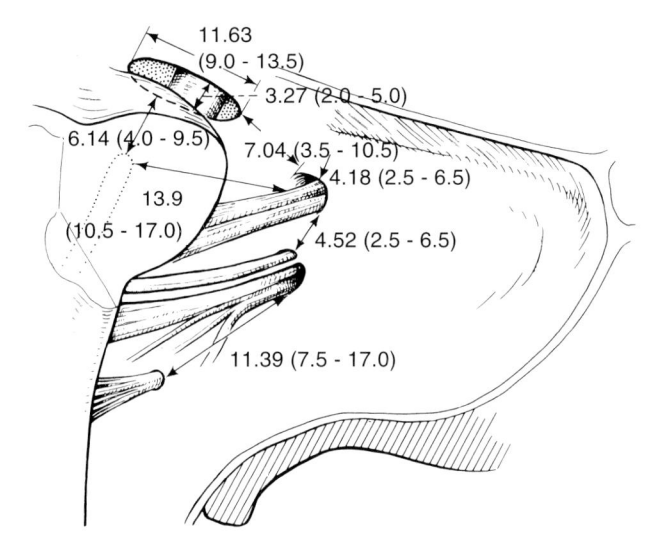

图 SA 65　颅神经长度。左面：中央段的长度（里）。右面：神经进、出脑区域与硬脑膜开口处之间的脑池内神经长度。平均值和最大、最小值以 mm 标示

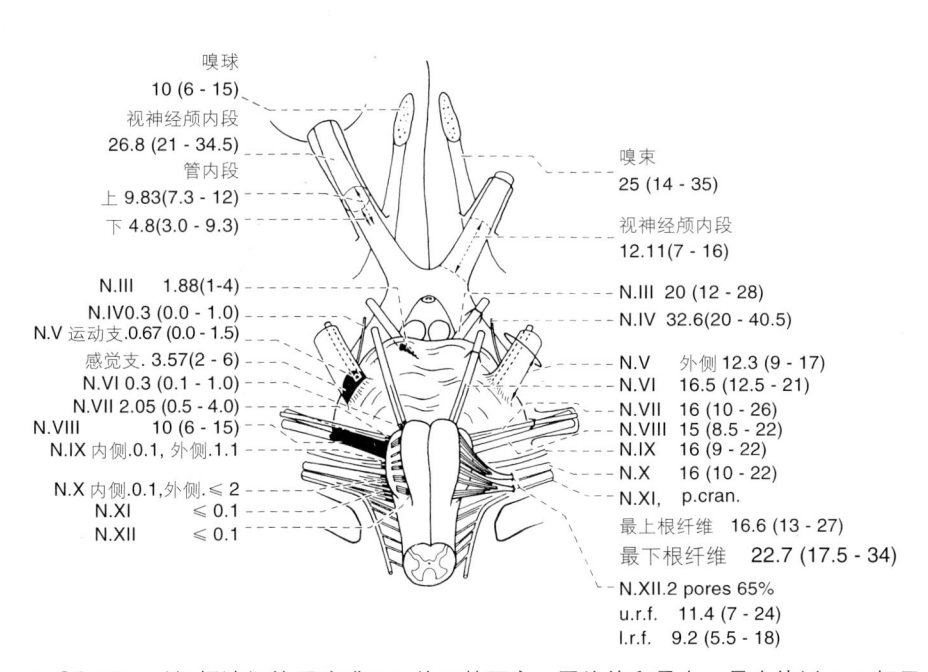

图 SA 66　后组颅神经的硬脑膜开口处及其距离。平均值和最大、最小值以 mm 标示

展神经（图 SA67 ~ 图 SA69）

外展神经核位于菱形窝底面丘的下方。它接受来自对侧大脑半球的皮质核束、内侧纵束、顶盖延髓束和网状结构的纤维。它的传出轴索垂直下行通过脑桥，在脑桥尾端、延髓锥体上端出脑。偶尔，整条神经出现在桥延沟上方8mm处，或以两至三束神经纤维束的方式出脑。此神经内侧缘距正中线约3.93（2.0 ~ 6.5）mm。在我们的资料中常常发现：有两条外展纤维束出脑干，然后很快合并在一起。我们发现Ⅵ颅神经由3 700（1 946 ~ 8 136）根有髓纤维组成，直径约4.9μm或更长。在我们的资料中外展神经中央段长仅0.3（0.1 ~ 1.0）mm。Nathan 等（1974）发现在后颅窝有两条神经束的占病例的7.5%。外展神经至小脑前下动脉间的行径多变。外展神经走行于此

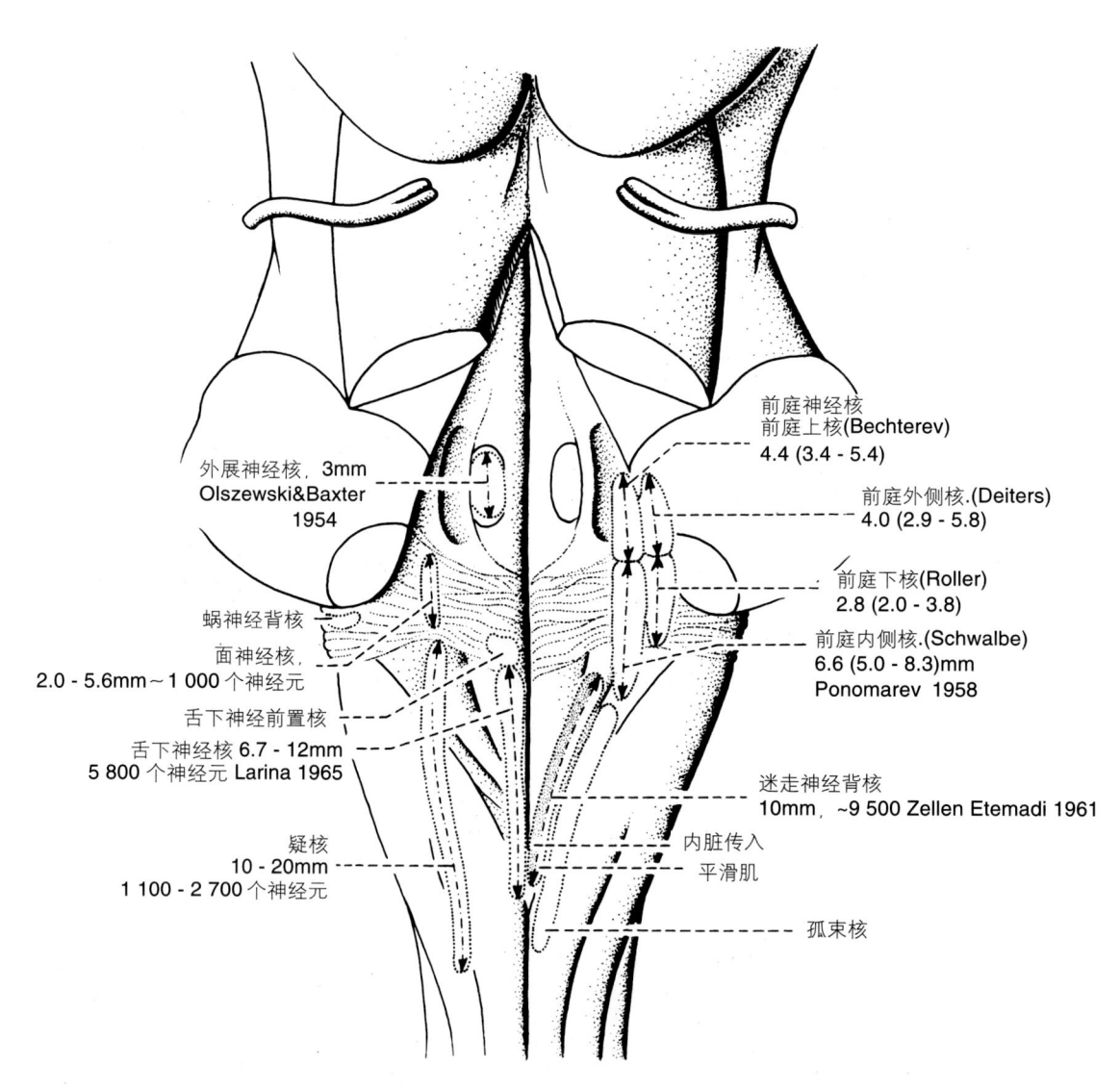

图 SA 67　菱形窝底下方神经核的位置和不同学者研究的测量结果

动脉背面的约占79%，走行于此动脉下方的约占16%，而此血管走行在两支外展神经束之间的约有5%（Brunner 1978）。外展神经后颅窝段长15.9（11~22）mm，然后穿进斜坡上的一个裂隙样的硬脑膜孔，双股的外展神经穿进硬脑膜的位置可能间隔4.5mm。Ⅵ颅神经的硬脑膜孔位于三叉神经孔下缘以下6.14（4.0~9.5）mm及内耳孔内侧缘靠内侧13.9（10.5~17.0）mm处。

穿进硬脑膜时，此神经被包绕在蛛网膜鞘和硬脑膜的延伸部分内，然后走行在岩下窦内侧，通过Dorello's管走向岩骨尖，随后穿入海绵窦，在颈内动脉外侧走行。

面神经（图SA68）

面神经核位于菱形窝底前部下方4~5mm，位于前庭神经内侧核的内侧。Vraa-Jensen（1942）给出了面神经核的大小，长约3~3.5mm，宽约2.5~3mm，高约1mm。面神经核位于外侧网状结构，大部分位于脑桥背部而小部分位于延髓。已知支配前额肌肉的面神经核上部，接受两侧大脑半球的纤维；而支配下面部的面神经核下部，仅接受对侧大脑半球的纤维（此点有助于鉴别中枢性和周围性面神经瘫痪）。

面神经核的轴突向上后方走行达外展神经核内侧，绕过外展神经核背侧，然后向下外方走行至出脑处。绕过外展神经核的面神经襻称为面神经内膝。我们的资料表明：面神经的脑内段长约16mm。面神经出脑处距正中线11.8（9.5~14.5）mm，面神经卵圆形的横切面，平均最

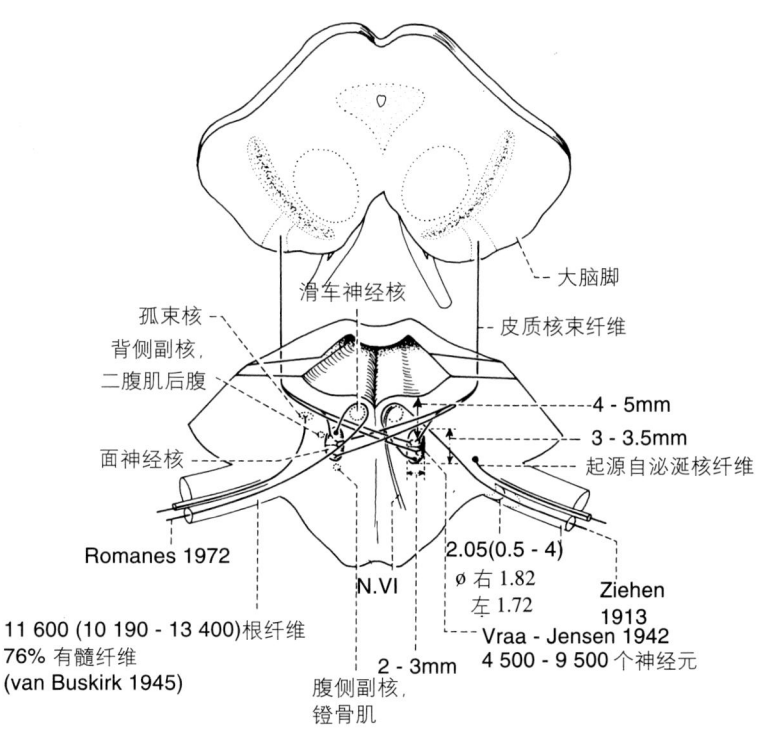

图 SA 68　面神经内膝的神经纤维环绕展神经核的走行。在Ziehen's（1913）和我们的标本中这些神经纤维环绕展神经核的内侧，而在Romanes（1972）的资料中这些神经纤维环绕展神经核的外侧。两侧大脑半球的皮质核束纤维下行支配面神经核的头部，而面神经核的尾部仅接受对侧皮质核束纤维的支配。图中长度测量结果和纤维计量引自Vraa-Jensen（1942），van Buskirk（1945）和其他学者的资料

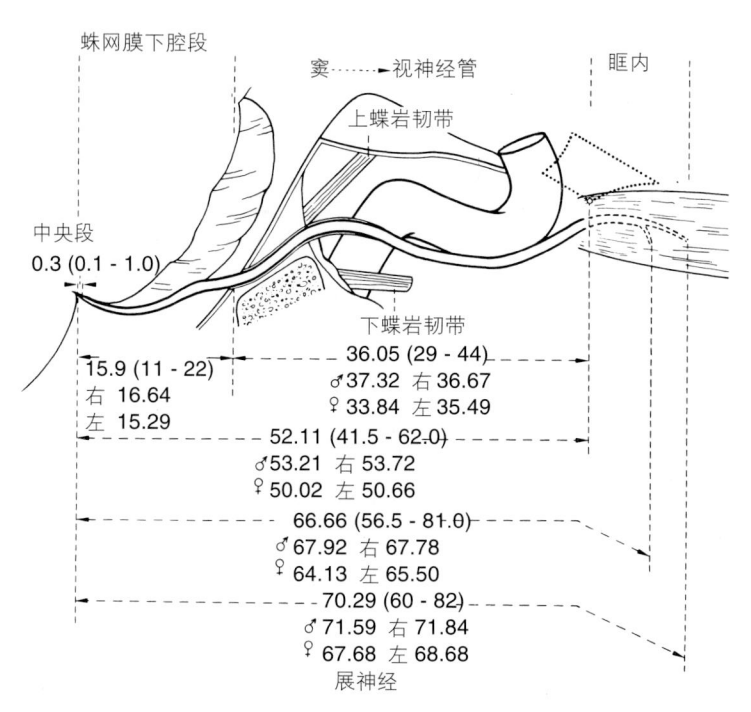

图 SA 69　右侧面观展神经分段。展神经自出脑处至穿过硬膜的部位的距离（平均15.9mm）。在岩下窦以及海绵窦前行到视神经管眶部开口的下缘的展神经的平均长度为36.05mm。而自出脑处至视神经管眶部开口的下缘的展神经的平均距离为52.11mm。自展神经出脑处至展神经最后端穿入外直肌的神经分支的距离为66.66mm，而自展神经出脑处至展神经最前端穿入外直肌的神经分支的距离为70.29mm。平均值和最大、最小值均以 mm 为单位标示，左右侧和性别差别也予以标示（Lang 和 Reiter 1983）

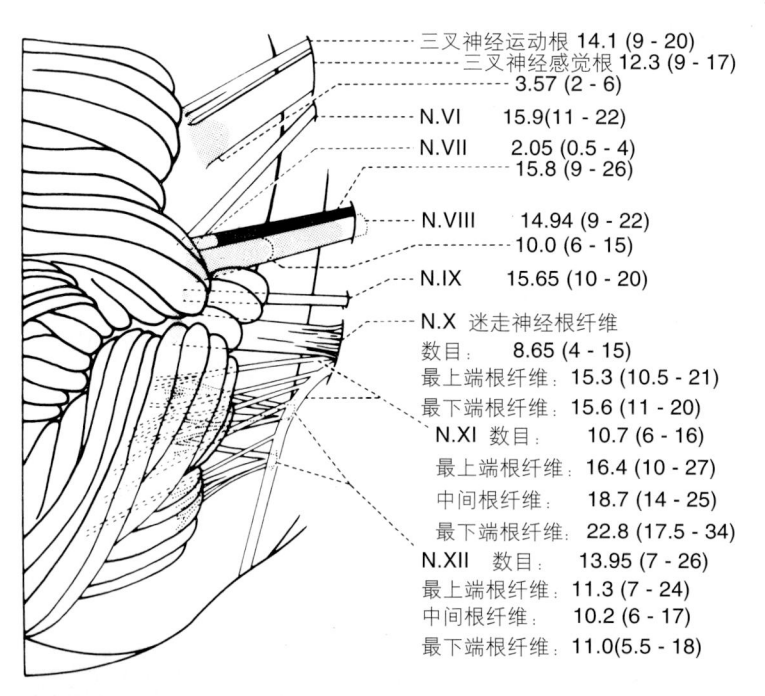

图 SA 70　后颅窝下组颅神经的长度。平均值和最大最小值均以 mm 为单位标示。同时也标示了 X，XI 和 XII 颅神经的中央段的长度，以及神经根的数目和长度（Lang 和 Reiter 1984）

大直径：右侧 1.82mm，左侧 1.72mm。Van Buskirk（1945）的资料显示面神经包含 11 600 根纤维，76%的纤维有髓鞘，24%的纤维无髓鞘。我们的资料表明面神经的中央段长约 2.05 （0.5～4.0）mm（图SA70）。面神经的中央段，像第 V、Ⅷ 颅神经的一样，易受邻近的动脉、静脉和肿瘤的压迫而被激惹，导致半面痉挛。与面神经中央段邻近的结构包括小脑前下动脉，椎动脉，可能还有小脑后下动脉。自面神经出脑处至内听道口的长度为15.8（9～26）mm。通常，面神经走行在前庭耳蜗神经的内侧。65%的情况在内听道口附近可见小脑前下动脉或小脑后下动脉在面神经、中间神经和前庭耳蜗神经周围形成襻。Sunderland（1945）和 Mazzoni（1969）观察到类似的结果（图 SA71）。

64% Sunderland 1945, 67% Mazzoni 1969
与面神经，中间神经和前庭耳蜗神经的关系

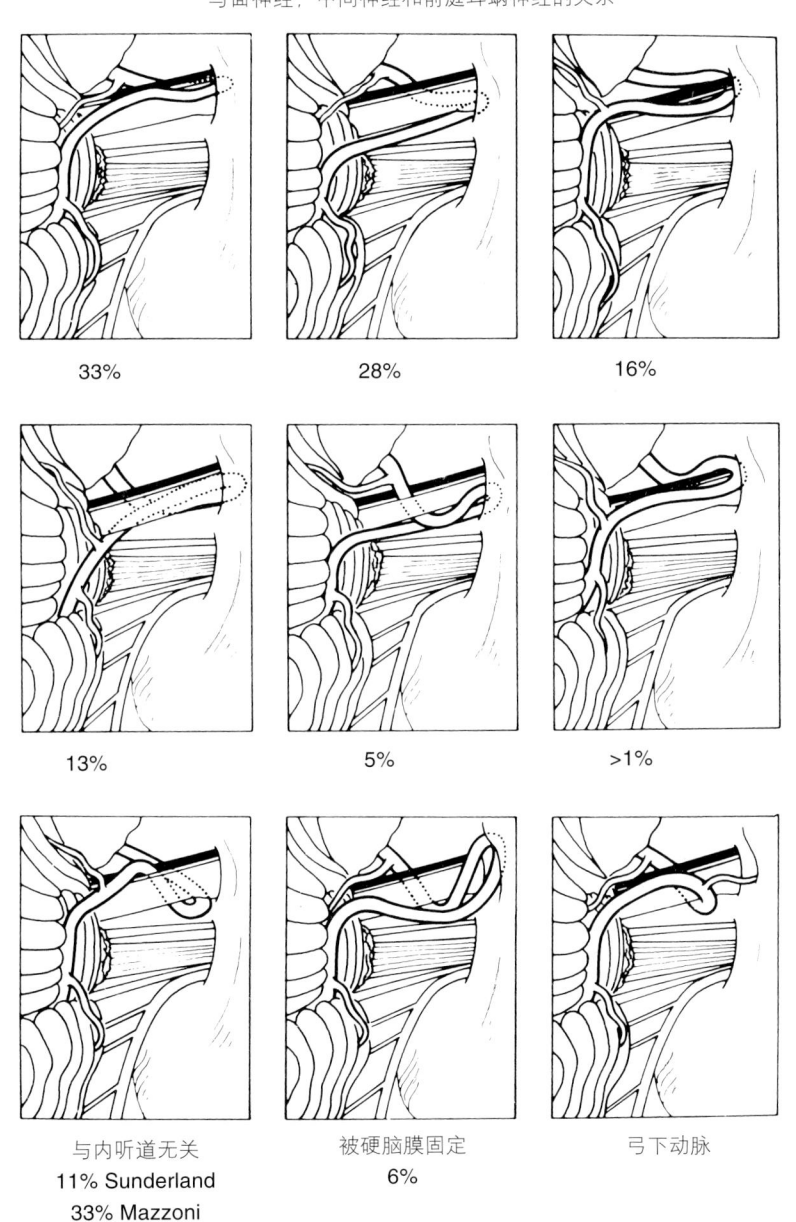

33%　　　28%　　　16%

13%　　　5%　　　>1%

与内听道无关　　　被硬脑膜固定　　　弓下动脉
11% Sunderland　　　6%
33% Mazzoni

图 SA 71　小脑前下动脉与内听道的关系

内听道

我们的资料表明：内听道底向外下方倾斜，倾斜角度在新生儿约37°，1周岁21°，成年人右侧 14.3°（5°~35°），左侧 12.84°（4°~29°）（Lang 和 Stöber 1987）。在 41 例岩骨标本的冠状面上，内听道的长度是 12.33（5.8~18.2）mm，在内听道口高 4.37（1.5~7.5）mm，在内听道中部高 4.37（2.3~6.1）mm，在内听道底横嵴区高 3.68mm。需要提及的是内听道长度的测量是沿其上缘并远达横嵴的基底部，总体来说，内听道底要稍微短一些。我们发现乳突气房出现在内听道上方的几率是 22%，在内听道下方的出现几率是 29%，乳突气房出现在内听道口外侧唇的几率是 17%（Lang 和 Hack 1985，图 SA72）。在神经外科手术入路抵达内听道的途径中，内淋巴系统或周围的结构成为关注的目标。例如，前半规管的后脚或总脚可以位于岩骨后表面，浅至0.9mm，内听道口唇的外侧5.3mm。内淋巴囊位于内听道口唇的外侧 8.5mm（Lang 和 Hack 1985）。从中颅窝入路抵达内听道，了解内听道顶的高度很有帮助，我们的资料表明内听道顶的高度是 3.58（1.8~7.7）mm（Lang 和 Stöber 1987）。中颅窝入路还可以显露面神经迷路段。需要注意的是面神经管的内听道内开口（Fallopian 管在内听道底的开口）宽1.19（0.6~1.99）mm，右侧开口比左侧的要宽，男性的比女性的要宽。在 15% 的标本上膝状神经节缺乏骨性结构覆盖。

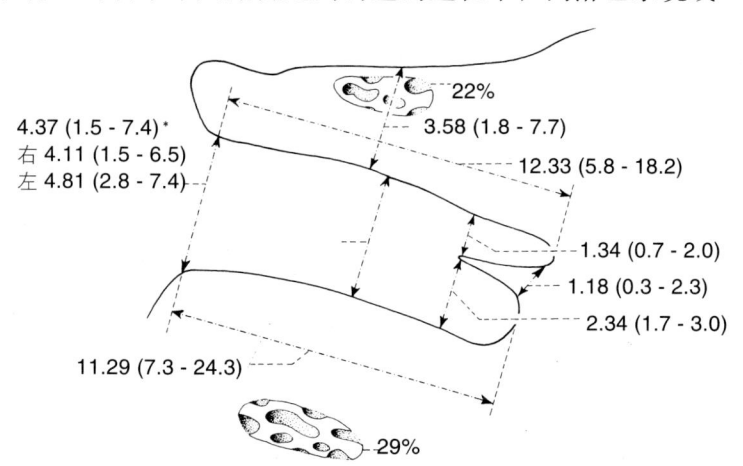

图 SA 72　冠状切面内听道的大小。内听道上下方的乳突气房的发育也予以标示。平均值和最大、最小值均以 mm 为单位标示（Lang 和 Hack 1985）

前庭耳蜗神经（图 SA73，图 SA74）

现代解剖命名学将前庭神经根和耳蜗神经根合称为第Ⅷ颅神经，承认第Ⅷ颅神经包括前庭神经根和耳蜗神经根，其前庭部分被命名为前庭神经，分为前庭神经上部（头部）和前庭神经下部（尾部）。前庭神经上部接受前和外侧壶腹神经纤维，也接受椭圆囊的神经纤维。传导内淋巴系统的神经纤维称为椭圆囊壶腹神经。前庭神经下部传导后壶腹神经和球囊神经。在内听道基底部，这些神经纤维传导至前庭神经节。据 Naufal 和 Schuknecht（1972）报道，前庭神经节平均包括 18 440 个双极神经节神经元。Bergström（1973）发现前庭神经上部包含 11 800 根神经纤维；在前庭神经下部，其中 2 500 根神经纤

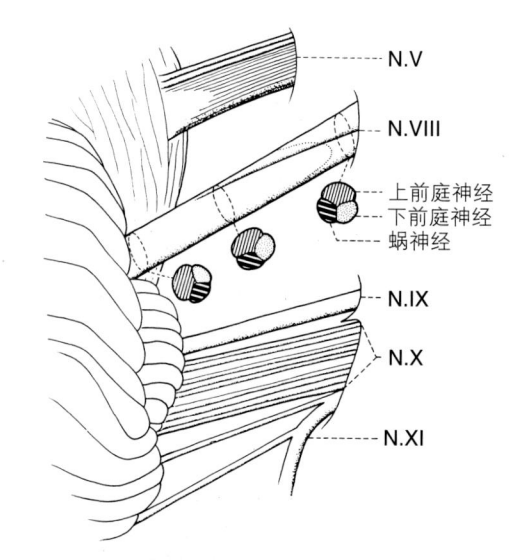

图 SA 73　后颅窝和靠近脑干的前庭耳蜗神经的走行（内听道底和脑干之间的前庭耳蜗神经）（Lang 1988）

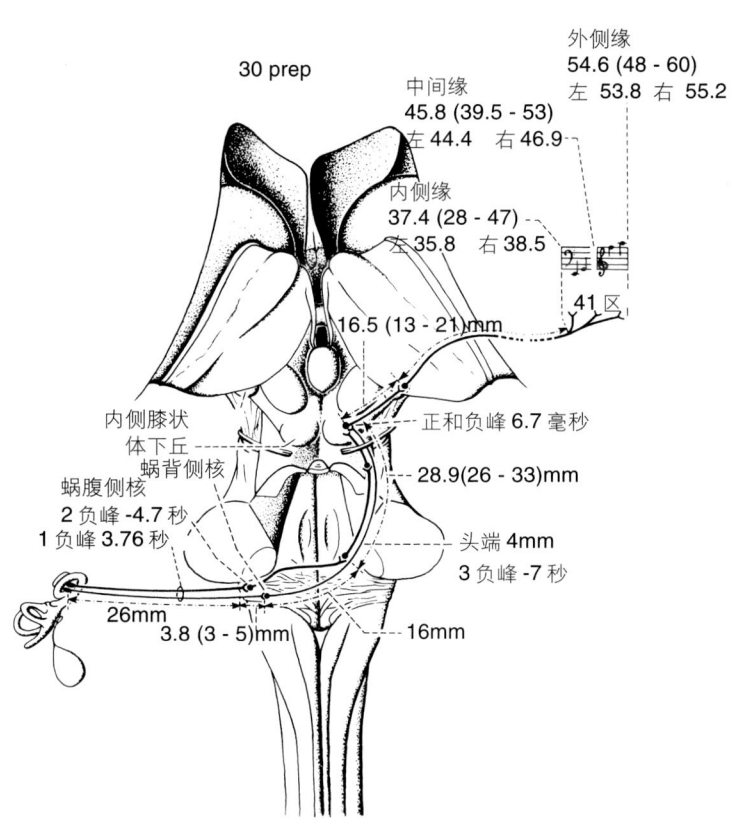

维来自后壶腹，其余的神经纤维来自耳蜗球囊神经、前庭耳蜗神经和球囊，总计约 6 500 根神经纤维。耳蜗神经部包含大约 30 000 根神经纤维，其神经节位于耳蜗轴的蜗神经节（螺旋神经节）。在前庭神经中已被确认大约有 200 根传出神经纤维。在内听道，耳蜗神经根走行于内前方，上前庭神经根于上外方，下前庭神经根于下外方。在后颅窝前庭耳蜗神经纤维束略有旋转，所以，在进入脑干处耳蜗神经位于外侧，下前庭神经紧靠其内侧，而上前庭神经则位于更内侧。中间神经与该段神经一并出脑并不少见。

邻近的动脉、静脉和肿瘤的压迫可致高反应性前庭耳蜗神经病，临床特点表现为耳鸣、听觉过敏、复听、眩晕和听力丧失。这些症状常常由小脑前下动脉引起，其次为小脑后下动脉。前庭神经受累表现为眩晕，耳蜗神经受累表现为耳鸣。

图 SA 74 Ⅷ颅神经的耳蜗神经的主要通路的测量，以及 Möller 和 Jannetta 的电生理测量数据（1982，1983）

在内听道，耳蜗神经纤维呈螺旋状排列，类似于耳蜗蜗轴的排列，在左侧耳蜗神经纤维呈逆时针方向排列，在右侧则呈顺时针方向排列。耳蜗神经进入脑干后，其纤维沿着小脑下脚的外侧到达耳蜗神经核（详见 Lang 1985）。

前庭神经纤维绕过小脑下脚的内侧，到达前庭神经核。根据 Ponomarev（1958）的观察，前庭神经上核长 4.4（3.4～5.4）mm，前庭神经内侧核长 6.6（5.0～8.3）mm，前庭神经外侧核长 4.0（2.9～5.8）mm，前庭神经下核长 2.8（2.0～3.8）mm。

前庭耳蜗神经在进入脑干处呈卵圆形切面，在我们的资料中纵轴直径 3.05（2.0～5.0）mm，横轴直径 1.3（1.0～2.5）mm，前庭耳蜗神经进入脑干处距正中线 15（13～17.5）mm，在面神经出脑处外侧为 1.36（0.5～2.0）mm。

中间神经常常靠近或与上前庭神经联合出脑，有时，中间神经出现在Ⅶ与Ⅷ颅神经之间。中间神经纤维厚约 2～4 μm，其值变化在 1.5～10 μm 之间。

舌咽神经 （图 SA44，图 SA64，图 SA70）

Ⅸ颅神经属于第三鳃弓的神经，其起始与终止神经核与Ⅹ颅神经相同。疑核前部的一组大运动神经元属于舌咽神经。疑核位于髓纹尾侧，菱形窝底下方 7 mm，长 10～20 mm，直径 3 mm。

前庭神经内侧核和前庭神经下核、孤束核、外侧网状结构位于疑核背侧，菱形窝底下方4 mm（更尾端平面低于菱形窝约3mm），尾端疑核则靠近三叉神经脊束核和楔束核。

疑核头端发出的纤维支配咽部肌肉。

副交感泌涎纤维起自迷走神经背核，此核位于灰翼（三角区）下方，长10mm。迷走神经背核尾部属于迷走神经。某些学者称此核为下涎核。

孤束核是舌咽神经的味觉纤维的终止神经核（传导舌后1/3的味觉）。

舌咽神经的感觉纤维终止于三叉神经脊束核（详见Lang 1981）。

在脑桥延髓沟尾端1.8（1～3）mm，紧邻橄榄外侧缘3.2（1.5～5）mm的橄榄后区有舌咽神经纤维进出脑。在进出脑处，舌咽神经的运动纤维位于内侧缘，感觉纤维位于外侧缘。舌咽神经运动纤维的中央段平均长度0.1mm，感觉纤维的中央段平均长度1.1mm。通常，舌咽神经的两束紧邻纤维跨越后颅窝到达舌咽神经的硬膜开口，神经纤维束长度15.65（10～20）mm。舌咽神经的硬膜开口是一个紧邻上神经节的硬膜小孔，上神经节的上表面接触脑脊液和周围淋巴管的最外端（图31，Lang 1981）。二分上神经节常见，上神经节包含感觉假单极神经节细胞。

舌咽神经痛

毫无疑问，舌咽神经在脑池中穿行时常常与小脑后下动脉接触，有时与小脑前下动脉接触。如果这些血管形成襻并压迫舌咽神经的中央段，就有可能发生舌咽神经痛。舌咽神经痛也被认为与少见的长茎突有关：疼痛多发生在扁桃体区和临近结构，以及咽部和中耳。

舌咽神经的下神经节位于岩骨小窝（颈静脉窝和颈动脉管外口之间），岩骨小窝常呈卵圆形，长4.4（2.1～12）mm，宽2.24（1.71～3.05）mm。该神经节横切面积2.22（0.88～4.08）mm^2。舌咽神经的下神经节中包含感觉和味觉纤维的神经元。

鼓室神经起自舌咽神经下神经节远端。在14例标本中，鼓室神经自起始部2mm处的厚度为0.33（0.12～0.91）mm（Vogel 1986）。1～2mm长的舌咽神经岩骨下段与迷走神经有纤维联系者占病例的35%，但与面神经恒定沟通。鼓室神经进入骨性管道（与咽升动脉的一个小分支紧密伴行），神经穿过鼓室小管到达迷路壁的鼓岬，这段鼓室神经有2～4个膨大，认为是化学感受器。血液供应丰富的化学感受器瘤或球瘤往往起源于这些部位，并沿着静脉扩展（图5，Lang 1981）。这些膨大的血液供应来自咽升动脉及其分支。另外，在鼓室神经行程中可以发现成团的神经细胞。鼓室神经的分支配鼓室黏膜、乳突气房和耳咽管。鼓室神经的最上支自鼓室向上前方走行，与面神经的分支联合形成岩小神经，岩小神经经过复杂的路径支配腮腺。

舌咽神经在咽旁间隙的行程

在我们的资料中，咽旁间隙的舌咽神经宽1.0（0.4～1.9）mm，厚0.9（0.2～1.0）mm（Vogel 1986）。舌咽神经走行在颈内动脉的外侧，并以不规则的方式发出分支。舌咽神经一细小的分支与迷走神经耳支联合，而稍远的分支与面神经联合（二腹肌支），更远的分支是颈动脉窦支，此后是形成咽丛的咽支，还有舌咽支。这些分支的远端，可以见到舌咽神经支配咽中缩肌的分支，接着，舌咽神经还发出分支到其标志性的肌肉——茎突咽肌。舌咽神经的最后分支是舌支。和

Henle（1879）一样，我们把不与咽丛联合但在咽部黏膜内分支的舌咽神经分支定义为舌咽支。走行在腭扁桃体外表面的分支形成网状，称为扁桃体丛，此神经丛支配腭扁桃体黏膜、咽峡和软腭邻近区域。

迷走神经（图 SA46，图 SA70）

迷走神经背核长约10 mm，包含9 500个神经元（普通内脏传出和传入柱）（Etemadi 1961）。迷走神经背核上端在迷走神经三角下方，下端在薄束核以下。疑核与两侧半球的皮质核束有联系（见舌咽神经与孤束核和三叉神经脊束核的纤维联系有关部分）。支配自主运动肌肉的神经纤维在脑干内形成内膝（其余神经纤维直达神经核）。我们的资料表明（Lang 和Reiter 1985），在橄榄后窝迷走神经包含8.65（4.0～15）条神经根丝，在脑干和迷走神经上神经节之间最上端的神经纤维束，长为15.33（10.5～21.0）mm，最下端的神经纤维束，长为15.6（11.0～20.0）mm。迷走神经上端神经纤维束进出脑处位于橄榄外侧缘外侧 2.70（1.5～4.0）mm。Tarlov 对迷走神经纤维的研究发现，内侧神经纤维束较薄，为运动纤维；外侧神经纤维束较厚，为感觉纤维。内侧神经纤维束的中央段较短（0.1mm）。外侧神经纤维束在进脑处长达2mm（Lang 1982）。Jannetta 等（1985）观察到，动脉或肿瘤对迷走神经，尤其是左侧迷走神经或邻近延髓的压迫，可以引起原发性高血压。同舌咽神经一样，迷走神经的硬膜开口为紧邻迷走神经上神经节的硬膜小孔。该神经节位于舌咽神经上神经节的下后方 1～3 mm，两者由硬膜皱襞隔开。像舌咽神经的上神经节一样，迷走神经上神经节上方浸泡在脑脊液中。这个特殊的神经节包含假单极神经元，这些神经元分支支配耳、硬脑膜和咽部，有些发出喉返神经。

迷走神经脑膜支参与后颅窝硬脑膜的支配（详见 Lang 1985）。

迷走神经耳支在其行程中可以存在球器官，所以耳支具有重要的外科意义。这支细小的分支发自迷走神经上神经节或其下方，沿颈静脉窝的前壁（或偶尔上壁）向外侧走行。在该区常常可见小沟及部分外露的小管。这部位的神经甚至可见血液供应丰富的副神经节（图5，Lang 1981）。在颈静脉窝的外侧壁区域，迷走神经耳支和伴行血管进入乳突小管，后者通常延伸到Fallopian管的乳突段，长 6（4～9）mm。这段迷走神经耳支与面神经建立联系，然后行走在面神经后方，偶在面神经前方，到达鼓乳缝。这段神经也有副神经节。迷走神经耳支出颅后支配部分耳廓后表面和鼓膜外表面。我们的资料显示，耳后神经及面神经存在恒定吻合。迷走神经耳支是颈静脉球瘤的好发部位。

副神经（图 SA48，图 SA70）

副神经的脊髓核位于C_1～C_5脊髓，副神经的颅根属于疑核的传出神经纤维。我们的资料显示：在后颅窝的副神经包含 10.66（6～16）条神经纤维束。副神经颅根的最上端神经纤维束长16.42（10.0～27.0）mm，最下端神经纤维束长 22.81（17.5～34.0）mm。副神经颅根的轴突（副神经的内支）在迷走神经上神经节下方的不同平面与迷走神经联合，并通过一或两根细丝与迷走神经上神经节联系。《格氏解剖学》认为这可能是迷走神经中支配软腭肌肉（腭帆张肌除外）的运动纤维的来源，这些运动纤维也随喉上神经和喉返神经分布，甚至可能随心脏神经分布。Lang

于 1981 年对副神经脊髓根已有描述。副神经脊髓根支配胸锁乳突肌和斜方肌（与 C_2 和 C_3 神经纤维）。我们的资料表明，副神经颅外段走行在颈内静脉前方的占病例的83%，走行在颈内静脉后方的占 15%，穿过颈内静脉的（或位于岩下窦与颈内静脉之间的）占 2%。

舌下神经 （图 SA46，图 SA65，图 SA66，图 SA70）

舌下神经核长为 6.7～12mm（Larina 1965），其最上端位于舌下神经三角下方，下端位于中央灰质腹侧，靠近正中。舌下神经核的传出纤维从延髓腹侧自锥体与橄榄之间发出。舌下神经纤维出脑处包括 13.95（7～26）根神经根丝，这些神经根丝往往集中为两大神经束。在后颅窝舌下神经纤维最上端的长度为 11.3（7～24）mm，舌下神经纤维下端的长度为 11.0（5.5～18.0）mm。我们发现，65%有两个硬脑膜孔接纳舌下神经（尤其在左侧），两个硬脑膜孔间距 4.16（0.5～9.0）mm。舌下神经硬脑膜下孔距椎动脉 8.71（7～15）mm；舌下神经硬脑膜上孔至副神经硬脑膜孔下缘的距离为 11.39（7.5～17.0）mm。舌下神经中央段短于 1 mm（像其他运动神经纤维一样）。在舌下神经管内，舌下神经纤维在离开管前彼此联合。舌下神经纤维由蛛网膜鞘和硬脑膜的延伸部分包绕，并环以舌下神经静脉丛。在大多数情况下，后颅窝的硬脑膜动脉中的一支穿过舌下神经管。在颅外，舌下神经的横切面大小为 1.53（0.68～2.44）mm 乘以0.99（0.46～2.13）mm。通常，舌下神经与舌咽神经、第一和第二颈神经之间的腹侧神经束、迷走神经下神经节相吻合，在大多数情况下，舌下神经与交感神经的上神经节相吻合。在罕见的情况下，舌下神经在后颅窝内走行在椎动脉的前方（Lang 1981），或舌下神经纤维穿过椎动脉上的小窗（图 162，Lang 1979）。

斜坡的解剖

　　有多个手术入路可对斜坡区域进行手术（例如，脊索瘤或软骨瘤）：颞下经天幕入路、经颈部、经舌下和鼻中隔入路等。Hakuba（1985）报告了经口入路到达此区域。Calcaterra等（1973）强调鼻咽部（及上颌窦、筛窦、腭和面部）的肿瘤能生长穿过颅底的骨孔。他们发现这些病变可借助神经周围通路进行扩散而不会种植转移到局部淋巴结或其他器官。Gabrielsen和Pingman（1964）注意到颅底肿瘤如"软骨瘤"（chondromas）在德文文献中与英国和美国作者的"骨软骨瘤"（osteochondromas）等同。这些肿瘤起源于原始颅底的软骨残留并且最初在硬膜外生长，虽然它们可能穿透硬膜。它们最常发生的部位是鞍旁，偶尔病变可在中颅窝、后颅窝、桥小脑角区、岩尖周围发现，并且也可罕见于岩枕缝区。图SA75显示颅颈交界处和斜坡区脊索的位置在生长发育过程中的变化，并且提示脊索瘤（来源于脊索）可能扩展的方向（参阅Lang 1986）。Luschka（1856）可能是描述此肿瘤的第一人，之后Müller（1858）指出它与脊索有关。脊索瘤

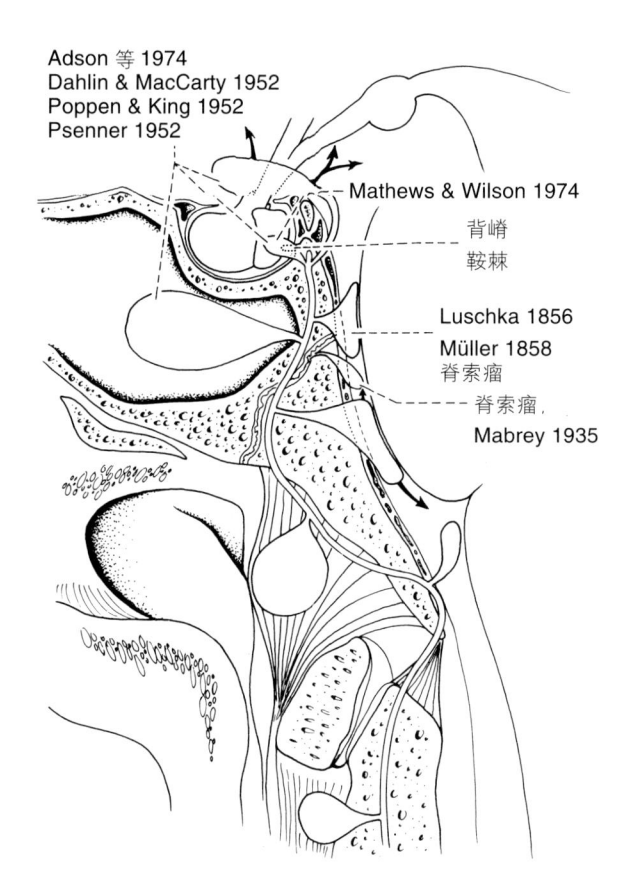

图 SA 75　脊索和脊索瘤，蝶枕软骨结合和脊索瘤（Lang 1986）

80 颅底的外科解剖

扩散到后颅窝、鼻咽、蝶窦和中颅窝垂体区的通路均在图中标示。有证据表明脊索头端的位置是可变的。一些研究者描述它终止于鞍背区，另一些人则认为在垂体窝后壁（在此处偶尔可看到一个"鞍棘"）。我们首次描述了一个鞍棘，那是我们在一位23岁男性身上观察到的（Lang 1977）。自那时起，对突进垂体的棘状突起已有了大量的描述（例如，Dietemann 等 1981）。

颅外手术入路

经蝶入路是经鼻通过梨状孔，该孔的大小在出生后的生长过程中及在成人中都有变化（Lang 和 Baumeister 1982）。棘下区（前鼻棘以下区域）和蝶窦口之间的距离在我们的成人材料中是 53.7（43~64）mm（图 SA76, Lang 和 Baumeister 1982 及 Lang 和 Sakals 1982）。

鼻中隔动脉血供见图SA77。我们的材料中70%标本蝶窦口的直径小于3.5mm（Lang和Sakals 1982），15%标本蝶窦口如针头大小，28%标本的开口为椭圆形，其长轴常常为垂直走向。蝶窦开口通常位于蝶窦的上半部，而其他部位较少（图 SA78）。蝶窦大小不同，我们曾在1983年、1985年和1988年发表的文章中对此有报告。重要的是应注意到在蝶窦中大的间隔常常是斜行的，且有额外的横向和斜向的数个间隔（图 SA79）。从蝶窦开口到鞍底的距离在 Fujii 等（1980）的资料里是17.1（12~33）mm，而在我们的资料里是14.6（9~23）mm。去除蝶窦黏膜就可到达前斜坡区。在我们的材料中常见到斜坡的后上部（鞍背）菲薄，从垂体窝来的动脉和静脉直接穿行到斜坡后表面的硬膜下。图 SA80 标明颅底点[1]前方斜坡厚度为8mm和11mm，及斜坡的骨皮质厚度。

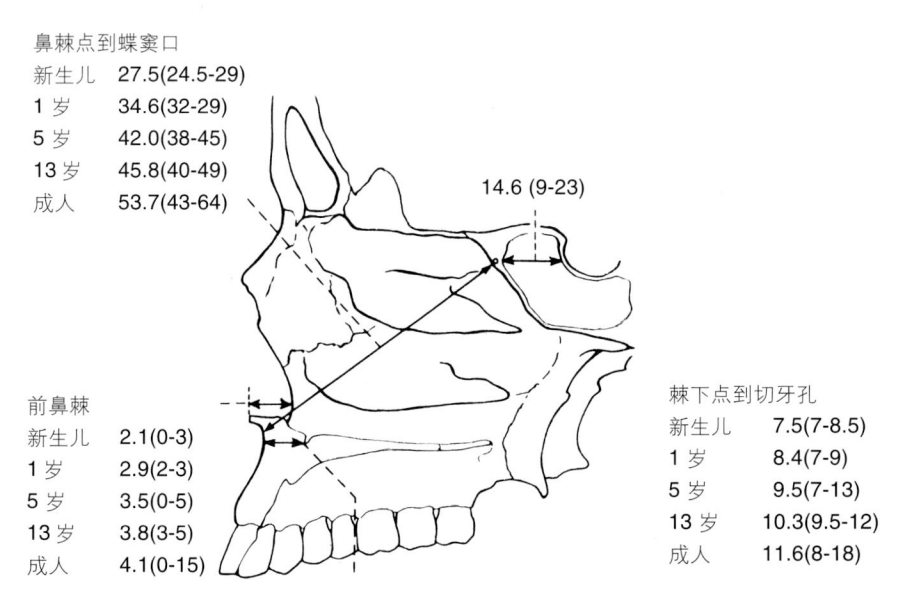

图 SA 76 棘下点到蝶窦口的距离，蝶窦口与垂体窝的距离，切牙孔的位置，单位mm（极值）（Lang和Baumeister 1982）

---

[1]颅底点，即枕骨大孔前缘中点。——译者注

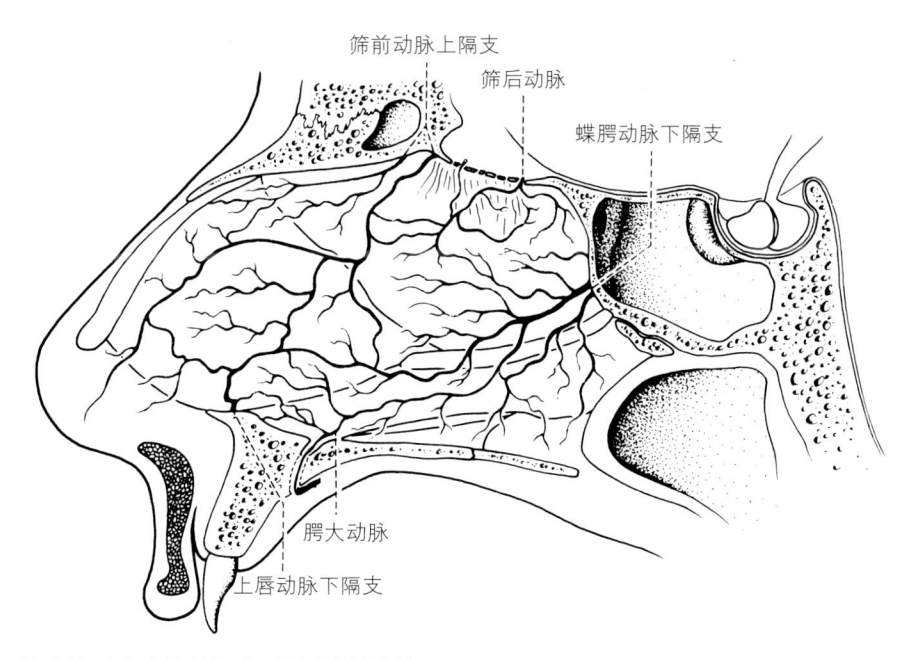

图 SA 77　鼻中隔的动脉（去除骨性部分后从内侧解剖）

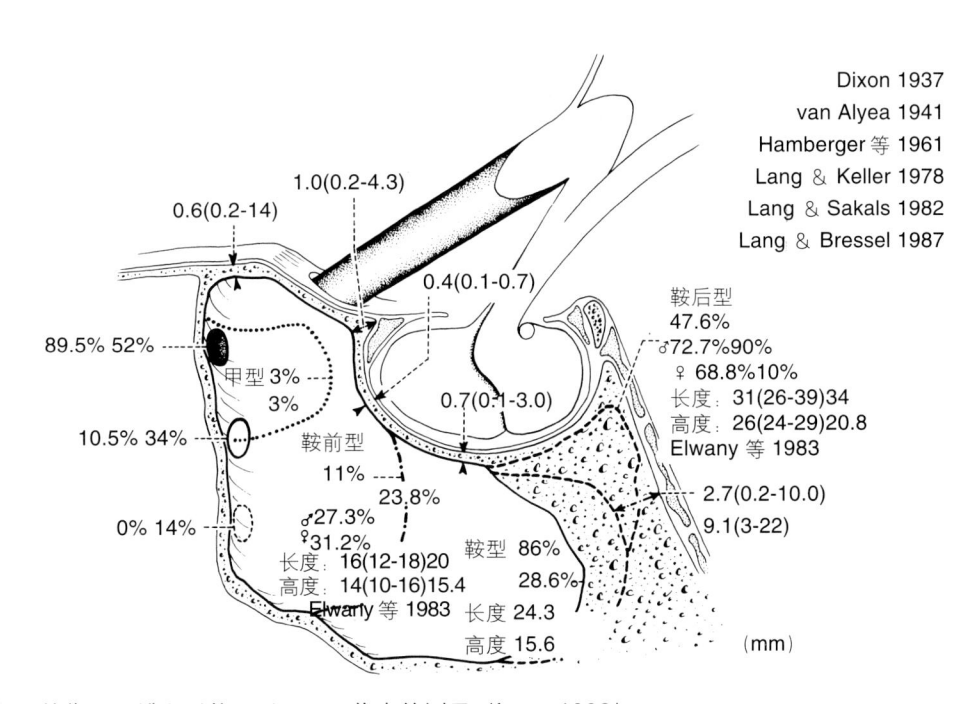

图 SA 78　蝶窦口的位置，蝶窦形状，以及不同作者的测量（Lang 1998）

82　颅底的外科解剖

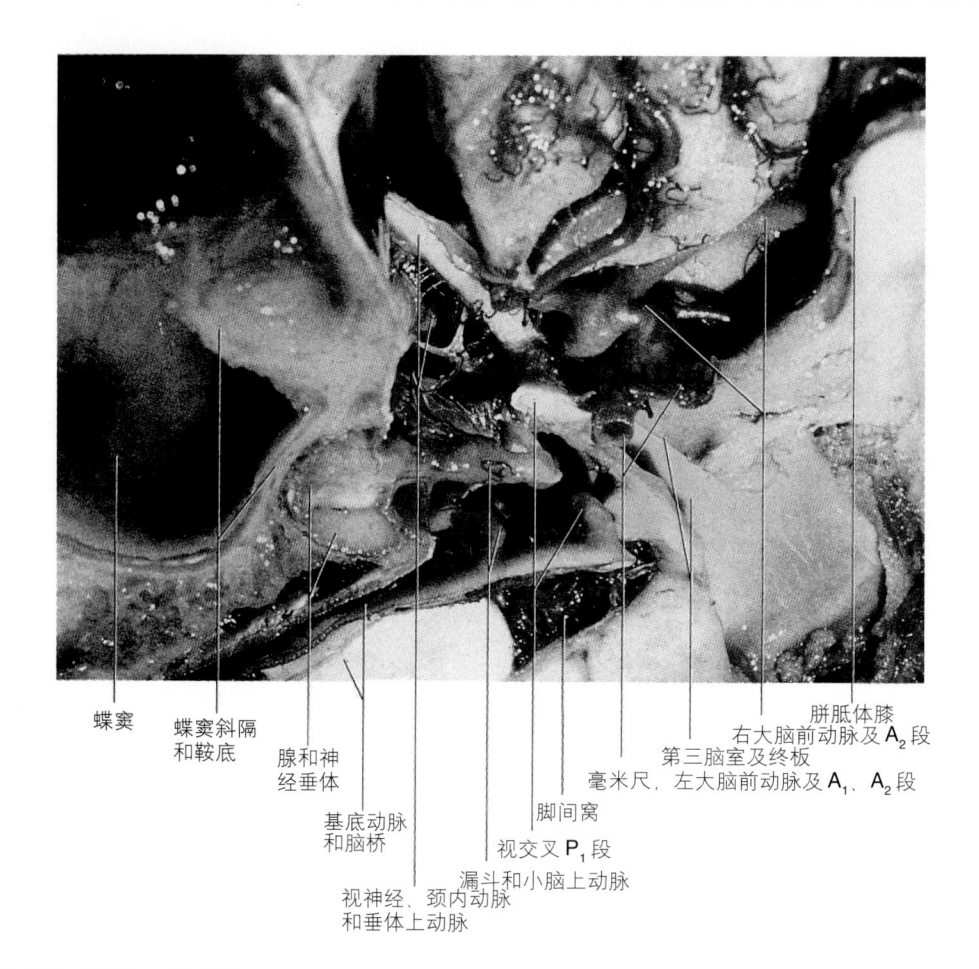

图 SA 79　头正中点状面，左面观

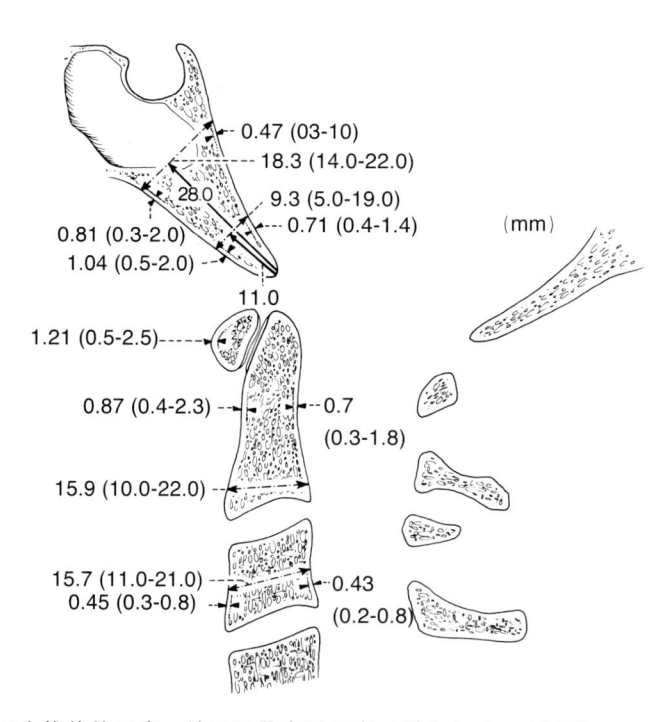

标注（从左至右）：
- 蝶窦
- 蝶窦斜隔和鞍底
- 腺和神经垂体
- 基底动脉和脑桥
- 视神经、颈内动脉和垂体上动脉
- 漏斗和小脑上动脉
- 视交叉 P_1 段
- 脚间窝
- 毫米尺，左大脑前动脉及 A_1、A_2 段
- 第三脑室及终板
- 右大脑前动脉及 A_2 段
- 胼胝体膝

数值标注：
- 0.47 (03-10)
- 18.3 (14.0-22.0)
- 28.0
- 9.3 (5.0-19.0)
- 0.81 (0.3-2.0)
- 0.71 (0.4-1.4)
- 1.04 (0.5-2.0)
- 11.0
- 1.21 (0.5-2.5)
- 0.87 (0.4-2.3)
- 0.7 (0.3-1.8)
- 15.9 (10.0-22.0)
- 15.7 (11.0-21.0)
- 0.43 (0.2-0.8)
- 0.45 (0.3-0.8)
- (mm)

图 SA 80　不同区域斜坡及上三个椎体的厚度，并显示骨皮质厚度（引自 Issing 1985）

经口 - 经腭入路（图 SA81）

在这个入路中只要有可能就要努力保全硬腭和软腭上的血管和神经。在这个区域里有一个重要的神经血管孔是腭大孔，它在我们成人的材料中位于犬齿的牙槽内侧界后方 29.21（21~40）mm 位置（Lang 和 Baumeister 1984）。该孔在成人长径为 5（3~8）mm，短径为 3.26（2~6）mm。腭大动脉和腭大神经出该孔紧贴硬腭向前内侧走行。腭大动脉的终末支经过切牙孔和切牙管到达鼻中隔的前下部分，在此处与蝶腭动脉的后隔支相吻合（参阅 Lang 和 Baumeister 1984）。在此区域另外一个重要结构是翼突钩，在其周围是腭帆张肌的肌腱。这两个翼突钩在我们的成人材料中的距离是 28.86（20~34）mm。重要的是要知道在颅底表面斜坡前部的宽度为 22.5（13~18）mm，而后部在颈静脉孔内侧边界的宽度为 42.7（33~52）mm（Issing 1985）。较窄的前部区域大约有 11（8~18）mm 长，较宽的后部区域有 14.3（8~20）mm 长。

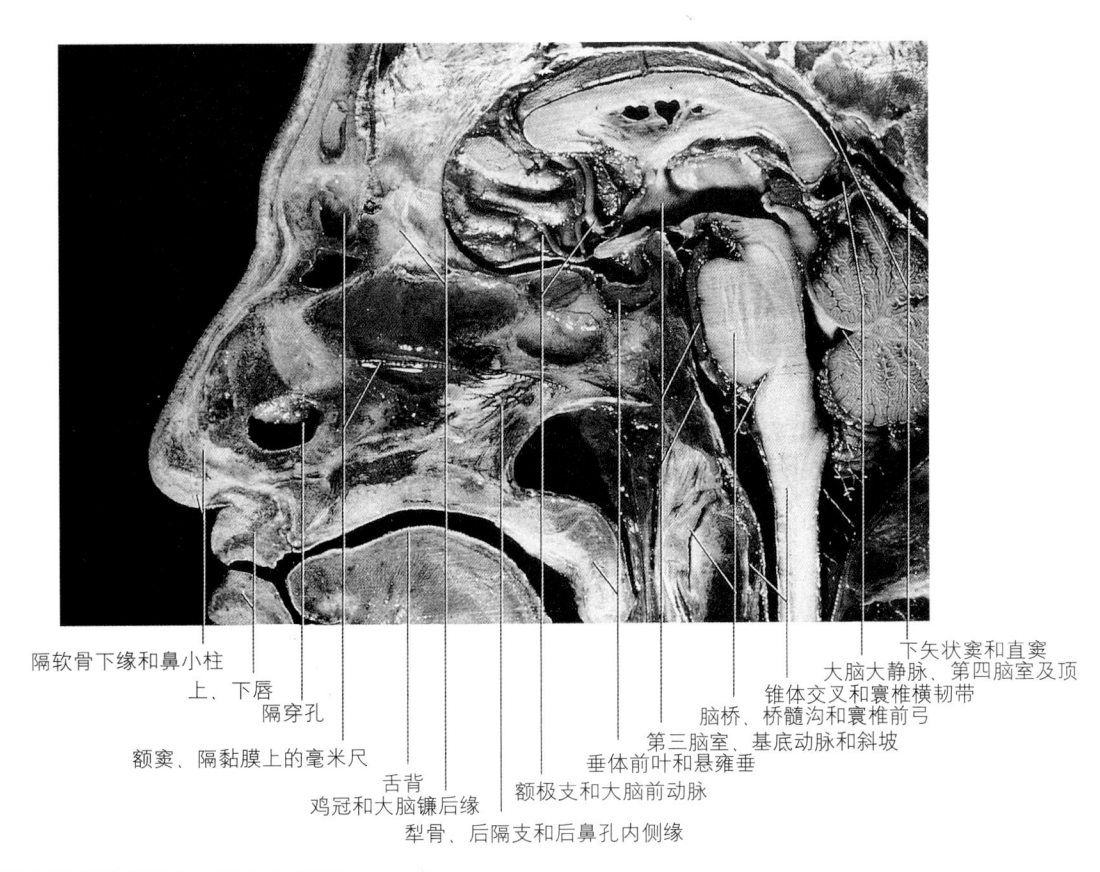

图 SA 81 鼻中隔穿孔的标本，正中矢状面

枕骨髁（图 SA82）

枕骨髁的长轴向前内方向会聚，在我们的材料中与中线平面的平均角度，右侧是25.2°（14°~42°），左侧是26.3°（14°~47°）。Ingelmark（1947）认为在成人平均角度是28°，而在新生儿是35.5°。在我们的材料中两侧枕骨髁的关节面在前部的距离是23.6（16~33）mm，后部是42.1（37~50）mm。Issing测定关节面的长度为22.9（15~29）mm。Bernhard（1976）测定关节面大小接近1.12cm²。

枕骨髁的表面形状为一个拉长的卵圆形或豆形。我们注意到有时有一个隆起部将关节面分成前后两部分。很罕见的情况是关节面上有两个沟（Schwegel，引用Henle 1871）。长与宽的比例是2∶1。其前界锐利并且沿着枕骨髁的体部向下突出，其后界常常与髁后窝连续。Strecker（1887），Misch（1905）和Bernhard（1976）描述了枕骨髁形态的多样性，包括豆形、棱镜形、扁平形、凸面形、平凸面形、平形、短宽形、扁长形、小凸形等。左右侧枕骨髁形状常有不同，即使在胎儿也如此（Sergi 1909，1919）。Bernhard（1976）报告枕骨髁平均高度为11.9mm。

枕骨髁关节面的外侧界高于内侧界。Knese（1949/1950）测算两个轴相交的前角在男性为124°，而在女性为127°。矮的枕骨髁角度较大（发育不良的髁其角度可达152°）。

在我们的材料中，关节面主体的旋转横轴是在枕骨大孔前缘后20.53（11.0~27.0）mm，在FHP下9.57（6.4~13.3）mm（图20，Fuchs 1980）。

齿状小骨（Bergmann小骨）是位于枢椎齿突和枕骨之间的游离小骨。Keller和Neiss（1962）注意到由于齿状小骨的阻隔可使寰枕关节运动异常（参阅 Wackenheim 1974）。

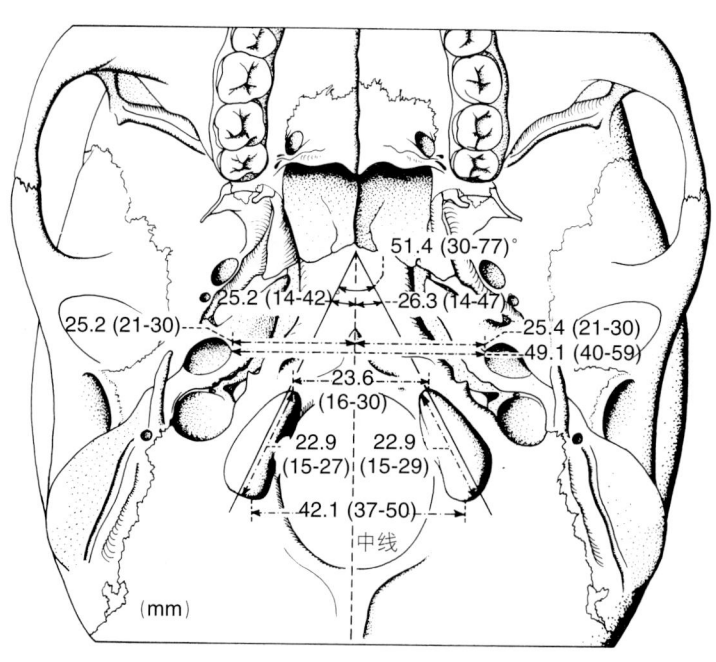

图 SA 82 枕骨髁前后端的距离、长度、矢状髁角、左右枕骨髁长轴与矢状面夹角。颈动脉管外口与中线的距离及两者间的距离。均值和极值用 mm 标示（引自 Lang 1986）

成人的寰椎（图 SA83）

寰椎的前弓在其腹侧面有一个前结节，前弓的后表面有软骨覆盖并与枢椎齿状突形成关节。寰椎的后弓较大，约占一个完整骨环的3/5，后弓在其背侧面通常有一个后结节。寰椎的前弓和后弓在寰椎的关节部和侧块部汇合。寰椎的关节上凹由软骨覆盖，与枕骨髁形成关节。左右侧两个卵圆形或肾形上关节面的长轴（它可以分为前后两部分）向前内侧方向汇合（与枕骨髁类似）。上关节凹的后面是一条横行的沟，椎动脉和相伴随的静脉及C_1神经位于其中。关节突常常在此沟的前方突出。在椎动脉上常有一个骨桥（双侧7%和单侧14%）。但更常见的是不完全的骨桥，由前和后骨棘形成（后和外侧小桥）。关节面的内侧是一个含有滋养孔的粗糙骨部，寰椎的横韧带附着其上。欧洲男性寰椎的最大宽度（在侧块的区域）是 83（74～90）mm，而欧洲女性的则为 72（65～76）mm。日本人则小一些（Tsusaki 1924，Dubreuil-Chambardel 1907）。Hasebe（1913）测量欧洲成年人的平均值为 80.9（73～85）mm。

寰椎的横突孔有椎动脉和相伴随的静脉通过，该孔位于上关节凹和寰椎侧块之间。

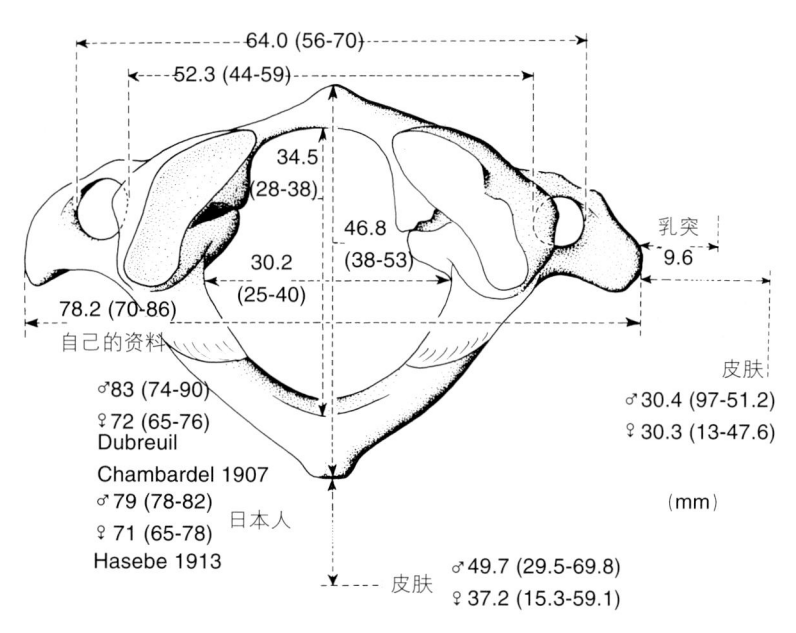

图 SA 83　寰椎最大宽度，横突孔内缘与外缘的距离，寰椎的长度，枢椎齿突及脊髓的空间的长宽。寰椎外侧缘到乳突尖的距离以及到皮肤的距离。均值（极值）用 mm 标示，注意性别差异（引自 Lang 1986）

枢椎（图 SA84）

我们对枢椎的上表面和椎管的测量数据见图SA84。在我们的材料中，椎管的矢状直径比日本男性的15.7mm和日本女性的15.4mm（Tsusaki 1924）的平均直径大一些。我们的材料的平均横径也同样大于日本男性（21.9mm）和日本女性（21.6mm）（Hasebe 1913）。在我们的材料中，上关节面是肾形的约有38%，其他的形状有圆形、椭圆形或其他（Sturm 1981）。枢椎的上关节面以 134.7°（124°～141°）向前汇聚。Frizzi（1915）发现这些关节面的平均长度是 18.5（16.4～20.4）mm，右边的平均宽度是 16.3mm，左边平均宽度为 16.6（14.8～17.9）mm。软骨的厚度范围为 0.5～1.0mm（Koebke 和 Brade 1982）。

枢椎的前表面（图 SA85）

在我们的材料中，枢椎体的高度为 22.13（17～26）mm。Hasebe（1913）发现日本男性平均值为19.3 mm，日本女性的平均值为17.3mm。我们的材料中枢椎齿状突的平均高度为15.7mm，相比较而言Hasebe测量的日本男性为17.9mm，日本女性为16.5mm。这有可能是因为使用了不同的方法测量椎体和齿状突。在我们的材料中，齿状突的横径比日本人要大。我们得到的平均直径为11.21mm，而Hasebe测量的日本男性和女性分别为10.5mm和9.8mm。齿状突的前关节面在我们的材料中是略大于日本人的（Tsusaki 1924）。Dwight（1887）在欧洲人材料上测量的齿状突的最大宽度是55～58mm。Hasebe在男性材料上测量的值为57mm，在女性为50.4mm。Helms（1963）测量放射影像上齿状突的轴和椎体的下表面的夹角为 42°～88°（88°几乎呈直线）。

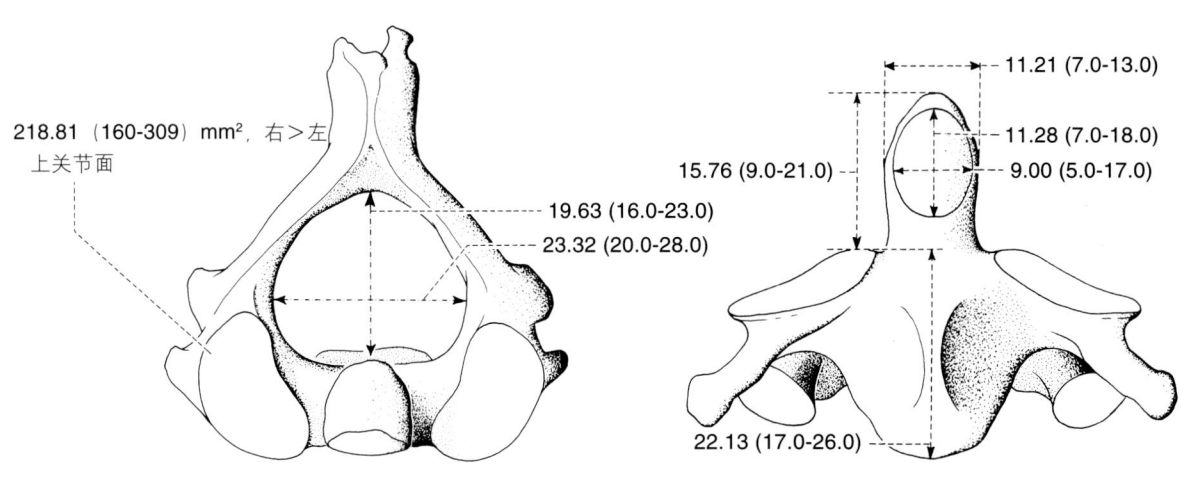

图 SA 84　枢椎上面观，椎管长宽及上关节面积。均值及极值为mm。引自Sturm（1981）和Lang（1986）

图 SA 85　枢椎前面观，椎体和齿突的高度，齿突及其前关节面的宽度。均值和极值为mm（Lang 1986）

偶而齿状突向前或向侧方倾斜（"齿状突侧突"）。Helms 发现角度从 +10°（倾向右侧）到 -6°（倾向左侧）。Krmpotić-Nemanić和 Keros（1973）测量齿状突相对于通过枢椎下表面中心的水平线的角度。垂直线通过枢椎椎体下部的中心。78%齿状突与椎体同轴。一个不太明显的前突使齿状突向后倾斜达11°。齿状突也可出现达14°的后突成角，特别是在颈椎有明显前突畸形。

寰枢关节（图 SA86）

寰枢关节囊的前内侧部比后外侧部薄一些。关节腔有时与位于齿状突与寰椎横韧带之间的腔相交通（Cave 1933，1934）。后者在 Nomina Anatomica 中被称为"寰齿囊"。齿状突背侧面是光滑的，并且有柔软的结缔组织层和软骨细胞覆盖。它大约有 0.5mm 厚，与由软骨覆盖的寰椎横韧带的前表面形成关节。对关节腔中的几个隐窝已有描述。Koebke（1979）称齿状突的前关节面总是垂直的卵圆形。后关节面有 70% 是横卵圆形，其余的是圆形。它由纤维软骨覆盖。在老年人群，退行性变常见于齿状突的前关节面以及对应的寰椎关节面。

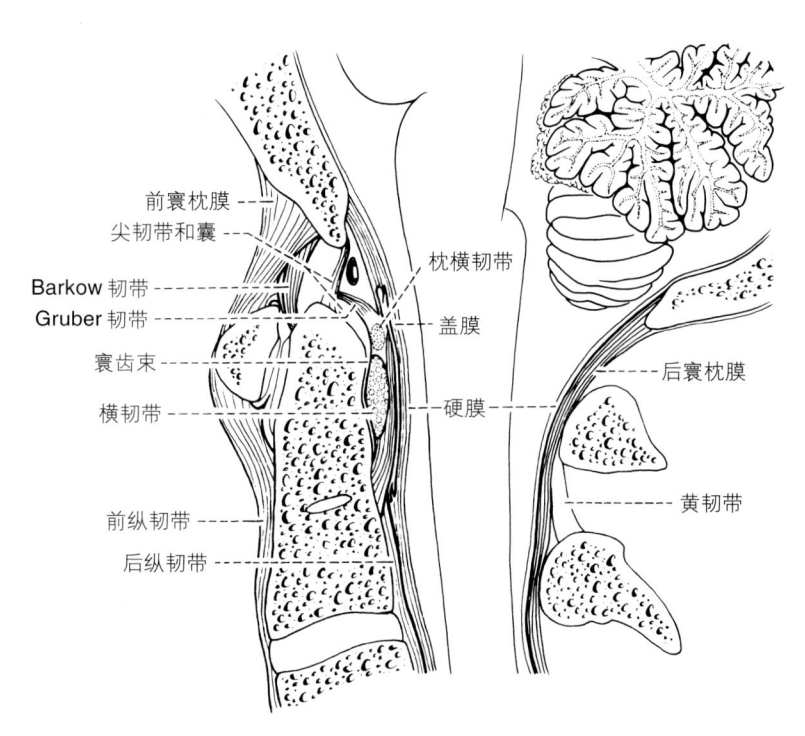

图 SA 86 脊柱上部和枕脊间的韧带，正中矢状面。显示前寰齿关节及后寰齿关节炎。枢椎中的齿下软骨结合，如图示，持续存在到 20 岁，年龄更大的也常少见（Lang 1986）

寰椎的横韧带（图 SA87）

寰椎侧块的内侧面常有数个结节为横韧带的粘着处。在附着处附近平行的纤维形成圆状韧带，韧带增宽并覆盖齿状突的后表面。韧带在其中部有近 10mm 宽和 2mm 厚，该韧带上缘锐利，下缘圆钝。它由胶原纤维束组成，它们互相以锐角交叉，可以使韧带在颈椎和头向前屈时轻度伸展（Stoff 1968）。Macalister（被 Warwick 和 Willams 引用 1973）声称说需要 130kg 的力量才能拉断这个强大的韧带。

寰椎的十字韧带（图 SA87）

横韧带是十字韧带的主要部分，加上纵向的韧带组成十字韧带。十字韧带的上纵带总是存在

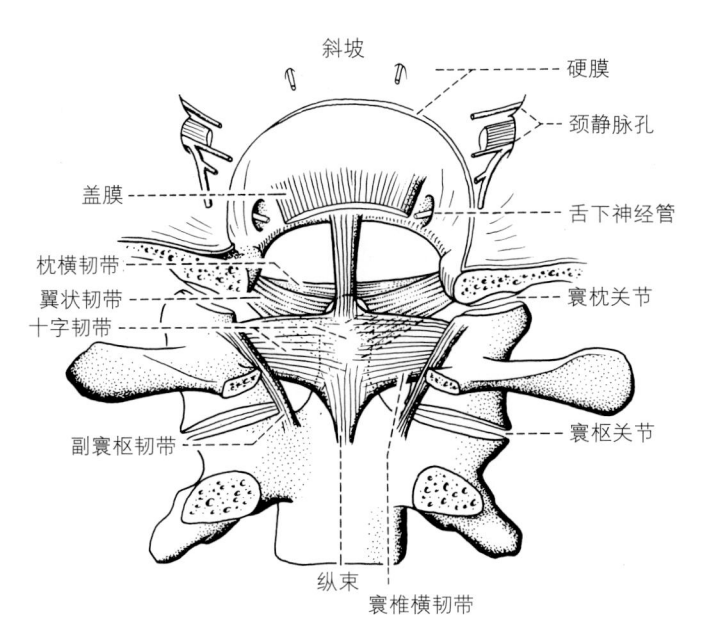

图 SA 87　寰齿关节韧带，后面观。除了翼状韧带，还可见十字韧带和枕横韧带，副寰枢韧带也经常可见。盖膜和硬膜已被切除，寰枢关节外侧的后部已被游离（Lang 1986）

的，它由疏松结缔组织所包绕，并与前寰枕膜融合。十字韧带的下纵带附着于枢椎椎体的后表面，但不总是存在。

齿状突的尖韧带（图SA86）

尖韧带有 2～5mm 宽和 2～12mm 长，无功能。它被认为是脊索的遗迹。据我们的经验，有时在韧带的区域中可发现骨沉积。我们也注意到齿状突的一个小突，它与颅底点[1]形成关节。

盖膜（图SA86）

在前方的硬膜下，枢椎的齿状突和十字韧带被一层宽阔的相当强度的韧带从后方覆盖，称为盖膜。它是脊柱的后纵韧带向上的延伸（Warwick和Williams 1973）。这个扁平的韧带由两层组成。它的外侧部分加入到寰枕关节囊。它的背侧部分与硬膜在斜坡附近相延续，恰位于枕大孔之上。深部向上附着于枕骨的基底部，向下附着于枢椎体的后表面。它也与十字韧带紧密（寰椎的横韧带）相连。有时有一个小囊介入这两者之间，但常常仅有一些疏松结缔组织位于横韧带表面和深部。有时在寰椎的横韧带附近可见十字盖膜囊。

前纵韧带与后纵韧带

Hayashi 等（1997）检查了62例成人和8例胎儿的脊柱，观察他们的前纵韧带通过椎体外侧表面的情况，它位于颈部长肌肉的深面，前纵韧带与后纵韧带在椎间孔附近联合。后纵韧带位于

---

[1] 颅底点，即枕骨大孔前缘中点。——译者注

椎体的后表面，由二层结构组成。深层纤维参与构成纤维环，浅层纤维在内侧与深层纤维疏松连接。在外侧浅层完全与深层分开，并且向外扩展形成结缔组织膜，覆盖硬膜、神经根和椎动脉。这部分可以相对较厚，但另外一些地方可能较薄或不完整，特别是在后方。围绕神经根和椎动脉的部分常较易鉴别。

翼状韧带（图SA87）

翼状韧带是圆索条状，直径约有8mm。它们附着于枕髁前内侧，约有10mm长和4mm宽的粗隆，从枕髁处向下走行到齿状突上2/3的外侧面。它的最上部纤维可跨过中线形成枕横韧带，这个韧带有一部分深纤维延伸到齿状突的后外侧缘，而浅纤维部分附着于齿状。可见其他纤维行至对侧。

椎动脉，横突部（图SA88）

90% 椎动脉从 C_6 向上穿行在横突孔中。这些横突孔左侧的前后径为6.5~7.5mm，右侧的前后径约为7mm（Argenson等1980）。横突孔和相邻横突孔之间的间隙有椎静脉丛和围绕动脉的交感神经丛。这个交感神经丛与椎神经相连，它常起源于星状神经节，较少起源于下或上颈神经节。椎神经首次由Hirschfeld描述（1876），后来Francois和Franck（1878，1899）也描述过。Van den Broek（1908）和Kunert（1961）特别注意到这个神经丛。该神经丛在外科上很重要，因为它与交感链的颈神经节相连，与颈神经相连，其确切作用虽有争议，但认为它们与平衡障碍、听力丧失和疼痛的发病机理有关。除椎动脉及其分支外，椎神经还辅助颈神经支配脊柱的关节和韧带以及硬膜。椎神经病变可由动脉硬化、脊柱畸形、脊柱前突引起，并且可导致植物性血管痉挛（参阅 Lang 1983）。

椎动脉，寰枢部（图SA88）

椎动脉的寰枢部走行在枢椎和寰椎之间。它特殊的构造使头和寰椎能自由旋转约35°。最引人注目的是在我们其外膜发现有许多弹性纤维。随着年龄增长椎动脉容易在寰椎与枢椎之间形成襻。该动脉的外侧襻和后襻在我们的材料中都可以观察到。

寰椎部

在我们的材料中，寰椎横突孔的内侧缘距中线26（22~30）mm，比枢椎的横突孔更靠外侧。而且，寰椎横突孔的下缘比其上缘更靠内侧。在寰椎的上表面，椎动脉弯曲或向后成角走行在寰椎的椎动脉沟内，但它并不直接与此沟接触，而是隔以静脉丛。枕下神经也在该动脉下方向背侧行走。该段椎动脉常常发出肌支，它与枕动脉和颈升动脉的分支相吻合，有时与颈升动脉吻合。

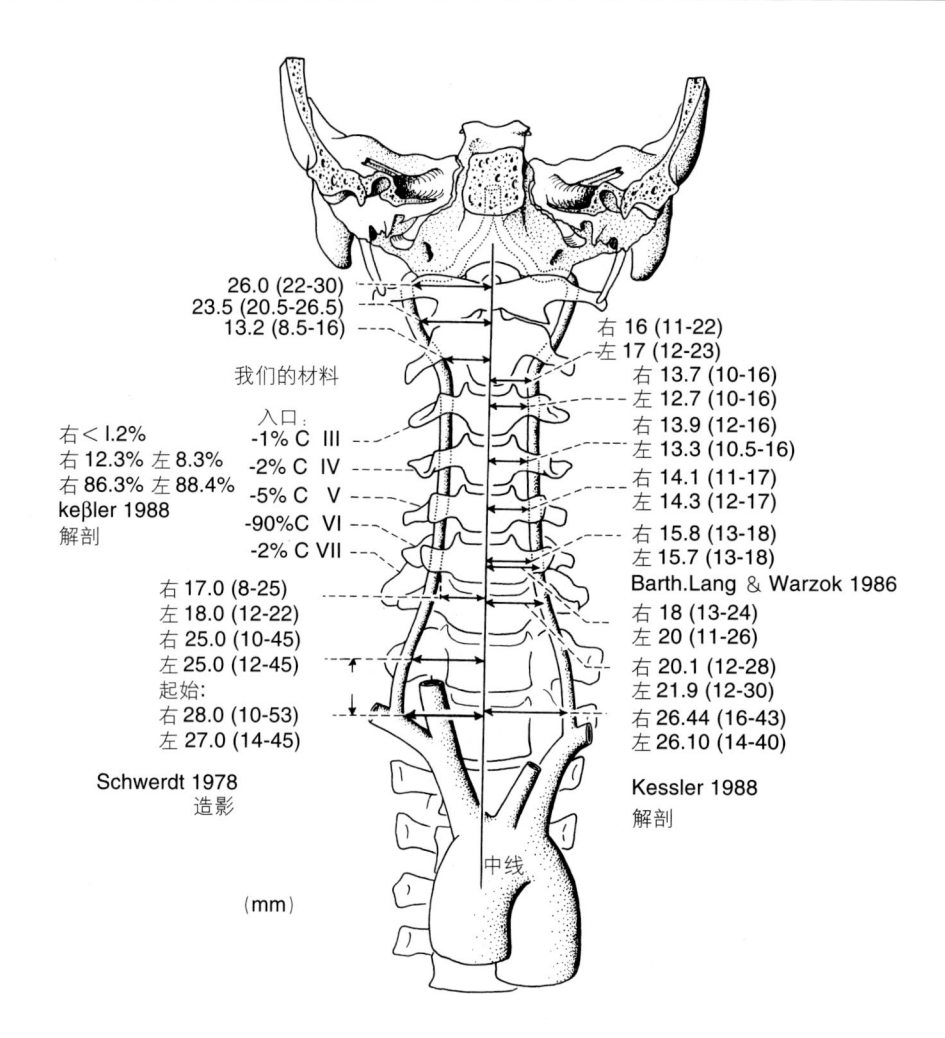

图SA 88　椎动脉各段与中线的距离。Schwerdt (1978)、Barth 等 (1986) 和我们自己测量了椎动脉内侧缘到中线的距离；Kessler 在我们的材料中测量了椎动脉中心到中线的距离。图示椎动脉进入颈椎的部位。对所有的颈椎手术入路，这些距离数据都很重要

椎动脉，进入蛛网膜下腔

在与椎神经分支一起进入蛛网膜下腔之前，椎动脉穿过后寰枕膜和硬膜。在椎动脉的下方是 C_1 腹根（亦常有背根）的短根的袖套。在蛛网膜下腔，椎动脉可以直行，也可以弯曲（特别是在老年人）走向对侧的同名动脉。在这个过程中，椎动脉首先在脊髓和延髓的侧方绕行，然后走行在它们的前方。我们的材料中有2/3的椎动脉与对侧动脉在脑桥下极相连形成基底动脉。在我们的成人材料中，椎动脉蛛网膜下腔段的长度为 25.4（19～35）mm。

颅颈结合部中枢神经系统的动脉供应

根动脉

与其他的作者（Noeske 1958；Piscol 1972）不同，我们发现许多材料中有动脉伴随C_1的腹根和背根到脊髓和脑干。例如，在C_2水平，血管直径右边平均为400μm，左侧平均为300μm；在C_1水平，血管直径右边平均为800μm，而左侧平均为700μm。腹侧根动脉常常与脊髓前动脉及脊髓和延髓的邻近动脉形成吻合。

脊髓前动脉（图SA89）

继Stopford（1915，1916）、Wollschlaeger和Wollschlaeger（1967）及其他作者之后，我们也对脊髓前动脉进行了研究（Brunner 1978）。这根血管在两根椎动脉结合前5.8（1～13）mm处发出。走行一段后在桥延结合处尾端13.9（5～38）mm处与对侧脊髓前动脉结合。脊髓前动脉的外径为0.75（0.245～0.9）mm，并且10%的病例一侧缺如。约有13%的病例双侧的脊髓前动脉在结合之前要向下走行更远的一段距离。38%的有副脊髓前动脉。这根血管在脊髓前动脉的远端发出并分支到锥体、前正中裂和桥延沟。在55%的标本中可见到脊髓前动脉发出分支到锥体。

小脑后下动脉（图SA89）

小脑后下动脉（PICA）在Adachi（1928）的材料中有79%发自椎动脉，而在我们早期的材料中（Lang和Kollmannsberger 1961，Lang和Müller 1975）约有90%。不同的作者报告了在他们的材料中有6%～10% PICA起源于基底动脉。硬膜外起源的PICA并不少见（Lang 1985）。Adachi（1928）的材料证实双侧PICA缺如者略超过4%，而Lang和Kollmannsberger（1961）的材料中为2%。Brunner（1978）发现有7.3%为单侧缺如，而双侧缺如者为3.6%。在这种情况下通常由PICA供血的区域由粗大的小脑前下动脉供血。在我们的材料中0.9%一侧有两根PICA。当这根血管自椎动脉发出时，从近端1/3发出有50%，中段1/3有27.6%和远端（颅侧）1/3有15.3%。图SA89显示椎动脉、小脑后下动脉、基底动脉、小脑上动脉、大脑后动脉以及小脑前下动脉和脑桥支。

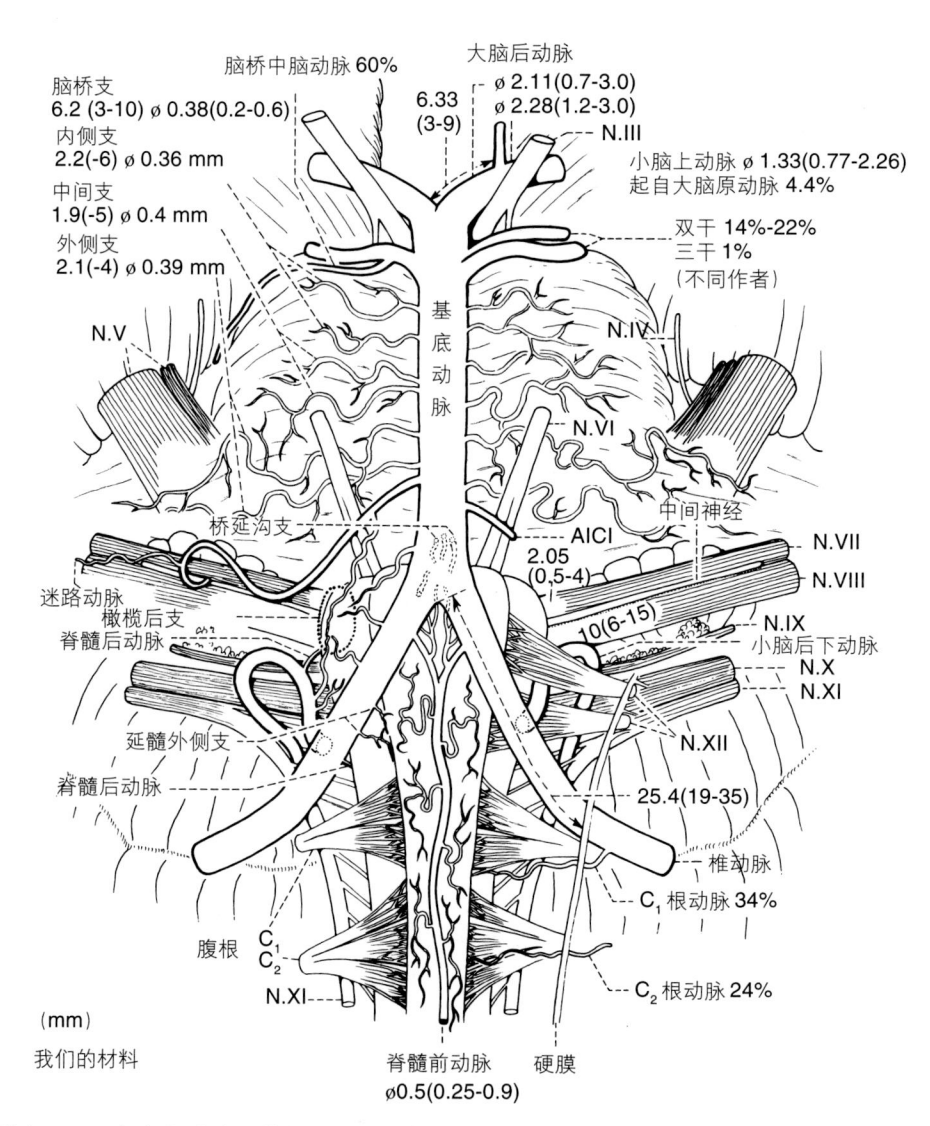

图 SA 89 颅颈结合区及后颅窝椎动脉、基底动脉的长度和分支，前下面观。Ⅶ、Ⅷ颅神经中央段长度，小脑上动脉的起源（引自 Lang 待发表）

参考文献

Adachi B (1904a) Die Orbita und die Hauptmaße des Schädels der Japaner und die Methode der Orbitalmessung. Z Morphol Anthropol 7:379–480

Adachi B (1904b) Topographische Lage des Augapfels der Japaner. Z Morphol Anthropol 7:481–501

Adachi B (1928) Das Arteriensystem der Japaner, vol I u. II. Verlag der Kaiserlich-Japanischen Universität, Kyoto

Adson AW, Kernohan JW, Woltman HW (1935) Cranial and cervical chordomas: clinical and histologic study. Arch Neurol Psychiatry 33:247–261

Anderson RD, Liebeskind A, Schechter M, Zingesser L (1972) Aneurysms of the internal carotid artery in the carotid canal of the petrous temporal bone. Radiology 102:639–642

Anson BJ, Warpeha RL, Rensink MJ (1968) The gross and macroscopic anatomy of the labyrinths. Ann Otol Rhinol Laryngol 77/4:1–25

Arey LB (1950) The craniopharyngeal canal reviewed and reinterpreted. Anat Rec 106:1–16

Argenson C, Francke JP, Sylla S, Dintimille H, Papasian S, di Marino V (1980) The vertebral arteries (segments V1 and V2). Anat Clin 2:29–41

Arnold G, Huhn P, Clahsen H (1980) Zur topographischen Anatomie der V. jugularis interna im Hinblick auf verschiedene Punktionsverfahren und Komplikationen beim zentralen Venenkatheter. Verh Anat Ges 74:809–811

Austin JH, Stears JC (1971) Familial hypoplasia of both internal carotid arteries. Arch Neurol 24:1–10

Barth H, Lang G, Warzok R (1986) Untersuchungen zur klinisch-topographischen Anatomie der Regio intervertebralis lateralis im Bereich des 3. bis 7. Halswirbelkörpers. Anat Anz 162:175–193

Bast R (1982) A. alveolaris inferior, Verlauf und Verzweigungstypen. Dissertation, University of Würzburg

Batujeff N (1889) Eine seltene Arterienanomalie (Ursprung der A. basilaris aus der A. carotis interna). Anat Anz 4:282–285

Baumel JJ, Vanderheiden JP, McElenney JE (1971) The auriculotemporal nerve of man. Am J Anat 130:431–440

Begg AC (1961) Radiographic demonstration of the hypoglossal artery. A rare type of persistent anomalous carotid-basilar anastomosis. Clin Radiol 12:187–189

Bergerhoff W (1960) Die Sella turcica im Röntgenbild. JA Barth, Leipzig

Bergland R, Ray B, Torack R (1968) Anatomical variations in the pituitary gland and adjacent structures in 225 human autopsy cases. J Neurosurg 28:93–99

Bergström B (1973) Morphology of the vestibular nerve. II. The number of myelinated vestibular nerve fibers in man at various ages. Acta Otolaryngol (Stockh) 76:173–179

Berke RN (1954) A modified Krönlein operation. Arch Ophthalmol 51:609–632

Bernhard W (1976) Kraniometrische Untersuchungen zur funktionellen Morphologie des oberen Kopfgelenkes beim Menschen. Gegenbaurs Morphol Jahrb 122/4:497–534

Boyd GI (1930/31) The emissary foramina of the cranium in man and the anthropoids. J Anat 65:108–121

Boyd JD (1937) Observations on the human carotid sinus and its nerve supply. Anat Anz 84:386–399

Broek AJP van den (1908) Untersuchungen über den Bau des sympathischen Nervensystems der Säugetiere. Gegenbaurs Morphol Jahrb 37:202–288

Bruneton JN, Drouillard JP, Sabatier JC, Elie GP, Tavernier JF (1949) Normal variants of the sella turcica. Neuroradiology 131:99–110

Brunner FX (1978) Über die Arterien des Hirnstammes, Vorkommen, Zahl, Durchmesser und Variationen. Dissertation, University of Würzburg

Bucy PC (1936) Carotid sinus nerve in man. Arch Intern Med 58:418–432

Bulatnikow TJ (1915) Regio latero-pharyngea. Topographie ihrer Arterien im Zusammenhang mit der Frage über gefährliche Blutungen bei operativen Eingriffen in der Regio tonsillaris. Arch Laryngol Rhinol 29:225–281

Burns A (1811) Observations on the surgical anatomy of the head and neck. Edinbourg

Cairney J (1924) Tortuosity of the cervical segment of the internal carotid artery J Anat 59:87–96

Calcaterra TC, Cherney EF, Hanafee WF (1973) Normal variations in size and neoplastic changes of skull foramina. Laryngoscope 83:1385–1397

Calverley JR, Millikan CH (1961) Complications of carotid manipulation. Neurology (Minneap) 11:185–189

Carpue C (1816) An account of two successful operations restoring a lost nose from the integuments of the forehead in the case of two officers of his Majesty's army. Longman, London

Casberg MA (1950) The clinical significance of the cervical fascial planes. Surg Clin North Am 30:1415–1434

Cave JE (1933/34) On the occipito-atlanto-axial articulations. J Anat 68:416–428

Coller FA, Yglesias L (1935) Infections of the lip and face. Surg Gynecol Obstet 60:277–290

Conley JJ (1956) The surgical approach to the pterygoid area. Am Surg 144:39–43

Converse JM (1942) New forehead flap for nasal reconstruction. Proc R Soc Med 35:811–812

Converse JM, Coccaro PJ, Becker M, Wood-Smith D (1973) On hemifacial microsomia. Plast Reconstr Surg 51:268–279

Cornell SH (1969) Jugular venography. Am J Roentgenol 106:303–307

Costen JB (1934) A syndrome of ear and sinus symptoms dependent upon disturbed function of the temporomandibular joint. Ann Otol Rhinol Laryngol 43:1–15

Czerwinski F (1981) Variability of the course of external carotid artery and its rami in man in the light of anatomical and radiological studies. Folia Morphol (Warsz) XL:449–453

Dahlin DC, MacCarty CS (1952) Chordoma. A study of fifty-nine cases. Cancer 5:1170–1178

Dausacker J (1974) Praktisch anatomische Befunde an der mittleren und hinteren Schädelgrube. Dissertation, University of Würzburg

De Castro Correia P, Zani R (1973) Surgical anatomy of the facial nerve as related to ancillary operations in rhytidoplasty. Plast Reconstr Surg 52:549–552

Delens E (1870) (cited in Hamby 1952)

Denecke HJ (1961) Zur präparatorischen und reparatorischen Chirurgie des N. facialis. Z Laryngol Rhinol Otol 40/5:380–383

Denecke HJ (1966) Zur Chirurgie ausgedehnter Glomustumoren im Bereich des Foramen jugulare. Arch Klin Exp Ohr Nasen Kehlkopfheilkd 187:656

Dietemann JL, Lang J, Francke JP, Clarisse J, Bonneville JF, Wackenheim A (1981) Anatomy and radiology of the sellar spine. Neuroradiology 21:5–7

Dittel L (1857) Die Topographie der Halsfascien. Vienna

Dixon FW (1937) A comparative study of the sphenoid sinus (a study of 1600 skulls). Ann Otol Rhinol Laryngol 46:687–698

Dubreuil-Chambardel L (1907) Variationes sexuelles de l'atlas. Bull Soc Antropol Paris s 5: T 8 (after Tsusaki T 1924)

Dwight T (1887) Account of two spines with cervical ribs, one of which has a vertebra suppressed, and absence of the anterior arch of the atlas. J Anat Physiol 21:539–550

Edington GH (1901) Tortuosity of both internal carotid arteries. Med J (Lond) 2:1526–1527

Eisler P (1912) Die Muskeln des Stammes. In: Bardelebens Handbuch des Menschen, vol 2. Fischer, Jena

Elwany S, Yacout YM, Talaat M, Gunied A, El-Nahass M, Talaat M (1983) Surgical anatomy of the sphenoid sinus. J Laryngol Otol 97:227–241

Engel A (1975) Ursprungs- und Verlaufsvariationen der ersten Ophthalmica-Strecke. Dissertation, University of Würzburg

Engström H, Rexed B (1940) Über die Kaliberverhältnisse der Nervenfasern im N. stato-acusticus des Menschen. Z Mikrosk Anat Forsch 47:448–455

Ernst T, Inke G (1962) Variationen der sensiblen Hauptäste des N. mandibularis beim Menschen. Z Anat Entwicklungsgesch 123:126–136

Etemadi AA (1961) The dorsal motor nucleus of the vagus. Acta Anat (Basel) 47:328–332

Fichtl H (1989) Scientific researchs at the Department of Anatomy, University of Würzburg

Fink J (1978) Untersuchungen im Bereich der Fissura sphenomaxillaris, des Canalis palatinus major und des harten Gaumens. Dissertation, University of Würzburg

Fisher AGT (1915) Sigmoid tortuosity of the internal carotid artery and its relation to tonsil and pharynx. Lancet 2:128 (after Weibel and Fields 1965)

Fluur E (1964) Parapharyngeal tumors. Arch Otolaryngol 80:557–565

Franck F (1899) Anatomie du nerf vertébral chez l'homme et les mammiferes. J Physiol de Pathol Géné I (after Broek AJP van den 1908)

Francke JP, Macke J, Clarisse J, Libersa JC, Dobbelaero P (1982) The internal carotid arteries. Anat Clin 3:243–261

Franke H (1963) Über das Karotissinus-Syndrom und

Franke H (1963) Über das Karotissinus-Syndrom und den sogenannten hyperaktiven Karotissinus-Reflex. Schattauer, Stuttgart

Freckmann N (1981) In: Samii M, Jannetta PJ (eds) The cranial nerves. Anatomy, pathology, pathophysiology, diagnosis, treatment. Springer, Berlin Heidelberg New York

Frizzi E (1915) Über die Wirbelsäule der Baining (Neu-Pommern). Z Morphol Anthropol 17

Fuchs E (1980) Untersuchung über die Gelenkflächen der Articulatio atlanto occipitalis. Dissertation, University of Würzburg

Fujii K, Lenkey C, Rhoton AL (1980a) Microsurgical anatomy of the choroidal arteries: lateral and third ventricles. J Neurosurg 52:165–188

Fujii K, Lenkey C, Rhoton Al (1980b) Microsurgical anatomy of the choroidal arteries. Fourth ventricle and cerebellopontine angles. J Neurosurg 52:504–524

Gabrielsen TO, Bookstein JJ (1968) Jugular venography by catheter approach from the arm. Radiology 91:378–379

Gabrielsen TO, Kingman AF (1964) Osteocartilaginous tumors of the base of the skull. Am J Roentgenol Radium Ther Nucl Med 91/4:1016–1023

Garretson HD, Elvidge AR (1963) Glossopharyngeal neuralgia with asystole and seizures. Arch Neurol 8:26–31

Gaughran GRL (1957) Fasciae of the masticator space. Anat Rec 129:383–400

Gerlach J, Jensen H-P, Spuler H, Viehweger G (1962) Die Persistenz der Arteria primitiva hypoglossica. Arch Psychiatry Ges Neurol 203:164–172

Gillies HD (1935) The development and scope of plastic surgery. Northwest Univ Med School Bull 35:1

Gisselsson L (1947) Intranasal forms of encephalomeningocele. Acta Otolaryngol (Stockh) 35:519–531

Griffin CJ (1962) Glomus tumor in the bilaminar zone of the human temporomandibular meniscus. Aust Dent 7:377–380

Grodinsky M, Holyoke EA (1938) The fasciae and fascial space of the head, neck and adjacent regions. Am J Anat 63:367–408

Gross SW, Holzman A (1954) Aneurysm of common carotid artery in the neck. J Neurosurg 11:209–213

Grote G (1901) Die Varietäten der Arteria temporalis superficialis. Z Morphol u Anthropol III:1–20

Gudmundsson K, Rhoton AL Jr, Rushton JG (1971) Detailed anatomy of the intracranial portion of the trigeminal nerve. J Neurosurg 35:592–600

Guerrier Y, Bolönyi F (1948) L'innervation de l'articulation temporo-maxillaire. Ann Otolaryngol 65:109–111

Guild SR (1941) A hitherto unrecognized structure, the glomus jugularis, in man. Anat Rec 79:29

Hakuba A (1985) Transoral approach for atlantoaxial dislocation. Neurosurgeons (proceeding of the 4th annual meeting of the Japan congress of neurological surgery) 4:231–236

Hall C (1934) The parapharyngeal space: an anatomical and clinical study. Ann Otol Rhinol Laryngol 43:793–812

Hamberger CA, Hammer G, Norlen G, et al. (1961)

Transantrosphenoidal hypophysectomy. Arch Otolaryngol 74:2–8
Hamby WB (1952) Intracranial aneurysma. Thomas, Springfield
Hansson T, Nordström B (1977) Thickness of the soft tissue layers and articular disk in temporomandibular joints with deviations in form. Acta Odontol Scand 35:281–288
Hardy J (1969) Transsphenoidal microsurgery of the normal and pathological pituitary. Clin Neurosurg 16:185–217
Harris FS, Rhoton AL Jr (1976) Anatomy of the cavernous sinus. A microsurgical study. J Neurosurg 45:169–180
Harris W (1926) Neuritis and neuralgia. Oxford University Press, New York
Hasebe K (1913) Die Wirbelsäule der Japaner. Morphol Anthropol 15 (after Tsusaki 1924)
Hassler O (1961) Morphological studies on the large cerebral arteries. With reference to the aetiology of subarachnoid haemorrhage. Appelberg, Uppsala
Hayashi K, Yabuki T, Kurokawa T, Seki H, Hogaki M, Minoura S (1977) The anterior and the posterior longitudinal ligaments of the lower cervical spine. J Anat 124/3:633–636
Hayreh SS, Dass R (1962a) The ophthalmic artery. I. Origin and intra-cranial and intracanalicular course. Br J Ophthalmol 46:65–98
Hayreh SS, Dass R (1962b) The ophthalmic artery. II. Intra-orbital course. Br J Ophthalmol 46:165–185
Helms J (1963) Über den Winkel zwischen Dens und Epistropheus. Dissertation, University of Munich
Henle J (1871) Handbuch der systematischen Anatomie des Menschen, 3rd edn. Vieweg, Braunschweig
Henschen F (1961) Zur Histologie und Pathogenese der Kleinhirnbrückenwinkeltumoren. Arch Psychiatr Nervenkrankh 56:20–122
Hirschfeld L (1866) Névrologie et esthésiologie, 2nd edn. Paris
Hochstetter F (1940) Über die Taenia interclinoidea, die Commissura alicochlearis und die Cartilago supracochlearis des menschlichen Primordialkraniums. Morphol Jahrb 84:220–243
Hoffman HH, Schnitzelein HN (1961) The numbers of nerve fibers in the vagus nerve of man. Anat Rec 139:429–434
Hoffmann H (1973) Der supra- und intradiscoidale Gelenkspalt des menschlichen Kiefergelenks. Dissertation, University of Würzburg
Hogg SP, Kratz RC (1958) Surgical exposure of the facial nerve. Arch Otolaryngol 67:560–561
Horn W (1978) Variationen am Sinus cavernosus und benachbarter Regionen. Dissertation, University of Würzburg
Hyrtl J (1853) Handbuch der topographischen Anatomie, vol 1. Braumüller, Vienna, p 192
Hyrtl J (1859) Lehrbuch der Anatomie des Menschen, mit Rücksicht auf physiologische Begründung und praktische Anwendung, 6th edn. Braumüller, Vienna
Hyrtl J (1862) Der Sinus ophthalmo-petrosus. Wien Med Wochenschr 19:291–292
Hyrtl J (1885) Lehrbuch der Anatomie des Menschen mit Rücksicht auf physiologische Begründung und praktische Anwendung, 18th edn. Braumüller, Vienna
Ingelmark BE (1947) Über das craniovertebrale Grenzgebiet beim Menschen. Acta Anat [Suppl] (Basel) 6:1–116
Issing P (1985) Scientific researchments at the Department of Anatomy, University of Würzburg
Jackson FE (1964) Syncope associated with persistent hypoglossal artery. Case report. J Neurosurg 21:139–141
Jacod M (1921) Sur la propagation intracranienne des sarcomes du carrefour pétro-sphénoïdal: paralysie des 2°, 3°, 4°, 5°, et 6° paires crâniennes. Rev Neurol (Paris) 38:33–38
Jannetta PJ (1977) Observations on the etiology of trigeminal neuralgia, hemifacial spasm, acoustic nerve dysfunction, and glossopharyngeal neuralgia. Definitive microsurgical treatment and results in 117 patients. Neurochirurgia (Stuttg) 20:145–154
Jannetta PJ, Dujovny M, Gendell HM, Segal R, Wolfson S (1981) Neurovascular compression of the left hind brain and the vagus nerve in neurogenic "essential" hypertension. In: Dietz H, Metzel E, Langmaid C (eds) Neurological surgery. Abstracts of the 7th international congress of neurological surgery, Munich, July 12–18, 1981. Supplement to Neurochirurgia. Thieme, Stuttgart
Jannetta PJ, Segal R, Wolfson SK (1985) Neurogenic hypertension: Etiology and surgical treatment. Ann Surg 201:391–398
Jazuta KZ (1928) Zur topographischen Anatomie der Carotidenarterien. Anat Anz 59:148–153
Joessel (1878) Neue Anomalien der Carotis externa und der Maxillaris interna. Arch Anat Physiol 433–437
Juvara E (1870) Anatomie de la région ptérygomaxillaire. Thesis, University of Paris
Kagerbauer Ch (1985) Scientific researchments at the Department of Anatomy, University of Würzburg
Kantor H (1905) Tiefe Teilung der Arteria carotis communis. Anat Anz 26:492–496
Karma P, Räsänen O, Kärjä J (1977) Nasal gliomas: a review and report of two cases. Laryngoscope 87:1169–1179
Keen WW, Funke J (1906) Tumors of the carotid gland JAMA 47:469–479, 566–570
Keller HL, Neiss A (1962) Abnorme Beweglichkeit der Occipito-Zervikalgegend beim Os odontoideum. Acta Radiol 57:145–155
Kelly AB (1925) Tortuosity of the internal carotid in relation to the pharynx. J Laryngol 40:15
Keros P (1962) Über die praktische Bedeutung der Niveauunterschiede der Lamina cribrosa des Ethmoids. Z Laryngol Rhinol 11:808
Kessler (1989) – Scientific researchments at the Department of Anatomy, University of Würzburg
Kitamura H (1974) Development of temporomandibular joint innervation. Bull Tokyo Med Dent Univ 21:83–85
Knese H (1949/50) Kopfgelenk, Kopfhaltung und Kopfbewegung des Menschen. Z Anat Entwicklungsgesch 114:67–107
Koos WT, Spetzler RF, Pendl G, Perneczky A, Lang J (1985) Color atlas of microneurosurgery. Thieme,

Stuttgart
Koebke J (1979) Morphological and functional studies on the odontoid process of the human axis. Anat Embryol (Berl) 155:197–208
Koebke J, Brade H (1982) Morphological and functional studies on the lateral joints of the first and second cervical vertebrae in man. Anat Embryol (Berl) 164:265–275
Krauss J (1987) Messungen zur cranio-cerebralen Topographie. Dissertation, University of Würzburg
Križan Z (1956) Beitrag zur Kenntnis des dritten Trigeminusastes. Pract Oto Rhinolaryngol 18:144
Križan Z (1960a) Über die fraglichen Korrelationen und über die Entwicklung einiger Typen der A. maxillaris. Acta Anat (Basel) 42:71–87
Križan Z (1960b) Beiträge zur deskriptiven und topographischen Anatomie der A. maxillaris. Acta Anat (Basel) 41:319–333
Krmpotić-Nemanić J, Keros P (1973) Funktionale Bedeutung der Adaption des Dens axis beim Menschen. Verh Anat Ges 67:393–397
Krönlein RU (1889) Zur Pathologie und operativen Behandlung der Dermoidcysten der Orbita. Klin Chir 4:149–163
Kunert W (1961) Arteria vertebralis und Halswirbelsäule. Experimentelle und klinische Untersuchungen über die Strömungsverhältnisse in den Vertebralarterien. In: Junghanns H (ed) Die Wirbelsäule in Forschung und Praxis, vol 20. Hippokrates, Stuttgart
Lang J (1973) Vaskularisation der Dura mater cerebri. II. Vaskularisierte Durazotten am Eingang in den Canalis opticus. Z Anat Entwicklungsgesch 141:223–236
Lang J (1974) Eintritt und Verlauf der Hirnnerven (III, IV, VI) "im" Sinus cavernosus. Z Anat Entwicklungsgesch 145:87–99
Lang J (1975) Über die Vascularisation der Periorbita. Gegenbaurs Morphol Jahrb 121:174–191
Lang J (1977) Structure and postnatal organization of heretofore uninvestigated and infrequent ossification of the sella turcica region. Acta Anat (Basel) 99:121–139
Lang J (1979) Gehirn- und Augenschädel. In: Lanz T von, Wachsmuth W (eds) Praktische Anatomie. Ein Lehr- und Hilfsbuch der anatomischen Grundlagen ärztlichen Handelns, vol 1/B. Springer, Berlin Heidelberg New York
Lang J (1981) Klinische Anatomie des Kopfes: Neurokranium, Orbita, kraniozervikaler Übergang. Springer, Berlin Heidelberg New York
Lang J (1982) Neue Ergebnisse zur Anatomie der Orbita. Fortschr Ophthalmol 79:3–10
Lang J (1983) Clinical anatomy of the head. Neurocranium-orbit-craniocervical regions. Springer, Berlin Heidelberg New York
Lang J (1984) Clinical anatomy of the cerebellopontine angle and internal acoustic meatus. Adv Otorhinolaryngol 34:8–24
Lang J (1985a) Circulus arteriosus cerebri, Variationen und Anomalien sowie seine Rami centrales. In: Voth D, Glees P (eds) Der zerebrale Angiospasmus. Experimentelle und klinische Grundlagen, Fortschritte der Diagnostik und Therapie. De Gruyter, Berlin, pp 3–18

Lang J (1985b) Übergeordnete Systeme. In: Lanz T von, Wachsmuth W (eds) Praktische Anatomie. Ein Lehr- und Hilfsbuch der anatomischen Grundlagen ärztlichen Handelns, vol 1/A. Springer, Berlin Heidelberg New York
Lang J (1985c) Anatomie der tiefliegenden Hirnstrukturen, insbesondere des Mittelhirns. In: Schürmann K (ed) Der zerebrale Notfall. Ein interdisziplinäres Problem. Urban und Schwarzenberg, Munich, pp 1–30
Lang J (1986) Topographical anatomy of the skull base and adjacent tissues. In: Scheunemann H, Schürmann K, Helms J (eds) Tumors of the skull base. Extra- and intracranial surgery of skull base tumors. De Gruyter, Berlin
Lang J (1987) Inferior skull base anatomy. In: Sekhar LN, Schramm VL Jr (eds) Tumors of the cranial base: diagnosis and treatment. Futura, Mount Kisco NY
Lang J (1988) Cerebellopontine angle and temporal bone. Second Microneurosurgical Anatomy Seminar: Surgical anatomy for microneurosurgery. 27 March 1988 (suppl) pp 37–47
Lang J (1988) Klinische Anatomie der Nase, Nasenhöhle und Nebenhöhlen. Grundlagen für Diagnostik und Operation. Thieme, Stuttgart
Lang J, Baldauf R (1983) Beitrag zur Gefäßversorgung des Rückenmarks. Gegenbaurs Morphol Jahrb 129:57–95
Lang J, Baumeister R (1982) Über das postnatale Wachstum der Nasenhöhle. Gegenbaurs Morphol Jahrb 128:354–393
Lang J, Baumeister R (1984) Postnatale Entwicklung der Gaumenbreite und -höhe und die Foramina palatina. Anat Anz 155:151–167
Lang J, Brückner B (1981) Über dicke und dünne Zonen des Neurocranium, Impressiones gyrorum und Foramina parietalia bei Kindern und Erwachsenen. Anat Anz 149:11–50
Lang J, Brunner FX (1978) Rami diencephalici inferiores anteriores, inferiores, inferiores posteriores and inferiores laterales posteriores – Anzahl, Durchmesser, Ursprungs- und Verlaufsvariationen. Verh Anat Ges 72:429–431
Lang J, Deymann-Bühler B (1984) Über die Größe bestimmter Mittelhirnstrukturen (Messungen an der Außenseite). J Hirnforsch 25:375–384
Lang J, Götzfried HP (1982) Über praktisch-ärztlich wichtige Maße an der Fossa cranialis media. Anat Anz 151:433–453
Lang J, Hack C (1985) Über Lage und Lagevariationen der Kanalsysteme im Os temporale. Teil I. Kanäle der Pars petrosa zwischen Margo superior und Meatus acusticus internus. HNO 33:176–179
Lang J, Hack C (1985) Über Lage und Lagevariationen der Kanalsysteme im Os temporale. Teil II. Kanäle der Pars petrosa zwischen Meatus acusticus internus und Facies inferior partis petrosae. HNO 33:279–284
Lang J, Haas R (1979) Neue Befunde zur Bodenregion der Fossa cranialis anterior. Verh Anat Ges 73:77–86
Lang J, Heilek E (1984) Anatomisch-klinische Befunde zur A. pharyngea ascendens. Anat Anz 156:177–207

Lang J, Hetterich A (1983) Beitrag zur postnatalen Entwicklung des Processus pterygoideus. Anat Anz 154:1–32

Lang J, Issing P (in press) Über Messungen am Clivus, den Foramina an der Basis cranii externa und den oberen drei Halswirbeln. Anat Anz (to be published)

Lang J, Kageyama I (1989) The anatomy of the ophthalmic artery and its branches. 83rd Meeting of the Anatomische Gesellschaft in Zürich, 20–23 March 1988. Verh Anat Ges

Lang J, Keller H (1978) Über die hintere Pfortenregion der Fossa pterygopalatina und die Lage des Ganglion pterygopalatinum. Gegenbaurs Morphol Jahrb 124:207–214

Lang J, Kollmannsberger A (1961) Beitrag zur Anatomie der Kleinhirnarterien. Gegenbaurs Morphol Jahrb 102:170–179

Lang J, Müller J (1975) Über bisher unbekannte topographische Beziehungen von Kleinhirnarterien. Verh Anat Ges 69:823–828

Lang J, Müller J (1977) Weitere Befunde über Kleinhirnarterien. Verh Anat Ges 71:713–717

Lang J, Niederfeilner J (1975) Über Fovea und Tuberculum articulare des Kiefergelenks. Verh Anat Ges 69:815–822

Lang J, Öder M (1984) Über die Biomorphose der Mandibula. Gegenbaurs Morphol Jahr 139:185–234

Lang J, Oehmann G (1976) Formentwicklung des Canalis opticus, seine Maße und Einstellung zu den Schädelebenen. Verh Anat Ges 70:567–574

Lang J, Papke J (1984) Über die klinische Anatomie des Paries inferior orbitae und dessen Nachbarstrukturen. Gegenbaurs Morphol Jahrb 130:1–47

Lang J, Reiter U (1984) Über den Verlauf der Hirnnerven in der Seitenwand des Sinus cavernosus. Neurochirurgia (Stuttg) 27:93–97

Lang J, Reiter U (1985) Über den Verlauf des N. abducens vor der Austrittszone aus dem zentralnervösen Organ bis zum M. rectus lateralis. Neurochirurgia (Stuttg) 28:1–5

Lang J, Reiter W (1983) Über den intraorbitalen Verlauf des n. abducens. Morphol Med 3:173–178

Lang J, Reiter W (1987) Über die dem Orbitadach und -rand angelagerten Strecken des N. ophthalmicus und seiner Äste. Neurochirurgia (Stuttg) 30:129–134

Lang J, Ricker K (1970) Bau und Funktion des subgaleotischen Verschiebegewebes. Z Anat Entwicklungsgesch 132:272–281

Lang J, Roth C (1984) Über die Fläche des Bodens der vorderen Schädelgrube und des Augenhöhlendachs sowie einige Winkel und Maße der Orbita. Anat Anz 156:1–19

Lang J, Sakals E (1981) Über die Höhe der Cavitas nasi, die Länge ihres Bodens und Maße sowie Anordnung der Conchae nasales und der Apertura sinus sphenoidalis. Anat Anz 149:297–318

Lang J, Sakals E (1982) Über den Recessus spheno-ethmoidalis, die Apertura nasalis des Ductus nasolacrimalis und den Hiatus semilunaris. Anat Anz 152:393–412

Lang J, Schäfer K (1976) Über Ursprung und Versorgungsgebiete der intracavernösen Stecke der A. carotis interna. Gegenbaurs Morphol Jahrb 122:182–202

Lang J, Schäfer W (1977) Fossa cranii, praktisch-anatomisch. Verh Anat Ges 71:1273–1278

Lang J, Schäfer K (1979) Arteriae ethmoidales: Ursprung, Verlauf, Versorgungsgebiete und Anastomosen. Acta Anat (Basel) 104:183–197

Lang J, Schlehahn F (1978) Foramina ethmoidalia und Canales ethmoidales. Verh Anat Ges 72:433–435

Lang J, Schlehahn F (1981) Über die postnatale Entwicklung der Fissura orbitalis. Gegenbaurs Morphol Jahrb 127:849–859

Lang J, Schreiber T (1983) Über Form und Lage des Foramen jugulare (Fossa jugularis), des Canalis caroticus und des Foramen stylomastoideum sowie deren postnatale Lageveränderungen. HNO 31:80–87

Lang J, Schulz F (1985) Über die Variabilität der Nasenarterien. Gegenbaurs Morphol Jahrb 131:551–566

Lang J, Strobel FJ (1978) Über den Einbau des Ganglion trigeminale. Verh Anat Ges 72:437–439

Lang J, Stöber G (1987) Über Lage und Lagevariationen der Kanalsysteme des Os temporale und Frontalschnitten. Gegenbaurs Morphol Jahrb 133:249–289

Lang J, Tisch-Rottensteiner K (1976) Lage und Form der Foramina der Fossa cranii media. Verh Anat Ges 70:557–565

Lang J, Tisch-Rottensteiner KF (1977) Über Formavarianten der Sella turcica. Verh Anat Ges 71:1279–1282

Lang J, Urban A (1977) Verlaufsvariationen der Pars pterygopalatina a. maxillaris. Verh Anat Ges 71:731–734

Lang J, Weigel M (1983) Nerve vessel relations in jugular foramen region. Anat Clin 5:1–16

Lang J, Schlehahn F, Jensen HP, Lemke J, Klinge H, Muhtaroglu U (1976) Cranio-cerebral topography as a basis for interpreting computed tomograms. In: Lanksch W, Kazner E, Grumme T, et al. (eds) Cranial computerized tomography. Springer, Berlin Heidelberg New York

Lang J, Horn T, von den Eichen U (1980) Über die äußeren Augenmuskeln und ihre Ansatzzonen. Gegenbaurs Morphol Jahrb 126:817–840

Lang J, Stefanec P, Breitenbach W (1983) Über Form und Maße des Ventriculus tertius, von Sehbahnteilen des N. oculomotorius. Neuchirurgia (Stuttg) 26:1–5

Lang J, Maier R, Schafhauser O (1984) Über die postnatale Vergrößeruing der Foramina rotundum, ovale et spinosum und deren Lageveränderungen. Anat Anz 156:351–387

Lanz T von, Wachsmuth W (1955) Praktische Anatomie. Ein Lehr- und Hilfsbuch der anatomischen Grundlagen ärztlichen Handelns. Hals, vol 1/2. Springer, Berlin Heidelberg New York

Larina VN (1965) Der Nucleus n. hypoglossi des Menschen, Topographie, makro- und mikroskopische Beschreibung, Zahl der Ganglienzellen (in Russian). Arkh Anat 48:77–82

Larsell O (1951) Anatomy of the nervous system, 2nd edn. Appleton-Century-Crofts, New York

Lasjaunias P, Moret J (1976) The ascending pharyngeal artery: normal and pathological radioanatomy. Neuroradiology 11:77–82

Lauber H (1901) Über einige Varietäten im Verlaufe der Arteria maxillaris interna. Anat Anz 19:444–448

Lazorthes G, Daraux H, Gaubert J (1961) Etude de la vascularisation artérielle des formations optiques nerf, chiasma et baudelettes. Bull Soc Ophthalmol Fr 74:276

Lazorthes G, Gouaze A, Zadeh JO, Santini JJ, Lazorthes Y, Burdin P (1971) Arterial vascularisation of the spinal cord. J Neurosurg 35:253–262

Lhermitte F, Gautier J-C, Poirier J, Tyrer JH (1968) Hypoplysia of the carotid artery. Neurology (Minneap) 18:439–446

Lie TA (1968) Congenital anomalies of the carotid arteries including the carotid-basilar and carotid-vertebral anastomoses; an angiographic study and a review of the literature. Excerpta Medica, Amsterdam

Lippert H, Pabst R (1985) Arterial variations in man. Classifications and frequency. Bergmann, Munich

Löwy R (1910) Über das topographische Verhalten des nervus hypoglossus zur Vena jugularis interna. Anat Anz 37:10–12

Lowman RM, Robinson F, McAllister WB (1966) The craniopharyngeus canal. Acta Radiol (Stockh) 5:41

Lubosch W (1906) Über Variationen am Tuberculum articulare des Kiefergelenks des Menschen und ihre morphologische Bedeutung. Gegenbaurs Morphol Jahrb 35:322–353

Luschka H von (1856) Die sensitiven Zweige des Zungenfleischnerven des Menschen. Müllers Arch 62–82

Luschka H von (1861) Die Venen des menschlichen Halses. Denkschr Koenigl Akad Wissensch [Math Naturw Cl] 20:199–226

Luschka H von (1862) Die Anatomie des menschlichen Halses, vol 1. Laupp'sche Buchhandlung, Tübingen

Mabrey RE (1935) Chordoma. A study of 150 cases. Am J Cancer 25:501–517

Manelfe C, Starling-Jardim D, Touibi S, Bonafè A, David J (1978) Transsphenoidal encephalocele associated with agenesis of corpus callosum: value of metrizamide computed cisternography. J Comput Assist Tomogr 2:356–361

Mangold U, Lierse W, Pfeifer G (1980) Die Arterien der Stirn als Grundlage des Nasenersatzes mit Stirnlappen. Acta Anat (Basel) 107:18–25

Maniscalco JE, Habal MB (1978) Microanatomy of the optic canal. J Neurosurg 48:402–406

Mathews W, Wilson CB (1974) Ectopic intrasellar chordoma. J Neurosurg 39:260–263

Matsuda I (1977) Bilateral anomalous occipital artery of internal carotid origin: case report. Arch Jpn Chir 46:57–61

Mazzoni A (1969) Internal auditory canal arterial relations at the porus acusticus. Ann Otol Rhinol Laryngol 78/4:797–814

McLachlan MSF, Williams ED, Fortt RW, et al. (1968a) Estimation of pituitary gland dimensions from radiographs of the sella turcica. A post-mortem study. Br J Radiol 41:323–331

McLachlan MSF, Williams ED, Doyle FH (1968b) Applied anatomy of the pituitary gland and fossa. Br J Radiol 41:782–788

McMurtry JG, Melvin DY (1966) Extracranial carotid artery occlusion by an anomalous digastric muscle. J Neurosurg 24:108–110

Merkel F (1892) Über die Halsfascie. Anatomische Hefte, vol 1. Bergmann, Wiesbaden, pp 77–111

Meuer H-W (1983) Anatomische Befunde zu den Aa. thyreoideae. Dissertation, University of Würzburg

Miehlke A (1973) Surgery of the facial nerve, 2nd edn. Saunders, Philadelphia

Miles AEW (1950) Chondrosarcoma of the maxilla. Br Dent J 88:257–269

Milosslawski M (1903) Die Sinus frontales. Dissertation, Moscow

Misch M (1905) Beiträge zur Kenntnis der Gelenkfortsätze des menschlichen Hinterhauptes und der Varietäten in ihrem Bereich. Günther, Berlin

Mitterwallner F von (1955) Variationsstatistische Untersuchungen an den Hirngefäßen. Acta Anat 24:51–88

Moffett BC (1957) The prenatal development of the human temporomandibular joint. Contrib Embryol 243:19–28

Moffett BC (1964) The development of discs and fibrous articular tissue in the temporomandibular and clavicular joints. Anat Rec 148:313

Møller AR, Jannetta PJ (1982) Auditory evoked potentials recorded intracranially from the brain stem in man. Exp Neurol 78:144–157

Møller AR, Jannetta PJ (1983a) Monitoring auditory functions during cranial nerve microvascular decompression operations by direct recording from the eighth nerve. J Neurosurg 59:493–499

Morris ED, Moffat DB (1956) Abnormal origin of the basilar artery from the cervical part of the internal carotid and its embryological significance. Anat Rec 125:701–711

Müller F (1952) Die Bedeutung der Sellabrücke für das Auge. Klin Monatsbl Augenheilkd 120:298–302

Müller G (1985) Zur Verankerung der Venae ophthalmicae. Verh Anat Ges 79:473–475

Müller H (1858) Über das Vorkommen von Resten der Chorda dorsalis bei Menschen nach der Geburt und über die Verhältnisse zu den Gallertgeschwülsten am Clivus. Z Rat Med 2:202–229

Müller T (1985) Über die Verbreitung des N. glossopharyngeus im Bereich des Gaumens und die Anastomosen des N. hypoglossus im Spatium parapharyngeum. Dissertation, University of Würzburg

Müsebeck K, Karst H (1967) Zur familiären Häufung medianer Dermoidfisteln der Nase. HNO 15:326–328

Mulligan RM (1950) Chemodectoma in the dog (abstract). Am J Pathol 26:680

Nathan H, Quaknine G, Kosary IZ (1974) The abducens nerve. J Neurosurg 41:561–566

Naufal PM, Schuknecht HF (1972) Vestibular, facial and oculomotor neuropathy in diabetes mellitus. Arch Otolaryngol 96:468 (after Bergström 1973)

Navarro JAC, Filho JLT, Zorzetto NL (1982) Anatomy of the maxillary artery into the pterygomaxillopalatine fossa. Anat Anz 152:413–433

Neiß A (1956) Die Sellabrücke, eine Erscheinungsform des Foramen caroticoclinoideum. Fortschr Geb Rontgenstr Nuklearmed 84:70–72

Noeske K (1958) Über die arterielle Versorgung des menschlichen Rückenmarks. Gegenbaurs Morphol Jahrb 99:455–497

Nomina Anatomica (1983) 5th edn, approved by the

11th international congress of anatomists at Mexico City, 1980. Williams and Wilkins, Baltimore

Oberbeckmann J, Lautenbach E (1979a) Nervenfasern am tierischen und menschlichen Kiefergelenk, part I. ZWR 88:511–516

Oberbeckmann J, Lautenbach E (1979b) Nervenfasern am tierischen und menschlichen Kiefergelenk, part II. ZWR 88:552–557

Oertel O (1922) Über die Persistenz embryonaler Verbindungen zwischen der A. carotis interna und der A. vertebralis. Verh Anat Ges 31:281–295

Oliveira Y de (1979) Le processus rétro-articulaire ou tubercule rétro-mandibulaire du squelette crânien chez l'homme. Acta Anat (Basel) 104:211–219

Overton SB, Ritter FN (1973) A high-placed jugular bulb in the middle ear. A clinical and temporal bone study. Laryngoscope 83:1986–1991

Pahnke J, Lüdinghausen M von (1989) Topographische Anatomie der Tuba auditiva und ihre Darstellung in CAD-Technik. Verh Anat Ges (in press)

Parkinson D (1965) A surgical approach to the cavernous portion of the carotid artery. J Neurosurg 23:474–483

Parry CH (1799) An inquiry into the symptoms and causes of the syncope anginosa, commonly called angina pectoris. Cruttwell, Bath

Pasternack JG, Lillie R, Jones RA (1933) Metastasizing chondrosarcoma of the coronoid process in the mandible. Arch Pathol 15:649–654

Paullus WS, Pait TG, Rhoton AL Jr (1977) Microsurgical exposure of the petrous portion of the carotid artery. J Neurosurg 47:713–726

Perlmutter D, Rhoton AL Jr (1976) Microsurgical anatomy of the anterior cerebral–anterior communicating–recurrent artery complex. J Neurosurg 45:259–272

Perović D (1958) Über eine eigenartige normale Bildung am menschlichen Vomer sowie über die wahre Umrandung der Choanen. Jugoslavenska Akademija Znanosti i Umjetnosti, Zagreb (Rad knj 316:5–58)

Pfeifer G (1974) Systematik und Morphologie der kraniofazialen Anomalien. Orthop Chir Kiefer Gesichtsbereich XVIII:1–14

Pfeifer G (1978) Wiederherstellung der Nasenform bei partiellen und totalen Defekten. In: Schuchardt K, Schilli W (eds) Fortschritte der Kiefer- und Gesichtschirurgie. Thieme, Stuttgart

Piscol K (1972) Die Blutversorgung des Rückenmarkes und ihre klinische Relevanz. Springer, Berlin Heidelberg New York (Schriftenr Neurol 8)

Platzer W (1957) Zur Anatomie der "Sellabrücke" und ihrer Beziehung zur A. carotis interna. Fortschr Geb Röntgenstr Nuklearmed 87/5:613–616

Poisel S, Golth D (1974) Zur Variabilität der großen Arterien im Trigonum caroticum. Wien Med Wochenschr 15:Apr 13

Pollock JA, Newton TH (1971) Encephalocele and cranium bifidum. In: Newton TH, Potts DG (eds) Radiology of the skull and brain. Mosby, St Louis, pp 634–647

Ponomarev VS (1958) Density of cells in the vestibular nuclei in man. Vopr Neirokhir (Moskva) 22:24–27

Poppen JL, King AB (1952) Chordoma: Experience with thirteen cases. J Neurosurg 9:139–163

Poulsen K (1886) Über die Fascien und die interfascialen Räume des Halses. Z Chir 23:223–272

Psenner L (1952) Beitrag zur Klinik und zur Röntgendiagnostik des Chordoms der Schädelbasis. ROFO 77/4:425–433

Quain R (1844) The anatomy of the arteries of the human body and its application to pathology and operative surgery, with a series of lithographic drawings. Taylor and Walton, London

Reinbach W (1963a) Das Cranium eines menschlichen Embryos von 93 mm Sch.-St. Länge (Zur Morphologie des Cranium älterer menschlicher Feten I). Z Anat Entwicklungsgesch 124:1–50

Reinbach W (1963b) Die Lamina alaris (Voit) am Occipitalpfeiler des Säugercraniums sowie eine weitere lamellenförmige Bildung in dieser Region bei *Zaedyus minutus* (Ameghino). Z Anat Entwicklungsgesch 124:51–56

Rektoržik E (1858) Über das Vorkommen eines Sinus venosus im Canalis caroticus des Menschen. Sitzungsber Math Naturwiss Cl Koenigl Akad Wiss 33:466–470

Renn WH, Rhoton AL Jr (1975) Microsurgical anatomy of the sellar region. J Neurosurg 43:288–298

Romanes G-J (1972) Cunningham's text book of anatomy. 2nd edn. Oxford University Press, London

Rosenwasser H (1945) Carotid body tumor of the middle ear and mastoid. Arch Otolaryngol 41:64–67

Rowlands RP, Swan RHJ (1902) Tortuosity of both internal carotid arteries. Br Med J i:76

Samii M, Jannetta PJ (1981) The cranial nerves. Anatomy – pathology – pathophysiology – diagnosis – treatment. Springer, Berlin Heidelberg New York

Schiller A (1978) Caput mandibulae: Einstellung, Form und Knorpelfläche. Dissertation, University of Würzburg

Schmidt H-M (1974) Über Maße und Niveaudifferenzen der Medianstrukturen der vorderen Schädelgrube des Menschen. Gegenbaurs Morphol Jahrb 120:538–559

Schmidt H-M (1976) Gelenkflächenform und Spaltlinienbild der Trochlea tali. Verh Anat Ges 70:621–626

Schmidt MB (1900) Über seltene Spaltbildungen im Bereiche des mittleren Stirnfortsatzes. Arch Pathol Anat 162:340 (after Zook et al. 1984)

Schröder F (1967) Bildung von Gesichtshautlappen unter besonderer Berücksichtigung der Gefäßversorgung nach Entfernung von Gesichtstumoren. Chir Plast Rekonstr 3:184–197

Schürmann K (1985) Der cerebrale Notfall. Ein interdisziplinäres Problem. Urban und Schwarzenberg, Munich

Schubert M (1976) Praktisch-anatomische Befunde in der Fossa cranii posterior. Dissertation, University of Würzburg

Schumacher GH (1961) Die Kiefermuskeln des Menschen als funktionelles System. Wissensch Z Universität Rostock vol 10, mathematical-natural sciences series issue 1

Schumacher GH (1976) Über einige Aspekte der experimentellen Teratologie. Anat Anz 140:337–344

Schumacher GH, Lau H, Freund E, Schultz M, Himstedt HW, Menning A (1976) Zur Topographie der muskulären Nervenausbreitungen. 9. Kaumuskeln, M. pterygoideus lateralis und medialis, verschiedene Kautypenvertreter. Anat Anz 139:71–87

Schwalbe G (1901a) Über die Fontanella metopica (media-frontalis) und ihre Bildungen. Z Morphol Anthropol 3:93–129

Schwalbe G (1901b) Über den supranasalen Theil der Stirnnaht. Z Morphol Anthropol 3:208–220

Schweizer O, Leak GH (1952) A study of spinal fluid pressures in operations requiring removal of both internal jugular veins. Ann Surg 136:948

Schwerdt K (1978) Form- und Lagevariationen der extracraniellen Arteria vertebralis im Angiogramm. Dissertation, University of Würzburg

Sergi G (1909/10) Sull'arimmetria dei condili occipitali nell'uomo. Atti Soc Ron Antropol 15:173

Shah AC, Srivastava HC (1965) Bifurcation of the common carotid artery. Indian J Surg 27:662–664

Shealy CN, Jackson CCR, Pearson O, Kaufmann B (1968) Submucosal infranasal transsphenoidal hypophysectomy. Bull Los Angeles Neurol Soc 33:185

Singer E (1935) Fasciae of the human body and their relation to the organs they envelop. Williams and Wilkins, Baltimore

Sjöqvist O (1938) Studies on pain conduction in the trigeminal nerve. Acta Psychiatr (Copenh) 17:1–139

Skopakoff C (1968) Über die Variabilität im Verlauf der A. maxillaris. Anat Anz 123:534–546

Smith CG (1941) Incidence of atrophy of the olfactory nerves in man. Arch Otolaryngol 34:533–539

Smith D, Larsen JL (1979) On the symmetry and asymmetry of the bifurcation of the common carotid artery. Neuroradiology 17:245–247

Smith GM (1902) Tortuosity of internal carotid artery. Br Med J 1:1602

Smith KR, Nelson JS, Dooley JM (1968) Bilateral "hypoplasia" of the internal carotid arteries. Neurology (Minneap) 18:1149–1156

Sömmerring ST von (1791) Vom Baue des menschlichen Körpers. Erster Theil: Knochenlehre. Varrentrapp u Wenner, Frankfurt a.M.

Sömmerring ST von (1792a) Über den natürlichen Unterschied der Gesichtszüge in Menschen. Vossische Buchhandlung, Berlin

Sömmerring ST von (1792b) Vom Bau des menschlichen Körpers. Teil 4. Gefäßlehre. Varrentrapp und Wenner, Frankfurt/M

Sömmerring ST von (1796) De corporis humani Fabrica. Lat. donata, ab ipso auctore aucta et em. T. 1–5. Traiecti a.M. Varrentrappius et Wennerus 1794–1800. 4 Bde. T 3 De musculis tendinibus et bursis mucosis. 1796

Soemmerring ST von (1806) Abbildungen der menschlichen Organe des Geschmackes und der Stimme. Varrentrapp u. Wenner, Frankfurt a.M.

Soemmerring ST von (1841) Hirn- und Nervenlehre. Umgearbeitet von G. Valentin. Voß, Leipzig

Spallone A, Cantore G (1981) The role of extracranial carotid abnormalities in the genesis of cerebral aneurysms. J Neurosurg 55:693–700

Stock AL, Collins HP, Davidson TM (1980) Anatomy of the superficial temporal artery. Head Neck Surg 2:466–469

Stofft E (1968) Das Ligamentum transversum atlantis als funktionellstrukturierter Dens-Halteapparat. Anat Anz 123:157–168

Stopford JSB (1916) The arteries of the pons and medulla oblongata. J Anat Physiol 50:131–164

Strand SO (1958) Primary tumors of the infra-temporal and pterygopalatine fossae. Arch Otolaryngol 68:437–450

Strecker C (1887) Über die Condylen des Hinterhauptes. Arch Anat Entwicklungsgesch [Anat Abt] 301

Sturm R (1981) Gelenkspalt und Gelenkkapsel der Articulatio atlantoaxialis lateralis. Dissertation, University of Würzburg

Sunderland S (1945) Arterial relations of the internal auditory meatus. Brain 68:23–27

Tabb HG, Tannehill JF (1973) The tympanomastoid fissure: a reliable approach to the facial nerve in parotid surgery. South Med J 66/11:1273–1276

Tabb HG, Scalco AN, Fraser SF (1970) Exposure of the facial nerve in parotid surgery. Laryngoscope 80:559–567

Tanaka T (1932a) Ganglion sphenopalatinum des Menschen. Arbeiten aus der 3. Abteilung des Anat. Inst. der Kaiserl. Univ. Kyoto 3:91–115

Tanaka T (1932b) Ganglion oticum. Arb. 3. Abt. Anat. Inst. Kyoto, (A) 3:41–49

Tarlov IM (1937a) Structure of the nerve root. I. Nature of the junction between the central and the peripheral nervous system. Arch Neurol Psychiatry 37:555–583

Tarlov IM (1937b) Structure of the nerve root. II. Differentiation of sensory from motor roots; observations on identification of function in roots of mixed cranial nerves. Arch Neurol Psychiatry 37:1338–1355

Taveras JM, Wood EH (1964) Diagnostic neuroradiology. Williams and Wilkins, Baltimore

Tessier P (1976) Anatomical classification of facial, cranio-facial and laterofacial clefts. J Maxillofac Surg 4:69–92

Teufel J (1964) Einbau der Arteria carotis interna in den Canalis caroticus unter Berücksichtigung des transbasalen Venenabflusses. Gegenbaurs Morphol Jahrb 106/2:188–274

Tharp B, Heyman A, Pfeiffer J, et al. (1965) Cerebral ischemia: result of hypoplasia of internal carotid artery. Arch Neurol 12:160–164

Thilander B (1962) Innervation of the temporomandibular disc in man. Acta Odontol Scand 22:151–156

Thorsteinsdottir K (1982) Über Faserzahlen des N. oculomotorius, N. trochlearis, N. abducens, N. ophthalmicus, N. maxillaris und N. mandibularis sowie die Faszikelzahl des N. maxillaris. Dissertation, University of Würzburg

Todman RC (1960) Fatal case of spontaneous hemorrhage from internal carotid artery resulting from retropharyngeal infection. J Laryngol 74:493–496

Trotter W (1911) On certain clinically obscure tumors infiltrating the naso-pharyngeal wall. Trans Med Soc Lond 34:372–378

Tsusaki T (1924) Über den Atlas und Epistropheus bei den eingeborenen Formosanern. Folia Anat Jpn 11:221–246

Turvey TA, Fonseca RJ, Hill C (1980) The anatomy

of the internal maxillary artery in the pterygopalatine fossa: its relationship to maxillary surgery. J Oral Surg 38:92–95
Urban A (1974) Topographie der Pars pterygopalatina der A. maxillaris aus frontaler Sicht. Dissertation, University of Würzburg
Van Alyea OE (1941) Sphenoid sinus. Anatomic study, with consideration of the clinical significance of the structural characteristics of the sphenoid sinus. Arch Otolaryngol 34:225–253
Van Buskirk A (1945) The seventh nerve complex. J Comp Neurol 82:303–333
Velpeau A (1830) A treatise on surgical anatomy or the anatomy of the regions, vol 1. Wood, New York
Vogler C (1936) Beitrag zu den Lagebeziehungen der tiefen Gesichtsschlagader. Dissertation, Munich
Vraa-Jensen G (1942) The motor nucleus of the facial nerve. Munksgaard, Copenhagen
Wackenheim A (1974) Roentgen diagnosis of the craniovertebral region. Springer, Berlin Heidelberg New York
Walker E, Moore WW, Simpson JR (1952) Intranasal encephalocele. Arch Otolaryngol 55:182–187
Warwick R, Williams PL (1973) Gray's anatomy, 35th edn. Longman, London
Weaver kDF, Young DJ (1964) Retropharyngeal hemorrhage from the carotid arteries. Ann Otol Rhinol Laryngol 73:541–554
Weber-Liel FE (1873) Über das Wesen und die Heilbarkeit der häufigsten Form progressiver Schwerhörigkeit. Hirschwald, Berlin, pp 1–205
Weber-Liel FE (1897) Experimenteller Nachweis einer freien Kommunikation der endolymphatischen Räume des menschlichen Ohrlabyrinths mit extracraniellen Räumen. Arch Pathol Anat Physiol Klin Med 77/7:207–226
Weibel J, Fields WS (1965a) Tortuosity, coiling, and kinking of the internal carotid artery. I. Etiology and radiographic anatomy. Neurology (Minneap) 15:7–18
Weibel J, Fields WS (1965b) Tortuosity, coiling, and kinking of the internal carotid artery. II. Relationship of morphological variation to cerebrovascular insufficiency. Neurology (Minneap) 15:462–468

Weisenburg TH (1910) Cerebello-pontile tumor diagnose for six years as tic douloureux. JAMA LIV:1600–1604
Whitaker SR, Sprinkle PM, Chou SM (1981) Nasal glioma. Arch Otolaryngol 107:550–554
Williamson WP, Barelli PA (1951) Intranasal encephalocele. J Neurosurg 8:231–235
Wishart ES (1923) Retropharyngeal abscess and erosion of internal carotid artery: with pathological specimen. Can Med Assoc J 13:635
Wollschlaeger G, Wollschlaeger PB, Lucas FV, Lopez VF (1967) Experience and result with postmortem cerebral angiography performed as routine procedure of the autopsy. Am J Roentgenol 101:68–87
Wullstein HL (1985) Diskussion in La Napoule
Yasargil MG, Kasdaglis K, Jain KK, Weber H-P (1976) Anatomical observations of the subarachnoidal cisterns of the brain during surgery. J Neurosurg 44:298–302
Yasargil MG, Smith RD, Young PH, Teddy PJ (1984) Microsurgical anatomy of the basal cisterns and vessels of the brain, diagnostic studies, general operative techniques and pathological considerations of the intracranial aneurysms. Thieme, Stuttgart
Young RF, Stevens R (1979) Unmyelinated axons in the trigeminal motor root of human and cat. J Comp Neurol 183:205–214
Zehm S (1966) Die Topographie des retromaxillären Raumes in chirurgischer Sicht. Habilitationsschrift, University of Würzburg
Zenker W (1955) Das "Spatium buccotemporale" und die anderen Fascienräume der tiefen seitlichen Gesichtsregion. Z Anat Entwicklungsgesch 118:371–390
Zenker W, Zenker A (1955) Die Tätigkeit der Kiefermuskeln und ihre elektromyographische Analyse. Z Anat Entwicklungsgesch 119:174–200
Ziehen T (1913) Das Gehirn. II. Mikroskopische Anatomie, Aufgaben und Methoden. Anatomie des Centralnervensystems 1. Teil. Fischer, Jena
Zook EG, Nickey WM, Pribaz JJ (1984) Heterotropic brain tissue in the scalp. Plast Reconstr Surg 73:660–663

前颅底手术（AS）

Surgery of the Anterior Skull Base

前颅底畸形手术

导言

在讨论前颅底畸形的手术治疗时，我们必须认识其两大分类：

1) 颅脑闭合缺陷：瘘管、囊肿、膨出（额底神经管闭合不全）。

2) 各种类型的颅面骨连接异常和发育不全。

颅骨闭合缺陷和额底神经管闭合不全可以根据疝出的部位（表1）或内容物（表2，E. Meyer 1968）分类。额底区最简单的裂缝畸形是皮毛窦，常伴有皮样囊肿。这一类疾病包括了大部分先天性鼻部鼻瘘管和皮样囊肿，耳鼻喉科医生见得不多（图AS 1a-c）。Lannelongue（1891）引用了Cruvelhier在1817年描述的一个病历，一名患者在鼻背部有一个多毛的陷窝。根据Denecke和Meyer（1964）的报道，第一例鼻皮样囊肿病历由Bramann（1890）在德国发表，Birkett（1901）在美国发表（参见参考文献Stupka 1938, Sessions 1982）。这些瘘管可以由皮肤通向颅骨（图 AS 1a），经过颅骨的开口通向硬膜（图 AS 1b），甚至到达颅内蛛网膜下腔（图AS 1c）。皮肤表面的开口可能不易被察觉，其表面有时覆有色素斑。直到出现皮下瘘管炎，甚至发生颅内并发症才能得以诊断。瘘管的开口最多见于鼻背部（Draf和Nagel 1971）。皮样囊肿可以沿着瘘管的走行形成，出现在额骨前方、硬膜外或硬膜下。硬膜下的上皮样囊肿，炎性并发症时出现的症状可以表现为脑膜炎、脑脓肿或脑肿瘤。因此当出现无法解释的脑膜炎时要考虑这种畸形的可能性。

偶尔可以在脑脊液中发现上皮细胞。脑膜炎时可以在脑脊液中发现葡萄球菌。因为骨性的缺损可能非常小，所以拍片不一定能够发现。有瘘管者，鉴别诊断并不困难。出现脑膜炎时，各种可能病因都要考虑。

虽然这类疾病在没有并发症时表现出的症状很轻，但是早期彻底切除病变对预防反复瘘管形成对鼻背部皮肤造成的损害和避免颅内并发症是非常必要的。

脑膨出（图AS 2a-d）源于颅骨中线部位的先天性裂口，经常发生在软骨和颅骨中胚层细胞团的交界处，脑膜、脑组织或两者同时经此疝出颅腔（Gerlach 等1967）。在正常生产中，脑膨出的患病率处于 1/2 500 到 1/25 000 之间。它伴随其他闭合缺陷（如脊柱）的情况比较少见。

表1　按部位分类的额底闭合不全

1. 鼻瘘管
2. 有囊的鼻瘘管
3. 脑膨出
    3.1 额筛
        a) 鼻额
        b) 鼻筛
        c) 鼻眶
    3.2 蝶眶
    3.3 蝶上颌
    3.4 鼻咽
        a) 经筛
        b) 蝶筛
        c) 蝶咽

表2　按疝内容物分类的额底闭合不全

1. 皮毛窦
2. 伴皮样囊肿的皮毛窦
3. 脑膨出
    3.1 脑膜膨出
    3.2 脑膜脑膨出
    3.3 积水性脑膨出
    3.4 积水性脑膜脑膨出

脑膜膨出是指脑脊液充满疝出的囊，内面有脑膜覆盖。当囊内含有脑组织或其他胶质成分时就称之为脑膜脑膨出。积水性脑膨出是指脑组织连同一部分脑室通过骨缺损共同疝出。

最严重的膨出是积水性脑膜脑膨出，疝出物包括脑组织、脑室和充满脑脊液的硬膜腔（图 AS3）。

绝大多数的脑膨出位于矢状线上。

前颅底脑膨出包括：

1）额筛脑膨出（图AS2a-b），它包括鼻额型、鼻筛型和鼻眶型。它们的疝内口位于筛骨的前方或附近，接近盲孔于额骨盲孔附近或其前端。疝囊经鼻根膨出（鼻额脑膨出）或向一侧经额和鼻骨之间膨出（鼻筛脑膨出）。

在鼻眶型中，疝发生在眶内侧壁的前部。

2）蝶眶型脑膨出（图AS2c）自眶上裂突入眶内，造成单侧突眼（Bushe和Glees 1968）。

3）蝶上颌脑膨出。这类非常少见，突出物经过眶内进入"蝶上颌窝"，它位于鼻后方，蝶窦前壁和上颌窦后壁之间。

4）鼻咽脑膨出。经筛型突入鼻腔，蝶筛型突入位于蝶骨和筛骨之间的鼻腔或咽腔（图AS 2d），蝶咽型经过蝶骨突入咽腔。

鼻眶型脑膨出临床上表现为眼内眦有一圆形隆起。但需要与外伤性脑膨出、筛额窦黏膜膨出和单纯粉瘤鉴别。E. Meyer（1968）指出巨大的鼻眶脑膨出可以造成眼球移位，视神经萎缩导致的失明。蝶眶脑膨出诊断比较困难。它可造成突眼和眼球运动障碍。鉴别诊断时要考虑到神经鞘瘤、血管瘤和胶质瘤。突入鼻腔

图 AS 1a–c　鼻瘘管和囊
　　a　囊位于额骨前方的鼻瘘管，额骨由于受压而萎缩变薄。
　　b　鼻瘘管通过颅底伸向颅内，并与硬膜外的囊沟通。
　　c　伴有脑内囊的鼻瘘管。

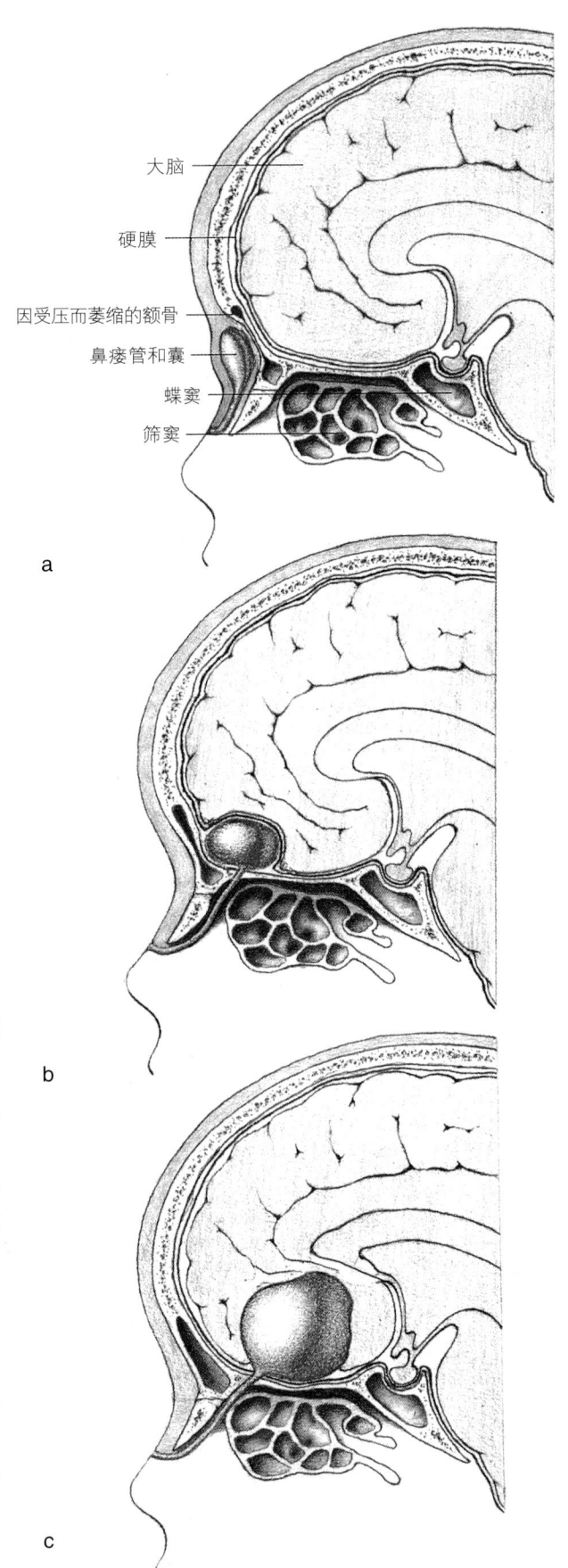

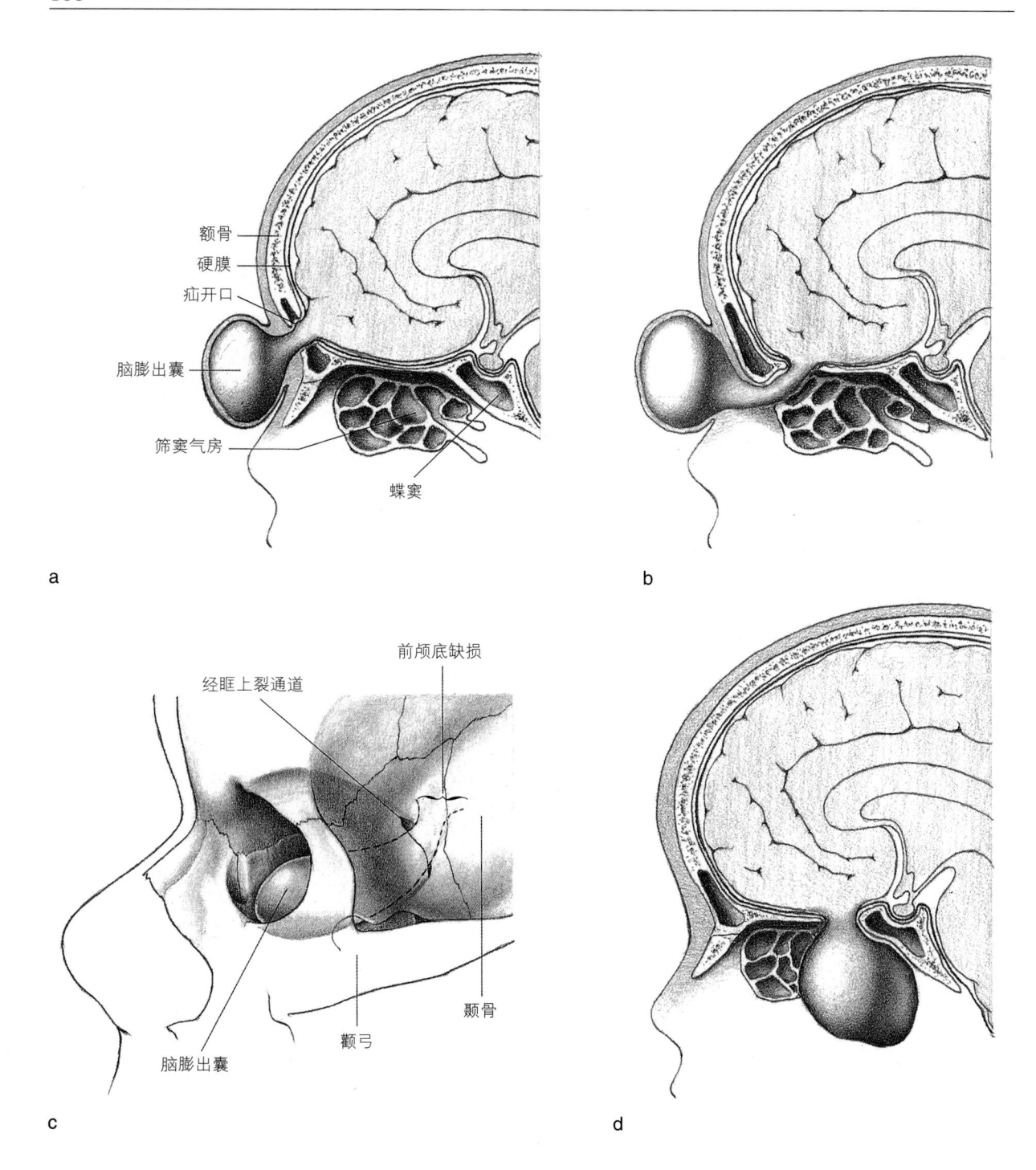

图 AS 2a–d　前颅底脑膨出

　　a，b　额筛脑膨出。a　鼻额脑膨出。疝开口位于鼻根的中线部；b　鼻筛脑膨出。疝开口偏外，在额骨和鼻骨之间。

　　c　蝶眶脑膨出。疝囊从颅内经眶上裂突入眼眶，造成一侧突眼。

　　d　蝶筛型鼻咽脑膨出。疝囊经过蝶骨和筛骨间的裂口突入鼻腔或咽部。

和鼻咽腔的脑膨出的共同特点是鼻呼吸受到影响，临床上容易误诊为鼻息肉或扁桃体增生，而后者是儿童常见的影响呼吸的原因。有时在切除腺体和鼻息肉后出现脑膜炎时才得出正确诊断。对可疑病例可以用鼻咽窥镜，可以发现该囊是一个光滑、有搏动的团块。

手术治疗鼻瘘管和囊肿之前要做一些诊断性检查，即使是小的鼻瘘管也要如此。这些工作包括：内窥镜、摄片、前颅底的计算机断层（CT）。是否使用对比剂来明确瘘还存有争议。我们术前不使用对比剂，手术中也不使用染料来显示瘘。瘘道经常被脱屑的上皮细胞阻塞，此时对比剂显示的瘘就可能造成误解。手术中如果试图用美蓝充盈瘘道，则由于上皮的填塞，只能看到瘘的一部分。加压注射时，染料会从瘘周围漏出，使视野模糊。

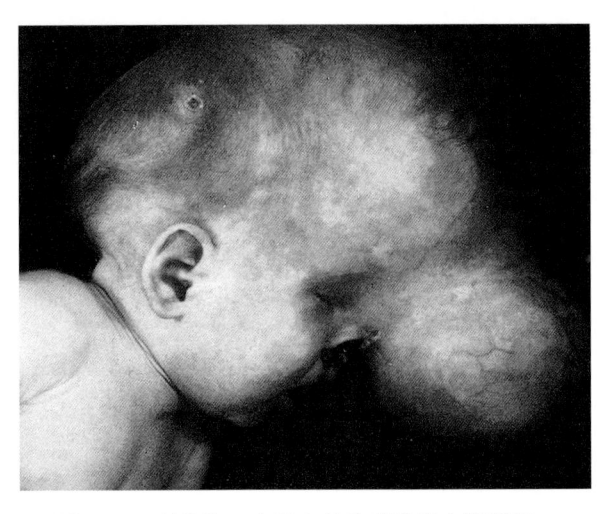

图 AS 3　一婴儿的巨大积水性脑膜脑膨出伴腭裂

切除鼻瘘管、疝囊和脑膜膨出的手术技术（图 AS4a-d）

鼻瘘管和疝囊手术的基本原则是沿鼻瘘管外口周围环形切开，在放大镜或手术显微镜的帮助下，顺窦道分离确保全切有上皮内衬的突出物。

在环形切开瘘管周围皮肤之前，先在窦道内插入一探针。皮肤采用不规则中线切口（5mm为一单元），以期减少疤痕（Borges 1973）。如果术中发现瘘管位于鼻骨和鼻软骨下方向上走行，就要切开上颌骨的额突内侧，并可横行做一骨切口向上方扩大。首先仔细分离鼻黏膜，将其推向下。必要时可在不损伤鼻黏膜的情况下切除外侧软骨。鼻背骨连着骨膜翻向两侧，既形成足够的手术空间，又最小限度地切除鼻背骨。瘘管和囊连同骨膜一起分离。穿入额窦底的瘘管常累及前颅窝硬膜，需要在放大条件下分离切除附着的上皮；然后，鼻外侧骨质复位。

瘘或囊切除后的缺损可以用鼻中隔、耳的自体软骨修补，不得已时也可使用库存的软骨（感染危险比较大！）。移植物表面可以用存贮硬膜或筋膜覆盖，使鼻梁外观满意（图 AS5a-d）。

同样的方法治疗一个 18 个月的男孩额底表皮样囊肿伴皮毛窦和骨缺损（图 AS6a-d）。

根据我们的经验，外科医生治疗瘘或囊肿时必须有打开蛛网膜下腔和修补硬膜的准备，因为病灶可能与颅内相通。患者有鼻背部圆形、较硬或有张力的包块时，也存在同样的可能性，它可能是一个脑膜膨出（图AS7）。切除时，表面的皮肤从中线切开，或向上翻起皮瓣，逐步自鼻部分离病灶（图AS8a-b）。经过鼻骨性结构到达颅骨缺损处后，切除疝囊，修补硬膜，封闭蛛网膜下腔（129～134页）。

对于大的脑膨出，特别是突出到鼻咽部的脑膨出，建议采用经额硬膜内入路，从颅内切除，用骨膜瓣修补（图 AS21a-b）。

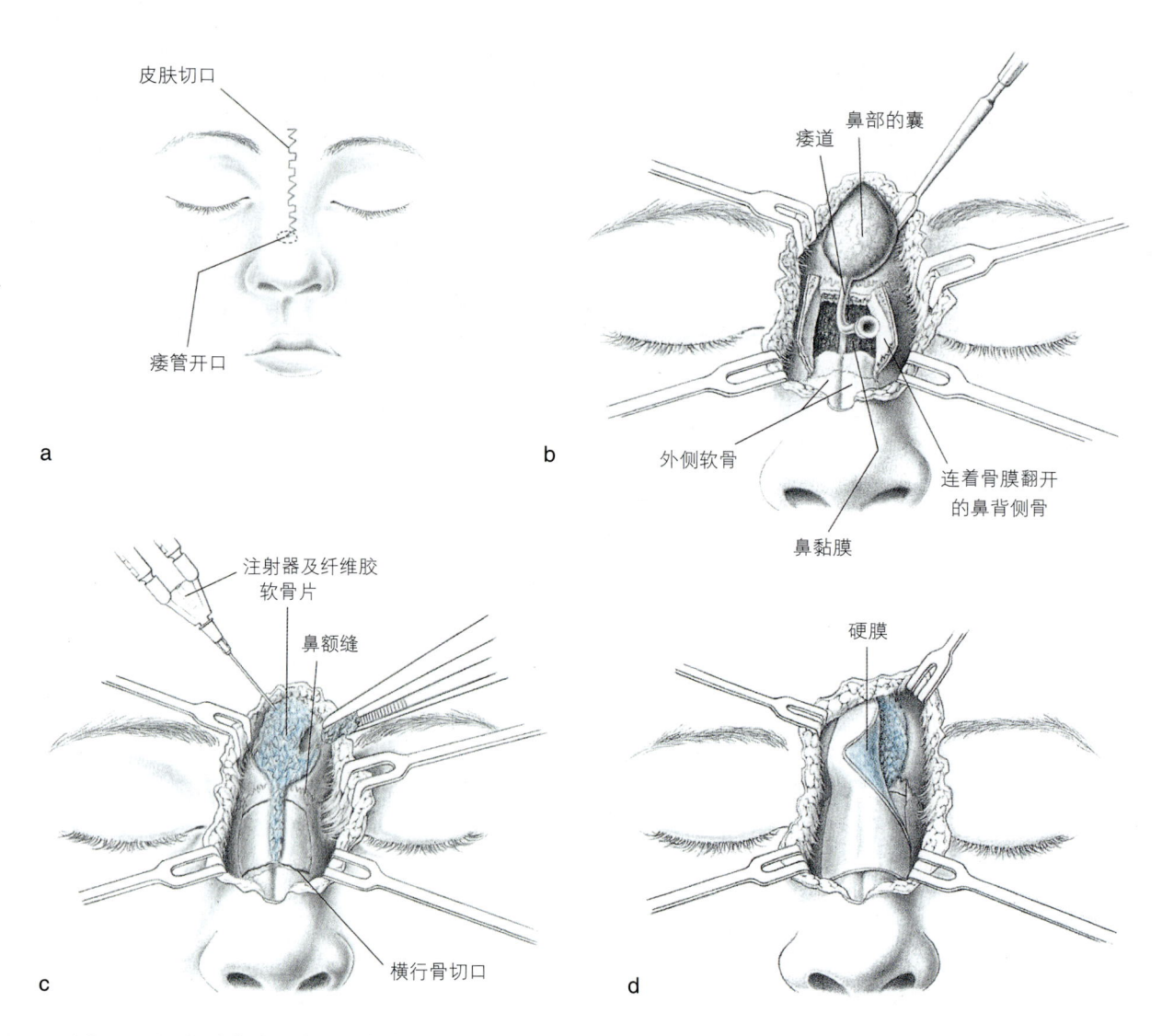

图 AS 4a–d　切除鼻瘘和囊的手术技术
- a　绕窦道开口环形切一圈，采用不规则的"选择型"中线切口（Borges 1973），以减少瘢痕。
- b　鼻黏膜已分离到软骨和骨的交界处。骨性鼻背双内侧和横型切断后，依靠附着的骨膜，呈门轴样打开，暴露窦道。
- c　手术后的缺损用软骨片修补，每侧约 3mm。用纤维蛋白胶固定。鼻背皮片复位。
- d　眉间和骨性鼻背用存贮硬膜覆盖，使外观平整。

前颅底畸形手术 109

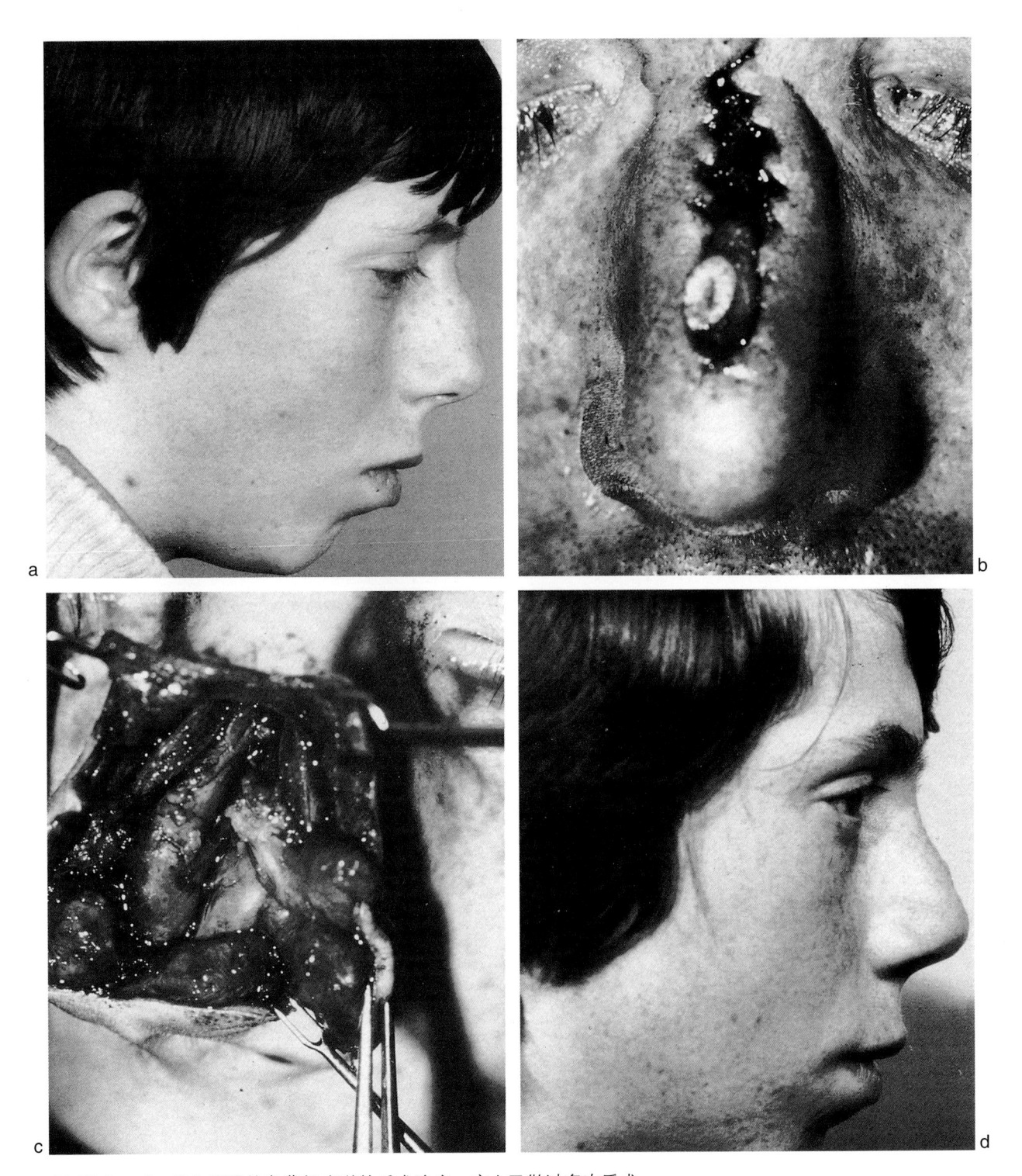

图 AS 5a–d 突入硬膜的鼻背部瘘道的手术治疗，病人已做过多次手术
  a 瘘道感染鼻背部肿胀。
  b 环形切开瘘口周围皮肤后，做一不规则纵向（选择性）切口。
  c 瘘管在鼻骨间向上走行，从上颌骨额突处新开鼻骨，连同骨膜翻开，到达颅底，暴露瘘。
  d 患者手术后数周。

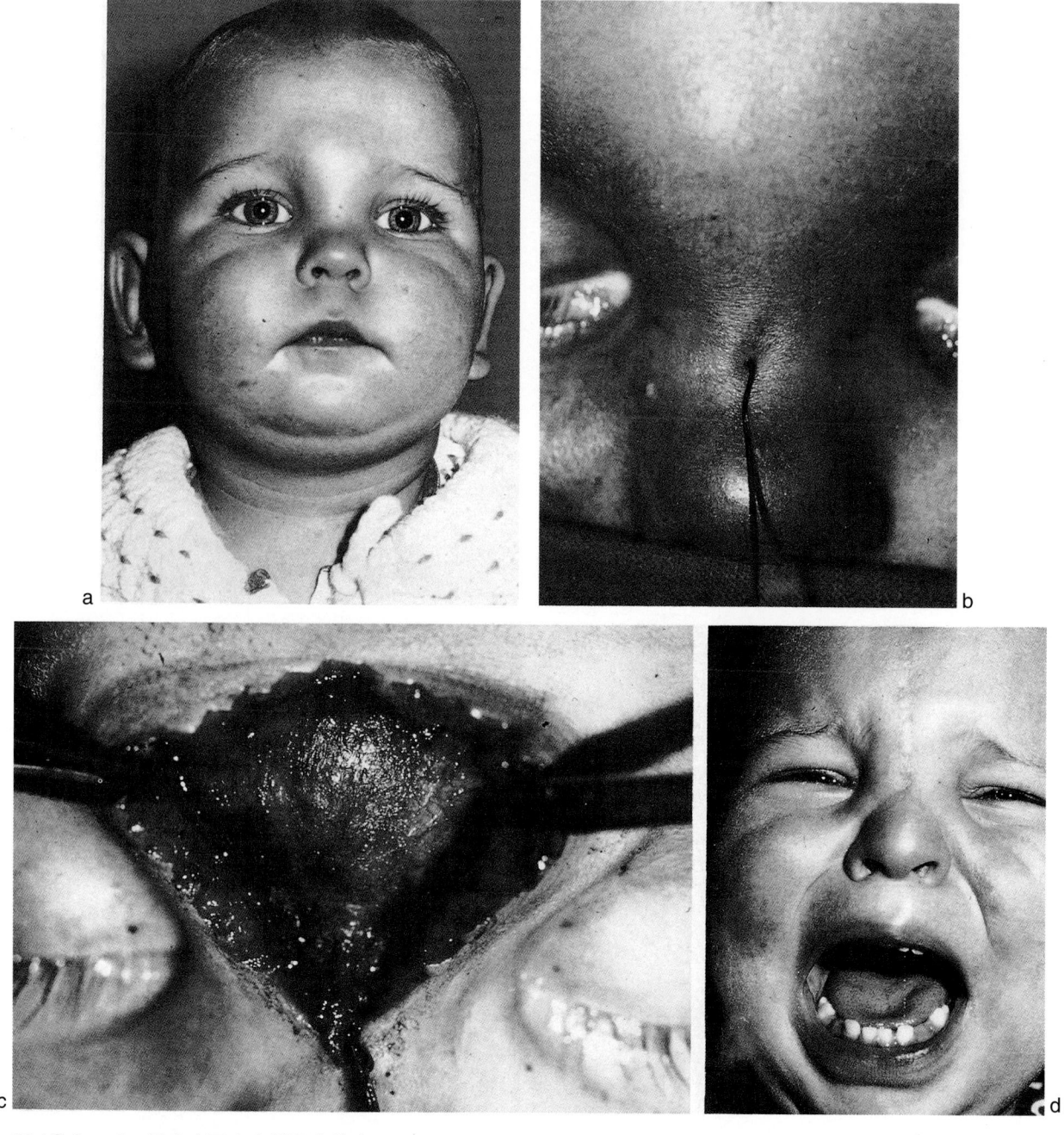

图 AS 6a-d　额底皮下表皮样囊中伴瘘
　　a，b　术前外观。
　　　c　显露瘘和囊。
　　　d　术后6周，疤痕不明显。

颅面手术的评价

对于颅面异常骨连接和骨连接不良的患者，大范围的骨切开和重塑能够非常有效地恢复颅面形态并保持功能（图AS 9a-e）。Webster 和 Deming 1950年就已经发表了手术治疗分叶鼻。Tessier和他的同事在这一领域进行了开创性的工作（Tessier 1967，1971）。近年来许多作者在这一基础上又有了新发展（Converse等 1977，David 等 1982，Mühlbauer 和 Anderl 1983，Mühling 等 1984，Munroe 和 Das 1979，van der Meulen 等 1983）。这些困难的工作需要一支专业队伍经过多年的共同努力，包括整形科医生、眼科医生、神经外科医生、颌面外科医生和耳鼻喉科医生。

整个颅骨的复杂畸形治疗的详细方法，超出了本书的范围。图AS10a-f给出了这样的一个病例，6个月的男孩，额眶前突，手术修复颅骨连接畸形。

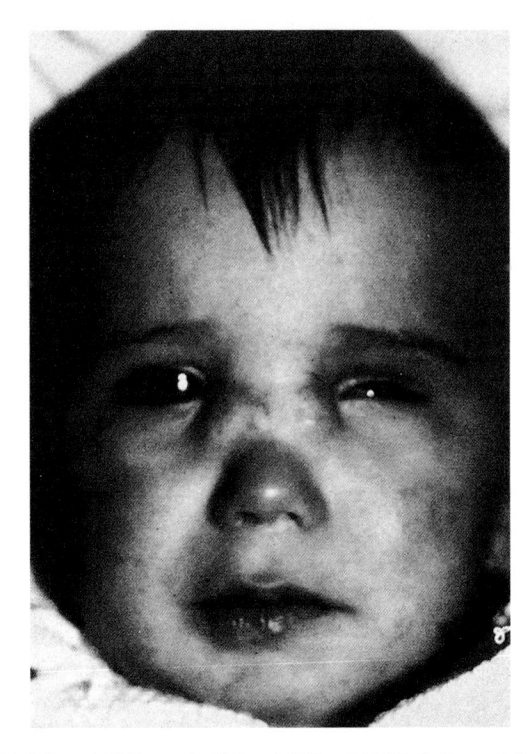

图AS 7　鼻背部一个光滑、圆形、质硬的包块，术中发现是脑膜膨出，切除囊后修补硬膜

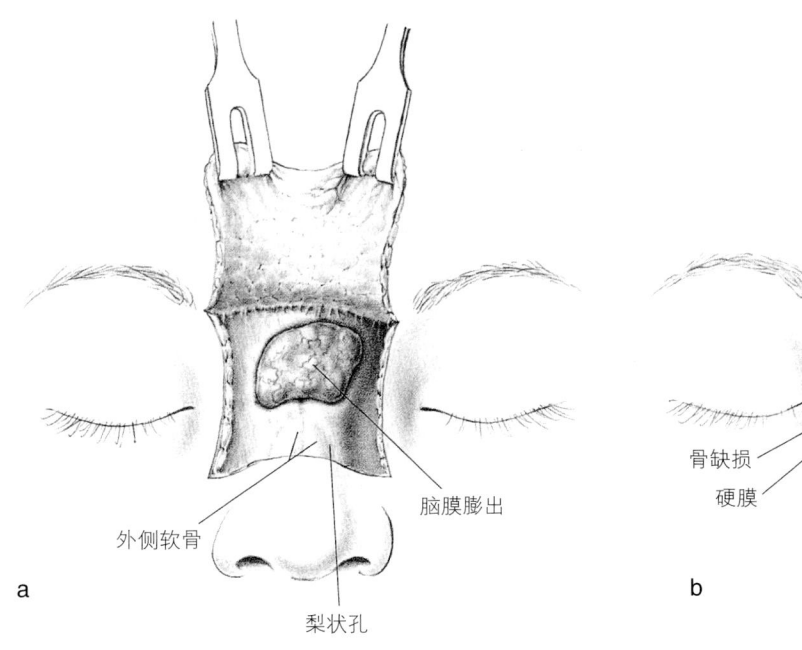

图 AS 8a，b　鼻背部脑膜膨出的手术修补
　　a　背部皮瓣翻向上，暴露硬膜。
　　b　切除囊后，缺损的硬膜用存贮的硬膜及纤维蛋白胶修补。

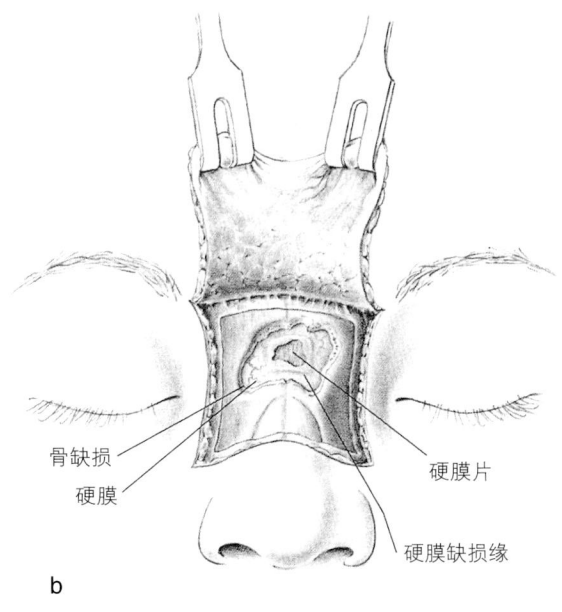

112　前颅底手术

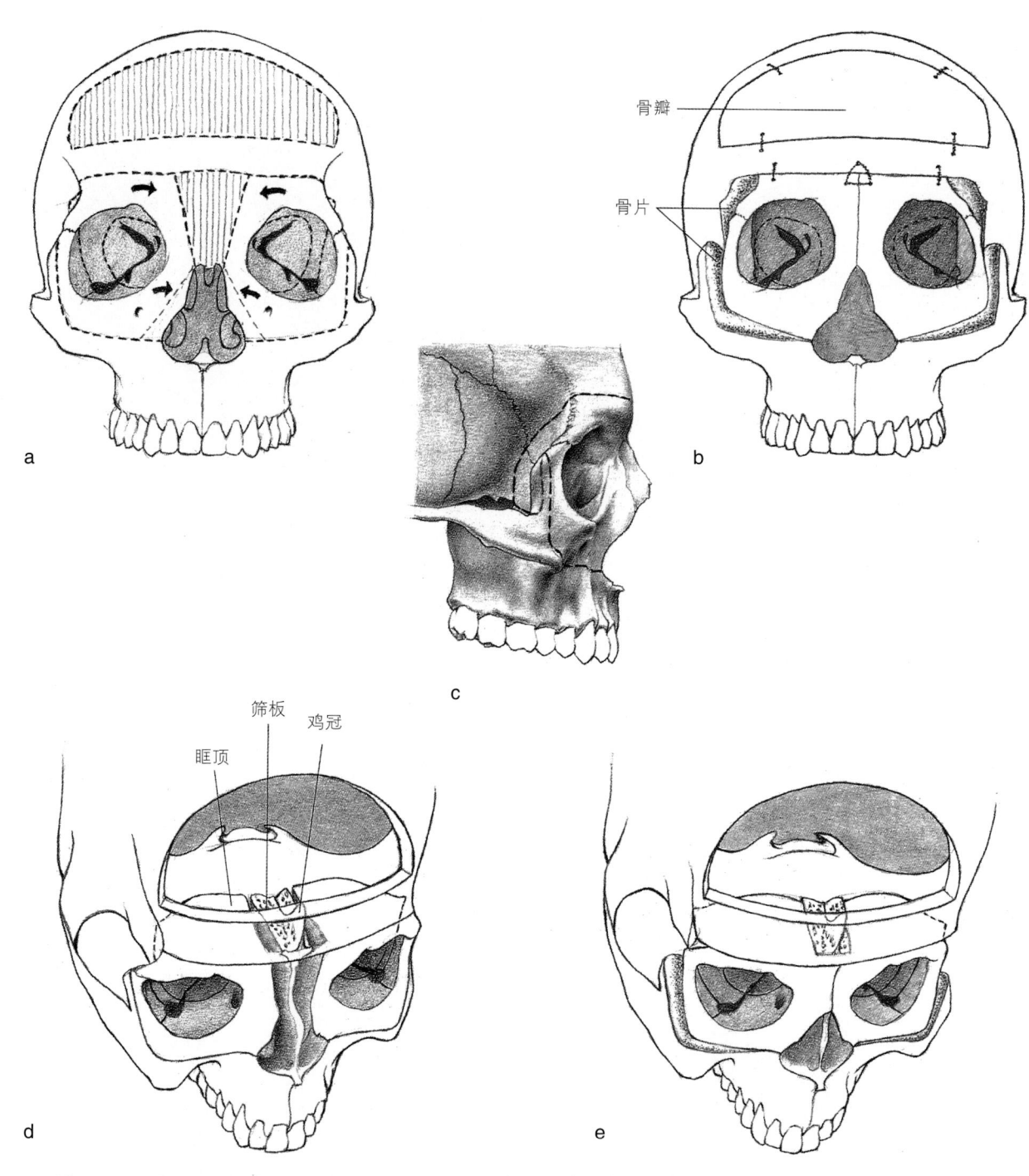

图 AS 9a–e　Tessier 和 Converse（1971，1977）的颅面手术，完全游离眶外侧壁
　　a　截骨线。
　　b　眶壁用钢丝固定重塑后的形态。
　　c　劈开眶外侧缘。沿虚线切开骨质，眶外侧壁便可游离。
　　d　保留筛板的技术（Converse）。
　　e　封闭前颅窝底缺损。

前颅底畸形手术 113

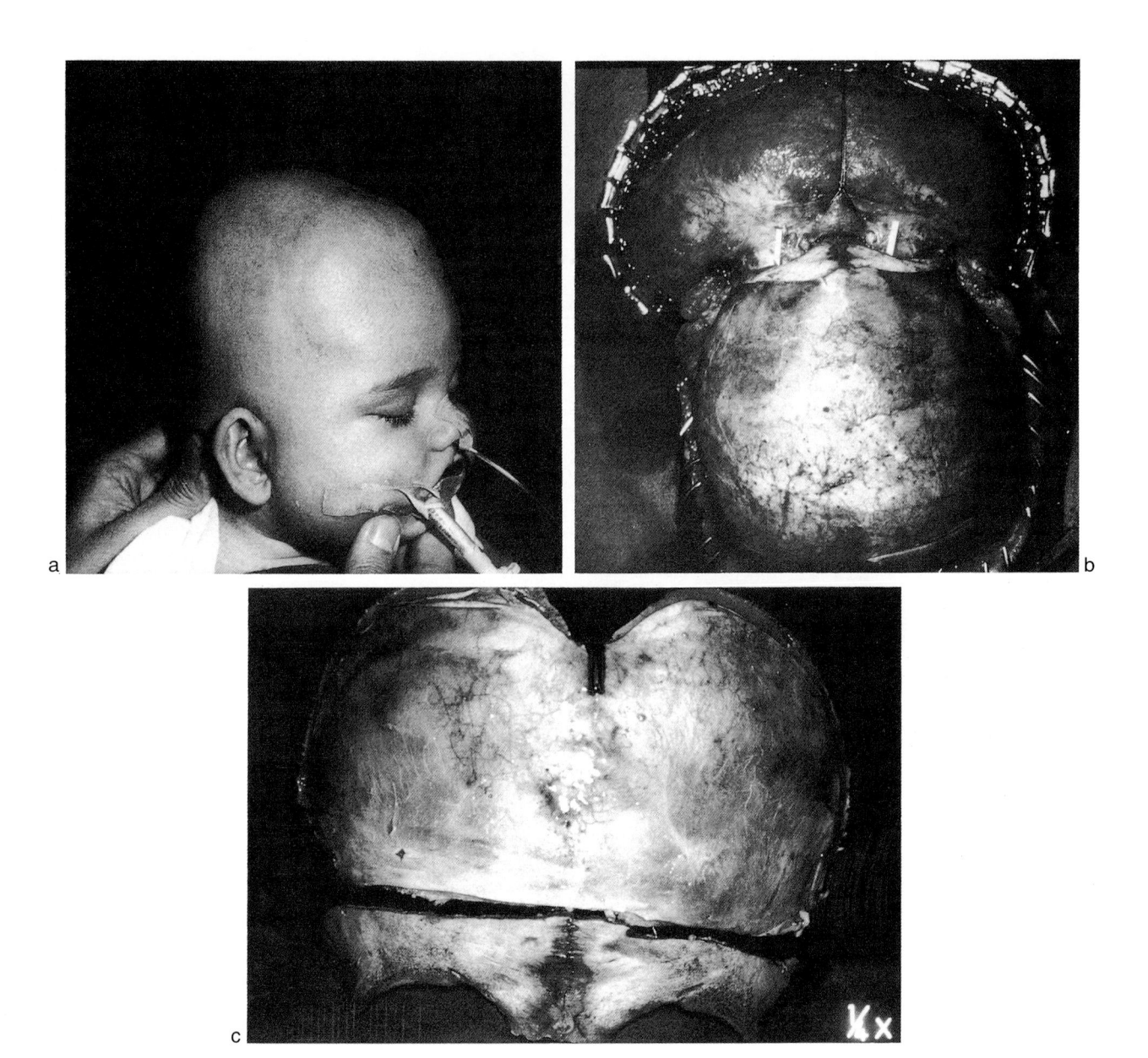

图 AS 10a-f 额眶前突的 6 个月男孩，手术治疗颅骨异常连接
    a 颅缝过早闭合导致颅骨畸形。
    b 双颞皮肤切口，游离皮瓣。皮瓣向下翻向鼻根，两侧眶内容物向下推移，标记并保留眶上神经。
    c 额骨和眶上嵴暂时去除。

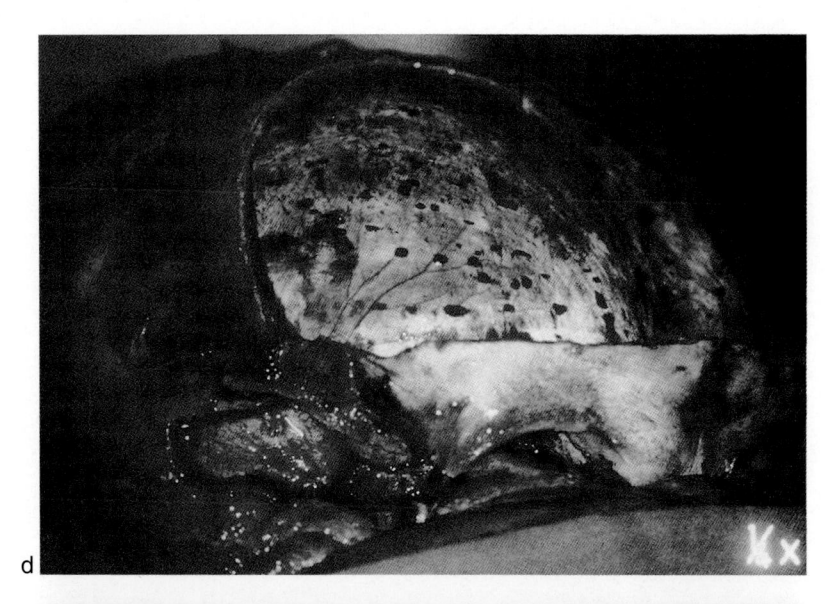

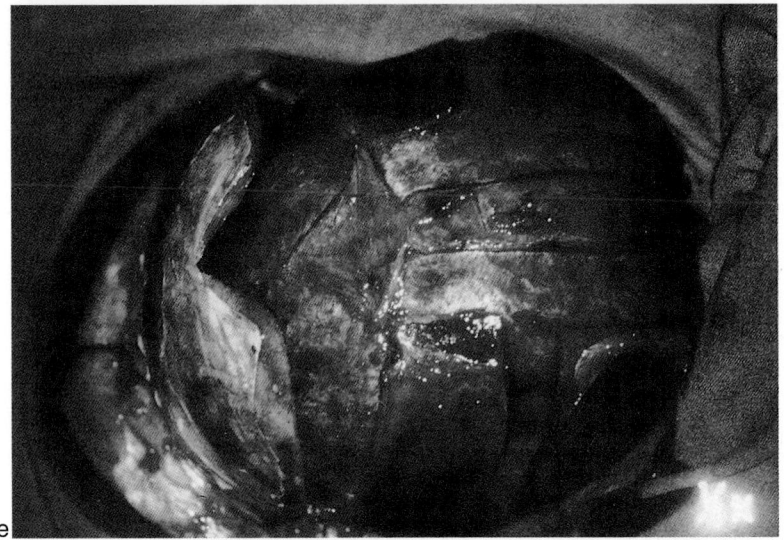

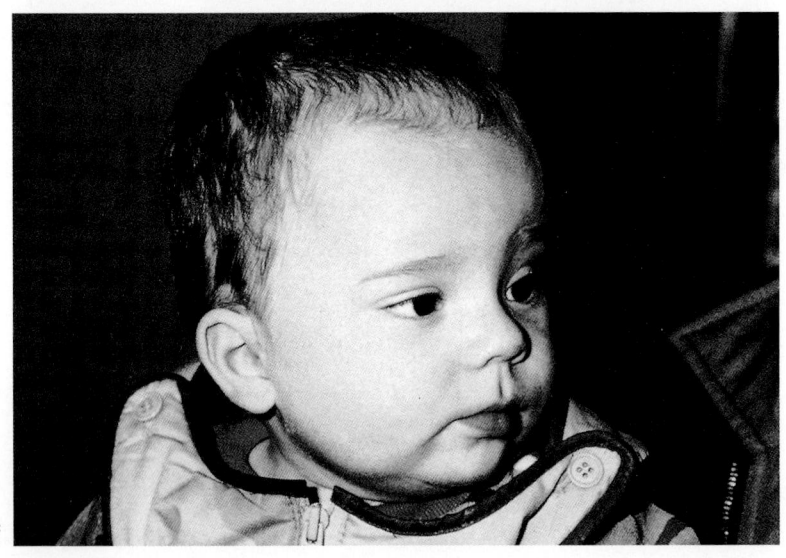

图 AS 10d-f

d 放回眶嵴，但前移 2cm，后旋 30°。

e 软组织关闭前的状态。额骨放回后，切除后部颅骨相应的骨质，使其成郁金香花瓣状。每块骨板只在颅底连接，使脑组织可以继续膨胀生长。额眶前突畸形也同时校正。

f 手术后 1 年。

参考文献

Birkett HS (1901) Report of two cases of dermoid cyst of the nose. NY Med J. 73:91

Borges AF (1973) Elective incision and scar revision. Little Brown, Boston

Braman (1890) Über die Dermoide der Nase. Langenbecks Arch Klin Chir 40:101

Bushe KA, Glees P (1968) Chirurgie des Gehirns und Rückenmarks im Kindes- und Jugendalter. Hippokrates, Stuttgart, p 971

Converse JM, McCarthy JG, Wood-Smith D, Coccaro PJ (1977) Principles of craniofacial surgery. In: Reconstructive plastic surgery, Vol 4, p 2427. Saunders, Philadelphia London Toronto

David DJ, Paswillo D, Simpson D (1982) The craniosynostoses. Springer, Berlin Heidelberg New York

Denecke HJ, Meyer R (1964) Plastische Operationen an Kopf und Hals. Springer, Berlin Göttingen Heidelberg New York, pp 302 ff

Draf W, Nagel F (1971) Eine Nasenstegfistel als seltene Mißbildung. Diagnostische Möglichkeiten der Tomographie. Mschr Ohr Nas Kehlk Heilkd 105:156

Gerlach G, Jensen HP, Koos W, Krons H (1967) Pädiatrische Neurochirurgie. In: Fehlbildungen des Gehirns. Thieme, Stuttgart, p 239

Lannelongue R, Minard V (1891) Affectiones congenitales. Asselin et Houzeau, Paris

Meyer E (1968) Mißbildungen und angeborene Störungen. In: Bushe KA, Glees P (eds) Chirurgie des Gehirns und Rückenmarks im Kindes- und Jugendalter. Hippokrates, Stuttgart, pp 948–991

Mühlbauer W, Anderl H (1983) Kraniofaziale Fehlbildungen und ihre operative Behandlung. Thieme, Stuttgart New York

Mühling J, Reuther J, Sörensen N (1984) Operative Behandlung kraniofazialer Fehlbildungen. Kinderarzt 15:1022–1023

Munro JR, Das SK (1979) Improving results in orbital hypertelorism correction. Ann Plast Surg 2:499

Sessions RB (1982) Nasal dermal sinuses – New concepts and explanations. Laryngoscope 92. Suppl 29

Stupka W (1938) Die Mißbildungen und Anomalien der Nase und des Nasenrachenraumes. Springer, Vienna

Tessier P (1967) Osteotomies totales de la face. Syndrome de Crouzon, Syndrome D'Apert. Oxycephalis, Scapho cephalis, Turri cephalis. Ann Chiru Plast 12:273

Tessier P (1971) The definitive plastic surgical treatment of the severe facial deformities of craniofacial dysostosis, Crouzon's and Apert's desease. Plast Reconstr Surg 48:419

Van der Meulen JC, Mazda R, Vermey-Keers C, Stricker M, Raphael B (1983) A morphogenetic classification of craniofacial malformations. Plas Reconstr Surg 71:560–572

Webster JP, Deming EG (1950) Surgical treatment of the bifid nose. Plast Reconstr Surg 6:1

前颅底外伤性病变手术

诊断及手术适应证新概论 前颅底损伤的多学科评价应涉及前面区、眶区、副鼻窦和颅腔（Samii 和 Draf 1978）。通过这些综合评价制订个体化的治疗方案及手术策略，需要耳鼻喉科、神经外科及颌面外科（如果需要还有眼科）通力合作。许多这方面的研究已提供了一些诸如鼻手术指南及神经外科手术方法的资料（Boenninghaus 1960; Dietz1970; Escher 1960, 1967, 1969; Kley 1967, 1968; Naumann 1974; Probst 1971; Samii and Brihaye 1983; Seiferth 1954; Seiferth and Wustrow 1977; Bock 1983; Voss 1936）。Schuchardt（1996）也总结了口颌面外科的诊疗情况。

尽管各专业已达成了基本共识，但对手术入路及手术时机仍存在分歧。

在前颅底外伤的病人入院时，就应该进行首次联合会诊，以决定病人需要做哪些特殊检查。

鼻或鼻咽的脑脊液漏需要精确定位漏口，然后进行手术修补。即使漏已自行停止也应该手术，因为颅底区硬膜破口的疤痕愈合区直接与鼻或副鼻窦（"鼻基"，Wullstein 1972）接触，不足以有效封闭颅腔。如果漏口硬膜没有可靠修补，鼻腔和副鼻窦的正常菌群就有可能引起诸如脑膜炎、脑炎或脑脓肿等颅内并发症，甚至在若干年后发生。

脑脊液漏在出现临床并发症前临床上有时不易发现，因此，如果病人有相应的外伤，就应该特别注意检查有无脑脊液漏。可采用诱发法，包括低头和压迫颈静脉。可以用糖试纸鉴别流出物是脑脊液还是鼻腔分泌物，前者糖浓度高。如果病人鼻腔有出血则该实验不可靠，因为血中含糖浓度很高。如果在病人的枕中或接鼻流出物的纱布上可见"晕轮征"，即在血迹的周边可见一圈水印，这也是重要的诊断依据。

最近有两种新的更特异和更敏感的方法，可以检测出少量的脑脊液。一种是测定 β_2 转铁蛋白，这种蛋白只在脑脊液中发现（Oberascher 1988）；另一种是测白蛋白-前白蛋白比率（Bohner 和 Hesse 1989）。诊断脑脊液漏，β_2 转铁蛋白是高度敏感的指标，但需要跑电泳，很费时，还需要许多方法与经验。而用浊度测定法检测白蛋白和前白蛋白浓度的比率可以鉴定纯的或接近纯的脑脊液，该方法简便快捷，适用于临床常规实验室。

基于上述方法，脑脊液不难与其他分泌物鉴别。如果混杂有大量的血液，则有可能出现假阴性结果。

对于特别疑难的病例，则可从椎管内注射色素，通常用氢化荧光素来确定漏口。用配有特殊的蓝色滤镜的鼻内镜可以很容易看到被染色的脑脊液（Denecke 1956/1958，Messerklinger 1972）。有癫痫的病人鞘内注射氢化荧光素要小心，已有诱发癫痫的报告（Mahaley 等 1966，Mees 和 Beyer 1982，Wallace 等 1972），剂量要尽可能小（5% 氢化荧光素 2mL）。检查后应观察 4～6 小时。Messerklinger（个人交流，1984）每次均用新配的氢化荧光素液检查，没有发生过严重意外，我们的经验亦证实这一点。

无论是鞘内注射氢化荧光素还是先进的放射性同位素如碘[131]-白蛋白镱[169]和铟[111]，只有在脑脊液漏活动期才能检测出来，硬膜漏口暂时闭塞时也是阴性（表3）。

Samii和Draf（1978）用放射性碘标记的白蛋白（RISA）也发现有假阳性结果。

表3 硬膜漏口暂时闭塞的可能机制

1. 血块
2. 撕脱的黏膜
3. 脑组织脱垂或水肿
4. 眶组织

放射学检查最重要。头颅平片前后位、侧位、斜位及颅底位可以很好显示骨折的范围和有无气颅。有些还需要特殊的投照角度，如：可疑额窦凹陷骨折用切线位或视神经孔位（Rhese's views）等。Brandt（1959）推荐用"眼镜"位（"eyeglass" views）来观察眶缘。Grote（1966 a, b）强调用立体放射照像术辅助常规拍片，而Metzger等（1965）与Reisner和Gosepath（1973）则认为对于面和前颅底外伤应常规进行动态内摆头颅断层摄片（tomography employing a hypocycloidal figure）。

不断改进的CT技术逐渐可能取代常规断层。现代CT骨窗像分辨率相当高，在不增加曝光的情况下，很薄的骨板骨折也能显示（Rettinger和Kalender 1981）。这样就可以同时评价骨折和了解脑损伤的情况，许多病人无需再进行普通X片检查。

大部分脑脊液漏是由于筛窦顶上方硬膜损伤。Tönnis和Frowein（1952）认为之所以多发是因为该区硬膜与骨板粘连紧密，同时该区颅底相对薄且位置低利于引流。多数漏不发生在筛板，而是在邻近的筛窦顶。其次是额窦后壁骨折，蝶窦漏相对少见。蝶窦漏硬膜漏口通常发生在鞍结节和蝶鞍前壁，蝶骨平台少。广泛前颅底粉碎骨折可能同时累及额窦、筛窦和蝶窦。嗅神经纤维撕脱后，其硬膜小孔也可能发生脑脊液漏，尤其是枕部着力对冲伤时（Grote 1966 a, b）。脑脊液鼻漏偶可发生在中颅窝或后颅窝的岩骨骨折，且发生这种情况时鼓膜必须完整。Dietz（1966）的研究表明，约有15%的病例常规断层扫描不能显示额底骨折，如果没有临床上明确的脑脊液漏便无法诊断。即使未发生脑脊液漏，气颅也是硬膜撕裂的特征性表现，该征在头颅平片上可以清楚显示。CT可以显示颅腔内很小的气泡。尽管技术在进步，但仍有一部分骨折CT无法显示，甚至在有明显脑脊液漏的病例中也可能如此。

手术时机取决于病人的一般状况、损伤类型以及各专业的要求。只有致命性出血可以不经任何特殊检查而进行急诊手术。其他所有病例均需进行迅速而全面的诊断评价才能制订手术方案。应该考虑到，一旦病人呼吸、循环稳定，伤后短期内的一般状况可能比数天后要好，如果手术不是很大，伤后早期手术是较佳选择。广泛面部软组织损伤伴骨折的病人手术不能推迟太久。鼻骨骨折可能通常觉得无关紧要，但为了减少病人面部变形的心理压力，应该在伤后头5天内手术。中面部骨折累及咀嚼器官则在14~21天复位固定。硬膜修补应该在颌骨的手术操作之后进行，否则可能撕坏硬膜缝合口。如果必要，在大剂量抗生素使用的前提下，硬膜修补可延后至4~6周。儿童面部骨折复位应尽可能早进行，因为3~4天内骨折片将会固定而不易移动（Krausen和Samuel 1979）。

我们与Kley（1974）和Scheunemann（1974）均认为，只要能够严密随访则没有必要一开始就全面进行副鼻窦清创。

对严重中面部骨折的病人进行彻底的甚至可能是双侧的副鼻窦清创，会进一步弱化面部骨架，使重建更加困难，特别是上颌骨的悬吊。还有，我们的经验表明，即使在严重损伤后，未损伤的鼻窦黏膜也有相当好的修复功能，通常在 6~8 周拍片时鼻窦已变得透亮（图 AS24d）。如果不是这样，则二期手术，先修补硬膜消除感染隐患，再行副鼻窦清创。此时，面部骨架已比较稳固。

为了全面讨论手术入路和技术的方便性，将前颅底分为与鼻和副鼻窦相邻的内侧部（"鼻基"，Wullstein 1972），以及包括眶与蝶骨小翼的外侧部。

前颅底硬膜修补的入路选择必须满足以下条件：
1) 硬膜缺损暴露要充分；
2) 最小的手术牵拉；
3) 尽可能保留嗅觉。

无论是经面还是经额硬膜下入路暴露前颅底，显微分离嗅神经都可以保留嗅觉。Unterberger (1958) 描述的经额硬膜外入路如果需要两侧暴露筛板抬起硬膜时，便需要离断嗅神经纤维。因此该入路只能在已因外伤丧失嗅觉的病例中使用。经额硬膜外暴露额窦后壁或前外侧颅底可以不损伤嗅神经。

额窦后壁及与蝶窦和筛窦交界的颅底区骨质和硬膜的线形缺损，最佳入路是经鼻额眶入路 (rhinosurgical fronto-orbital approach)，还可以适当打开副鼻窦进行处理。该入路基本上都能保留嗅觉。蝶窦脑脊液漏最适合经鼻手术修补，而经额硬膜下入路既困难又耗时，并且很难用骨膜瓣将蝶窦后壁充分覆盖。尤其是当视交叉前置时，蝶窦后壁的骨折就很难清楚暴露，此时要将骨膜瓣插入视交叉与蝶鞍前壁之间充分覆盖骨折线则很困难。

有两种情况经额硬膜下入路最好：①前颅底粉碎骨折伴脑脊液漏。这些病例往往伴广泛硬膜撕裂及脑组织脱垂。经面经鼻入路则不太合适，因为此时需要广泛清创来检查硬膜的所有裂口。硬膜裂口通常超越鼻基的范围，经鼻入路无法达到，同时该入路还会削弱了颅底的强度并使随后的硬膜修补更加困难。②伴颅内占位和脑疝前期的额底脑脊液漏，无论其部位和范围，均需进行内减压及硬膜修补。早期阶段的颅内出血、脑挫裂伤及脑脓肿等，如果没有颅内压升高则无需立刻手术。

连续的 CT 检查表明，应用激素和抗生素保守治疗，这些病变会逐渐消退，为后期的脑脊液漏修补创造有利条件（图 AS11）。

Unterberger (1958)、Teachenor (1927) 以及其他作者（参考文献 Dietz 1970）描述的不同的经额硬膜外入路可能都适合前颅底粉碎骨折。但从嗅沟抬起硬膜时可能会人为损伤硬膜。因此，经额硬膜外入路和硬膜下入路各有利弊。经额硬膜外入路无需大面积打开硬膜下腔而减少了脑损伤，但前颅底后部（蝶骨小翼、蝶骨平台和视神经管）暴露不好。这两种术式都可以避免进一步削弱颅底强度。

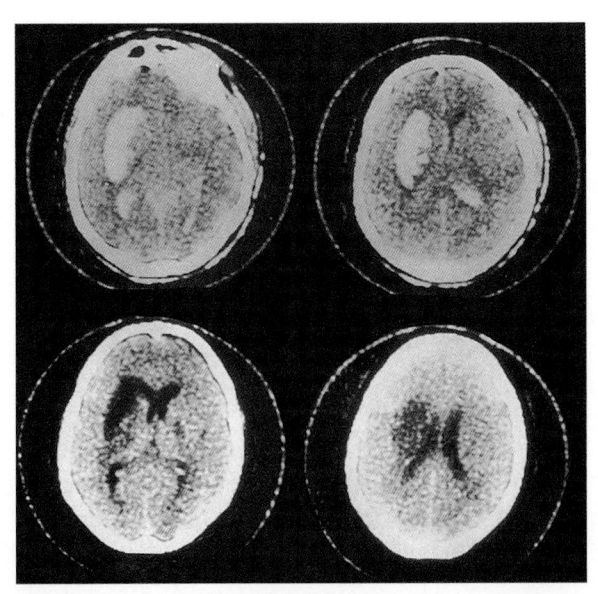

图 AS 11　CT 显示外伤性脑内血肿破入脑室（上图）。保守治疗 3 周后血肿大部吸收（下图）

有明显出血时需要鼻腔填塞，但有增加上行感染的风险，因此应该尽早去除。通常上颌阶段的手术完成后出血便自行停止。

手术技术

颅底硬膜修补原则

颅底区硬膜与骨质粘连紧密，硬膜撕脱时已有部分缺失，因此直接缝合裂口难以达到不漏水的紧密缝合。通常需要修补硬膜（Kley 1968）。单纯用组织胶封闭裂口是不够的。

人冻干或溶干硬膜效果很好（Burmeister 1962，Crawford 1957，Weickmann 和 Steinle 1960）。该材料大小规格齐全，在使用前需在生理盐水或林格氏液中泡软。将该硬膜平铺在湿纱布上，然后一起卷起并用手指揉搓，这样可使其更柔软，可以顺应硬膜裂口的各个边角，如在蝶窦区。

最理想的材料是阔筋膜（Kirschner 1909a，b）。从大腿外侧股骨转子下一掌处做一纵切口，取该筋膜。皮下脂肪撑开后，用刀片勾画出适当的大小取下。自体阔筋膜的优点是柔顺性极好，愈合能力强。

有人建议（Berendes 1956，Draf 和 Samii 1983，Hirsch 1955，Minnigerode 1967，Schreiner 和 Herrmann 1967）在困难的区域（见133页中线问题）辅助使用带蒂黏膜骨膜瓣或唇黏膜瓣来强化不漏水修补。但鼻和鼻窦黏膜有时有炎症，因此不宜用来修补硬膜（Boenninghaus 1974，Kley 1968）。

采用冠状切口或眉下切口时，可以用腱膜骨膜瓣（galeal pericranial flap）作为理想修补材料。在经额骨瓣开颅硬膜外或硬膜下入路手术时，基底在下方的腱膜骨膜瓣是颅底重建的首选材料（Berendes 1959，Dumas 和 Laignel-Cavastine 1914，Tönnis 和 Frowein 1952，等），但不适合于额眶经面入路，该入路通常用阔筋膜或干硬膜。

硬膜修补后，用自体脂肪和纤维蛋白胶可以强化缝合口（Draf 1980）。该技术也用于内听道手术后封闭乳突。

前颅底圆形硬膜损伤的经额眶修补技术

该区的线形硬膜损伤必须从下方修补。我们发现术前鞘内注射5%新鲜配置的氢化荧光素2mL（个人交流，Messerklinger 1984）对漏口的定位和修补严密程度的判断很有帮助。术中用手术显微镜。

额窦后壁区硬膜修补（图 AS 12a-c）

额窦后壁后部圆形骨折可能累及筛窦顶及可疑脑脊液漏时，采用眉下Jansen-Ritter切口打开额窦和筛窦（Boenninghaus 1974，Theissing 和 Theissing 1971）。剥离额窦和筛窦的黏膜，探查额窦后壁及颅底。用金刚磨钻、枪状咬骨钳和小剥离器扩大骨缺损，完全暴露硬膜损伤区。看不清的地方可用手术显微镜辅助。尽可能严密地直接缝合硬膜，缝合口及残留缺损区用硬膜片或筋

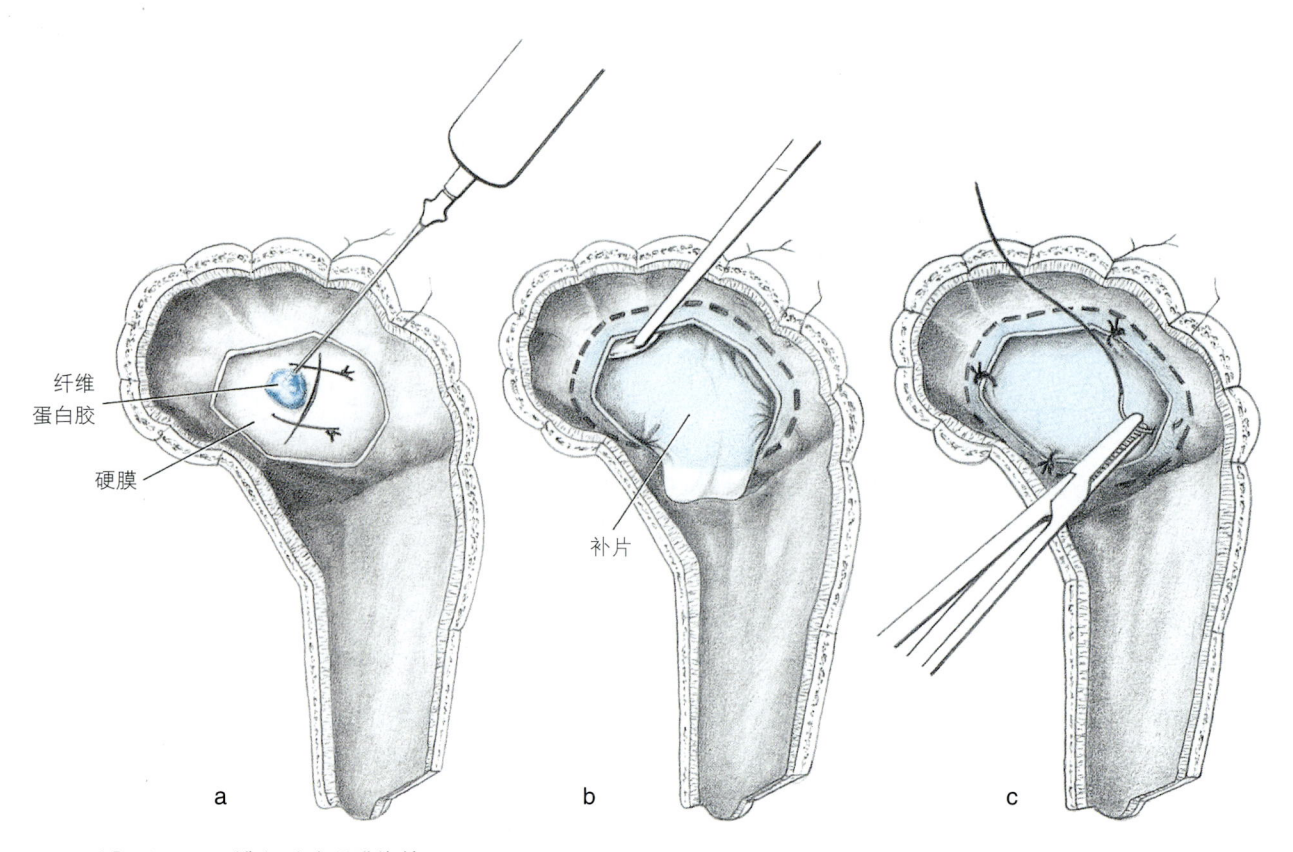

图 AS 12a–c　蝶窦后壁硬膜修补
　　a　缝合硬膜裂口，应用纤维蛋白胶。
　　b　用补片覆盖并插入硬膜与骨缘之间（– – –）。
　　c　将补片缝在骨缘钻出的小孔上。

膜片覆盖，塞入颅骨和硬膜边缘之间，建议用纤维蛋白胶粘合。如果缺损较大，则修补片还应与骨缘缝合固定，要点是将所有的缝线都穿过后再一起打结。用浸有软膏的填塞物填塞鼻腔以支撑硬膜修补片，这一点很重要。14 天后修补材料被肉芽组织固定后方可去除填塞物。

　　填塞物填加含抗生素的油膏或 Xerform 油膏（个人交流，Osterwald 1977）有几个好处：①有助于填塞物对修补面的适形；②防止填塞物与修补材料粘连；③促进肉芽生长；④防止局部感染。数十年的经验肯定了这种填塞方法在经面硬膜手术中的价值。

　　过去常年单用或与其他材料合用丙烯酸组织胶，但该胶系异物，会刺激炎症反应，而且不易吸收。基于这些原因，加上该胶在聚合时会发热，故已不再使用。用纤维蛋白胶进行组织黏合是具有更好的生物相容性的修补方法。

筛窦顶区硬膜修补（图 AS13a，b）

　　筛窦顶区的硬膜修补也采用同样的技术，但可用鼻腔黏膜进行覆盖（Berendes 1956）。Minnigerode（1967）在清除筛窦气房后，用黏膜骨膜瓣覆盖修补的硬膜。为了使黏膜瓣足够大，通常要去除骨性中鼻甲。该技术一般只适合于晚期手术，因为早期鼻黏膜亦处于受伤状态。黏膜骨膜瓣可用纤维蛋白胶黏合。

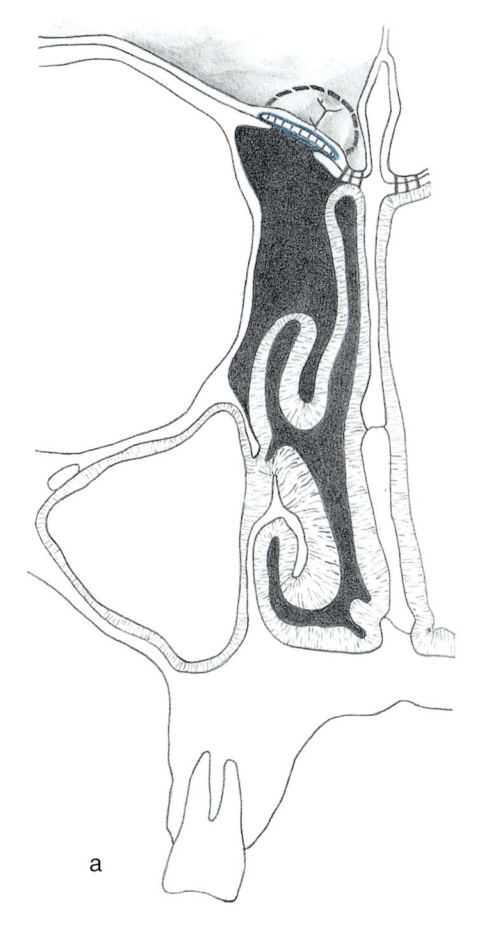

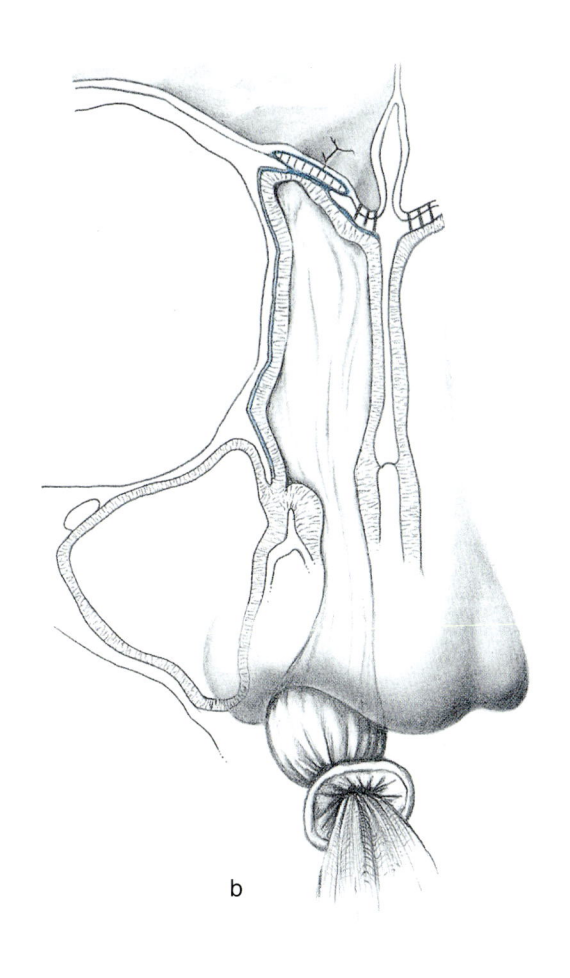

图 AS 13a,b　筛顶区硬膜修补
　　a　清除筛窦气房暴露损伤区，注意保护外侧及中鼻甲的黏膜。虚线表示插入骨质与硬膜之间补片的范围。蓝色代表纤维蛋白胶。
　　b　鼻黏膜与硬膜修补区接触黏合，并用鼻腔填塞压迫。

硬膜修补与"中线问题"

当一侧或两侧筛窦骨折累及中线区的筛板时，就面临一个特殊问题。因为将硬膜补片插入外侧的硬膜与骨质之间没有问题，但在内侧也这么做则会损伤嗅神经纤维。有几个技术可以用于将补片覆盖硬膜修补区及内侧骨缘，然后再用黏膜骨膜瓣加强。

Kley（1973）改良法是在外侧采用标准技术将补片插到硬膜和骨质之间，而在内侧将鼻黏膜从鼻中隔上剥离下来，把补片插在鼻中隔垂直板与鼻黏膜之间，然后黏膜瓣复位，并用纤维蛋白胶黏合，鼻腔填塞（图AS14a）。如果从鼻中隔上部切除一窄条鼻中隔，适当分离对称鼻黏膜，将补片插入对侧鼻黏膜与鼻中隔之间，则更加牢靠（图AS14b）。此时需两侧鼻腔填塞。后一术式的缺点是在分离对侧黏膜时可能损伤嗅神经纤维。

单侧筛顶骨折扩展到筛板时，Schreiner 和 Herrmann 硬膜外硬膜修补法（1967）很适用。切除鼻中隔上缘后，将健侧的中隔黏膜跨过中线覆盖硬膜补片，并用纤维蛋白胶黏合（图AS15）。

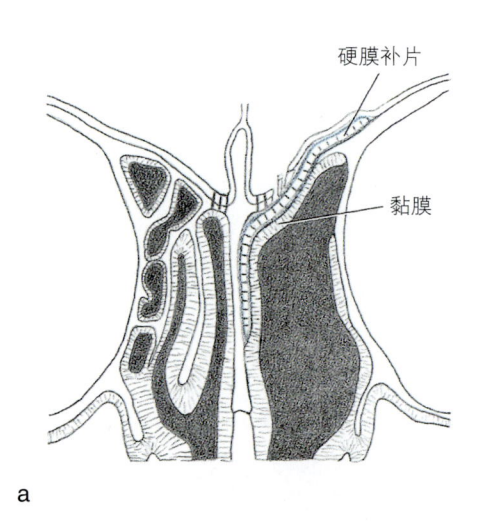

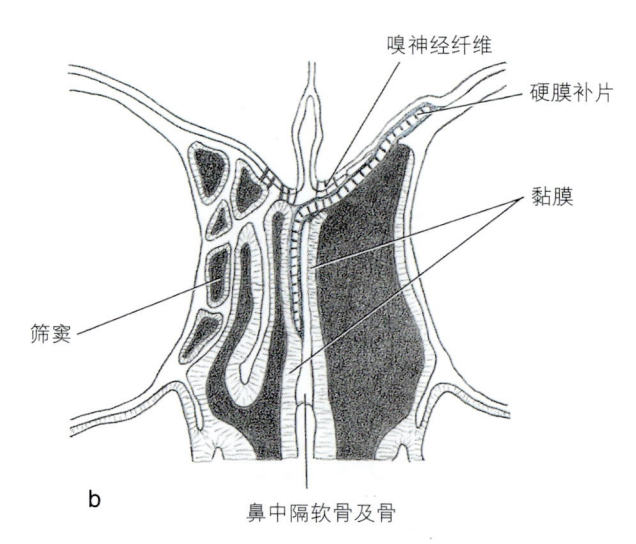

图 AS 14a，b 近中线单侧鼻基骨折 Kley 法（1967）硬膜修补术

  a 单侧筛窦切除后暴露骨折区，硬膜补片外侧插于颅底骨与硬膜之间；将补片内侧用纤维蛋白胶黏合于鼻中隔垂直板，再用从筛顶、筛板和同侧中隔上部剥离下来的黏膜覆盖。

  b 硬膜外硬膜修补Kley改良法（Draf 1980）。切除中隔上缘，将硬膜补片插在对侧的中隔黏膜下。该术式可用于同侧中隔黏膜不能用时。

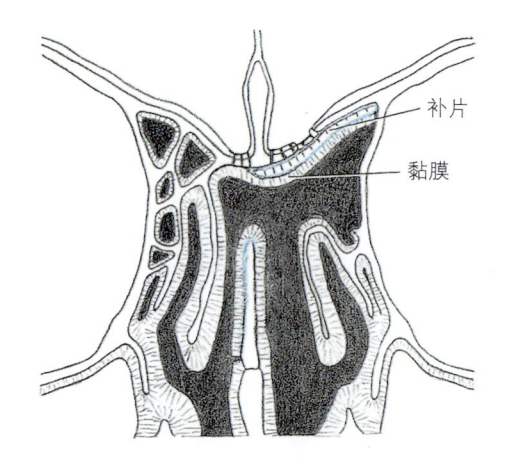

图 AS 15 Schreiner和Herrmann硬膜修补法（1967）。硬膜补片覆盖骨折处，再用对侧中隔黏膜加固。同侧中隔黏膜跨过中隔上缘覆盖对侧中隔面

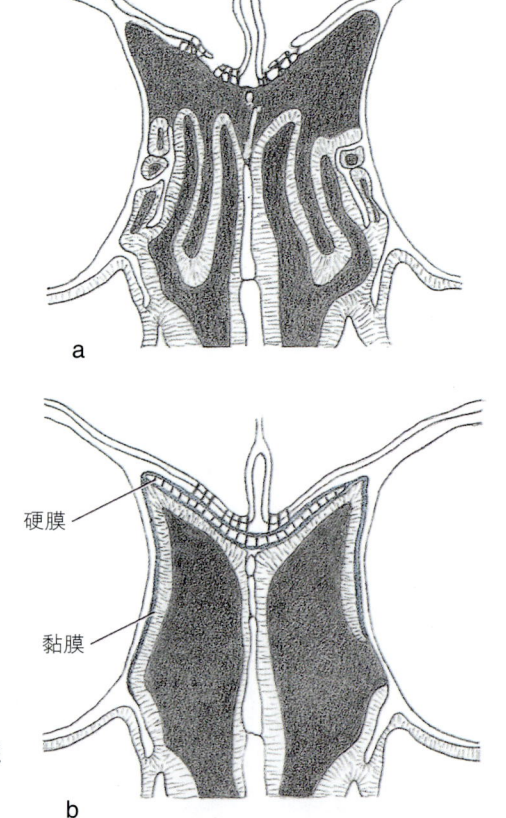

图 AS 16a，b 用基底在内侧的黏膜瓣从硬膜外修补鼻基中线骨折的双侧硬膜缺损（Draf 1980）

  a 两侧筛窦切除，尽可能地保留外侧鼻黏膜。

  b 上部鼻中隔切除后，用硬膜补片修补骨折区，将基底在内侧的黏膜瓣用纤维蛋白胶与其黏合。

当两侧筛顶骨折累及嗅沟时，则需要切除两侧筛窦暴露全部前颅底。

在这种情况下，我们切除两侧筛窦，保留鼻黏膜形成黏膜瓣，其基底附着于鼻中隔（Draf和Samii 1983）。根据黏膜瓣需要的长度，有时需要切除骨性中鼻甲。从筛顶以及筛板切除嗅神经纤维分离黏膜后，中部前颅底就充分暴露，可用一硬膜补片从硬膜外修补硬膜缺损（图AS16a）。然后黏膜瓣与硬膜修补区用纤维蛋白胶黏合，鼻腔填塞压迫（图AS16b）。

这个技术最适合于晚期手术。因为早期鼻黏膜也可能有广泛的新鲜撕裂伤，手术很困难，因此采用经额硬膜外入路更好。

蝶窦硬膜修补

脑脊液漏入蝶窦的诊断和治疗都比较困难。它们可以是单侧的也可以是双侧的，可以是蝶窦线形骨折也可以是颅底粉碎骨折。在处理额底损伤时，医师应根据放射影像学检查的发现全面探查颅底，包括蝶窦，了解有无硬膜缺损。由于即使用手术显微镜也难以看到一些隐窝内的情况，因此建议在手术中用有角度的内镜观察手术侧蝶窦，切除蝶窦隔后，观察对侧蝶窦区（图AS17a，b）。即使没有发现脑脊液漏，蝶窦顶黏膜帐篷状鼓出或脑组织脱出是硬膜损伤的肯定证据（图AS18）。

前颅底漏神经外科手术修补后如果脑脊液鼻漏仍存在，通常是因为骨膜瓣没有完全封住蝶窦区的硬膜裂口（见140页）。偶尔也可能是

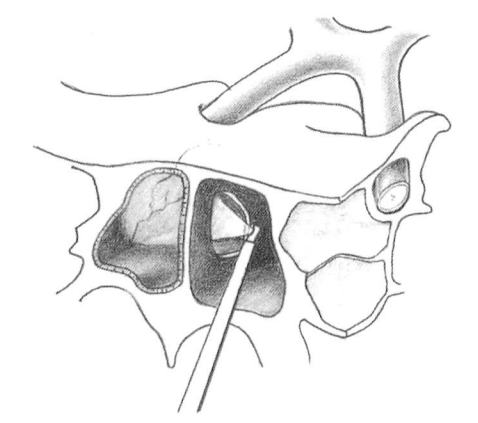

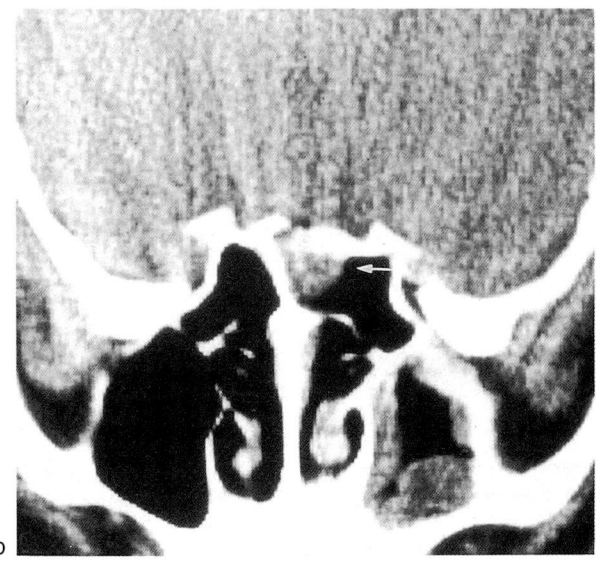

图AS 17　a　术中蝶窦内镜观察。切除筛窦后，从前面打开蝶窦，用30°内镜观察蝶窦内，切除蝶窦隔后，观察对侧蝶窦，了解有无骨折和脑脊液漏。
　　　　　b　冠状位CT显示脑组织从蝶骨平台骨折区疝出。

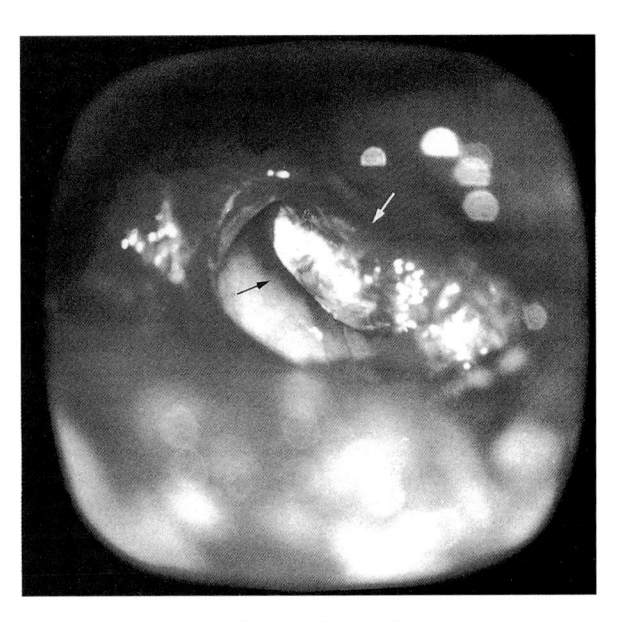

图AS 18　额眶颅底探查，内镜见蝶窦内脑组织疝出

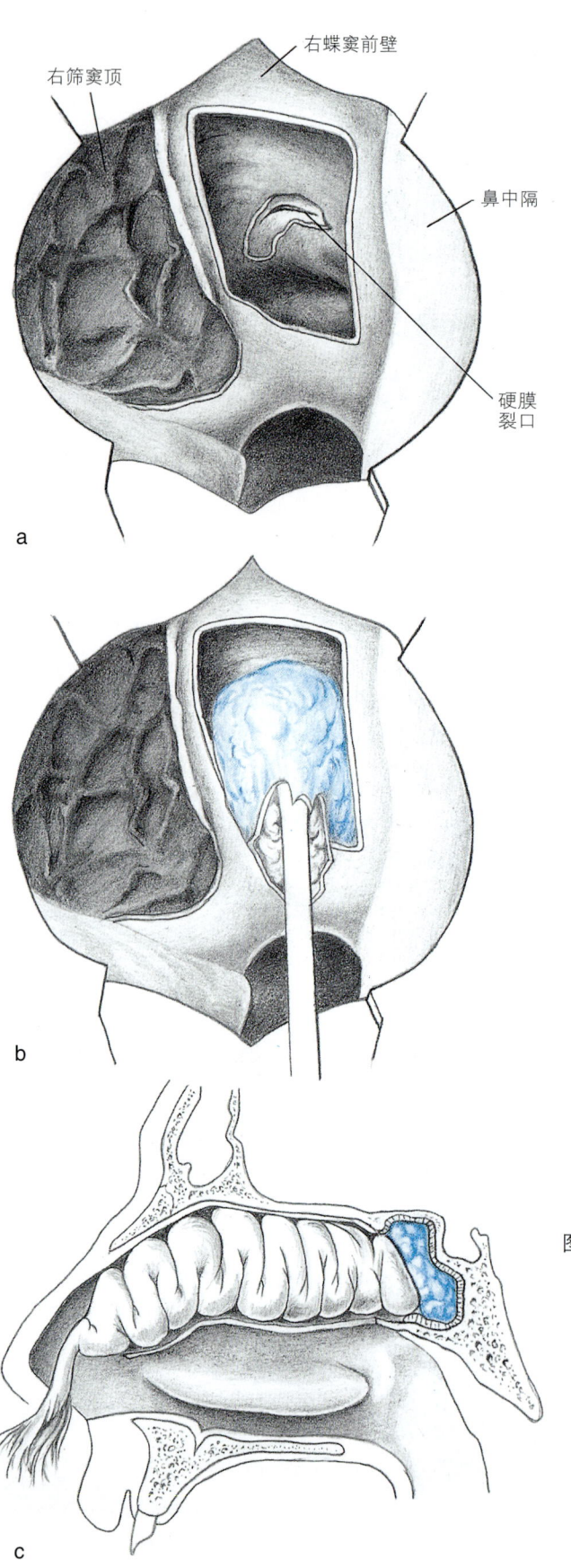

外侧颅底骨折，脑脊液经咽鼓管和鼻流出，应在 X 片上仔细寻找。

蝶窦区脑脊液漏治疗有以下几个难点：

1）蝶窦位置深，即使用手术显微镜也难以看清楚其内部；

2）由于为脑脊液基底池所包围，脑脊液漏通常比较活跃，使封补材料固定困难；

3）因为与颈内动脉，海绵窦，第Ⅱ、Ⅲ、Ⅳ、Ⅵ颅神经关系密切，不能切除活动不明显的骨折片。有时骨折片插入颈内动脉海绵窦段可能造成颈内动脉海绵窦瘘。

基于上述原因，蝶窦漏的修补技术与其他区域的鼻漏不同。除了用黏膜骨膜瓣修补硬膜外，还必须用自体肌肉或脂肪填塞蝶窦强化修补区。纤维蛋白胶非常有帮助。

筋膜袋技术（fascial pouch technique）（Kley 1968，图AS19a-c）可用于损伤早期无法在蝶窦区形成黏膜瓣时。

该技术第一步很重要，必须全部切除蝶窦黏膜以防黏膜囊肿形成。建议用内镜确定。

Wullstein（1953）用一块筋膜覆盖骨折区，然后用一块肌肉填塞蝶窦。Denecke

图 AS 19a-c 经额筛塞入筋膜袋修补蝶窦脑脊液漏（Kley 1967）

a 显微镜术野，前面观。蝶窦前壁已切除，可见蝶鞍前壁脑脊液漏。

b 显微镜术野，前面观。完全切除黏膜后，塞入填满纤维蛋白海绵的筋膜袋，并用纤维蛋白胶黏合。

c 侧面观。筋膜袋用鼻腔油膏填塞物顶着。下部筛窦气房不要切除，以利支撑填塞物。

(1956/1958) 则用纤维蛋白海绵填塞。Kley（1967，1973）则完全切除蝶窦黏膜后，取一块与蝶窦大小相当的阔筋膜，在术区外用干的纤维蛋白海绵像装烟袋一样装填阔筋膜片，然后将该筋膜袋塞入蝶窦，并用抗生素溶液渗透纤维蛋白海绵，使其膨胀压迫蝶窦腔。青霉素 G 有致癫痫的危险，不能使用。由于具有极佳的柔韧性，阔筋膜在该技术中优于干硬膜。用 5cm 宽的纱布条蘸以 10% Xeroform 油膏填塞鼻腔效果很好（Osterwald，见 132 页）。筋膜袋技术的优点是可以完全封死蝶窦腔，即使有一些未发现的小线形骨折也没有关系。更强力的封堵是用纤维蛋白胶黏合筋膜袋。

单侧或双侧脂肪—筋膜—黏膜修补技术（图AS20）可用于骨缺损比较宽，或严重损伤，或肿瘤手术后蝶窦黏膜大部保留者。该技术先切除蝶窦前壁，然后从蝶窦隔前缘将两侧黏膜分别向外侧分离，暴露该隔并切除之，从而暴露整个蝶窦。当骨缺损较宽时，可用小的脂肪块（5mm×5mm或更小）结合纤维蛋白胶封堵涌出的脑脊液。经验表明，如果此时用筋膜片则可能被脑脊液冲开。当蝶窦均为脂肪块填满，再用阔筋膜或干硬膜覆盖，蝶窦隔断端后缘可在中央起支撑作用。打上一层纤维蛋白胶后，再将黏膜覆盖在补片上，填塞鼻腔。多余的蝶窦黏膜予以切除。

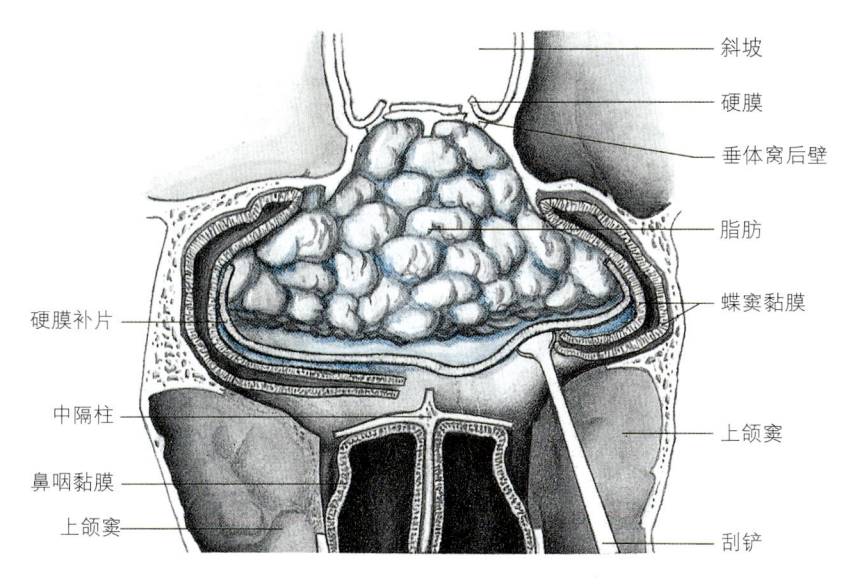

图 AS 20　经额筛脂肪、筋膜（干硬膜）和黏膜修补硬膜（Draf 1983）。经蝶窦上部水平切面。完全切除两侧筛窦获得良好暴露后，从两侧经筛入路到达蝶窦区的两侧缺损。蝶窦黏膜向两侧分开，硬膜缺损区用脂肪和纤维蛋白胶封堵。再用筋膜片或干硬膜加固，最后黏膜瓣用纤维蛋白胶与筋膜片黏合。如果一侧蝶窦漏则可从一侧经筛入路。一定要注意多保留鼻黏膜

前颅底粉碎性骨折硬膜修补术

各种手术入路的适应证前面已经描述（见 118 页）。

经额硬膜下入路（Cairns 1937，Dandy 1926，Grant 1923，等）（图 AS21a，b）

不能经鼻手术的肯定的单侧额底粉碎骨折可单侧经额开颅，但大部分前颅底粉碎骨折均需要双侧开颅。

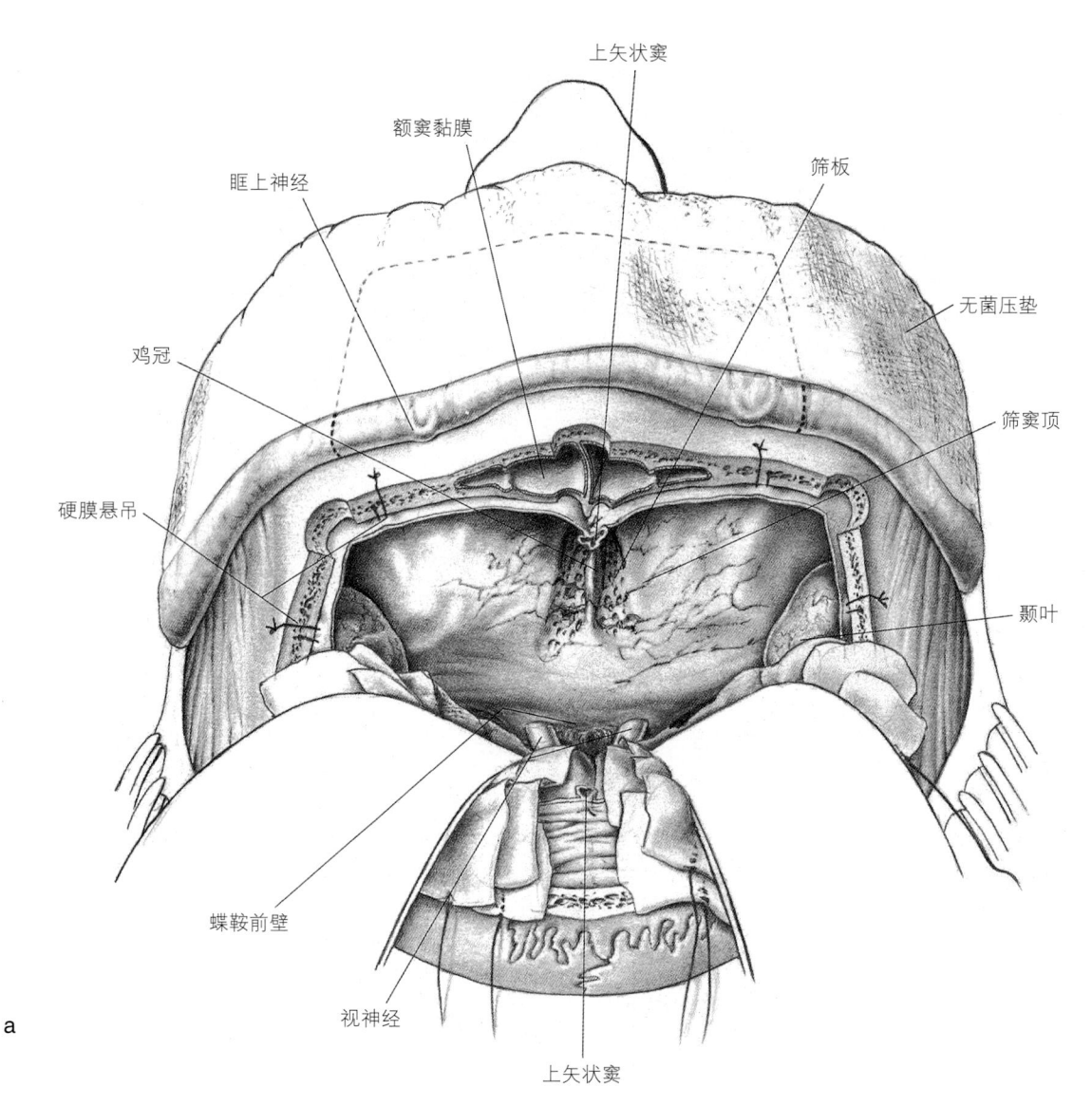

图 AS 21a，b 经额硬膜下入路修补广泛硬膜缺损
　　a 双颞头皮切口形成皮瓣，保留眶上神经。用4或5个骨孔形成骨瓣。额窦已打开。沿骨缘悬吊硬膜。上矢状窦双结扎离断。切断大脑镰。抬起两侧额叶直到暴露视神经进入视神经管处。

　　双颞发际后冠状切口形成皮瓣，连同骨膜，翻向下方的面部，注意不要损伤眶上神经。钻4或5个骨孔形成骨瓣。颅骨气化良好时，有可能进入额窦。为防止术后硬膜外血肿，在骨缘每隔2～3cm悬吊一缝线。在骨窗下缘切开两侧硬膜，双结扎上矢状窦后断开。从两侧暴露大脑镰，沿鸡冠方向切断。下矢状窦可用双极电凝烧灼后离断。释放脑脊液后，轻轻抬起额叶，暴露前颅底硬膜裂口及粉碎骨折区。用显微技术将脑底面与嗅束分离（如果嗅束未损伤的话），以期保留嗅觉。额叶用湿棉片保护。确认视交叉、两侧视神经及颈内动脉后，用湿棉片保护之。

前颅底外伤性病变手术　127

颅底骨膜与硬膜缝线

固定线

b

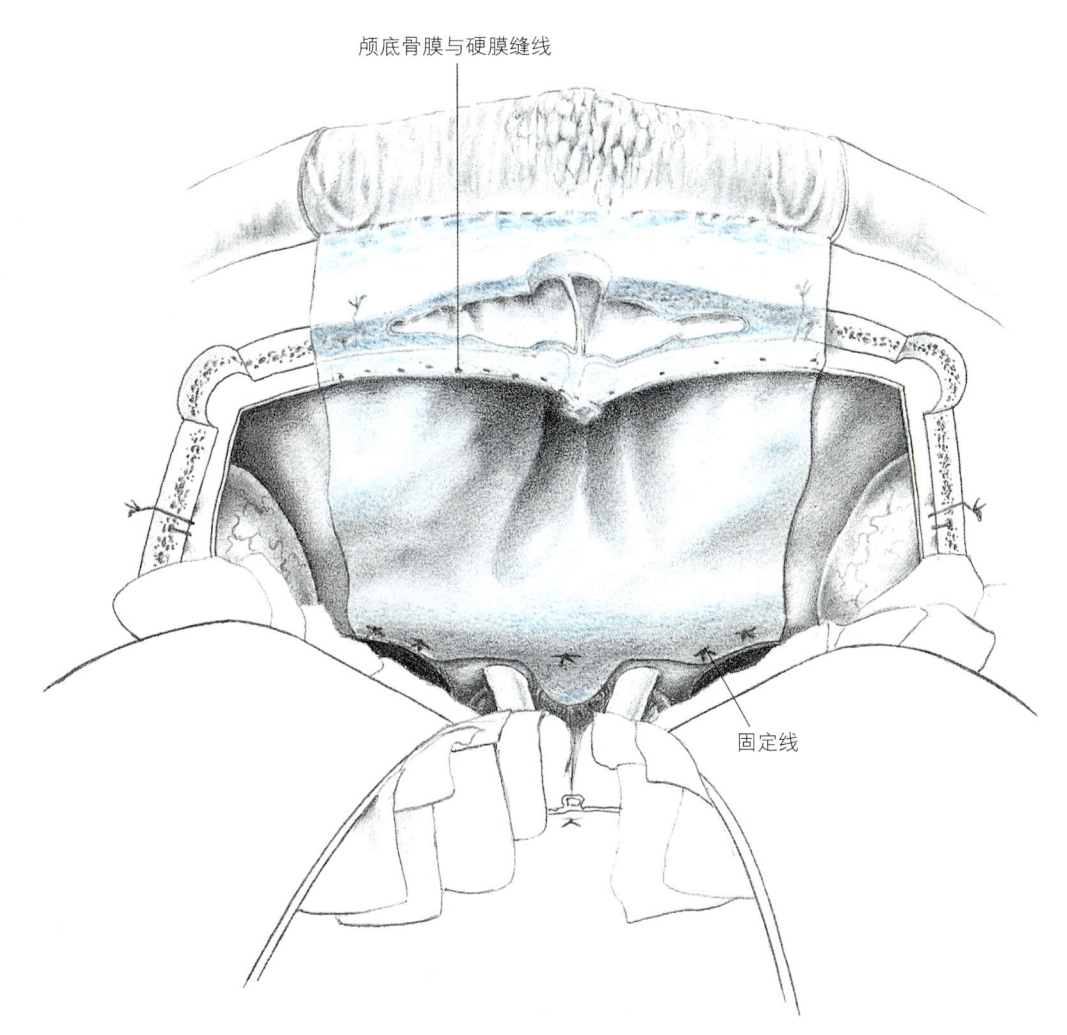

图 AS 21 b　基底在下方的腱膜骨膜瓣游离翻转，先与颅底硬膜前缘缝合封闭额窦。然后向后缝合固定在蝶骨平台后缘及蝶骨小翼，我们还用纤维蛋白胶黏合。将骨膜瓣后缘中部舌状小片黏合到蝶窦后壁。

　　将基底在下方的腱膜骨膜瓣翻转下来封闭气化的副鼻窦腔。先将该瓣与硬膜下缘连续或间断缝合隔离额窦和颅腔。如果残余的额窦情况好，向鼻腔的引流通畅，则无须特殊处理。如果额窦和黏膜损伤严重，则需清除额窦。将全部黏膜推向额窦开口翻向鼻腔，切除额窦后壁直到窦底，磨除残余骨缘，清除剩余黏膜。然后将骨膜瓣向下翻转紧贴额窦前壁及窦底，先将该瓣与前颅底硬膜前缘缝合固定，然后将该瓣继续向后覆盖前颅底。蝶骨平台固定线的后方骨膜瓣应剪成1.5cm长的舌状，以便插入视交叉与蝶鞍前壁间，至少部分覆盖蝶鞍前壁。缝合口用纤维蛋白胶黏合。额叶复位，连续缝合硬膜。骨瓣复位固定。骨瓣复位前，其上的窦黏膜必须全部清除，相应的骨质也应磨除。

经额硬膜外入路（Teachenor 1927，Unterberger 1958，等）（图 AS22a，b）

如前所述双额骨瓣开颅，逐渐从一侧或两侧的前颅底分离硬膜。嗅沟外侧的硬膜容易分离，但嗅沟深面的硬膜薄且粘连紧密不易分离，最好从外侧向内侧方向分离。由于上矢状窦在硬膜内，因此没有必要像硬膜下入路那样在分离硬膜时离断它。外伤挤进颅腔的副鼻窦黏膜必须清除，切断嗅神经纤维，抬起硬膜直至暴露全部骨折线。在蝶骨小翼内侧部使用脑压板时必须小

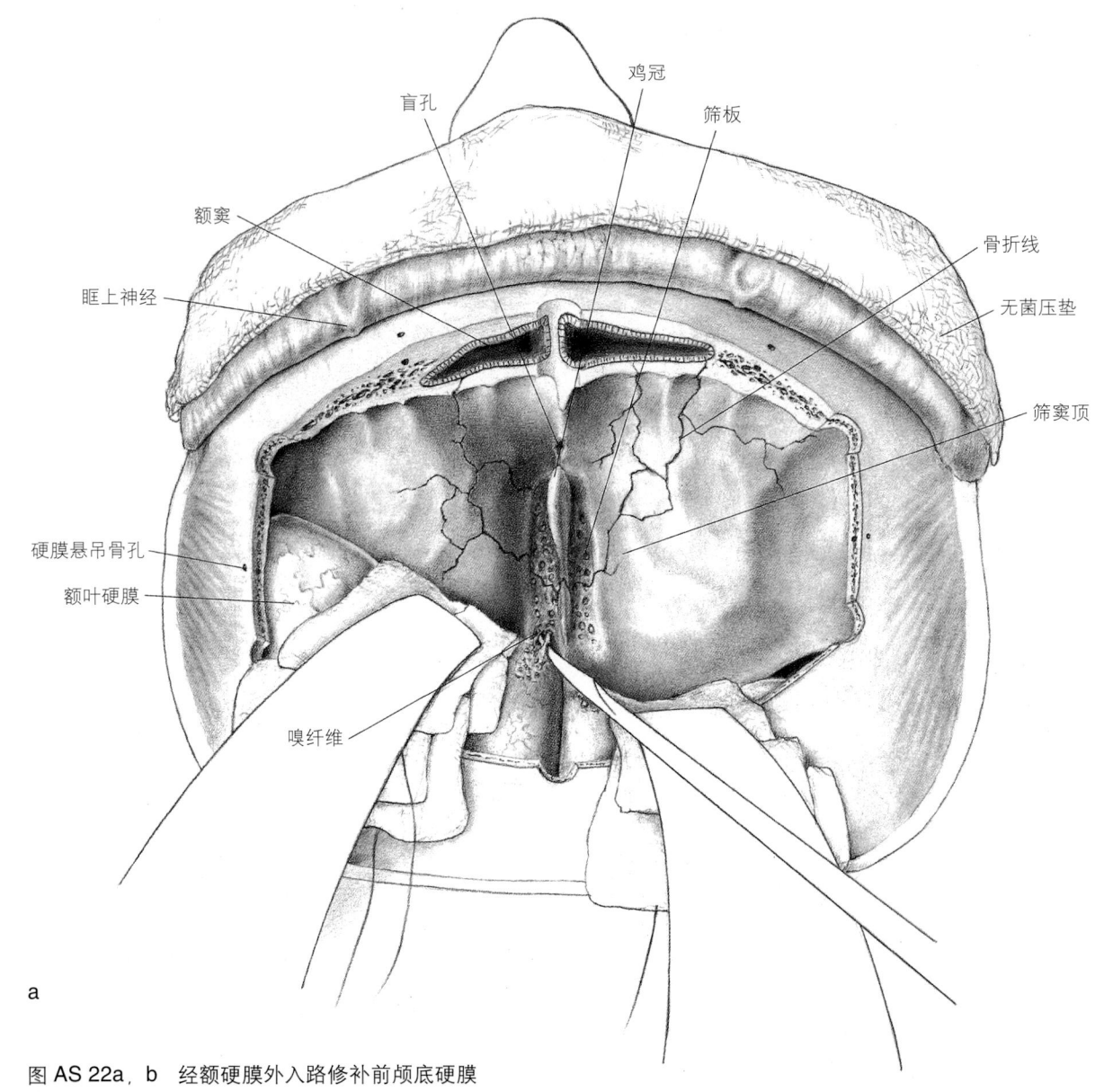

图 AS 22a，b　经额硬膜外入路修补前颅底硬膜
　　a　双额皮瓣，骨瓣开颅。由于内侧部粘连较紧，故以从外向内的方向分离两侧硬膜。如果需要暴露后方，则要切断尚存的嗅纤维。

用纤维蛋白胶黏合的硬膜补片

b

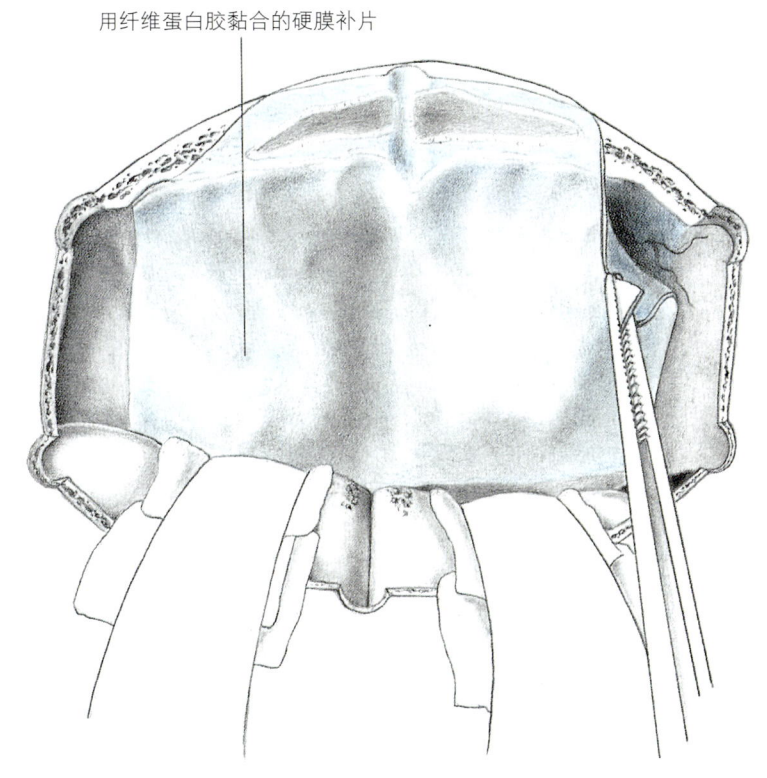

图 AS 22 b　完全暴露骨折后，硬膜补片覆盖额窦和前颅底，用胶黏合达到不漏水密封。也可以用腱膜骨膜瓣（图AS21b）。

心，以免损伤视神经。

暴露损伤区后，前颅底用腱膜骨膜瓣或干硬膜覆盖。如果必要，额窦后壁也可以封闭。去除脑压板，骨瓣复位。放置引流管，头皮全层缝合。

侧面部和颅底前外侧粉碎性骨折伴硬膜损伤的处理（图 AS23a-g）

侧面部骨质的暴力损伤可造成颧骨骨折及上颌窦、眶、蝶骨和颞鳞的粉碎性骨折伴硬膜和软组织损伤。

手术处理（图AS23a-g，图AS24a-d）包括充分暴露损伤区及从内到外不同组织层次的重建。利用损伤的软组织构成额颞皮瓣，向下跨进颞窝、耳前，直达胸锁乳突肌前缘。根据软组织和骨损伤的范围，可以加做鼻旁、眶下切口。游离颞肌，有时为了更好的暴露，可以在需要的地方暂时切断颞肌。然后仔细清创，探查颞下、翼腭及翼窝，可以暂时取下已粉碎的外侧眶缘和上颌窦外侧部。暴露硬膜损伤区后，清除硬膜上扎入的碎骨片，裂口缘间断缝合。硬膜暴露区用邻近软组织（颞肌、颞筋膜、骨膜）或硬膜补片覆盖。硬膜补片必须塞到骨缘下缝合或纤维蛋白胶固定。

如果额窦外侧隐窝打开，则需用硬膜补片覆盖于黏膜与骨质之间，或用腱膜骨膜瓣覆盖。蝶骨骨折片复位，钢丝固定。

颧弓碎片
上颌窦

a

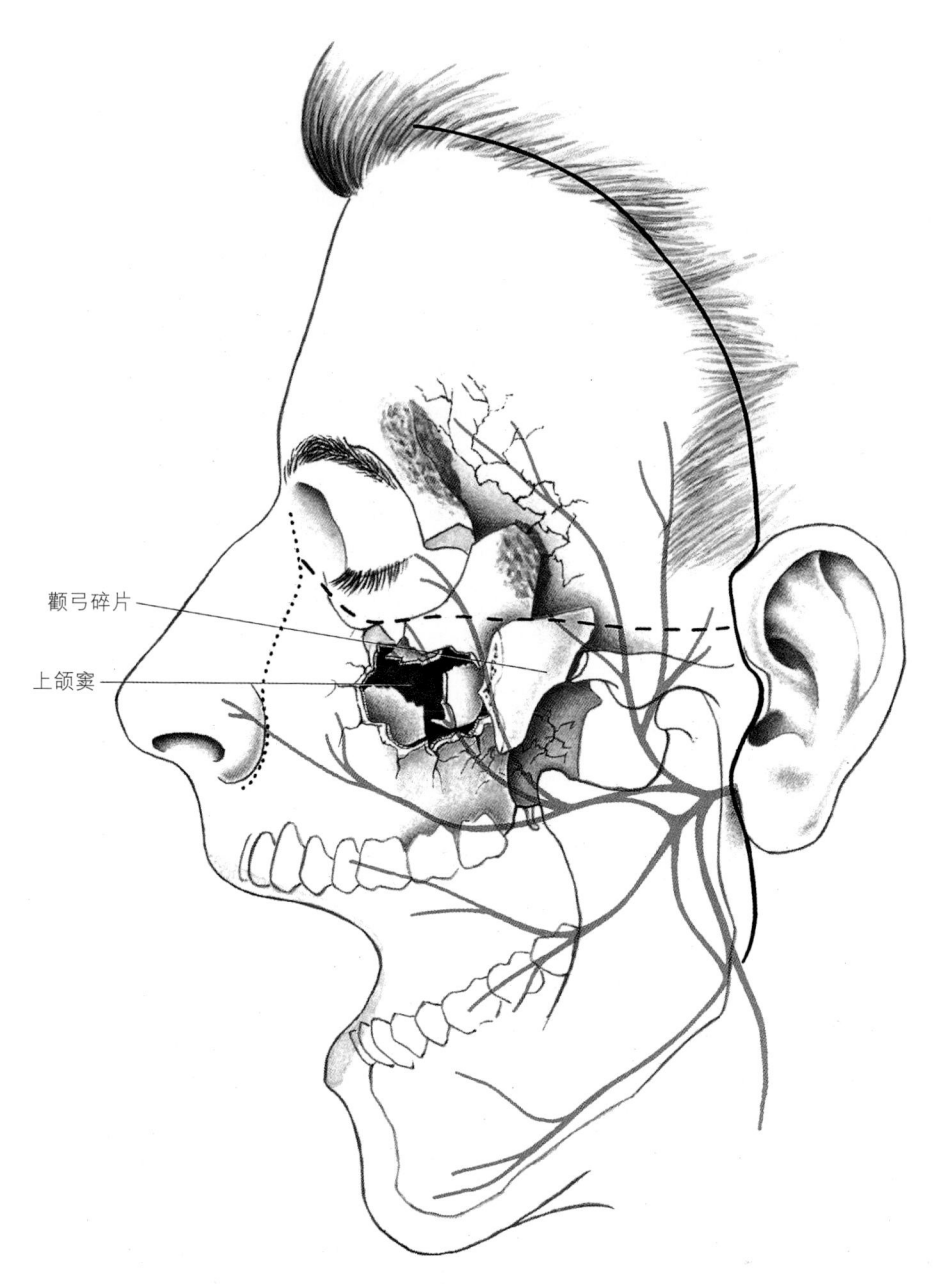

图 AS 23a–g　侧面部和颅底前外侧粉碎骨折伴硬膜损伤的处理

　　a　皮肤切口。实线代表最佳美容切口。延至颧弓的眶下虚线和鼻旁点状线代表在需要时的辅助切口线，如根据软组织损伤的情况或需要更大的暴露。要尽最大可能保留面神经。
　　b　面外侧骨架损伤的暴露及清创。暴露颅窝颅骨损伤区。暴露硬膜及眶骨膜（详见 c-e）。
　　c　单纯间断缝合硬膜裂口。
　　d　有硬膜缺损时，用硬膜补片覆盖纤维白胶粘合。
　　e　如果额窦外侧隐窝打开，则需要用一块硬膜补片塞在黏膜与骨质之间。骨折片用钢丝固定在一起重建颅骨。

前颅底外伤性病变手术 131

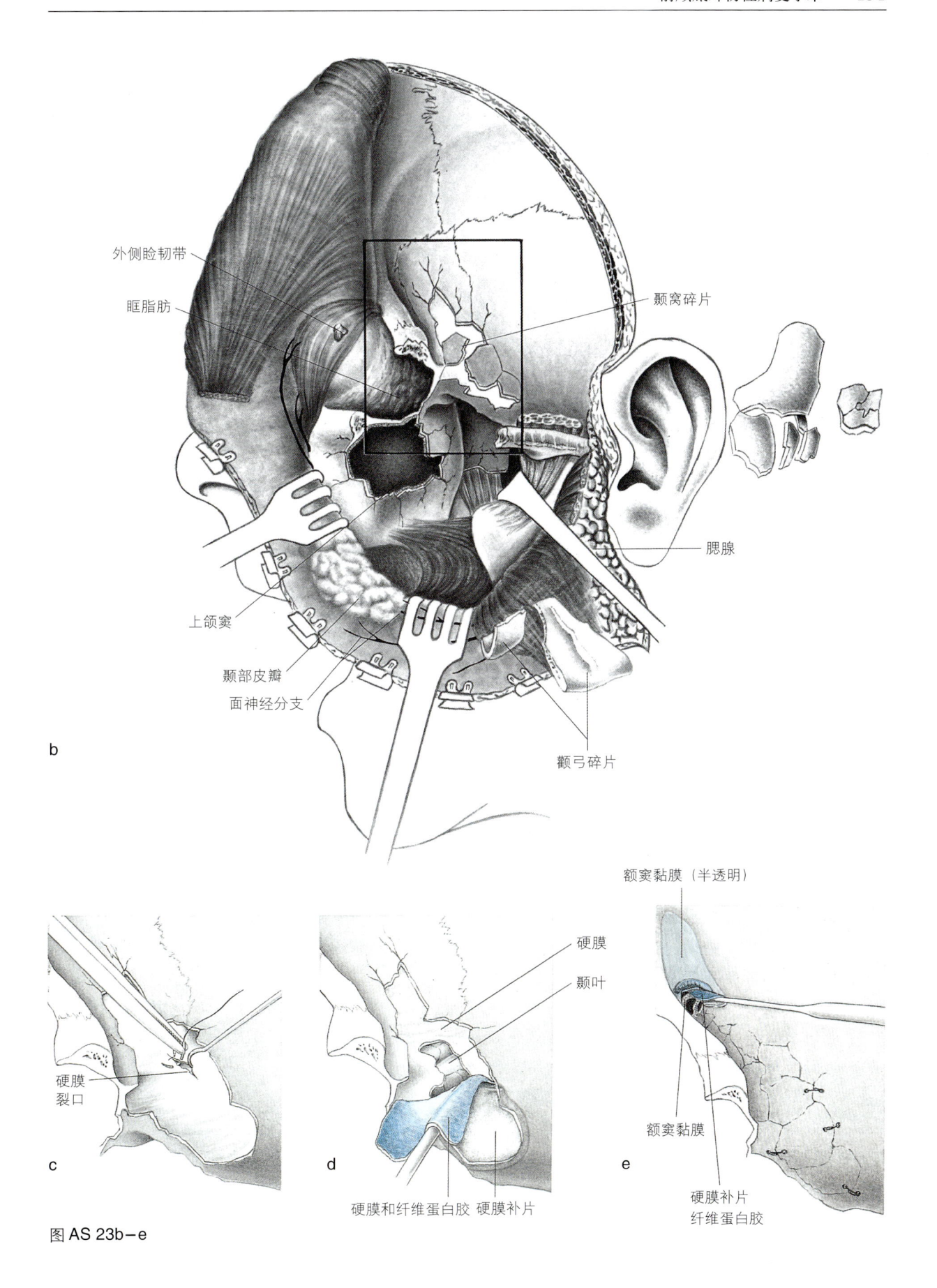

外侧睑韧带
眶脂肪
颞窝碎片
腮腺
上颌窦
颞部皮瓣
面神经分支
颧弓碎片

b

硬膜裂口

c

硬膜
颞叶

硬膜和纤维蛋白胶　硬膜补片

d

额窦黏膜（半透明）
额窦黏膜
硬膜补片
纤维蛋白胶

e

图 AS 23b–e

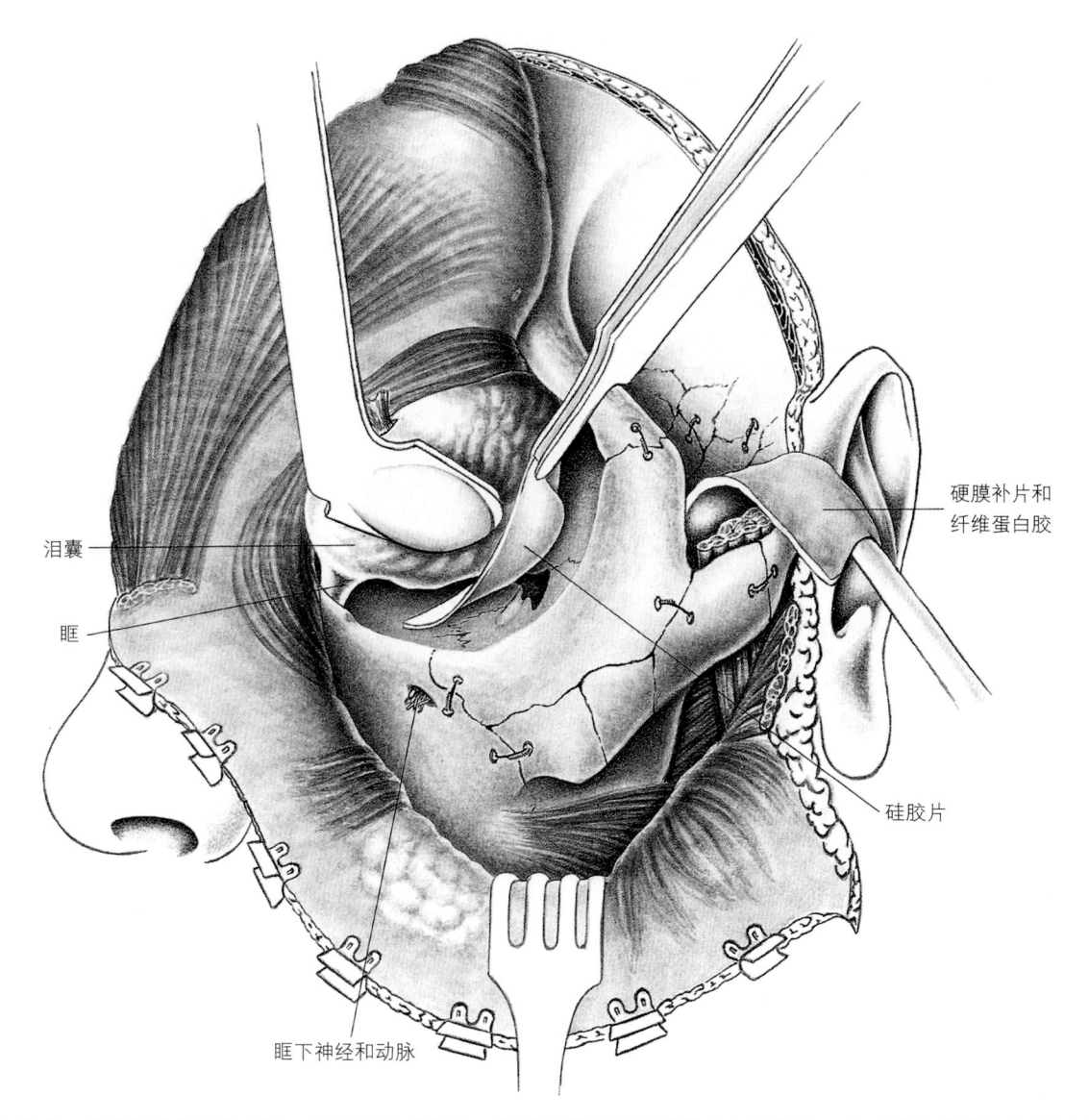

图 AS 23 f 硬膜和脑损伤处理后，眶底衬的硅胶片。颅骨骨折区用硬膜补片加强保护。从尚稳固的骨架开始逐步钢丝固定碎骨片

如果需要则做视神经减压，外侧眶缘复位。遵循建立稳定骨架的原则，从周边向中心逐步重建骨结构。颧骨及上颌窦外侧壁复位钢丝固定。眶底残余缺损用硅胶片覆盖。前颅窝底外侧缘用硬膜补片或软组织覆盖。外侧眶缘钻几个小孔用于固定睑韧带。最后修复颞肌，分层缝合创口。

如果上颌窦粉碎骨折，要尽可能避免向下鼻道开窗，否则会弱化内固定的几个关键点。没有必要填塞窦腔，术后可用经面内镜检查炎性并发症情况。图 AS24a-d 是这类损伤的一个例子。

远隔损伤传导到眼球（isolated trauma transmitted to the globe）可以造成眶底和纸样板的典型爆裂骨折（blow-out fracture），这意味着前外侧颅底有线性骨折（Boenninghaus 1969）。这种损伤的一种少见结果是眶顶骨折伴硬膜损伤。如果眶顶骨折累及额窦，则必须经鼻手术，修补硬膜后，切除筛窦，重建额窦到鼻腔的引流。如果未累及额窦，则可以通过眉下皮肤切口暴露眶顶，进行必要的清创和硬膜修补（图 AS25）。

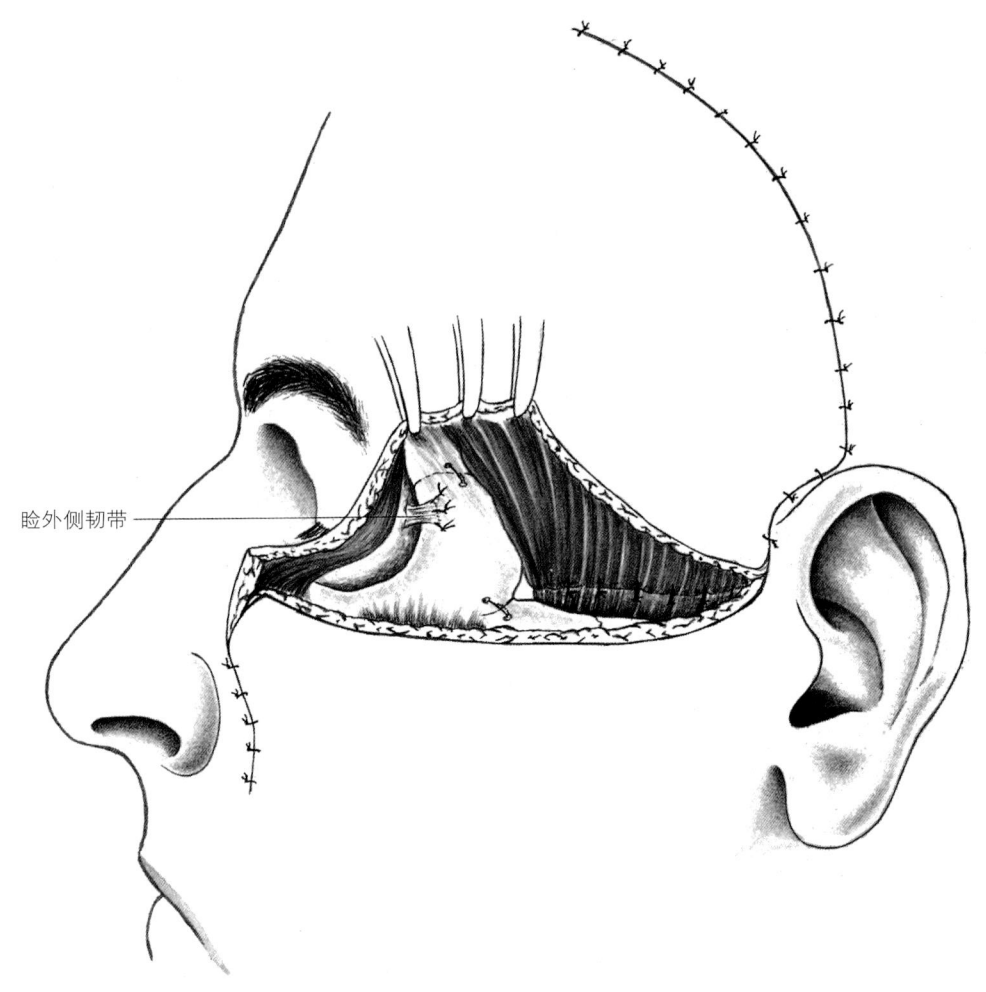

前颅底外伤性病变手术 133

图 AS 23g　最后阶段，眶外侧缘钻几个小孔缝合睑外侧韧带，分层缝合伤口

图 AS 24

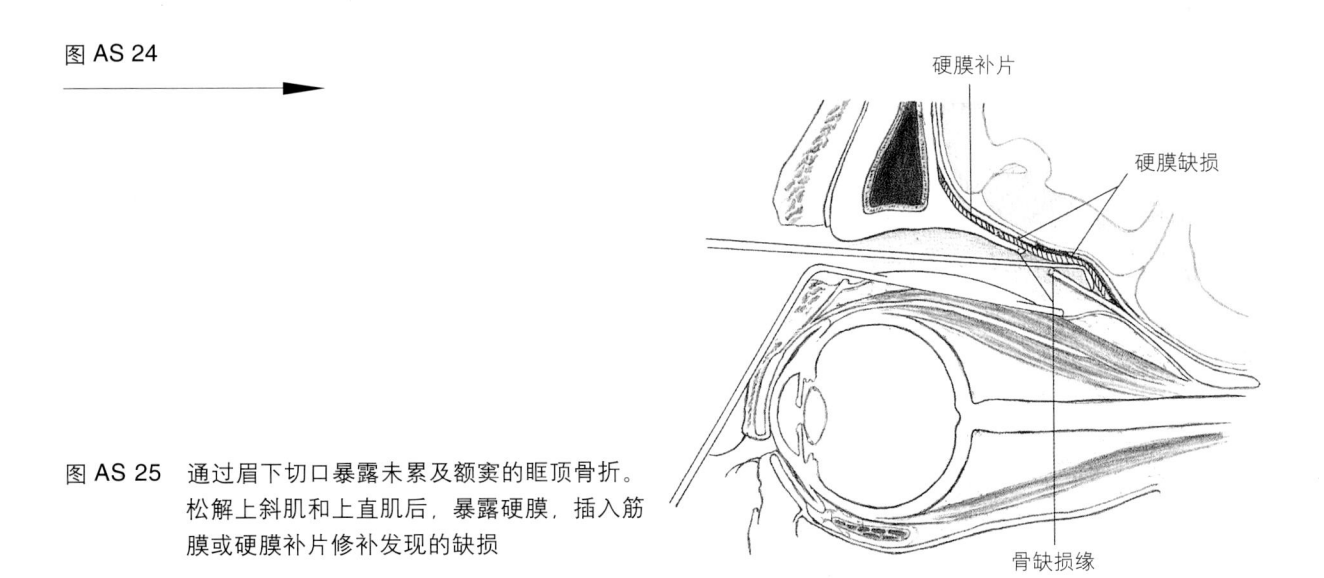

图 AS 25　通过眉下切口暴露未累及额窦的眶顶骨折。松解上斜肌和上直肌后，暴露硬膜，插入筋膜或硬膜补片修补发现的缺损

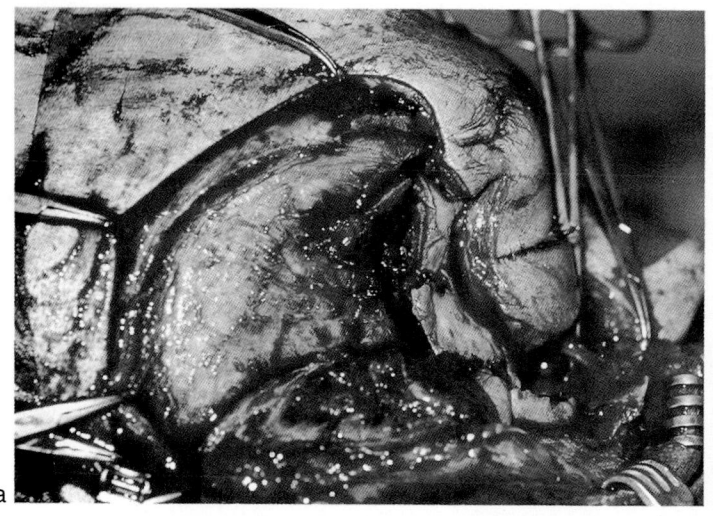

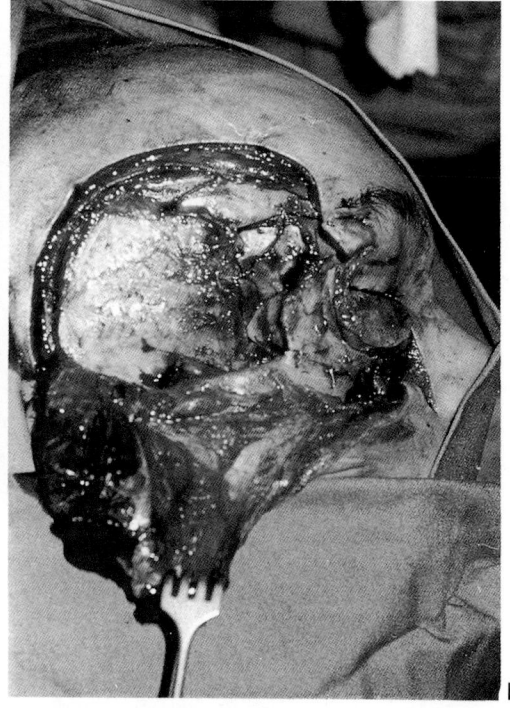

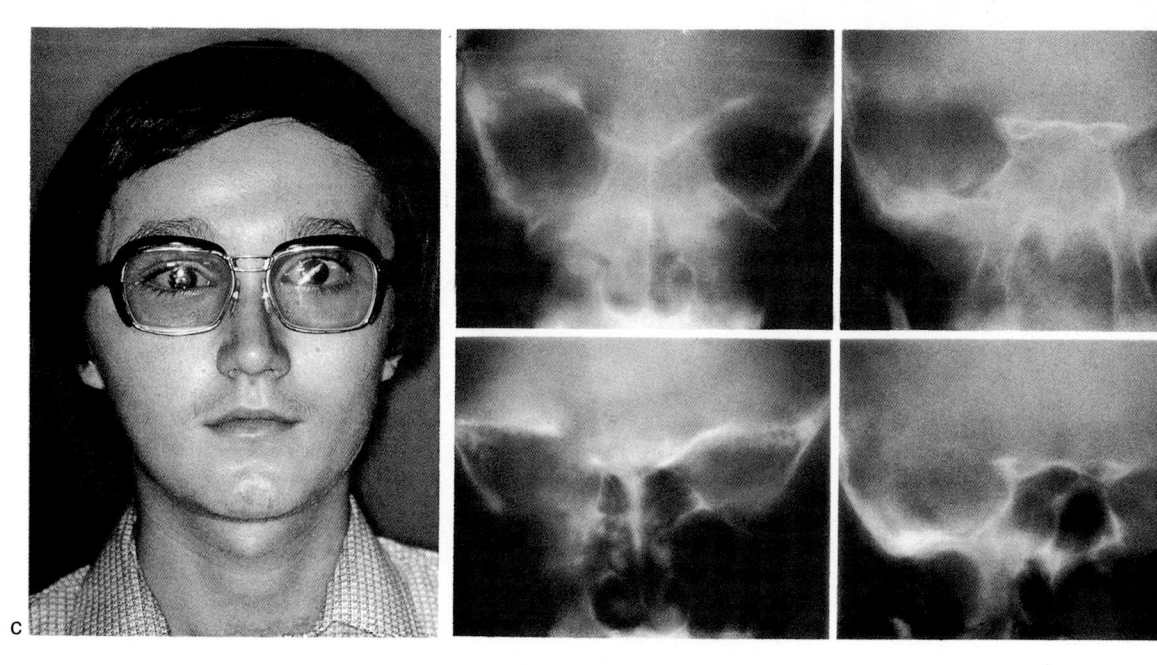

图 AS 24a–d　侧面部粉碎骨折伴颅底前外侧骨折及多发硬膜撕裂伤

　　a　伤口暴露情况：好几个外伤创口可以作为手术通道。前侧颅底和侧面部粉碎骨折。
　　b　从内到外处理后的情况。先修补硬膜，然后骨折片复位钢丝固定，软组织缝合。
　　c　病人术后 6 个月。
　　d　上部 X 片示右侧后组副鼻窦粉碎不透光。下部 X 片示术后 3 个月的情况。初次手术为了避免弱化面部骨架并没有清除筛窦骨折片，但 X 片显示受伤的窦已完全再气化。

外伤后视神经减压

导言 继发于颅脑损伤的失明发病率难以估计。因为病人意识障碍，我们不知道外伤对视力的影响（Brihaye 1981 及随后的参考文献）。在早期阶段确定视力丧失并决定合适的治疗需要眼科医师的严密监测。尽早通过X线断层，最好是CT，来证实有无视神经管骨折或球后血肿。视力恢复的预后决定于受伤的机制。如果视神经纤维的连续性被骨折片切断，则立刻失明，手术治疗不能逆转。如果视神经功能是因为骨折片压迫、牵张或球后血肿而受损，则预后要好得多。但病人具体的预后难以预测。由于治疗效果差异很大，伤后急性期失明是否需要视神经减压也往往意见不一（Brihaye 1981，Dietz 1970，Fukado 1981，Lehnhardt 1973，Schmaltz 和 Schürmann 1971，等）。但多数人同意如果病人伤后出现进行性视力下降或数天、数周甚至数月后出现视力问题，则有必要探查减压。Brihaye（1981）发现，视神经可以因为颈内动脉外伤性动脉瘤、蛛网膜炎症或视神经管骨痂形成而继发受压。外伤后迟发性视力障碍表明视神经的连续性完好，意

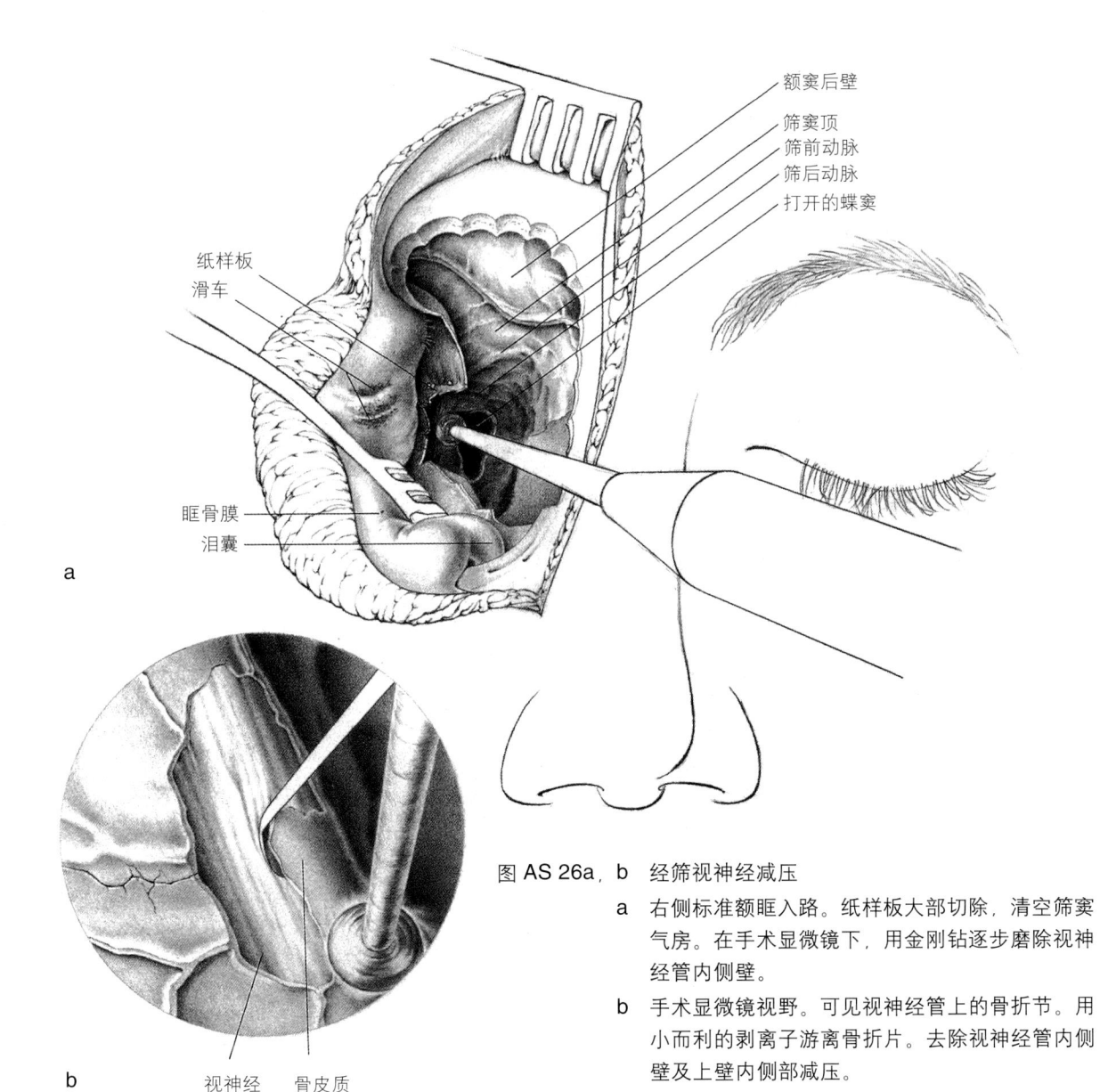

图 AS 26a, b 经筛视神经减压

a 右侧标准额眶入路。纸样板大部切除，清空筛窦气房。在手术显微镜下，用金刚钻逐步磨除视神经管内侧壁。

b 手术显微镜视野。可见视神经管上的骨折节。用小而利的剥离子游离骨折片。去除视神经管内侧壁及上壁内侧部减压。

味着减压后恢复的机会很大。如果原发失明仅仅是一个视神经减压的相对指征，我们认为伤后进行性失明则是一个绝对指征。如果额底骨折需要手术，则视神经减压便容易决定。Fukado（1981）认为手术干预越早，视力预后越好。他同时还注意到，即使数月后做手术视力也可能改善。视神经管减压可采用颅外经筛入路，也可用经颅经额硬膜下入路。

如果没有其他开颅指征，我们首选颅外经筛入路视神经减压，因为对病人损伤小。

基于我们各种入路的视神经显微手术减压的经验，我们认为有经验的医师在手术中不会增加视神经损伤。因此我们认为手术适应证应适当放宽。

经筛视神经减压术（图 AS26a，b）

采用类似于外筛窦切除（external ethmoidectomy）的眉下切口入路。切除上颌骨额突，打开额窦底，沿颅底暴露并切除筛窦气房。切出纸样板直达眶尖，到达视神经管前内侧缘。需要注意，如果筛窦过度气化，视神经可以直接穿过筛窦后部气房而没有骨鞘。视神经也可以在蝶窦内外露。在手术显微镜下，从前到后逐步切除视神经管内侧壁和上壁内侧部，去除骨折片。与别的作者（Lehnhardt 1973）不同，Fukado（1981）建议手术最后应该打开视神经硬膜鞘。

经额硬膜下视神经减压术（图 AS27）

根据额底损伤手术的需要，行单侧或双侧额骨瓣开颅。打开硬膜，棉片保护下用脑压板抬起额叶，分离至视神经进入视神经管处。剥开视神经管上方的硬膜，逐步磨除视神经管上壁，去除骨折片，磨除范围直达眶尖，最后在视神经硬膜鞘上切开一条缝。如果副鼻窦完好则无需特殊处理。如果手术最后发现副鼻窦与视神经管或颅腔相通，则必须用硬膜补片封堵。

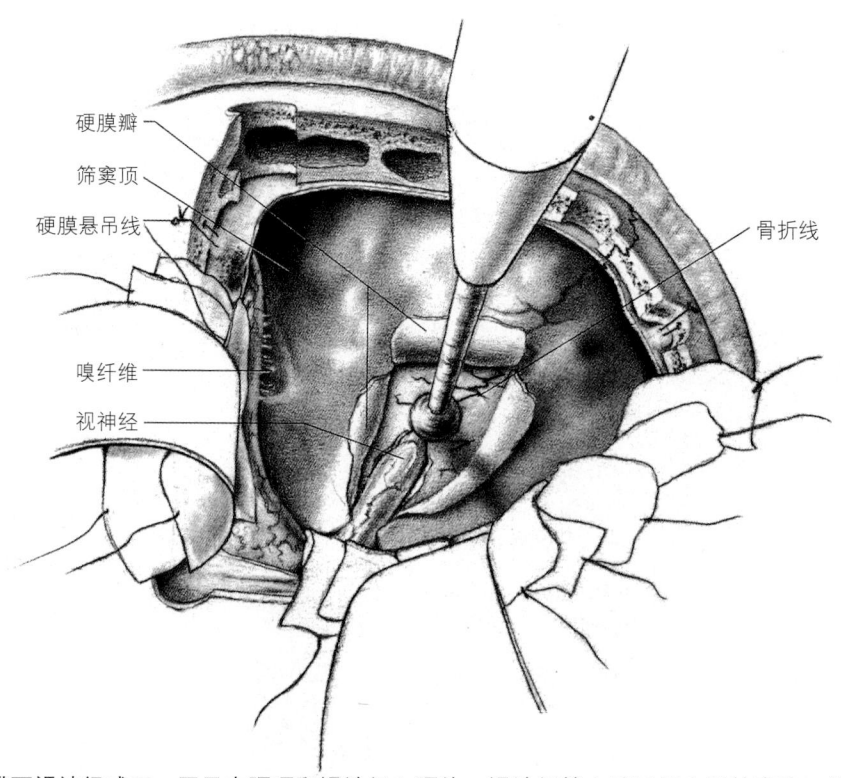

图 AS 27　经额硬膜下视神经减压。图示右眶顶和视神经入眶处。视神经管上壁已用金刚钻磨除。前颅底硬膜和视神经鞘已切开

参考文献

Berendes J (1956) Doppelter autoplastischer Verschluß grösserer Duradefekte in Nähe der Mittellinie bei Liquorrhoea nasalis. HNO (Berl) 6:220
Berendes J (1959) Diskussionsbemerkung 42. Versammlung südwstdtsch HNO-Ärzte Bad Dürkheim 26.-27.09.1958. Z Laryng Rhinol 38:1910
Bock WJ (1983) Schädel-Hirnverletzungen. In: Dietz H, Umbach W, Wüllenweber (eds) Klinische Neurochirurgie, vol 2, pp 399–422. Thieme, Stuttgart New York
Boenninghaus HG (1960) Die Behandlung der Schädelbasisbrücke. Thieme, Stuttgart
Boenninghaus HG (1969) Blow out-fracture des Orbitadaches. Laryng Rhinol 48:395–398
Boenninghaus HG (1974) Die operative Behandlung von Verletzungen der Rhinobasis. In: Naumannn HH (ed) Head and neck surgery, vol 1. Thieme, New York
Bohner J, Hesse W (1989) Albumin/Präalbumin-Quotient zur Diagnostik der Liquorrhoe. Lab med 13:193
Brandt C (1959) Zur Röntgendiagnostik der Liquorfisteln und Pneumatocelen, insbesondere der vorderen Schädelgrube. Röfo 91:182
Brihaye J (1981) Transcranial decompression of optic nerve after trauma. In: Samii M, Jannetta PJ (ed) The Cranial Nerves. Springer, Berlin Heidelberg New York, pp 116–124
Burmeister H (1962) Erfahrungen mit lyophilisierter Dura mater. Zbl Neurochir 22:209
Burmeister H (1962) Zur Frage des intra- oder extraduralen Duraverschlusses bei frontobasalen Schädelverletzungen. Zbl Chir 87:297
Cairns H (1937) Injuries of the frontal and ethmoidal sinusses with special reference to cerebrospinal rhinorrhoea and aeroceles. J Laryng 52:589
Crawford H (1957) Dura replacement. An experimental study of derma autografts and preserved dura homografts. Plast Reconstr Surg 19:299
Dandy WE (1926) Pneumocephalus (intracranial pneumatocele or aerocele). Arch Surg 12:299
Denecke HJ (1956/58) Zur Diagnose und operativen Behandlung von Liquorfisteln im Bereich von Keilbeinhöhle und Hypophyse mit permanenter Liquorrhoe nach perkutaner transethmoidaler Hypophysenausschaltung. HNO (Berl) 6:152
Dietz H (1966) Die frontobasale Schädelhirnverletzung. Thesis, University of Mainz
Dietz H (1970) Die frontobasale Schädelhirnverletzung. Springer, Berlin Heidelberg New York
Draf W (1980) Erfahrungen mit der Technik der Fibrinklebung in der Hals-Nasen-Ohrenchirurgie. Laryng Rhinol Otol 59:99–107
Draf W, Samii M (1983) Fronto-Basal Injuries – Principles in Diagnosis and Treatment. In: Samii M and Brihaye J, Traumatology of the Skull Base. Springer Berlin Heidelberg New York, pp 61–69
Dumas G, Laignel-Cavastine J (1914) Les variations des pression du liquide cephalorachidien dans leurs rapports avec les emotions. Encephale 9:19–21

Escher F (1960) Die frontobasalen Schädelhirnverletzungen. Schweiz Med Wschr: 1481
Escher F (1967) Die frontobasalen Schädelhirnverletzungen und die Nasennebenhöhlenverletzungen im mittleren Gesichtsbereich. Z Militärmed 44:141
Escher F (1969) Clinic, classification and treatment of frontobasal fractures. In: Hamberger CA and Wersäll J (ed) Disorders of the Skull Base Region. Proceedings of the tenth Nobel Symposium Stockholm August 1968. Almquist & Wiksell, Stockholm: Wiley, New York, pp 343–352
Fukado Y (1981) Microsurgical transethmoidal optic nerve decompression: Experience in 700 cases. In: Samii M and Janetta PJ (ed) The Cranial Nerves. Springer, Berlin Heidelberg New York, pp 125–128
Grant FC (1923) Intracranial aerocele following a fracture of the skull (Report of a case with review of the literature) Surg Gynec Obstet 36:251
Grote W (1966a) Traumatische frontobasale Liquorfisteln. Chirurg 37:103
Grote W (1966b) Traumatische Liquorfisteln im Kindes- und Jugendalter. Z Kinderchir 3:11
Hirsch O (1955) Verschluß einer traumatischen nasalen Liquorrhoe auf endonasalem Weg. Mschr Ohren-Heilk 89:265
Kirschner M (1909) Über die freie Sehnen- und Faszientransplantation. Bruns, Beitr Klin Chir 65:472
Kirschner M (1909) Zur Frage des plastischen Ersatzes der Dura mater. Langenscheidts Arch Klin Chir 91:541
Kley W (1967) Diagnostik und operative Versorgung von Keilbeinhöhlenfrakturen. Laryng Rhinol Otol (Stuttg) 46:469–478
Kley W (1968) Die Unfallchirurgie der Schädelbasis und der pneumatischen Räume. Arch Oto-Rhino-Laryng 191:1–216. (Kongreßbericht 1968)
Kley W (1973) Faszienplastiken im Bereich der vorderen und mittleren Schädelbasis und im Bereich der Nasennebenhöhlen. Laryng Rhinol Otol (Stuttg) 52:255
Kley W (1974) Diskussionsbemerkung zu Scheunemann. In: Naumann HH, Kastenbauer ER (eds) Plastischchirurgische Maßnahmen nach frischen Verletzungen. Thieme, Stuttgart, p 81
Krausen AS, Samuel M (1979) Pediatric jaw fractures. Indications for open reduction. Otolaryng Head Neck Surg 87:318–322
Lehnhardt E (1973) Die Dekompression des N. opticus bei Fraktur der Rhinobasis. HNO (Berl) 21:158–160
Mahaley MS, Odom GL (1966) Complication following intrathecal injection of fluorescein. J Neurosurg 25:298
Mees K, Beyer A (1982) Akute neurologische Komplikationen nach intrathekaler Fluoresceininjektion. Laryng Rhinol Otol 61:102–104
Messerklinger W (1972) Nasenendoskopie: Nachweis, Lokalisation und Differentialdiagnose der nasalen Liquorrhoe. HNO (Berl) 20:268–270
Metzger J, Proteau J, Sayec G (1965) Les rhinorrhoes posttraumatiques. Ann Med Leg 45:423
Minnigerode B (1967) Zur Technik der extraduralen

rhinochirurgischen Deckung von Liquorfisteln nach frontobasalen Schädelverletzungen. Mschr Ohrenheilk 101:441

Naumann HH (1974) Chirurgie der Nasennebenhöhlen. In: Naumann HH, Kopf- und Halschirurgie, vol 2/1. Thieme, Stuttgart, p. 411

Oberascher G (1988) Cerebrospinal Fluid Otorrhoea – Rhinorrhoea. Salzburg Concent of CSF Diagnosis. Laryng Rhinol Otol 67:375–381

Osterwald L (1977) Personal comunication

Probst Ch (1971) Frontobasale Verletzungen. Huber, Bern

Reisner K, Gosepath J (1973) Schädeltomographie. Thieme, Stuttgart

Rettinger G, Kalender W (1981) Computertomographie bei Erkrankungen des HNO-Bereiches. II. Hochauflösungs-Computertomographie des Gesichtsschädels. HNO 29:364–369

Samii M, Brihaye J (1983) Traumatology of the skull base. Springer, Berlin Heidelberg New York

Samii M, Draf W (1978) Indikation und Versorgung der frontobasalen Liquorfistel aus HNO-chirurgischer und neurochirurgischer Sicht. Laryng Rhinol Otol (Stuttg) 57:689–697

Samii M, Draf W (1983) Fronto-basal Injuries – Principles in Diagnosis and Treatment. In: Traumatology of the Skull Base by M Samii and J Brihaye (Ed) Springer, Berlin Heidelberg New York pp 61–69

Scheunemann H (1974) Prinzipien der Behandlung von offenen Frakturen des Kiefer-Gesichtsschädels. In: Naumann HH, Kastenbauer ER. Plastisch-chirurgische Maßnahmen nach frischen Verletzungen. Thieme, Stuttgart, p 65

Schmaltz B, Schürmann K (1971) Traumatische Optikusschäden. Probleme der Ätiologie und der operativen Behandlung. Klin Monatsbl Augenheilkd 159:33

Schreiner L, Herrmann A (1967) Die operative Behandlung der nasalen Liquorrhoe mit der Septum- und Muschelschleimhaut-Plastik. Arch Ohr-, Nas-Kehlk HK 188:418

Schuchardt K (ed) (1966) Das frische Trauma im Kiefer-Gesichts-Bereich. Fortschr Kiefer- und Gesichtschirurgie vol 11. Thieme, Stuttgart

Seiferth LB (1954) Unfallverletzungen der Nase, der Nebenhöhlen und der Basis der vorderen Schädelgrube. Arch Oto-Rhino-Laryng 165:1

Seiferth LB, Wustrow F (1977) Verletzungen im Bereich der Nase, des Mittelgesichts und seiner Nebenhöhlen sowie frontobasale Verletzungen. In: Berendes, Link, Zöllner (Ed.) Hals-Nasen-Ohren-Heilkunde in Praxis und Klinik. 2. Ed. Vol. 1/I/8 Thieme Stuttgart

Teachenor FR (1927) Intracranial complications of fracture of skull involving frontal sinus. J Amer Med Ass 88:987–989

Theissing G, Theissing HJ (1971) Kurze HNO-Operationslehre, vol 1. Thieme, Stuttgart

Tönnis W, Frowein RA (1952) Liquorfisteln und Pneumatozelen nach Verletzungen der vorderen Schädelbasis. Zbl Neurochir 12:323–347

Unterberger S (1958) Zur Versorgung frontobasaler Verletzungen. Arch Otorhinolaryngol 172:463

Voss O (1936) Die Chirurgie der Schädelbasisfrakturen aufgrund 25jähriger Erfahrungen. Barth, Leipzig

Wallace JD, Wintrauh MI, Mattson RH, Rosnagle R (1972) Status epilepticus as a complication of intrathecal fluorescein. J Neurosurg 36:659

Weickmann F, Steinle HJ (1960) Duraplastik mit Gewebskonserven. Med Bild-Dienst Roche Nr. 9:10

Wullstein HL (1972) Hat Terminologie zur Definition unseres Faches eine praktische Bedeutung? HNO (Berl) 20:259–261

Wullstein HL, Wullstein SR (1953) Die Verletzungen der Rhino- und Otobasis unter dem Gesichtspunkt des pneumatischen Systems im Schädel. Chirurg 41:490

前颅底炎性疾病的外科治疗

导言 前颅底炎症主要并发于副鼻窦感染，或继发于外伤（参考 Draf1982，Ganz1977，Gerlach 和 Simon 1960）。鼻窦炎可以引起的颅内并发症包括硬膜外脓肿、脑膜脑炎、硬膜下脓肿、脑脓肿和静脉窦血栓（Hermann1964）。鼻窦炎症可能通过直接扩散、血行播散，或是引起额骨的骨髓炎引起上述并发症。上矢状窦血栓形成不常见。

一旦确诊为鼻窦炎，就应该考虑有颅内感染的可能性。可以采用CT诊断颅底感染，而且可以用于治疗效果的判断。CT 很难发现小的硬膜外和硬膜下脓肿。

治疗

治疗的核心是在使用适宜抗生素的条件下彻底根除鼻窦内的原发感染灶。

硬膜外脓肿通常很少有临床症状。有时在CT没有发现，而在鼻部手术中偶然发现。如果在术中发现有肉芽充填的颅底缺损，有必要进一步暴露颅骨缺损区周围的颅骨。硬膜外脓肿位于颅骨下，但必须四周都暴露到正常硬膜为止，以排除肉芽覆盖区下的硬膜缺损（图 AS28a，b）。仔细

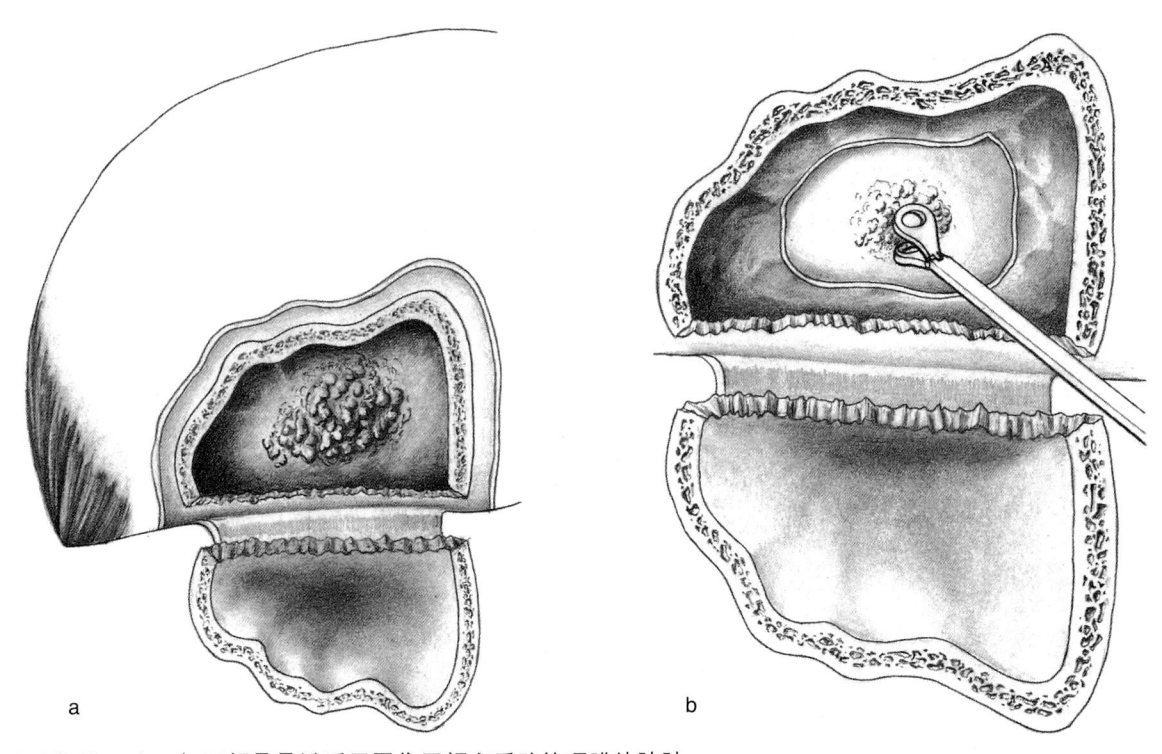

图 AS 28a，b　打开颅骨骨瓣后显露位于额窦后壁的硬膜外脓肿
　　a　掀开带蒂骨瓣后进入额窦，在额窦后壁可见肉芽组织，在肉芽肿下方可以触及硬膜。
　　b　切除额窦后壁直至显露正常硬膜。仔细地清除肉芽组织，以排除硬膜缺损。

用小刮匙清除硬膜上的肉芽组织。如果发现硬膜是完整的，鼻窦手术可以以正常的方式完成。

对于鼻源性的脑膜炎或脑膜脑炎，对手术清除原发灶的时机上还存在争议。虽然很多学者认为首先应该用足量抗生素或鞘内应用抗生素治疗急性脑膜炎，然而我们和另外一些学者认为早期及时清除原发感染病灶可以加快恢复。应尽可能从脑脊液中分离病原微生物进行培养并进行药物敏感度试验。在完成原发感染灶的显露和清除后，术者应该多部位探查有无硬膜外脓肿。如果硬膜存在明显的炎症改变或有缺损存在，那么很可能有硬膜下脓肿形成。如果硬膜完整而且外观正常，且CT扫描没有硬膜下脓肿，手术就可以结束。然而，这并不能排除存在隐匿性早期积脓形成的可能。

如果术前的检查已经确定存在硬膜下脓肿，那么完成鼻窦原发病灶清除术后就应该进行神经外科显露、冲洗，术后留置硬膜下引留数天。

以下的一个病例个案可以解析上述问题。一位18岁女性患者就诊时表现有明显的全身症状，严重的右额颞头痛，颈项强直，以及嗜睡。入院时红细胞沉降率为104/134，白细胞计数为16 600，脑脊液细胞计数为400/3。患者有3周的严重全身感染病史，伴有发热、化脓性支气管炎、双侧额窦炎、左侧上颌窦炎。术前CT（图AS29a-c）检查发现额窦积脓，右额硬膜外脓肿，脑组织向左移位，右侧颞叶低密度，纵裂增厚增宽有硬膜下积脓。患者入院后立即请耳鼻喉科医师会诊。手术打开患者的额窦、筛窦和左侧上颌窦，清除病灶，并进行硬膜外脓肿引流。术后疗效不明显，又对右侧颞部进行钻孔引流。脓肿体积减小了，但患者的临床改善不明显，又在矢状窦右侧及顶枕交界——人字缝中线旁钻孔引流。这些钻孔显示脑肿胀明显，每个钻孔处都有带恶臭的脓液流出，脓液细菌培养呈阴性。第二次钻孔引流术后患者临床症状很快恢复，患者入院后间断发作的癫痫也停止。术后CT检查额窦干净，颅内脓肿消失（图SA29d-f）。

这个病例说明即使应用抗生素，鼻源性的严重颅内感染并发症还是可能发生。同时也说明如果出现硬膜下脓肿，那么只清除原发灶是不够的。治疗方式和范围的选择要依靠临床表现和CT检查结果。

当鼻源性的额窦骨髓炎扩散导致脑膜炎时，在清除原发感染灶的同时应该切除已感染的骨组织。

对于脑脓肿的患者，神经外科的治疗措施是首先应用抗生素和激素，直至脓肿形成完整的脓肿壁，而后再尽可能采用对正常脑组织侵袭最小的方式摘除脓肿（Carey等1971；Garfield 1969；Le Beau等1973；Meinig等1980；Schiefer和Klinger 1978；Wallenfang等1977，1980，1981；Zimermann等1977）。通过保守治疗，脑脓肿完全消失并不少见。如果脓肿位于颅底，不需要经过正常脑组织，可以由耳鼻喉科医师进行治疗，引流脓肿。但我们认为，最好还是等脓肿形成完整的包膜后，将脑感染灶及脓肿包膜一并切除。尽管目前诊断和保守治疗（抗生素、激素）方面有进步，但脑脓肿的死亡率仍然超过40%。但当脓肿进展到慢性阶段，形成了完整的脓肿壁以后，进行手术切除后的死亡率降到10%（Wallenfang等1981）。

如果出现难以控制的感染性面部肿胀、败血症型高热，应该结扎患者的角静脉以避免感染向颅内扩散。通常在这种情况下角静脉内存在着感染栓子。显露角静脉的皮肤切口与显露筛窦的皮肤切口相同（图AS30）。

额窦感染播散也可以导致上矢状窦血栓形成。手术要一点点切除矢状窦上方的颅骨，直到显露有血流的矢状窦部分，然后在此处进行结扎，清除矢状窦内的感染性血栓。应注意保护上矢状窦的后1/3，以避免出现严重的静脉性血液淤滞、脑水肿以及致命性的神经功能障碍。

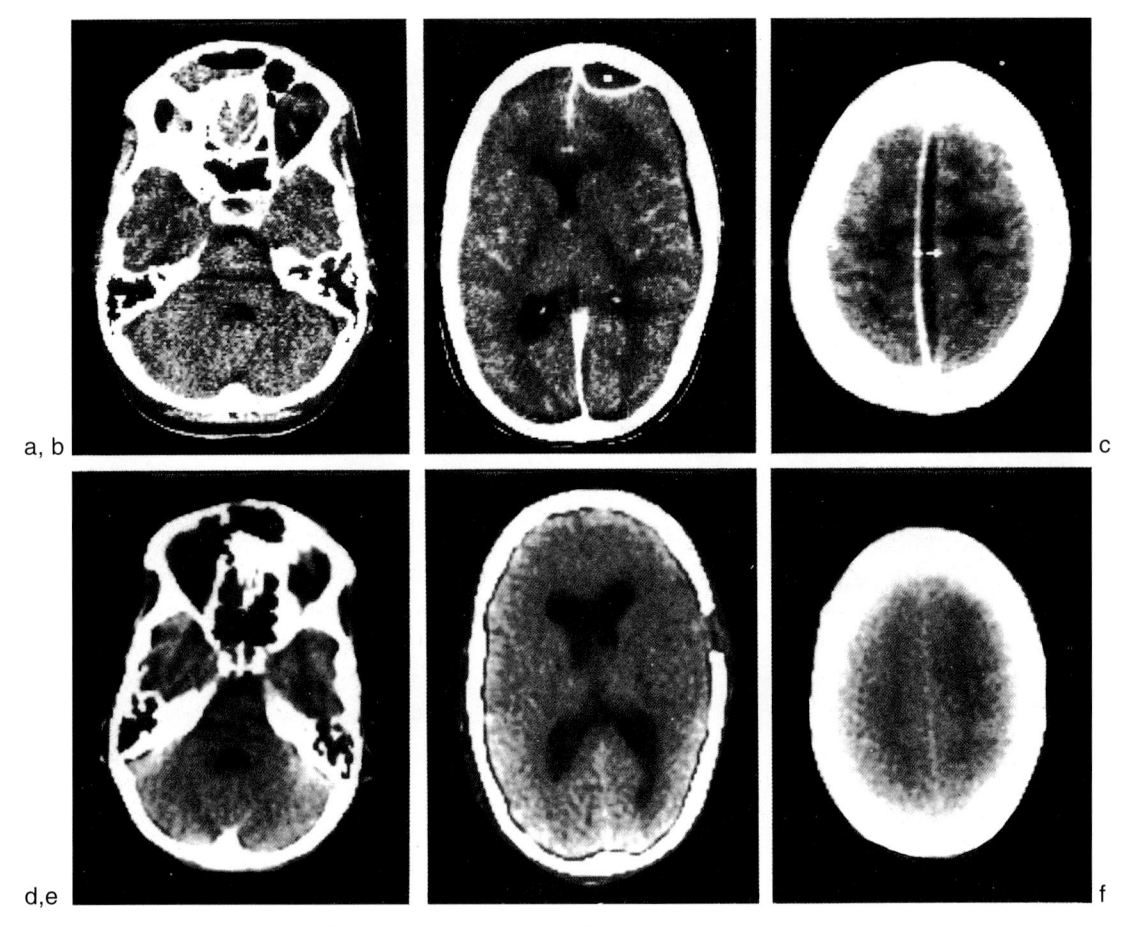

图 AS 29a-f　鼻源性硬膜外脓肿伴右颞及纵裂硬膜下积脓

　　a-c　术前 CT。a　额窦内存在液平面；b　右额硬膜外脓肿，存在液-气平面，右颞部硬膜下积脓；c　纵裂增宽。

　　d-f　术后CT。d　清除感染灶后，额窦气化；e　硬膜下脓肿已清除，骨缺损处为钻孔处；f　额部和枕部钻孔引流后纵裂恢复正常。

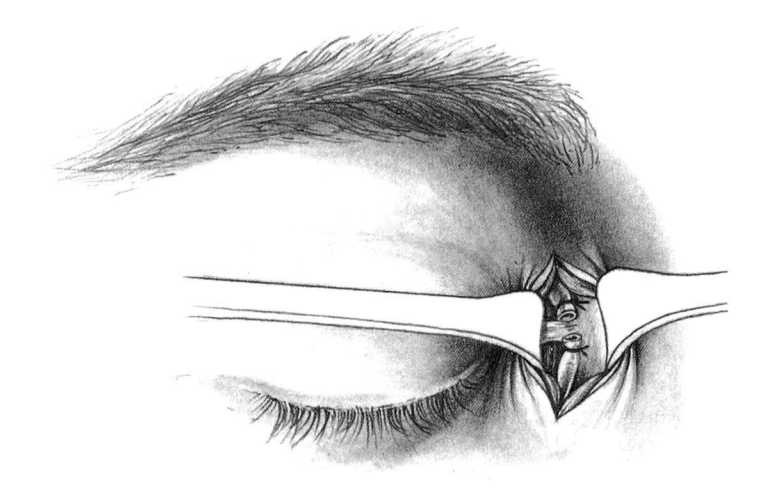

图 AS 30　结扎有上升性血栓的角静脉以避免海绵窦血栓形成。角静脉通过内眦和骨性鼻背之间的皮肤切口显露。切口可以比筛房切除术的短

海绵窦血栓可由鼻旁窦感染经过翼腭窝或角静脉、板障静脉扩散引起。通常引起进行性的意识障碍和眼睑水肿、突眼、结膜水肿等眶部症状。应该立即手术清除鼻旁窦病灶。有时需要切除上颌窦的后壁对翼腭窝进行广泛的减压。因为应用抗生素通常可以取得良好的疗效，所以大多数学者不进行更广泛的手术治疗。

在一些特殊的病例，以上治疗不成功，则有必要打开筛骨迷路和蝶窦，显露海绵窦进行血栓清除。

黏液和脓性囊肿可以发生于各个鼻旁窦，但额窦多发。它们的病理解剖特点是相同的。可以因为炎症、瘢痕形成或外伤导致窦口阻塞，使黏膜分泌物淤滞，周围骨性结构压迫性萎缩。囊肿可能向眶内发展，形成假瘤，推挤眼球移位并且导致其活动障碍。此外，囊肿可能侵袭并穿过颅底，导致黏膜上皮组织侵袭硬膜。囊肿向鼻腔发展可以导致鼻腔部分阻塞。蝶窦内的黏液囊肿可以压迫视神经而导致患者突然失明（Blum 和 Larson 1973，等）。特别巨大的黏液囊肿可以引起鞍区占位的临床表现（图 AS31）。可以采用两种外科治疗方法：

1）打开受累的鼻旁窦，完整地切除囊肿，建立充分的鼻旁窦鼻腔引流。

2）部分切除囊肿壁，保留其余的上皮组织，让该囊直接与鼻腔交通。对于巨大的蝶窦囊肿，可以像经鼻蝶窦切开术一样打开蝶窦并充分引流，这种治疗方式比进行广泛的经额硬膜下手术好。

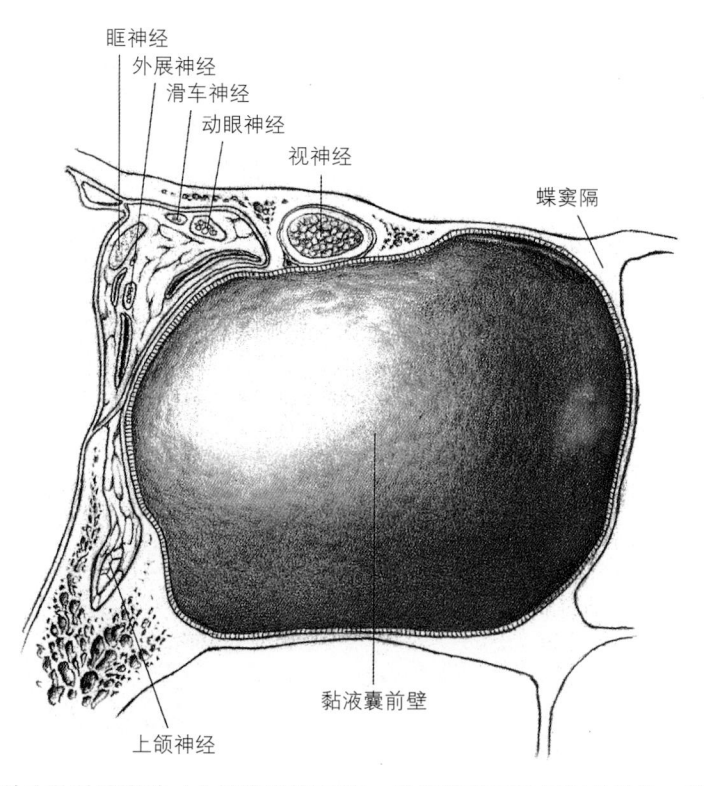

图 AS 31　蝶窦内有占位效应的黏液囊肿（右侧蝶窦前面观）。黏液囊肿压迫周围的结构，特别是视神经

参考文献

Blum EMM, Larson A (1973) Mucocele of the sphenoid sinus with sudden blindness. Laryngoscope 83:2042

Carey ME, Chou SN, French LA (1971) Longterm neurological residua in patients surviving brain abscess with surgery. J Neurosurg 34:652–656

Draf W (1982) Die chirurgische Behandlung entzündlicher Erkrankungen der Nasennebenhöhlen. Arch Otorhinolaryngol 235:133–305 (Kongressbericht 1982)

Ganz H (1977) Komplikationen der unspezifischen Nasen- und Nebenhöhlenentzündungen. In: Berendes J, Link R, Zöllner F (eds) Hals-Nasen-Ohren-Heilkunde in Praxis und Kinik, 2nd edn, vol 1/I. Thieme, Stuttgart, p 14.1–14.37

Garfield J (1969) Management of supratentorial intracranial abscess. A review of 200 cases. Br Med J 2:7–11

Gerlach J, Simon G (1960) Erkennung, Differentialdiagnose und Behandlung der Geschwülste und Entzündungen der Schädelknochen einschließlich Orbita. In: Krenkel W, Olivecrona H, Tönnis W (eds) Handbuch der Neurochirurgie vol IV/I. Springer, Berlin Heidelberg New York

Herrmann A (1964) Entzündliche Hirnkomplikationen von 1953–1963 anhand des Krankengutes der Univ HNO-Klinik. München Mschr Ohrenheilk 98:241–243

Le Beau J, Creissard P, Harispe L, Redondo A (1973) Surgical treatment of brain abscess and subdural empyema. J Neurosurg 38:198–203

Meinig G, Reulen HJ, Simon RS, Schürmann K (1980) Clinical, chemical and CT evaluation of short-term and long-term antiedematous therapy with dexamethasone and diuretics. In: Cervos-Navarro J, Ferszt R: Brain edema: pathology and therapy. Ist International Ernst Reuter Symposium, Berlin, Sept. 12–15, 1979. Raven, New York

Schiefer W, Klinger M (1978) Aspects of modern brain abscess diagnosis and treatment. Neurosurg Rev 1/2:37–45

Wallenfang Th, Reulen HJ, Schindling H (1977) Investigation on the prognosis of brain abscess. In: Wüllenweber R, Brock M: Advances in Neurosurg, Vol 4:296–299. Springer, Berlin Heidelberg New York

Wallenfang Th, Bohl J, Kretzschmar K (1980) Evolution of Brain Abscess in Cats. Formation of Capsule and Resolution of Brain Edema. Neurosurg Rev 3:101–111

Wallenfang Th, Reulen HJ, Schünemann K (1981) Therapy of Brain Abscess. In: Advances in Neurosurg, Vol 9: Brain Abscess and Meningitis. Subarachnoid Hemorrhage: Timing, Problems. Edited by W Schiefer, M Klinger, M Brock. Springer, Berlin Heidelberg New York

Zimmermann RA, Bilaniuk LT, Shipkin PM, Gilden DH, Murtagh F (1977) Evolution of cerebral abscess: Correlation of clinical features with computed tomography. Neurol (Minneap) 27:14–19

前颅底占位性病变的手术治疗

导言 前颅窝底的肿瘤可以从额窦、筛窦、蝶窦甚至上颌窦生长进入颅内。肿瘤可以通过额窦的后壁或底，筛窦顶，筛板，蝶骨平台或鞍结节侵袭颅底。

值得注意的是鼻旁窦的肿瘤在出现临床症状以前可以长得很大。肿瘤侵入前颅窝内以后在很长时间内可能没有临床症状。出现进行性的嗅觉减退、面部钝性疼痛、鼻衄、三叉神经刺激症状以及眼睛的症状要怀疑前颅底肿瘤的可能。上呼吸道内窥镜检查，包括应用现代光学仪器检查鼻咽的顶部对于早期诊断鼻腔和鼻旁窦内的肿瘤，并判断其生长范围有很大帮助（图AS32）。甚至位于中鼻道内一个中等大小的肿瘤都有可能阻塞鼻旁窦的引流，而导致黏膜的肿胀。X线断层和CT扫描有时无法区分黏膜息肉和肿瘤。在进行手术之前对鼻、鼻旁窦以及咽顶部进行组织活检可以决定手术切除范围，以制订手术方案。术前CT检查是必需的，可以确定肿瘤在颅内的侵袭范围。放射性核素扫描可以区别反应性黏膜肿胀和肿瘤（Frey等 1981a，b）。

前颅窝底肿瘤手术涉及多个学科。当某一专业的外科医生在进行手术时进入别的相关学科的结构区域而遇到问题时，这些问题可以通过跨学科的交流，达成一致的手术方案。整合多学科手术技术加上显微外科技术的应用可以使手术对组织的侵袭程度降低至最小，从而降低了手术的死亡率和致残率。通过多学科评价来决定是采取根治手术还是姑息手术。

良性肿瘤和恶性肿瘤的手术有着根本的区别。对于良性肿瘤，外科治疗的目标是完全切除肿瘤，而且尽量保留周围结构的功能；而对于恶性肿瘤，则要求整块切除肿瘤，包括肿瘤周围的一些正常组织。对于恶性肿瘤只有当根治性切除术是可行的时候才考虑进行外科治疗。在一些情况下可能要牺牲一侧视力，有时在确定代偿循环良好的情况下要结扎一侧的颈内动脉。如果恶性肿瘤侵袭海绵窦和翼腭窝，我们认为根治性手术是不可取的；如果需要牺牲双侧视力也不可取。

对于生长缓慢的恶性肿瘤和非常巨大的良性肿瘤可以进行姑息性的手术，部分切除肿瘤，以延长患者的生存时间，或暂时维持患者的生存质量。

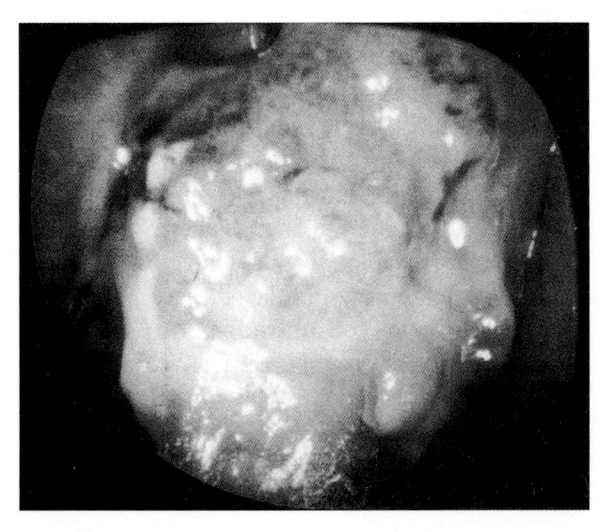

图 AS 32　左侧鼻腔内窥镜观：中鼻道可见位于中鼻甲下方的筛窦癌

一般手术技术

颅外前颅底入路

导言 鼻旁窦恶性肿瘤如果没有或者仅轻微破坏前颅窝底，可以采用颅外额眶入路。切除颅底骨和邻近受累的硬膜及其周边区。硬膜从下方进行修补。对于范围相对广泛的良性肿瘤，如果肿瘤没有破坏硬膜，也可以应用这个入路进行切除。如果肿瘤已经突破了硬膜，那么很可能一部分肿瘤组织的血供来自颅内，而且与一些重要的结构密切接触。在这种情况下应该经颅手术。如果恶性肿瘤侵入眶腔，那么应该进行眶内容物清除。这样就可以形成足够的空间，通过经面入路看清颅底的结构，进行广泛的前颅窝底和硬膜的切除。

手术技术

经颅外入路至前颅窝底，同时保留眶内容和泪管（图 AS33 a-c）

颅外入路可以经一侧也可以经双侧。皮肤切口起自眼眉的下方，沿鼻旁延伸至上唇，依照肿瘤的大小确定皮肤切口的长度（Moure 1922）。如果需要上颌骨切除，则在睑下再做一切口向外侧扩大（Zange 1959）。从颅骨表面剥离软组织和骨膜、眶骨膜，并游离泪囊。切除鼻骨外侧缘、筛骨的前缘、额窦前壁的下部和底以后，根据需要依次切除筛窦打开蝶窦显露肿瘤。如果肿瘤是良性的，那么应该尽可能多地保留黏膜。切除恶性肿瘤则需连同肿瘤周围足够多的黏膜一并切除。通常情况下需要先切除一部分肿瘤，这样就可以清楚地观察到肿瘤组织与颅底的粘连，以便进行分离。我们用磨钻沿肿瘤边缘完全磨开颅底，在手术过程中需要应用手术显微镜，这样就可以从硬膜表面分离并切除切下的骨片和残留的肿瘤。如果发现肿瘤为恶性，并且穿透骨性颅底，那么就应该切除一部分被肿瘤侵袭的硬膜。按照前面描述的方法行硬膜修补成型（见119~125页）。硬膜移植片在内侧可以夹在鼻中隔和鼻中隔黏膜之间加固。肿瘤的空腔可以用一层硅橡胶膜覆盖以便黏膜上皮化。鼻腔内软骨填塞压迫硬膜修补区2~3周。如果纸样板已切除，则注意填塞不要过分压迫眼球。如果额窦黏膜保留，则需置外引流管，然后缝合骨膜。从皮内缝合皮肤，减少瘢痕。

在上述手术操作过程中经常需要保护泪管，以避免术后出现麻烦的溢泪症。对于位置比较高的良性肿瘤，仔细的进行解剖可以分离泪囊和鼻泪管。如果切除范围必须包括很大部分的鼻腔黏膜和上颌，可以通过下述方法保护泪液的引流：在鼻泪管鼻腔黏膜开口处漏斗形切下，游离鼻泪管和泪囊，在手术过程中用缝线牵向一侧（图AS 34a-c）。当肿瘤切除完毕，保持鼻泪管漏斗状的残端开放并缝合在反折的颊软组织中。我们发现通过这种转移保留泪液引流的功能效果很好。如果开口不能保留，则尽可能靠近泪囊切除鼻泪管，使泪囊直接引流入术区。术后应冲洗鼻泪管数天。

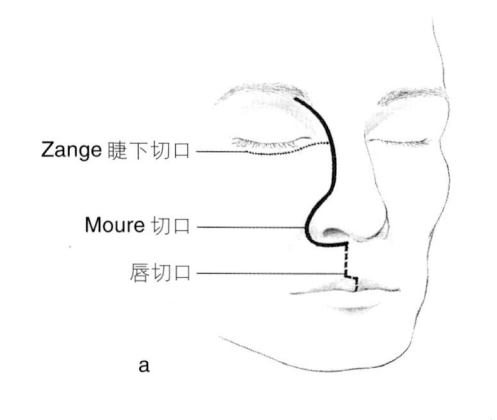

图 AS 33a–c　经颅外经面入路至前颅窝底，保留眼眶和泪管

a　鼻旁皮肤切口（Moure 1902）用实线标出。虚线是切口可能需要扩大的辅助切口线：睑下切口线（Zange 1954）和向下通过上唇的切口线。

b　软组织和骨膜及眶骨膜一起从骨面上剥离下来向外侧牵开，游离泪囊。切除鼻侧方骨壁、筛窦前壁和额窦前壁的下部及额窦的底，再切除筛窦气房后就可以显露肿瘤。进入蝶窦。在手术显微镜下，应用切割磨钻将环绕肿瘤的骨性颅底磨开。对于良性肿瘤，则将肿瘤从硬膜上分离下来。如果是恶性肿瘤则必须将硬膜一并切除。

c　硬膜修补。在侧方把硬膜补片插入硬膜和颅骨之间，在内侧把硬膜补片插入鼻中隔黏膜和骨性或软骨性鼻中隔之间。补片应该覆盖筛板。建议用纤维蛋白胶加固硬膜补片。

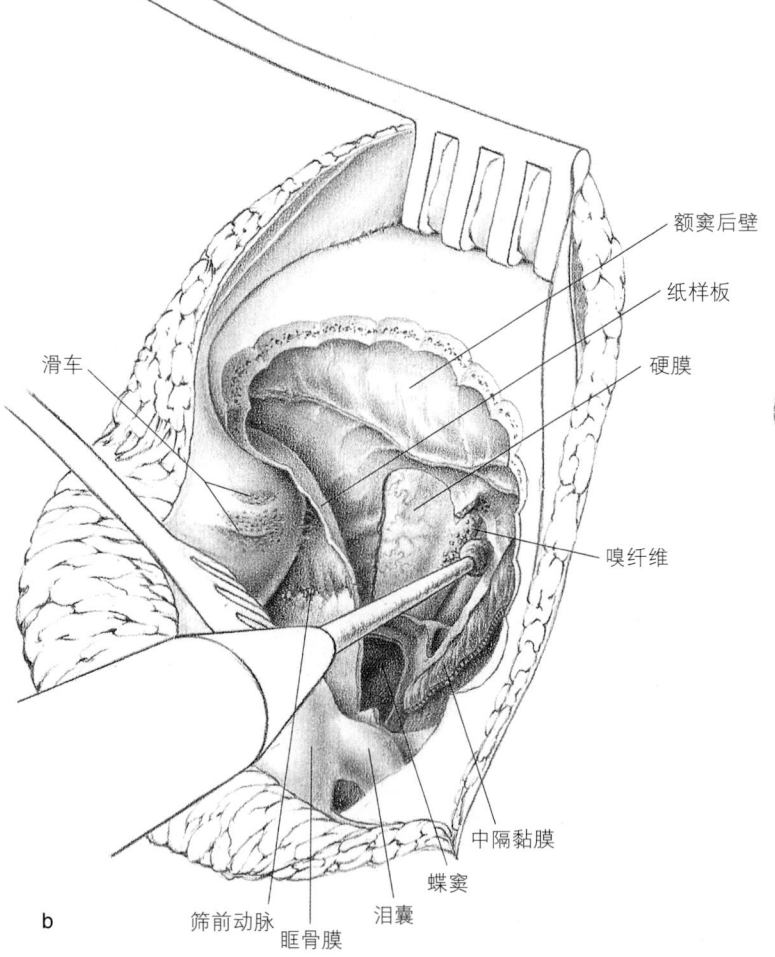

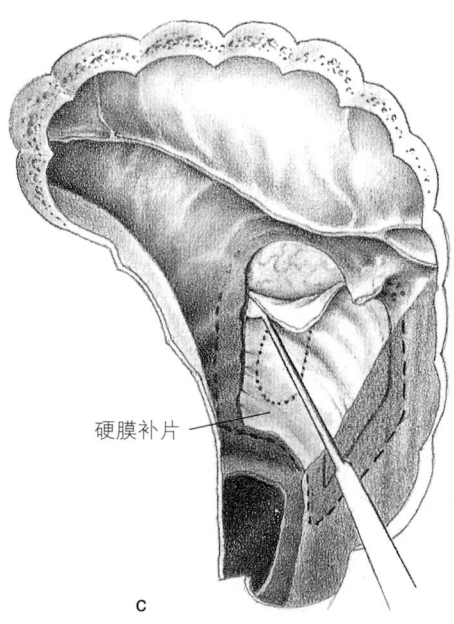

前颅底占位性病变的手术治疗 147

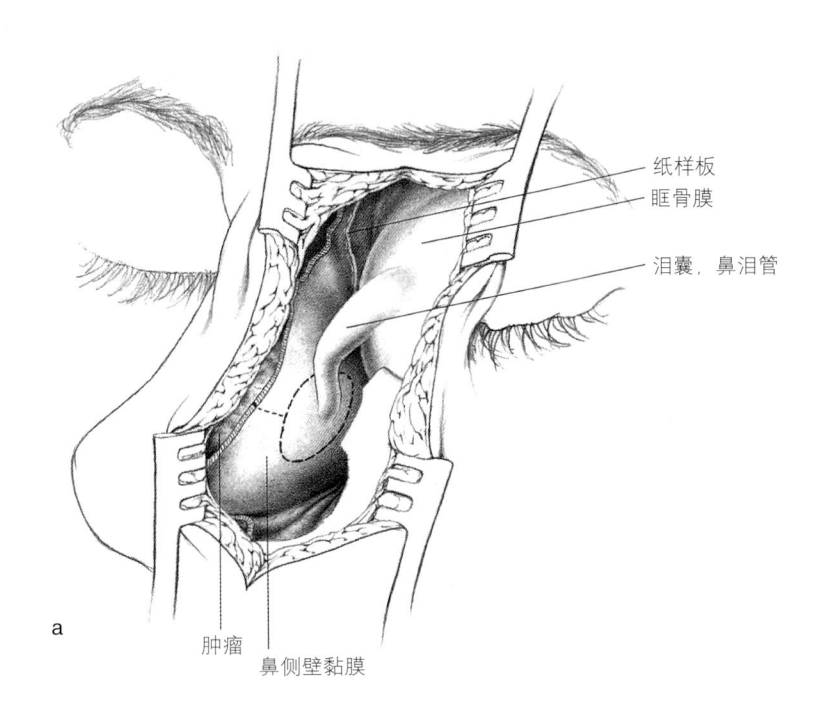

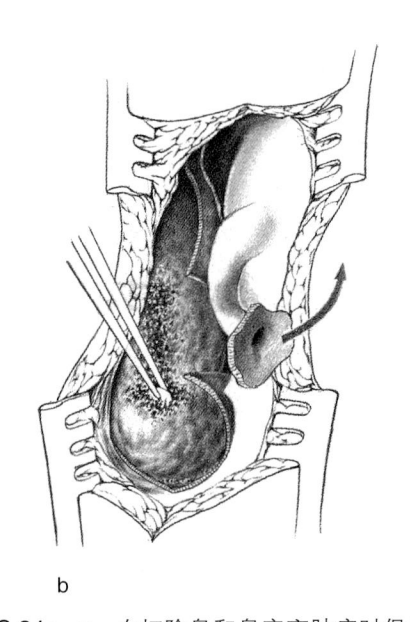

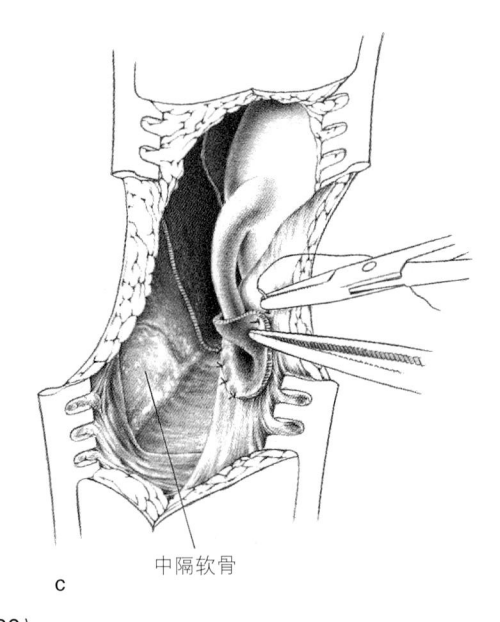

图 AS 34a–c 在切除鼻和鼻旁窦肿瘤时保护泪道（Draf 1980）
a 如果切除范围包括大部分鼻黏膜和上颌，那么应该用手术刀把鼻黏膜上鼻泪管的开口切下来加以保护。
b 把被游离的导管开口向侧方牵拉，把鼻腔内肿瘤连同周围的黏膜一并切除。
c 在手术结束时，把鼻泪管残端缝入颊部的皮瓣，开口位于鼻腔。应小心避免导管扭曲。

颅外入路切除一侧眶内容物至前颅窝底（图 AS 35a-f）

图 AS 35a 中标明了此入路的皮肤切口（Dieffenbach 1848，Fergusson 1857，Weber 1859，Moure 1902，Zange 1959）。鼻旁皮肤切口根据肿瘤大小的不同而向上唇延伸不同的距离。如果

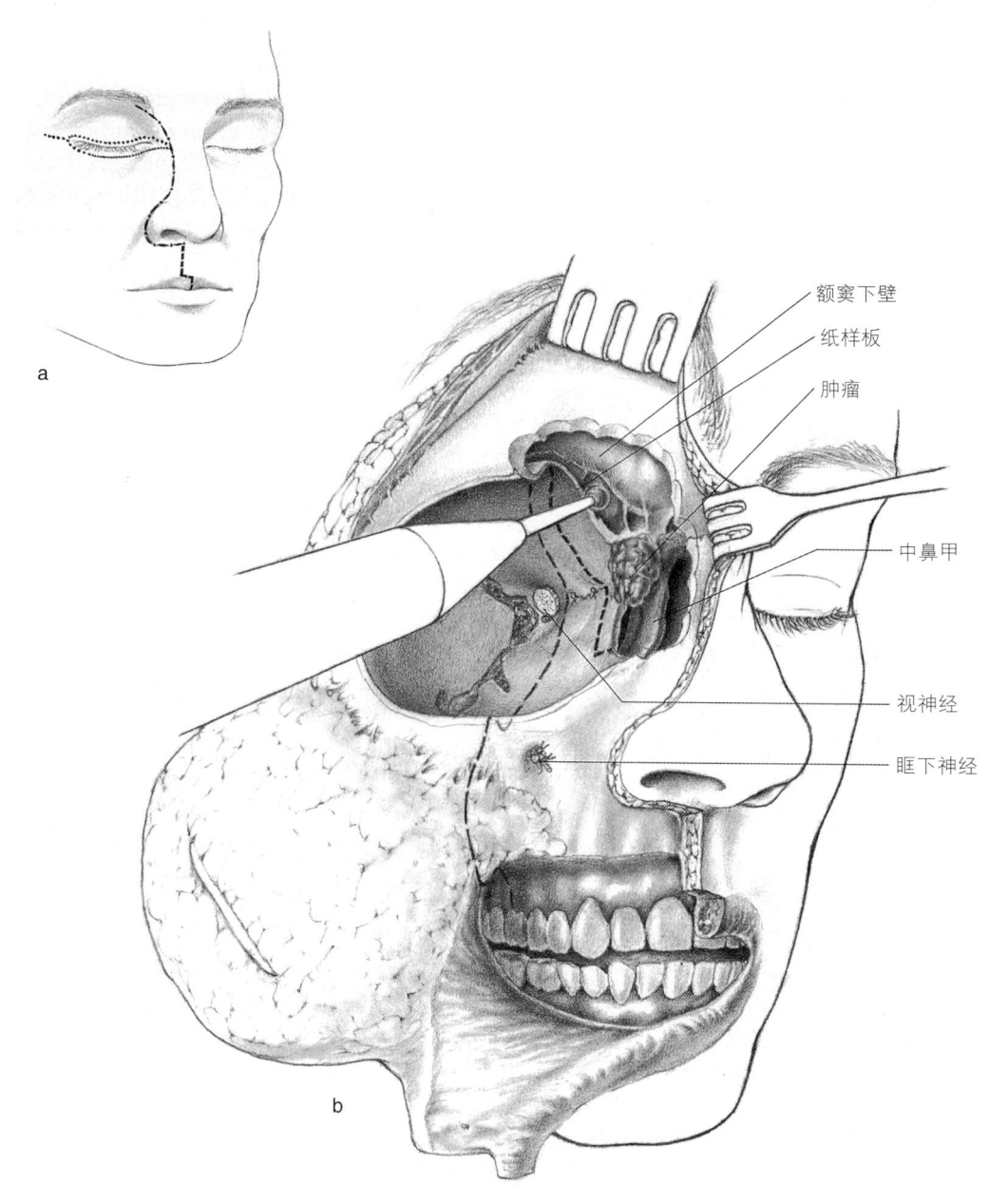

图 AS 35a–f 单侧切除眶内容物，经颅外入路至前颅窝底

    a 沿着睫毛的边缘进行眶内容物切除的手术切口，鼻旁的手术切口可以根据肿瘤的性质向下延伸至上唇。

    b 将肿瘤连同周围骨缘一起切除，最好整块切除。虚线表示切开筛骨和上颌骨的范围。眶内容物已切除。用磨钻切除包绕肿瘤的颅底结构，确保切除足够的边缘。

前颅底占位性病变的手术治疗　　149

（图中标注：前颅底硬膜、残余肿瘤、嗅纤维、蝶窦口、蝶窦）

c

（图中标注：棉片）

d

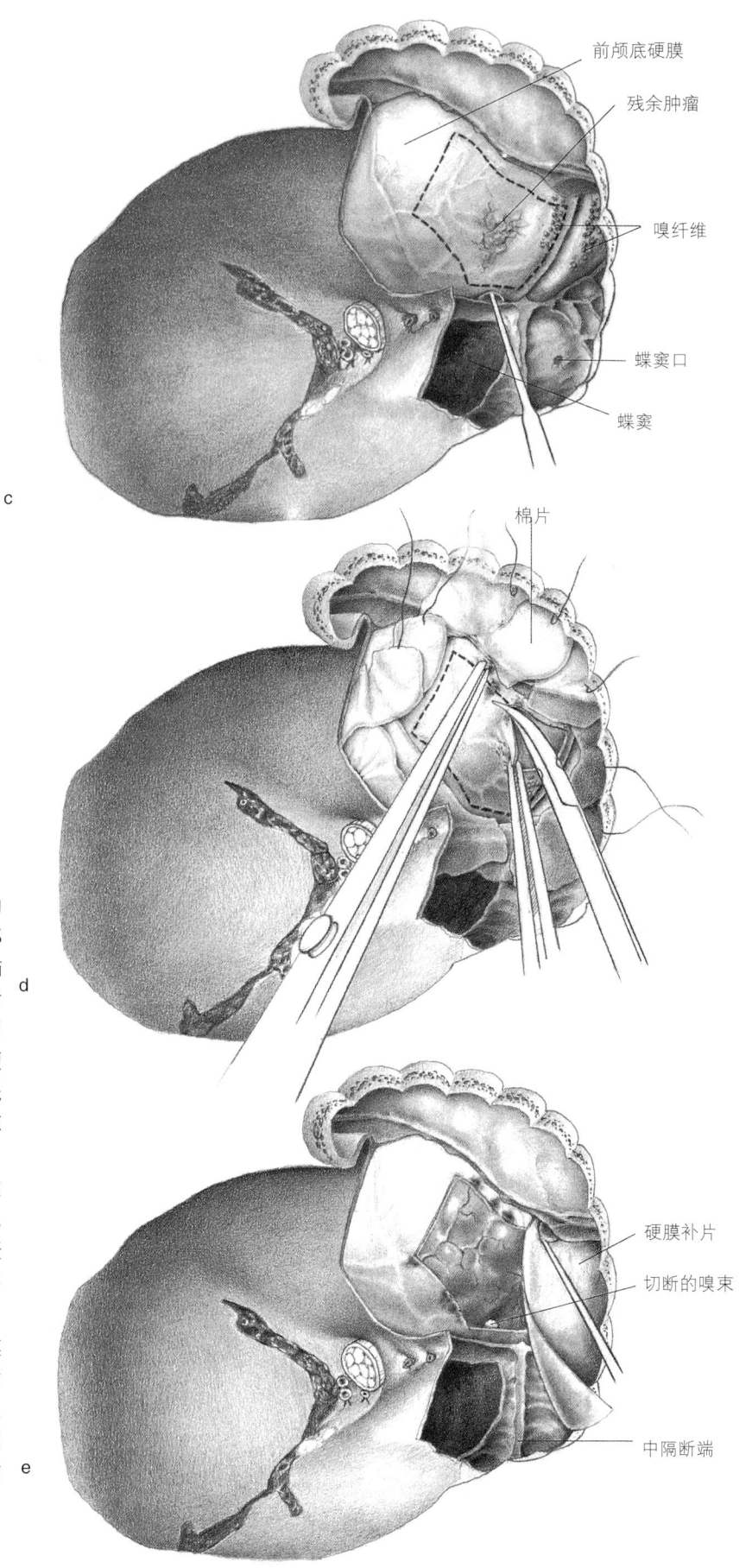

（图中标注：硬膜补片、切断的嗅束、中隔断端）

e

图 AS 35 c　广泛显露肿瘤同侧的前颅窝底硬脑膜，部分显露对侧的硬脑膜。抬起硬脑膜以后切除鸡冠。用小的剥离子沿着骨缘分离硬脑膜。打开蝶窦。虚线表示切除硬膜的范围。

d　在切开硬膜之前，在周围用棉片保护，电凝硬膜的切口。用镊子提起硬膜，切开并切除。

e　用硬膜补片修补硬膜缺损，将硬膜补片插入硬膜边缘和颅骨之间；在内侧可以把硬膜补片垫在鼻中隔黏膜和骨板之间。

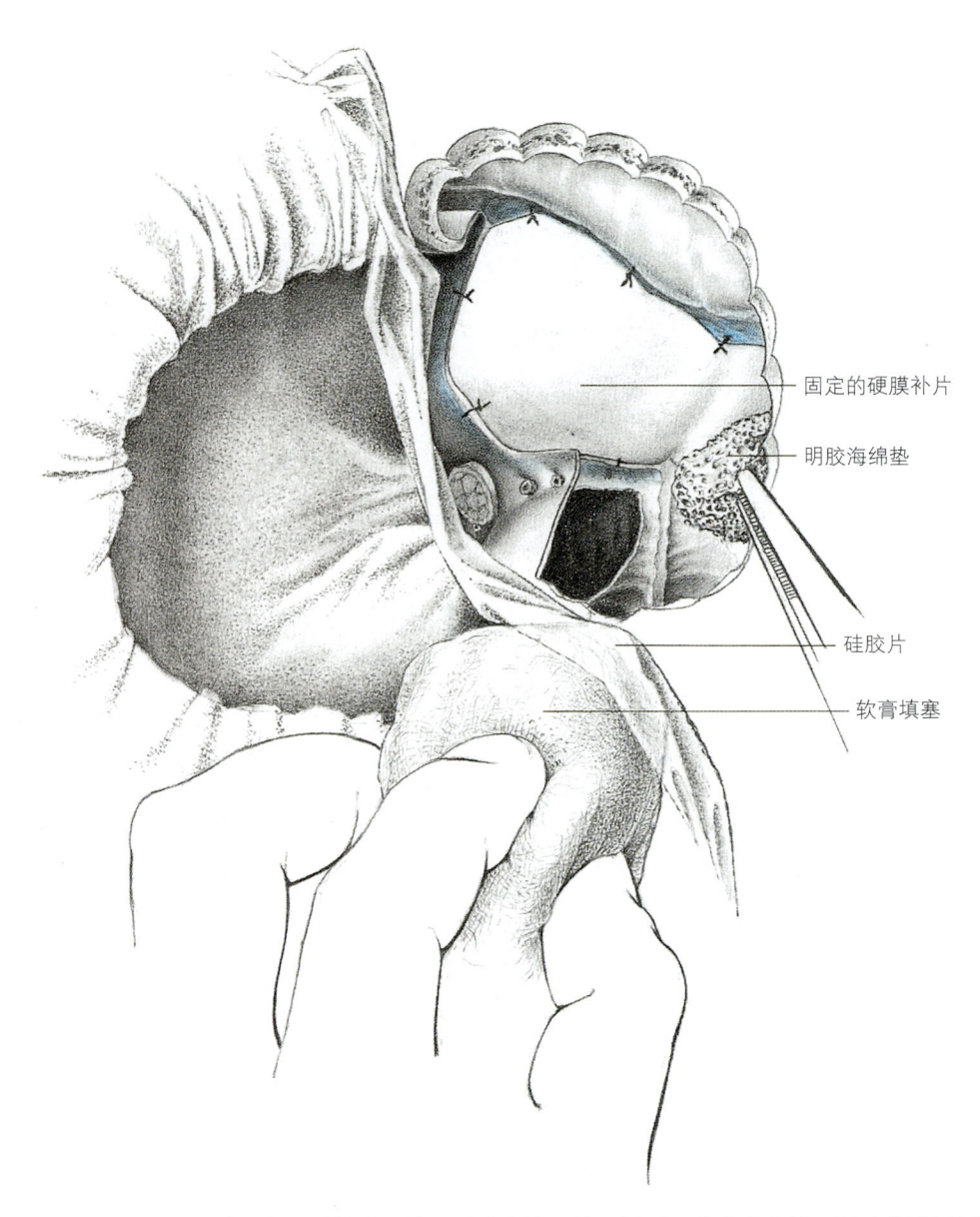

图 AS 35f 用缝线和纤维蛋白胶固定硬膜补片，并用明胶海绵覆盖。最后，在术腔内衬一层硅胶膜以促进黏膜上皮化；硅胶膜用软膏填塞压迫。

标注：固定的硬膜补片、明胶海绵垫、硅胶片、软膏填塞

需要切开上唇，为了美观需做摺状切开。对于筛窦肿瘤，内眦和眶受累范围决定上睑和下睑的切除范围。如果切除的范围仅包括内眦附近的皮肤，则剩余的皮肤可以用于在切除眶内肿瘤后辅衬眶腔。根据肿瘤的范围确定颊部皮瓣的大小。从肿瘤的下方切除额窦的前下壁和额窦的底、鼻侧壁、部分上颌骨额突以及上颌窦的前壁。沿着眶上缘切开并游离骨膜。用弯剪在眶尖处切断视神经和血管，并用双极电凝进行电凝，使眶内容物可以随肿瘤一起完整切除。随后可以根据情况进行部分或全部上颌筛骨切除。

对于侵入眶内的上颌和筛的肿瘤，在术中进行筛窦顶黏膜的冰冻病理检查可能发现肿瘤组织，即使术前影像学检查和临床症状没有显示颅底被肿瘤侵犯。在这种情况下完成眶内容物切除

术后可能需要从下方切除邻近的前颅窝底，还有可能需要切除筛板和对侧筛窦顶壁。切除额窦底、鼻侧方骨壁以及筛窦后，就可以暴露邻近的前颅窝底。切除鼻侧壁向内侧至鼻根部，然后用钻石磨钻沿肿瘤侵袭前颅窝底的边界磨开。颅底前后的最大切除范围是从鸡冠到蝶窦顶壁的中部。如果需要，切除范围可以向侧方延伸至眶顶。用一个小的剥离子沿着颅骨缺损的边缘把显露出的硬膜充分游离，在这步操作中显微外科技术十分有用。为了预防感染，在切开硬膜之前周围组织应该用棉片保护。在鸡冠区，从两个侧把硬膜充分剥离特别重要。如果颅底切除的部分向前延伸很多，那么应该双重结扎上矢状窦。逐步切开硬膜，为了避免损伤脑组织，用一个锋利的小钩或尖的镊子向下方牵拉硬膜。在切开硬膜之前用双极电凝，电凝要切开的区域以减少出血。硬膜的切口应该从颅骨切开区域的前缘开始，这样可以充分显露额叶底面。电凝出血的脑皮层血管。标记切除的硬膜，送病理检查。修剪硬膜补片至合适大小，塞在颅骨和硬膜边缘之间。用很细的钻头在颅骨上钻孔，把硬膜补片的边缘全层缝合于骨孔上，并用纤维蛋白胶粘合加固。用明胶海绵块覆盖硬膜补片，把硅胶胶膜铺衬在残腔内，硬膜修补区用软膏填塞上颌-眶内压迫 14 天，直至硬膜稳定。来自残余黏膜的上皮会使冻干硬膜修补的颅底缺损区上皮化。数周以后开始塌陷的硬膜补片会变成平坦、坚韧的瘢痕组织。如果切除的前颅窝底范围超过筛顶和筛板，那么就需要把额部或头皮修剪成与颅骨缺损适合的大小，加固覆盖修补的硬膜，使残余的眶壁和筛顶上皮化。供皮区可以用游离的厚皮片或转移皮瓣覆盖（图 AS36 a，b，Shah 和 Galicich 1977）。

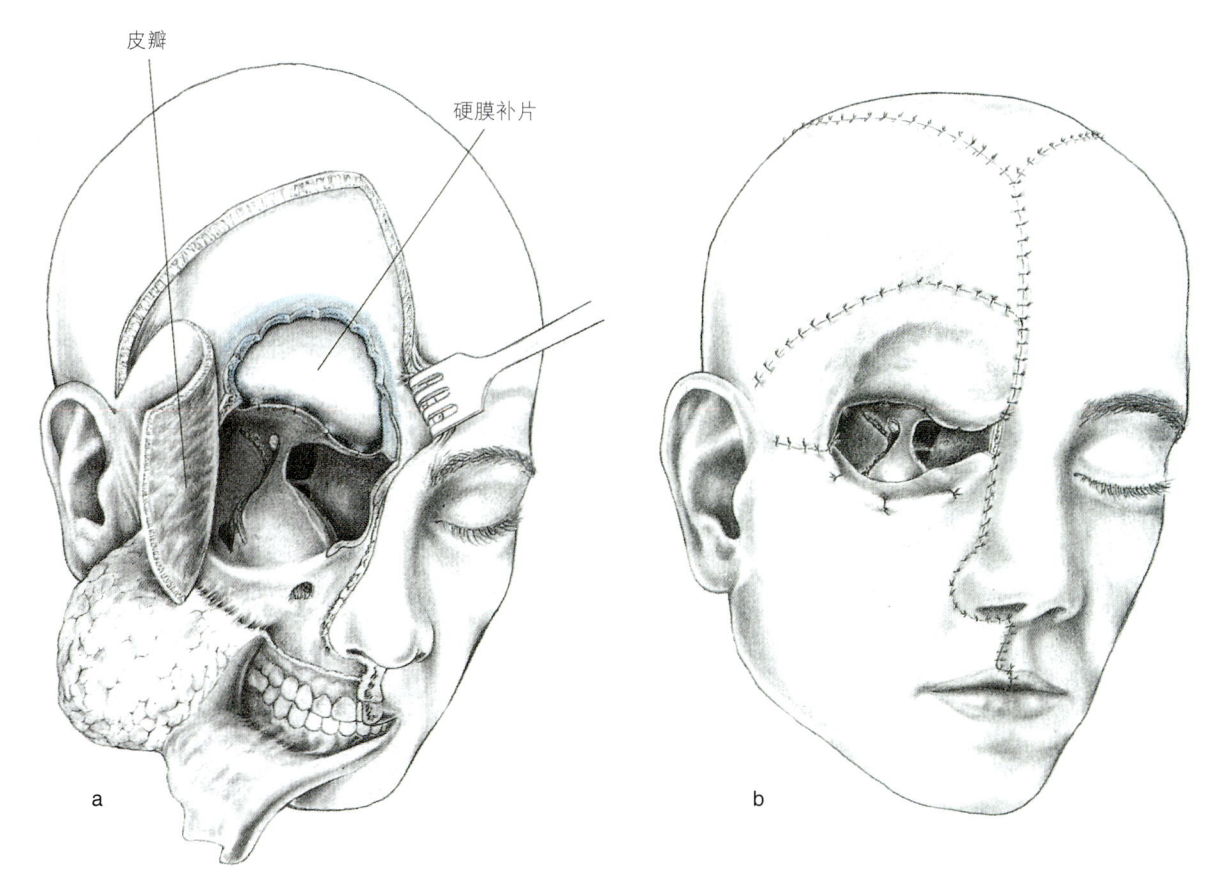

图 AS 36a，b　用额部的头皮瓣辅助颅底和眶上皮化。
　　　　　　a　肿瘤切除后的情况和额部头皮瓣的分离。
　　　　　　b　缝合额部的头皮瓣以覆盖修补的硬膜，供皮部位采用其他部位的转移头皮瓣覆盖。

颅内入路至前颅窝底

导言 Unterberger（1958）及其他作者描述的治疗额底外伤的经颅硬膜外入路与经颅硬膜下入路不同（见128页）。可以采用硬膜外入路抬起硬膜显露大部分位于硬膜外的前颅窝病灶。此入路需要在嗅神经纤维穿过筛板处分离嗅神经，有可能导致硬膜上出现裂缝。对于发生于硬膜的脑膜瘤或穿透硬膜的病灶，适合采用经额硬膜下入路。

手术技术

经额硬膜外入路（图AS 37）

采用双颞冠状头皮切口，形成头皮皮瓣（见126页），根据肿瘤的大小行单侧或双侧额骨骨瓣开颅。如果肿瘤位于中线，可以将硬膜与筛板进行锐性分离抬起，并从鸡冠两侧牵开。如果需要可以从两侧把硬膜向后牵拉至蝶骨小翼和鞍结节以充分显露前颅窝底。此入路还可以很好地显露额窦、筛骨气房、蝶窦（切除鸡冠）以及视神经和眶内容物的上部（见128页）。视交叉和位

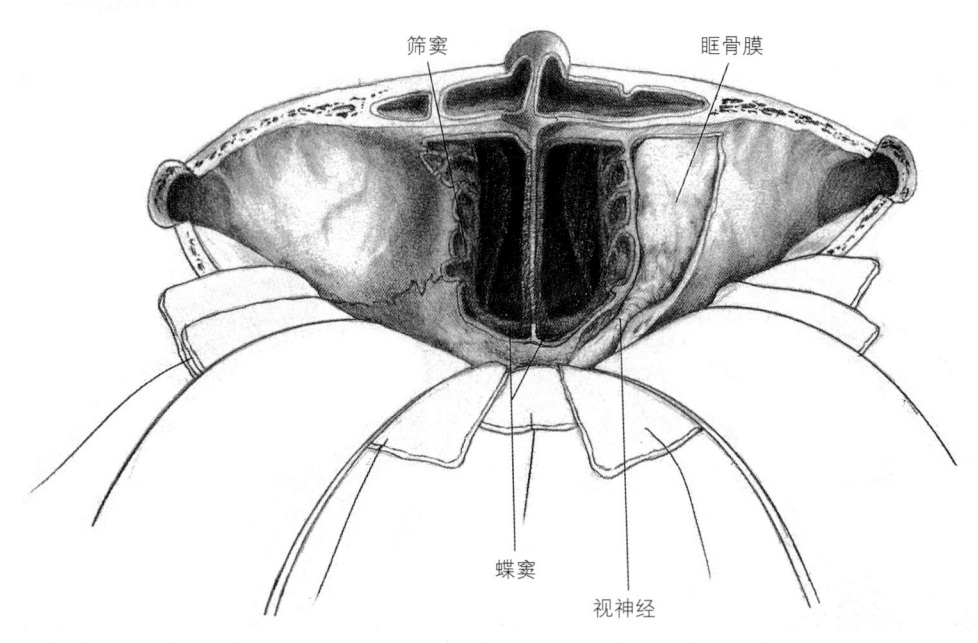

图 AS 37 经额硬膜外入路至前颅窝底。双额开颅经硬膜外显露前颅窝底至蝶骨小翼。切开大脑镰，保留上矢状窦。在中线附近将硬膜向后牵拉至距骨性视神经管后界数毫米处。视神经的颅内段看不见。前颅窝底中间的部分已经被切除，向两侧切除筛窦气房，打开蝶窦。沿蝶窦的后壁可以到达斜坡。右侧的视神经已经被减压，内侧的眶顶已经被切除，显露视神经硬膜鞘及眶骨膜

于硬膜内的视神经段看不到。向斜坡延伸的肿瘤可以通过切除蝶窦的后壁，即蝶鞍的前壁而达到。如果出现小的硬膜缺损，可以用硬膜补片或游离的筋膜片封闭与鼻旁窦隔离（图 AS22b）。大面积的硬膜缺损需要用腱膜骨膜片进行有效的封闭（图 AS21b）。如果颅底骨性缺损面积较大，就需进行多层重建（见155页）。如果颅底切除的范围在两侧都超过了筛板和筛顶，那么除了进行简单的硬膜修补以外还需要进行颅底的加固。

经额硬膜下入路（图 AS38）

采用单侧或双侧额骨骨瓣开颅。从外侧开始切开硬膜，双重结扎并剪断上矢状窦。轻轻地牵拉额叶，释放脑脊液。在放置自动牵开器以前用棉片保护额叶。显露肿瘤的硬膜内部分，并逐步进行分离。切开肿瘤的包膜，切除肿瘤直至颅底。至此可以判断在颅底受累硬膜的范围。应切除足够多的硬膜缘。切除肿瘤侵入鼻腔、鼻旁窦或眶内的部分。肿瘤切除后进行硬膜修补和颅底重建（见155页）。依照治疗前颅窝底粉碎骨折的方式修补硬膜，复位颅骨骨瓣（见126页）。

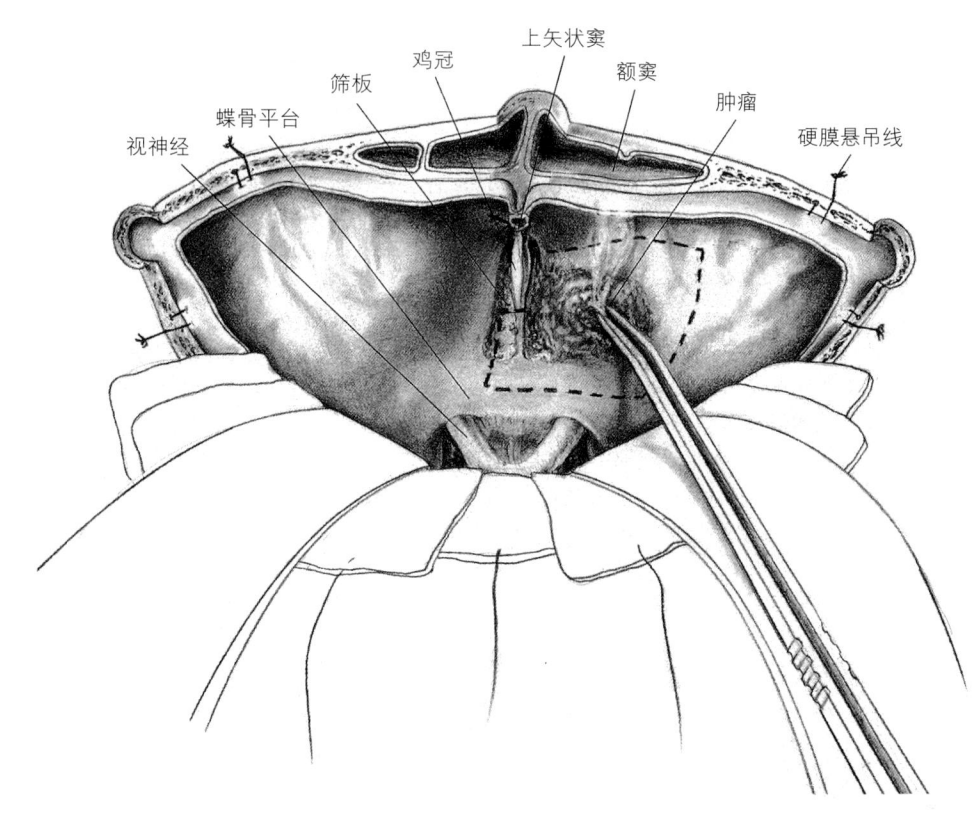

图 AS 38　经额硬膜内入路至前颅窝底。采用双侧额骨骨瓣开颅，双重结扎并切断上矢状窦。牵拉双侧额叶。切除肿瘤直达颅底。虚线代表切开硬膜和颅底的范围。在此入路中可以见到视交叉和视神经的硬膜下段

颅内外联合（颅面）入路到达前颅窝底

导言 Ketcham 等（1963）最早描述了采用颅面入路到达前颅窝底。从那以后很多学者应用了此入路，并做了一些改进（Clifford 1980；Derome 1972；Donald 1981；Guggenheim 和 Kleitsch 1967；Johns 等 1981；Ketcham 等 1966，1969；Krekorian 和 Kempe 1969；Littlewood 和 Maisels 1970，Schramm 等 1979；Shah 和 Galicich 1977；Sisson 等 1976；Wilson 和 Westbury 1973）。1981 年 Supance 和 Seid 采用颅面入路为一位 14 岁的男孩切除未分化筛窦癌。

虽然采用单一入路（颅外或颅内）可以切除很多肿瘤，特别是良性肿瘤，然而基于以下原因一期采用颅内外联合入路更为合适：

1）为了确保完全地整块切除恶性肿瘤或复发的良性肿瘤；
2）为了完全切除一半在颅内一半在颅外的肿瘤；
3）减少为了更好的显露而加重对颅底区域的损伤。

显微外科技术在功能保护和组织重建方面很有价值，同时可以改善恶性肿瘤的预后，降低良性肿瘤的复发率。肿瘤的性质和原发部位决定手术是先从颅外还是颅内开始。术者必须考虑术前的临床和影像学检查所确定肿瘤的范围。对于上鼻旁窦和眶内的恶性肿瘤，术者可以从下方开始进行切除，并标明受侵袭的颅底范围。这可以减少颅内操作的时间并减少感染的风险。下一步是在颅内硬膜下进行前颅窝肿瘤和被肿瘤侵犯的硬膜和额叶的切除。整个取下肿瘤及其相关颅底。如果术前就已经明确需要切除前颅底部分的肿瘤，那么术者也可以先从颅内开始手术。对于侵袭颅底、侵入上鼻旁窦的原发颅内肿瘤也可以先从颅内开始。

对于无法完全切除的非常巨大的颅内或颅外良性肿瘤，应该考虑在出现脑组织受压和颅神经不可逆损伤之前进行分期的姑息性颅面入路肿瘤切除术。

手术技术（图 AS39a-i）

我们再次强调术者可以根据具体情况改变手术的步骤。

1. 手术的颅内硬膜下部分

在眶上区域做双额部的冠状头皮切口。根据肿瘤的性质、累及的范围和额窦的受累情况进行钻孔，行颅骨切开术或颅骨切除术。对于良性肿瘤通常采用骨瓣成型颅骨切开术。切开硬膜，双重结扎上矢状窦并与大脑镰一起切断。对于恶性肿瘤应该在高一点的位置（远离病变的位置）切开硬膜。用棉片覆盖额叶，轻轻将额叶牵开，同时释放脑脊液。这样就可以显露整个前颅底至视交叉。

对恶性肿瘤，受累的硬膜和骨性颅底包括周围足够的边界应该一起切除，整体向鼻窦方推移。在需要的时候可以将额窦的前后壁以及眶内容物一起切除。

对于没有广泛侵犯硬膜的良性肿瘤，可以在两侧将硬膜从鸡冠和侧方的筛板上分离下来，形成两个基底在侧方的硬膜瓣。这个硬膜瓣在手术后期可以用于颅底重建。在手术过程中，将硬膜瓣翻起，用钻将受到侵袭的骨性颅底切开，与肿瘤一起整块向下方推移。如果要在手术的颅外部分结束后再关闭颅底，那么为了预防感染应该用硬膜瓣和棉片暂时封闭颅腔和鼻旁窦之间的交通。

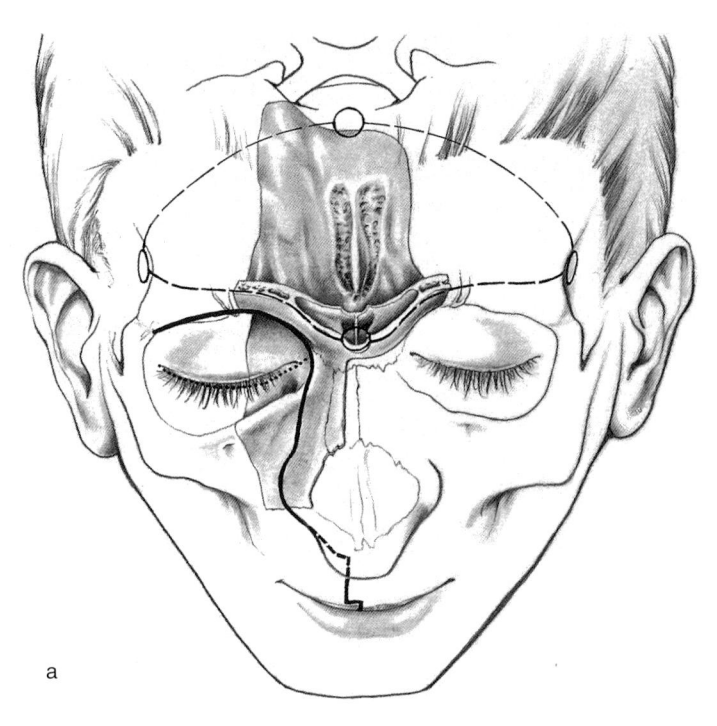

图 AS 39a–i　经颅面入路至前颅底

a–c　手术颅内硬膜下部分（切除肿瘤）。a　额部的虚线示双额颅骨切除术或颅骨骨瓣成形术的范围。标出了颅骨钻孔的位置。实线（–）标出了在无需进行眶内容物切除术时的面部切口。点状线标明了在需要进行眶内容物切除时睑下切口的延长范围。

2. 手术的颅外部分

手术的第二阶段与前面已经描述过的经颅外前颅底入路相同。根据肿瘤的性质和侵袭范围决定是否切除受累侧的眼眶内容物。经面入路完全分离肿瘤以后，将肿瘤连同向下推移的颅内部分从面部创口完整取出。

3. 3 层重建颅底

小的前颅窝骨性缺损可以用硬膜或硬膜补片加覆盖腱膜骨膜瓣进行满意的修复。对于更大的缺损在硬膜层和腱膜骨膜层之间加一层甲醛丙烯酸甲酯聚合层则更加安全（Draf 和 Samii 1977）。

如果前颅底的硬膜是完整的，那么在中线进行间断缝合就可以。如果硬膜和颅底有缺损，就需要把基底位于后方的硬膜瓣从一侧或两侧转移过来覆盖与鼻腔和鼻窦窦交通的颅底。侧方颅底残余的缺损可以从眼眶用冻干的硬膜补片进行修补。

在罕见的病例中，颅底和硬膜的切除范围太广，以至于硬膜层难以重建。在这种情况下，可以从颧弓处分离反转的颞肌的外层筋膜，向上剥离以修补硬膜。为了保证筋膜瓣的血运，保留宽 2cm 的蒂与颞肌上部相连。切除部分颞鳞以后，把筋膜瓣向中线牵拉覆盖前颅底。在个别病例中，两侧都需这么做，特别是在颅骨骨膜不能用时，这层筋膜可以覆盖修补颅底的甲基丙烯酸甲酯片。

如果颅底肿瘤生发于皮肤或从深部浸润皮下，需要切除相关的面部软组织，则用 Wilson 和

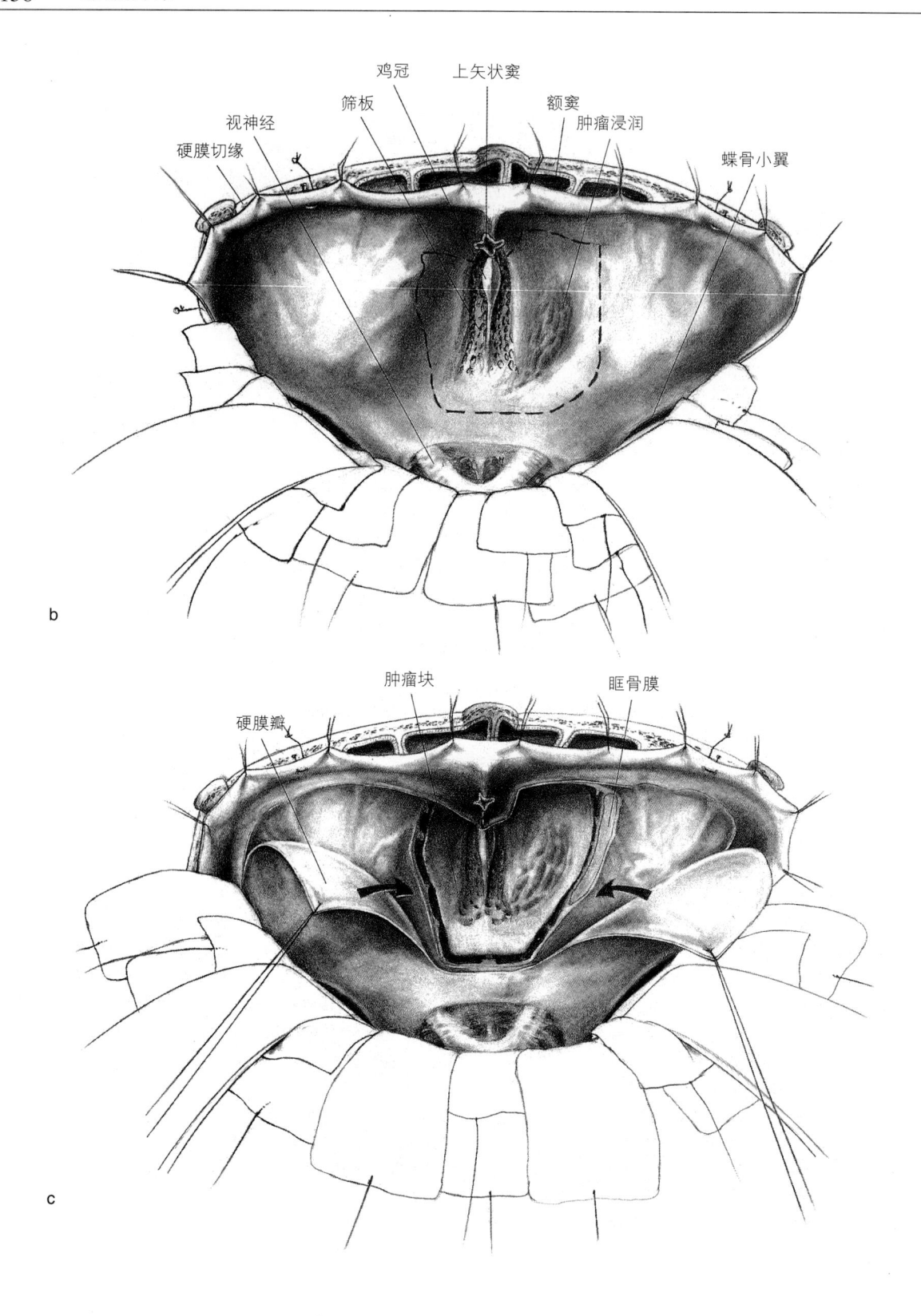

图 AS 39b　双侧额部开颅后,结扎上矢状窦,切开硬膜,向后牵拉额叶至蝶骨小翼和视交叉。肿瘤在右侧筛顶处明显侵袭硬膜。虚线标明硬膜和骨性颅底切除的范围。
　　　　 c　沿着肿瘤的周围切除硬膜和邻近的颅底并向下推移,形成外侧硬膜瓣,用于最后向内侧转移修补颅底。

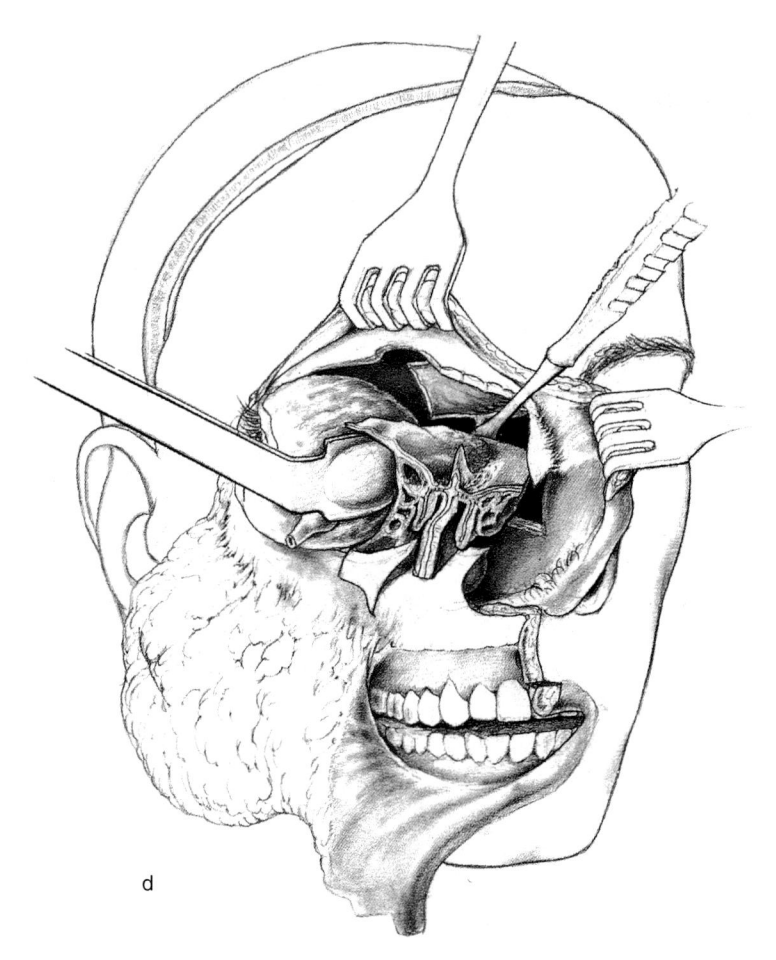

图 AS 39d 手术的面部部分，将肿瘤连同邻近鼻旁窦的结构从面部切口中取出。根据肿瘤的性质和侵袭的范围，决定是否连同眶内容物一并切除。

Westbury（1973）及Shah和Galicich（1977）建议的方法是用额部皮肤或头皮重建眶和颅底（图AS36a，b）。在广泛切除硬膜后，腱膜骨膜也是很好的硬膜替代物。

与其他学者不同（Schramm等1979），我们尽量避免使用游离皮瓣或带蒂皮瓣作为颅底重建的硬膜层。因为此术式形成的瘢痕常常导致患者不满。

其次，插入甲基丙烯酸甲酯植入片作为颅底重建的中间层。甲基丙烯酸甲酯植入片应该根据患者颅底缺损的形态塑性，必须覆盖颅底缺损的所有边缘。在最后硬化的阶段，应该把甲基丙烯

硬膜层　甲基丙烯酸甲酯片

硬膜与腱膜骨膜瓣的缝线

e

甲基丙烯酸甲酯片
腱膜骨膜　硬膜层

f

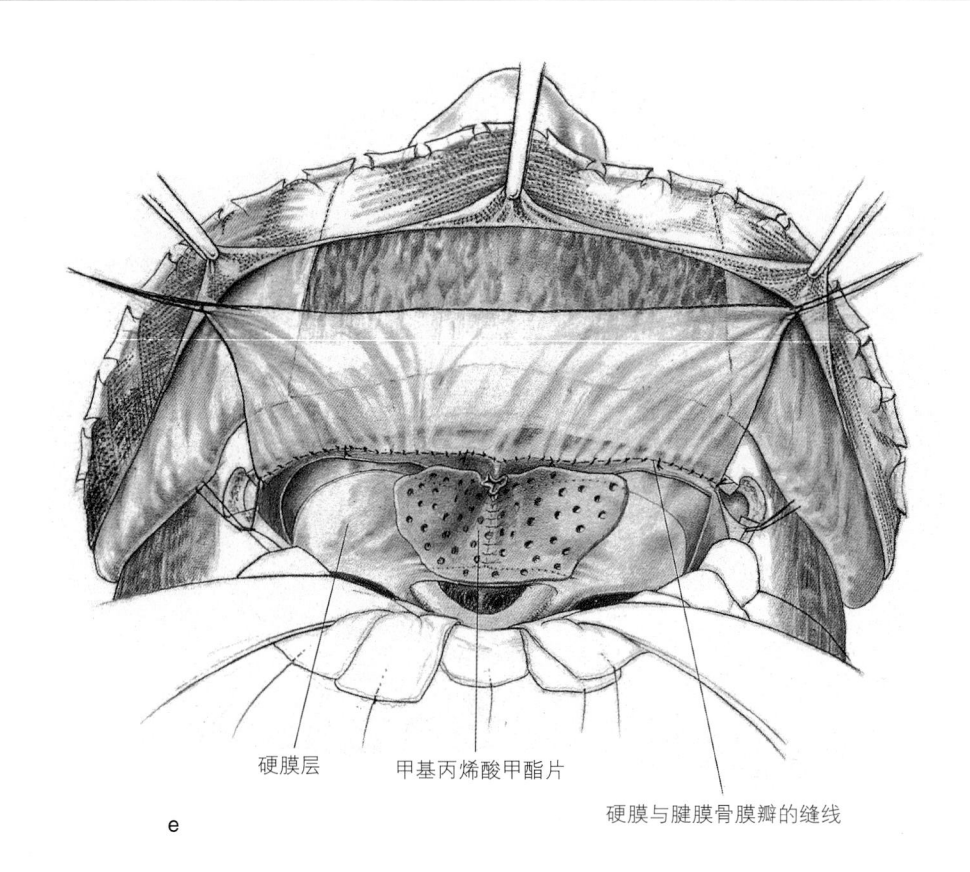

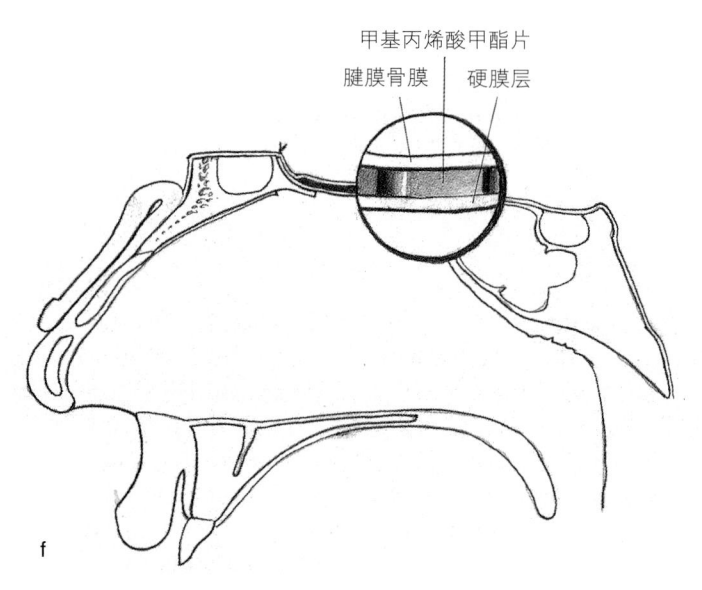

图 AS 39e-i　颅底的三层重建

e　如果可能将前颅底的硬膜翻转形成颅底修复的最下层。在这层硬膜上放置塑形良好的甲基丙烯酸甲酯片以修补骨性缺损。在异丁烯酸甲酯片钻一些孔，以便于瘢痕组织长入。在颅底修补的最内层是基底位于下方的腱膜骨膜瓣。先把腱膜骨膜瓣缝合于下方的硬膜边缘，然后用纤维蛋白胶和缝线固定于蝶骨小翼。

f　三层颅底成型的矢状切面可见硬膜层、甲基丙烯酸甲酯片和腱膜骨膜层之间的相互关系。这一技术应用各种组织完全包裹甲基丙烯酸甲酯植入片。

前颅底占位性病变的手术治疗 159

颞肌　腱膜骨膜瓣　甲基丙烯酸甲酯片　硬膜瓣

g

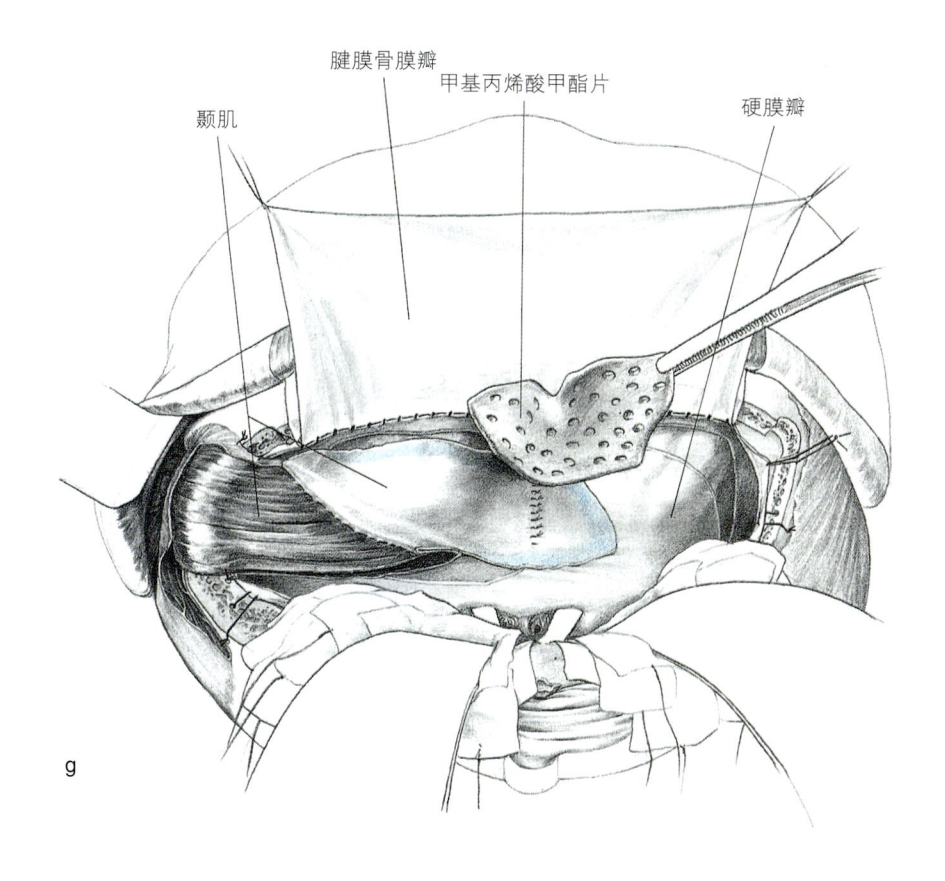

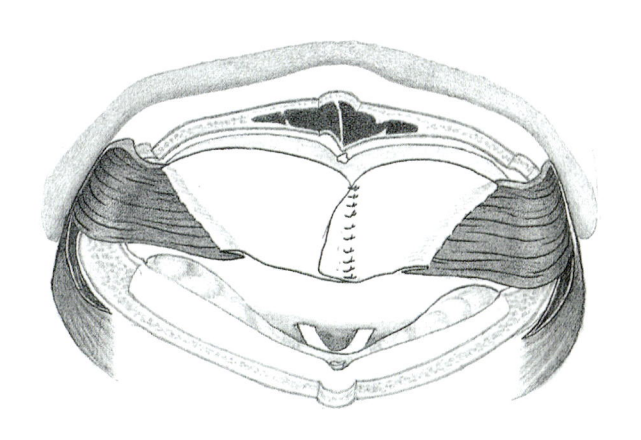

h

图 AS 39g，h　在罕见的病例中需要切除占总面积 2/3 以上的前颅底及其硬膜，颅底重建的下层需要用颞肌代替硬膜。将外层的筋膜向上剥离可以有效地使肌肉的长度增加一倍。切除部分颞骨，肌肉瓣用胶与颅底黏合，然后用缝线固定。为防止肌肉收缩把肌肉缝合固定在骨缘上。如果不能用腱膜骨膜瓣覆盖甲基丙烯酸甲酯植入片，就用对侧的颞肌代替。

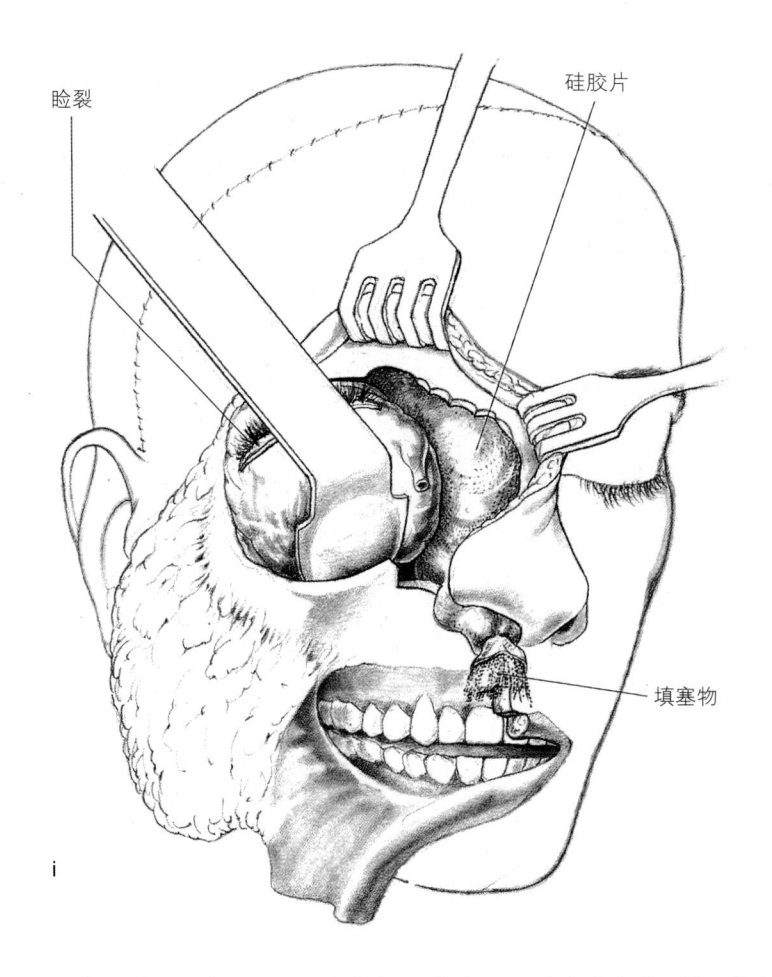

图 AS 39 i　重建颅底以后，复位并缝合皮瓣，手术的残腔经面部切口用硅胶膜贴附，并用软膏充填挤压固定。在这张图中保留了眶内容物。

酸甲酯植入片从硬膜上抬起，以免聚合时产生的热量损伤硬膜，在这个阶段应该用冷的生理盐水不断冲洗。在把甲基丙烯酸甲酯植入片植入之前，在植入片上钻一些孔，促进瘢痕组织长入。

Derome（1972）采用从髂骨和肋骨采集的自体皮质骨和松质骨对颅底缺损进行重建，但我们认为这种修补方式只适用于少数的病例。

最后用基底在下方的腱膜骨膜瓣作为重建的最内层，先将该瓣在基底附近与底层硬膜缝合，然后游离端向后固定在蝶骨平台和蝶骨小翼上，再尽可能向后拉伸与硬膜缘缝合。骨瓣上的额窦黏膜应彻底清除，并用磨钻磨除窦壁以防感染或黏膜囊肿形成，然后复位。骨孔或缺损由甲基丙烯酸甲酯修补。头皮复位并缝合以后，可以经面部的切口检查颅底的下方，用硅胶膜贴附面颅的手术残腔内面以促进黏膜上皮化，然后缝合面部的软组织。

眶和邻近的颅底占位病变手术

导言 因为颅底肿瘤在晚期会形成眶内占位，而且眶内的原发肿瘤也可以侵入颅底，所以眶的手术入路也是颅底外科的一部分。进行性的突眼、视力减退、眼球运动障碍是病变累及眶内的临床表现。

要根据肿瘤侵犯颅底的范围和肿瘤在眶内的位置，决定手术的选择（Henderson 1980）。

手术技术

通常有以下几个手术入路（图 AS40）：

1. 单纯眶切开术

这是沿骨性眶缘切开进入眶内的前方入路。根据肿瘤的位置决定眶前方的切口。

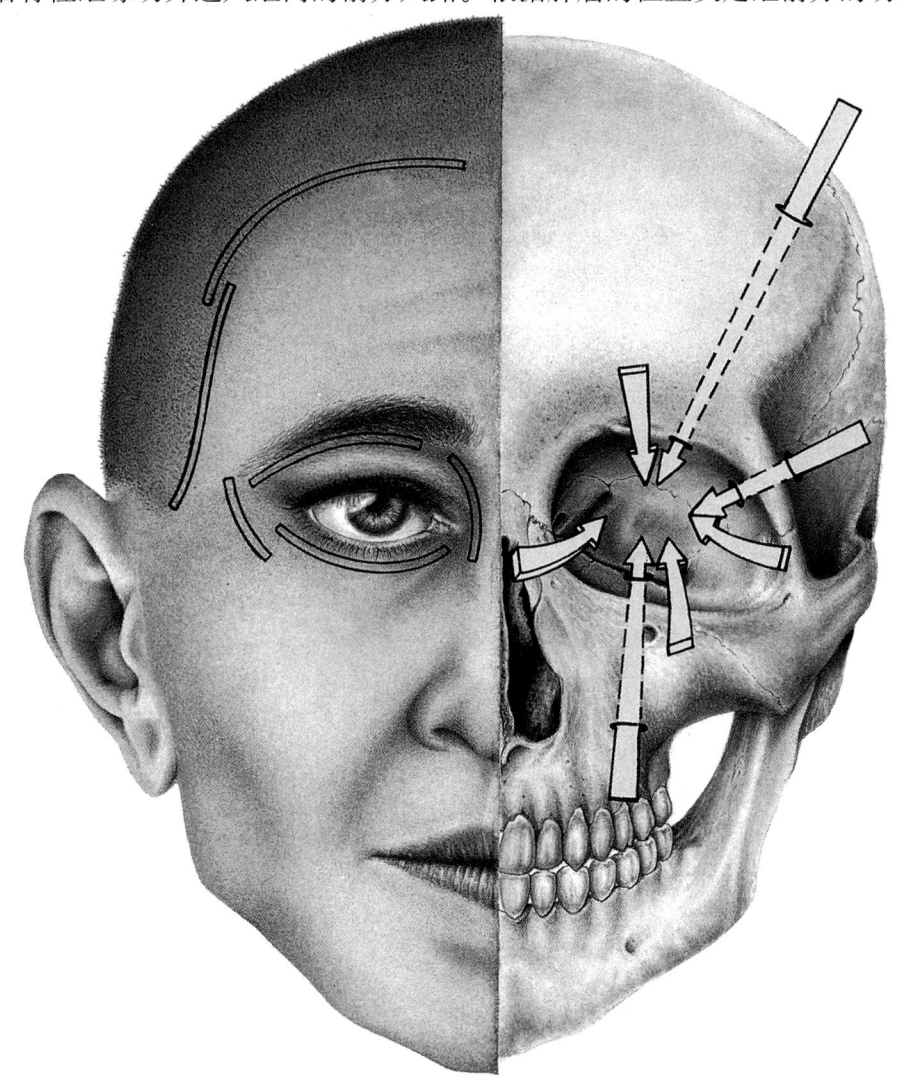

图 AS 40　进入眼眶的手术入路。图的左侧部分注明了可能的皮肤切口。特别注意保护面神经的额支和眼支，以及眶上和眶下神经。在图的右侧部分箭头注明了进入眼眶的入路方向，双线箭头注明的是无需切除骨性结构的入路（单纯眶切开术）

切开皮肤以后，在眶缘处切开骨膜并逐步剥离骨面。在进行肿瘤切除以前不要切开Tenon囊壁，以免眶脂肪疝出造成手术困难。如果需要，可以将临近眶的部分颅底与肿瘤一起切除。有时需将硬膜一起切除，而后需要进行硬膜修补。采用间断缝合和硬膜补片修补眶骨膜，以免眶内脂肪粘连限制眼球运动。

2．经上颌眶切开术

（A. Seiffert 1926，O. Hirsch 1929）

经上颌入路适用于同时累及上颌窦和眶内的局限性病灶活检，或完全切除局限的良性病变如球后的血管瘤和囊肿（Denecke 1954），或内分泌性眼病减压（Hirsch 1929）。对于侵袭颅底的病灶，只能通过该入路进行活检，为进一步治疗做准备。

3．骨性眶壁切开术

a）经额筛鼻旁窦入路　用于显露眶内侧壁和眶顶内侧，此入路与额筛窦切除术类似，可以用于视神经减压（见136页和图 AS 26a，b）。将软组织和骨膜翻开后，切除部分筛窦前缘及鼻外侧骨壁，向侧方牵拉泪囊，将纸状板、眶顶和肿瘤一起切除，如果需要可同时切除眶骨膜和部分眶内容物，可以切除到眶尖。最后将游离下来的滑车复位固定。如果这个区域的骨壁已被切除，那么就将滑车固定在额骨的骨膜上（Draf 1982）。

b）侧方眶骨壁切除术（Krönlein 1938）　最初是用来切除眶内皮样囊肿。手术切口可以在额部的发迹线内延长，切断骨性颧弓，显微外科技术显露眶内（Jones 1970）。可以通过此入路切除部分侧方的颅底。对于较大的病灶，可以采用经额入路代替此入路。

4．经额颅内入路至眶内

此入路可以从一侧广泛显露前颅底，主要是用于切除球后肿瘤，无论肿瘤是局限在眶内还是已侵袭前颅底和侧方颅底，同时也适用于侵入眶内的颅底肿瘤（Brenner 等 1967；Schürmann 1968，1974；Schürmann 和 Voth 1972；Valencak 等 1970）。此入路很少用于内分泌性眼病的外科治疗（Naffziger 1944），因为经上颌入路和经筛窦入路更为合适。

经额硬膜外入路（图 AS 41a-f）

采用双侧发迹线后颞部头皮切口，翻开皮瓣，一侧额颞骨瓣开颅。掀开骨瓣后，抬起额叶硬膜，从硬膜外显露颅底。根据肿瘤的大小，显露前颅底眶顶部分的范围可达眶尖和视神经管内侧缘。可以沿着蝶骨小翼向后方切除前颅底直至前床突。为了避免疝出的眶内脂肪影响手术操作，在切开眶骨膜之前必须将骨性眶缘充分切除。暴露完成后，囊内切除肿瘤然后切除被膜。必须封闭颅腔和鼻旁窦之间的交通以预防逆行性感染。切除肿瘤以后，将视神经复位。复位眶骨膜瓣，用硬膜补片覆盖眼眶。

对于视神经鞘脑膜瘤，应该了解：①神经鞘上的肿瘤是否已经浸润了视神经；②肿瘤是否已经超出视神经管进入颅内。不幸的是，术前的 CT 和 MRI 检查不是总能回答上述问题。这种硬膜外到达眶上区的入路很合适，因为如果需要此入路，可以经硬膜外打开视神经管。如果肿瘤已包裹了视神经的颅内段，则有必要切开硬膜，切除所有肿瘤。

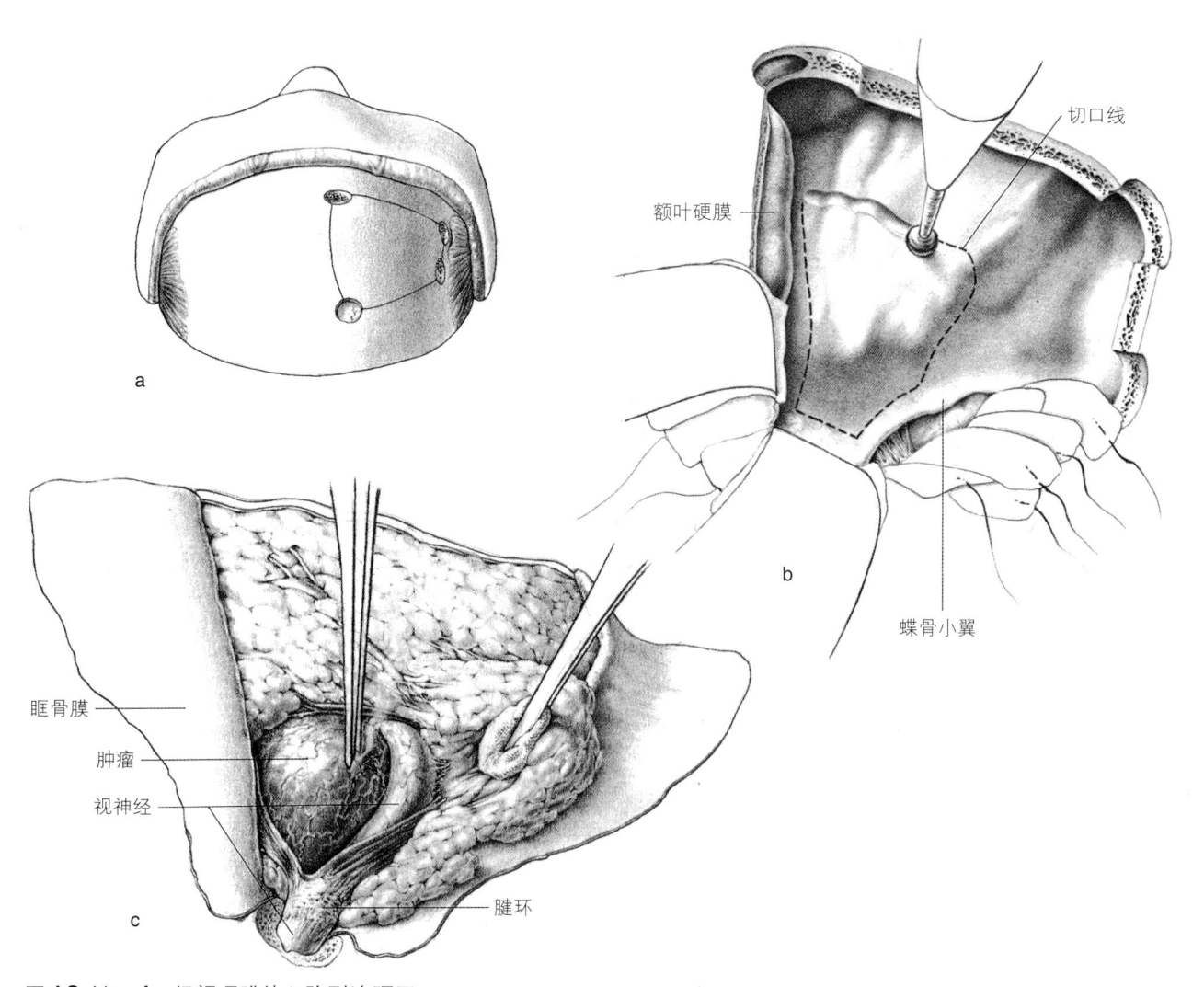

图 AS 41a-f　经额硬膜外入路到达眶区
  a　采用双颞部冠状头皮切口，翻开头皮瓣，单侧额颞骨瓣开颅。
  b　经硬膜外显露单侧前颅窝底和眶上壁。
  c　采用活瓣开门的方式切开眶骨膜翻向内侧，在眶脂肪内暴露肿瘤。肿瘤可能使视神经移位。在切开肿瘤被膜之前用双极电凝进行电凝。

视神经鞘脑膜瘤可以表现为膨胀性或浸润性两种生长方式。不论是哪种情况，能否改善或是保存残存的视力都很难确定。

如果不牺牲视神经，完全切除浸润性生长的神经鞘脑膜瘤是不可能的（图 AS 42a，b）。如果肿瘤仅仅压迫视神经，我们可以通过显微外科技术分离切除肿瘤而保留残余的视力。

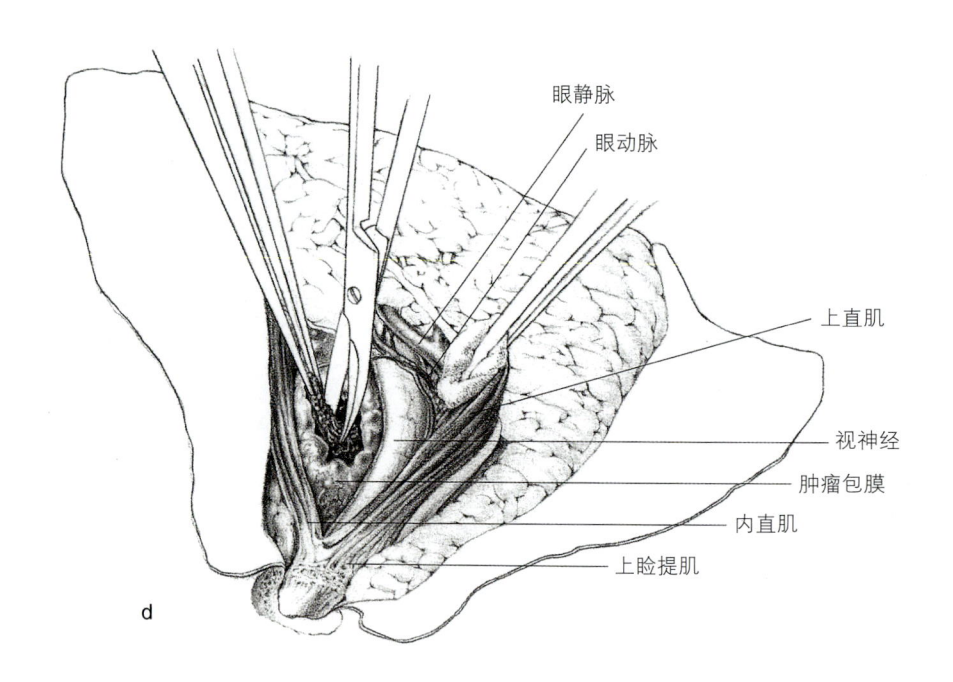

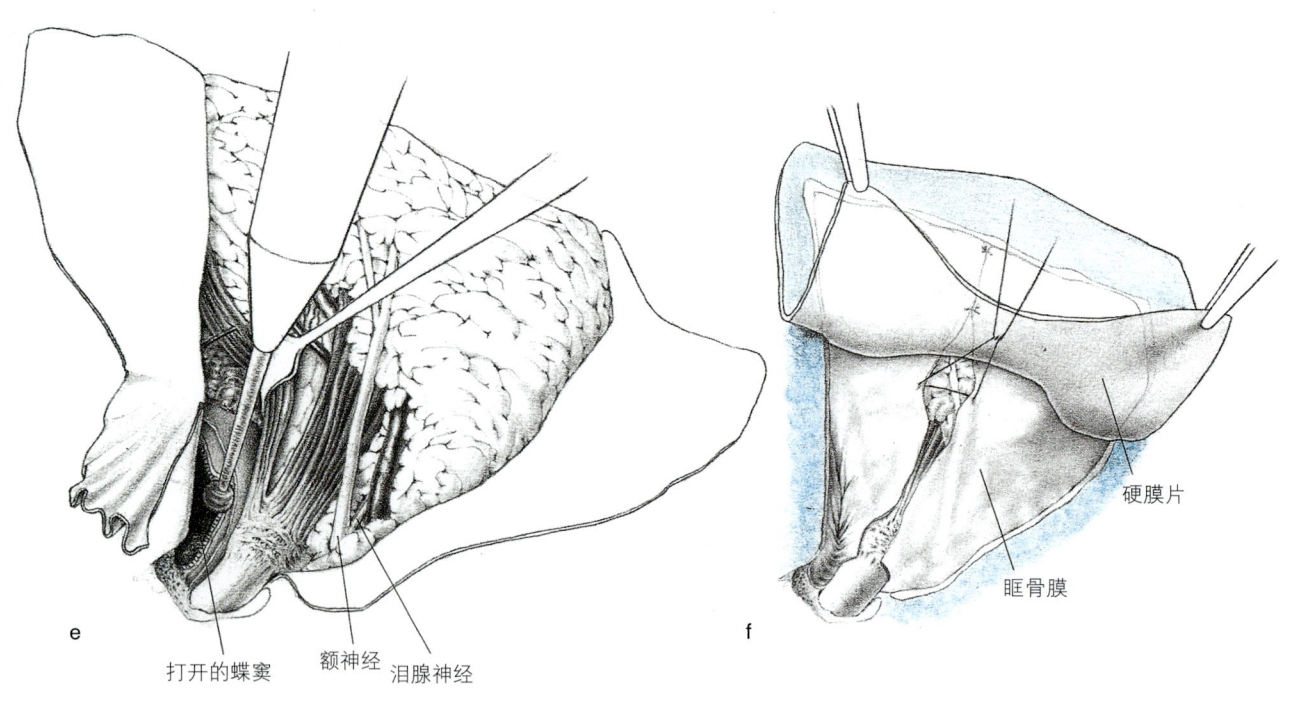

图 AS 41d–f
d 交替使用双极电凝和取瘤镊切除肿瘤。
e 切除肿瘤以后的情况。有时可能打开蝶窦。视神经自动复位。
f 复位并缝合眶骨膜,封闭蝶窦。用硬脑膜补片覆盖眶顶。

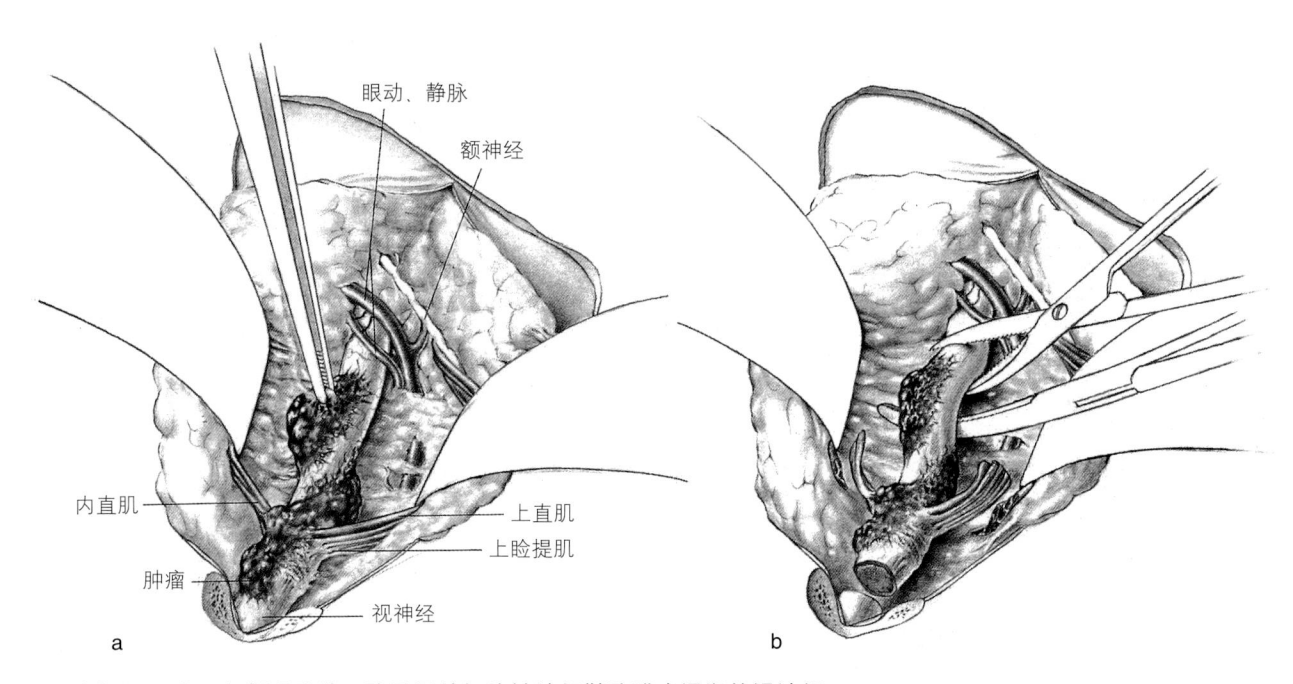

图 AS 42a，b　经额硬膜外入路暴露并切除被神经鞘脑膜瘤浸润的视神经
　　a　开放视神经管，在球后显露肿瘤浸润的视神经。
　　b　从近端视神经正常的地方切断视神经，用显微剪刀剪断视神经远侧端。

扩大经额颞硬膜下入路（图 AS43a，b）

该入路主要用于有相当一部分肿瘤已长到硬膜下的眶部肿瘤，或原发于硬膜下的肿瘤向眶内生长。可做经典单侧额颞头皮切口，双颞发际内冠状切口则更符合美容。

分离皮瓣后，钻3个骨孔。前下骨孔近中线紧邻额窦缘，如果额窦很大则该孔可直接打在额

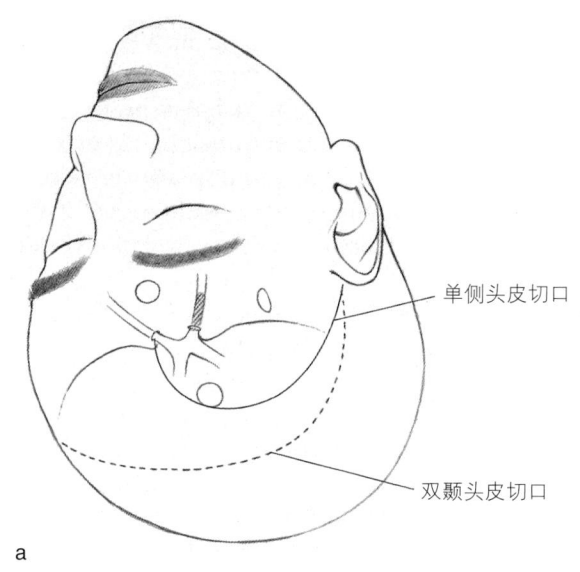

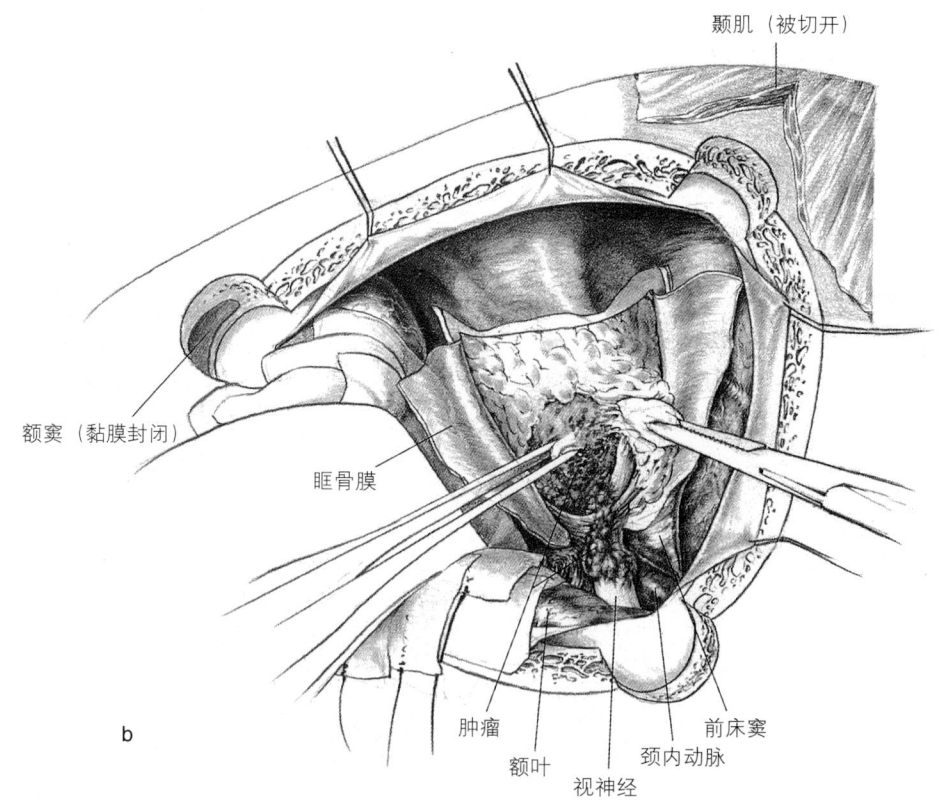

图 AS 43a，b　经额颞硬膜下入路眶切开术
　　a　此图注明了颅骨钻孔的位置，可以采用单侧的头皮切口，如果采用双颞部冠状头皮切口则更为美观。
　　b　在硬膜下打开眶腔，此入路便于观察视神经和颈内动脉在硬膜下的走行。

窦上，以免眶上留一大块颅骨妨碍手术。在颧弓上方眶外上缘处沿纤维走行劈开颞肌钻后下骨孔，并从该孔向后方的颞下窝方向磨出一个弧形骨槽以利暴露中颅窝底。上部骨孔位于下两个骨孔连线上方4cm处。弧形切开颅骨形成骨瓣。像硬膜外入路一样，抬起额颞部硬膜，切除部分蝶骨小翼。从额颞底部弧形切开硬膜，释放脑脊液，这样便可轻松地向后牵拉额叶外侧及颞极部，充分暴露眶后及外侧缘。然后切除肿瘤的颅内部分。沿视神经走行方向切开前颅底硬膜，开门样翻向两侧便可暴露肿瘤的眶内部分。根据肿瘤的大小扩大眶骨缘。有时需要用金刚钻磨开视神经管，注意避免损伤蝶窦侧壁和后组筛窦。如果因为肿瘤的原因需要切除这些骨质，则术后必须用腱膜骨膜瓣或干硬膜覆盖封闭。此后的分离与经额硬膜外入路相似。

特殊手术技术

导言 颅底占位性病变有许多病理类型，各种类型都有其独特的问题。比如高血运肿瘤就需要更全面的检查，可能需要超选择性血管造影。如果拟行根治性切除并可能要牺牲颈内动脉，则术前必须造影评价颅底动脉环的代偿情况。

术前未做活检则病理解剖分类很困难。术中冰冻切片检查没有太多价值。表4（Batsakis 1979）对评价颅底肿瘤及决定合适的治疗方案很有帮助。相当一部分肿瘤需要特殊的手术分离技术，我们已经讨论了一般的手术技术，并将以案例的形式阐释不同肿瘤的特殊手术问题。

Hommerich（1977）全面综述了可能向前颅底扩展的鼻及鼻旁窦良性肿瘤，Wustrow（1977）则对恶性肿瘤做了相似的研究。Zehm（1977）和Zülch（1955/1956）对累及颅底的颅内肿瘤进行了详细的讨论。有关发病率、病理、临床表现及治疗原则请参考这些研究。这里我们只关注手术技术问题。

前颅底良性占位病变的手术技术

眶海绵状血管瘤

病理解剖有时难以判断一个血管性肿物是血管畸形还是真正的肿瘤。但我们知道，畸形可以引发真正的肿瘤，Hommerich（1977）称这类肿瘤为异常发育性肿瘤。海绵状血管瘤可发生在全身各处，其组织学特点是扩大的毛细血管腔，这可以解释为什么这类肿瘤出血很多，手术切除很困难。海绵状血管瘤临床表现为无痛性包块，通过压迫周围组织引起功能障碍和骨质破坏。少数累及眼眶者则更是如此。手术干预的目的是：①明确病理诊断；②改善眼球运动障碍及视力（手术本身应避免其他意外损伤）。

病例报告（图AS 44a-f） 该病人左眼进行性突出3年，无主观视力障碍。眼科检查发现有小的弓状视野缺损，相比右眼突出5mm。

轴位增强CT示球后一略大于眼球的圆形光滑的肿物，血供丰富。

经颅骨瓣开颅硬膜外入路暴露前颅底，切除眶顶。肿瘤包膜坚韧，与周围组织分界清楚，连睫状神经都能轻易地从包膜上分离下来。全切肿瘤，未损伤视神经及眶内肌群。眶骨膜间断缝合，并用硬膜补片覆盖。病理为海绵状血管瘤。术后平稳，眼球运动正常，突眼恢复，无视力障碍。

评论：眶内球后海绵状血管瘤可以经额硬膜外入路应用显微外科技术全切，并保留眶内结构，不损害功能。

表4　颅面骨肿瘤组织学分类（Batsakis1979）

类型	良性	恶性
造血和网状内皮肿瘤	组织细胞增多病 　骨髓瘤 　恶性淋巴瘤 　组织细胞增多病 　软骨肉瘤	浆细胞瘤
软骨肿瘤	骨软骨瘤 软骨瘤 软骨母细胞瘤 软骨黏液纤维瘤	软骨肉瘤 　分化的 　未分化的 　间叶细胞的
成骨肿瘤	骨瘤 骨样骨瘤 成骨细胞瘤	成骨肉瘤 　骨内膜的 　骨膜旁的 　骨膜的
成纤维肿瘤	纤维瘤 　硬化性 　非硬化性瘤 粘连性纤维瘤 纤维黏液瘤	纤维肉瘤
牙原性肿瘤	黏液瘤	黏液肉瘤 脊索瘤 　常见型 　软骨性
血管性肿瘤	血管瘤	血管肉瘤 血管外皮细胞瘤
脂肪肿瘤	脂肪瘤	脂肪肉瘤
神经性肿瘤	神经鞘瘤 神经纤维瘤	神经肉瘤 初级和次级神经外胚层肿瘤
不明起源的肿瘤	巨细胞肉芽瘤 布朗氏肿瘤 巨颌症 巨细胞肿瘤 良性纤维组织细胞瘤	恶性巨细胞瘤 艾文斯肉瘤

额骨嗜酸性肉芽肿

导言　Hommerich（1977）认为，大多数作者都将嗜酸性肉芽肿归入"X型组织细胞增多症"（Jung和Gutjahr 1977，Lichtenstein 1953）名下的瘤样系统性网状组织细胞病，包括急性型（Abt-Letterer-Siwe综合征）和慢性全身型（Hand-Schueller-Christian病）。Henderson等人（1950）认为，"嗜酸性肉芽肿"这种叫法只适用于只有一个或最多两个骨性病灶的情况。该病20岁之前多发。Nebit等（1970）发现，在62例病理证实的X型组织细胞增多症中，14例累及眼眶和副鼻窦。嗜酸性肉芽肿在头部通常表现为一个痛性肿物，发生在耳部症状类似中耳炎，在额窦则类似慢性额窦炎。X线片表现为一个圆形或不规则形的"洞穿样"骨缺损，不伴边缘硬化（Draf 1974）。放射性核素扫描可见放射性同位素在整个病变浓集。由于该肿物的放射敏感性不清楚，故手术切除病变及部分正常骨缘是治疗首选。

前颅底占位性病变的手术治疗 169

图 AS 44a-f　眶内海绵状血管瘤

　　a　增强 CT 示左眼球后大的血供丰富的肿瘤。

　　b　经额硬膜外打开眼眶显微暴露肿瘤,肿瘤表面的眶脂肪已分离。1-肿瘤;2-眶脂肪;3-外直肌;4-脑压板。

　　c　用双极电凝止血,逐渐游离肿瘤,睫状神经已从肿瘤表面游离开。1-肿瘤;2-眶脂肪;3-睫状神经。

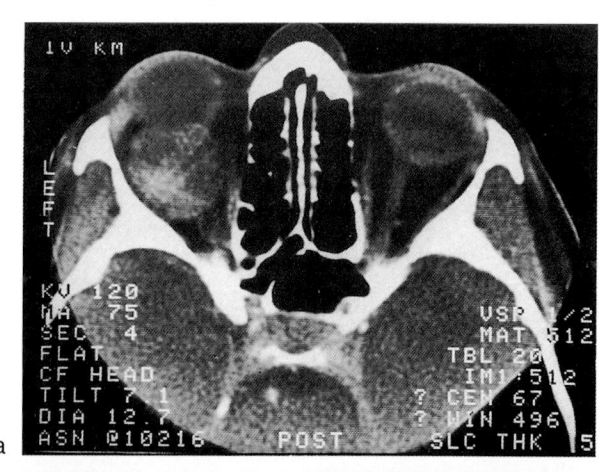

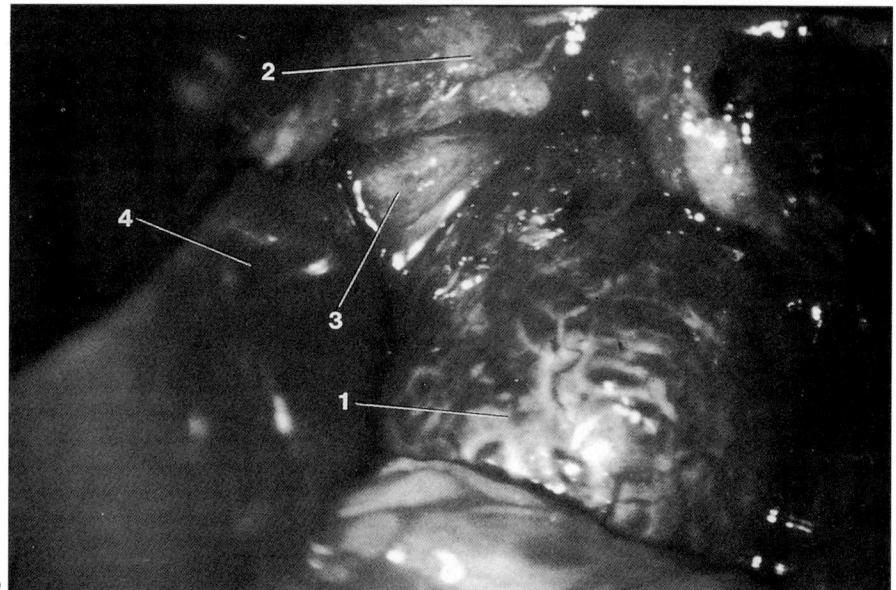

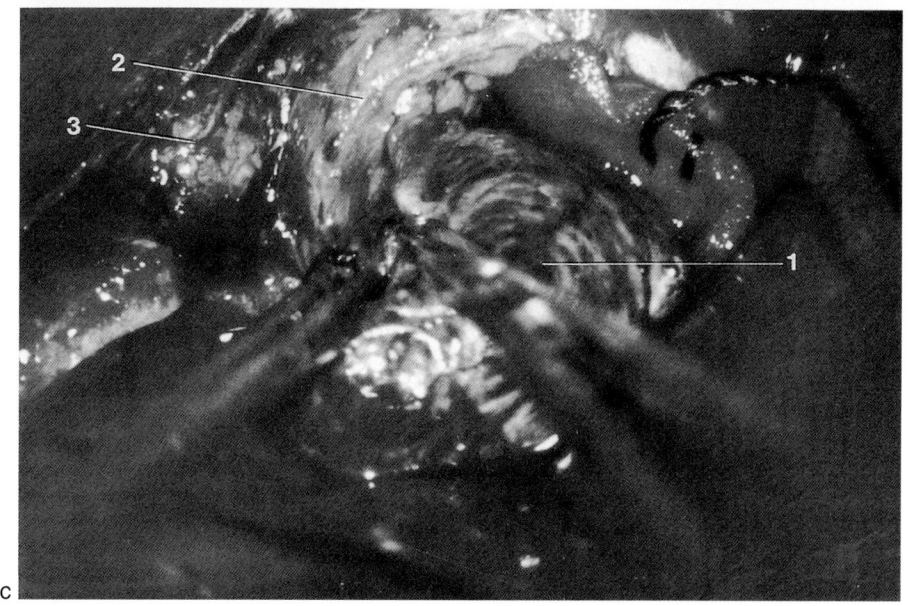

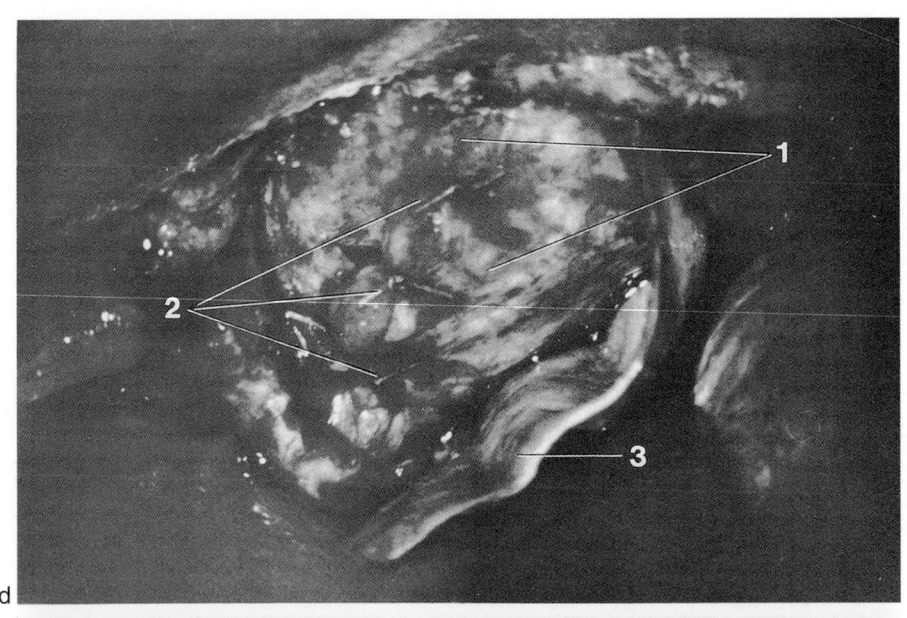

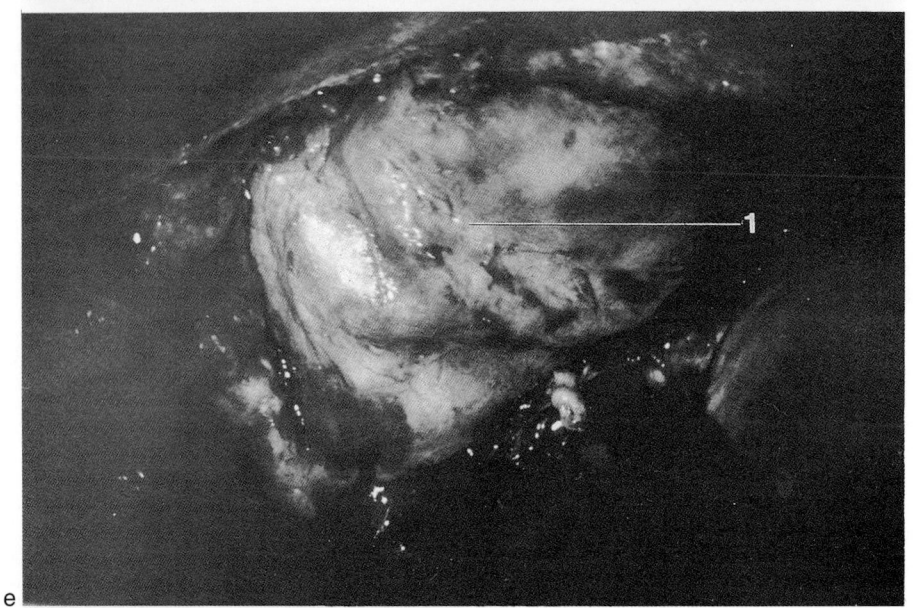

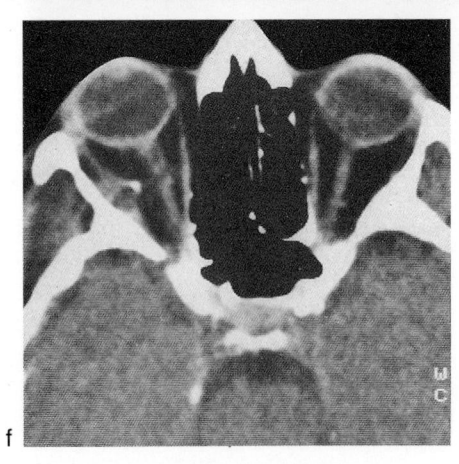

图 AS 44d-f

d 切除肿瘤后，眶骨膜简单间断缝合，硬膜补片插入内侧骨缘下。1－眶骨膜；2－缝线；3－干硬膜

e 眶骨缺损区用硬膜补片覆盖。1－干硬膜。

f 术后10天的CT，未见肿瘤，球后组织有轻度水肿。

病例报告（图AS45a-g） 一位10岁男孩眶外上缘肿物，有压痛。CT显示右额眶区边缘锐利的骨缺损向外侧眶顶扩展。放射性核素扫描示眶外上缘浓集区，别处骨骼阴性。拟诊为嗜酸性肉芽肿，右侧发际内切口形成皮瓣手术暴露该溶骨性病灶。切除病灶及周围1cm的骨缘，包括部分眶顶及蝶骨小翼外侧。骨缺损用甲基丙烯酸甲酯修补。伤口愈合好，疤痕小。

评论：前颅底嗜酸性肉芽肿可采用经颅硬膜外颅骨切除，一期甲基丙烯酸甲酯修补。

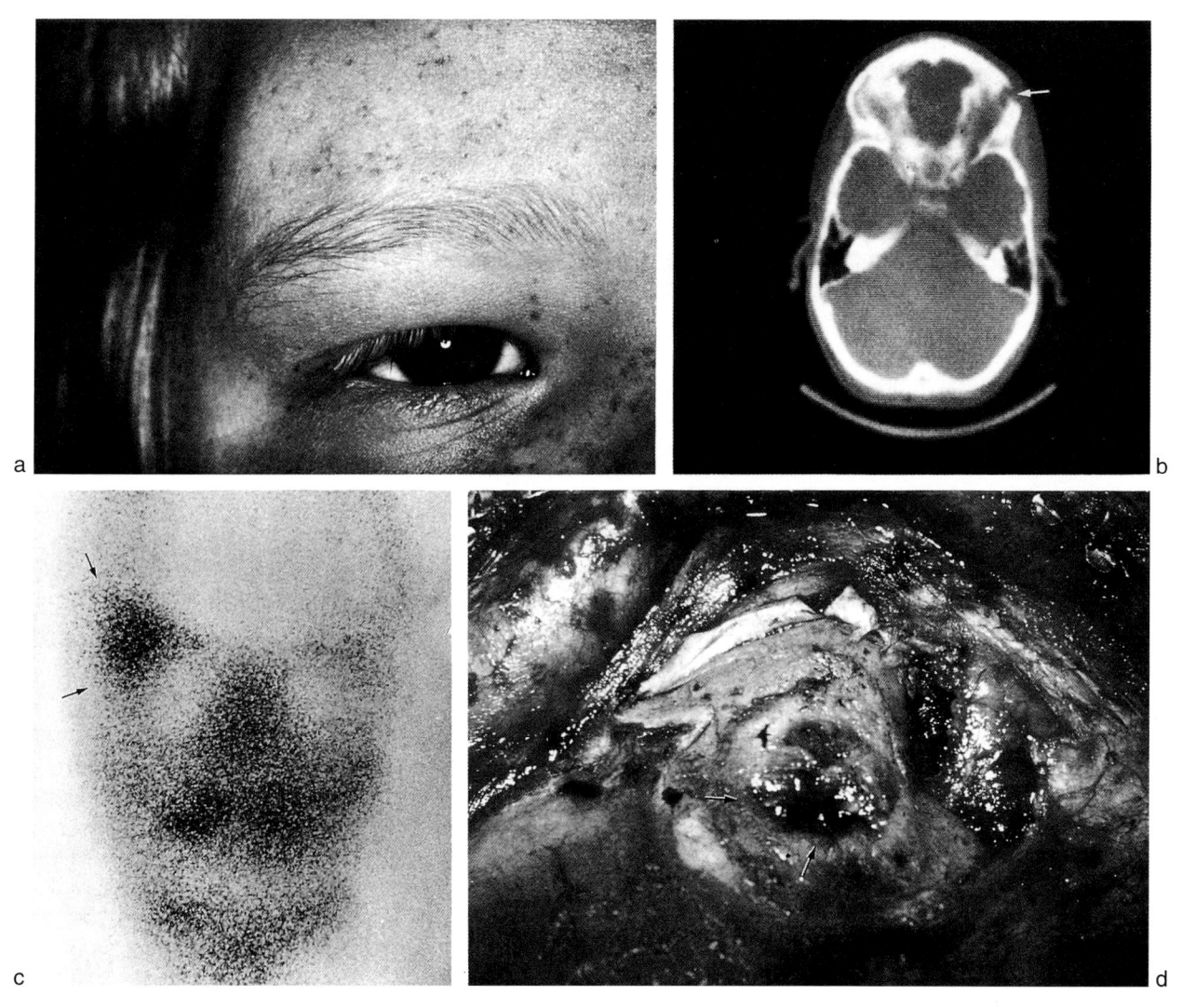

图 AS 45a–g　额骨嗜酸性肉芽肿
  a　右眶外上区有触痛的肿块。
  b　CT示右额外侧骨缺损扩展到眶顶（箭头）。
  c　颅骨锝扫描示右眶外上缘同位素浓集区。
  d　形成皮瓣暴露肿瘤（箭头），肿瘤表面骨膜已切除。

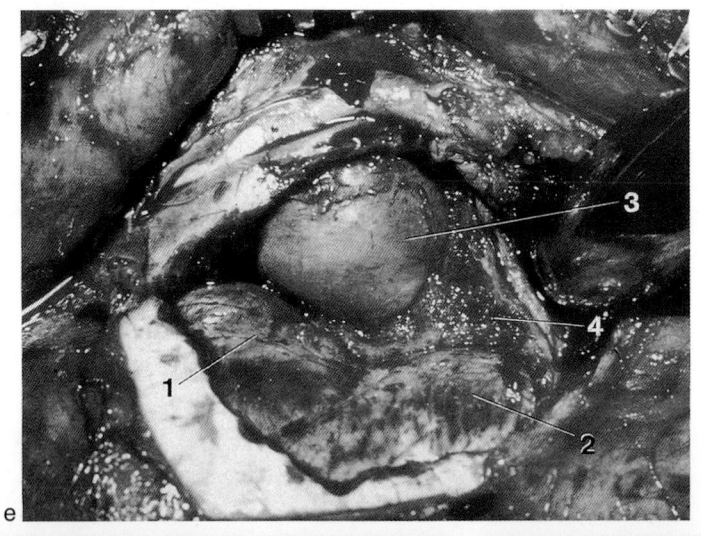

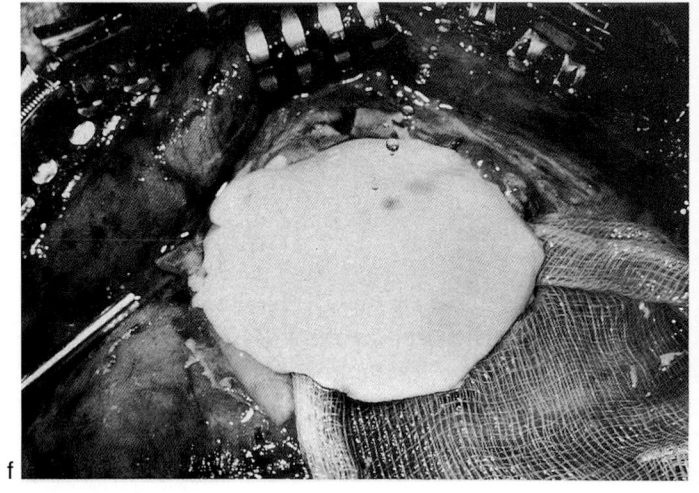

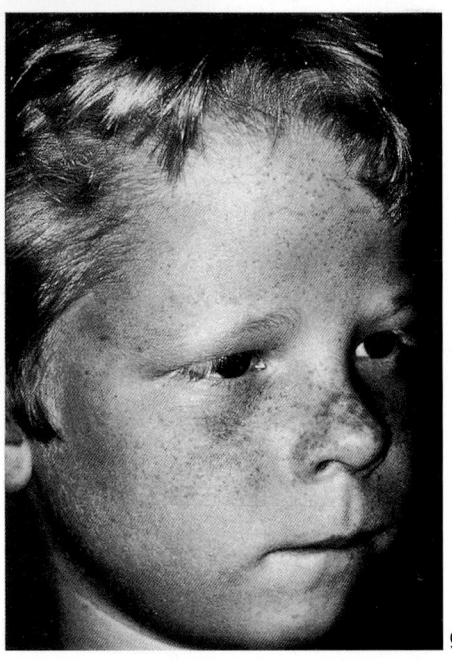

图 AS 45e-g

　　e　肿瘤切除后的额颞骨缺损,已暴露额颞硬膜及眶骨膜。蝶骨小翼外侧部已部分切除
　　f　塑好形的甲基丙烯酸甲酯修补骨缺损。为防止热损伤硬膜,应持续冲洗冷却该补片。在固定前在补片上多钻一些小孔以利疤痕固定。
　　g　术后两年。

前颅底骨瘤

导言　骨瘤占副鼻窦良性肿瘤的50%（Eggston和Wolf 1947）。Kastenbauer和Rudert（1968）在12 000例副鼻窦X线片中发现52个骨瘤（0.44%）。男女比例为2∶1。在副鼻窦中额窦最多（50%～55%），其余依次是筛窦（20%）、上颌窦（5%）、蝶窦（2%）和鼻腔（0.6%）。有15%～25%的病人在确诊时已无法判定原发部位（Eckel和Palm 1959，Ganz 1960）。Zülch（1955）认为,眶顶副鼻窦骨瘤比颅盖骨内、外骨瘤更容易长大。如果检查发现副鼻窦、前颅底和/或眶部的骨瘤在明显长大并伴有临床症状，则需手术切除（参考文献见Hommerich 1977）。分离切除这类良性肿瘤应尽可能做到无创，并保留黏膜。因出血很少故可以用磨钻或骨凿分块切除。颅底区手术时手术显微镜很有帮助。不应试图将骨瘤从前颅底撬下来，因为这可能导致继发损伤而出血。如果肿瘤基底很宽，则应连同部分骨缘一并切下，这将减少复发的可能性。

病例报告（图AS46a，b） 35岁女性，左眼突出4年，伴疼痛和进行性视力下降。入院时检查，左眼向前、下、外方突出，视力减退，左侧三叉神经分布区感觉减退伴角膜反射迟钝。视乳头苍白。视神经孔位片示左眶后部边缘光滑的骨密度肿物，正包绕上半部视神经孔。轴位CT示肿瘤几乎占满球后区，部位累及筛迷路。

左侧额颞骨瓣开颅，从硬膜外暴露肿瘤。肿瘤累及部分眶顶及蝶骨小翼。分块切除肿瘤的眶缘及筛窦缘打开球后区，切除肿瘤。用硬膜补片塞入骨缘下覆盖眶顶，骨瓣复位缝线固定。骨孔用甲基丙烯酸甲酯修补，以免软组织陷入。病理为骨瘤。

评论：经颅硬膜外入路全切左前颅底向颅内及眶内扩展的大骨瘤，该肿瘤累及筛窦，并造成视神经压迫和突眼。手术保留视神经，术后视力明显改善。

病例报告（图AS47a-i） 23岁女性，复发骨瘤。在外院已做过两次骨瘤切除手术，最近的一次是经颅硬膜外入路手术（Unterberger，见128页）及硬膜修补。

术前断层及CT示累及两侧的复发骨瘤，前颅底广泛受累。由于是二次复发手术，所以我们选择颅面联合入路到前颅底，做双颞冠状切口加右眉下切口。暴露筛窦后，可见骨瘤前极。切除筛窦后，经面入路用磨钻和骨凿在前颅底勾勒出切除范围。

先做鼻部手术的目的就是因为可以从该入路沿肿瘤边缘划定前颅底切除范围。

然后双额骨瓣开颅，打开额窦，从双侧额底打开硬膜，双结扎上矢状窦，切断大脑镰，抬起额叶暴露前颅底。用双极电凝电灼并切断嗅束，暴露蝶骨平台和视神经。向两侧翻起硬膜暴露鸡冠及先前勾勒的颅骨切除区，用磨钻从蝶骨平台前方进一步完成肿瘤边缘的切断，连同肿瘤切下

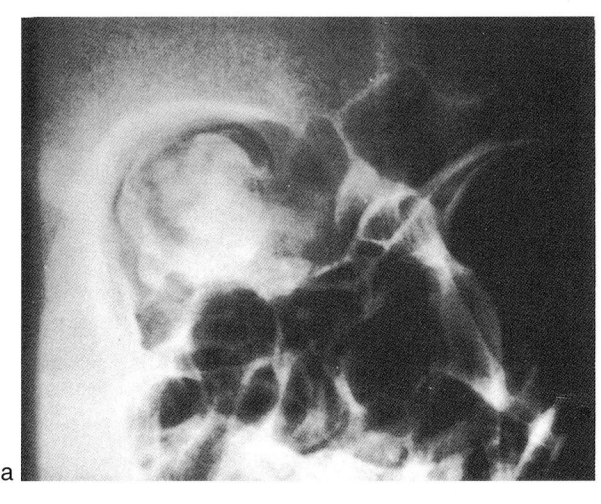

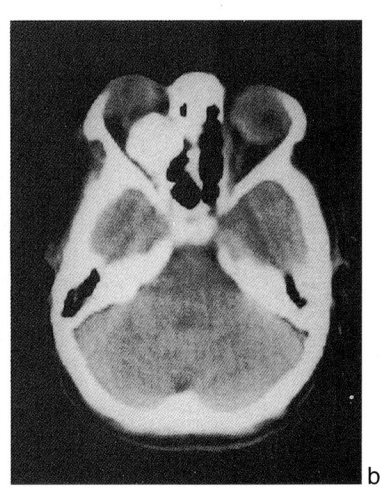

图AS 46a，b 左眶骨瘤

a 云团状边界清楚的骨密度肿物突入左眶。肿物部分在颅内，部分在眶内，并累及筛窦。视神经孔上半部为肿瘤包绕。

b CT示眼球向前下方移位，左侧筛窦受累，肿物与视神经关系密切。

174　前颅底手术

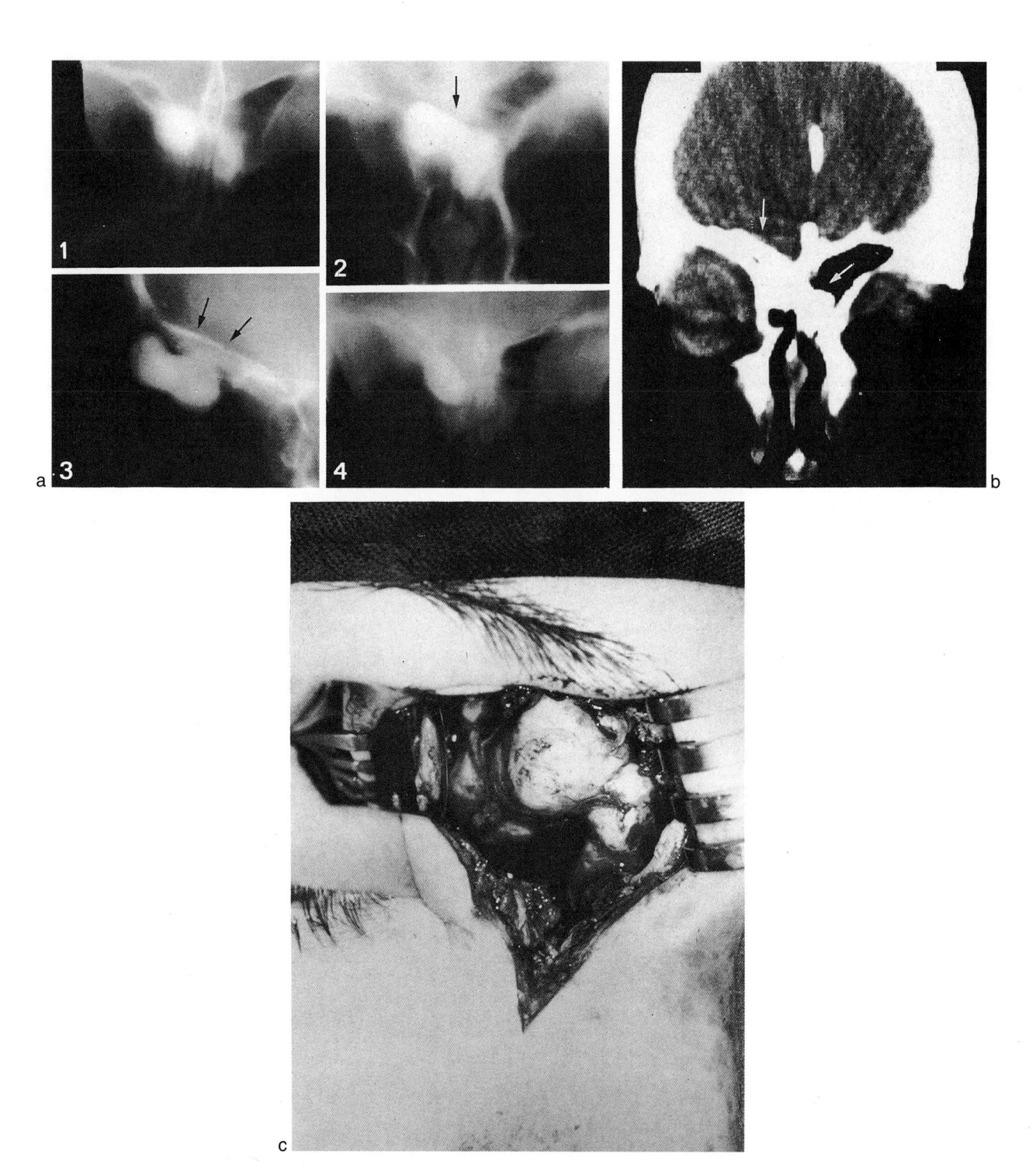

图 AS 47a-i　前颅底复发骨瘤

　　a　(1-4) 前颅底断层片显示筛窦和额窦骨瘤广泛累及前颅底（箭头）。
　　b　冠状 CT 显示肿瘤范围（箭头）。
　　c　联合颅面入路切除肿瘤。先在眉下做一切口行经面额窦和筛窦手术，从筛窦两侧暴露肿瘤。

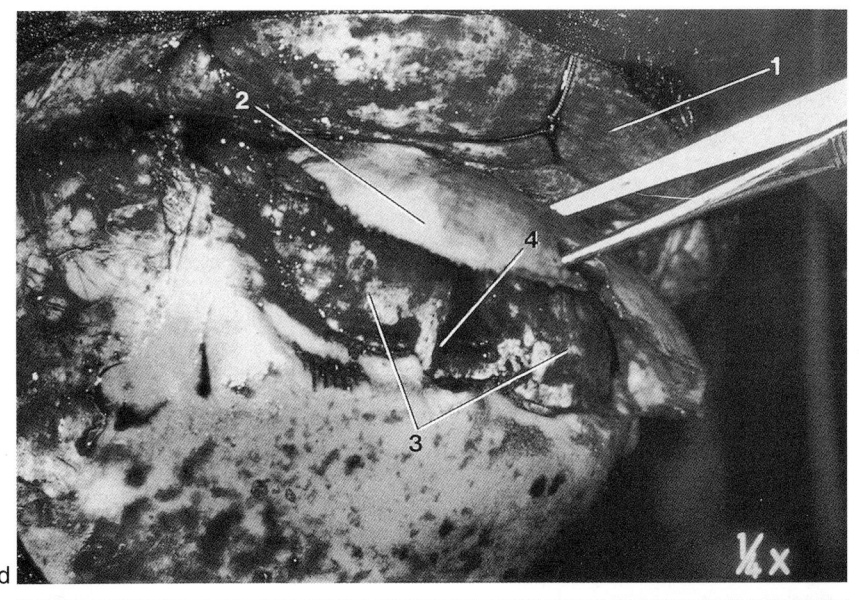

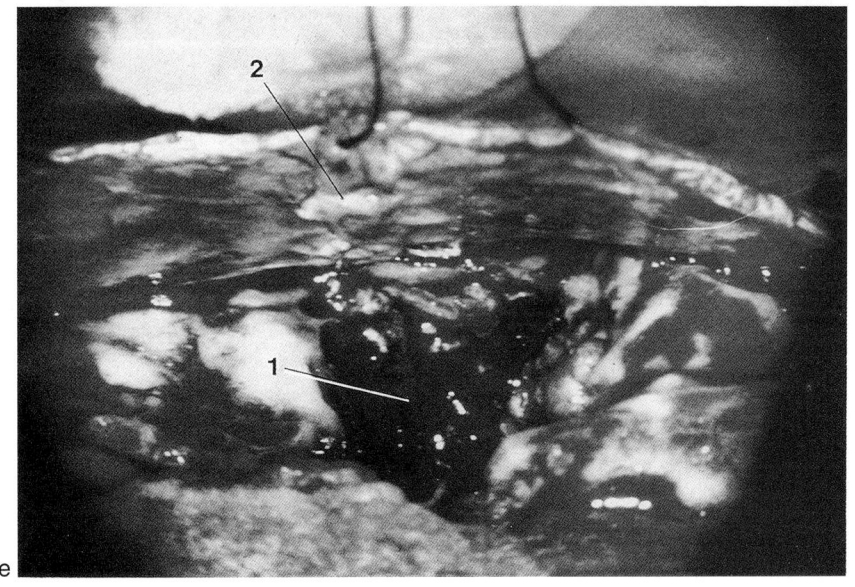

图 AS 47d,e

    d 上面观：皮瓣翻向下方，骨瓣已抬起，可见额部硬膜及大脑镰。1－皮瓣；2－骨瓣；3－额叶硬膜；4－大脑。

    e 切除骨瘤后颅底上面观。可见前颅底术后缺损。硬膜瓣对合构成颅底重建的第一层。1－前颅底骨缺损；2－硬膜瓣缝线。

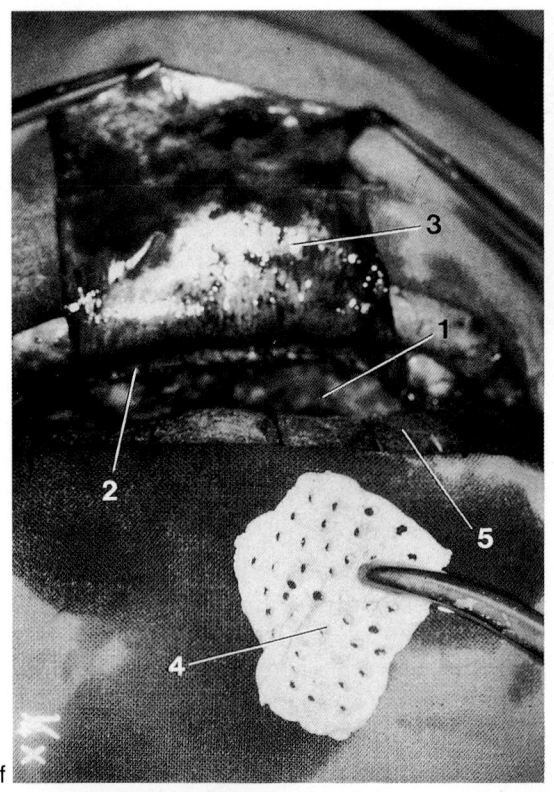

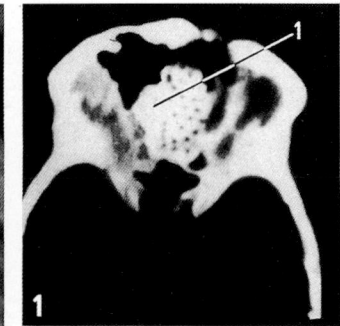

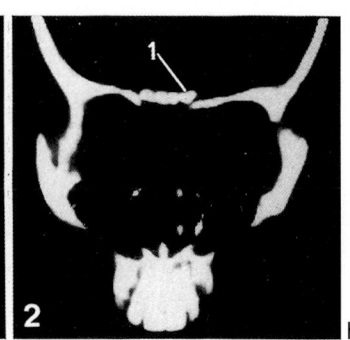

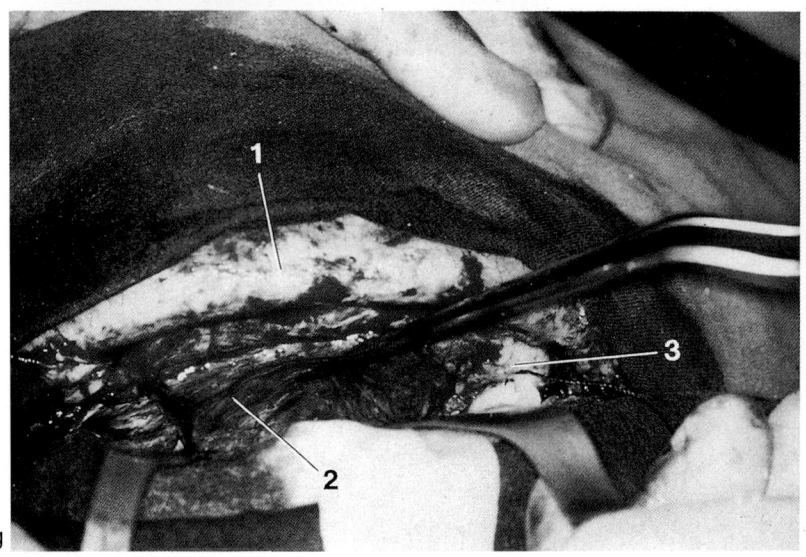

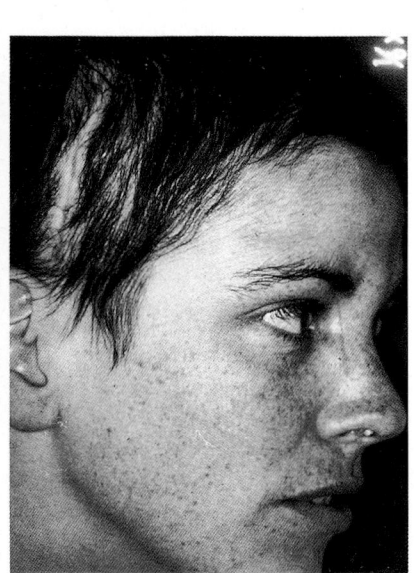

图 AS 47f-i

f 腱膜骨膜瓣的基底缝合到前颅底硬膜缘。甲基丙烯酸甲酯片塑形并在其上钻孔以利瘢痕长入。1－颅底硬膜瓣；2－硬膜与骨膜缝线；3－腱膜骨膜瓣；4－甲基丙烯酸甲酯；5－抬起的额叶。

g 腱膜骨膜瓣已覆盖植入的修补片并缝合固定。注意，植入的补片四周完全为活组织覆盖。1－腱膜骨膜瓣的基底部覆盖额窦；2－覆盖甲基丙烯酸甲酯的腱膜骨膜瓣；3-抬起的额叶。

h （1+2）术后轴位和冠状CT显示植入的补片。1－甲基丙烯酸甲酯。

i 术后3个月。

鸡冠及包括筛板在内的前颅底中间部分。

缝合颅底硬膜瓣，再覆以塑形良好并打好孔的甲基丙烯酸甲酯片，最后用基底在下方的腱膜骨膜瓣覆盖，三层重建颅底。然后骨瓣复位，骨孔用甲基丙烯酸甲酯填补，置引流管，缝合头皮。结束手术前用内窥镜经鼻检查颅底，然后用硅胶薄膜覆盖鼻部手术腔，并用软膏填塞物填塞，皮内缝合面部伤口。病人术后平稳，3周后出院。

两年后，病人在前额中部逐渐出现一个略带疼痛的肿物，再次手术发现在颅瓣的前下部硬膜外一个黏液囊肿，很容易便行切除，并用磨钻修平颅骨。

评论：23岁女性，颅底宽基骨瘤二次复发。最近一次手术是经额硬膜外入路切除。第三次手术采用颅面联合入路，从硬膜下暴露并全切肿瘤。颅底用硬膜、甲基丙烯酸甲酯和腱膜骨膜瓣三层重建。

两年后出现的局限性黏液囊肿很可能是第一次手术后遗留在额骨瓣内的额窦黏膜引起。这个并发症的出现证明了仔细完全地去除骨瓣上残留的副鼻窦黏膜的重要性，最好用磨钻切除。

术后7年，病人无复发。

纤维性骨发育不良

导言 Lichtenstein (1938) 及Lichtenstein和Jaffe (1942) 描述纤维性骨发育不良是一种特殊的骨发育异常，其正常骨质被含有新生骨小梁的纤维组织所替代。该病可以是局限性的（单骨性型），也可以是多部位的（多骨性型）。

纤维性骨发育不良是一种全身性疾病，主要影响年轻人。如果有颅内外扩展引起疼痛和功能障碍或影响美容，则考虑手术治疗。

病例报告（图AS48a-q） 19岁女性，前、中颅底广泛纤维性骨发育不良，决定行手术切除。该病人在10年前做了两次手术。本次手术主要是因为左眼进行性活动受限并威胁到视力，而非单纯美容原因。

用X线断层判断肿瘤范围。

双额骨窗开颅，切除受累的颅盖骨，暴露颅底肿瘤。切除两侧受累额窦。从硬膜外分离，切除眶壁直达眶底正常区域，眶内容仅由视神经维系。大面积切除蝶窦，以致可以从两视神经间的空间看到斜坡。左侧蝶骨小翼完全切除，直到看到中颅窝。

该大面积的骨缺损分四步重建。先是用硬膜补片覆盖眶部软组织。用尚存的腱膜骨膜形成基底在下方的瓣。用甲基丙烯酸甲酯重建眶壁，为避免影响伤口愈合及植入物的排异反应，植入的甲基丙烯酸甲酯补片用血供良好的自体组织，如骨膜、颞肌或鼻腔及副鼻窦的黏膜鼓膜覆盖。

接着前颅底在用一层甲基丙烯酸甲酯加固，颅盖部骨窗亦同法修补。植入补片上应用钻头打出许多小孔以利瘢痕组织长入。同样，植入补片四周应有血供良好的软组织覆盖。

持续14个小时的手术平稳，术后照片显示美容效果好，眼球无移位，运动正常。术前的上睑提肌无力术后有改善。术前和术后的颅骨平片显示骨切除的范围。

178　前颅底手术

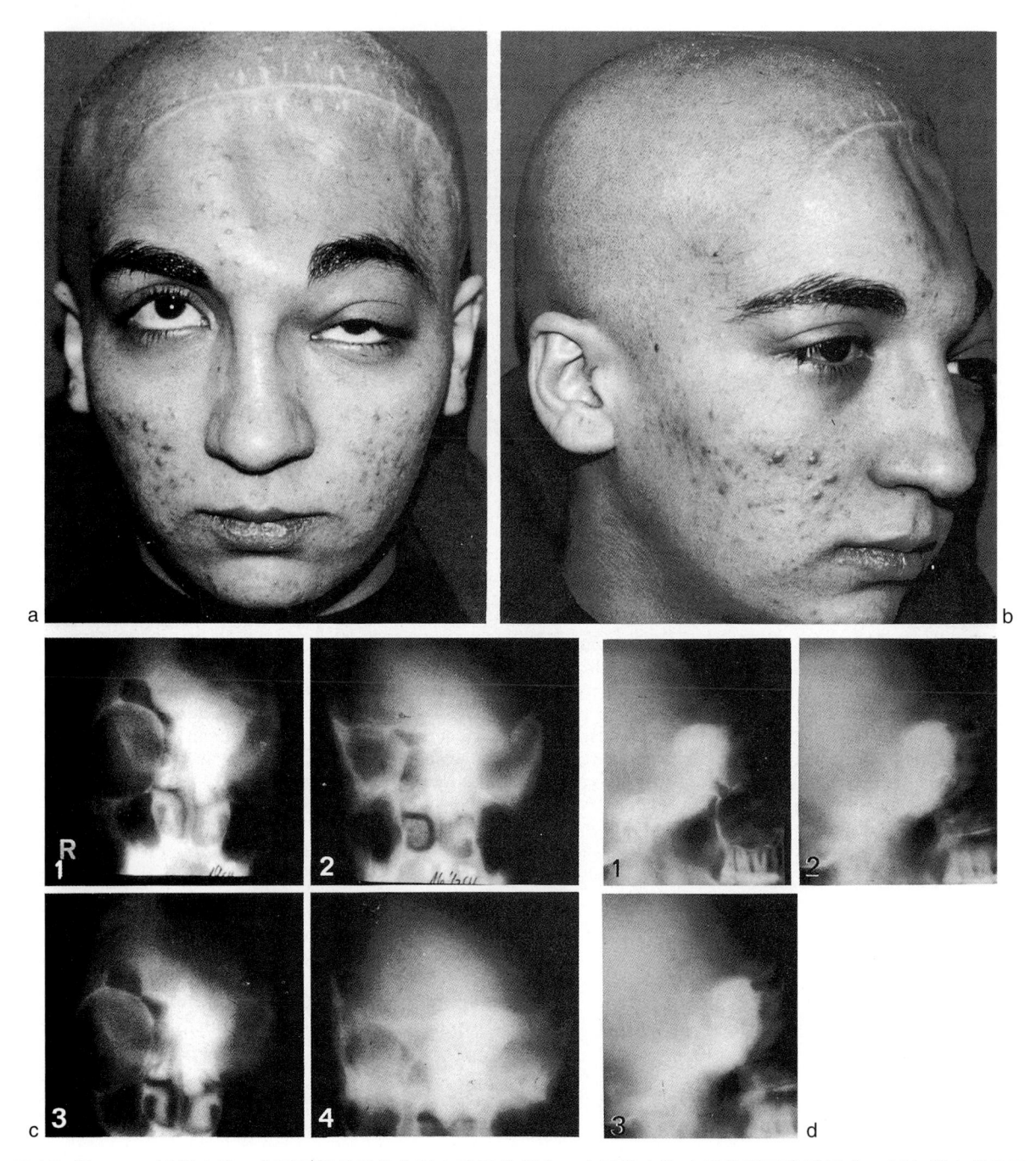

图 AS 48a–q　19岁女性，广泛纤维性骨发育不良累及前颅底。由于美容和功能的原因选择手术。10年前在外院已行两次手术

a，b　病人颜面变形，左侧突眼，眼球向下移位，并有进行性视力障碍，持续头疼。

c，d　前后位及侧位断层片显示肿瘤从颅盖骨一直向前床突及斜坡扩展。

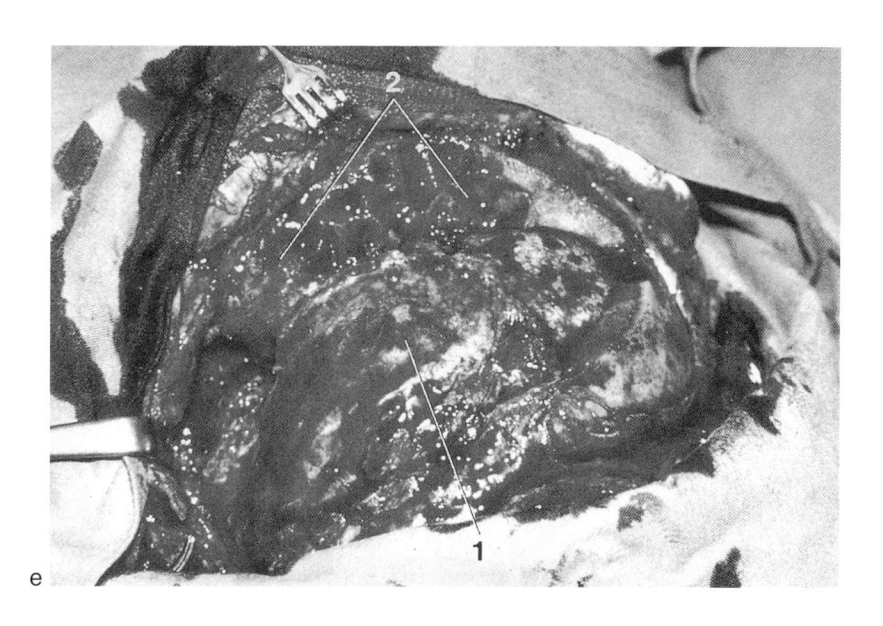

图 AS 48e　双额左颞骨窗开颅，广泛暴露硬膜。两侧额窦已为肿瘤占满。1－硬膜；2－额窦（箭头）。

评论：该病人在外院已经历两次手术，本次手术是为了大面积切除造成颜面畸形及功能障碍的颅盖和前颅底复发性纤维性骨发育不良。我们选择经颅硬膜外入路，因为颅内硬膜外肿瘤成分多，而且从颅内可以更精确地评价颅底需切除的范围。大体肿瘤全切。由于该病是系统性疾病，复发不能完全排除，但本次手术的美容及功能效果还是满意的。由于术后效果好而且致残率低，因此我们觉得即使作为一种姑息性的手段也值得手术。该入路不仅可以从硬膜外到达前颅底，还能暴露整个眼眶，包括骨性视神经管及上部副鼻窦。也适用于向斜坡扩展的颅底病变。

前颅底手术

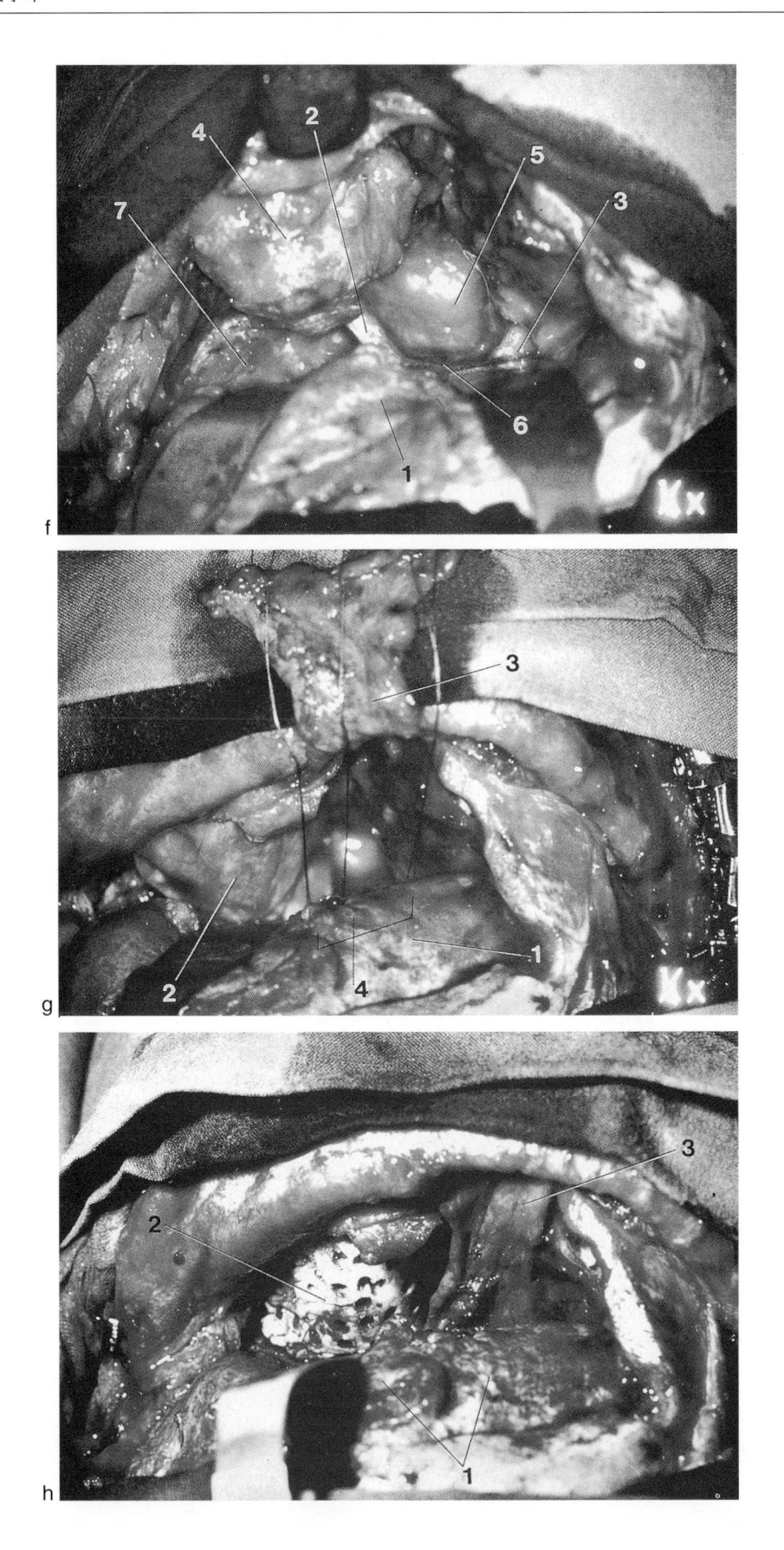

图 AS 48f-h

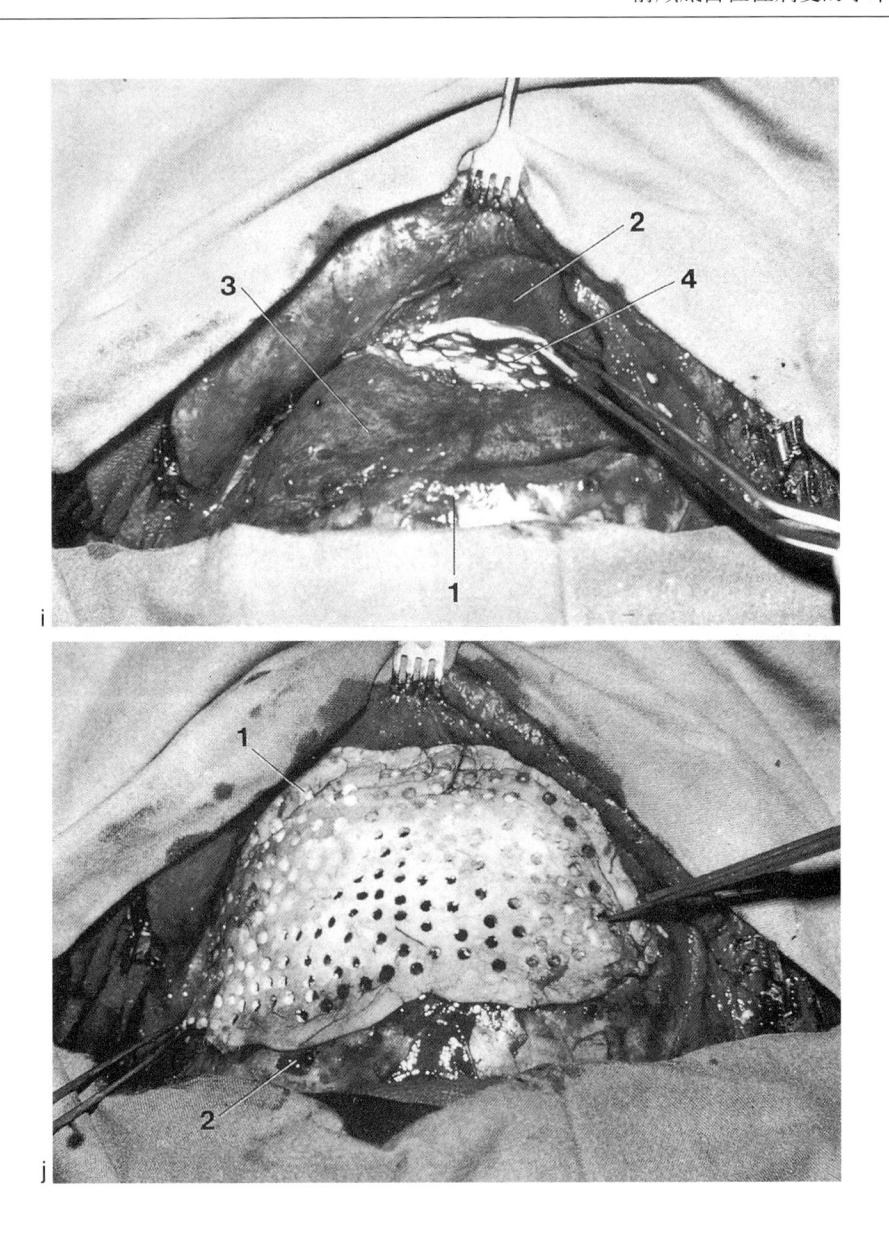

图 AS 48i-q

- f 完全切除肿瘤，范围包括眶上壁和外侧壁，2/3 的前颅底包括左侧蝶骨小翼到前床突，上部副鼻窦到斜坡。由于肿瘤累及两侧视神经管，故必须暴露两侧视神经。1－抬起的额叶硬膜；2－左侧视神经；3－右侧视神经；4－左侧眶骨膜；5－清空的蝶窦及中后筛窦；6－斜坡；7－中颅窝。
- g 重建第一步：左眶骨膜用硬膜补片覆盖。用尚存的帽状腱膜和骨膜形成一基底在下方的小瓣，并将其缝合到颅底硬膜上。1－额叶硬膜；2－眶骨膜上的干硬膜；3－腱膜骨膜瓣；4－固定线（箭头）。
- h 重建第二步：暴露的视神经管由复位的额叶硬膜覆盖。眶壁缺损用甲基丙烯酸甲酯修补，内侧由鼻黏膜覆盖，并将腱膜骨膜瓣向后覆盖缝合固定。1－额叶硬膜；2－甲基丙烯酸甲酯补片；3－缝合固定的腱膜骨膜瓣。
- i 重建第三步：用外侧颞肌瓣重叠覆盖眶壁植入补片进一步加固（尤其是鼻侧）。再用另一块打好孔塑好形的甲基丙烯酸甲酯补片修补前颅底骨缺损，它置于骨膜、颞肌和硬膜之间。1－额叶硬膜；2－腱膜骨膜瓣；3－颞肌瓣（来自左侧）；4－植入补片。
- j 重建第四步：用第三块甲基丙烯酸甲酯植入补片颅盖额骨及眶嵴。1－眶嵴区；2－骨窗后缘。

182 前颅底手术

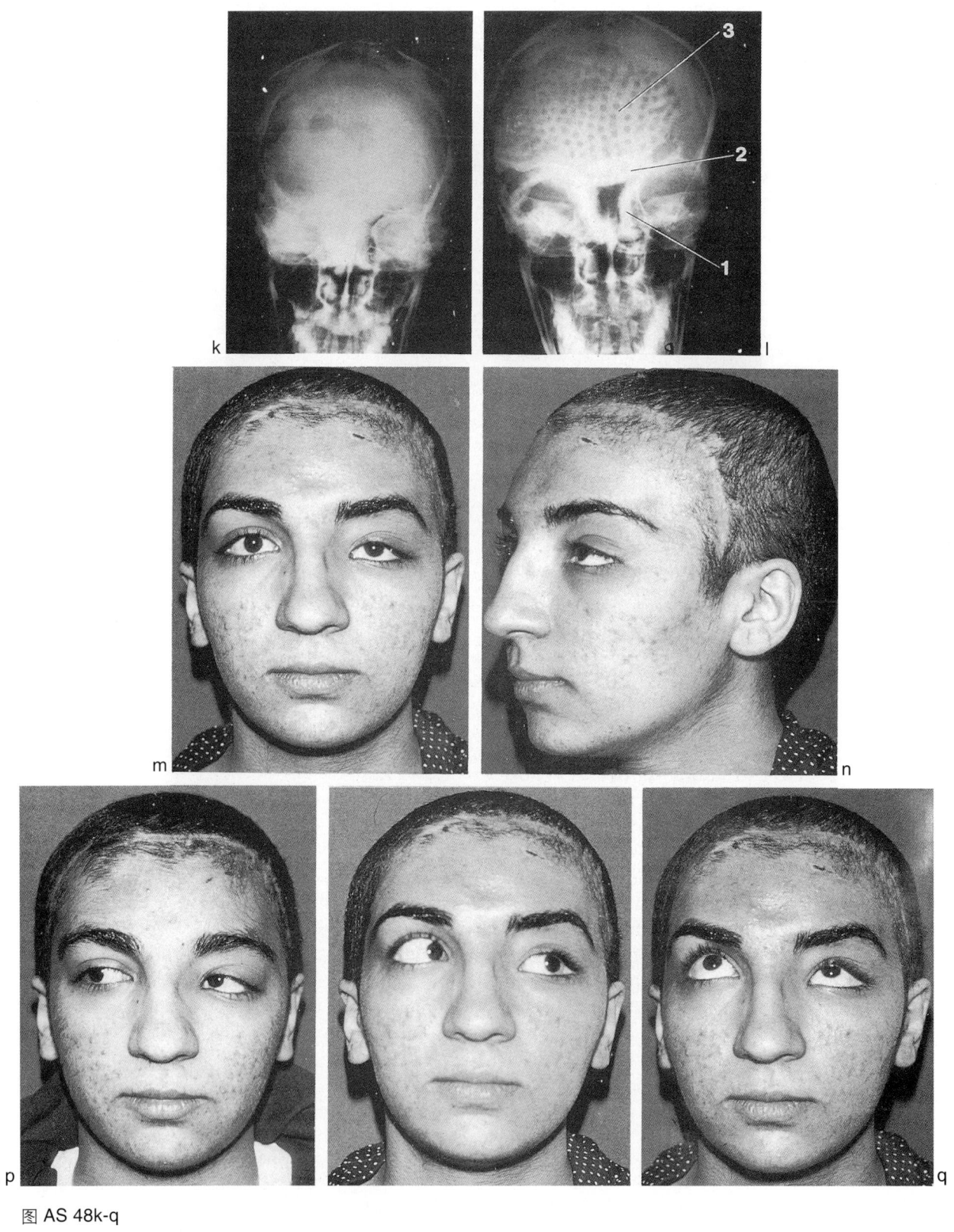

图 AS 48k-q

k, l 术前（k）和术后（l）颅骨平片，显示骨切除范围。1－眶部植入补片；2－颅底植入补片；3－颅盖植入补片

m-q 术后4周情况：眼球活动好，瞳孔在一条水平线上，左侧上睑提肌力量改善。

青少年型鼻咽血管纤维瘤

导言 青少年型鼻咽血管纤维瘤（JNA）是生长在鼻咽黏膜下的高血运的锥形肿瘤，具有局部侵袭性，无真正的包膜（Zehm 1977）。该肿瘤表面有一层假包膜，因此在分离肿瘤时只要这层假包膜不损伤则很少引起大出血（Neel 等 1973）。该肿瘤在欧美罕见，主要发生在近东，绝大多数患者为青少年男性。Ward 等（1974）的一组 35 例病例中只有 3 例是女性。高发年龄是 14 岁到 25 岁之间（Krause 等 1982）。迄今为止，年龄最小的病例是 Martin 和 Ehrlich 在 1948 年报告的，只有 5 周。

关于 JNA 的生发部位有好几个理论，但仍不清楚。蝶腭孔是一个重要的部位，不仅有人认为 JNA 发生于此区，而且该区的翼上颌裂可作为肿瘤向翼腭窝、翼窝和颞下窝扩展的门户（Krause 和 Baker 1982，Ward 等 1974）。这种组织学良性的肿瘤长入鼻腔和鼻咽腔，并可有指状的延伸侵犯眼眶、颞下窝、颅底和颊部。我们遇到了好几例颅底骨质破坏的病例，显然比 Seid 和 Vorster（1972）估计的要多。Ward 等（1974）和 Krause（1982）对他们的病人进行全面的血管造影研究，发现肿瘤有向前中颅窝扩展者分别是：35 例中有 7 例，14 例中有 5 例。所有的扩展都朝鞍旁岩骨方向。

JNA 的症状取决于肿瘤大小。早期可表现为鼻通气障碍和反复鼻衄。后期可损害嗅觉功能，有些可造成眼球移位、视力受损、头疼、面部变形及软腭下突。朝岩骨扩展可引起鼓室渗出和反复感染而造成耳聋。

CT 和选择性血管造影可以最有效地判断肿瘤的范围。了解双侧的颈内、外动脉及椎动脉的肿瘤供血很有帮助。超选择血管造影及肿瘤供血血管的术前栓塞，可以减少术中出血，正被逐渐重视（Robarson 等 1972，Pletcher 等 1975，Lasjaunias 和 Berenstein 1987）。

关于肿瘤在青春期是否会自行消退存在着争议（Neel 等 1973）。虽然有未完全切除的残余肿瘤自行消退的报道，但我们从未见过。我们与许多作者的观点一致，手术切除是首选治疗（Neel 1973，Pressmann 1962，Waldman 等 1981，Ward 等 1974，Zehm 1977，及本书的其他参考文献）。有报道放疗效果好（Fitzpatrick 等 1980），但我们认为放疗只适合于作为手术不能完全切除的病人的术后辅助。Ward 等（1974）推荐的术后放疗剂量为 4 500～5 500 拉德。

手术可采用以下几种入路：

1) 经腭入路，正中或横行切开软腭。该入路暴露范围有限，不能暴露副鼻窦、颅底和翼腭窝。

2) 外侧经下颌或经颧骨入路达颞及颞下窝。该入路可以良好暴露颞窝及颞下窝区，但难以暴露鼻和鼻咽。

3) 颅面入路用于切除侵袭前颅底的肿瘤（Krekorian 和 Kempe 1969）。

4) 经上颌入路。切除足够的骨质可以良好暴露鼻、翼腭窝、颞下窝和眶下裂。

5) 扩大 Moure 切口颅外入路。适用于未侵袭前、中颅窝的大肿瘤，暴露良好。

Zehm（1977）、Albrecht（1959）和其他作者认为，术前给予激素可以减少术中出血。雌激素比雄激素有效。Lasjaunias 和 Berenstein（1987）则强调术前超选择造影栓塞的作用。术中结扎一侧或两侧颈外动脉或颈外动脉的分支，这种方法的效果可疑，只有尽可能接近肿瘤结扎血管才可能减少代偿血供。

病例报告（图 AS49a-k） 15 岁男性，严重鼻通气障碍，嗅觉减退，左眼进行性失明，眼

184 前颅底手术

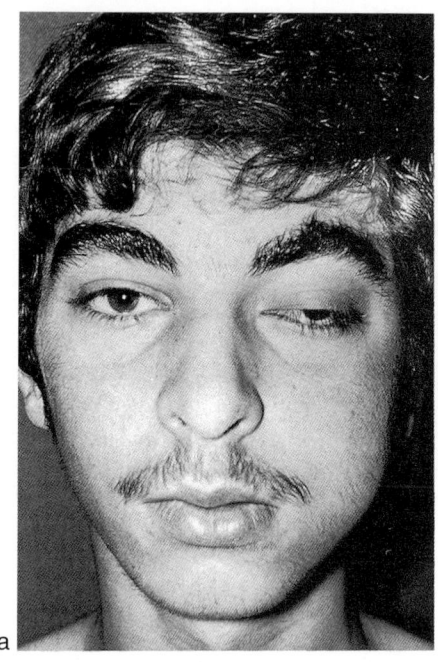

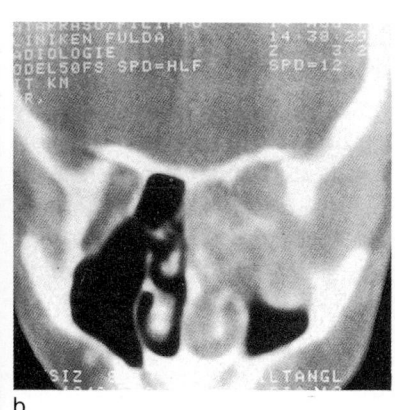

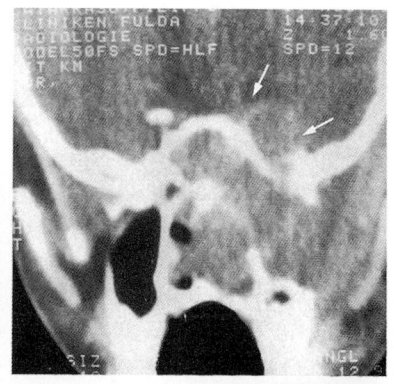

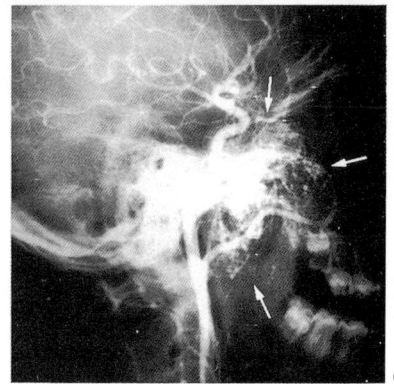

图 AS 49a-k　15 岁男性，青少年型鼻咽血管纤维瘤。
- a　病人入院时鼻通气障碍、左侧嗅觉减退、左眼球移位近乎全盲。
- b, c　冠状增强CT。b　显示鼻腔、上颌及蝶窦的肿瘤； c　显示颅底部分骨质破坏，肿瘤扩展到左鞍旁区，以及翼腭窝的肿瘤。
- d　左侧颈动脉造影显示肿瘤血供丰富，颈内、外动脉均有供血（箭头）。
- e　经左鼻旁切口暴露肿瘤。1－鼻黏膜；2－肿瘤。
- f　肿瘤及周围黏膜标本。
- g　术后4周，眼球移位已缓解，鼻旁切口已愈合。可见两侧颈部暴露颈动脉及其分支的切口。
- h　两侧视野。阴影部分（I/4）表示术前左侧视野。外环（IV/4）表示术后两侧视野。
- i　2年后CT显示肿瘤复发。
- j　经上颌和经腭联合入路，抬起颊部皮瓣，切除复发肿瘤直至肉眼正常区。病理证实有肿瘤残留的边缘术后行远距离钴疗。剂量限制在30格雷以减少视力损伤的风险。
- k　二次术后及放疗后4年半的CT。病人已6年未复发。

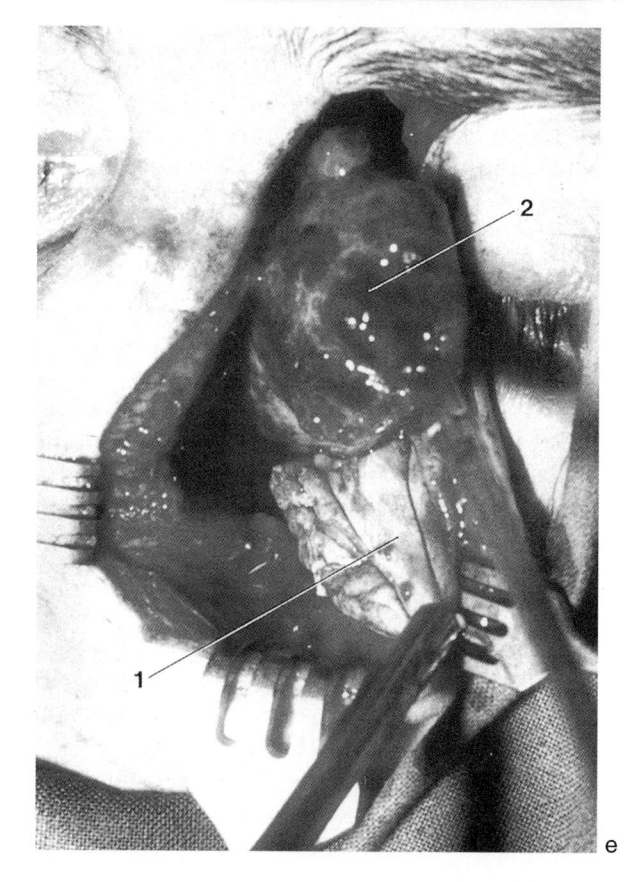

前颅底占位性病变的手术治疗 185

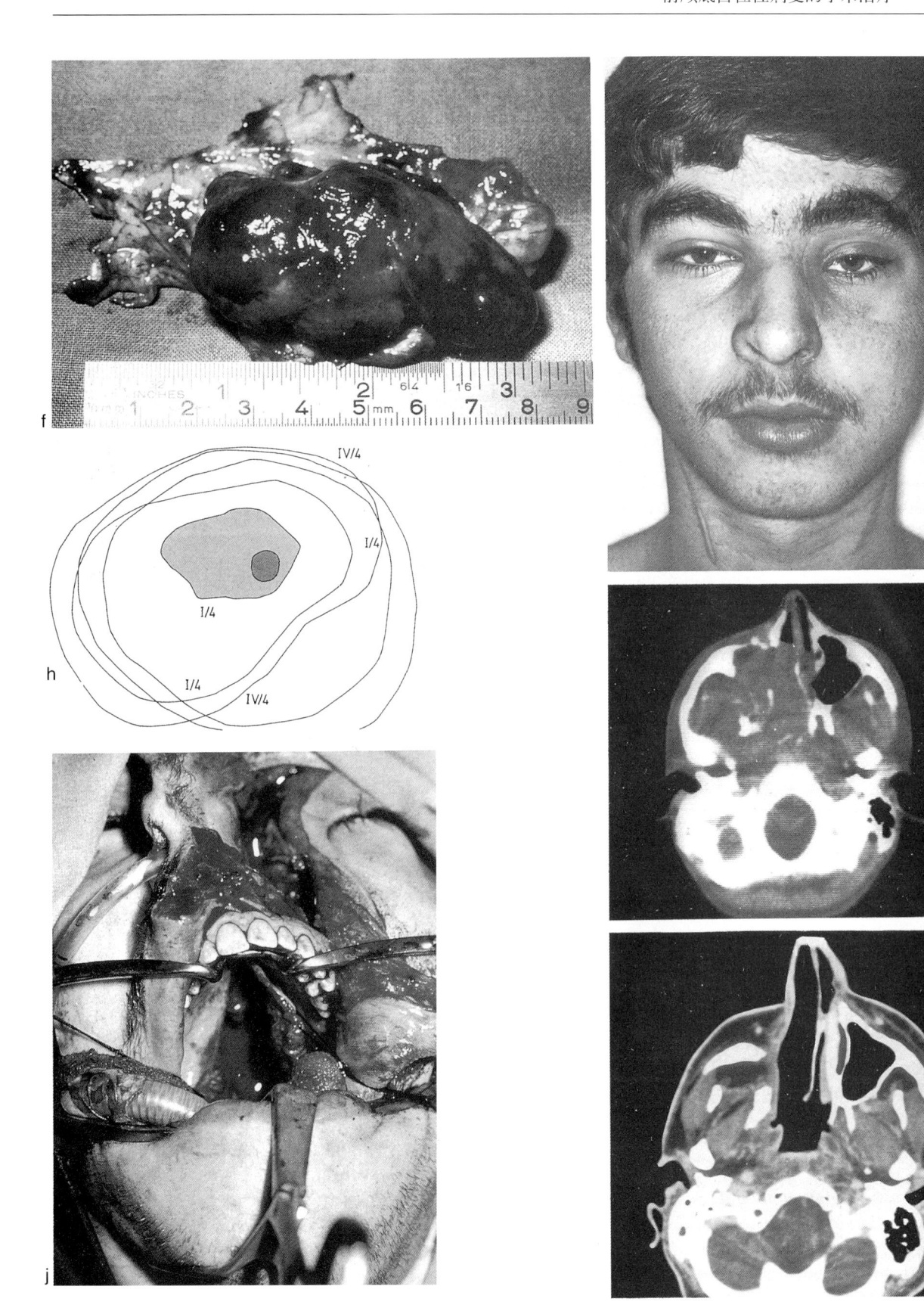

球突出并向下移位。左侧鼻腔及鼻咽被结节状质硬的肿瘤填满，活检时出血很多。病理为典型的 JNA。CT 示肿瘤占满左侧鼻腔、副鼻窦和鼻咽腔，并侵蚀左颅底鞍旁区、经纸样板侵入左眶压迫视神经。肿瘤还侵入颞下窝。颈动脉造影显示两侧颈外动脉均有供血，左侧颈内动脉经眼动脉分支供血。

由于肿瘤主要累及颅底，病理结果提示这类肿瘤的颅内部分位于硬膜外，所以选择颅外入路，并考虑必要时可以采用颅面入路。

应用手术显微镜，经左侧 Moure 鼻旁切口（1902，1922）切除肿瘤及周围黏膜。鞍旁区肿瘤连同周围薄层骨缘一并从硬膜上剥下。切除肿瘤暴露视神经孔区受压的视神经及眼球。部分切除上颌，保留软、硬腭。术中冰冻切片证实已切到正常边缘。在手术开始时结扎颈外动脉供血分支有效地控制了术中出血。术后头几天病人的视力基本恢复，仅残留一个小的中央区暗点。数周后在尚存的泪器上部的管腔内置一支架重建泪道。术后眼球位置基本对称。

术后两年，肿瘤复发累及翼腭窝、颞下窝和鼻咽腔，表现为鼻通气障碍，面部软组织肿胀，但左眼视力无变化。CT 可以显示肿瘤范围。二次手术采用经面-经腭联合入路，抬起颊部皮瓣，切开上唇和软腭，切除肿瘤直到正常边界。病理证实仍有肿瘤浸润的左翼腭窝和鼻咽区残留边界，则术后用总剂量30格雷放疗。因为是良性肿瘤又有损伤视力的风险，不宜高剂量放疗。放疗后视力无变化。二次手术及放疗后6年多病人无症状、未复发。

评论：一巨大的青少年型血管纤维瘤扩展到中颅窝硬膜外区、左眶、颞下窝，经颅外到达前颅底切除。左眼视力术后明显恢复。两年后肿瘤在左颞下窝复发，采用经面-经腭联合入路切除，术后给予30格雷放疗。二次手术后6年未复发。

嗅神经母细胞瘤

导言 嗅神经母细胞瘤的病理解剖特征多种多样，年龄跨度从3岁到88岁，因此常有假阳性或假阴性的诊断（Löblich 1981，Martin 等1983）。自 Berger 1924 年首次报道以来，已有200多例报告，主要集中在法国和美国的文献（Homzie 和 Elkon 1980）中。Hommerich（1977）和 Martin 等（1983）分别发表了文献研究结果。Oberman 在1976年综述的160例病例中，有125例是在过去的15年中发表的。在最近几年，该病的报道才开始增多（Foet 等1981，Jahnke 等1979，Jung 1981，Löblich 1981，Samii 和 Draf 1980），这表明病理解剖诊断需要特殊的经验。电镜研究对这类肿瘤的分类及组织来源的判断越来越重要（Löblich 1981）。世界卫生组织（WHO）确认了一类副鼻窦肿瘤，称其为"嗅神经源性（感觉神经原型）肿瘤"[olfactory neurogenic（esthesioneurogenic）tumors]，并根据其分化程度进一步分为感觉神经细胞瘤（esthesioneurocytoma）、感觉神经上皮瘤（esthesioneuroepithelioma）和感觉神经母细胞瘤（esthesioneuroblastoma）。在 WHO 中枢神经系统肿瘤分类中，这类肿瘤统称为"嗅神经母细胞瘤"（olfactory neuroblastoma）。虽然组织学上有些恶性特征，但这些肿瘤很少表现为恶性。

和青少年型血管纤维瘤一样，该肿瘤的主要表现是鼻通气障碍和反复出血，但鼻衄不常发生。大体观肿瘤质软，表面光滑，颜色可以从红色到蓝灰色。肿瘤的增大可以引起眼眶和前颅窝的占位症状。该肿瘤也可以脑肿瘤或脑膜炎的表现发病（Becker 等1964，Jakumeit 1971，Silcox 1966）。在一份含200例病例的综述中，就诊时已有1/4的病人有颅内扩展（Martin 等1983）。即使多年没有发展，也有10%～40%发生局部转移，有8%发生远处转移，肺是最常见的转移部位。

开始治疗时，肿瘤的预后主要取决于肿瘤的扩展程度，而组织学分类影响较小。由于这种罕见肿瘤的各种治疗方法的长期随访资料有限，最佳的治疗方法还存在争议。一组133例病例的统计评价认为，对于小的鼻内肿瘤手术和放疗一样有效（Martin等1983）。对于大的肿瘤，人们认为手术加放疗要优于单纯手术或单纯放疗。联合鼻外科和神经外科入路用于切除有颅内扩展的肿瘤已有几例报道（Blokmanis 1972，Doyle和Paxton 1971，Sarwa 1979）。我们认为术后放疗会累及大脑，有脑组织坏死（Baron 1979）等风险，除非肿瘤复发，否则不应提倡。Appelblatt（1982）也认为，经颅面切除肿瘤后如果复发再行放疗的结果要优于单纯放疗或术前放疗。化疗很少使用。虽然Walters（1980）和Claux等（1979）报道了化疗有效的经验，但他们都建议要谨慎选择。

宣布治愈要谨慎，因为迄今的证据表明，5年存活的病人有50%恢复或转移（Skolnik等1966）。

病例报告（图AS50a-h） 29岁女性，左侧鼻通气障碍。有一红灰色轻度出血的肿瘤突到鼻前庭，病理诊断为感觉神经母细胞瘤。CT显示一个大的左鼻腔肿瘤累及邻近副鼻窦。虽然没有骨质破坏，但肿瘤似乎来自颅底。由于担心肿瘤的性质，而且病人还年轻，我们选择广泛切除肿瘤，包括周围黏膜、筛板、嗅束及邻近硬膜。该手术需要颅面联合入路。由于术前决定了颅底的切除范围，所以我们先做颅内部分的手术以节约时间和减少感染的风险。

双额骨瓣开颅，从硬膜下暴露前颅底。显微分离两侧嗅束直到视交叉前方，从入脑处切断。骨切除范围包括筛板、筛顶和部分蝶骨平台，以确保整块标本包含嗅球和所有嗅丝（潜在的肿瘤发生区）。颅底三层重建，从下到上分别为硬膜瓣、塑形的甲基丙烯酸甲酯片和腱膜骨膜瓣。

关颅后，做从左眉内1/3到鼻翼根部的切口，行经面颅外部分手术。剥离软组织和骨膜，暴露额骨上颌窦、上颌骨额突及周围的鼻骨。鼻泪管向外侧牵拉至泪嵴后方，分离纸样板上的眶骨膜。切除浅部骨质后，分块切除鼻侧壁和邻近鼻中隔，勾勒肿瘤整块取出。漏斗样切断位于下鼻道未被肿瘤浸润的鼻泪管开口，然后缝到颊部软组织上重建泪道。

术后恢复顺利，2年半后病人仍无症状（嗅觉丧失除外），未复发。

评论：一大的扩展到颅底的嗅神经母细胞瘤，经颅面入路连同邻近的前颅底中部整块切除。鼻中隔缘病理无肿瘤浸润。鼻泪管植入颊部软组织重建泪道。术后过程平稳，2年半后无复发。

188　前颅底手术

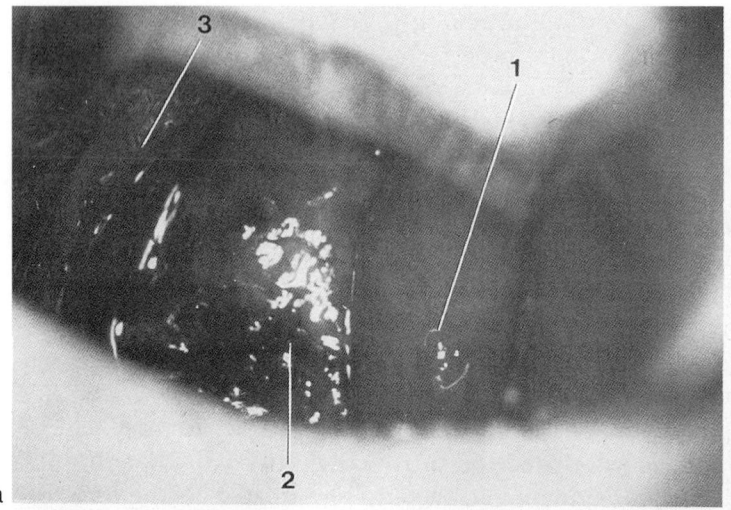

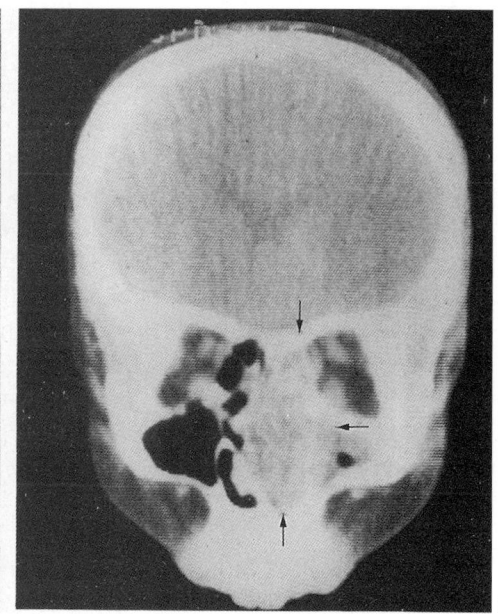

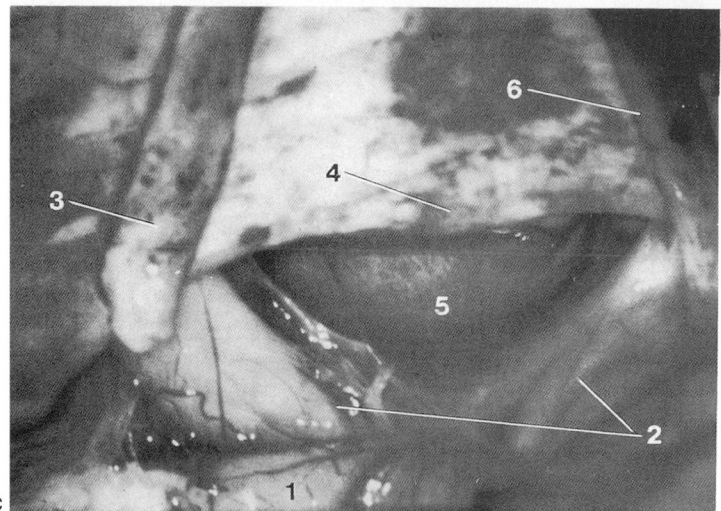

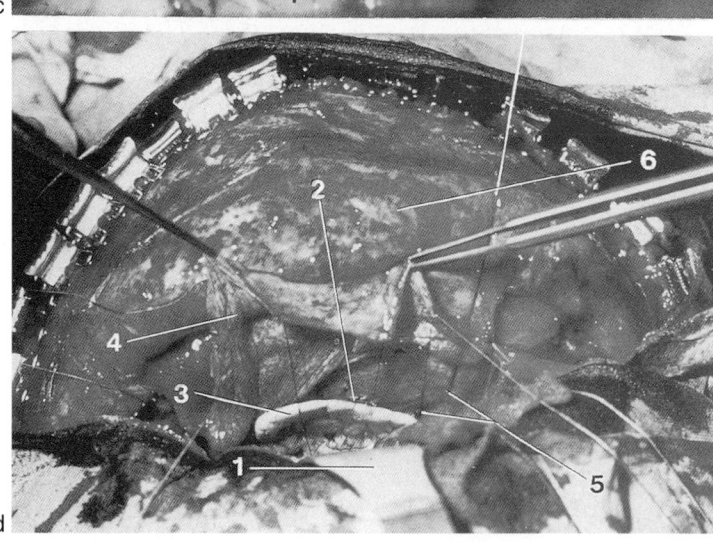

图 AS 50a-h　女性 29 岁，左鼻和副鼻窦嗅神经母细胞瘤向颅底扩展

a　鼻镜检查示肿瘤位于表面正常的左侧下鼻甲与鼻中隔之间，完全堵塞鼻道。1－左下鼻甲；2－肿瘤；3－鼻中隔。

b　冠状CT。肿瘤（箭头）完全堵塞左侧鼻腔，左筛窦及上颌窦呈高密度。已扩展到颅底，但很明显未见骨质破坏。

c　双额经颅硬膜下入路暴露前颅底直达视交叉。显微分离两侧嗅神经。术野深部可见鞍膈。左侧嗅束已被电凝切断。1－抬起的额叶；2－视神经及视交叉；3－切断的左侧嗅束；4－鞍结节；5－鞍膈；6－右侧嗅束。

d　前颅底中部（筛板及两侧筛顶）切开后，用硬膜、甲基丙烯酸甲酯和腱膜骨膜三层重建颅底。1－脑压板；2－硬膜修补区；3－甲基丙烯酸甲酯；4－腱膜骨膜瓣；5－固定线；6－皮瓣。

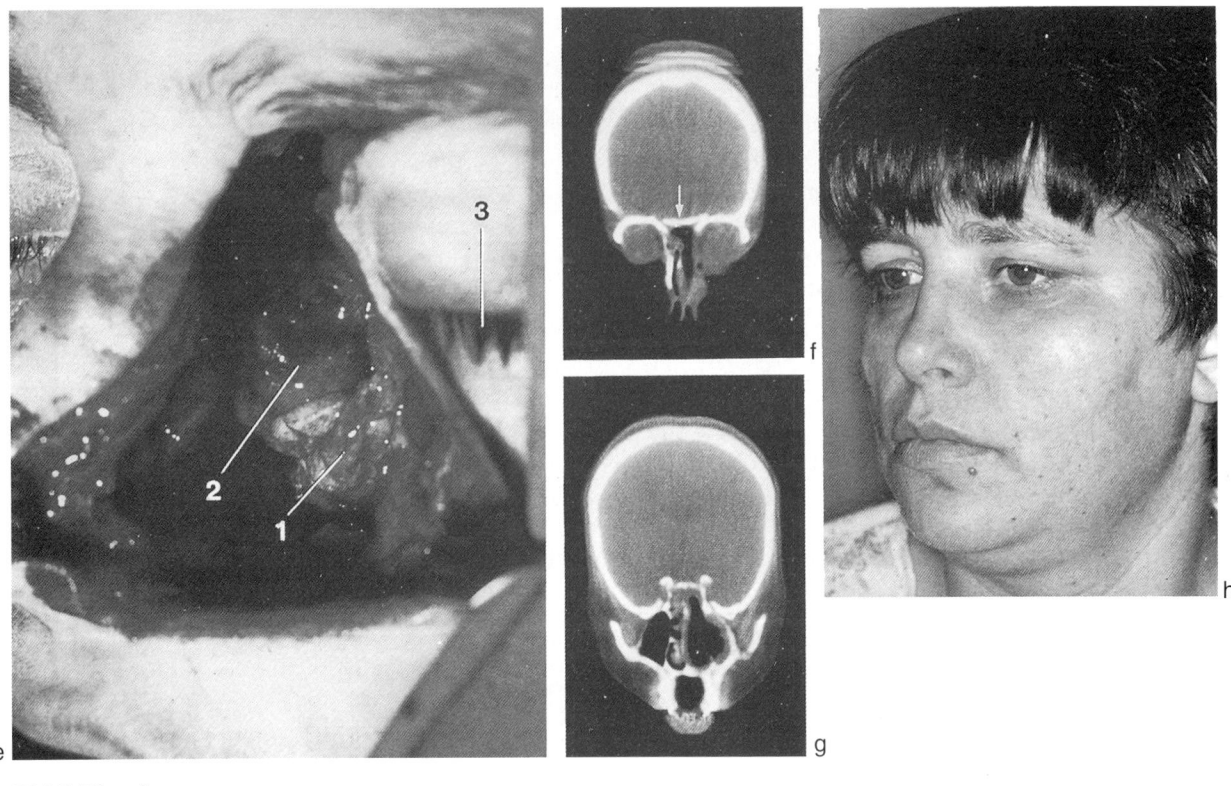

图 AS 50e-h

　　e　面部手术：经左鼻旁切口游离周围黏膜后可见肿瘤。1－黏膜；2－肿瘤；3－左眼。
　　f, g　术后冠状CT。f　显示用于前颅底中部重建的甲基丙烯酸甲酯补片（箭头）；g　术中后部经前床突切面显示衬有薄层疤痕组织含气的手术腔。
　　h　术后2年半。

脑膜瘤

导言　按照当前的脑肿瘤分类方法（Zülch 1956），脑膜瘤占中胚层脑肿瘤的大部分。绝大多数位于颅内，但脑组织内脑膜瘤极少见。脑膜瘤约占颅内肿瘤的12%～16%（Wolman 和 Path 1969）。由于该肿瘤起源于硬膜，前颅窝底脑膜瘤的常见部位是：嗅沟、鞍结节、蝶骨平台、眶顶、视神经鞘和蝶骨翼。大型肿瘤累及范围较广。手术方法取决于肿瘤的起源部位、病变范围、主要的生长方向及生物学行为。骨内的脑膜瘤在颅底的扩散范围更广，因而需要特别加以注意。脑膜瘤的组织学特点多种多样。一种分类方法将脑膜瘤分为5种类型：合体细胞型、移行型、纤维型、血管母细胞壁型、癌（Russel 和 Rubinstein 1971，引用在 Hommerich 1977）。Zülch 的分类法稍简单，分为4类：内皮型、纤维型、血管型、癌。对于临床医生来说，前三种的组织学特点和生物学行为较为一致。原发于鼻部及鼻旁窦的脑膜瘤比颅内脑膜瘤远为少见。Hommerich（1977）发现有文献报道的共13例：4例额窦，3例鼻腔和筛窦，2例筛窦，2例上颌窦、1例分别生长于鼻腔和筛窦。依作者的经验鼻部及鼻旁窦受到颅内脑膜瘤的侵袭较文献中报道的要常见。作者与 Leroux-Robert 等（1966）的观点一致，即颅面联合入路对全切除向颅内外生长的大脑膜瘤有很高的应用价值。除恶性的外，脑膜瘤一般生长缓慢，组织学和临床表现多为良性。除非首次手术完全切除，否则复发率很高。对于广泛生长并影响功能的脑膜瘤，由于其生长缓慢的生物学特性，即使姑息性切除也能使患者获益。

在肿瘤切除过程中，为了最大程度地保存功能，必须注意几项分离技术。在显露重要的结构如视神经、颈内动脉、其他颅神经、垂体及垂体柄时，必须利用显微手术技术。而且，应当放弃整体切除瘤块的概念，且应当在瘤内分块切除以免损伤邻近的结构。双极电凝非常有用，特别是在切除血供丰富的脑膜瘤过程中。将肿瘤分块切除，交替电凝和切除。在处理颅底骨质时，金刚磨钻是个利器。近几年超声吸引器有利于快速切除瘤体。有的作者提议应用CO_2或Nd：YAG激光。当遇到致密的骨质时，表明肿瘤已经全部切除。当从上面显露时，有时颅底骨质可以切除至鼻黏膜；从下面显露时，可以将骨质连同受累硬脑膜一并切除。骨缘的出血可以用磨钻或骨蜡处理。从正常的未受累的区域形成硬脑膜瓣用于修补骨质的缺损。

从手术的角度来看，将前颅窝底的脑膜瘤分成如下三种：
1）主要向颅内生长的脑膜瘤。
2）主要向颅外生长的脑膜瘤。
3）向颅内外生长的脑膜瘤。

主要向颅内生长的脑膜瘤

嗅沟、鞍结节、蝶骨平台、蝶骨翼的肿瘤属于主要向颅内生长的前颅窝底脑膜瘤。

嗅沟脑膜瘤

导言 嗅沟脑膜瘤很少在早期出现嗅神经症状时便来就诊，大多数患者直到肿瘤大到影响视力时才来就诊。其他常见的症状是严重的头痛、智力改变，有时有癫痫。颅骨平片发现筛板骨质破坏或蝶骨平台骨质增生，提示需要进一步CT、MRI或DSA检查。这些检查可以确定肿瘤的诊断以及大小。

Kempe（1968）和Poppen（1964）主张单侧额瓣入路并切除额叶来显露肿瘤，Osemann（1982）则主张双侧额瓣入路。

病例报告（图AS51a-d） 59岁女性，2年渐进性的痴呆。临床体检发现双侧嗅觉缺失，左侧视野向心性缩小并视力下降到20%。颅骨平片显示筛板骨质破坏。CT显示大的肿瘤，拟诊为脑膜瘤。DSA显示大脑前动脉抬高，瘤体染色由眼动脉供血。

经双侧额骨瓣开颅硬脑膜下入路手术，轻轻牵拉额叶显露肿瘤。瘤体血供丰富，采用双极电凝瘤内分块切除。用显微手术技术游离大脑前动脉、视神经、视交叉。在切除肿瘤边缘的硬脑膜后，磨钻磨除增厚的鸡冠和筛板。遗留的骨缺损用硬膜补片和腱膜骨膜瓣修补。

术后恢复顺利，CT复查肿瘤完整切除。1年后，患者无不适主诉，（除嗅觉缺失外）无复发。视力明显改善。

评论：大型的压迫视交叉的嗅沟脑膜瘤经额硬膜下入路显微切除，功能恢复良好。

鞍结节蝶骨平台脑膜瘤（图AS52a-f）

58岁男性，诊断为前颅窝底中线区向颅内生长的脑膜瘤，基底平铺在鞍结节、蝶骨平台和鸡冠。经右侧额瓣硬膜下入路显露肿瘤。将受压的右侧视神经及颈内动脉从瘤体上游离。视交叉和左侧视神经完全被肿瘤包绕，通过分块切除肿瘤将上述结构游离。鞍结节和蝶骨平台的残余肿瘤用磨钻去除。骨缺损用人工硬膜和腱膜骨膜瓣修补。

评论：大型的鞍结节-蝶骨平台脑膜瘤与视神经、视交叉、下丘脑、前循环动脉需要精细的显微手术分离技术，以求彻底切除肿瘤并保护周围结构。

前颅底占位性病变的手术治疗 191

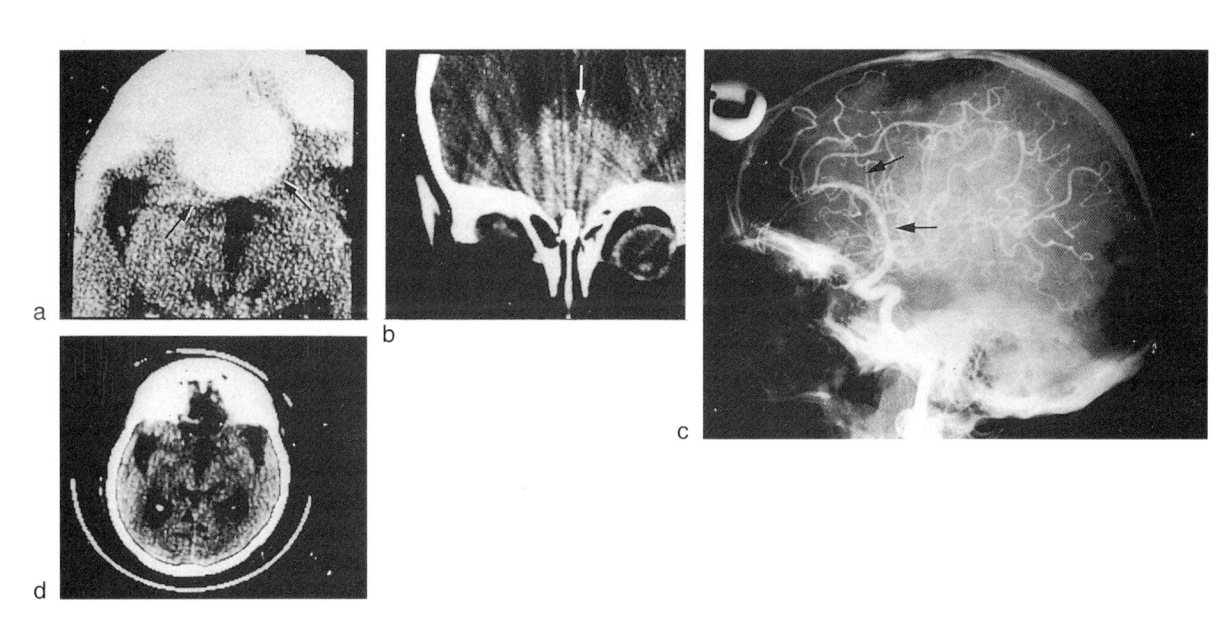

图 AS 51 a–d　59 岁女性，嗅沟脑膜瘤手术前后片
　　a, b　术前轴位、冠状位 CT 显示肿瘤范围（箭头）。
　　c　颈内动脉造影显示典型的大脑前动脉弓形向后移位。
　　d　术后 CT 证实经额入路达到肿瘤的完全切除。

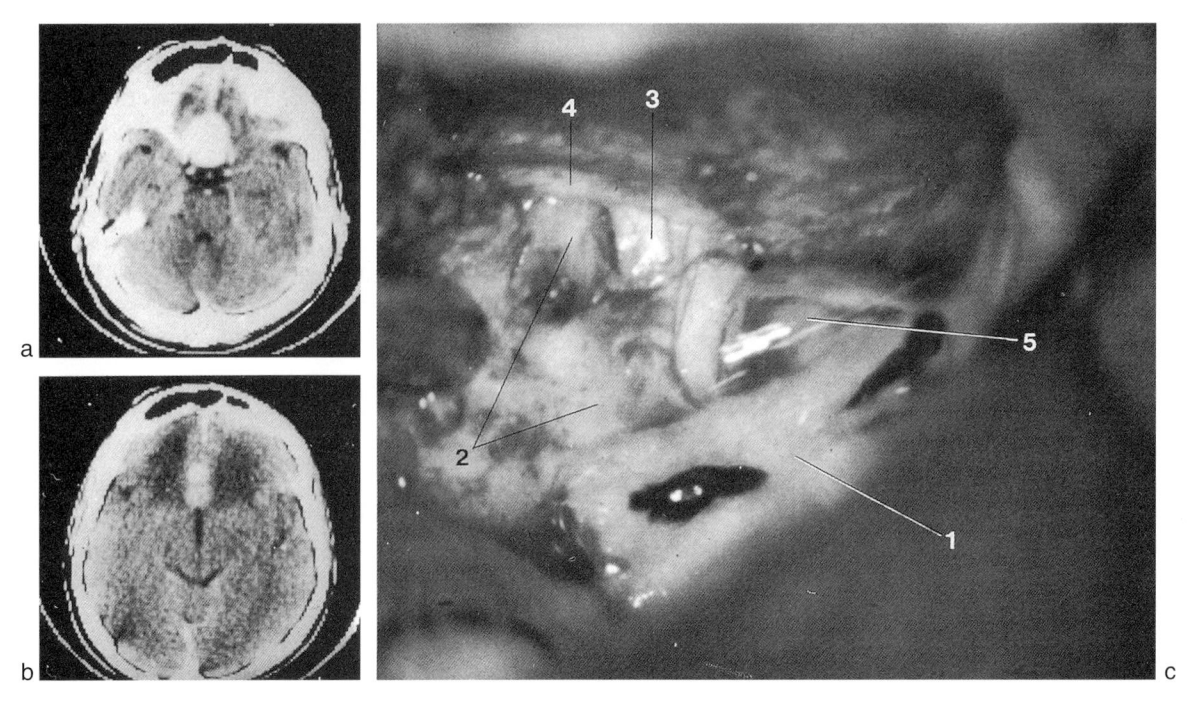

图 AS 52a–f　主要向颅内生长的位于前颅窝中线区的扁平型脑膜瘤
　　a, b　术前 CT 扫描显示肿瘤起自鞍结节、蝶骨平台，向鸡冠生长，并有明显的瘤周水肿。
　　c　肿瘤自右侧视神经上游离。1－棉片；2－肿瘤；3－右侧视神经；4－蝶骨平台；5－颈内动脉。

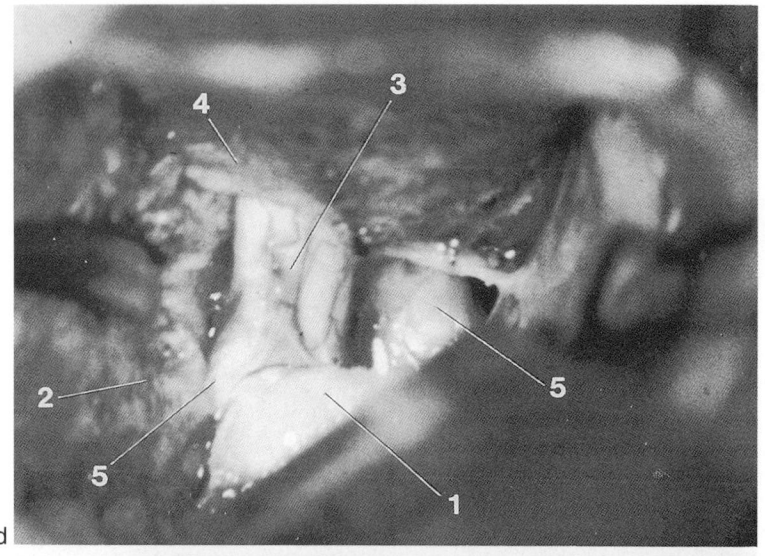

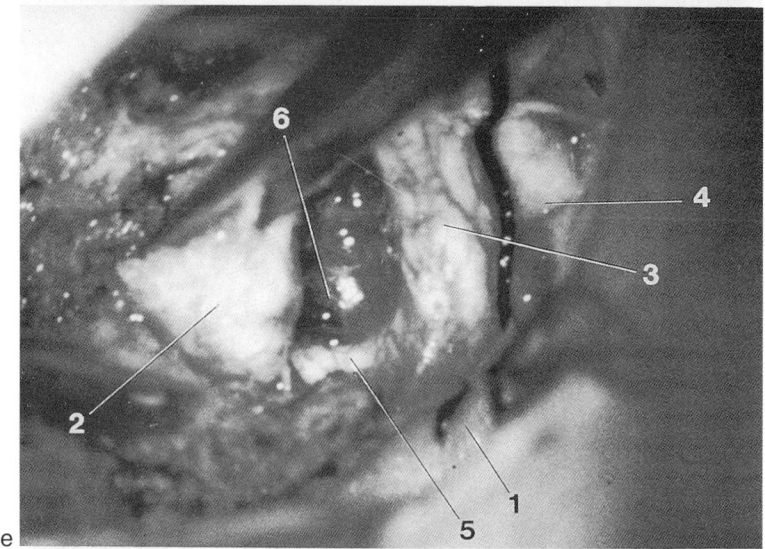

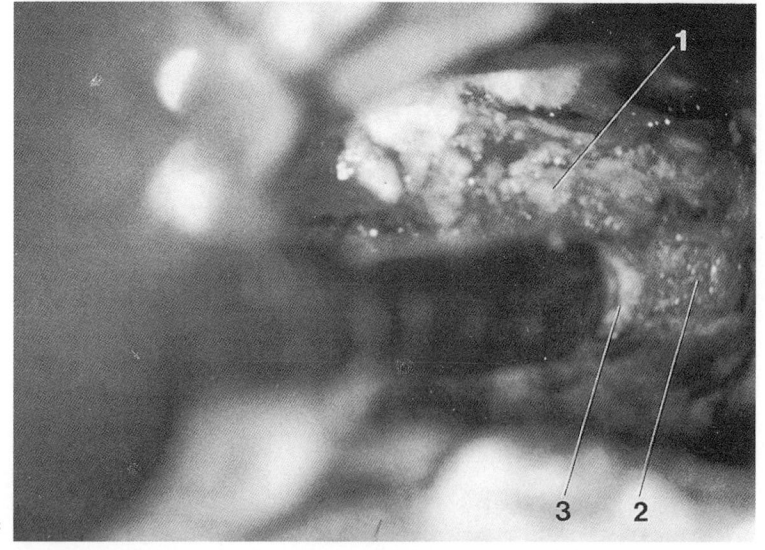

图 AS 52d-f

d 剥离肿瘤后的右侧视神经和颈内动脉。1-棉片；2-肿瘤；3-右侧视神经；4-蝶骨平台；5-颈内动脉。

e 经双极电凝及显微剪分块切除肿瘤后显露视交叉前缘。1-棉片；2-肿瘤；3-右侧视神经；4-右颈内动脉；5-视交叉前缘；6-鞍隔。

f 磨除肿瘤附着的颅底骨质。1-肿瘤；2-颅底；3-磨钻。

蝶骨翼脑膜瘤

导言 蝶骨翼脑膜瘤按照位置被分为内侧型和外侧型（Tönnis和Schürmann 1951）。即使是大型的外侧型脑膜瘤对于手术来说通常也没有多大困难（图AS 53a-d）。而内侧型脑膜瘤通常累及重要的结构如颈内动脉及其分支、视神经、脑干区等，这给手术切除肿瘤增加了风险和困难。以作者的经验，最好是打开侧裂牵开额叶或颞叶分块切除肿瘤，这比直接沿颅底进行肿瘤分块切除要好。前者对脑组织的牵拉压迫小，并能更好地观察颈内动脉及分支。经侧裂入路可以从侧上方显露瘤体。用双极电凝进行分块切除。当瘤体内部被掏空后，将瘤壁从大脑中动脉及分支上游离下来，并沿该动脉分离至可能被肿瘤包绕的颈内动脉，显微分离该动脉（图 AS 54a-e）。

病例报告 蝶骨嵴外侧型脑膜瘤（图 AS55a-c）。51岁男性，6年前曾行左侧颅底蝶骨嵴脑膜瘤手术。主诉钝性头痛。CT发现右侧蝶骨嵴外侧大型脑膜瘤，浸润颞肌，认为是颅内肿瘤向颅外扩展。

打开右侧额颞皮瓣，即发现肿瘤已经浸润颞肌及颞下窝。切除瘤体的颅外部分后，做额颞颅骨瓣，显露颅内硬膜外的瘤体。在进一步的分离过程中采取两种方法减少对额叶及颞叶的牵拉压迫：

1）磨钻磨除蝶骨小翼。
2）距肿瘤浸润有一定距离处切开硬脑膜，打开侧裂。

用超声吸引器（CUSA）进行瘤内切除，当瘤壁塌瘪，辨认大脑中动脉及分支，沿其分离瘤壁至颈内动脉。完全切除瘤体及受累硬膜不损伤周围结构。用干硬膜片修补硬膜缺损，骨缺损用甲基丙烯酸甲酯修补，分层缝合软组织。术后恢复顺利。

评论：本例患者的特殊之处在于6年前行对侧蝶骨嵴脑膜瘤切除，而本次的脑膜瘤生长相对较快，没能早期发现。肿瘤浸润性生长累及颅外的颞肌。病理为纤维内皮混合型脑膜瘤伴骨浸润。尽管镜下没有发现恶变的证据，但病史及肿瘤的生长方式强烈提示为高度侵袭性，在这种情况下，应尽可能做到根治性切除。

图 AS 53a–d 蝶骨翼外侧脑膜瘤切除

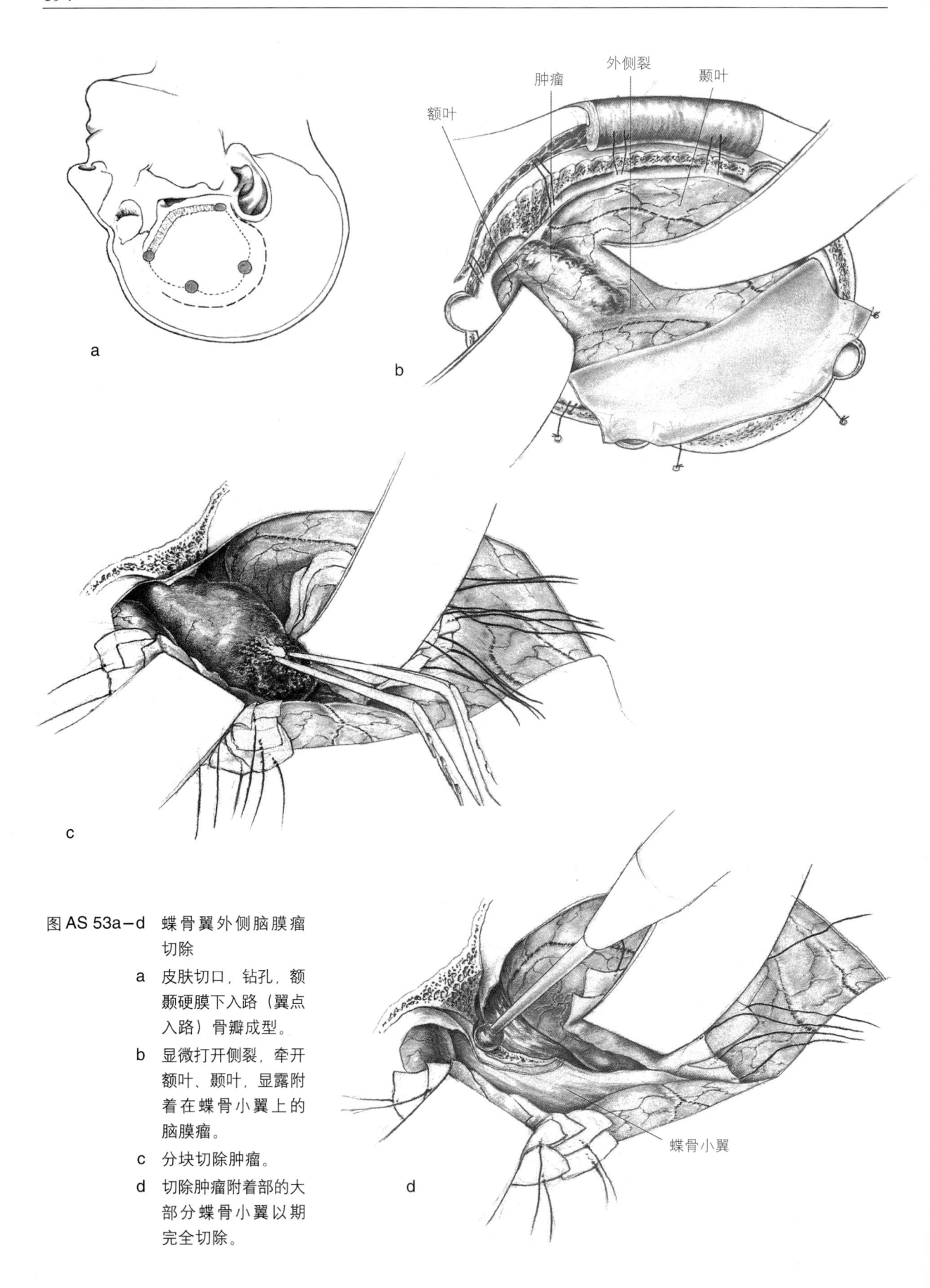

a 皮肤切口，钻孔，额颞硬膜下入路（翼点入路）骨瓣成型。

b 显微打开侧裂，牵开额叶、颞叶，显露附着在蝶骨小翼上的脑膜瘤。

c 分块切除肿瘤。

d 切除肿瘤附着部的大部分蝶骨小翼以期完全切除。

前颅底占位性病变的手术治疗 195

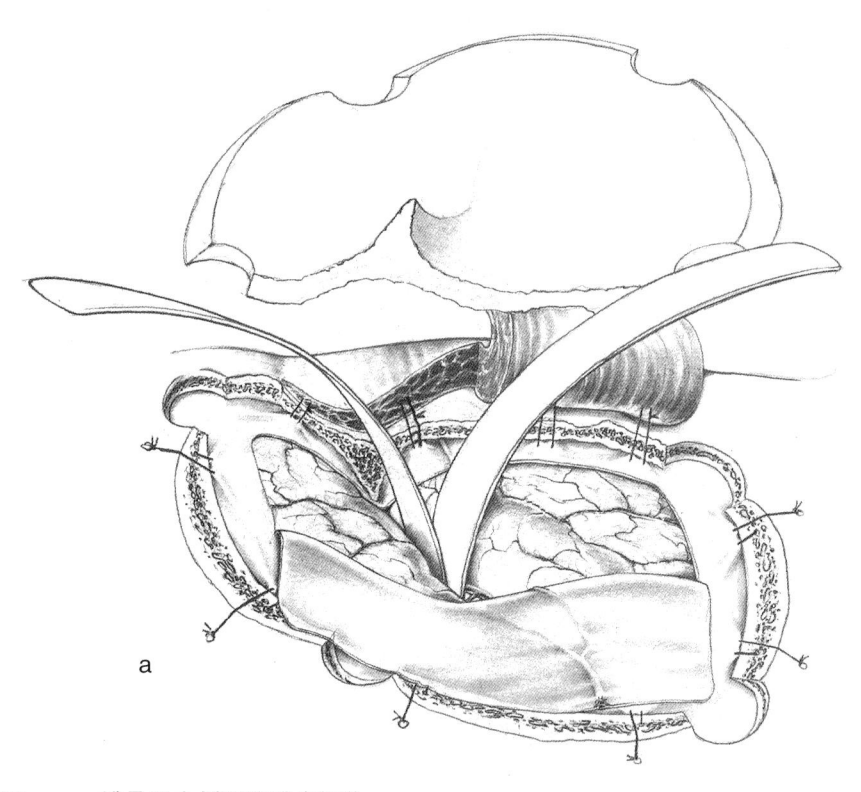

图 AS 54a-e　蝶骨翼内侧型脑膜瘤切除
　　　　a　在额颞骨瓣成型后，开门样打开硬膜，通过侧裂显露肿瘤。

图 AS 54b-e →

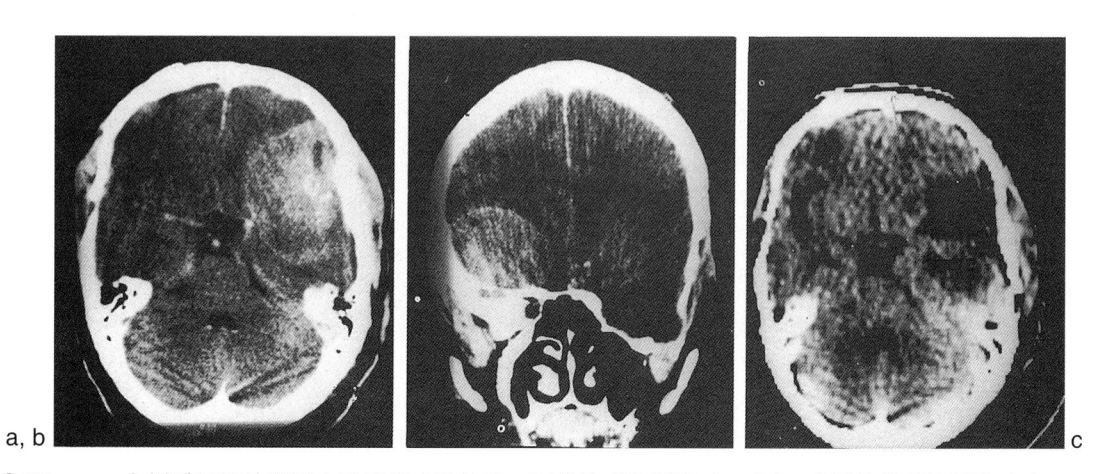

图 AS 55a-c　右侧蝶骨翼外侧型大脑膜瘤术前轴位、冠状位 CT 扫描（a，b）。术后轴位 CT 扫描（c）

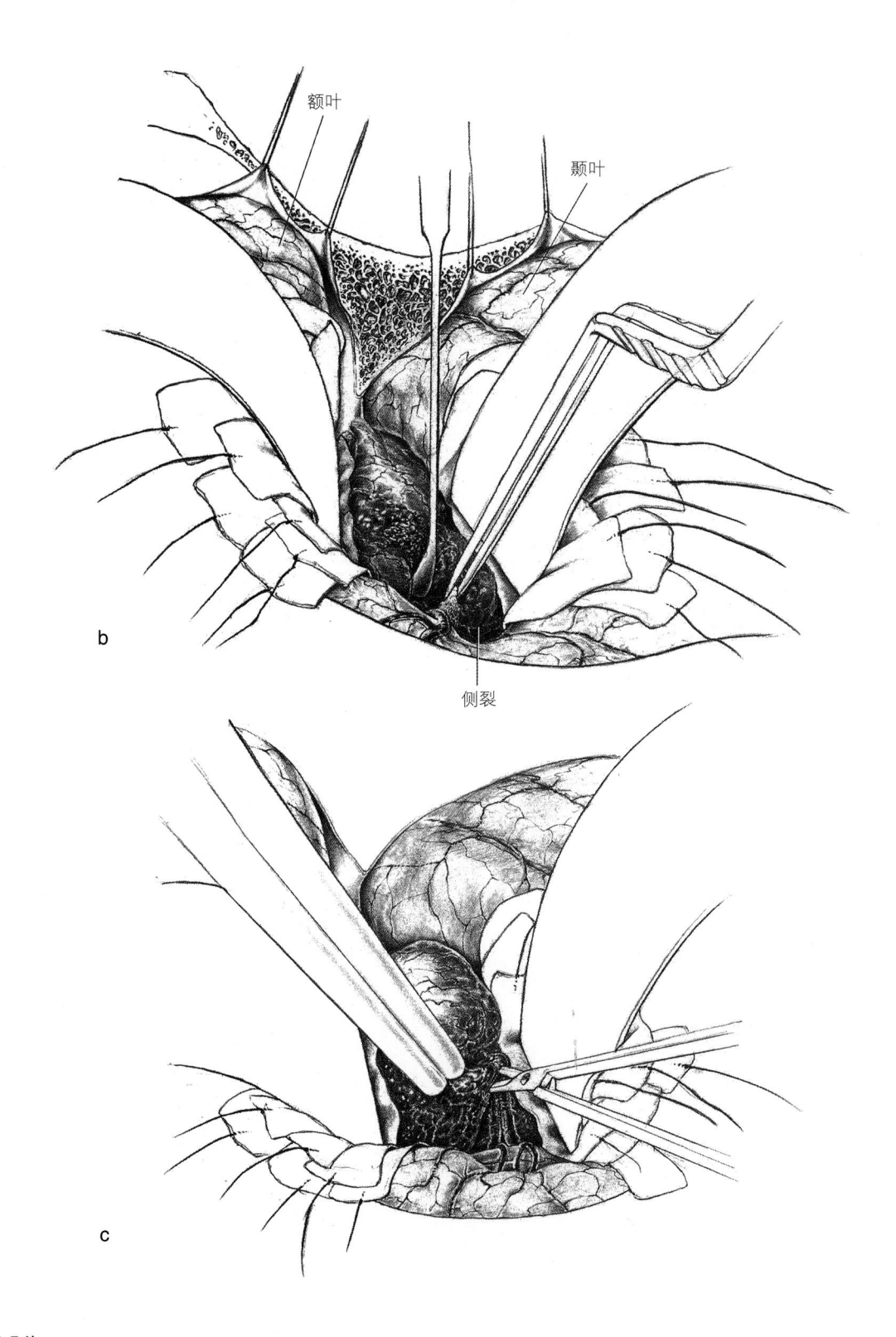

图 AS 54b-e

  b，c 从肿瘤的侧上方分块切除肿瘤。将肿瘤的囊壁从大脑中动脉上游离下来。
    d 沿大脑中动脉分离至颈内动脉。
    e 切除肿瘤后的术野。重要的神经血管结构得到保留。切除肿瘤附着的硬膜，磨除蝶骨小翼。

前颅底占位性病变的手术治疗 197

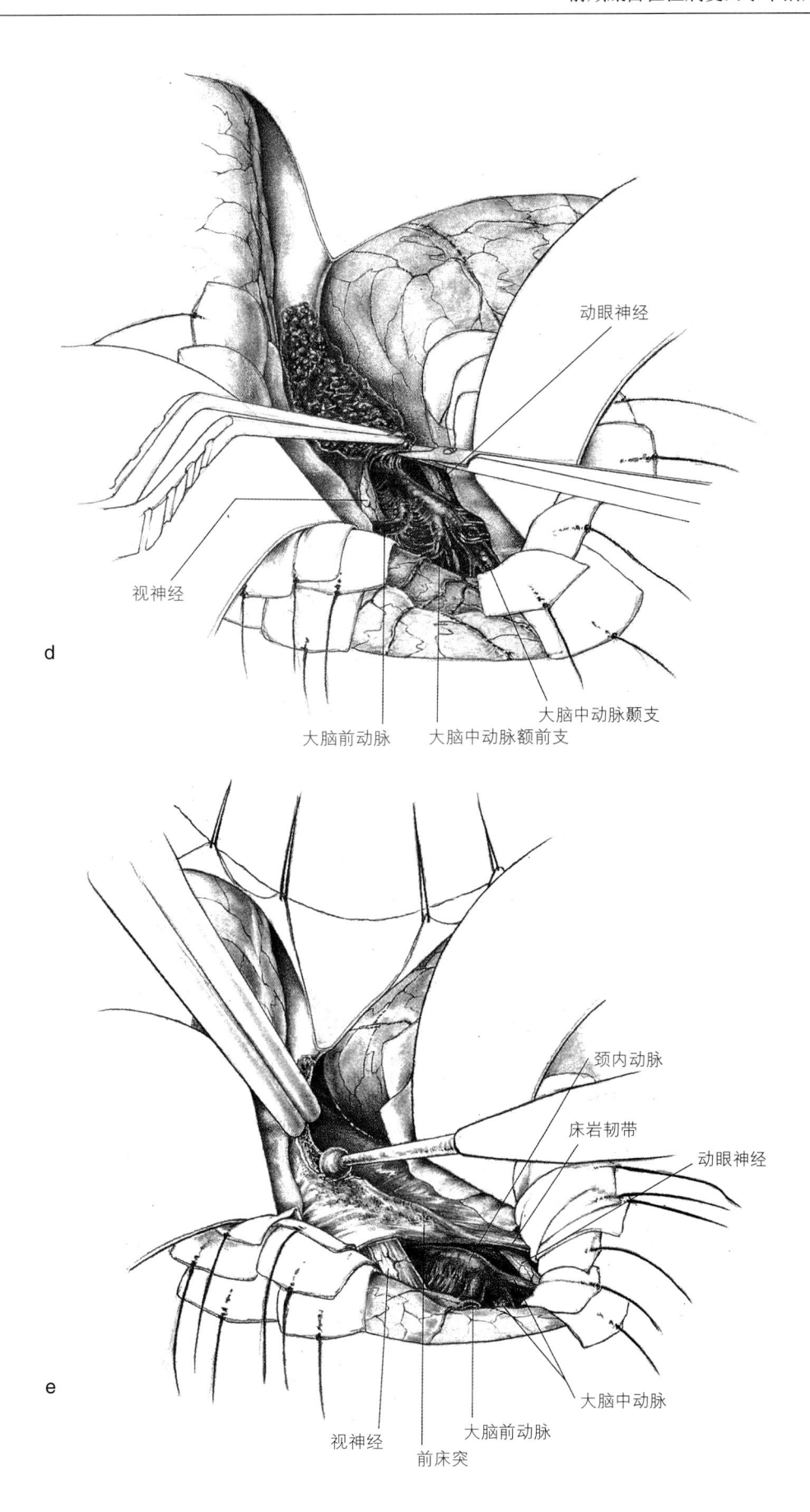

d

- 视神经
- 动眼神经
- 大脑前动脉
- 大脑中动脉额前支
- 大脑中动脉颞支

e

- 视神经
- 前床突
- 大脑前动脉
- 大脑中动脉
- 颈内动脉
- 床岩韧带
- 动眼神经

病例报告 蝶骨嵴内侧脑膜瘤（图56a-c）。64岁女性，左侧头痛3年。入院前不久，出现短暂晕厥发作伴意识丧失。2年前曾出现言语不能以及右上肢无力，持续几分钟后好转。入院查体除了右上肢轻微肌力差外，无阳性发现。

CT显示起自左侧蝶骨嵴内侧的占位，向前颅窝及中颅窝生长。DSA显示大脑中动脉和大脑前动脉向上移位，并有典型的脑膜瘤染色。

左侧额颞开颅，去除蝶骨小翼，切开硬脑膜，打开侧裂。用超声吸引器（CUSA）进行瘤内切除。显微游离被包绕的大脑中动脉和颈内动脉，逐步切除肿瘤至硬膜附着区。大脑前动脉和轻度受压移位的左侧视神经解剖及功能保留。

常规缝合切口。18天后患者一般情况良好，无神经系统症状体征，出院。

评论：蝶骨嵴内侧脑膜瘤最主要的问题是与颈内动脉及其分支、视神经、动眼神经及其他眼运动神经关系密切。但如果按照上述的方法可以安全地游离被肿瘤包裹的颈内动脉并保留邻近结构及其功能。

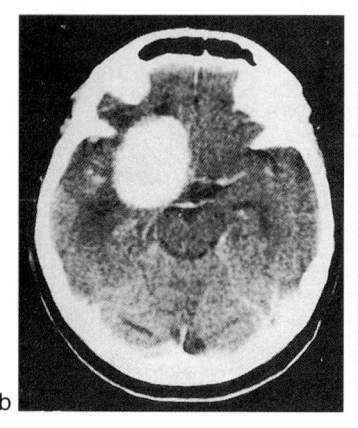

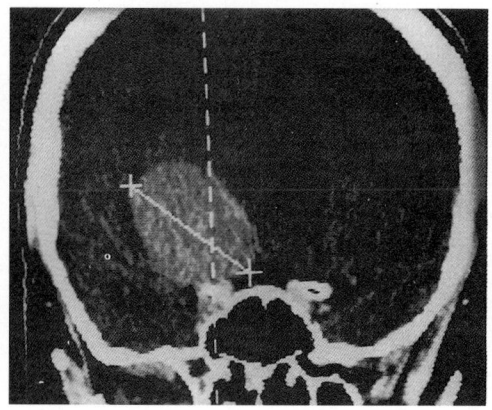

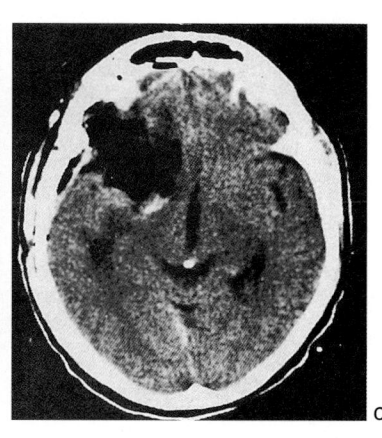

图 AS 56a–c 大型蝶骨翼内侧脑膜瘤手术前后的 CT 扫描，肿瘤完整切除。组织学诊断为内皮型脑膜瘤

病例报告 蝶骨海绵窦脑膜瘤（图AS 57a-c）。57岁男性，既往因战争负伤导致左眼失明，主诉右侧三叉神经分布区的感觉障碍。伴有滑车、外展神经功能障碍。CT显示位于中颅窝内侧的占位性病变，浸润海绵窦及右侧蝶窦，部分长入后颅窝。右眼视力正常。由于临床症状较轻，而且有已经存在的左眼失明，使得医生难以决定是否手术切除肿瘤。

在患者向医生做深入的咨询后，坚持在不损伤残余视力的前提下，尽可能将肿瘤切除。这意味着要保存已经被肿瘤包裹的视神经和动眼神经。由于左眼已经完全失明，保护滑车及外展神经以避免复视就不是太重要的问题。

由经典的翼点入路显露蝶骨小翼和中颅窝的肿瘤。分开侧裂，将颞极牵向后，切开小脑幕，从后方沿滑车和三叉神经显露肿瘤。如术前所料，两神经均被肿瘤包裹，予以切断。位于海绵窦内的瘤组织被分块切除，避免损伤颈内动脉海绵窦段。因肿瘤血供丰富，遗留动眼神经上的薄层瘤组织，以避免损伤。关闭切口，术后恢复顺利。未出现视神经和动眼神经损伤。

评论：累及颈内动脉、动眼神经、三叉神经的蝶骨海绵窦脑膜瘤，在已经有左眼失明的情况下，为了保存右眼的视神经和动眼神经，肿瘤次全切除。

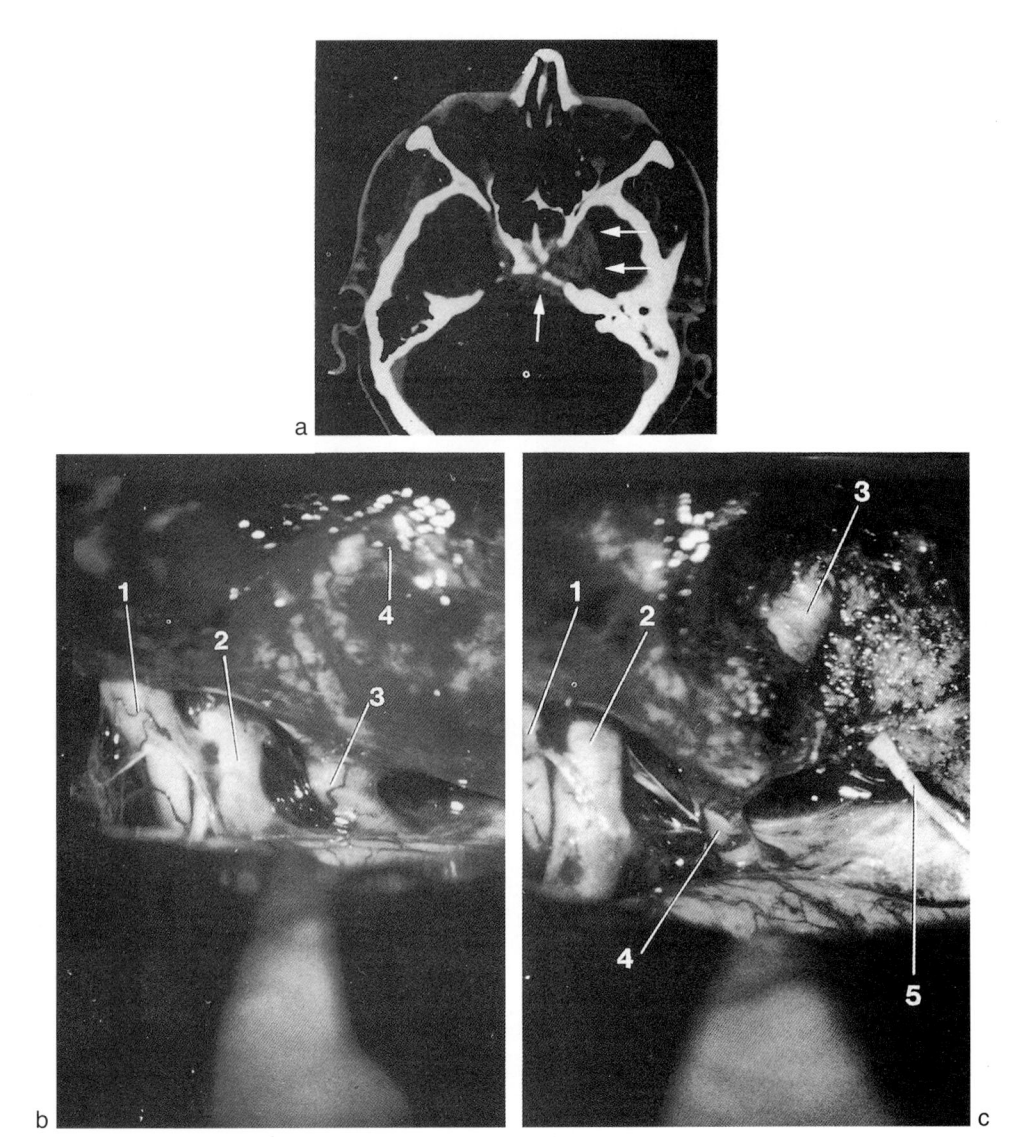

图 AS 57a-c　范围广泛的蝶骨海绵窦脑膜瘤
　　a　高分辨率 CT 轴位扫描显示起自中颅窝的脑膜瘤向前侵入蝶窦，向后侵入后颅窝。
　　b　显露中颅窝的肿瘤及小脑幕缘，同时显露视神经、颈内动脉、动眼神经。1－视神经；2－颈内动脉；3－动眼神经；4－肿瘤。
　　c　肿瘤被广泛切除后的中颅窝术野。海绵窦被部分切除，显露大部分的颈内动脉海绵窦段及滑车神经断端。1－视神经；2－颈内动脉床突上段；3－颈内动脉海绵窦段；4－动眼神经；5－滑车神经。

主要向颅外生长的脑膜瘤

对于局限性骨内的向颅外生长的脑膜瘤，手术的目的是彻底切除。通常用经硬膜外入路。

病例报告　前颅窝底外侧脑膜瘤（图AS58a-i）。50岁男性，因右眼上方突出就诊。CT显示主要在颅外的骨内脑膜瘤，累及右侧额窦和窦底、眶顶、眶外侧壁、颞下窝。

经额硬膜外入路，切除肿瘤及其部分周围正常组织。用甲基丙烯酸甲酯重建颅底、眶顶、眶外侧壁。术后外观满意。

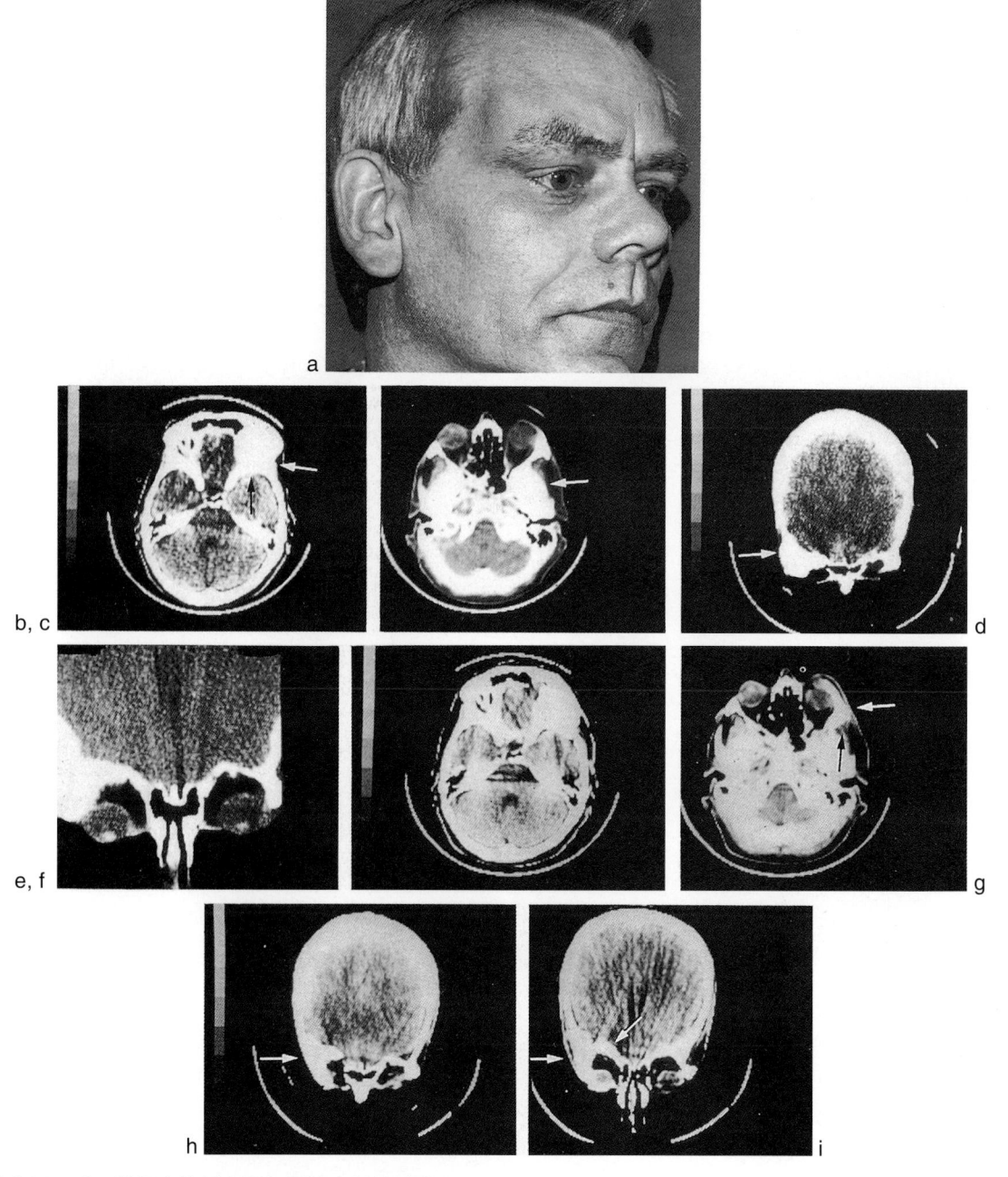

图 AS 58a–i　前颅底外侧主要向颅外生长的肿瘤
a　向颅外生长的肿瘤表现为右侧的额颞区肿物。
b–e　CT 显示肿瘤从右侧额窦越过眶顶到蝶骨小翼和颞窝。肿瘤从上外侧方长入眶内（箭头）。
f–i　术后 CT 扫描。箭头示被重建的颅骨及眶壁缺损。

视神经鞘脑膜瘤

导言 视神经鞘脑膜瘤是颅外、球后脑膜瘤，可以通过视神经管向颅内扩展。手术方案的重要组成部分是确定肿瘤沿视神经扩展的范围。术前CT也不一定能够确定该范围，故手术入路必须能够完全显露视神经，必要时可以从视交叉一直暴露到眼球。值得注意的是，肿瘤可以侵入视神经内，通常在临床上表现为不可逆的失明。如果不能将肿瘤从神经上分离下来，则不得不牺牲视神经以保证彻底切除肿瘤。

病例报告 右侧视神经鞘脑膜瘤（图AS59a-c）。患者因为右眼进行性的视力下降并突眼而入院。CT显示高密度占位病变，自眶尖到眼球。经额硬膜外打开眼眶后，切开眶骨膜，逐步将肿瘤从后向前方分离，游离被肿瘤完全包裹的视神经，肿瘤彻底切除。组织学结果为视神经鞘脑膜瘤。术后突眼症状消失，但由于视神经长期受压，视力未能好转。

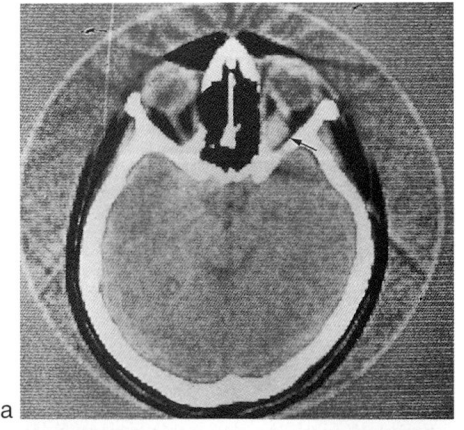

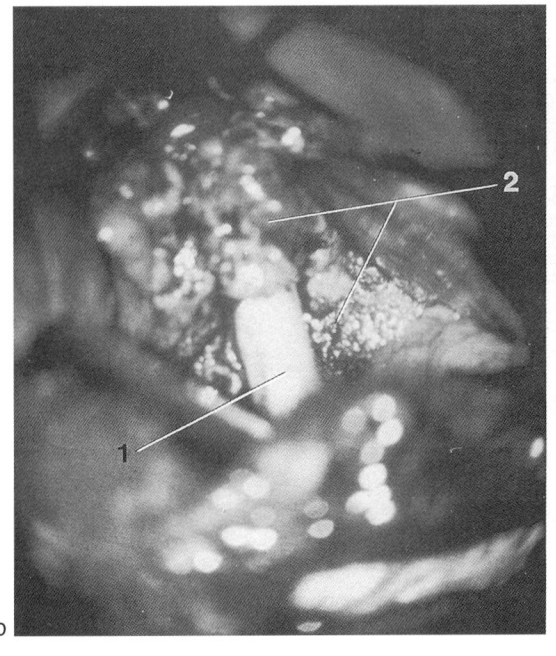

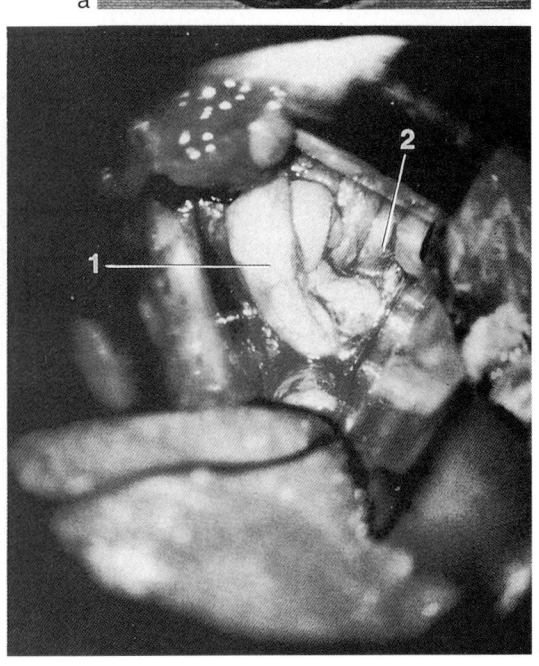

图 AS 59a-c　右侧视神经鞘脑膜瘤
  a　CT 显示肿瘤位于右眶后部、球后缘到眶尖之间（箭头）。
  b　切除视神经后半部分的肿瘤。1－视神经；2－肿瘤。
  c　彻底切除肿瘤后的术野显露视神经全长。1－视神经；2－眶内脂肪。

病例报告 左侧视神经鞘脑膜瘤（图 AS60a-d）。33 岁女性，7 年来视力进行性下降，直至全盲。轴位CT斜位重建显示视神经密度增高，肿胀增粗。尽管肿瘤体积较小，但结合患者全盲的症状表明视神经已经被肿瘤所浸润破坏。

右侧额颞骨瓣开颅，从硬膜外显露眶顶。用磨钻磨除眶顶，显露视神经管，切开视神经硬膜显露肿瘤。近眼球处切断视神经，后方从视神经正常处切断，因为肿瘤呈浸润性生长，不可能保留视神经。

评论：由于肿瘤呈浸润性生长并已经造成全盲，所以，连同视神经一并切除。

向颅内颅外生长的脑膜瘤

导言 对于向颅内颅外生长的脑膜瘤，在制订手术方案时，应注意下述问题：

1）鼻旁窦、眼眶、海绵窦的受累情况？

2）能否经单一颅内或颅外入路切除颅内和颅外的肿瘤，还是采用联合入路一期或分二期手术切除？

3）全切肿瘤或姑息性切除？

一般而言，海绵窦受累是全切的禁忌证。Derome 和Guiot（1978）以及Bonnal等（1980）倾向于二期切除已经过中线的颅底骨内且累及两侧鼻旁窦的脑膜瘤。首先，处理颅内部分，切除肿瘤及受累硬膜，用补片修补缺损。3个月后切除颅外部分及受累骨质，用游离骨片修补缺损。对位于硬膜另一侧的肿瘤是否能一期一种入路切除，取决于位于颅内外之间的结构及功能的重要性，以及是否能够将这些结构从另一侧的瘤体中分离出来。当需要进行颅面暴露以便切除大型肿瘤时，作者的经验是两部分一期完成，前提是有可能彻底切除肿瘤。基于个人的经验，作者认为术后前颅底大的缺损并不一期联合切除。如果肿瘤浸润一侧海绵窦已造成失

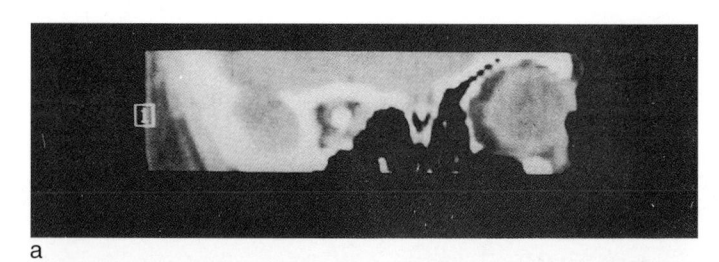

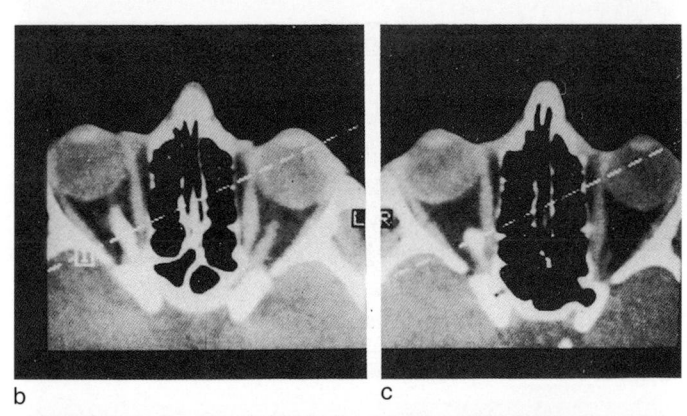

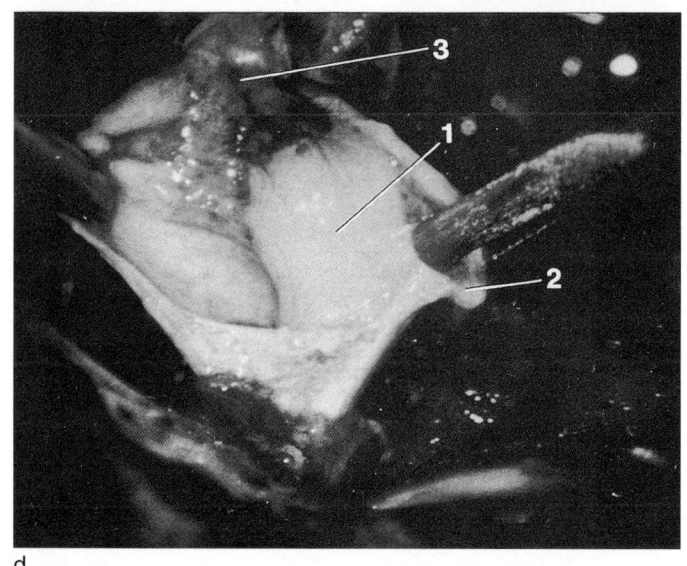

图 AS 60a–d 视神经鞘脑膜瘤

a–c 轴位 CT 及斜位重建显示沿左侧视神经走行的高密度梭形肿瘤块。

d 术中切开视神经硬膜鞘。视神经已明显受累。1－视神经；2－硬膜；3－肿瘤。

明和动眼神经麻痹，作者则倡议切除海绵窦但保留颈内动脉。如果海绵窦段的颈内动脉被浸润，或许将来能够在术前进行颅内外的血管吻合或者在术中进行血管手术。

对于无法完全切除的颅内外巨大脑膜瘤来说，神经外科医生就应该考虑行分二期的姑息性手术经颅面切除肿瘤，以避免出现脑受压症状以及不可逆的颅神经损害。

病例报告 颅底骨内的脑膜瘤向颅内外广泛生长（图 AS61a-d）。41岁女性1年前因颅底骨内脑膜瘤导致视力下降而接受经筛右侧视神经减压手术。术后视力有所改善，不久再度恶化并出现突眼。左眼视野出现缺损。CT显示源自右侧前颅底的跨过中线至左侧视神经的占位性病变。

右侧额骨颞瓣开颅以保证颅内部分肿瘤的显露。牵开额叶和颞极，打开侧裂，显露硬膜外蝶骨小翼上的肿瘤。用磨钻行硬膜内视神经减压。在蝶骨平台上掀起硬膜瓣后磨除平台，切除蝶窦内的脑膜瘤。用硬膜补片及腱膜骨膜瓣覆盖重建前颅底。

评论：由于视力进行性下降，故姑息性地切除有骨浸润的向颅内外生长的脑膜瘤。经颅硬膜内外入路视神经减压。切除蝶骨小翼及蝶骨平台和蝶窦内的肿瘤。

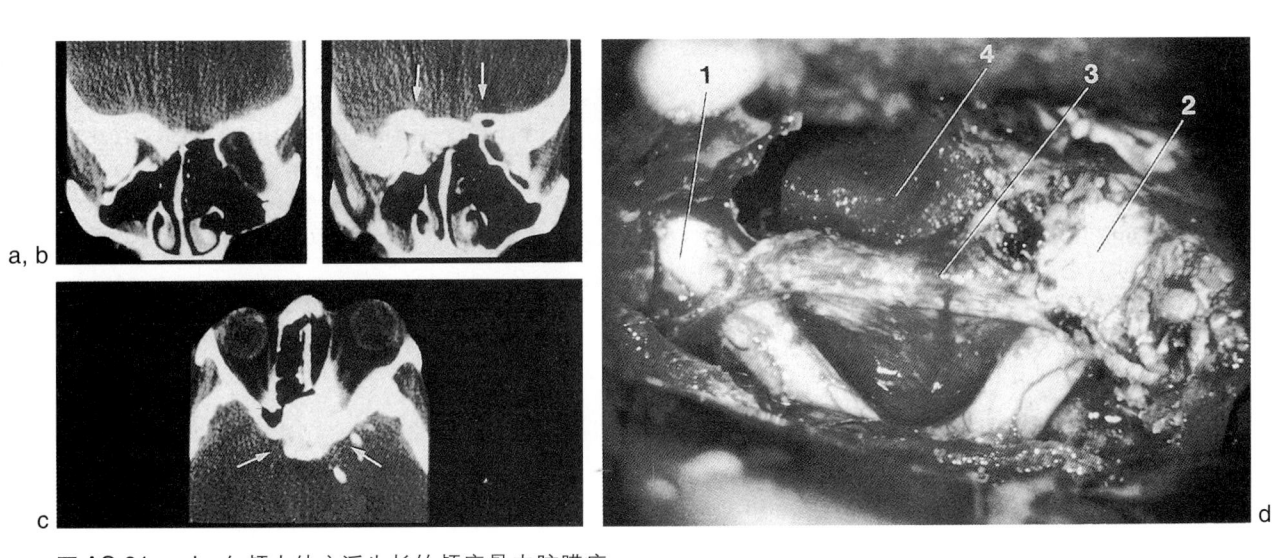

图 AS 61a-d 向颅内外广泛生长的颅底骨内脑膜瘤
  a-c CT 显示起自右侧前颅窝底并越过中线扩展到左侧视神经的脑膜瘤（箭头）。
  d 双侧视神经管减压，海绵充填蝶窦。1－左侧视神经；2－右侧视神经；3－残余的鞍结节；4－充填蝶窦的海绵。

前颅窝底恶性占位性病变的手术

导言 前颅窝底恶性肿瘤绝大多数起源于鼻及鼻旁窦。恶性脑膜瘤和硬膜肉瘤有时也能从颅内原发部位穿透颅骨。偶尔，前颅窝底恶性肿瘤可从远隔部位转移而来，如肾上腺瘤、黑色素瘤。Wustrow（1977）指出鼻和鼻旁窦肿瘤占不到恶性肿瘤的1%。166例面部骨肿瘤中，仅8%扩展至硬膜。考虑到恶性肿瘤生长速度快的特点，只有在可能全切肿瘤的前提下，才能考虑可能致残的手术。

对于已经扩展到两侧眼眶并已经通过广泛颅底进入颅内的恶性肿瘤（图AS62a-d），不能做根治性切除，因为这并不能增加生存的机会，也不能提高生存质量。在极少数情况下，如果视神经受累，出现进行性视力下降，可以考虑行视神经减压。如果鼻及鼻旁窦的恶性肿瘤仅侵及较

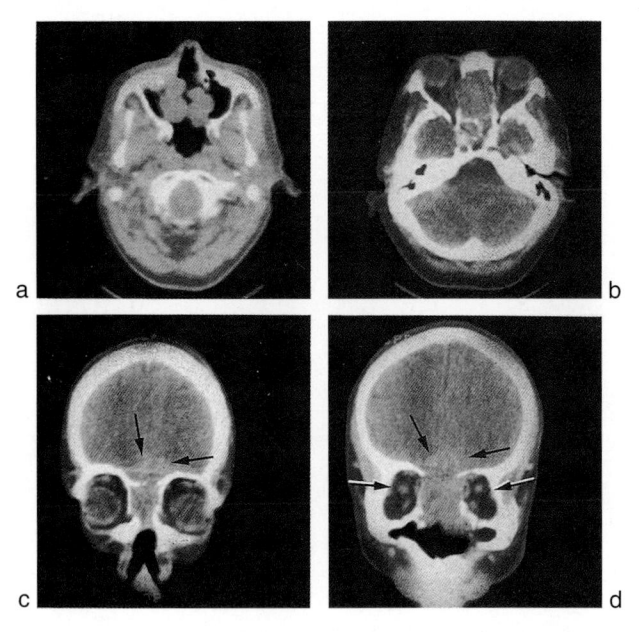

图 AS 62a–d　41岁男性，轴位及冠状位CT显示不能手术的鼻旁窦鳞癌，已浸润两侧眶部和颅腔（箭头）。之前已经历过两次手术

局限的颅底骨质，则切除肿瘤及足够多的周围组织有可能增加生存的机会。

一般来说，对起自颅内并向颅底浸润的恶性肿瘤不主张行根治性切除术，通常重要的结构已经受累。所以，要强调适当的诊断手段（如窥镜）的重要作用，以利于早期发现（见118页）。

病例报告　双额窦腺癌累及颅底（图AS63a-f）。58岁男性，因慢性额窦炎的症状而行鼻内活检，诊断是腺癌。侧位断层显示颅底局限性骨缺损。经颅外额眶入路显露肿瘤。肿瘤已长入眶内，将肿瘤与眶内容物一起整块切除，遗留小块附着于硬膜上的肿瘤。

接下来，切除受累的硬膜和颅底骨质，直至正常的边缘。用硬膜补片封闭颅腔，用假体重建面部外形。

评论：本例患者鼻旁窦恶性肿瘤的切除需要清空眶内容物，从下方切除肿瘤时，同时切除部分颅底骨质和部分硬膜。

病例报告　左侧筛骨癌侵及眶部（图AS64a-g）。65岁女性因进行性左侧眼球向外侧移位和左眼内眦硬性肿胀而入院。切开活检证实是鳞癌，已几乎扩展到皮肤。影像学资料显示筛窦肿瘤已经浸润眶部。

做左侧鼻旁切口，显露肿瘤。将肿瘤及表面的皮肤连同眶内容物和筛窦外侧壁一并切除。直切到术中病理检查证实无瘤细胞的正常边缘。尽管颅底骨质无瘤浸润，为预防起见，还是切除了左侧筛窦顶部及左侧筛板。用补片支撑暴露的硬膜。正常的睑部皮肤返折入眶部空腔内。术后瘤床行远距离钴疗。用假体修复面部外观。

评论：浸润至颅底的筛眶癌连同邻近的颅底骨质被整块切除。标本的边缘经组织学检查为阴性。术后5年无复发。

病例报告　筛窦和额窦癌（图AS65a-f）。55岁男性，巨大的主要位于左侧的筛窦和额窦癌向前颅窝浸润。CT显示肿瘤的范围。只有通过颅面联合入路才能切除这样大的肿瘤。用双额冠状皮肤切口，双额部骨瓣开颅。额窦后壁被浸润，故眶上嵴被切除。从较高位置切开硬膜，向上牵开额叶，发现肿瘤与硬膜广泛粘连但未穿透硬膜。距肿瘤2cm的正常硬膜处切开硬膜达蝶骨小翼和蝶骨平台后缘，连同整个左侧前颅底和对侧筛板与肿瘤一并切除。

加做一睑缘切口，翻起面部皮瓣，以便将眶内容物一并切除。因内镜检查排除上颌窦的浸润，故保留硬腭。用甲基丙烯酸甲酯板修复遗留的前颅窝及左额骨缺损，板内面覆以腱膜骨膜瓣，外面覆以睑部皮肤。术后3周，患者顺利出院。以人工假体修复面部缺损。

评论：筛窦与额窦癌广泛侵及前颅底，用颅面联合入路切除。以三层结构（从内到外是帽状腱膜、甲基丙烯酸甲酯、睑部皮肤）修复颅底。术后一年半，该患者死于颅内转移。

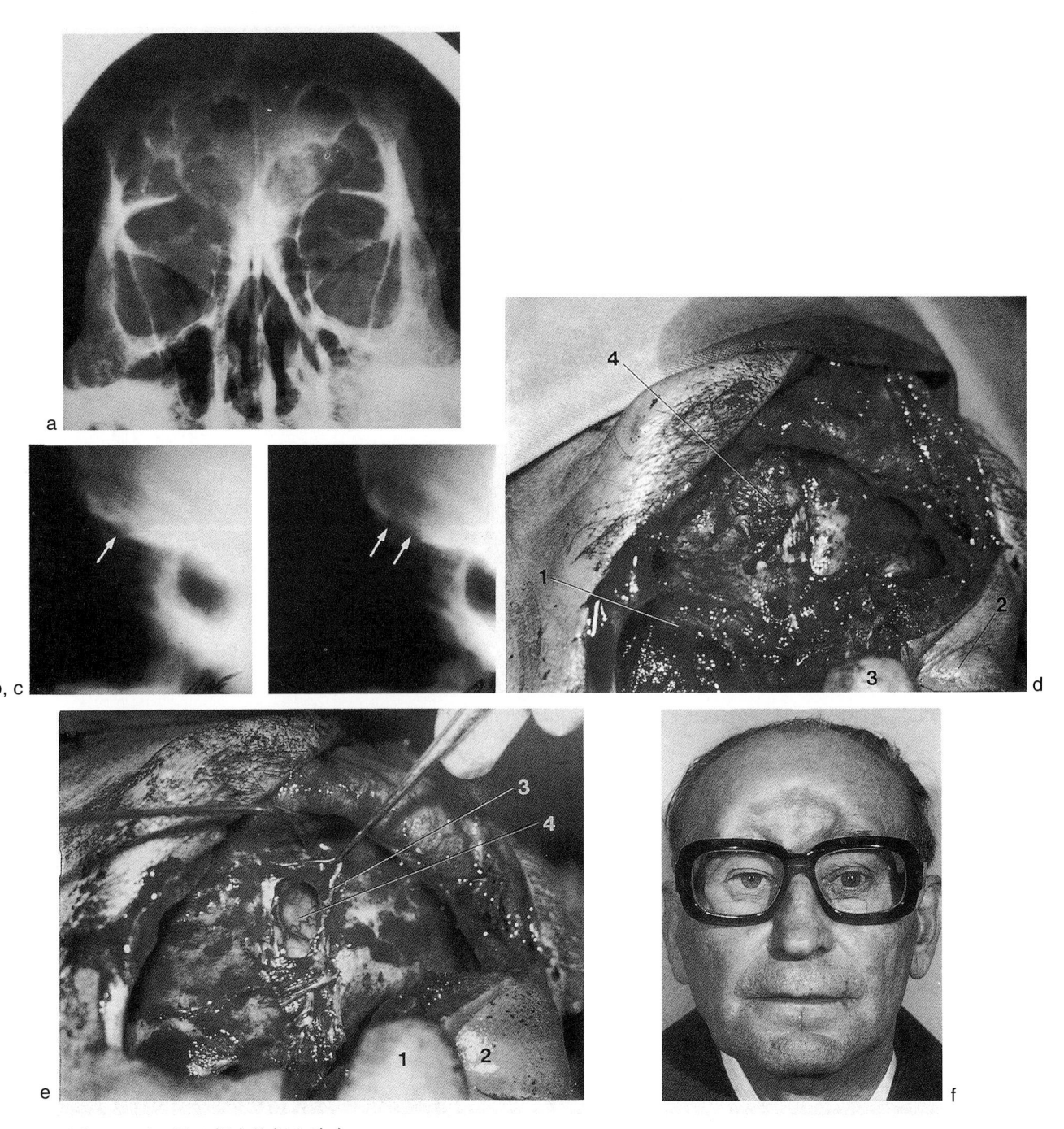

图 AS 63a-f　累及颅底的额窦腺癌

  a　鼻旁窦平片显示额窦及前筛窦弥漫性高密度，未见骨质破坏。

 b, c　侧位断层显示前颅窝底局限性骨质破坏。

  d　切除大部分肿瘤后的术野。因右侧眶部受侵而需要清眶。在额窦后壁可见粘连于硬膜上的肿瘤。1－右侧眶腔；2－左眼；3－鼻根；4－后壁残余肿瘤。

  e　将残余肿瘤及其表面的硬膜一并切除。肿瘤未浸透硬膜。在术野深处可见右侧额叶。1－鼻根；2－左眼；3－硬膜缘；4－额叶。

  f　术后 1 年（面部假体）。

图 AS 64a—e

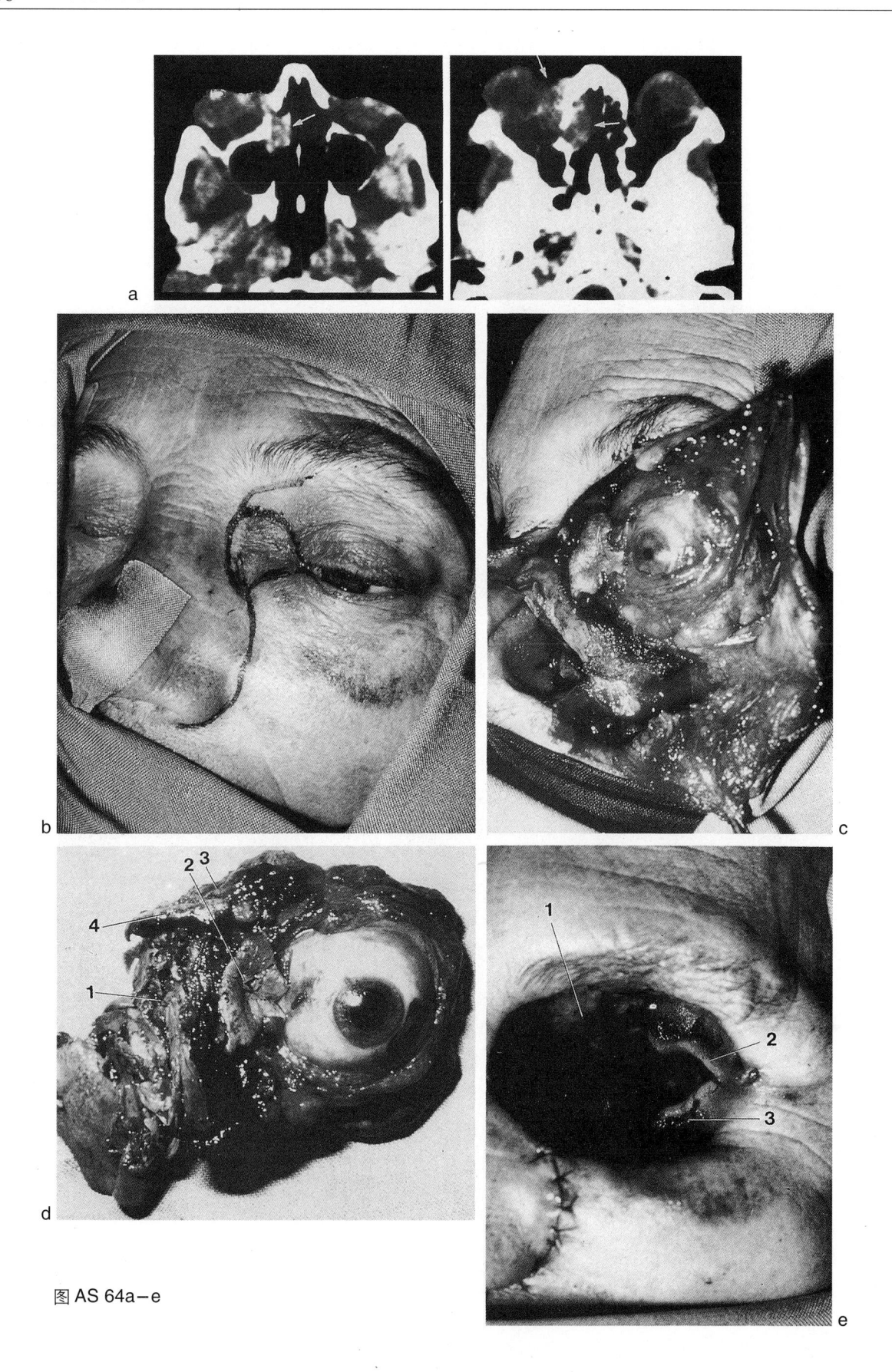

前颅底占位性病变的手术治疗　　207

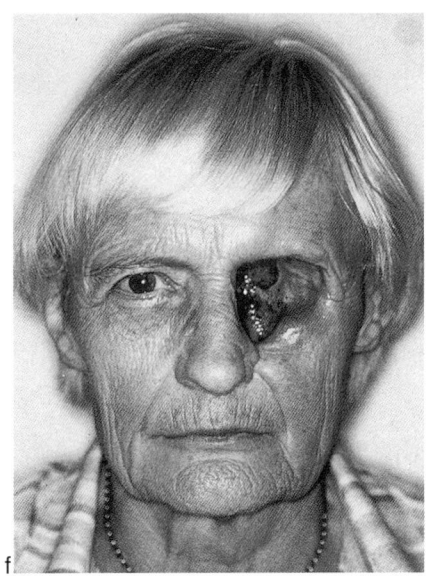

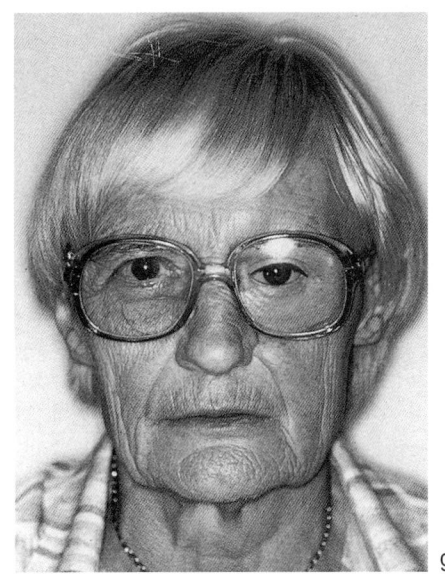

图 AS 64a–g　左侧筛窦癌，浸润左眶部
　　a　CT 显示突向左眶部的肿瘤。
　　b　通过左侧鼻旁切口，切除肿瘤表面的皮肤。
　　c　切除肿瘤及周围组织，包括清眶。
　　d　切缘经组织学检查未见肿瘤。为防复发，切除左侧筛顶及左侧筛板。1－筛内侧壁；2－被肿瘤浸润的皮肤；3－硬膜；4－左侧前颅窝底的骨切缘。
　　e　保留的睑部皮肤返折入眶内。1－硬膜成型；2－左上睑外侧部；3－左下睑外侧部。
f, g　术后 5 年，面部假体修复前后照片。

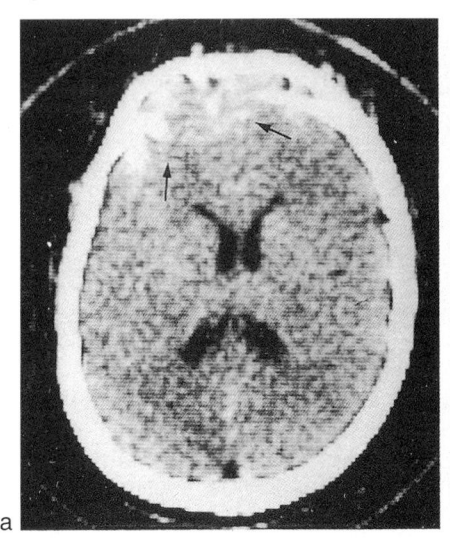

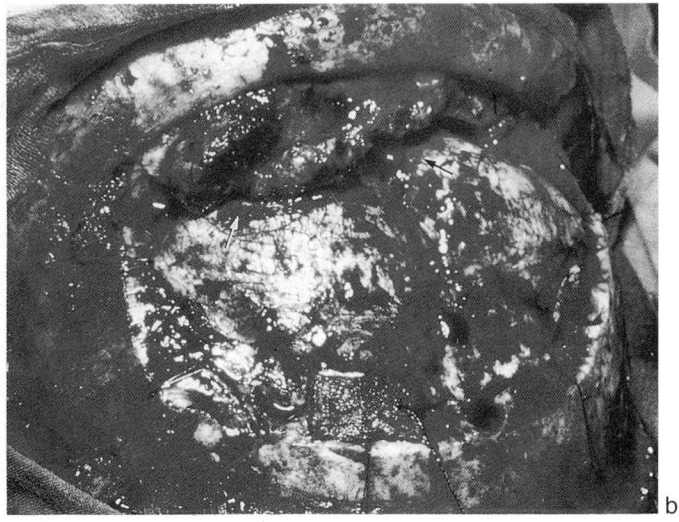

图 AS 65a, b

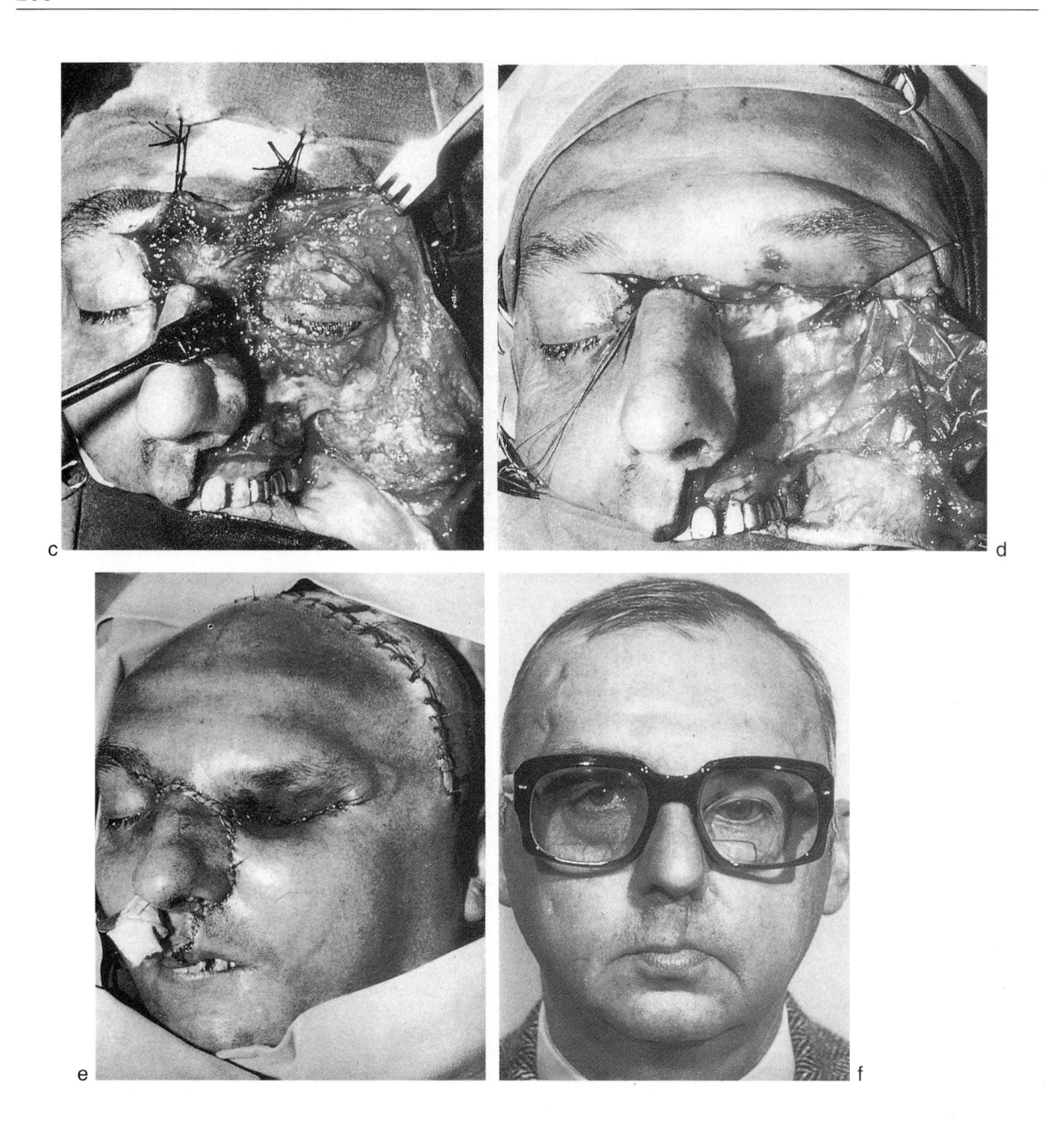

图 AS 65c-f

图 AS 65a-f 广泛的筛额窦癌,侵入前颅底
    a CT 显示向颅内生长的肿瘤。
    b 双侧额瓣开颅打开额窦。肿瘤挤压硬膜。
    c 做一个包括眶部在内的大型面颊部皮瓣。
    d 手术即将结束时的术野。用甲基丙烯酸甲酯重建颅底和额部缺损。内面由腱膜骨膜瓣和硬膜覆盖,外面由睑部皮片覆盖。颊部皮瓣用人工硬膜覆盖。
    e 术后的情况。
    f 术后 6 个月(面部假体植入)。术后 1 年半死于颅内转移。

参考文献

Albrecht R (1959) Die Nasenrachentumoren und ihre Behandlung. Arch Ohren-, Nasen- und Kehlk-Heilk 175:1–68

Appelblatt NH, McClatchey KD (1982) Olfactory neuroblastoma: A retrospective clinicopathologic study. Head Neck Surg 5:108–113

Baron SH (1979) Brain radiation necrosis following treatment of an esthesioneuroblastoma. Laryngoscope 89:214–233

Batsakis JF (1979) Tumors of the head and neck. 2nd edn. Baltimore, Williams and Wilkins

Becker MH, Jacox HW (1964) Olfactory esthesioneuroepithelioma. Experiences in the management of a rare intranasal malignant neoplasm. Radiology 82:77

Berger L, Luc H, Richard H (1924) L'esthesioneuroepitheliance olfactit. Bull Ass Franc Cancer 13:416

Blokmanis A (1972) Estesioneuroepithelioma: A report of two cases and discussion of the management. Can J Otolaryng 1:49

Bonnal I, Thihaut A, Brotchi I (1980) Invading meningeomas of the sphenoid ridge. J Neurosurg 53:587–599

Brenner H, Ossoining K, Valencak E (1967) Orbitaltumoren im Kindesalter. In: Kraus H, Sunder-Plasman M (eds): Berichte des 1. Europäischen Kongresses Pädriatische Neurochirurgie, Verlag der Wiener Medizinischen Akademie

Claux J, Coll J, Vincent P, Ane P (1979) Une forme maligne des tumeur de la placode olfactive. Ann Otolaryngol Chir Cervicofac 28:60

Clifford P (1980) Transcranial-facial approach for tumors of superior paranasal sinuses and orbit. J Royal Soc Med 73:413–419

Derome PJ (1972) Les tumeurs spheno-ethmoidales. Neurochirurgie 18, Suppl 1

Derome PJ (1984) Transbasal approach to tumors invading the base of the skull. In: Schmideck HH, Sweet WH (Ed.) Operative neurosurgical techniques Vol 1, Grune & Stratton, New York, p 357

Derome PJ, Guiot G (1978) Bone problems in meningeomas invading the base of skull. Clinic Neurosurg 25:435–451

Dieffenbach JF (1848) Die Resektion des Oberkiefers und des Unterkiefers. In: Operative Chirurgie Vol. 2. Brockhaus Leipzig, p 33

Donald PJ (1981) Recent advances in paranasal sinus surgery. Head and Neck Surg 4:146–153

Doyle PJ, Paxton HD (1971) Combined surgical approach to esthesioneuroepithelioma. Trans Am Acad Ophthalmol Otolaryngol 75:526

Draf W (1974) Differentialdiagnose der Schädelknochenerkrankungen aus HNO-ärztlicher Sicht. HNO 22:14–23

Draf W (1980) Course Surgery of the Anterior Skull Base Hannover

Draf W (1982) Die chirurgische Behandlung entzündlicher Erkrankungen der Nasennebenhöhlen. Arch Otorhinolaryngol 235:133–305 (Kongressbericht 1982)

Draf W, Samii M (1977) Otorhinolaryngo-neurochirurgische Probleme an der Schädelbasis. Laryngol Rhinol 56:1007–1030

Eckel W, Palm D (1959) Statistische und röntgenologische Untersuchungen zu einigen Fragen des Nebenhöhlenosteoms. Arch Ohr-, Nas- und Kehlk-Heilk 174:440

Eggston AA, Wolff D (1947) Histopathology of the Ear, Nose and Throat Williams & Wilkins, Baltimore

Fergusson (1857) Practical Surgery 4th Ed. London P 668

Fitzpatrick PJ, Briant DR, Berman JM (1980) Nasopharyngeal Angiofibroma. Arch Otolaryngol 106:234–236

Foet K, Wünsch PH, Naujocks J (1981) Zur Differentialdiagnose und Behandlung der Esthesioneuroblastome. Vortrag auf der 52. Jahresversammlung der Deutschen Gesellschaft für Hals-Nasen-Ohren-Heilkunde, Kopf- und Hals-Chirurgie Wiesbaden

Frey KW, Theopold HM, v. Lieven H, Schober M (1981) Scintigraphy in Diagnosis and Observations of Malignant Tumors in Head and Neck. Laryng Rhino Otol (Stuttg) 60:289–293

Frey KW, Theopold HM, Rohloff R, Rauscher J (1981) Scintigraphy and tomography in inflammations and non-malignant tumors in head and neck. Laryng Rhino Otol (Stuttg) 60:294–298

Ganz H (1960) Über Kieferhöhlenosteome. Laryng Rhinol Otol 39:74

Guggenheim P, Kleitsch WP (1967) Combined craniotomy-rhinotomy for ethmoid cancer. Ann Otol (St. Louis) 76:105

Henderson ED, Dahlin DC, Bickel WH (1950) Eosinophilic granuloma of bone. Proc Mayo Clin 25:534

Henderson J (1980) Orbital tumors, 2nd edn. Thieme-Stratton, New York

Hirsch O, Urbanek (1929) Behandlung eines exzessiven Exophtalmus (Basedow) durch Entfernung von Orbitalfett von der Kieferhöhle aus. Wien Laryngo-Rhinol-Ges 05.11.1929

Hommerich KW (1977) Gutartige Geschwülste der Nase und der Nasennebenhöhlen. In: Berendes J, Link R, Zöllner F Hals-Nasen-Ohren Heilk in Praxis und Klinik vol 2/Obere und untere Luftwege II/20 Thieme, Stuttgart

Homzie MJ, Elkon D (1980) Olfactory Esthesioneuroblastoma. Variables predictive of tumor control and recurrence. Cancer 46:2509–2513

Huet PC, Labayle J, Thiband B (1953) Un cas d'angiohistiocytome des fosses nasales. Ann Oto-Laryng (Paris) 70:785

Jahnke V, Theopold HM (1979) Klinik der Olfactoriusneurinome. Arch Otorhinolaryngol 223:433

Jakumeit HD (1971) Neuroblastoma of the olfactory nerve. Acta Neurochir 25:99

Johns ME, Winn RH, McLean WC, Cantrell RE (1981) Pericranial flap for the closure of defects of craniofacial resections. Laryngoscope 91:952–959

Jones BR (1970) Surgical approaches to the orbit. Trans Ophthalmol Soc UK 90:269–308

Jung H, Gutjahr P (1977) Kindliche Malignome im HNO-Berich. In: J Berendes, R Link und F Zöllner.

Hals-Nasen-Ohren-Heilk in Praxis und Klinik vol II/2, 22.13./14. Thieme, Stuttgart

Jung H, Lüchtrath H (1981) Das extrakranielle Olfactoriusneuroblastom. Laryngol Rhinol Otol (Stuttg) 60:338

Kastenbauer E, Rudert H (1968) Zur Differentialdiagnose der benignen und semimalignen Tumoren der Nasenscheidenwand. HNO 16:225

Kempe LG (1968) Operative Neurosurgery. vol 1. Springer, Berlin Heidelberg New York

Ketcham AS, Wilkins RH, van Buren JM, Smith RR (1963) A combined intracranial facial approach to the paranasal sinusses. Amer J Surg 106:699

Ketcham AS, Hoye RC, van Buren JM, Johnson RH, Smith RR (1966) Complications of intracranial facial resection for tumors of the paranasal sinusses. Amer J Surg 112:591

Ketcham AS, Hammond WG, Chretien P, van Buren JM (1969) Treatment of advanced cancer of the ethmoid sinusses. Nobel Symposium 10. Almquist and Wiksell Stockholm

Krause ChJ, Baker SR (1982) Extended transantral approach to pterygomaxillary tumors. Ann Otol Laryngol 91:391–398

Krekorian EA, Kempe LG (1969) The combined otolaryngology-neurosurgery approach to extensive benign tumors. Laryngoscope (St. Louis) 79:2086

Krönlein RV (1938) Zur Pathologie und operativen Behandlung der Dermoidzysten der Orbita. Beitr Klin Chir 4:149–163

Lasjaunias P, Berenstein A (1987) Surgical Neuroangiography vol 1. Springer, Berlin, Heidelberg, New York, pp 371–381

Leroux-Robert J, Guiot G, Paquelin F, Pracke H (1966) La propagation des meningiomas dans le massif maxillofacial A propos de 4 observations. Ann otolaryng (Paris) 83:617

Lichtenstein L (1938) Tumoren der vorderen Schädelbasis. Polyostotic fibrous dysplasia. Arch Surg 36:874

Lichtenstein L (1953) Histiocytosis X. Integration of eosinophilic granuloma of bone, Letterer-Siwe and Schüller-Christian-disease as related manifestations of a single nosologic entity. Arch Path (Chicago) 56:84

Lichtenstein L, Jaffe H (1942) Fibrous dysplasia of bone conditions affecting one, several or many bones, the graver cases of which may present abnormal pigmentation of skin, premature sexual development, hyperthyroidism, or still other extraskeletal abnormalities. Arch Path (Chicago) 33:777

Littlewood M, Maisels D (1970) Reconstructive surgery in the intracranial approach to facial malignant disease. Proc Roy Soc Med 63:681

Löblich HJ (1981) Nosologie und Therapie der Ästhesioneuroblastome. Vortrag auf der 64. Jahrestagung der Nordwestdeutschen Vereinigung der Hals-Nasen-Ohrenärzte, Hannover

Martin H, Ehrlich HE, Abels JC (1948) Juvenile nasopharyngeal fibroma. Ann Surg 127:513–536

Martin G, Hennel HD, Kleinsasser O (1983) Neuroblastome des N. olfactorius. HNO 31:20–27

Moure P (1902) quoted by Zange in: Thiel R (1959) Ophthalmologische Operationslehre. Thieme, Leipzig

Moure EI (1922) Technique chirurgicale oto-rhino-laryngologique. Premier fascicule, L'oreille et ses annexes. Libraire Octave Dein, Paris 1922

Naffziger HC (1941) Exophthalmus; some principles of surgical management from neurosurgical aspects. Amer J Ophthal 75:25

Nebit ME Jr, Wolfson JJ, Kuffer SA, Peterson HO (1970) Orbital sclerosis in histiocytosis X. Amer J Roentgenol 110:123

Neel III HB, Whicker JH, Devine DK, Weiland LH (1973) Juvenile angiofibroma: review of 120 cases. Am J Surg 126:547–556

Oberman HA, Rice DH (1976) Olfactory neuroblastomas. Clinicopathologic study. Cancer 38:2494–2502

Osemann RG (1982) Basal frontal meningeomas. In: Schmidek HH, Sweet WH (eds) Operative Neurosurgical techniques, vol. 1. Grune and Stratton, New York, pp 535–559

Pletcher JD, Dedo HH, Newton ThH, Norman D (1975) Preoperative embolization of juvenile angiofibromas of the nasopharynx. Ann Otol 84:740–745

Poppen JL (1964) Operative techniques for removal of olfactory groove and suprasellar meningiomas. Clinical Neurosurgery 11:1–7

Pressman JJ (1962) Nasopharyngeal angiofibroma: Removal with hypothermia. Arch Otolaryngol 76:167

Robarson GH, Biller H, Session DG, Ogura IH (1972) Presurgical internal maxillary artery embolization in juvenile angiofibroma. Laryngoscope 82:1524

Russel DS, Rubinstein LJ (1971) Pathology of Tumors of the Nervous System, 3rd edn. Arnold, London

Samii M, Draf W (1980) Operative Behandlung von Tumoren der vorderen Schädelbasisregion. Course on surgery of the anterior skull base. Hannover

Sarwar M (1979) Primary sellar-parasellar esthesioneuroblastoma. Am J Roentgenol 133:140

Schramm VL, Myers EN, Maroon IC (1979) Anterior skull base surgery for benign and malignant disease. Laryngoscope 89:1077–1091

Schürmann K (1968) Zur operativen Therapie der Orbitatumoren. Vorläufiger Bericht über 57 eigene Fälle. In: Tönnis W (ed) Beiträge zur Neurochirurgie 15, Johann Ambrosius Barth, Leipzig 285–292

Schürmann K (1974) Neurochirurgische Aufgaben in der Orbita. In: Arch Oto-Rhino-Laryng 207:253–383

Schürmann K, Voth D (1972) Die Bedeutung der transfrontalen Orbitomie für die operative Behandlung der intraorbitalen raumfordernden Prozesse. Ein Erfahrungsbericht über 61 Fälle. In: Roper-Hali MJ, Sautter H, Streiff EB (eds) Advances in Ophthalmology 25. Karger, Basel, 188–239

Seid AB, Vorster WF (1972) Juveniles Hämangiofibrom des Nasenrachens. S Afr Med J 46:517–518

Seiffert A (1926) Zur operativen Behandlung retrobulbärer Eiterungen von der Kieferhöhle aus. Passow-Schäfers Beitr 23:112

Shah JP, Galicich JH (1977) Craniofacial resection for malignant tumors of ethmoid and anterior skull base. Arch Otolaryngol 103:514–517

Silcox LE (1966) Olfactory neuroblastoma. Laryngoscope (St. Louis) 76:665

Sisson GA, Bytell DE, Becker SP et al. (1976) Carcinoma of the paranasal sinusses and cranial-facial resection. J Laryng 1:59–68

Skolnik EM, Massari FS, Tenta LT (1966) Olfactory neuroepithelioma. Arch Otolaryng (Chicago) 84:84

Supance IS, Seid AB (1981) Craniofacial resection for ethmoid carcinoma in children. Int J Pediatric Otorhinolaryngology 3:185–194

Tönnis W, Schürmann K (1951) Meningeome der Keilbeinflügel. Zbl Neurochirur 11:1–13

Tringwald RF (1966) Olfactory placode tumors. Laryngoscope (St. Louis) 76:196

Unterberger S (1958) Zur Versorgung frontobasaler Verletzungen. Arch Ohr Nas Kehlk Heilk 172:463

Valencak E, Brenner H, Ossoining K (1970) Entscheidende Fortschritte in der Diagnostik raumfordernder orbitaler Prozesse. Wien Med Wschr 120:882–883

Waldmann STR, Levine HL, Astor F, Wood BG, Weinstein M, Tucker HM (1981) Surgical experience with nasopharyngeal angiofibroma. Arch Otolaryngol 107:677–682

Walters ThR, Pushparaj N, Ghander AZ (1980) Olfactory neuroblastoma. Response to combination chemotherapy. Arch Otolaryngol 106:242–243

Ward PH, Thompson R, Calcaterra Th, Kadin MR (1974) Juvenile angiofibroma: A more rational therapeutic approach based upon clinical and experimental evidence. Laryngoscope 84:2181–2194

Weber O (1859) Chirurgische Erfahrungen. Berlin

Wilson JSP, Westbury G (1973) Combined craniofacial resection for tumor involving the orbital walls. Br J Plast Surg 26:44–56

Wolman L, Path BF (1969) Extracranial spread of meningeomas. Eye Ear Nose Throat Dig 7:46

Wustrow F (1977) Bösartige Tumoren der Nase und ihrer Nebenhöhlen. In: Berendes J, Link R, Zöllner F (eds) Hals-Nasen-Ohren-Heilkunde in Praxis und Klinik, vol 2/Obere und untere Luftwege II/21. Thieme, Stuttgart

Zange I (1959) Operationen im Bereich der Nase und ihrer Nebenhöhlen. In: Thiel R (ed) Ophthalmologische Operationslehre. Thieme, Leipzig, p 1321

Zehm S (1977) Geschwülste des Nasenrachens. In: Berendes J, Link R, Zöllner F (eds) Hals-Nasen-Ohren-Heilkunde in Praxis und Klinik, vol 2/Obere und untere Luftwege II/23 Thieme, Stuttgart

Zülch KJ (1955) Biologie und Pathologie der Hirngeschwülste. In: Krenkel W, Olivecrona H, Tönnis W (eds) Handbuch der Neurochirurgie, vol 3. Springer, Berlin Göttingen Heidelberg

Zülch KJ (1956) Die Hirngeschwülste, 2nd edn. Barth, Leipzig

中颅底手术（MS）

Surgery of the Middle Skull Base

中颅窝创伤性病变的手术治疗

导言 中颅窝内侧及外侧的颅骨、硬膜、脑组织以及神经血管结构的损伤是手术治疗的适应证。H. B. Boenninghaus（1979）、F. Escher（1973）、W. Kley（1968，1976）等学者对耳外科相关外伤的手术治疗已经给予详尽的阐述。Becker 和 Ward（1982）、Gillingham 等（1971）、Guleke（1950）、Kessel（1969）、Metzel（1973，1980）、Samii 和 Brihaye（1983）等学者先后发表论著，阐述了外侧颅底损伤的当代神经外科治疗原则。这对患者的临床表现及临床评估有重要的指导意义。本章节结合多年来神经外科及耳鼻喉科专家相互协作的临床经验，着重阐述外伤后患者的手术指征及相关的手术技巧。

开放性凹陷骨折或硬膜下、硬膜外或脑内血肿等膨胀性颅内占位病变是伤后立即或早期的外科处理的治疗指征。少量的硬膜下、硬膜外血肿可以由自身压迫止血，通过非手术治疗血肿有时可以自行吸收。脑内血肿压迫，有脑疝发生的危险是手术减压的指征。

脑内血肿需要通过 CT 明确诊断及随诊观察（Lanksch 等 1978），MRI 也是有效的检查手段而且没有放射线。大部分血肿通过保守治疗在数周内吸收，应用激素能促进血肿的吸收过程（Reulen 等 1980）。

伴有颅骨粉碎性骨折、硬膜撕裂和软组织损伤的开放性颅脑损伤需要紧急手术，从内到外逐层清创妥善重建。这对保证患者的康复及去除颅内占位病变和感染的风险具有重要意义。严重的外伤性脑脊液（GSF）漏包括脑脊液耳漏或通过咽鼓管流入鼻及鼻咽部，一般不会自行停止，也是早期手术治疗的指征。

后续外科治疗是指外伤急性期已过，为了避免并发症及促进伤后功能恢复的治疗。

床突下段颈内动脉被外伤骨片刺破会造成颈内动脉海绵窦瘘。该瘘可出现主观感觉到的随动脉搏动的颅内杂音，常表现为"耳部的杂音"。不采取积极的治疗措施，将造成眼球突出、结膜水肿，视神经受压导致进行性视力下降，动眼神经受累导致眼球运动障碍。听诊检查，可以在眼部、前额、颞部及颈部大血管走行区域发现杂音。少数病例的杂音不借助听诊器便可直接听到。

外伤性脑脊液漏的外科治疗，应首先鉴别是耳基骨折还是鼻基骨折（Wullstein 1972）（见 117 页）。内耳气房通常没有细菌寄居，因此发生逆行性脑膜炎的风险小于前颅窝底骨折。临床上要注意鉴别两种不同的脑脊液漏：一种是脑脊液来自颅底外侧骨折并通过咽鼓管流入鼻腔，另一种则是直接来自前颅底骨折（见 116 页）。

Kley 在 1968 年曾指出，大部分有一过性脑脊液漏的外侧颅底骨折才需要手术探查。但他现在同意 Boenninghaus（1979）的观点，即对所有的伴有宽骨折线的颅底外侧粉碎性骨折，无论脑脊液漏是否自发停止，都应该进行外科手术处理。

对于放射线检查骨折征象不明显，耳正常并且脑脊液漏自发停止的患者，没有绝对的手术治疗指征。如因耳科的原因需要探查中耳，应选择耳后经乳突入路同时探查中颅窝和后颅窝。在决定对持续性外伤后脑脊液漏的患者行外侧颅底手术探查之前，应尽可能通过影像学检查确认岩骨的骨折线，这样有助于判断选择开颅手术或者经乳突手术入路哪一种更为适合。有少数病例需要一期或二期联合经颅-经乳突手术，特别是已经修补了影像学证实的可见骨折后仍有脑脊液漏者。

对于宽骨折线的骨折，如果仅因为脑脊液漏自行停止就放弃手术治疗，那么发生蛛网膜囊肿、硬膜疝甚至脑组织疝入中耳的风险很大。这样的患者，用力擤鼻的动作就足以造成漏口薄层疤痕撕裂，进而导致逆行性脑膜炎。如果客观证实患有慢性中耳炎的患者有脑脊液耳漏发生，由于中耳腔内存在的微生物可以通过脆弱的硬膜裂口疤痕进入颅内，导致严重的脑膜炎，因此无论脑脊液漏是否自发停止，都必须手术治疗。如果慢性中耳炎已经在受伤前通过鼓室成形术彻底治愈，那么外伤后脑脊液漏的处理原则与无耳疾的患者一样。对继发于外侧颅底骨折的早期或晚期脑膜炎病例，除极少数外，均需要行手术治疗。

通过清创术清除陷入外耳道上壁和后壁甚至深入中耳的皮肤碎片是避免颅底外侧骨折相关并发症的重要措施。另外，广泛的骨破坏可以形成外伤性胆脂瘤而造成颅内合并症。外听道被移位的骨片不全堵塞或下颌骨髁嵌入有同样的危险。罕见的情况下，颞下颌关节可能向中央移位进入中颅窝（Pieritz 和 Schmidseder 1981）。在这种情况下，治疗下颌骨移位的同时应修补硬膜。最后，对有鼓膜撕裂的患者行中耳重建术和清除异物是预防感染的有效措施。

连续的CT观察对有脑挫伤或出血的患者很重要，同时也有利于早期发现脑脓肿。脑脓肿一经证实，完全根治原发于耳部的感染是实行其他治疗方案的先决条件。目前治疗脑脓肿主要是通过抗生素和激素，一部分患者可以完全治愈。当脓肿已经完全形成包膜，可行开颅手术清除。现代的药物治疗已没有必要再行像穿刺抽脓或部分切除脑组织等急诊手术，这些手术有导致颞叶水肿脑疝的风险。等待脓肿形成包膜的另一个优点是避免急性期手术，使患者在一般状况相对良好的情况下接受手术，减少手术风险。我们不主张在耳外科手术过程中对靠近皮层的颞叶脓肿行切开和探查抽吸手术。

促进功能恢复的后续外科手术大多用于颅底外侧骨折后听小骨链的断裂或移位造成持续性传导性听力障碍的患者，另外也应用于鼓膜穿孔修补。面神经颅内段或颞骨内段的各个部位均可能因外伤造成牵拉、压迫或撕裂造成损伤。面神经损伤后，如果电生理和临床检查证实没有神经功能自发性恢复的可能性时，应采用手术修复。具体的治疗措施，在"面神经手术"一章中有详细的阐述。三叉神经损伤在三叉神经半月节或节前、节后支均可能发生。过去，由于技术的限制，中颅窝部位的三叉神经损伤不能治疗。三叉神经第一支的损伤会导致神经麻痹性角膜炎，进而造成角膜混浊甚至失明。而且这类患者由于局部营养问题而妨碍角膜移植。近年来已有尝试通过在枕大神经和额神经之间用一根长的移植神经进行吻合，从而促进角膜感觉的恢复，改善角膜营养障碍（Samii 1972）。

中颅窝创损的手术入路

骨窗开颅术（扩大钻孔开颅）

导言 20世纪初期，Krönlein全面研究了脑膜中动脉出血血肿的病理解剖特点，并且描述了处理源自脑膜中血管的血肿的颅骨钻孔位点（引在 Guleke 1950）。

直到今天，在没有CT和血管检查设备，患者又临近发生脑疝的危急时刻，Krönlein的方法依然值得推荐（图MS1a）。1973年，Bushe提出了环锯硬膜外、硬膜下血肿的不同的钻孔位点（图MS1b）。

216　中颅底手术

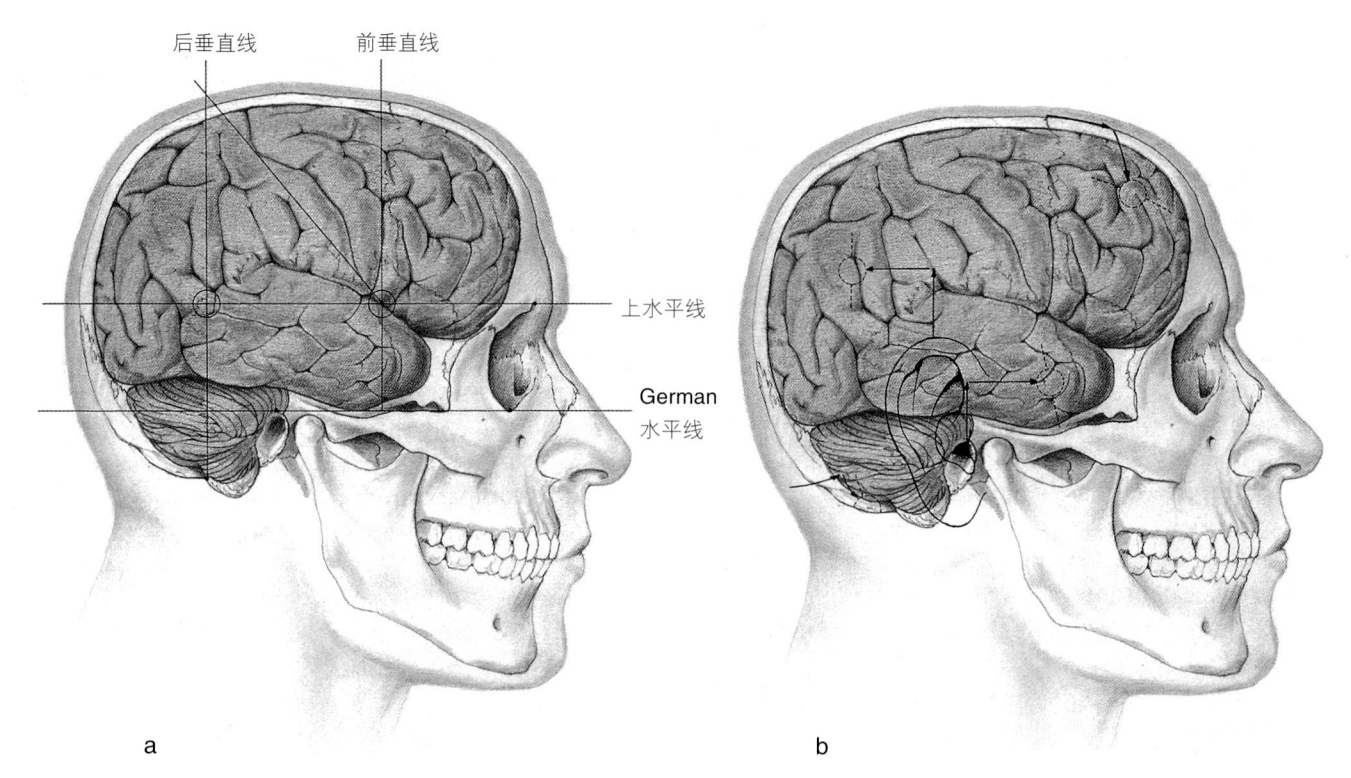

　　　　　a　　　　　　　　　　　　　　　　　　　　　b

图 MS 1 a　Krönlein硬膜外出血脑疝发生时的紧急钻孔探查点。在没有CT或血管造影诊断的紧急情况下作为血肿定位方法使用。脑膜中动脉的额及顶支的钻孔点分别位于前后垂直线与上水平线、German水平线垂直交点处。上水平线通过眶上缘并与German线平行。German线是通过眶下缘的水平线。前垂直线穿过颧弓中点，后垂直线穿过乳突的后缘。4条线共同确立了急诊处理颞和顶部硬膜外血肿的钻孔位置。额、枕和幕下血肿不能用此定位法。
　　　　b　Bushe（1973）提出的硬膜下和硬膜外血肿的钻孔位置。当无法用放射学检查明确血肿的位置时，Bushe提出了改良的Krönlein定位法，在额部和枕部各增加了一个钻孔。图示增加的钻孔点位置。

对于经过影像学检查定位明确的硬膜外血肿或脑内血肿，通过相应部位的骨瓣开颅术处理病变（图MS3a-f）。对慢性硬膜下血肿，通过多个钻孔冲洗会取得良好效果（Moringlane和Samii 1981）。

手术技术（图MS 2 a, b）

　　首先，颞部垂直切口，下方止于耳廓前方。将皮瓣从颞浅筋膜分离，然后沿颞肌纤维走行，依次切开颞肌筋膜、颞肌和骨膜。剥离并牵开颞肌和颅骨骨膜，显露颅骨。在颞骨鳞部前下方钻孔。根据血肿的延伸方向，将钻孔向前方或后方扩大。扩大骨窗的同时，根据需要，将皮肤切口向相应的方向以曲线的形式延伸，尽可能将头皮切口保留在发际以内。

　　清除血肿以后，在骨缘上悬吊硬膜以防止再出血。缝合颞肌和筋膜后，常规缝合切口，帽状腱膜下置引流管1~2天。

　　慢性硬膜下血肿钻孔方法如下：通过CT检查明确血肿范围后，分别于血肿的前方和后方设置钻孔点。垂直切开头皮4~5cm，咬骨钳将骨孔扩大至2~2.5cm。十字切开硬膜，切开血肿外膜，通过不断冲洗和吸引将血肿清除。然后通过骨孔将贴近脑表面的血肿内膜尽可能切除。从

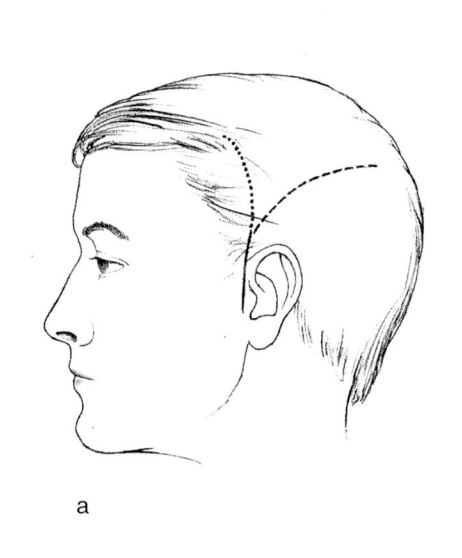

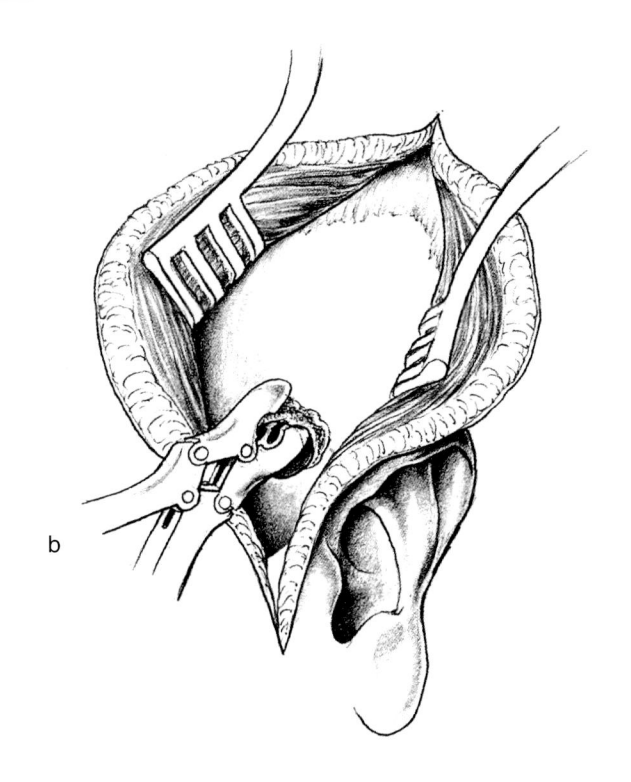

图 MS 2 a　头皮切口，根据血肿的部位调整切口方向。
　　　b　撑开颞肌后，颅骨钻孔并用咬骨钳扩大。

血肿腔后方骨孔置入多孔的Jackson-Pratt软硅胶管引流，远端接引流袋。术毕，间断缝合硬膜，钻孔部位可用骨水泥修补颅骨缺损，避免术后影响美观。逐层缝合头皮术后应连续CT复查，以了解引流情况。留置引流管的目的在于引流残留血肿和脑脊液，促进脑复张。通常引流管留置8～10天后拔除。

外伤后颅骨骨瓣开颅术

导言　除了慢性硬膜下血肿通过钻孔清除外，处理颅骨创伤和颅内病变的首先方法是颅骨骨瓣开颅术。骨瓣大小取决于病灶的范围。在前颅窝底创伤额骨瓣开颅时，骨瓣可以暂时取下。而处理中颅窝病灶时，颞骨骨瓣与颞肌相连予以保留。前颅底硬膜缺损可用腱膜骨膜瓣覆盖（见126页）。中颅窝硬膜缺损需要将颞肌从骨瓣上分离下来，形成基底在下方的筋膜瓣来修补硬膜。凹陷性骨折合并颅内血肿时，骨折区应包含在骨瓣上以便将凹陷骨片复位。

手术技术（图MS3a-f）

依据骨瓣大小和部位的需要选择额颞瓣或颞瓣，合理设计头皮切口。如果有头皮裂伤，应设法将其与头皮切口结合在一起。掀开皮瓣，显露颞肌和外层筋膜。根据骨瓣需要，在近颅底处沿肌纤维走行切开颞肌，显露必要的颅骨钻孔位置。下方的骨孔在眶外侧缘和颞骨鳞部后缘。上方在颞肌附着以远的颅骨上钻1～2孔，以便形成圆形的骨瓣。用脑膜剥离子剥离骨孔间的硬膜，线锯导板导入线锯，锯断颅骨。使用线锯时要注意使骨缘形成轻微的斜面，以保证骨瓣复位时有最大的接触面。骨瓣的两个底边的孔用咬骨钳向内扩延，不要损伤颞肌，以便在撬起骨瓣时从这两个骨孔间折断。在一些病例中，撬起骨瓣时发现脑膜中动脉横过骨瓣的底边，并且出血较多，这种情况下用骨蜡和双极电凝可以有效止血。

218　中颅底手术

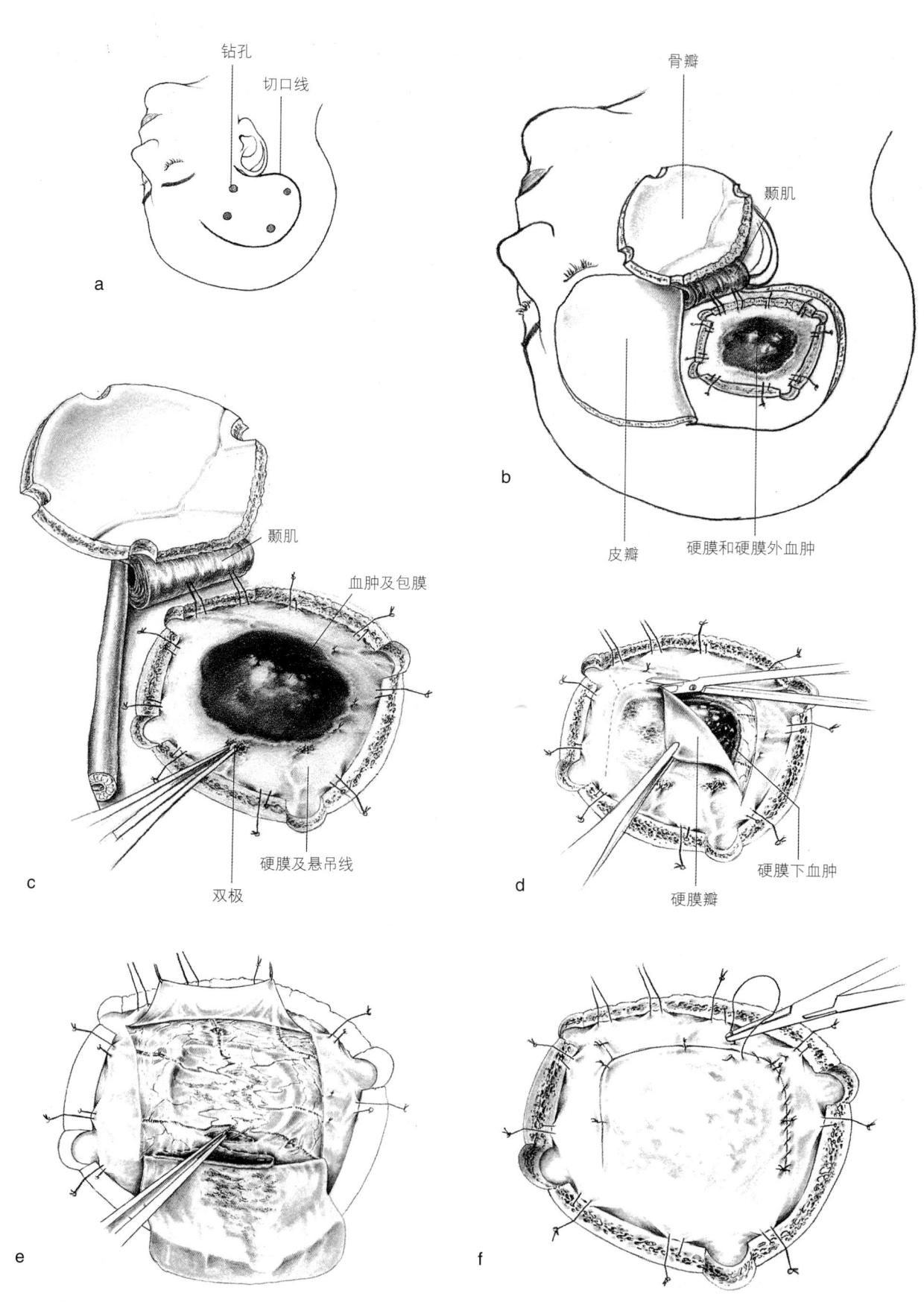

图 MS 3 a–f

将皮瓣和颞肌-骨瓣用湿纱布保护并拉开，显露术野。将粗糙的骨窗底边修平整。如果仅发现硬膜外血肿，则将血肿彻底清除后在软组织上或骨缘钻孔悬吊硬膜。对严重的外层硬膜出血通过缝合硬膜止血，硬膜下血管出血通过缝扎止血。将所有出血点通过电凝彻底止血。

如果严重创伤造成脑挫伤和脑内血肿，有脑疝的危险时，需要将硬膜打开。距离骨窗边缘5 mm处剪开硬膜，向上方掀起，显露脑组织。清除脑内血肿及周围已有不可逆损伤的脑组织。出血的血管则电凝止血。检查颞叶内侧有无脑疝形成，必要时行颞叶内侧部切除。最后，冲洗脑表面检查有无出血点，对脑挫伤部位应仔细止血。硬膜复位，先固定几针然后连续缝合硬膜。在骨瓣和骨窗边缘分别对应钻细孔，以便丝线固定骨瓣。颅骨孔处用骨水泥封闭。肌肉复位缝合，帽状腱膜下置放引流，头皮全层缝合。对发际外可见部位的切口应用细线仔细缝合，确保美观。

在开放性颅脑损伤伴粉碎性骨折的情况下（图MS4a-c），应根据具体情况调整前述的操作步骤。将颅骨碎片从硬膜上剥下收集起来，根据情况需要骨瓣开颅扩大骨窗。进一步打开损伤的硬膜，显露脑部病灶。对缺损硬膜应用带蒂的颞肌腱膜瓣或腱膜骨膜瓣修补。如果没有血供良好的组织可用，则可应用人工硬膜。对颅盖部缺损，将收集的骨折片复位拼接固定，从四周向中心部位逐步修复。对于残留的缺损，用骨水泥和纤维蛋白胶修复。如果颧弓骨折，应尽可能将其连在咬肌上，这样有利于术后复位内固定。某些严重病例，颅盖骨缺损可行二期手术重建。特别是当颅骨碎片无法修复及创伤区域有感染风险的时候（图 AS 23a-g）。

图 MS 3 a-f 外伤骨瓣开颅
  a 头皮切口和钻孔点。
  b 打开颅骨骨瓣显露硬膜外血肿。
  c 前方翻开头皮、向下翻开颞肌骨瓣，显露硬膜外血肿、悬吊硬膜、止血、清除硬膜外血肿。
 d-f 清除硬膜下血肿。d 打开硬膜下血肿表面的硬膜。e 脑表面出血的血管通过电凝止血，连同血肿囊壁一并清除血肿。f 间断缝合几针然后连续缝合硬膜。

220　中颅底手术

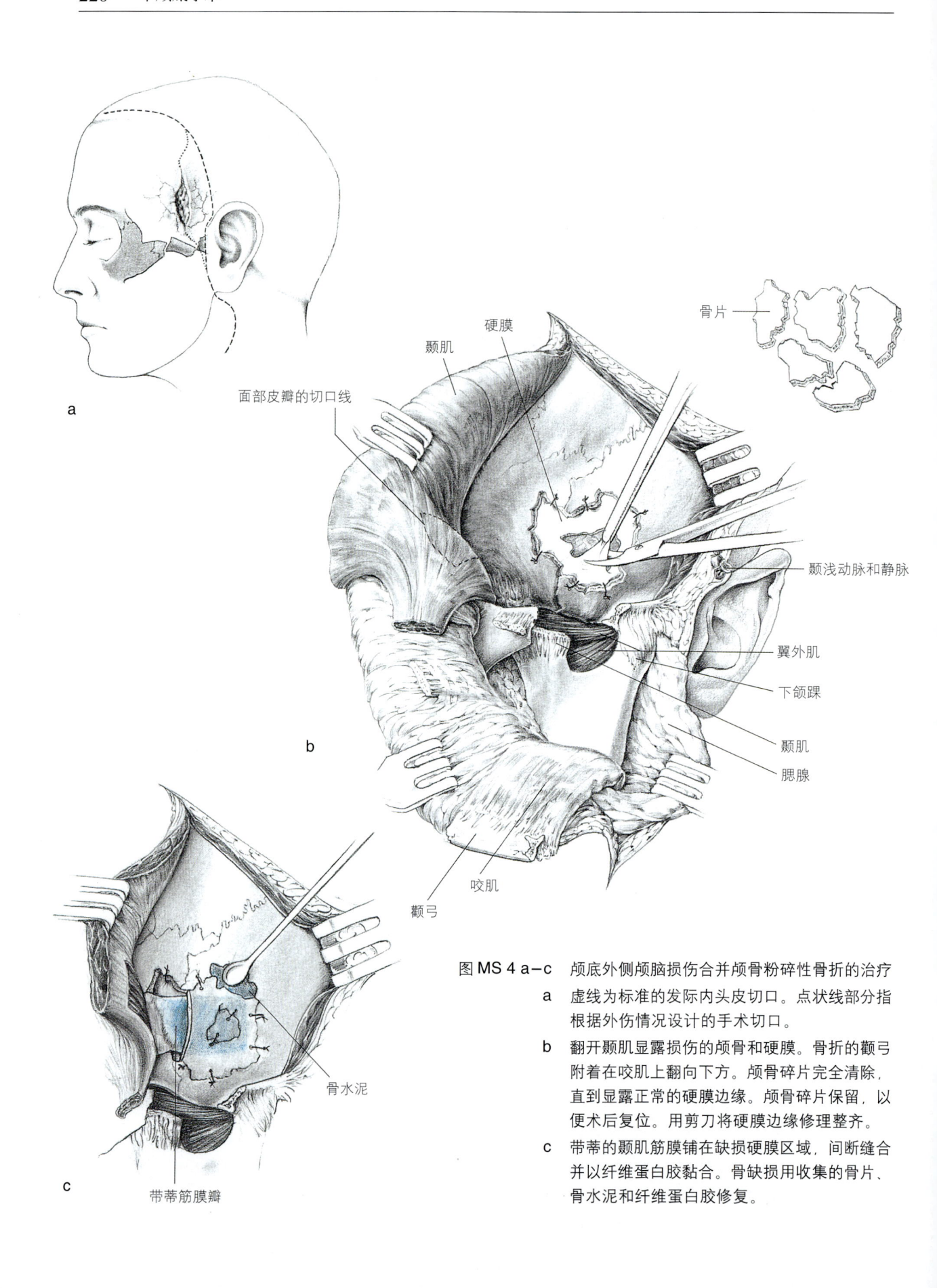

图 MS 4 a–c　颅底外侧颅脑损伤合并颅骨粉碎性骨折的治疗
a　虚线为标准的发际内头皮切口。点状线部分指根据外伤情况设计的手术切口。
b　翻开颞肌显露损伤的颅骨和硬膜。骨折的颧弓附着在咬肌上翻向下方。颅骨碎片完全清除，直到显露正常的硬膜边缘。颅骨碎片保留，以便术后复位。用剪刀将硬膜边缘修理整齐。
c　带蒂的颞肌筋膜铺在缺损硬膜区域，间断缝合并以纤维蛋白胶黏合。骨缺损用收集的骨片、骨水泥和纤维蛋白胶修复。

颈内动脉－海绵窦瘘的治疗选择

导言 鞍区血管解剖：从外科观点看，海绵窦及贯穿其中的神经血管结构组成了颅底最危险的区域。

海绵窦段颈内动脉的走行是多种多样的，Moniz（1934）称其为"虹吸部"。Krayenbühl和Yaşargil（1965）通过血管造影将虹吸部分为7形：① U形；② V形；③ 弓形；④ 三角形；⑤ 双虹吸形；⑥ 大虹吸形；⑦ 长虹吸形。

Lang 和 Schäfer（1976）描述颈内动脉海绵窦段发出2～6支小的分支。其中2个干，即颈内动脉海绵窦后及外侧干比较恒定（图 MS 5，鞍区血管系统的上面观）。

Lang（1979）证实70%成人海绵窦的静脉管道是一致的。约10～60个由残留的胚胎性静脉壁构成的小梁穿插其间。大约29%的成人海绵窦由数目不等（最多达25个）的、互相吻合的"血池"组成。约4%的成人有薄壁静脉横穿纤维组织分隔的窦内腔室。其间隙充满疏松纤维成分和脂肪（图 MS 5）(Michailow 1964)。海绵窦是颅内引流静脉的中继站，直接或间接与所有静脉窦沟通（图 MS 6）。

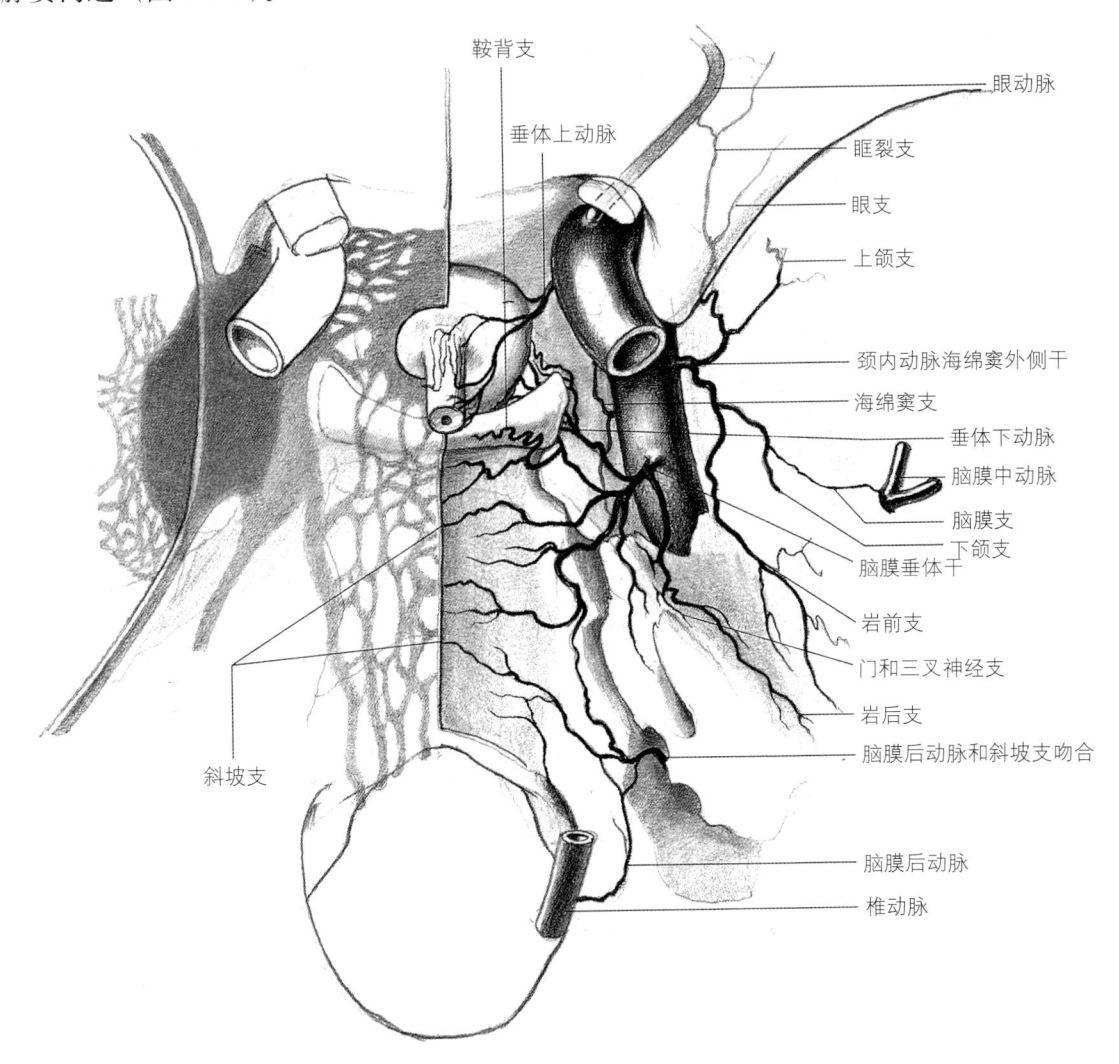

图 MS 5　海绵窦区域的动脉和静脉解剖（引自 Lang 和 Schäfer 1979）

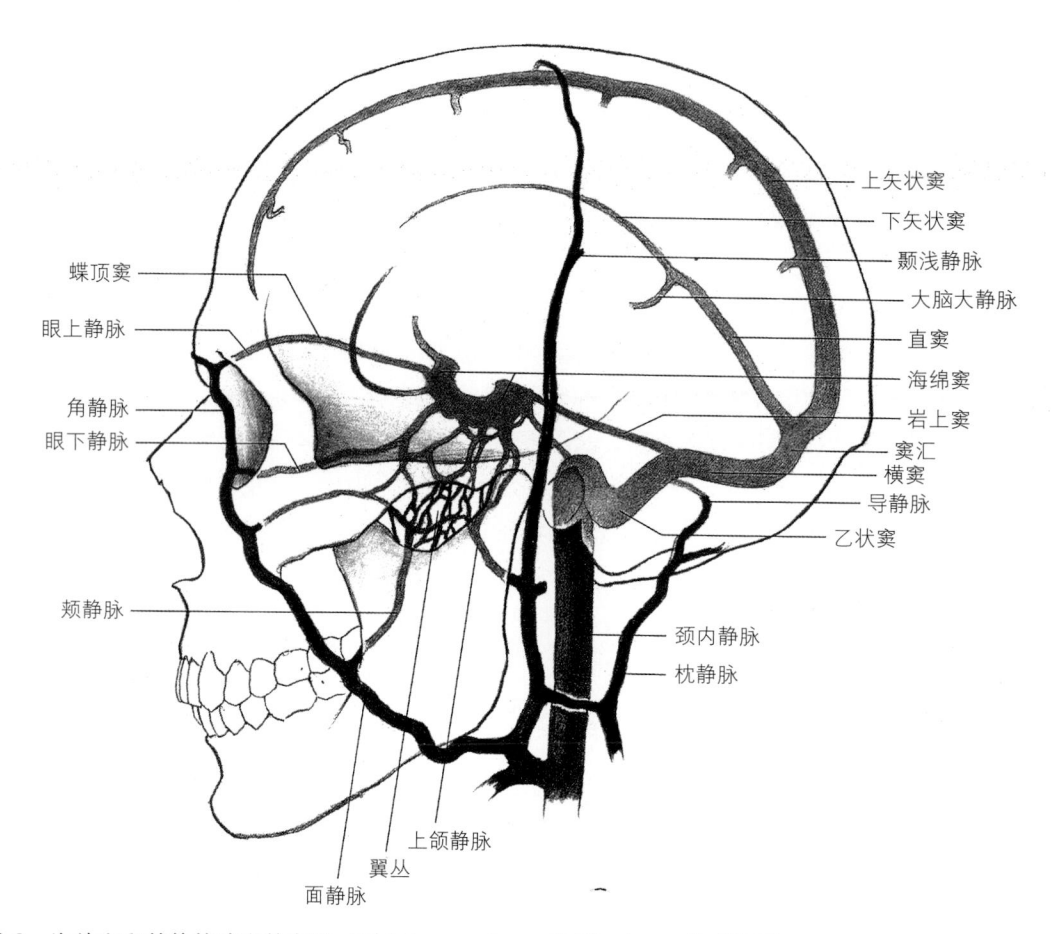

图 MS 6　海绵窦和其他静脉窦的交通（引自 Lang, Lanz 和 Wachsmuth 1979）

随着超选择性血管造影技术的进步和颈内动脉海绵窦瘘的栓塞治疗的开展，这一区域的显微解剖愈发重要。治疗方案的选择取决于瘘口的精确定位。

Ⅲ、Ⅳ、Ⅴ、Ⅵ颅神经通过海绵窦。它们的相对位置从后到前是变化的（图 MS 7a-d）。额颞入路从外侧壁进入海绵窦时，Parkinson 主张从滑车神经和眼神经之间的间隙进入海绵窦（Parkinson 三角）以减少手术对颅神经损伤的风险。

在过去的文献中，颈内动脉海绵窦瘘被称为颈内动脉－海绵窦动脉瘤。Dandy（1935）、Dietrich（1981）、Hamby（1933，1966）、Metzel（1980）曾做过相关的综述。Goldhahn（1967）将颈内动脉海绵窦瘘的症状根据发生几率分为 3 组：

1）主要症状

  a）与动脉搏动同步的杂音；b）眼球突出；c）外展神经麻痹。

2）附属症状

  a）眼部静脉充血；b）视力损害或视野缩小；c）其他颅神经受累。

3）罕见症状

中颅窝创伤性病变的手术治疗 223

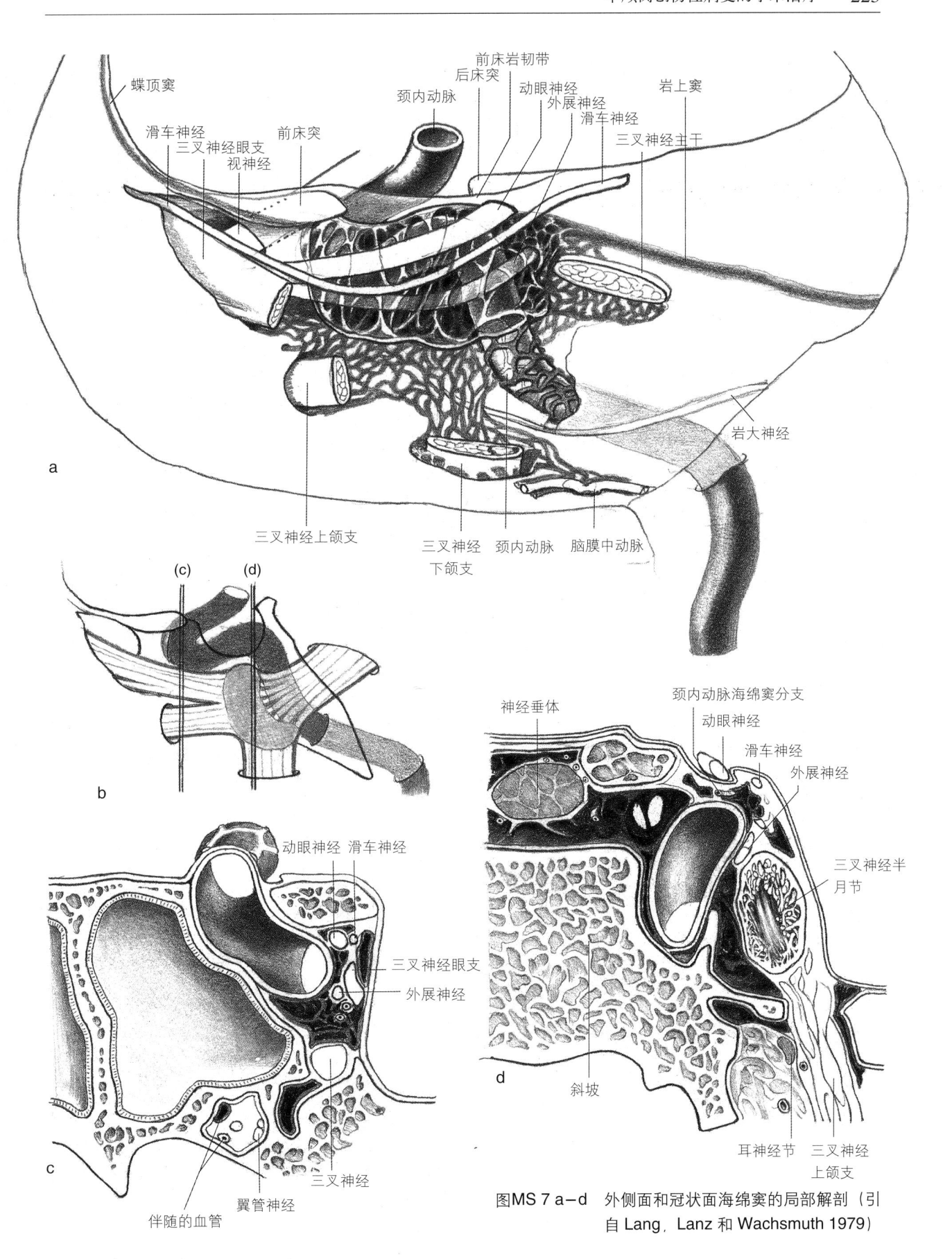

图MS 7 a–d 外侧面和冠状面海绵窦的局部解剖（引自 Lang，Lanz 和 Wachsmuth 1979）

a）眼球或静脉搏动；b）其他眼部症状；c）头痛；d）脑功能损害；e）出血；f）交感神经系统受累。

鉴别诊断包括外伤性颈内动脉动脉瘤、非外伤性颈内动脉海绵窦段动脉瘤、眶区血管畸形、颈动脉-颈静脉瘘、海绵窦血栓形成、眶部脑膨出以及眶部、颅内肿瘤等等。如果脑血管造影显示患侧颈内动脉闭塞后对侧来的代偿循环不足，则很难决定是否或何时治疗该动静脉瘘。

对颈内动脉-海绵窦瘘的病人采用手术治疗前，必须仔细权衡患者的症状和手术风险两者的关系。成功地消除动-静脉分流将改善甚至恢复正常脑血流供应，使病人的症状不再恶化，并在一定程度上减轻症状。治疗也有一定的预防意义，可以防止晚期心血管并发症的发生及致命性的蝶窦出血，也有利于防止发生由于进行性严重的突眼变形造成的心理障碍。

治疗开始前，临床医生必须充分地了解病变区域的病理解剖信息。手指压迫颈部的颈总或颈内动脉可以用来评价闭塞患侧颈内动脉会对临床症状产生什么影响。

前、中颅窝平片和断层以及CT扫描有助于定位造成瘘的骨折部位。脑电图（Nau等1977）、脑同位素扫描、血管造影（压迫和不压迫患侧颈内动脉）以及CT脑血流测量也可应用于评估瘘口处及脑组织的血流及功能情况。术前、术后多普勒超声检查也可提供充分的血液动力学信息。

治疗选择

主要供血动脉结扎（颈总动脉、颈内动脉、颈外动脉及其分支）

可以选择通过颅内、颅外或联合入路闭塞供血血管。Dandy（1935）与Hamby和Gardner（1933）提出通过开颅手术夹闭床突上段颈内动脉治疗颈内动脉-海绵窦瘘。在所有的病例中，颅内结扎颈内动脉是在颈段颈内动脉结扎之后进行。

将发生瘘的颈内动脉段孤立的方法被称作"孤立"（Trapping）术（图 MS 8 a-c）。颈内动脉颅内段结扎是必要的，这样可以消除颈部动脉结扎后，瘘口通过Willis颅底动脉环的前、后交通动脉逆行供血，从而避免复发。术中在后交通动脉起始点下方夹闭颈内动脉，患侧大脑半球仍然可以通过Willis环供血同时又孤立了瘘。Hamby（1964）报道通过单纯颈部结扎颈内动脉有不足1/3的患者治愈，而有另外1/3患者通过联合颈内动脉颅内段结扎手术治愈。对于孤立手术，Echols和Jackson（1959）报道有50%的治愈率，Pool和Poots（1965）报道有2/3的患者治愈，Krayenbühl（1967）报道采用本术式治愈率为0%，但改善率达60%，Friedmann等（1970）报道有25%的闭塞率。

手术失败的一个主要原因是由于结扎患侧颈内动脉并没有阻断眼动脉，患侧眼动脉有充足的同侧或对侧颈外动脉分支的侧支循环，血液通过眼动脉逆流进入瘘口，造成复发。Adson（1942）应用孤立术并在眼动脉起始点处夹闭眼动脉，全部病例均达到治愈，并且没有发现患者视力受到影响。Dandy（1937）最先研究证实，由于侧支循环供血，眼动脉结扎不一定会导致失明。

关于本术式中颈部颈内动脉结扎和颅内段颈内动脉结扎哪一种手术先做的问题，长期以来存在争议。

即使Willis环有充分的前、后交通动脉供血，但颈部颈内动脉结扎后会产生"盗血现象"，即对侧通过侧支循环来的血液逆流入瘘口，导致患侧大脑半球缺血。这种现象在先做颈内动脉颅内段结扎手术的患者中就不会出现。

另一方面，Pool和Poots（1965）提出了反对先做颅内段结扎的理由：

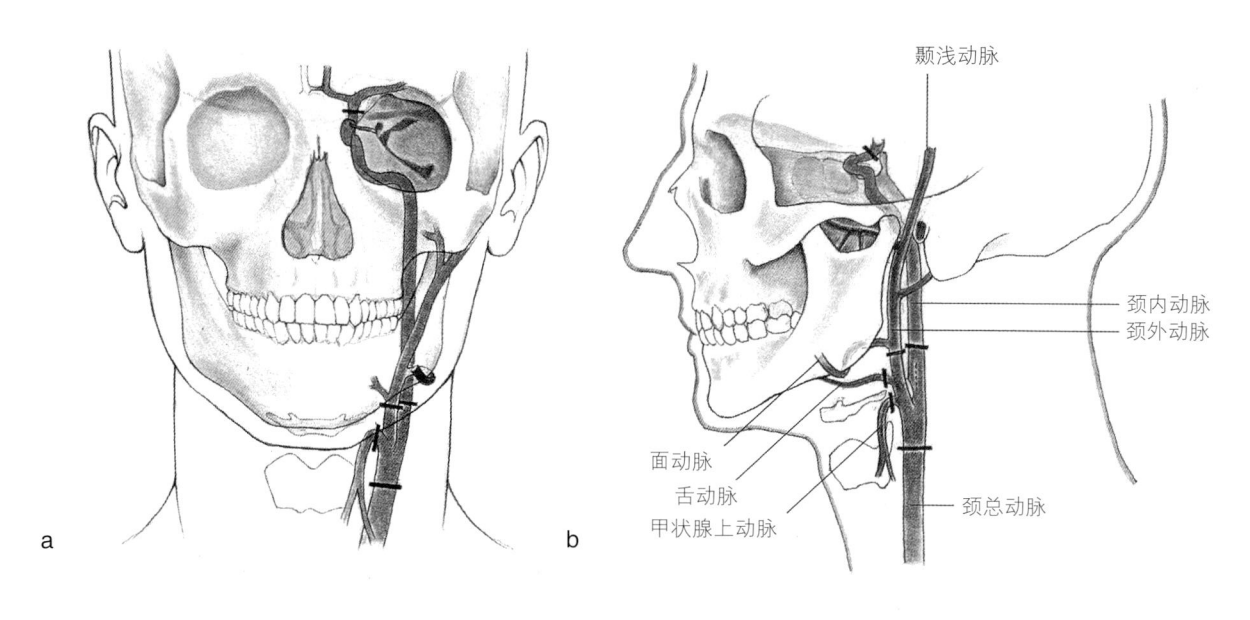

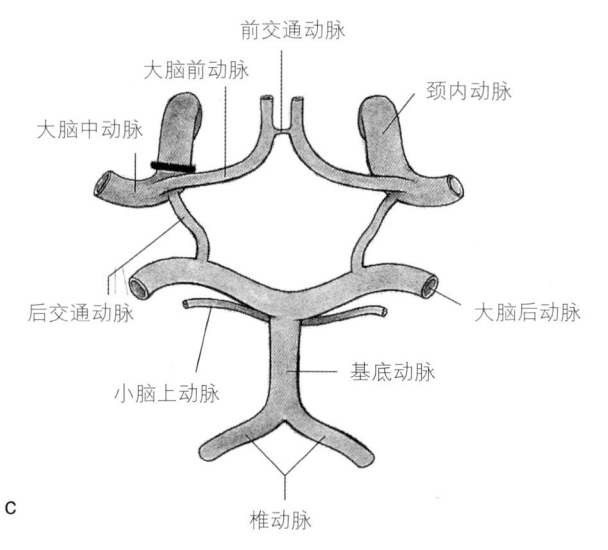

图 MS 8 a–c "孤立手术"技术治疗颈内动脉－海绵窦瘘

a，b 显示颅外和颅内段颈内动脉、颈总动脉、颈外动脉、甲状腺上动脉的结扎部位。

c Willis 环的侧支循环。颅内段颈内动脉在大脑前动脉和后交通动脉的发出点之前夹闭。

1）颅内结扎后，来自瘘口的压力增高而使海绵窦内压力增高；
2）颈内动脉分支压力的增高也会使海绵窦内压力增高；
3）如果结扎颈内动脉会导致偏瘫，颈段结扎较颅内段结扎更容易纠正；
4）单纯颈段颈内动脉结扎可能达到治愈，不需要进一步的手术治疗。

Hamby（1964，1966）试图通过一期完成颈段和颅内段颈内动脉的结扎以避免血液动力学的影响。在 18 例患者中 17 例治愈。然而，Stern、Brown 和 Alksne（1967）指出一期同时手术有严重的并发症，他们报道 6 个病例中，有 2 例死亡，1 例严重偏瘫，仅 3 例治愈。

抛开上述争议，通过颈内动脉结扎治疗颈内动脉海绵窦瘘确实存在问题。因为术前很难对 Willi's 环的代偿能力和术后患侧半球通过 Willi's 环实际获得的血流量作出准确评估。

颈内动脉栓塞

由于对瘘口直接手术是不可能的，Brooks（1930）提出通过颈内动脉导入一片肌肉来闭塞瘘口（图MS 9）。其理由是合适大小的肌肉栓子由于动脉血流的压力而牢固地嵌留在瘘口处，起到封闭瘘口的作用。Hamby和Gardner（1933）用银夹标记肌肉片便于X线定位。但他们没有能够达到最后治愈还是结扎了颈内动脉。因此Dandy（1937）提出应该将颈内动脉栓塞与结扎术结合起来。栓塞术的主要问题是不能明确瘘口的大小，因此很难设计合适大小和形状的栓子。如果栓子太大，将无法到达瘘口而实际上相当于闭塞了颈内动脉。如果太小，栓子将直接通过漏口进入到海绵窦内造成海绵窦内血栓形成。如果栓子不能停留在瘘口而进入床突上段颈内动脉或某个分支，将造成严重的并发症如瘫痪、失语、失明等等。这些问题促使Jaeger（1942）改进技术，在打开颈部血管之前，首先夹闭颅内段颈内动脉，然后导入栓子。Isamat（1970）回顾了89例颈内动脉栓塞病例，其中76例先行颅内段颈内动脉阻断，最终瘘口闭塞率达到99%。Hamby（1964，1966）进一步改进了"Jaeger操作法"：先在床突上方夹闭颈内动脉，如果可能还有眼动脉，然后尽最大可能栓塞整个颈内动脉海绵窦段。这样做的目的是阻断所有的海绵窦段和岩骨段的分支，以免这些分支通过吻合导致复发。如今这一方法成为最可靠的手术治疗颈内动脉海绵窦瘘的方法（Larson和Worman 1968，Noordenbos 1968，Rey等1975，Sedzimir和Occleshaw 1967）。Jaeger和Hamby的手术方法潜在的并发症是海绵窦血栓形成失明（Krayenbühl 1967），视力障碍和失明（Ohta等1973），栓塞物脱落脑栓塞（Obrador等1974），半球缺血造成死亡或偏瘫（Besson

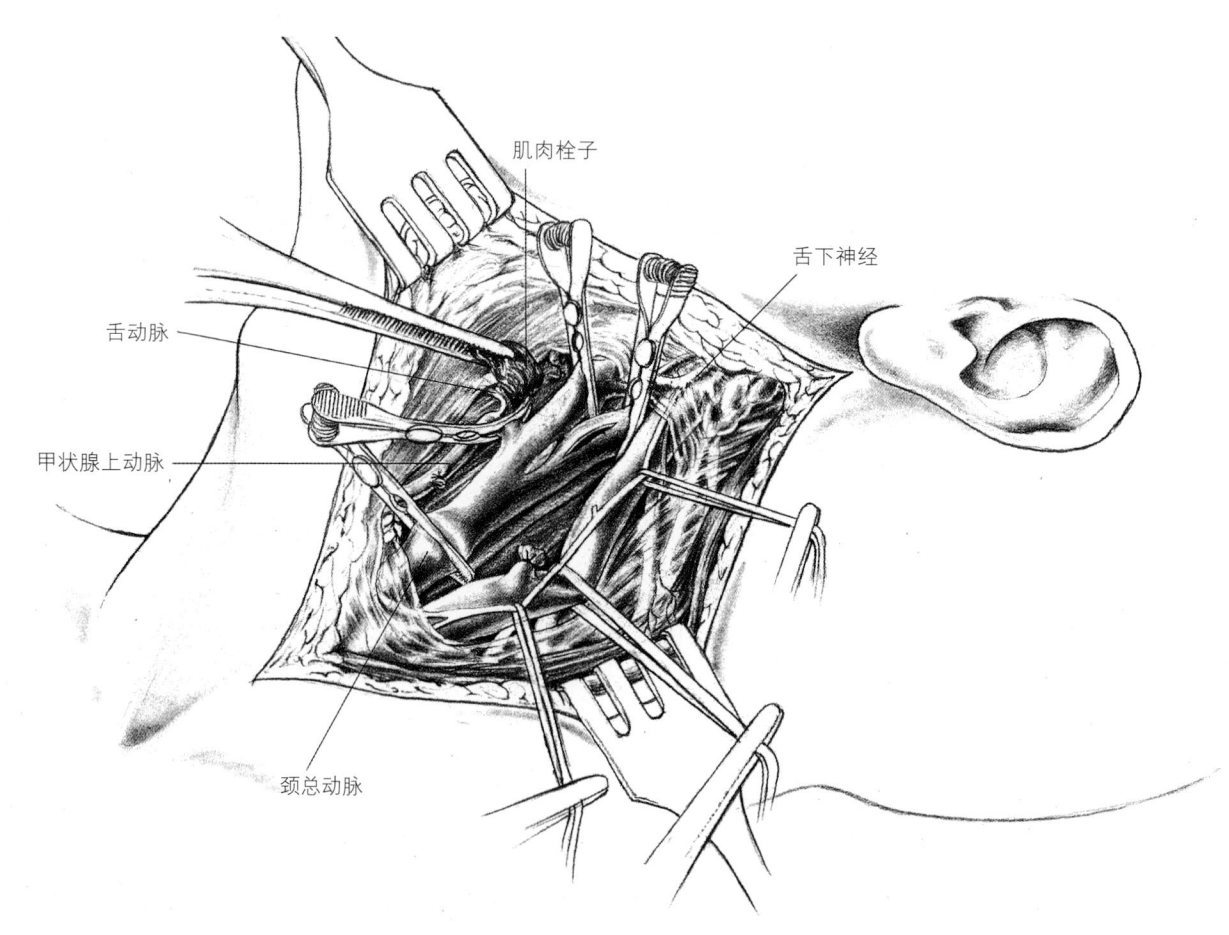

图MS 9　用肌肉片施行颈内动脉栓塞术。颈动脉分叉处显露后，在颈内动脉分叉上方打开颈内动脉并导入肌肉栓子

等1975），及静脉血栓栓塞死亡（McCormick等1976）。

很多专家对这一栓塞方法进行了改进。有学者尝试同时结扎颈内动脉颈段和颅内段之后进行栓塞。随后出现了自由栓塞术（free embolization），即栓塞颈内动脉海绵窦瘘后，保留颈内动脉血流（Land和Bucy 1965，Isfort 1967）。

在控制栓塞术中，肌肉栓子在导入颈内动脉前用一根缝线连接，防止栓子进入脑内血管或海绵窦内。在某些情况下，缝线可用于保持动脉管腔通畅。但是管腔内的线可能会造成血栓形成或栓塞。Krayenbühl应用Foley球囊导管推送带线的并有银夹标记的肌块完全填塞海绵窦段颈内动脉，从而将整个瘘口封闭。血管造影确认放置成功后，在颈部结扎颈总动脉，将肌块连线固定于结扎处。

应用Fogarty球囊导管闭塞瘘口（图MS10）

Prolo和Hanbery（1971）率先应用Fogarty导管成功从血管内闭塞颈内动脉－海绵窦瘘。与别的技术一样，该方法需要牺牲颈内动脉，所以Willi's环代偿一定要好。术中将球囊导管置入颈总动脉，然后在影像增强器监视下将导管送入颈内动脉海绵窦段。球囊内充满造影剂以便能够监控球囊位置。导管近端固定在颈总动脉壁上，最后将颈总、颈内、颈外动脉分别结扎。这种球囊技术是闭塞颈内动脉海绵窦瘘的简单有效的方法。当然必须考虑颈内动脉结扎后发生并发症的风险，以及通过迂曲的血管置入球囊可能产生的困难（Herrman等1975）。此外，精确地将球囊置于瘘口处并恰好封闭瘘口仍有很大难度，球囊泄漏问题也难以解决，球囊的具体寿命目前还无法明确。

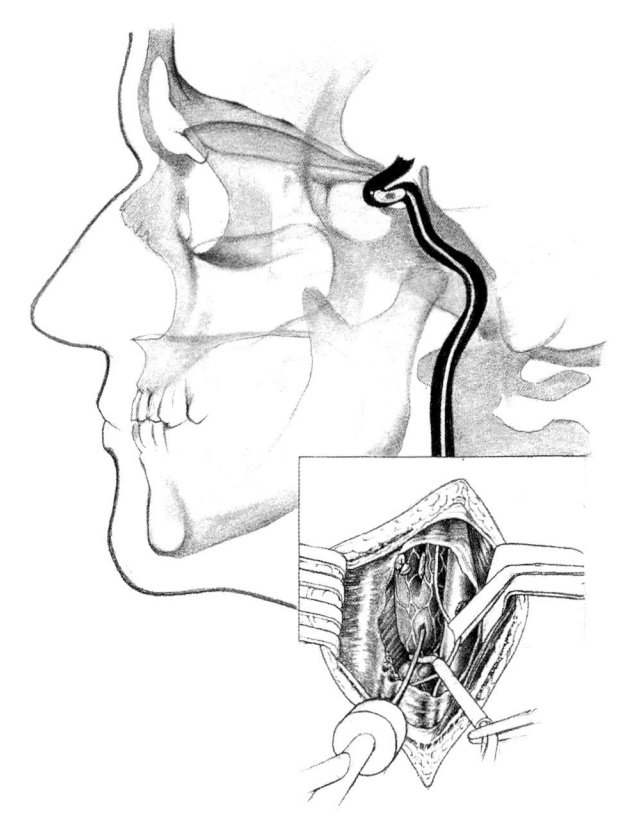

图MS 10 用Fogarty导管施行颈内动脉－海绵窦瘘闭塞术。通过颈段的颈内动脉将导管置入病变区域。

尽管如此，球囊闭塞瘘口的方法依然被很多学者认为对于侧支循环良好的患者来说仍是一个首选的方案（Chowdhary 1978，Grunert和Sunder-Plassmann 1971，Rougerie等1973，Rupp等1975，Serbinenko 1974）。

可脱性球囊技术（图MS11）

Cophignon等（1974）、Djindjian（1974）及Serbinenko（1971，1972，1974）等学者在20世纪70年代早期率先使用超选择性微导管可脱性球囊技术。Debrun（1975，1981，1982）改良了这一技术，并在1981年报道了应用这一技术治疗54例外伤性颈内动脉－海绵窦瘘患者。通过细乳胶线将一个小的乳胶或硅胶球囊绑在微导管的尖端，到达瘘口处后，或拽脱球囊或用一根同轴导管套在微导管外面推脱球囊，球囊颈部的弹性乳胶线随即自动封死。球囊内灌注的液体硅胶

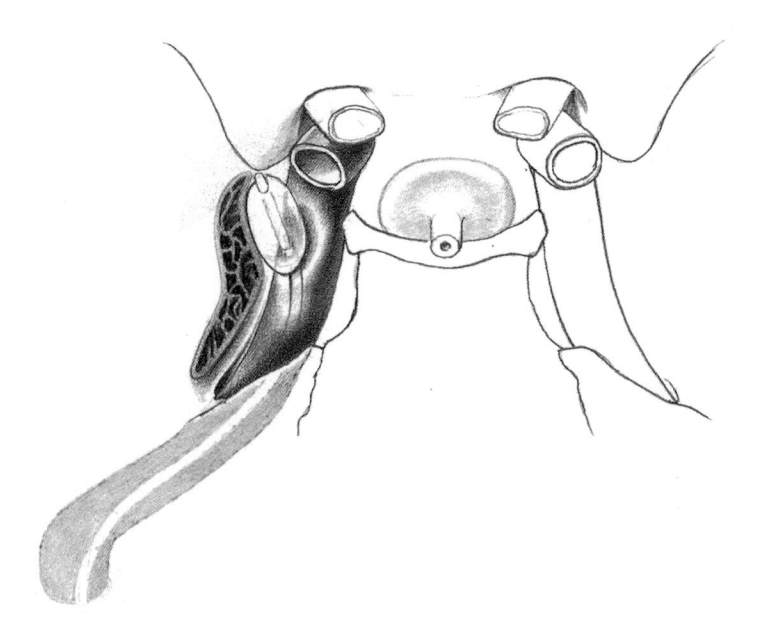

图 MS 11 可脱性球囊技术。球囊通过微导管置入瘘口处并从导管上解脱下来

5～10分钟后凝固，这样可以长期维持球囊的大小。近来的革新是从股动脉插入一根导引导管，球囊导管从该导管内置入，同时通过水流将尚未充盈的球囊其他导管送入瘘口。

术后动脉造影必须显示：
1）球囊在海绵窦内、颈内动脉外侧；
2）动脉造影提示瘘消失；
3）颈动脉血流正常。

Debrun认为，可脱性球囊技术的出现可以淘汰一些过时的栓塞颈内动脉－海绵窦瘘的方法，如用小球、冻干硬膜、纤维蛋白海绵、异丁基氰丙烯酸盐等等，这些方法都存在肺栓塞的危险。

颈内动脉－海绵窦瘘血栓形成术（Mullan 1974，1982）

Mullan研究发现未经治疗的颈内动脉－海绵窦瘘死亡率仅为3%，主要是因为严重的、不可控制的鼻衄。70%的病例出现进行性眼部并发症。偏瘫和失语同样也很少发生。因此，治疗方案的选择应着重在于解决眼部问题，而不应增加死亡、偏瘫或失语的风险。基于此考虑，Mullan放弃了传统的颈内动脉闭塞的方法。

颈内动脉－海绵窦瘘的临床研究证实，每一个病例都有不同的瘘口形态及动静脉交通的部位。因此有必要应用不同的闭塞方法或几种方法联合应用。用于促进血栓形成的材料包括镀铜钢针、磷铜丝（0.005mm直径）、阻塞球囊以及传统材料如明胶海绵、氧化纤维素和棉花。海绵窦内血栓形成可以通过四个路径实现：前方、侧方、后方路径需要通过额颞骨瓣开颅手术，而第四个路径是经皮经颈静脉导入促进血栓形成的材料。

不同类型的颈内动脉－海绵窦瘘应选择相应的栓塞技术：
1）放射检查可见的颈内动脉－海绵窦瘘。相对容易处理，可以通过外侧入路用立体定向术或直接穿刺插入镀铜钢针。

2）瘘完全向前方引流进入眼静脉。这种情况下动脉血全部压力进入眶部造成严重的眼部并发症。这种情况通过前部入路最容易处理。术中从眼静脉与海绵窦的交汇处进入，用传统的材料栓塞海绵窦。如果海绵窦较小，插入铜针即可。

3）瘘完全向后方引流。这种病变难以处理。动眼神经麻痹是可能的并发症。这种病例需要应用不同的技术：(a) 在动眼神经下后方直接插入金属线或针，通过术中血管造影监测避免颈内动脉损伤。(b) 如果岩上窦腔足够宽，在距离岩上窦汇入海绵窦数毫米处直接置入致血栓材料。(c) 如果岩下窦发达，则经皮经颈静脉直接逆行导入闭塞球囊。

4）大的、时间很长的瘘口。相对容易处理。采用侧方入路。由于这种病例术中颈内动脉造影无法有效显示颈内动脉，术中首先将金属线置入海绵窦前下方相对安全的区域。当这一部分闭塞后，颈内动脉可以显影，进一步插入金属线封闭动脉周围区。对这种类型的瘘口可能需要多达24m、直径0.005mm的磷铜线封闭整个瘘。

5）新发的、小的瘘向各个方向分流。通常需要联合几种不同的入径，并且很难闭塞。

6）双侧瘘。治疗方案原则同单侧瘘。一次栓塞一侧，争取每一侧都完全闭塞。

7）患者不能耐受颈动脉压迫。通常是由于侧支循环不充分。通常发生在双侧颈内动脉－海绵窦瘘、对侧瘘口通过颈动脉闭塞治疗以后，也可能由于对侧侧支循环解剖结构上不发达。注意避免刺激颈内动脉造成血管痉挛，特别是在使用铜针时容易发生。为避免这一情况，可选用别的材料，或离动脉几毫米远处插入，即使有小的残留也没有关系。

这种类型手术有两个主要问题：

1）在海绵窦前方出口形成血栓前，闭塞后方出口会导致急性眼部症状，需要紧急处理。

2）仅仅闭塞海绵窦前方和后方而没有闭塞中部，可能在中部形成动脉瘤，造成一过性颅神经损伤。一经诊断，也需要后续治疗。

为了避免这些问题，应该术中尽可能一次完成单侧完全栓塞。24例患者接受这种治疗后，有1例发生短暂性外展神经麻痹，另外1例发生暂时性动脉瘤，1例不全动眼神经麻痹加重但随后恢复。没有患者死亡，且全部患者没有发现术后有半球供血不足的表现。

直接经海绵窦手术

Parkinson（1965，1967，1982）最早进行经海绵窦手术闭塞瘘口。他首先选择经其他方案治疗颈内动脉－海绵窦瘘失败的病例，随后选择原发未经治疗的病例。他发现经海绵窦直接手术能有效保留颈内动脉通畅。

手术在深低温、阻断循环的情况下完成。Parkinson经额颞入路切开海绵窦外侧壁显露瘘口。海绵窦外侧壁从上方到下方依次横行有Ⅲ、Ⅳ、Ⅴ、Ⅵ颅神经。显露颈内动脉海绵窦段及分支，对瘘口部位直接进行修复。通过这种手术可以保留颈内动脉通畅。但是手术有死亡或其他并发症，如失语、脑膜炎、梗阻性脑积水等（Parkinson 等 1974）。

有经验的神经外科医生通过显微神经外科技术经海绵窦进行直接手术治疗，而导管技术的进步，使许多神经放射科医生可以在闭塞瘘口的同时保留颈内动脉供血。未来仍需进一步积累经验，明确此类患者手术治疗或导管治疗的选择标准。尽管直接手术较导管技术有较大的创伤，当球囊导管技术治疗不成功时，仍不失为一种有效的补充技术。

经颞硬膜外入路到岩锥前面和内听道

导言 抗生素及手术显微镜的应用，使人们重新对经中颅窝硬膜外入路行上半规管开窗治疗耳硬化病和慢性中耳炎（Wullstein 1951）、面神经移植和修复（Clerc 和 Batisse 1954）、前庭神经切除及听神经瘤切除（House 1961，1966）感兴趣。Fisch（1969，1970，1976）回顾了该入路内听道手术的可能适应证、手术技术的改进和该入路的优势及手术结果（Harker 和 McCabe 1984）。经颞硬膜外入路到达岩锥和内听道已经在外侧颅底外伤治疗中确立了地位（Unterberger 1959）。手术主要适应证是，岩骨纵行或横行的骨折造成的长期脑脊液漏或面神经不可逆损伤。治疗外侧颅底骨折造成的脑脊液漏的基本原则前面已经讨论（见214页）。是否采用经颞或经乳突入路行硬膜重建取决于骨折的大小和听力功能的情况。如果广泛的骨折没有损害听力，我们首选经颞入路。经颞入路不必扩大创伤骨面的范围，避免了硬膜疝，同时避免了进一步刺激听觉器官。经乳突入路行乳突气房顶部硬膜重建常较容易。然而，经颞入路可以修补通过鼓室顶发生的脑脊液漏，而且不仅不会损伤鼓室膜骨器，还可以在修补硬膜的同时重建它们。如果横行骨折造成内耳不可逆性损伤，即使骨折位于岩骨很内侧并伴脑脊液漏也可以从下方处理，可通过经迷路入路，行硬膜重建并且探查至桥小脑角区，完成面神经探查、修复。面神经瘫也影响到手术入路的选择，这将在后面评析讨论。某些病例中，可以考虑采用经颞入路显露内听道行前神经或蜗神经切断术来治疗外伤后前庭神经和蜗神经功能紊乱（如：前庭神经损伤后中枢代偿不良或致命性耳鸣）（Geyer 和 Helms 1983，Helms 1985）。

手术技术（图 MS12a-n）

患者仰卧位，身体略向患侧倾斜，头部转向对侧并轻度伸展。起自颞肌上缘垂直向下切开头皮，下方达到耳廓前方略弧形继续向下到达耳廓下缘。垂直切开颞肌，剥离、牵开，显露颅骨面积约7cm × 10cm。骨窗长5cm，宽4cm，底边到达颧弓水平，用气钻或线锯开颅，移除骨片，避免损伤硬膜，进一步用咬骨钳扩大骨窗底面，骨蜡封闭止血，电凝烧灼硬膜止血。进一步将硬膜从中颅窝底骨面剥离。

烧灼、分离岩鳞缝的硬膜。显微剥离子从后向前慢慢剥离硬膜。这种操作有助于显露岩锥前面的结构如膝状神经节、岩浅大和岩浅小神经和面神经膝，约10%的病人即使没有骨损伤也能直接看见这些结构（Fisch 1976）。继续向前分离硬膜前方直到棘孔、向内侧和后方到岩上窦。岩大神经管裂孔处硬膜不宜剥离，避免造成硬膜与骨之间的静脉出血。同样道理，也不要暴露脑膜中动脉避免损伤。如果岩大神经大部分被骨质覆盖无法做术中定位标记，则剥离硬膜不应超过弓状隆起2cm。如果耐心、缓慢地牵拉颞叶，常可不必剪开硬膜释放脑脊液，也不必行腰穿释放脑脊液。如果颅压高，可应用地塞米松或山梨糖醇降颅压。充分抬起硬膜后，放置自动牵开器牵拉硬膜，弓状隆起应置于术野中心，其前方是 Fisch 称作"听道板"的区域，该区域的前界是岩小和岩大神经。

将陷入骨折线中的硬膜及脑组织分离，清除碎骨片。如果面神经没有损害，单纯用硬膜补片修补硬膜缺损，用纤维蛋白胶将硬膜与颅底黏合。松开牵开器，将颞叶复位，骨板复位固定，对合颞肌，留置引流，头皮全层缝合。

如果存在面神经麻痹，术中应该探查面神经管和内听道。依靠岩大神经为标记定位膝状神经节。

内听道的定位技术：

Portmann等（1975）用颞骨鳞部内侧面向内28mm处做假想矢状线，在该线与经外耳道垂直线的交点处磨岩骨骨质，其下方即为内听道。通过磨薄的骨质可以见到内听道呈淡淡的蓝色。内听道上壁厚度在4～7mm之间，可能为岩尖气房所覆盖。Fisch用磨钻显露上半规管形成的蓝线，用蓝线向前方60°角斜边定位内听道。Wigand（1979）等分上半规管与岩大神经夹角来定位。定位内听道时应注意，弓状隆起最高处不一定就是上半规管。特别是当半规管顶部骨质广泛气化时，辨认黄色的致密骨迷路较困难。在内听道基底部和面神经管迷路部的前方，注意有耳蜗。在持续冲洗下用金刚钻磨内听道，当骨质已经足够薄的时候，打开内听道上壁，切开内听道后壁硬膜。面神经位于内听道的前上部，前庭神经节的上部位于后上方，下部位于后下方，前庭蜗神经的耳蜗支位于面神经的下后方。

横冠将内听道底部分为上、下两个部分。上半部前方是面神经，后方是前庭神经节的上部。下半部前方是前庭蜗神经的耳蜗支，后方是前庭神经节的下部。基底上半部有一竖冠或叫Bill's杆将面神经与前庭神经节上部分隔开。Bill's杆是辨认面神经的重要标志，特别是在经迷路入路到达内听道的时候（见235页）。必须决定是否需要处理面神经以及如何处理（如切开面神经鞘等）。手术结束后，用硬膜补片覆盖内听道和所有打开的气房，补片可以用生物胶固定。为了防止瘢痕挛缩，Wigand先用硅胶片覆盖然后再将肌骨膜片用胶粘盖在上面。

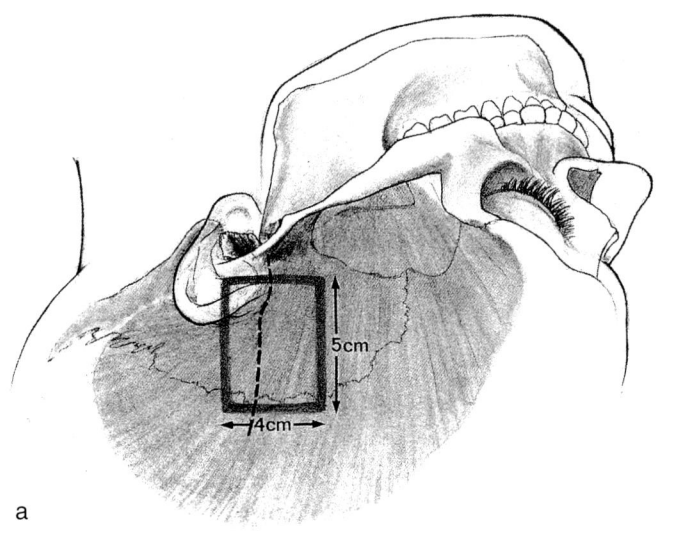

图 MS 12 a–n　经颞硬膜外入路显露岩骨前面和内听道

a　头皮切口（虚线部分）和预计开颅骨窗的范围。
b　用切割钻先将颅骨表面标记出骨瓣范围。
c　钻孔铣刀开颅。
d　用咬骨钳继续扩大骨窗的基底面。

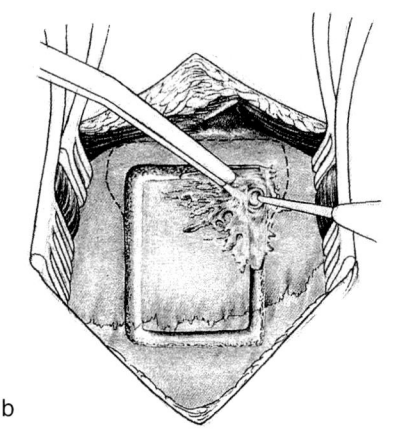

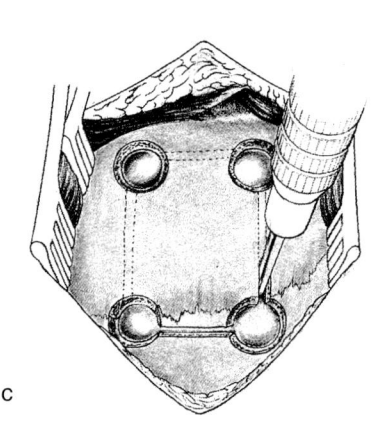

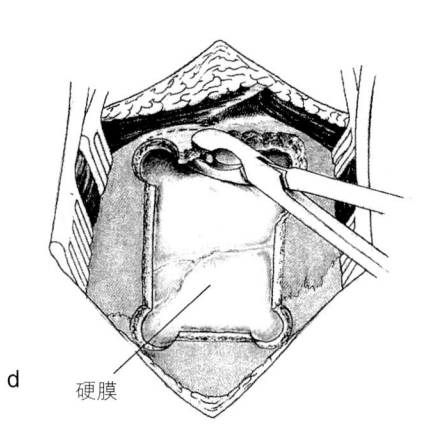

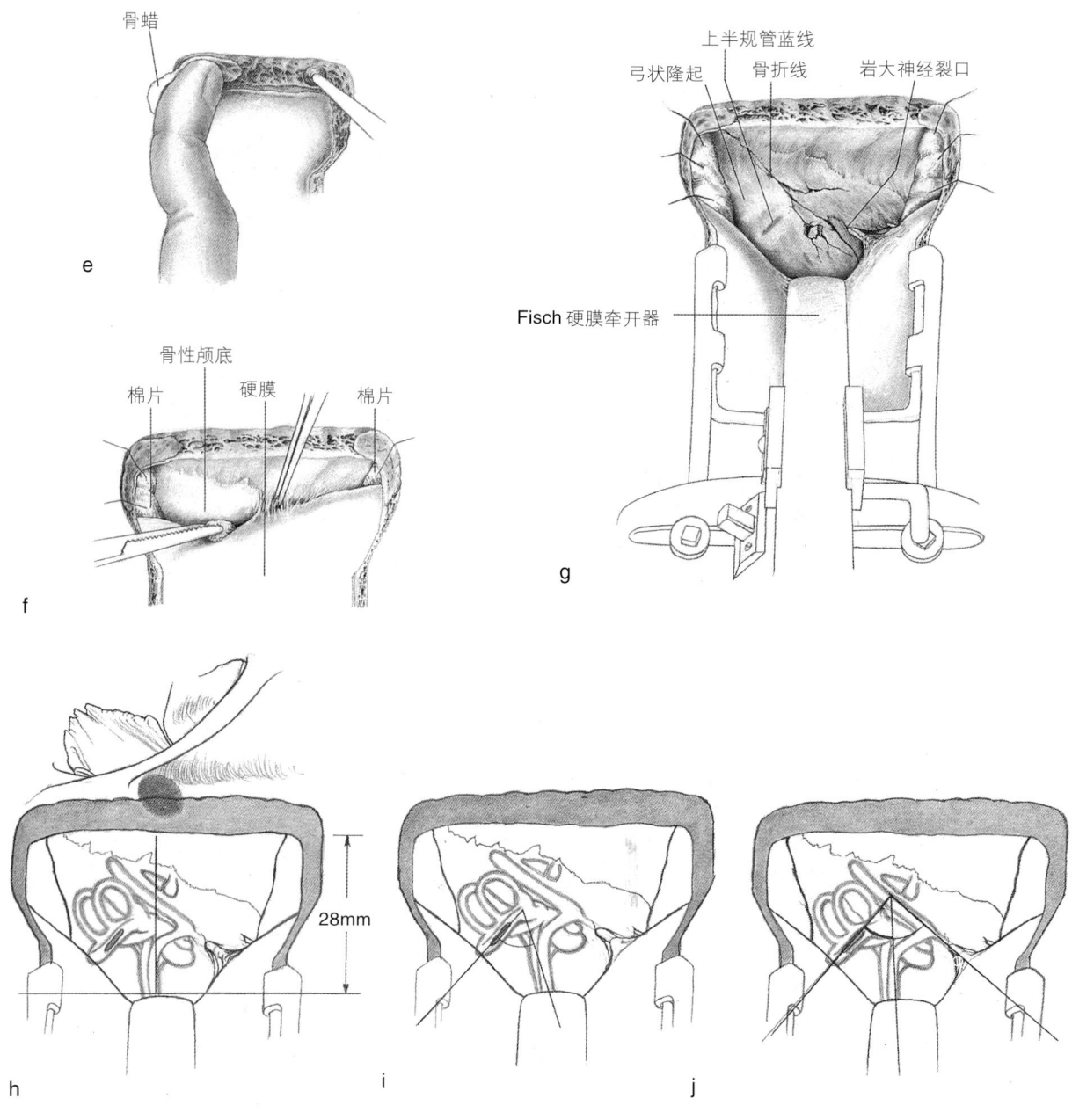

图 MS 12 e–j

e 骨窗边缘用磨钻修平，用骨蜡止血。

f 抬起硬膜，电凝止血。术野的前方为脑膜中动脉、后方是静脉血管，均用棉片保护。

g 显露岩骨前方表面，找到骨折线。用 Fisch 牵开器牵拉硬膜。显露位于弓状隆起前内侧的上半规管"蓝线"。同时显露从岩大神经管裂孔走出的神经。

h–j 辨识内听道（IAC）的方法。h 在内侧平行于颞骨鳞部内侧面 28mm 处做假想矢状线，与经外耳道垂直线的交点处磨岩骨骨质，其下方即为内听道。i Fisch 用磨钻显露上半规管形成的蓝线，并用蓝线向前方 60°角斜边定位内听道。j Wigand 用上半规管与岩大神经夹角的等分线定位内听道。

中颅窝创伤性病变的手术治疗 233

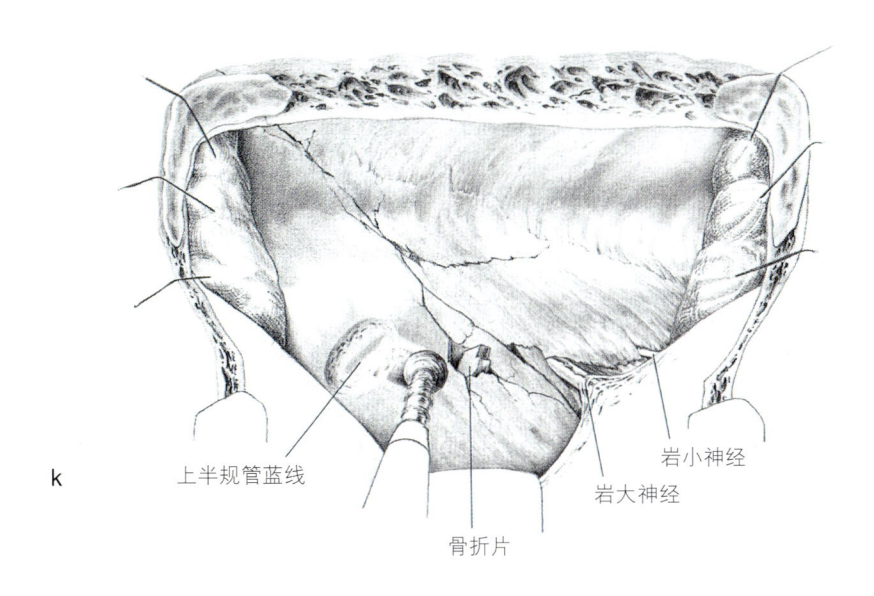

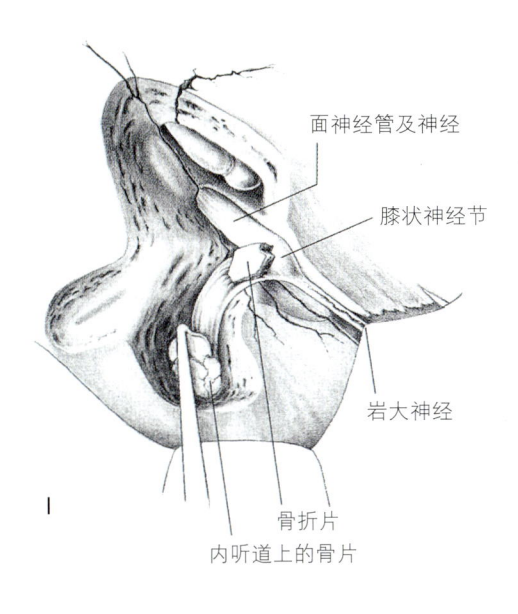

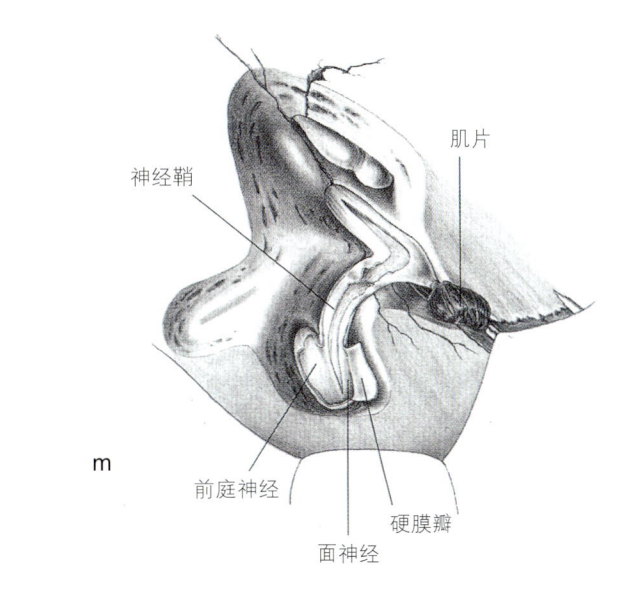

k 上半规管蓝线　岩小神经
骨折片　岩大神经

l 面神经管及神经
膝状神经节
岩大神经
骨折片
内听道上的骨片

m 神经鞘　肌片
前庭神经　硬膜瓣
面神经

n 骨折线
岩大神经处的肌片
硬膜补片
内听道肌片

图 MS 12 k–n

k 上半规管前方的内听道上壁逐渐磨薄。在气化良好的情况下，术者可能在显露黄色、致密的骨迷路之前先遇到迷路上气房。

l 撬起内听道顶部骨片，可见压在面神经管口处的碎骨片。

m 开门样打开内听道硬膜翻向前方，清除压迫面神经的碎骨片，减压神经。

n 手术结束时，内听道用肌肉或筋膜覆盖，用生物胶封闭。整个骨折区域用大片的人工硬膜修补。

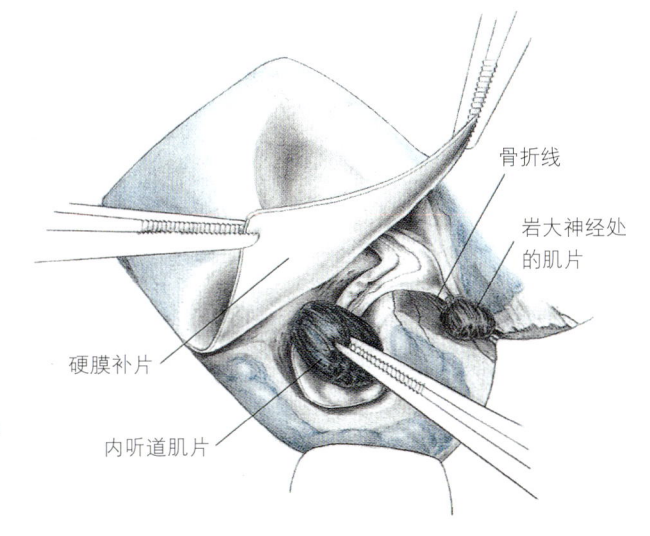

经乳突经迷路入路

导言 可经乳突入路探查外侧中、后颅窝外伤。脑脊液漏这一入路的手术指征前面已经阐述。在听力丧失的情况下，即使再内侧的骨折也能从该入路暴露并处理，必要时可以切除迷路，可以探查面神经直到桥小脑角区。如果听力完好，不能用此手术入路探查内听道或显露内侧的骨折，因为手术会造成听力丧失和周围性平衡障碍。

该手术入路的主要优点是可以同时显露颞骨岩部的中颅窝部和后颅窝部。耳科医师 Panse（1904）首先描述了经迷路入路，Quix 1911 年首先应用此入路切除听神经瘤。由于缺乏光学放大条件，这一入路后来被废弃。直到 1966 年，House 和 Hitselberger 应用显微外科技术成功地将此入路再次应用于临床（Brackmann 1984）。

手术技术（图 MS13a-e）

根据外伤的情况，设计 S 形或 C 形切口，耳后切开头皮，充分显露乳突平面和颞骨鳞部。广泛切除乳突后，探索中、后颅底及内听道后壁的骨折线。用磨钻显露骨折线后方的硬膜，探查有无损伤。如果存在硬膜受损，需要完全显露直到正常硬膜的边缘。清除坏死脑组织，用自体组织或补片塞在硬膜和颅底之间修补硬膜缺损。如果需要迷路切除以便向更内侧进一步探查骨折线，则必须首先在外侧半规管的下方显露骨性面神经管乳突部，这样可以在切除半规管时不损伤面部神经管。如果乳突部面神经管存在骨折，则必须暴露骨折区面神经，并将其鞘切开。然后将迷路后方气房和后半规管、上半规管切除。弓下动脉通常位于上半规管的下方，可用金刚钻暂停打水磨闭。此时内听道后壁已经易于识别，位于前和外侧壶腹神经的上方及后壶腹神经的下方。进一步清除迷路骨质，显露内听道后壁及内耳门后唇，将术野所有的碎骨片一并清除。对不可逆面瘫的患者，这一入路可以显露全部面神经直至桥小脑角区的面神经起始部。我们主张清除砧骨和锤骨头部。后颅窝硬膜尽可能地开大，然后进一步将内听道后壁磨薄，直到透过骨板显露蓝色的内听道。用细磨钻磨出矩形骨片小心地从硬膜上取下。在打开硬膜前，需要确定位于面神经管与内听道基底部交汇处的 Bill's 杆，以此准确定位面神经的位置。内听道的硬膜应尽量靠近底部剪开，以免损伤面神经。需要注意迷路动脉和小脑前下动脉可能在内耳道内形成襻，避免其在剪开硬膜或切断前庭神经时损伤。

如果面神经近端断端没有在内听道中发现，则需要在乙状窦和内耳门后唇之间电凝烧灼、剪开硬膜，打开桥小脑角池，释放脑脊液并以棉片保护，牵开小脑，寻找面神经断端。手术后硬膜缺损用硬膜补片修补，乳突内填塞自体移植的腹部脂肪，逐层缝合切口。

中颅窝创伤性病变的手术治疗 **235**

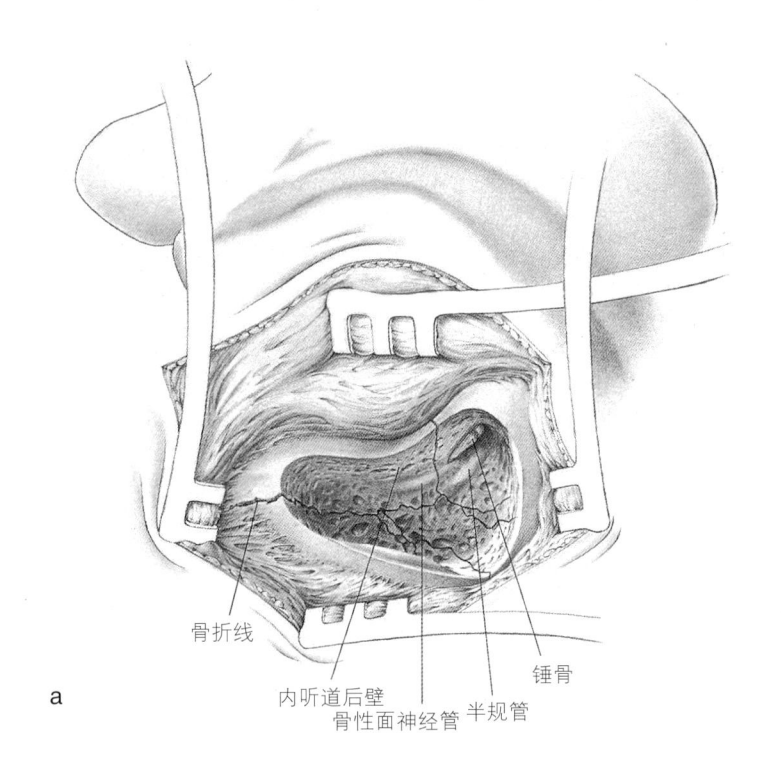

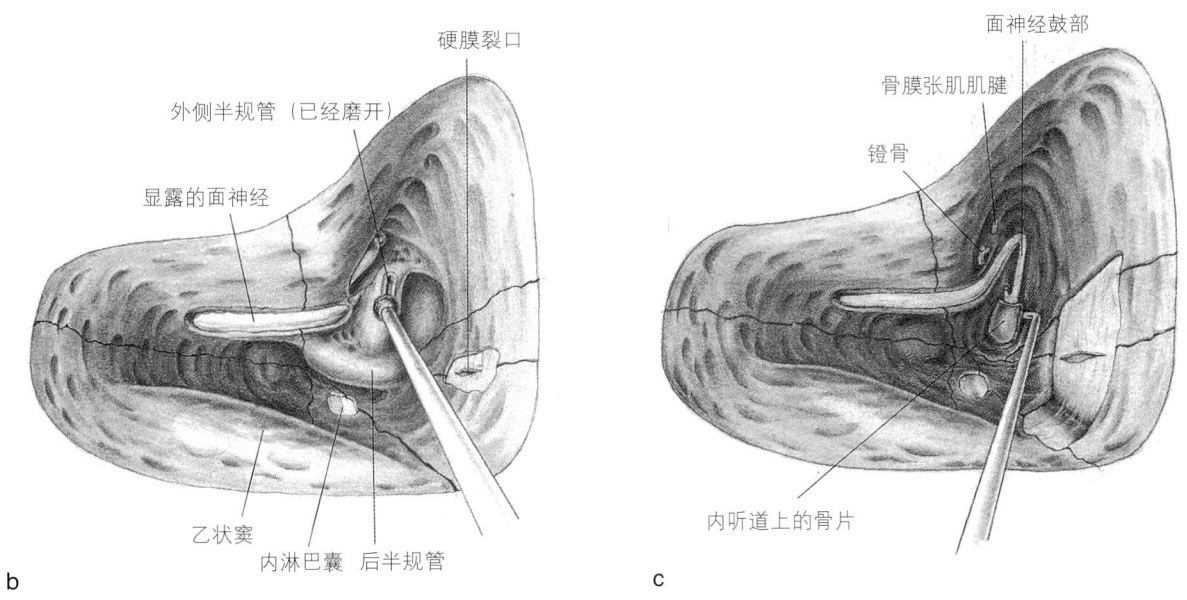

图 MS 13 a-e 经乳突-经迷路入路到达内听道。图解外侧颅底骨折时显露面神经
- a 乳突切除保留听道后壁。可见乳突部骨性面神经管、外侧半规管、鼓室上隐窝和砧骨体以及骨折线。
- b 追踪骨折显露面神经。打开并切除迷路系统，显露中、后颅窝硬膜及内淋巴囊。
- c 显露面神经直到其进入内听道处。去除听小骨链，以显露面神经鼓部。可见中颅窝硬膜缺损。用切割钻勾勒内听道后壁骨片。

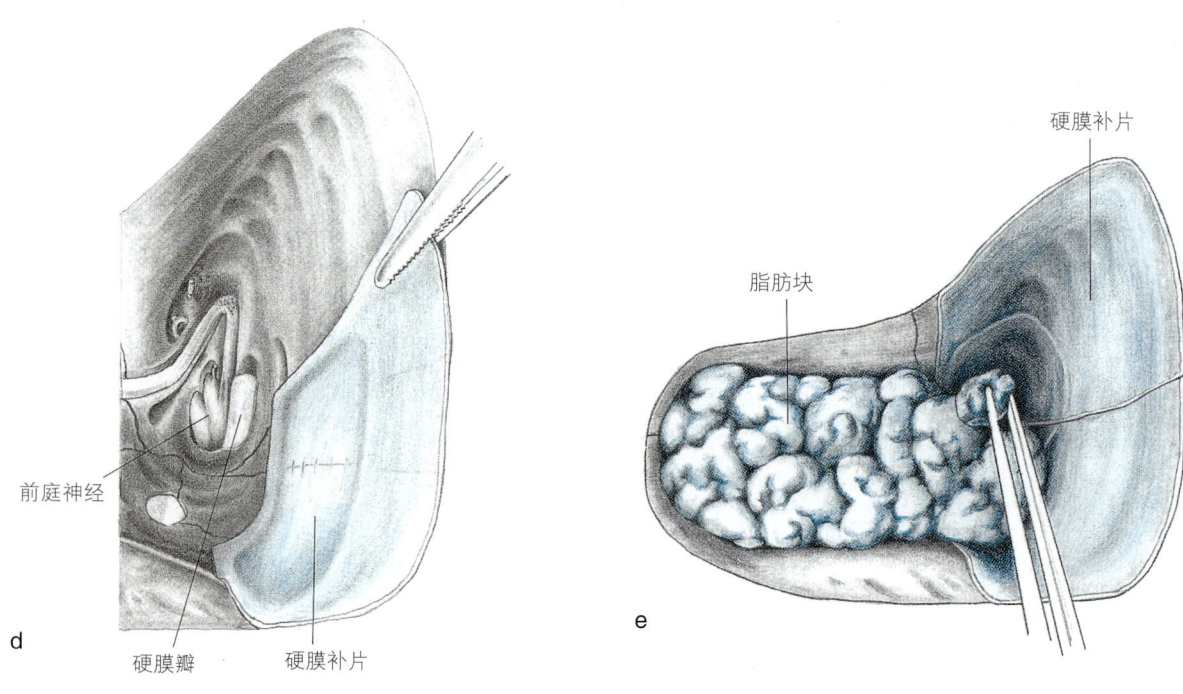

图 MS 13 d–e

d 进入内听道，硬膜缺损用硬膜补片修复。在前庭神经和面神经出内听道底处可见水平的 Bill's 杆。

e 手术结束前，用冻干硬膜和纤维蛋白胶覆盖颅骨缺损区域，乳突用脂肪块填塞。

参考文献

Adson AW (1942) Surgical treatment of vascular diseases altering functions of eyes. Am J Ophthalmol 25:824

Becker DP, Ward J (1982) Surgical management of head injuries. In: Schmideck HH, Sweet WH (eds) Operative neurosurgical techniques, vol 1. Grune and Stratton, New York, pp 175–190

Besson G, Guy G, Bedon G, Becume B, Kerdiles Y (1975) Les fistules carotido-caverneuses. Rev Oto-Neuro-Ophthalmol 47:259–268

Boenninghaus HG (1979) Ohrverletzungen. In: Berendes J, Link R, Zöllner F (eds) Hals-Nasen-Ohren Heilkunde in Praxis und Klinik, 2nd edn. Ohr I/20. Thieme, Stuttgart

Brackmann DE (1984) The translabyrinthine approach. In: Sasaki CT, McCabe BF, Kirchner JA (ed) Surgery of the skull base. Lippincott, Philadelphia

Brooks B (1931) Discussion: Noland L, Taylor AS: Trans South Surg Ass 43:176–177

Bushe KA (1973) Unabweisbare neurochirurgische Akutsituationen im allgemeinen Krankenhaus. Langenbecks Arch Chir 334, 336

Chowdhary UM (1978) Treatment of carotid-cavernous fistula using a ballon-tipped intra-arterial catheter. J Neurol Neurosurg Psychiatr 41:996–1000

Clerc PR, Batisse R (1954) Abord des organes intrapetreux par voie endo-cranienne (greffe du nerf facial). Ann Otolaryng 71:20–38

Cophignon J, Djindjian R, Rey A (1974) Treatment of carotid-cavernosus fistulae. Ann Radiol 17:275–277

Dandy WE (1935) The treatment of carotid cavernosus aneurysms. Ann Surg 102:916–920

Dandy WE (1937) Carotid cavernous aneurysms (pulsating exophthalmos) 2 bl Neurochir 2:77–206

Debrun G (1982) Treatment of certain intracerebral vascular lesions with balloon catheters. In: Schmideck HH, Sweet WH (ed): Operative neurosurgical techniques, vol 2. Grune & Stratton, New York, London, pp 789–811

Debrun G, Lacour P, Caron JP, Hurth M, Comoy J, Keravel Y (1975) Experimental approach of treatment of carotid-cavernosus sinus fistulaes with an inflatable and isolated balloon. Neuroradiology 9:9–12

Debrun G, Lacour P, Vinuela FV, Fox AJ, Drake Ch, Caron JP (1981) Treatment of 54 traumatic carotic cavernosus fistulaes. In: J Neurosurg 55:678–692

Dietrich U (1981) Karotis-Sinus Cavernosus Fisteln. Dissertation, University of Mainz

Djindjian R (1974) Superselective arteriographic embolization by the femoral route in neuroradiology. Neuroradiology 6:143–152

Echols DM, Jackson JD (1959) Carotid cavernosus fistula. A perplexing surgical problem. J Neurosurg 16:619–628

Escher F (1973) Das Schädelbasistrauma in otorhinologischer Sicht. HNO 21:129

Fisch U (1969) Oto-neurosurgical operation. In: Yasargil MG (ed) Microsurgery applied to neurosurgery. Thieme, Stuttgart

Fisch U (1970) Transtemporal surgery of the internal auditory canal. Report of 92 cases, technique, indications and results. Adv. Otorhinolaryngol 17:203

Fisch U (1976) Chirurgie am inneren Gehörgang und an benachbarten Strukturen. In: Naumann HH (ed) Kopf und Halschirurgie, vol 3. Thieme, Stuttgart, pp 457–543

Friedmann G, Frowein RA, Luster G (1970) Karotis-Sinus-cavernosus-Aneurysmen. Fortschr Neurol Psychiatr 38:57–79

Geyer G, Helms J (1983) Wertigkeit der Neurektomie bei cochleovestibulären Störungen. Laryngol Rhilon Otol 62:302–305

Gillingham FJ, Shaw JF, Fraser J, Hitchcock ER, Harris P (1971) Head Injuries. Livingstone, Edinburgh

Goldhahn G (1967) Diagnose und Therapie der Karotis-Sinus-cavernosus-Aneurysmen. Psychiatr Neurol Psychol (Leipzig) 19:218–229

Grunert V, Sunder-Plassmann M (1971) Beitrag zur chirurgischen Therapie der Karotis-Kavernosus Fisteln. Acta Neurochir 25:109–114

Guleke N (1950) Die Eingriffe am Gehirnschädel, Gehirn, an der Wirbelsäule und am Rückenmark. Springer, Berlin Göttingen Heidelberg, chaps 2, 3, 9, 10, 17

Hamby WB (1964) Carotid cavernous fistula. Report of 32 surgically treated cases and suggestions for definitive operation. J Neurosurg 21:859–867

Hamby WB (1966) Carotid-Cavernous Fistulae. Charles C Thomas, Springfield, Illinois

Hamby WB, Gardner WS (1933) Treatment of pulsating exophthalmos with report of 2 cases. Arch Surg (Chicago) 27:676–685

Harker LA, McCabe BF (1984) Middle cranial fossas approach to skull base surgery. In: Sasaki CT, McCabe BF, Kirchner JA (ed) Surgery of the Skull Base. Lippincott, Philadelphia

Helms J (1985) Die chirurgische Therapie des M. Meniere. Arch Otorhinolaryngol Suppl 1985/I p 68–118

Hermann HD, Fischer D, Loew F (1975) Experiences with intraluminal occlusion with the Fogarty catheter in the treatment of carotid-cavernous sinus fistulaes and other lesions at the base of the skull. Acta Neurochir 32:35–54

House WF (1961) Surgical exposure of the internal auditory canal and its contents through the middle cranial fossa. Laryngoscope 71:1363–1385

House WF, Hitselberger WE (1966) Surgical approaches to acoustic tumors. Arch otolaryngol 84/3:286–291

Isamat F, Salleras V, Miranda AM (1970) Artificial embolisation of carotid-cavernous fistula with postoperative potency of internal carotid artery. J Neurol Neurosurg Psychiat 33:674–678

Isfort A (1967) Probleme der chirurgischen Behandlung von Carotis-Cavernosus-Fisteln. Zbl Chir II:1519–1524

Jaeger R (1942) Intracranial aneurysms. South Surg 15:205–217

Kessel FK, Guttmann L, Maurer G (1969) Neuro-Traumatologie mit Einschluß der Grenzgebiete. Urban & Schwarzenberg, München

Kley W (1968) Die Unfallchirurgie der Schädelbasis und der pneumatischen Räume. Arch Ohr Nas Kehlk Heilk 191:1

Kley W (1976) Operationen bei Verletzungen der Ohrregion. In: Naumann HH (ed) Kopf- und Halschirurgie, vol 3: Ohrregion. Thieme, Stuttgart, p 259–294

Krayenbühl W (1967) Treatment of carotid-cavernous fistula consisting of a one-stage operation by muscle embolization of the fistulous segment. In: Donaghy and Yasargil (eds) Microvascular surgery. Thieme, Stuttgart

Krayenbühl H, Yasargil MG (1965) Die zerebrale Angiographie. Thieme, Stuttgart

Land ER, Bucy PL (1965) Treatment of carotid-cavernous fistula by muscle embolisation alone: The Brooks method. J Neurosurg 22:387–392

Lang J (1979) In: von Lanz T, Wachsmuth W (eds) Praktische Anatomie, vol 1, part 1. Springer, Berlin

Lang J, Schäfer K (1976) Über Ursprung und Versorgungsgebiete der intracavernösen Strecke der A. carotis interna. Gegenbauers Morphol Jahrb 122:182

Lanksch W, Grumme Th, Kazner E (1978) Schädelhirnverletzungen im Computertomogramm. Springer, Berlin

Larson SJ, Worman LW (1968) Internal carotid artery flow rate during craniotomy and muscle embolisation for carotid-cavernous fistula; report of four cases. J Neurosurg 29:60–64

McCormick WF, Kelly PJ, Sarwar M (1976) Fatal paradoxical muscle embolisation in traumatic carotid-cavernous fistula repair: case report. J Neurosurg 44:513–516

Metzel E (1973) Dringende diagnostische und therapeutische Maßnahmen bei Schädelhirnverletzungen. Z Allgemeinmed 49:271–276

Metzel E (1980) Pathologische Prozesse der Schädelbasis. Diagnostik und Therapie aus neurochirurgischer Sicht. In: Berendes J, Link R, Zöllner F (eds) Hals Nasen Ohren Heilkunde in Praxis und Klinik, 2nd edn, vol 6, Ohr II. Thieme, Stuttgart 36, p 1–42

Michailow SS (1964) Makro- und mikroskopische Untersuchungen des Baues des Sinus cavernosus. Anat Anz 115:233

Moniz I (1934) L'angiographie cerebrale. Paris, Masson

Moringlane JR, Samii M (1981) Beitrag zur Behandlung des chronischen subduralen Hämatoms und Hygroms des Erwachsenen. Neurochirurgie 24:158–162

Mullan JF (1982) Techniques of thrombosis of carotid cavernosus fistulae. In: Schmideck HH, Sweet WH (ed) Operative neurosurgical techniques Vol 2, p 813–818, Grune and Stratton, New York

Mullan S (1974) Experiences with surgical thromboses of intracranial berry aneurysms and carotic cavernous fistulas. Neurosurg 41:657–670

Nau HE, Bork WJ, Brkic J (1977) Klinische und elektroencephalographische Befunde bei Carotis-Sinus-Cavernosus Fisteln. 32 EEG-EMG 8:65–69

Noordenbos W (1968) Traumatic carotis-cavernous fistula. Psychiatr Neurol Neurochir 71:93–98, Amsterdam

Obrador S, Gomez-Bueno J, Silvela J (1974) Spontaneous carotid-cavernous fistula produced by ruptured aneurysm of the meningohypophyseal branch of the

internal carotid artery: case report. J Neurosurg 40:539–543
Ohta T, Nishimura S, Kikuchi H (1973) Closure of carotid-cavernous fistula by polyurethone foam embolus (technical note) J Neurosurg 40:539–543
Panse R (1904) Ein Gliom des Akustikus. Arch Ohrenheilk 61:251
Parkinson D (1965) A surgical approach to the cavernous portion of the carotic artery. J Neurosurg 23:477–483
Parkinson D (1967) Transcavernous repair of carotid cavernous fistula: case report. J Neurosurg 26:420–424
Parkinson D (1982) Surgical management of internal carotid artery aneurysms within the cavernous sinus. In: Schmideck HH, Sweet WH (ed) Operative neurosurgical techniques Vol 2, Grune & Stratton, New York London, p 819–828
Parkinson D, Downs AR, Whytehead LL (1974) Carotid cavernous fistula: direct repair with preservation of carotid. Surgery 76:882–889
Pieritz UR, Schmidseder A (1981) Central dislocation of the Jaw-joint into the middle cranial fossa. Case report. J Max Fac Surg 9:61–63
Pool JL, Poots DG (1965) Aneurysms and arteriovenous anomalies of the brain: diagnosis and treatment. Harper and Row, New York
Portmann M, Sterkess JM, Charachon R, Chouard CH (1975) The internal auditory meatus. Anatomy, pathology and surgery. Churchill Livingstone, Edinburgh
Prolo DJ, Hanbery JW (1971) Intraluminal occlusion of a carotid cavernous sinus fistula with a balloon catheter: Technical note. J Neurosurg 35:237–242
Quix F (1911) Ein Akustikustumor. Arch Ohrenheilk 84:252
Reulen HJ, Faupel G (1980) Behandlung des traumatischen Hirnödems mit hochdosiertem Dexamethason. In: Wieck HH (ed) Neurotraumatologie. Thieme, Stuttgart, pp 185–192
Rey A, Cophignon J, Thurel C, Thiehaut JB (1975) Treatment of Traumatic Cavernous Fistulae. In: Krayenbühl H (ed) Advances and technical standards in neurosurgery. Springer, New York
Rougerie J, Guilmet D, Bamberger-Bopo C (1973) Aneurysme carotid-caverneux. A propos d'une orientation therapeutique nouvelle. Neurochirurgie 19:649–654
Rupp N, Piger A, Ultsch B (1975) Karotis-Cavernosus-Fistel: Behandlung mit einem Ballon-Katheter. Fortschr Geb Röntgenstr Nuklearmed 122:215–217
Samii M (1972) Autologe Nerventransplantation im Trigeminusbereich. Med Mittlg (Melsungen) 46:189
Samii M, Brihaye J (1983) Traumatology of the Skullbase. Springer, Berlin Heidelberg New York Tokio
Sedzimir CB, Occleshaw J (1967) Experience with 2 cases of muscle embolisation of carotid-cavernous fistula. J Neurol Neurosurg Psychiatr 30:586
Serbinenko FA (1971) Balloon occlusion of cavernous portion of the carotid artery as a method of treating carotid-cavernous fistulae. In: Vopr Neirokhir 6:3–9
Serbinenko FA (1972) Reconstruction of cavernous part of carotid artery in case of carotid-cavernous fistulae. In: Vopr Neirokhir 36:3–9
Serbinenko FA (1974) Balloon catheterization on occlusion of major cerebral vessels. In: J Neurosurg 41:125–145
Stern WE, Brown WD, Alksne JF (1967) The surgical challenge of carotid cavernous fistula: the critical role of intracranial circulatory dynamics. J Neurosurg 27:298–308
Unterberger S (1959) Neuzeitliche Behandlung von Schädelverletzungen mit Beteiligung der fronto- und laterobasalen pneumatischen Räume. Laryng Rhinol 38:441
Wigand ME (1979) Transtemporal extradural surgery of the internal auditory canal. In: Samii M, Draf W (Org) Course on surgery of the Skullbase, Hannover
Wullstein HL (1951) Die extratympanale endocranielle Fensterung bei chirurgischer Otitis media and Labyr. Z Laryng Rhinol 30:203–216
Wullstein HL (1972) Hat Terminologie zur Definition unseres Faches eine praktische Bedeutung? HNO (Berl) 20:259–261

中颅窝炎症病变的手术

导言 外、中、内耳及附属的气房结构和颅腔颞部紧密相连,这些部分的炎症病变容易侵犯到中、后颅窝。外耳特别是中耳的炎症可以直接或通过岩锥的骨质及软组织侵入中后颅窝,随着抗生素的运用,急性或慢性中耳炎造成静脉窦的栓塞、迷路炎、岩锥脓肿、硬膜外及硬膜下脓肿、脑脓肿、脑膜炎的情况十分少见。也正是这个原因,使得诊断及治疗成为难题(见近期文献Alford 1973,Beck 1979,Bluestone和Klein 1983,Ganz 1979,Kornmesser 1979,Kressner 1979,Paparella 和 Capps 1973)。

胆脂瘤是炎症病变向颅内扩散的主要原因。胚胎起源的"真性"的胆脂瘤是一种良性病变,当出现听力下降、前庭神经损害、面瘫、耳鸣等症状就诊时,位于岩骨及桥小脑角的肿瘤往往已经很大。这种"真性"胆脂瘤有别于"假性"胆脂瘤,后者是并发于慢性中耳炎的原发性或继发性病变。"原发性"胆脂瘤是原本完整的鼓膜内陷在鼓室上隐窝形成的,而"继发性"胆脂瘤是由于鳞状上皮通过鼓膜穿孔进入中耳而形成的。假性的胆脂瘤也可以是由于外伤将耳道的上皮带入中耳而形成。随着胆脂瘤的生长,可以挤压破坏周围的骨质,通过迷路侵犯内耳道并继续向桥小脑角生长。对于胆脂瘤患者,特别是曾经对耳部胆脂瘤进行过手术的患者,需要仔细分析轴位及冠状断层和CT扫描,判断胆脂瘤侵犯的范围。许多医生的开创性工作(Heermann和Heermann 1964;Kley 1957a,b,1976;Plester 1959,1961;Plester 和 Zöllner 1979;Shambaugh 1967;Wullstein 1952a,b,1968;Zöllner 1954,1955,1957)规范了现代中耳胆脂瘤手术及结构重建的目标:

1) 在尽量保留功能的前提下完全切除肿瘤;
2) 重建鼓膜-听小骨链。

首先要切除肿瘤,如果肿瘤向内听道及桥小脑角扩展并对面神经造成损害,需要通过经乳突-迷路入路显露桥小脑角及内听道(见234~236页),或颞下硬膜外入路(见230~233页),或联合上述两种入路。在外伤及听神经瘤手术中建立的面神经分离及重建技术(见353页)可以很好地运用到中颅窝底炎症病变的外科治疗中。耳科医生及神经外科医生的合作可以提高岩骨及桥小脑角皮样囊肿诊断治疗的成功率,这种合作将在后颅窝及桥小脑角肿瘤的手术中讨论。

胆脂瘤切除的原则(图MS14a-c)

通过外耳道或耳后入路部分或完全切除耳道后壁暴露中耳,将胆脂瘤游离后切除。有些医生采用自体材料或植入物修补重建耳道后壁。胆脂瘤的壁(基质)要逐步完整地和周围的组织分离,如果囊壁在周围骨质上有残留,就必须用磨钻将累及的骨质磨除,以免残留上皮组织引起复发。如果囊壁和周围的神经及血管等软组织粘连,可以在显微镜下用直或弯角的神经剥离子及显微剪加以分离。我们反对将囊壁分块切除,这样很容易将上皮组织残留于迷路的角落里或岩骨的

240　中颅底手术

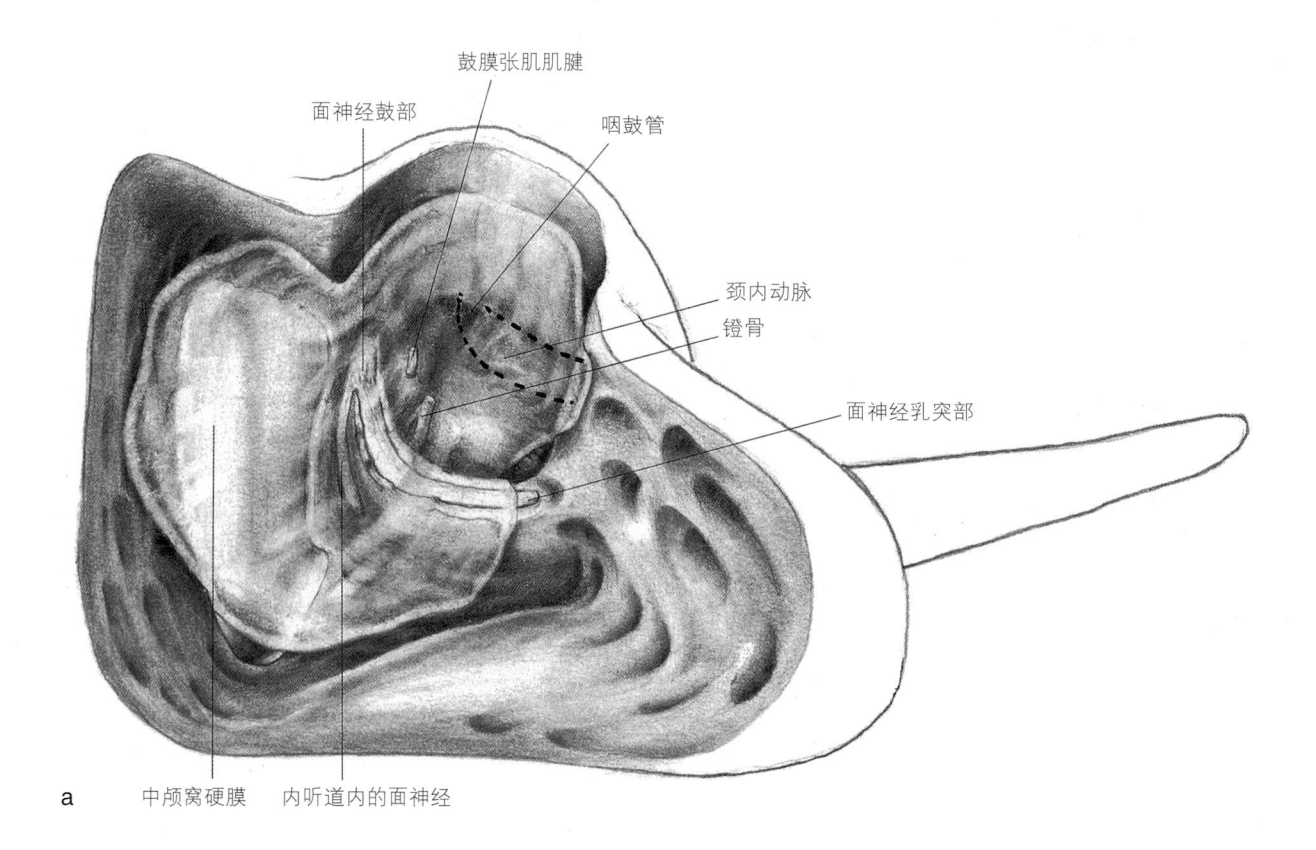

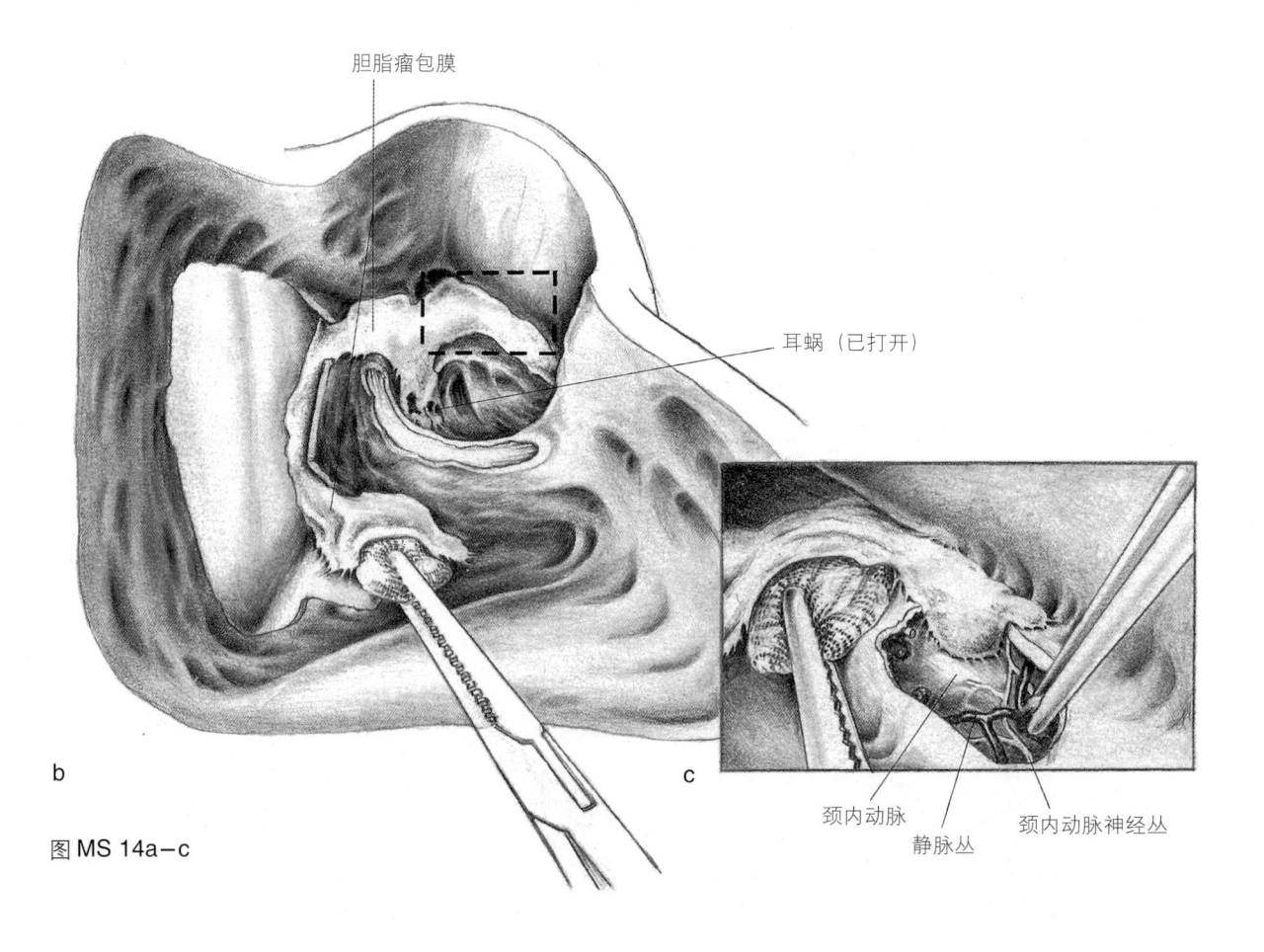

图 MS 14a–c

上缘及下缘。如果手术中暴露了硬膜，就要分析囊壁是否已经在硬膜与颅底之间生长，或已经突入了迷路。如果已经有生长，就必须切除累及的颅底骨质或行迷路切除术。要避免囊肿在颅内复发，其诊断及治疗都很棘手。有关中耳及乳突区手术的技术及策略在许多的专著及论文中都有详细的描述。

耳源性颈静脉 - 乙状窦 - 横窦血栓形成的手术治疗

导言 Grunert（1894）及Voss（1904）的有关的这类耳源性颅内并发症的手术原则至今仍然适用。Grunert对颈静脉球区的手术构成了现代颅底外科的重要基础。我们要感谢Denecke（1953）、Fleischer（1976）、Theissing 和 Theissing（1975）对乙状窦手术做出的贡献。随着抗生素的运用，这种疾病的发病率在降低，手术指征也发生了变化。如果在手术中发现静脉窦周围有脓肿形成，患者虽然没有脓毒性血栓的临床表现，也必须手术暴露乙状窦并用钝斜面穿刺抽吸验证是否有血栓形成。如果有血栓形成但没有感染征象，可以随访观察；如果是感染性的就应该在切开取栓前首先将它孤立，即下端在颈部结扎颈内静脉，上端在血栓的颅内段末端结扎乙状窦或横窦。

手术技术（图MS 15a-d）

如果怀疑硬膜静脉窦血栓形成，则必须向上暴露乙状窦到和横窦交界处，向下到颈静脉球（图MS 15a），然后用带斜面的中等管径穿刺针抽吸乙状窦（图MS 15b），尽量避免损伤乙状窦的内膜。如果多次穿刺无法抽出血液则提示有血栓存在。有时血栓可以一直到窦汇处，没有血栓的硬膜窦表面呈蓝色，而有血栓处表面发黄，质地也较硬。外耳道顶至枕外粗隆的连线大致和横窦的位置一致，可以作为解剖标志。在打开乙状窦前要准备小纱布卷，用于乙状窦的压迫（Draf 1976）。我们多用纤维素纱布压迫，因为它们能够被吸收，可以留在术区。打开窦后，逐步从近端取出血栓直到出血，用预先准备的纱布卷压迫止血。然后用同样的方法去除远端的血栓。如果血栓远端超出颈静脉球，就要在胸锁乳突肌前缘切开孤立颈静脉，然后再取最后一部分血栓。在解剖颈静脉时，需要注意副神经通常在二腹肌后腹的平面跨过颈静脉。如果无法通过乙状窦完全取出尾端的血栓，要在血栓的近心端结扎颈内静脉，然后从下方冲洗将其冲出。在切除颈静脉球周围的骨质时，应在显微镜下用磨钻磨除，特别注意保护面神经及后半规管。

偶然情况下，难以通过纱布卷压迫窦的上端部分有效止血，这时可以采用缝扎或金属夹止血。要采用缝扎或金属夹止血，必须首先在静脉窦两边的硬膜上各切一个小口。用Dechamps针将两根线围绕静脉窦后结扎，避免损伤静脉窦下方的神经或血管组织。结扎后有时可能将静脉窦撕开一个小口，可以进一步缝扎。

而用金属夹夹闭时，静脉窦两边的硬膜切口必须足够大，能够看到静脉窦的内侧。经常可以

图 MS 14a—c　胆脂瘤切除术的原则，胆脂瘤破坏了内听道顶并累及颈内动脉岩骨水平段
   a 切除内听道的后壁，暴露乳突及鼓室的胆脂瘤。肿瘤破坏了听骨链、骨性面神经管及中颅底。胆脂瘤已经突入咽鼓管。虚线标出了颈内动脉的位置，透明部分区域代表胆脂瘤。
   b 进一步暴露显示胆脂瘤向前外侧突出到内听道的上方并侵犯了迷路。
   c 咽鼓管口打开后显露颈内动脉岩骨段。

242　中颅底手术

乙状窦

颈内静脉

迷走神经

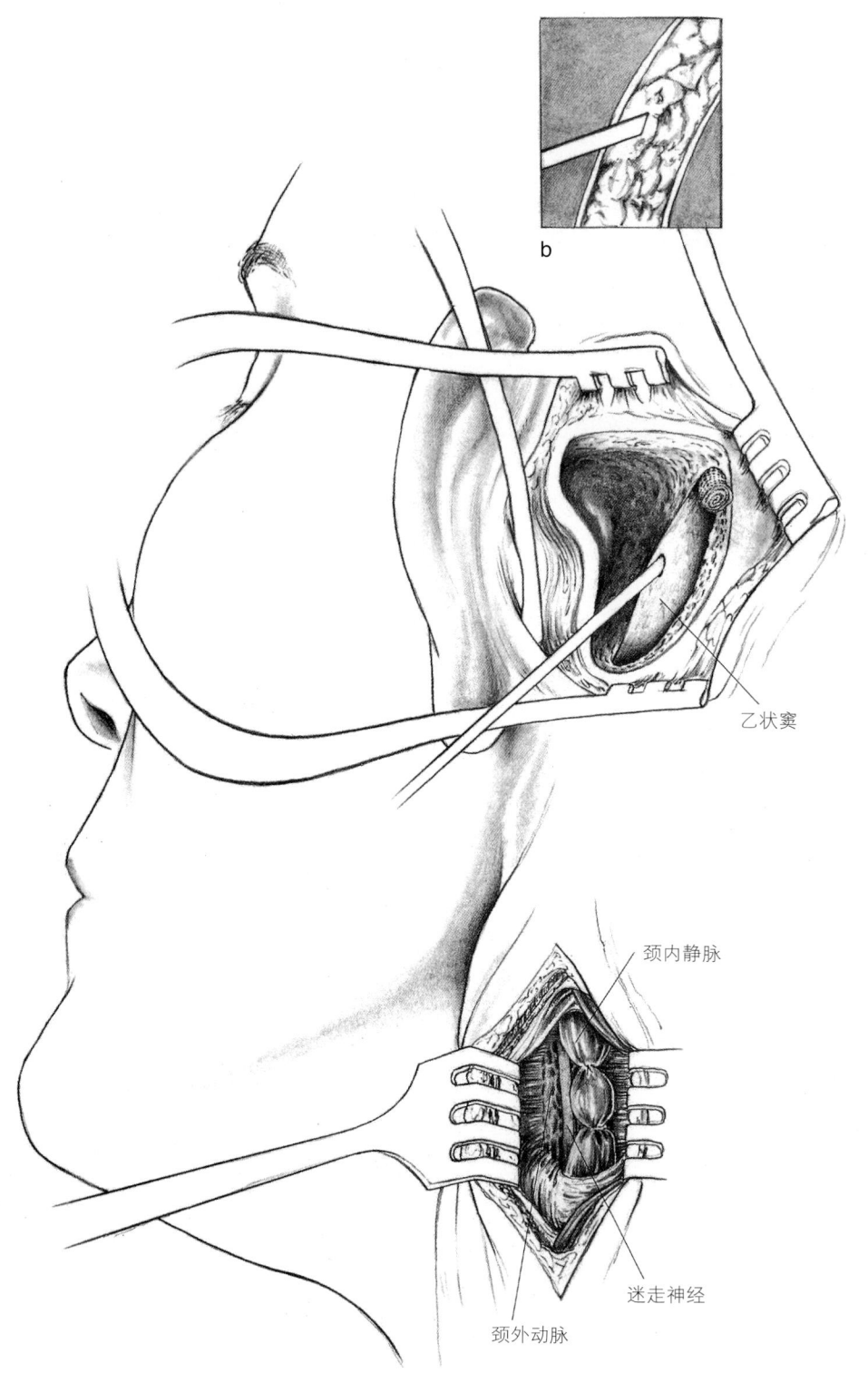

颈外动脉

图 MS 15a–d　耳源性颈内静脉 - 乙状窦 - 横窦血栓的手术

a　从乙状窦和横窦交界处一直向下暴露到颈静脉球。用钝斜面穿刺针抽吸探查血栓情况。证实有血栓形成时，用可吸收的纤维素纱条填塞入静脉窦与骨质之间用于压迫止血。在颈部一直暴露到颈动脉分叉，在分离迷走神经后将颈内静脉双重结扎。

b　纵切面显示穿刺针在乙状窦内进行抽吸。

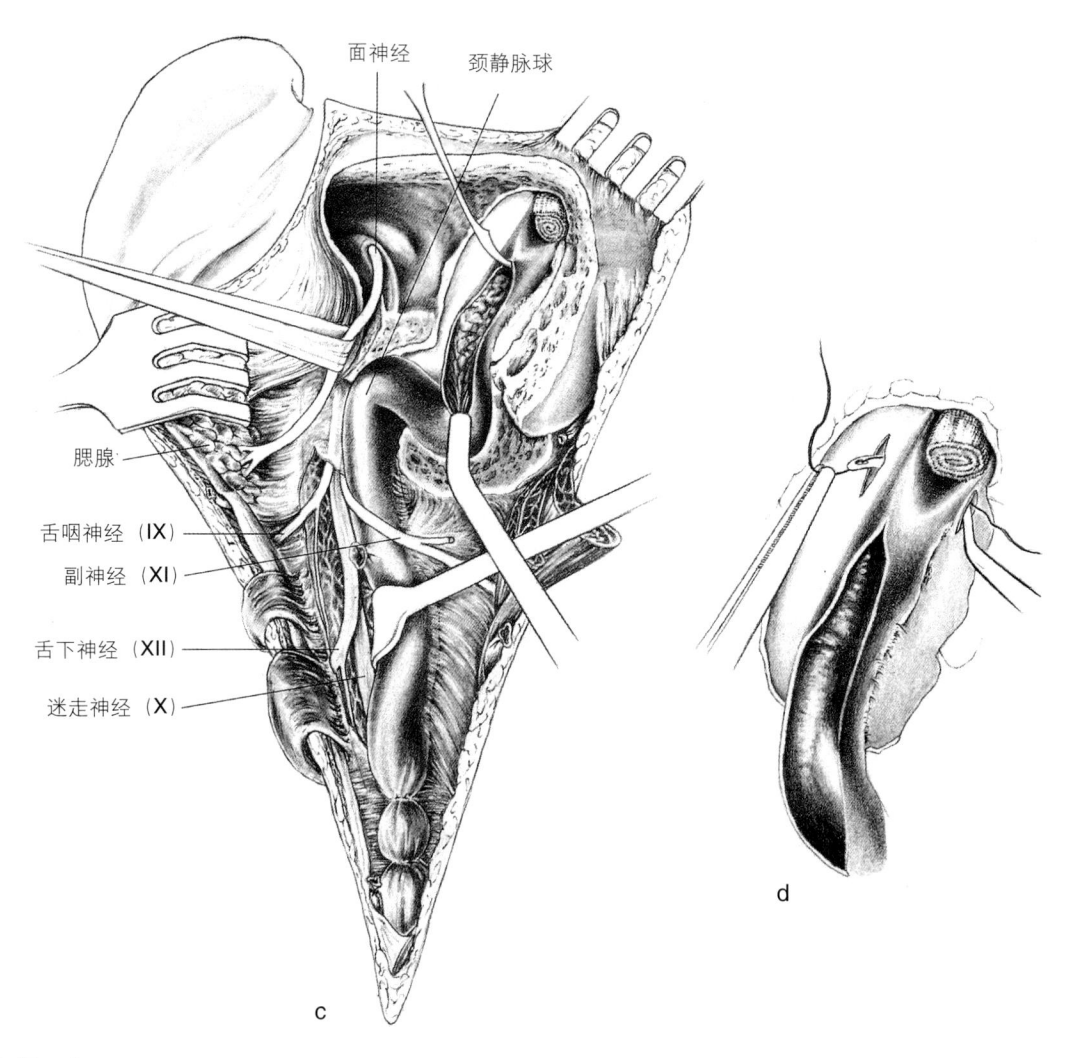

图 MS 15c, d

   c 血栓范围广，暴露颈内静脉、颈静脉球、乙状窦，保留颈静脉孔出颅的颅神经，切开静脉，摘除血栓。
   d 如果静脉窦的填塞止血效果不好，要在静脉窦两边切开硬膜后进行静脉窦的缝扎。

看见引流到静脉窦的桥静脉，有时必须先电凝这些引流的桥静脉（bridging veins）再夹闭。如果静脉窦夹闭后发现有颅内的出血，必须再夹一个金属夹，然后切断静脉窦，仔细探查脑皮层以防硬膜下血肿。由于金属夹的伪影影响术后的CT检查，所以应该尽量用缝扎的方法。最后间断缝合硬膜。如果血栓的范围广，一直到窦汇，术中应特别注意保护对侧横窦的通畅。

耳源性脑脓肿

耳源性脑脓肿完全能够通过术前的CT及MR检查加以判定，没有理由说是术中"偶然"发现。颅内高压的早期临床表现是头痛、嗜睡、恶心及呕吐，局部神经损害的表现可能有偏瘫、失语及视野缺损。有关脑脓肿治疗的原则见前颅窝脑脓肿章节（见140页）。

坏死性外耳炎并发颅底骨髓炎的外科治疗（图 MS 16a-d）

在 10 年前，德国的耳鼻喉科界对进行性坏死性外耳炎（Cohn 1974）认识很少（Draf 和 Scheifele 1974，Krumpholz 1979，Manolidis等 1973，Neveling 等 1962，Ungerecht 1974）。耳科医生Chandler（1968）详细地报道了这一罕见的当时被他称为"恶性外耳炎"的病例，因为这一疾病的死亡率很高。无论在这一疾病的早期还是后期阶段，如果耳部病变累及颅底的神经孔造成神经损伤或耳部病变手术后出现这些神经损伤，最好请神经外科医生会诊（Dinapoli 和 Thomas 1971，Draf 和 Regli 1975，Schwarz 等 1971）。进行性坏死性外耳炎的典型三联征是：外耳道肉芽肿性破坏、疼痛剧烈、外耳道黄绿色分泌物并且可以培养出假单胞菌。通常是因为免疫力低下（糖尿病、老年人）感染产气假单胞菌造成的外耳道局限性炎症扩展引起。神经功能损害的表现可以有面瘫、多发性颅神经损害表现、颈神经根损害表现及脑膜脑炎。通过临床表现、岩骨的断层摄片、高分辨率CT特别是同位素扫描等进行诊断。同位素扫描的异常可以在X线可见的骨质破坏之前出现，同时还可以监测治疗效果。

如果早期诊断，可以使用能够被骨吸收的大剂量广谱抗生素进行治疗。如果疗效可疑则不得不早期进行手术，切除所有被炎症累及的骨质。如果炎症已经穿过了耳道的前壁，还需要进行腮

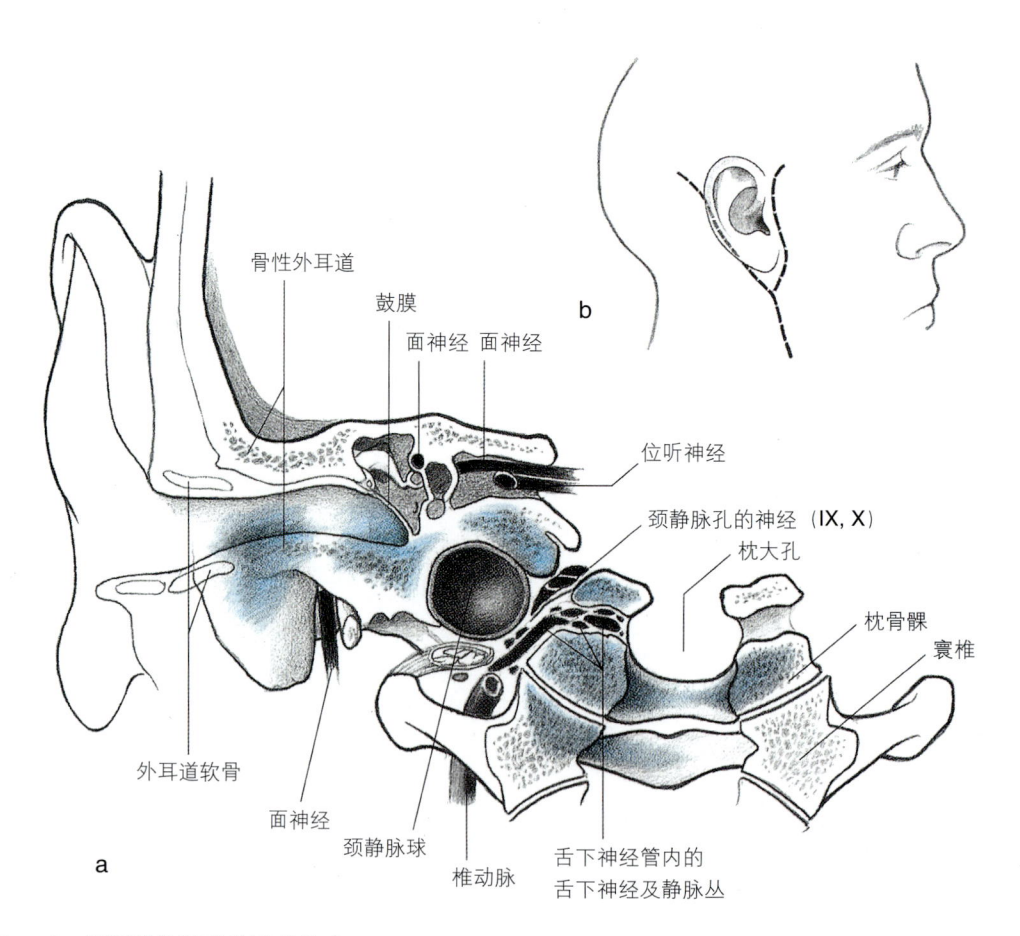

图 MS 16a–d　坏死性外耳炎的手术治疗
　　　　　　 a　颅底骨髓炎扩展的可能途径。
　　　　　　 b　暴露外侧中颅窝底所采用的 Y－形切口。

中颅窝炎症病变的手术　245

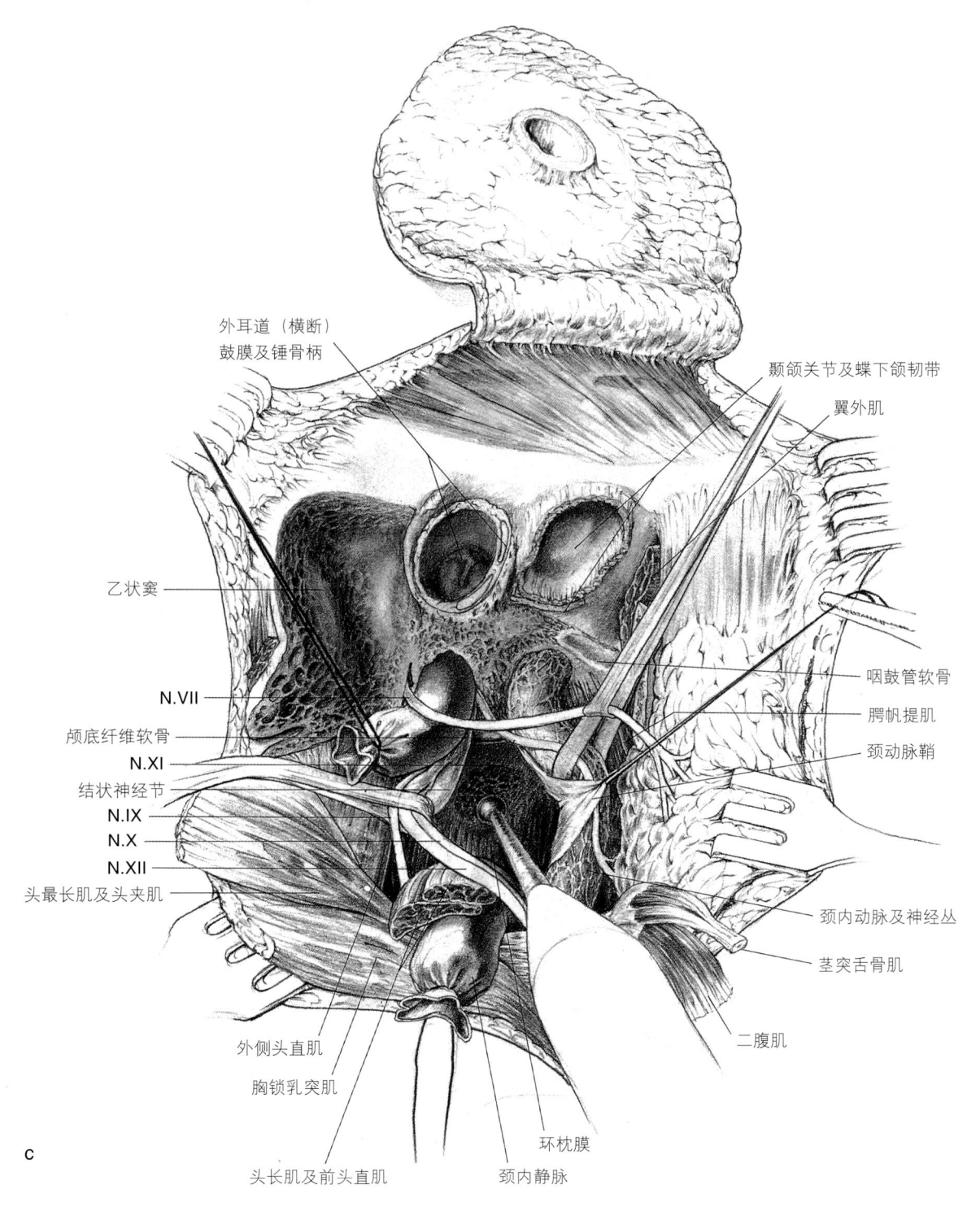

图 MS 16c　牵开面神经及后组颅神经，结扎颈内静脉。有时需要切除腮腺。从外耳道开始逐步磨除病变骨质。下颌髁突磨除后可见颈内动脉入颅处。可能需要一直磨到斜坡。

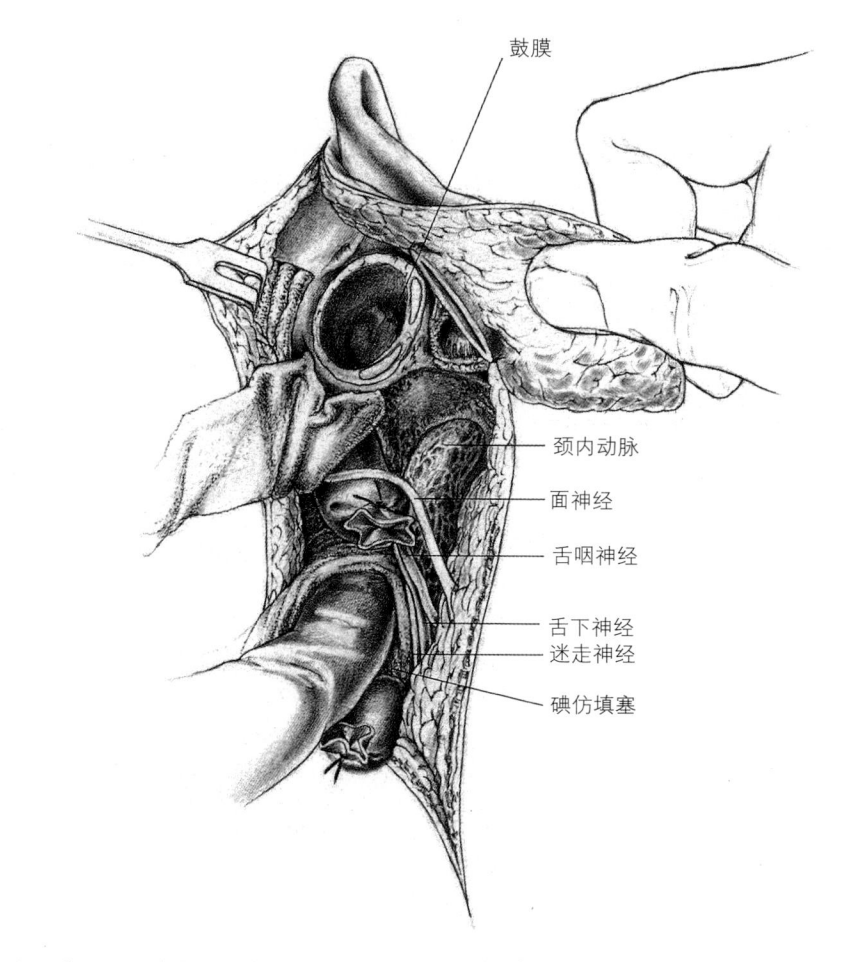

图 MS 16d　术腔用碘仿纱条填塞，上方切口悬吊几针，伤口开放。

腺切除。如果累及了颈静脉孔的神经部，切口必须沿胸锁乳突肌向下延长以暴露颈内静脉、颈内及颈外动脉，Ⅸ、Ⅹ、Ⅺ、Ⅻ颅神经。乳突切除后，如果需要就结扎乙状窦及颈内静脉，保护好面神经，被炎症累及的骨质可以直接切到枕大孔（图 MS16b，c）。

骨质切除后，留下的腔隙用碘仿纱条填塞开放，待其二期愈合（Ungerecht 1974）。对严重的患者，我们建议术后持续数月用大剂量抗生素，用同位素扫描观察疗效。颅底的骨髓炎可能扩展到对侧或形成脓肿造成椎体的破坏（Draf 和 Regli 1975，Krumpholz 1979）。

参考文献

Alford BR (1973) Complications of suppurative otitis media and mastoditis. In: Paparella MM, Shumrick DA Otolaryngology Vol 2, p 153–160

Beck Ch (1979) Otogene Sinusthrombosen. In: Berendes JR, Link W, Zöllner F, Hals Nasen Ohren Heilkunde in Praxis und Klinik, Bd V. Thieme, Stuttgart

Bluestone ChD, Klein JO (1983) Intratemporal complications and sequelae of otitis media. In: Bluestone ChC, Stool SE (ed) Pediatric Otolaryngology Vol 1. Saunders, p 513–564

Bluestone ChD, Klein JO (1983) Intracranial suppurative complications of Otitis media and mastoiditis. In: Bluestone ChD, Stool SE (ed) Pediatric Otolaryngology Vol 1, p 565–576

Chandler JR (1968) Malignant external otitis. Laryngoscope 78:1257

Cohn AM (1974) Progressive necrotizing otitis. Malignant external otitis. Arch otolaryng 99:136–139

Denecke HJ (1953) Die otorhinolaryngologischen Operationen. In: Gulecke N, Zenker R (ed) Allgemeine und spezielle chirurgische Operationslehre 2nd Ed. Springer, Berlin Göttingen Heidelberg, Vol 5

Dinapoli RP, Thomas JR (1971) Neurologic aspects of malignant external otitis. Mayo clin Proc 46:339–344

Draf W (1976) Personal communication quoted from Kley W. Operationen bei Verletzungen der Ohrregion. In: Naumann HH (Hrsg) Kopf- und Halschirurgie. Vol 3 Ohrregion. Thieme, Stuttgart, p 278

Draf W, Regli F (1975) Zur Differentialdiagnose von Hirnnervenausfällen: Die progressive, nekrotisierende Otitis externa. J Neurol 210:2119–2226

Draf W, Scheifele J (1974) Die nekrotisierende Otitis externa. Ein Beitrag zur Klinik und Therapie. HNO (Berl) 22:365–367

Fleischer K (1976) Chirurgische Behandlung der otogenen endokraniellen Komplikationen. In: Naumann HH (Hrsg) Kopf- und Halschirurgie. Vol 3. Ohrregion. Thieme, Stuttgart, p 295–319

Ganz H (1979) Otogener Hirnabszeß. In: Berendes JR, Link W, Zöllner F Hals Nasen Ohren Heilkunde in Praxis und Klinik BD VI. Thieme, Stuttgart, p 39

Grunert KA (1894) Die operative Ausräumung des Bulbus venae jugularis (Bulbusoperation) Arch Ohrenheilk 36:71

Heermann H, Heermann J (1964) Endaurale Chirurgie. Urban & Schwarzenberg, München Berlin

Kley W (1957a) Probleme der Tympanoplastik. 4. Mitt.: Die Resorption der Schrammtamponade im Tierversuch. Z Laryng Rhinol 36:277

Kley W (1957b) Über die Nachbehandlung nach hörverbessernden Operationen. Z Laryng Rhinol 36:495

Kley W (1976) Operationen bei Verletzungen der Ohrregion. In: Naumann HH Kopf und Halschirurgie Bd III. Thieme, Stuttgart, 259–294

Kley W (1976) Operative Behandlung der chronischen Otitis media und ihrer unmittelbaren Folgezustände. In: Naumann HH Kopf und Halschirurgie Bd III, Thieme, Stuttgart: 171–258

Kornmesser HJ (1979) Otogene Meningitis. In: Berendes JR, Link W, Zöllner F, Hals Nasen Ohren Heilkunde in Praxis und Klinik. Bd VI. Thieme, Stuttgart: 28

Kressner A (1979) Tympanogene Labyrinthitis. In: Berendes JR, Link W, Zöllner F, Hals Nasen Ohren Heilkunde in Praxis und Klinik Bd VI, Thieme, Stuttgart: 29

Krumpholz K (1979) Unspezifische Entzündungen des äußeren Ohres. In: Hals Nasen Ohren Heilkunde in Praxis und Klinik. Bd V. Thieme, Stuttgart: 23

Manolidis L, Daniilidis J, Kouloulas A (1973) Bösartige Otitis externa. Z Laryng Rhinol 52:788–792

Neveling R, Nysten H (1962) Die chronische nektrosierende Gehörgangsentzündung und ihre operative Behandlung. Laryngol Rhinol Otol 41:216–224

Paparella MM, Capps MJ (1973) Labyrinthitis. In: Paparella MM, Shumrick DA. Otolaryngology Vol 2, p 338–356

Plester D (1959) Die Gehörverbesserung durch Tympanoplastik bei verschlossener Tube. HNO (Berl) 7:277

Plester D (1961) Problems of Tympanoplasty. J Laryng 75:879

Plester D, Zöllner F (1979) Behandlung der chronischen Mittelohrentzündungen. In: Berendes JR, Link W, Zöllner F Hals Nasen Ohren Heilkunde in Praxis und Klinik Bd VI Thieme, Stuttgart: 28

Schwarz GA, Blumenkrantz MJ, Sundmaker WLH (1971) Neurologic Complications of malignant external otitis. Neurology (Minneap) 21:1077–1084

Shambaugh GE (1967) Surgery of the ear. Su Ed Saunders

Theissing G, Theissing J (1975) Kurze HNO-Operationslehre für Ärzte und Studierende. Bd 2 Eingriffe am Ohr. Thieme, Stuttgart

Ungerecht K (1974) Progrediente Otitis externa des Diabetikers durch Pyocyaneusinfektion. Arch Oto Rhino Laryng 207:537–539

Voss O (1904) Zur operativen Freilegung des Bulbus venae jugularis. Z Ohrenheilk 48:265

Wullstein HL (1952a) Funktionelle Operationen im Mittelohr mit Hilfe des freien Spaltlappen-Transplantates. Arch Ohr Kehlk Heilk 161:422

Wullstein HL (1952b) Die Eingriffe zur Gehörverbesserung. In: Uffenorde W Anzeige und Ausführung der Eingriffe an Ohr, Nase und Hals. 2. Aufl Thieme, Stuttgart

Wullstein HL (1968) Operationen zur Verbesserung des Gehörs. Grundlagen und Methoden. Thieme, Stuttgart

Zöllner F (1954) Die Schalleitungsplastiken. I. Teil Acta Oto Laryng (Stockh) 45:370

Zöllner F (1955) Die Schalleitungsplastiken. II. Teil Acta Oto Laryng (Stockh) 45:168

Zöllner F (Kongreßber 1957) Hörverbessernde Operationen bei entzündlich bedingten Mittelohrveränderungen. Arch Ohr Nas Kehlk Heilk 171:1

中颅窝底占位性病变的手术

鞍区占位病变的手术

导言 鞍区手术最多见的是垂体瘤,其他的病变包括鞍结节脑膜瘤(见190页)、颅咽管瘤、视神经胶质瘤(见 168 页)及 Willis 环的动脉瘤。

由于特殊的解剖位置,鞍区的手术可以采用经颅或经蝶入路,其中经蝶入路可以选择经筛骨、经上颌窦或经鼻中隔的不同方式(Denker 1921)。Horsley(1906)首先采用经中颅窝切除鞍区肿瘤,Krause(1905)则描述了经前颅窝底到达鞍区的入路。1907年,Schloffer是首位对病人进行垂体切除的医生,手术将鼻翻向一侧,打开额窦、上颌窦及蝶窦。后来,von Eiselsberg(1907,1912)对手术进行了简化。Halstead于1910年采用唇下切口经鼻入路。Hirsch首先于1909年采用鼻腔黏膜切开的经蝶入路,他也成为首位切除垂体瘤的鼻科医生。Cushing于1912年结合Halstead的唇下切口及Hirsch的鼻中隔分离切除技术。在同一年,Chiari描述了经鼻旁筛窦到达垂体的入路。Angell(1969)和 Bateman(1962)整合了经筛窦及经鼻中隔或鼻腔的入路技术,通过切除筛骨获得解剖暴露,而将手术器械通过鼻腔到达蝶窦。在其他入路方面,König(1900)提出了经腭入路,后来虽然经过Fein(1910)、Löwe(1905)、Preysing(1913)及Tiefenthal(1920)等的改良,但没有获得广泛接受,被逐渐弃用(Guleke 1950)。

随着手术显微镜及显微手术器械的应用,神经外科医生及耳鼻喉科医生又开展了新一轮的有关最佳手术入路的争论。许多医生对垂体肿瘤的显微手术进行了讨论,最有代表性的耳鼻喉科医生有 Bateman(1962)、Burian(1961,1969,1970)、Escher(1965)、Hamburger 等(1961)、Hamburger和Hammer(1964)以及Nager(1940),而在神经外科医生方面有Fahlbusch(1978)、Guiot(1958,1967,1973,1976)、Hardy(1969,1973,1975)、Lüdecke(1982,1983,1985)以及 Nicola(1972)。

对鞍区手术最佳入路的选择需要对神经放射影像学进行仔细的分析。头颅平片需包括特殊的鞍区投射角度,也应包括前后位及侧位断层,需要特别注意蝶窦与蝶鞍的关系、蝶窦的气化情况及骨质的异常和不对称。CT及MR已经代替了以往的头颅断层X线扫描,用于对肿瘤向鞍上生长的评估。脑血管造影可用于判断肿瘤的生长方向及与Willis环动脉瘤的鉴别。有时,动脉瘤可以破坏蝶鞍甚至突入到蝶窦,容易和垂体瘤混淆。

即使是现在,鞍区的最佳手术入路仍然存在争议,仍然没有一个大家公认的标准来决定哪种情况适合经颅或经蝶入路。当肿瘤位于鞍内或肿瘤的鞍上部分没有超过视交叉,我们就选择经蝶入路。经蝶入路手术的损伤轻,病人更容易耐受。对于某些高危的病人,即使肿瘤的鞍上部分比较大,也适合经蝶入路。如果颅底的骨质有广泛的破坏,就不适合经蝶入路。虽然可以通过经蝶入路刮除突向鞍上及鞍旁的肿瘤,但鞍旁肿瘤难以完全切除。

经蝶入路需要涉及鼻腔及鼻旁窦,建议神经外科医生及耳鼻喉科医生密切合作防止鼻旁窦引发的术后并发症,保留鼻黏膜,避免萎缩性鼻病及鼻中膈穿孔或结痂。

一般手术技术

经蝶入路

本入路最适合于侵入气化良好的蝶窦的鞍区肿瘤的切除。

Hamburger 和 Hammer（1964）喜欢采用经上颌－筛窦蝶窦－垂体切除术（transmaxillary-transethmoidosphenoidal hypophysectomy），通过Caldwell-Luc法打开上颌窦，然后切除上颌窦内侧壁，将鼻腔的外侧壁及中下鼻甲推向内侧，切除筛骨，然后切除部分的鼻中隔后部，磨钻及咬骨钳打开蝶窦的前壁并去除蝶窦隔。然后在显微镜下咬开蝶鞍的前下壁，双极电凝烧灼鞍底硬膜后切开。上颌窦前部到垂体的距离约9cm。

也可以通过鼻旁切口经额眶外筛窦切除入路（fronto-orbital external ethmoidectomy），将软组织及骨膜翻开后暴露滑车及泪囊，打开额窦的底后沿颅底在纸样板和鼻外侧壁间逐步去除筛窦气房，和鼻腔打通。要使额窦及鼻腔能够上皮化，可以采用Uffenorde（1923）推荐的黏膜瓣技术。在显微镜下用磨钻磨平颅底的骨质，将鼻黏膜从蝶窦前壁上剥离下来推向内侧形成一个黏膜鼻中隔瓣。打开入路侧蝶窦的前壁，去除蝶窦内的隔。Lehnhardt（1979）提出将蝶窦内黏膜推向外侧，手术结束后可以用此黏膜瓣封闭鞍底的开口。骨性鼻中隔梨状骨可以作为标志，保证在打开蝶窦前壁时保持正中线。而蝶窦内的骨隔变化较多，如果很好地分析术前的CT扫描，蝶窦内的骨隔也可以作为解剖标志。

当然上述的两种手术入路都是从鞍底的侧方而非前方到达，这是上两种手术入路的缺陷，特别是碰到气化较差的蝶窦时难以确认中线，而手术入路的偏斜可能损伤颈内动脉、海绵窦及Ⅱ～Ⅵ颅神经等重要结构。

因为这样的原因，我们及许多的鼻外科和神经外科医生都愿意采用经鼻中隔蝶窦入路（transseptosphenoidal approach），手术都采用显微镜（图MS 17a, b）。因为这种入路可以严格保持中线进入，手术的出血减少，也不容易损伤蝶窦及蝶鞍周围的重要结构。当然，手术时尽量保持鼻中隔黏膜的完整性，以便手术结束时能够很好地重建鼻中隔结构。通过神经外科医生和鼻外科医生的合作可以更好地做到这一点。否则容易导致鼻腔内结痂或萎缩性鼻炎，影响患者的生活。

可以通过切开口腔前庭的唇下黏膜或鼻腔内单侧鼻中隔黏膜到达鼻中隔，后者经常用于鼻中隔成形术。切口位于鼻中隔前缘后1mm，从外侧软骨的附着点到鼻腔底。如果鼻中隔位于正中，将黏膜切口对侧的鼻中隔黏膜剥离；如果鼻中隔偏曲，就将凹面侧的鼻中隔黏膜分离。垂直离断骨性鼻中隔和软骨鼻中隔的连接，然后将软骨鼻中隔从上颌骨鼻嵴离断后推向一侧，保留对侧鼻中隔黏膜的完整。然后在黏膜下切除后部的骨性鼻中隔，保留下方的部分梨状骨作为中线的标志。在切除骨性鼻中隔前还要将鼻中隔后部的黏膜和蝶窦前壁的黏膜一起剥离。然后用Hardy鼻窥器推开黏膜暴露蝶窦的前壁，磨钻及显微骨凿打开蝶窦前壁骨质，但不要破坏蝶窦内黏膜。用显微剥离子分离蝶窦内的黏膜，然后咬除蝶窦隔，用金刚钻从中线向外侧磨开鞍底。由于垂体瘤的长期压迫，鞍底往往已经菲薄。

电凝鞍底硬膜后十字切开，用刮圈一点一点刮出肿瘤。可以在显微镜高放大倍数下依据组织的质地及色泽区分肿瘤及正常垂体组织（图MS17b）。通常情况下，肿瘤组织往往很柔软，在打开鞍底硬膜后肿瘤就挤出来，也容易通过吸引器吸除。而正常垂体组织较硬，色泽往往更亮，很

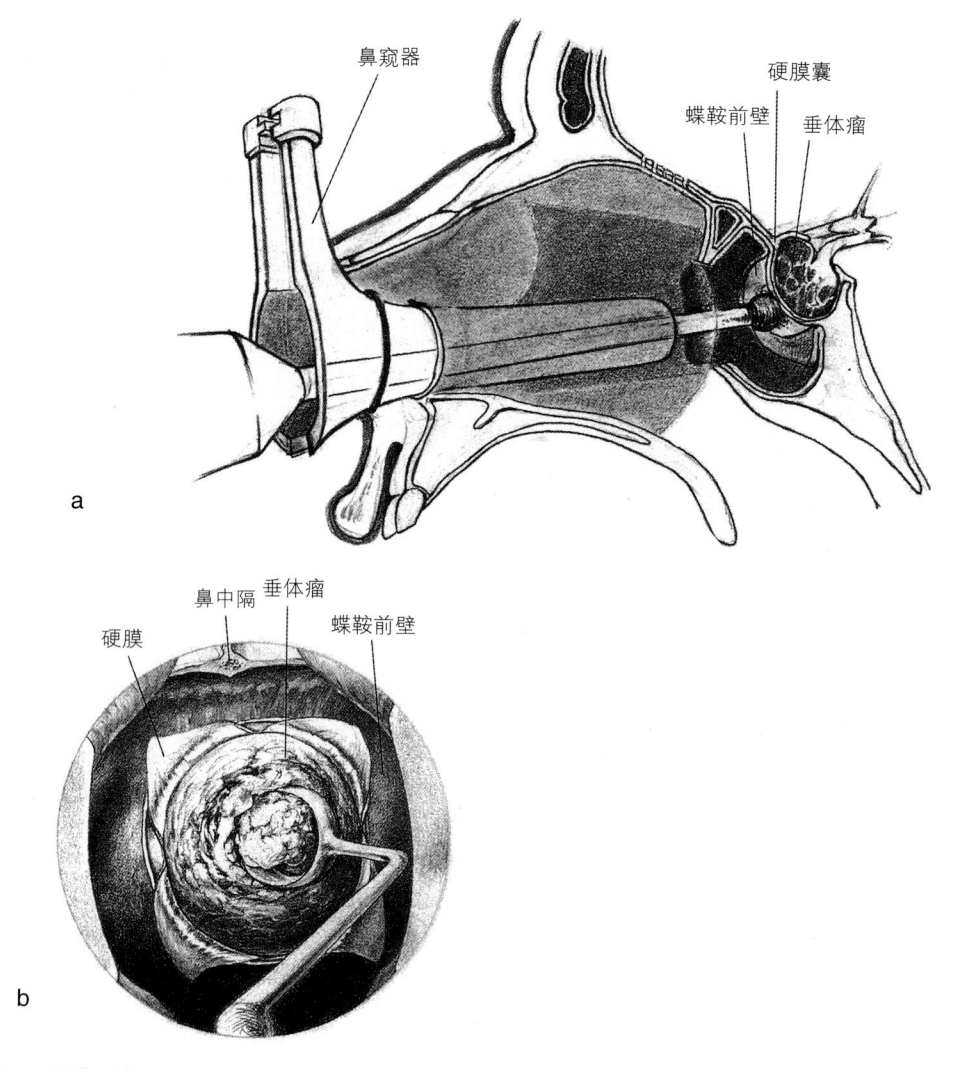

图 MS 17a, b 经蝶入路

a 矢状位：将软骨鼻中隔推向一边，打开蝶窦的前壁，插入Hardy鼻窥器，用磨钻及显微骨凿打开鞍底。

b 打开蝶鞍前部及底部后，在显微镜下十字形剪开鞍底的硬膜，刮圈分块摘除肿瘤。咬开蝶窦前壁时保留部分骨性鼻中隔作为中线的解剖标志。

容易区分。如果没有破坏鞍膈的结构，就不会见到脑脊液，这样在切除肿瘤后仅用纤维蛋白海绵填塞蝶鞍就足够了。但肿瘤切除后如果见到脑脊液流出，就要用筋膜肌肉补片封闭鞍底。为避免鼻中隔黏膜下形成血肿，在缝合黏膜前先填塞鼻腔。鼻中隔黏膜下血肿可能导致感染。

经颅硬膜下入路（Dandy 1938，Krause 1905，图 MS 18 a-e）

如果肿瘤向上达到第三脑室底或已经推移第三脑室，我们建议采用经额入路。由于单侧前额切口不利于美容，我们都采用冠状头皮切口。通常情况下颅骨钻3个孔就够了：

1）外侧骨孔位于额骨颧突的根部，额骨颧突和颞下窝连接处形成一骨崤，可触及。骨孔位于额颧缝上1～1.5cm。可以通过在颞肌腱膜上切开一个小裂隙，在颞窝暴露额骨颧突，骨孔就钻在骨崤上，但不要进入眼眶，否则容易损伤眶骨膜。骨孔要尽量接近前颅底，否则容易遮挡手术视线。

2）内侧骨孔距离外侧骨孔4cm。内侧骨孔靠中线并尽量低，不用担心骨孔会进入向上扩展的大额窦。如果遇到这样的情况，可向下剥离额窦的黏膜，保留黏膜的完整然后钻通额窦的后壁，否则颅腔通过额窦和鼻腔相通，容易形成颅内感染。这样也避免了经鼻腔行额窦的置管引流。

3）上骨孔位于上方3cm，外侧骨孔和内侧骨孔的中间。

锯开颅骨时不要损伤鼻旁窦的黏膜。沿额底剪开硬膜，常规方法暴露前颅底，通过逐步分离打开蛛网膜释放脑脊液，利于额叶抬离额底。以蝶骨小翼为标志，通过外侧更容易显露前颅底。如果必要，还可以分离同侧的嗅球使暴露更加充分。首先见到的是右侧的视神经及颈内动脉，然后是左侧的视神经及视交叉。

下一步是电凝后切开肿瘤包膜，然后囊内切除肿瘤。肿瘤体积缩小后便于肿瘤包膜和左侧视神经、视交叉及下丘脑的分离。肿瘤分离时必须小心地电凝进入肿瘤的血管，然后剪断，仔细分离后逐步完全切除肿瘤。而过度的肿瘤牵拉容易撕断下丘脑区血管，导致严重并发症。对于某些肿瘤包膜和下丘脑粘连紧密的患者，可能不得不留有部分肿瘤。经过显微镜下的逐步仔细分离，可以在下丘脑部位辨别出垂体柄，顺着垂体柄向垂体方向分离，保护正常组织，这样可以避免通过垂体柄对下丘脑造成牵拉损害，下丘脑的牵拉损害容易导致术后严重的内分泌及代谢并发症。随着显微镜的大量使用，我们对鞍区及周围组织的局部解剖更加深入，也使我们能够区分通过肿瘤周围而供应脑干的小血管。我们认为，如果供应下丘脑的小血管无法很好保留，不如电凝后切断，否则撕断的小血管造成的损害会更重。切断少量的穿支血管不一定会导致下丘脑功能的明显损害，因为这一区域的侧支循环是很丰富的。

对于突向天幕裂孔的鞍后及鞍旁肿瘤，可以通过暴露前中颅窝更充分的标准额颞入路进行切除。牵拉颞叶可以直接暴露到前床突及颈内动脉后方的天幕切迹。肿瘤总是将后交通动脉、脉络膜前动脉及动眼神经推向外或后方。肿瘤甚至可能进一步向后方推移滑车神经。根据我们的经验，如果肿瘤向上方及侧方扩展较多，通过额底入路更容易切除肿瘤，造成的损害也更小。通过额底入路可以斜向地在视交叉下分离对侧的肿瘤，因为视交叉通常被压扁抬高（图MS 22 a-c和MS 23a-c；图MS 18a-e，MS 19a-d）。

当大型垂体腺瘤已经破坏了前中颅底的骨质时，手术的目的主要是缩小肿瘤的体积，使受压迫的周围结构如视神经及视交叉、动眼神经、颈内动脉及分支得到充分的减压。

当垂体腺瘤或颅咽管瘤突向上方侵入第三脑室，造成第三脑室和室间孔堵塞引起阻塞性脑积水时，单纯的额底及视交叉下入路无法完全切除肿瘤，此时必须打开终板进入第三脑室切除肿瘤（图MS 19 a-d 和MS 20 a-c）。

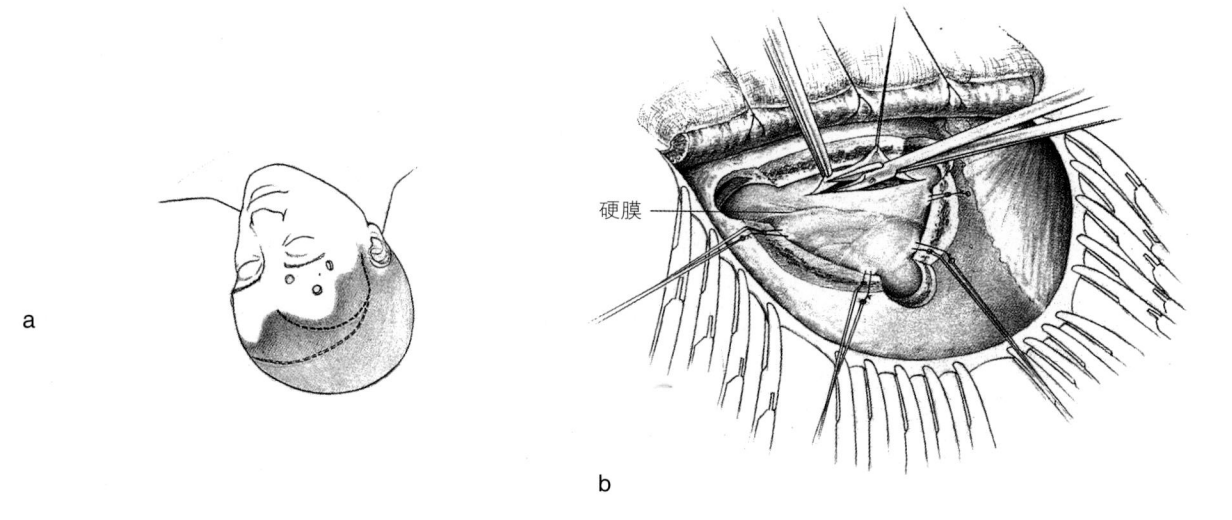

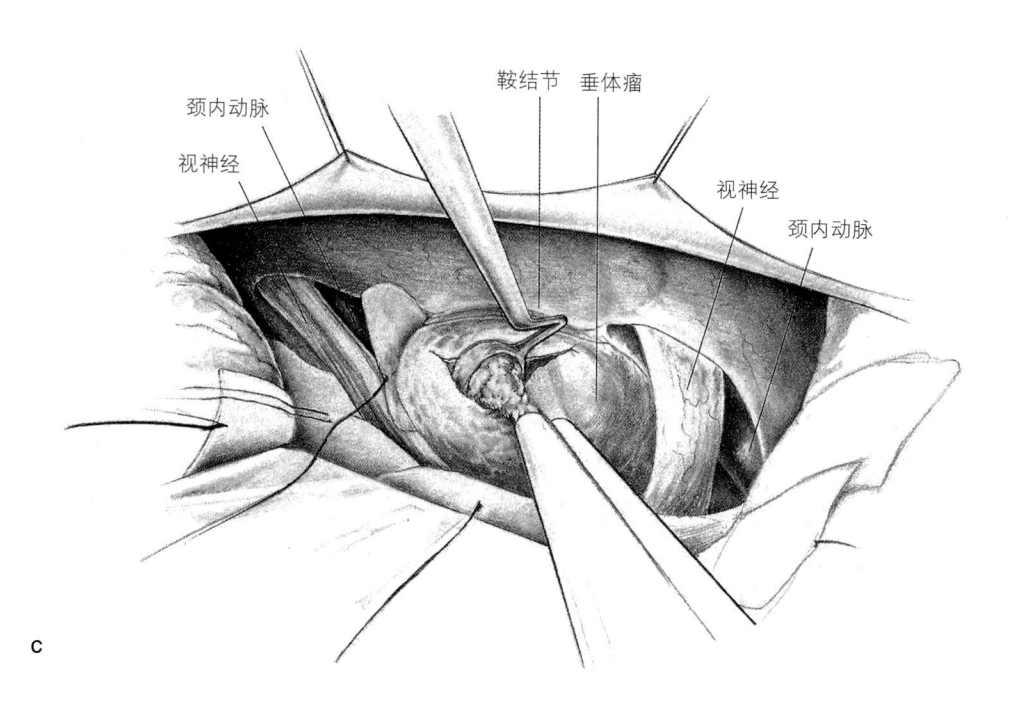

图 MS 18 a–e 经颅硬膜下入路
    a 冠状切口或单侧额部切口，单侧额部骨瓣时骨孔的位置。
    b 右侧额瓣，骨瓣已经去除，剪刀沿额底剪开硬膜，悬吊硬膜，颞肌保留。
    c 将额叶抬起后，在视交叉前间隙显露肿瘤包膜，切开肿瘤包膜，用刮圈及吸引器分块切除肿瘤。

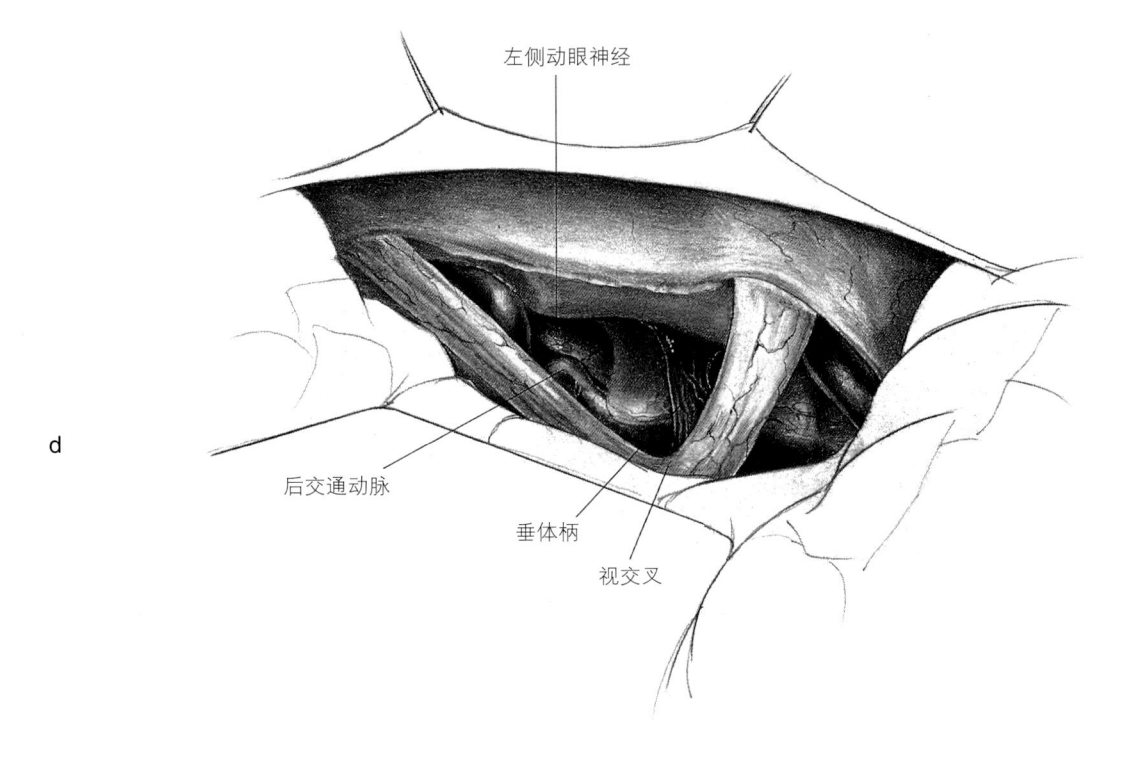

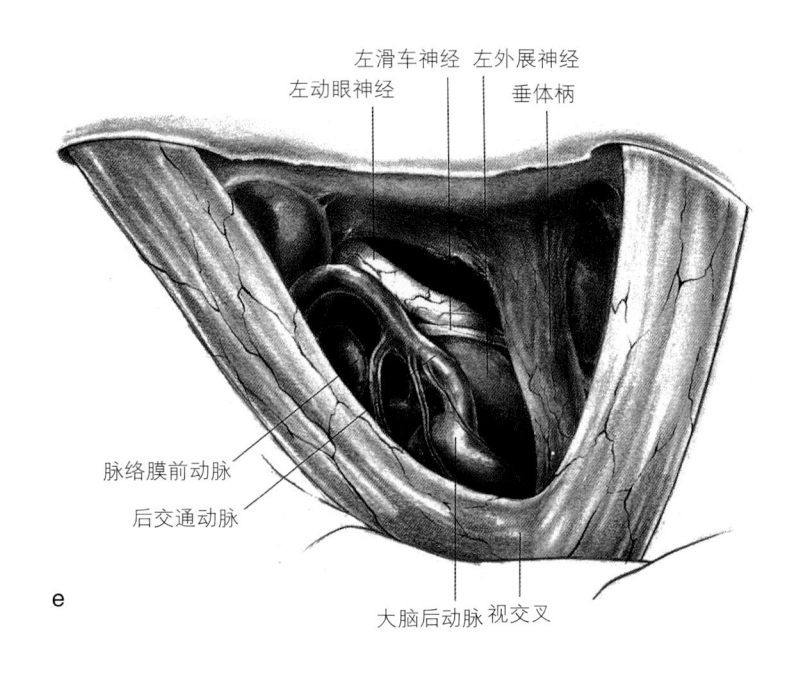

图 MS 18 d, e

    d   肿瘤切除后可见完整的垂体柄。

    e   肿瘤切除后从视交叉前间隙见到的局部显微解剖结构。

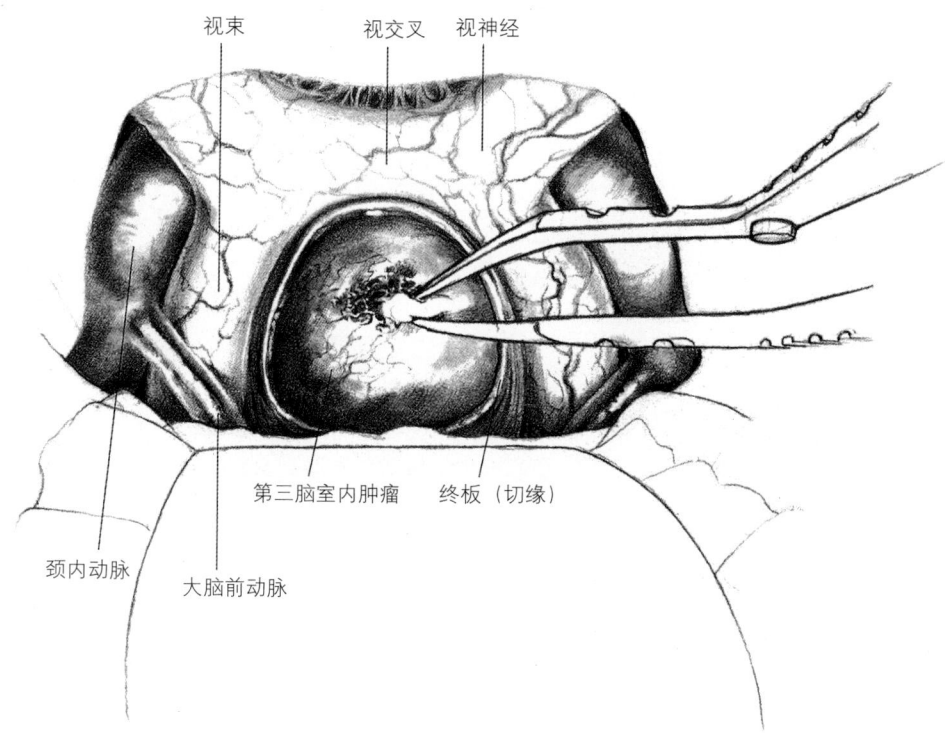

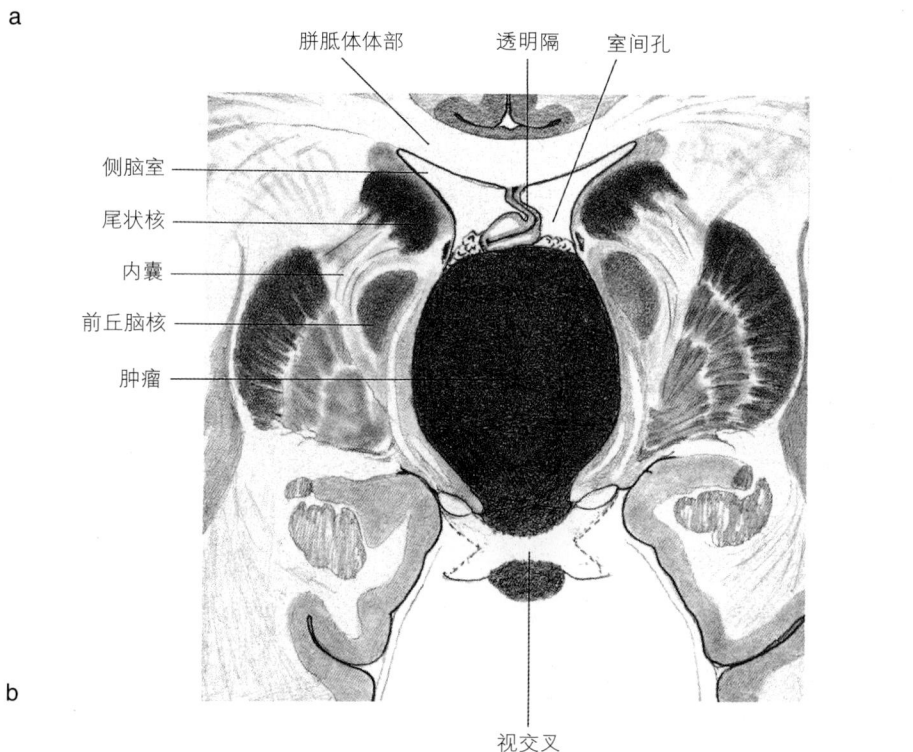

图 MS 19a–d　双侧额部硬膜下入路切除大型的突向鞍上及鞍旁的垂体瘤。视交叉前置，需要切开终板切除肿瘤的鞍上部分

　　a　打开终板后，从前置的视交叉后方暴露肿瘤。
　　b　贯穿肿瘤的冠状位解剖显示肿瘤和基底节的关系。为了便于理解解剖关系，已经将视交叉转向水平面。

中颅窝底占位性病变的手术 255

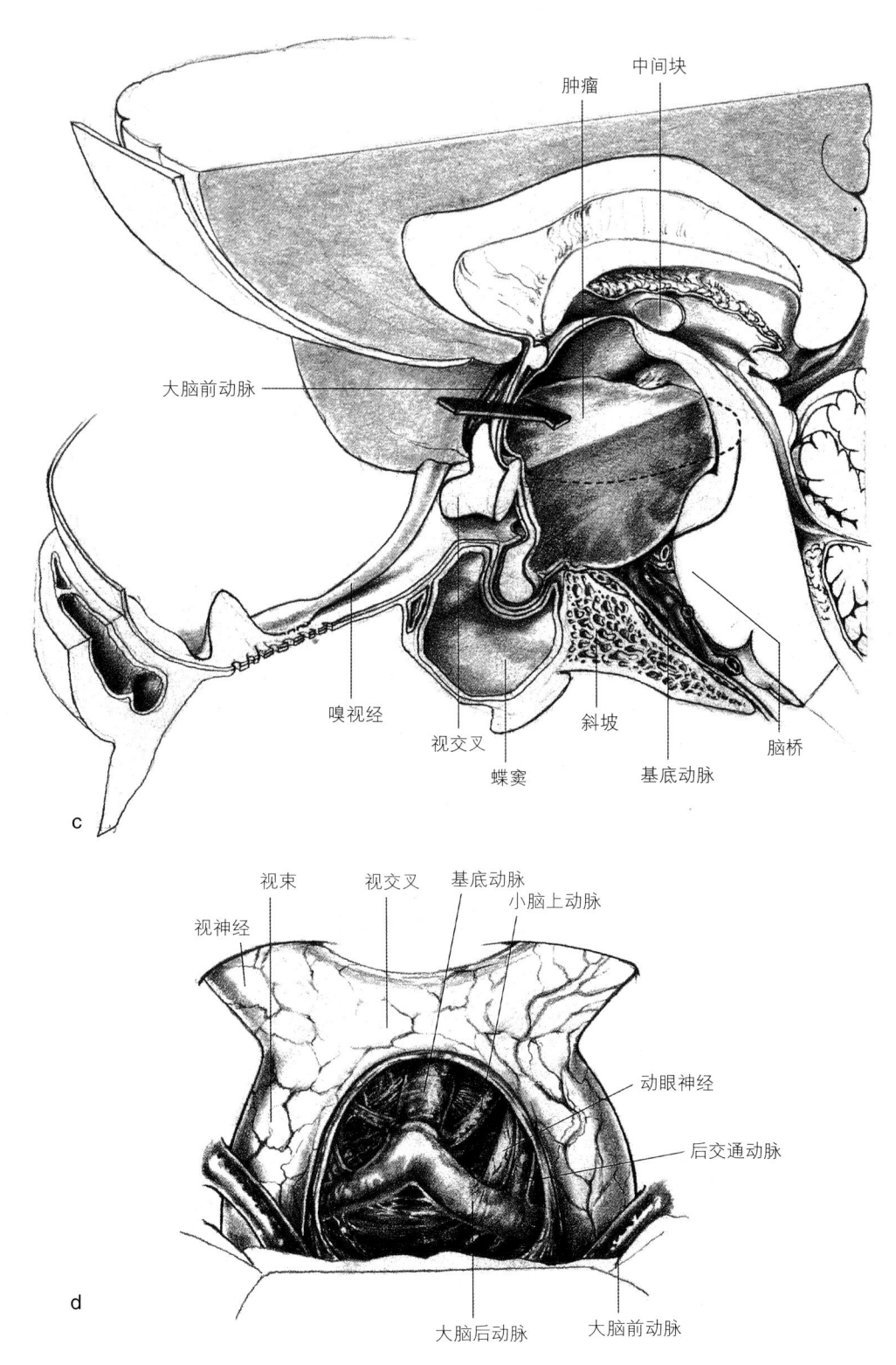

图 MS 19c, d
 c 三维显示肿瘤在轴位、矢状位上生长的情况以及手术入路，分离双侧的嗅神经并保留。
 d 肿瘤切除后显示脑桥前的显微结构。

256　中颅底手术

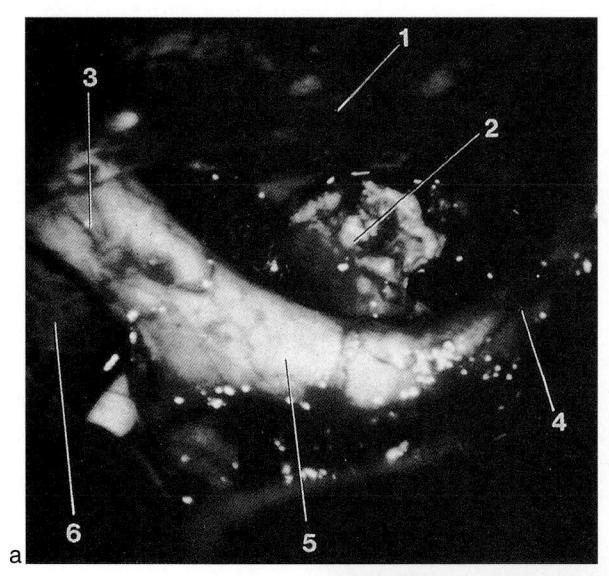

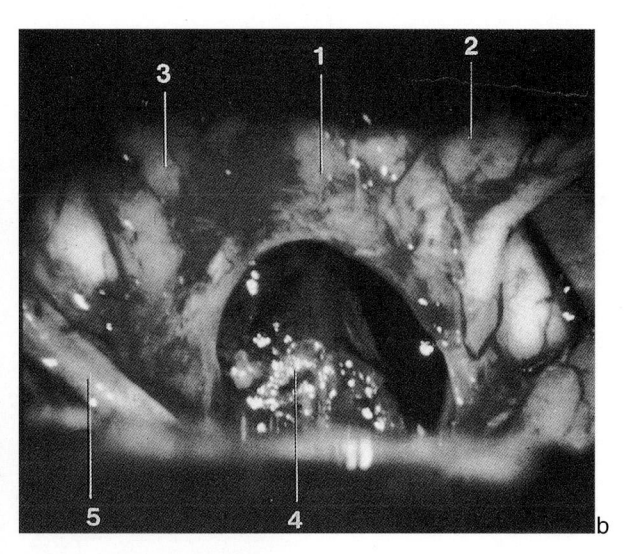

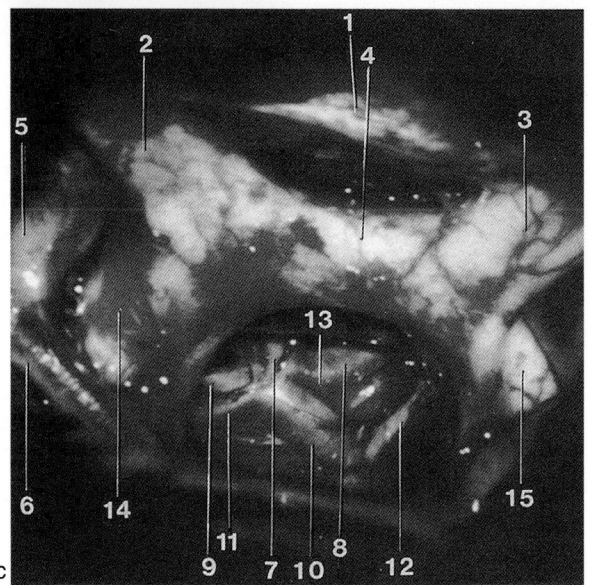

图 MS 20 a—c　部分钙化的鞍上颅咽管瘤的切除

    a　双侧额部入路，将双侧额叶抬起后在视交叉前间隙暴露钙化的肿瘤前极。1－鞍结节；2－肿瘤的前极；3－左侧视神经；4－右侧视神经；5－视交叉；6－左侧颈内动脉。

    b　为了完全切除肿瘤，必须打开终板（已经被肿瘤抬高），打开终板后可以进入视交叉后间隙，并进入第三脑室。1－视交叉；2－右侧视神经；3－左侧视神经；4－第三脑室内的肿瘤；5－左侧大脑前动脉。

    c　肿瘤完全切除后，在视交叉后间隙可以见到桥脑前结构，包括基底动脉及分支，右侧的动眼神经。1－鞍结节；2－左侧视神经；3－右侧视神经；4－视交叉；5－左侧颈内动脉；6－左侧大脑前动脉；7－基底动脉；8－右侧小脑上动脉；9－左侧小脑上动脉；10－右侧大脑后动脉；11－左侧大脑后动脉；12－右侧后交通动脉；13－右侧动眼神经；14－左侧视束；15－右侧视束。

特殊手术技术

导言 随着内分泌诊断技术的提高，垂体腺瘤的早期诊断成为可能，患者往往在出现视力视野障碍及其他颅内神经损伤前或蝶鞍扩大的影像学表现前就能获得诊断。最好的例子就是泌乳素腺瘤，患者通常表现为性功能障碍及继发性的闭经。

曾有一段时间人们都认为泌乳素腺瘤只需通过溴隐亭的药物治疗而不需要手术，但长期随访发现疗效并不令人满意。溴隐亭的治疗是可以降低泌乳素的水平并能使部分泌乳素腺瘤的体积缩小，但即使长期服用，疗效也是短期的，无法获得真正的治愈。溴隐亭可以在术前使用以缩小肿瘤的体积便于手术。

由于放射治疗可以造成严重的并发症（Atkinson 等 1979，Lawrence 等 1971，Pieterse 等 1982，Raskind 1977），我们认为放疗只适合于手术后出现的两种情况：① 肿瘤没有获得理想的切除；② 仔细的显微外科切除后肿瘤早期复发。

经蝶入路特别适合于垂体小腺瘤的切除（图 MS 21a-c），手术的目的是选择性地切除肿瘤而保留正常垂体组织及功能。经过手术，许多的不育妇女都能怀孕生育。

经额硬膜下入路适合于突向鞍上及鞍旁的大型垂体腺瘤。根据肿瘤不同的扩展部位，可以选择右侧、左侧经额入路或冠状跨中线的经额入路。

位于中线的突向鞍上较多的肿瘤也可以通过较小的右侧额部骨瓣进行切除。这一选择的优点是可以避开通常的左侧优势半球。即使肿瘤突向左侧鞍旁较多也可以通过这一入路进行手术（图 MS 22a，b）。

如果肿瘤在右侧视神经及颈内动脉下方突向天幕沿，通过右侧入路对这一部分肿瘤的暴露就不理想。我们建议采用左侧入路对肿瘤进行切除。

如果肿瘤突向左右两侧鞍旁较为平均，我们多采用双侧跨中线的经额入路。通过左右侧分别显露两侧的肿瘤，手术中也能如 Suzuki（1981）等提出的保留双侧嗅神经（图 MS 23a-c）。

某些垂体瘤可以突入到脑桥前方并压迫基底动脉及分支。如果肿瘤突向鞍上较多并将视交叉抬高，视交叉前间隙就比较大，也可以通过双侧经额入路将突向脑桥前方的肿瘤切除（图 MS 24a，b）。

视力的急剧减退往往是由于肿瘤卒中引起的，在这种情况下必须急诊手术（图 MS 25a-d）。

如果肿瘤破坏颅底，肿瘤在颅内及颅外都有广泛扩展。

通过神经外科医生及耳鼻喉科医生的协作，可以经筛窦蝶窦入路及经颅入路对颅底骨质有广泛破坏的大型垂体腺瘤进行手术。

对于这些颅底有广泛侵犯的肿瘤，颅底入路手术可以打开额窦的后壁，从筛窦及蝶窦的上方到达蝶鞍的前壁，进一步向下到达斜坡。向两侧可以暴露海绵窦壁，向后可以显露视神经、岩尖及颈动脉管。

经过这样广泛的暴露后，可以打开硬膜切除颅内的肿瘤（图 MS 26a-d）。

硬膜的缺损可以通过筋膜进行修补，将修补用的筋膜置于颅底骨质及硬膜缘之间，在下方用碘仿油膏填塞数天用于支撑。

如果采用经颅入路，为获得视交叉前颅底下方鼻旁窦的更大暴露，可以切除鞍结节及部分的蝶骨平台（图 MS 27a-e）。还可以通过蝶窦显露斜坡（见388页）。如果骨质已经充分破坏，还可能在术野的侧方发现颈内动脉岩骨水平段。关闭颅腔时，从颞肌获取游离的肌肉筋膜片填塞蝶窦，填塞前必须完全剥离去除蝶窦内的黏膜，以便肌肉筋膜能够和蝶窦骨质紧密粘连，可进一步用纤维蛋白胶进行固定。

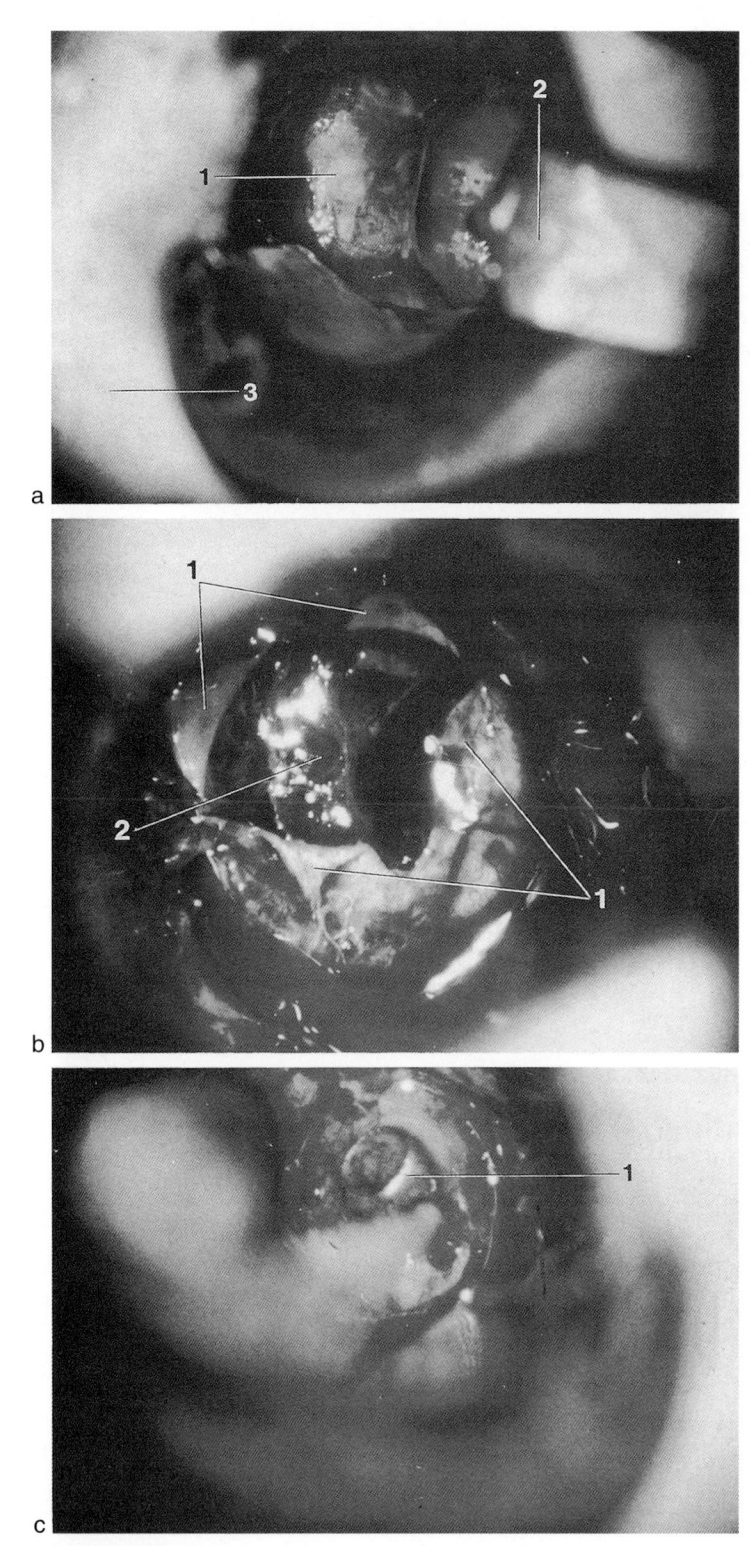

图 M 21a–c　经蝶入路垂体腺瘤切除术
　　a　打开蝶窦前壁后暴露蝶鞍的前壁及底部。1－蝶鞍前壁；2－鼻窥器；3－鼻翼。
　　b　十字切开鞍底硬膜，打开肿瘤包膜。1－硬膜瓣；2－肿瘤。
　　c　用刮圈摘除肿瘤 1。

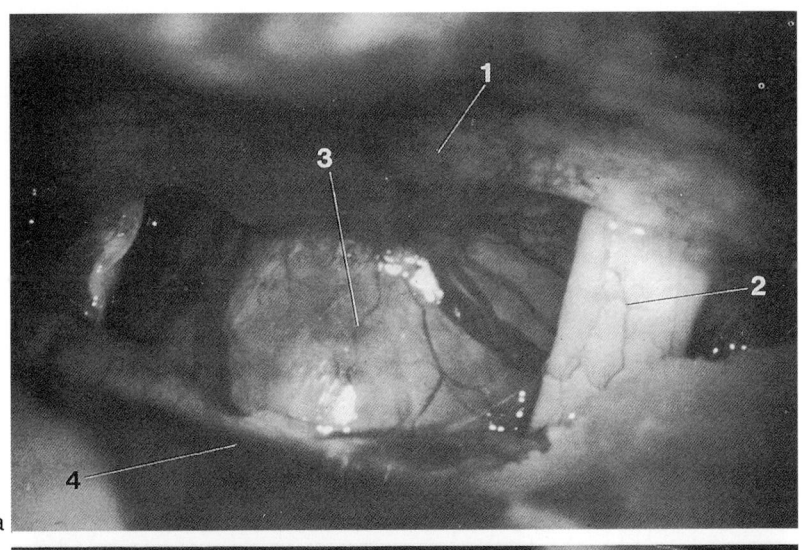

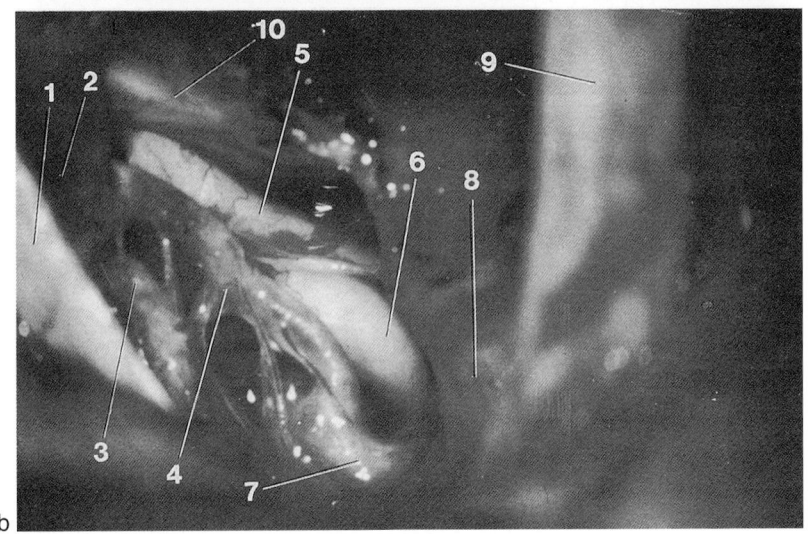

图 MS 22a, b　右侧额底入路切除突向鞍上及左侧鞍旁的垂体腺瘤

　　a　抬起右侧额叶后，在显微镜下暴露位于视交叉前间隙的肿瘤。1－鞍结节；2－右侧视神经；3－肿瘤；4－脑压板。

　　b　肿瘤切除后在视交叉下向左侧可以显露：1－左侧视神经；2－左侧颈内动脉；3－左侧脉络膜前动脉；4－左侧后交通动脉；5－左侧动眼神经；6－左侧外展神经；7－左侧大脑后动脉；8－漏斗；9－右侧视神经；10－鞍背。

260 中颅底手术

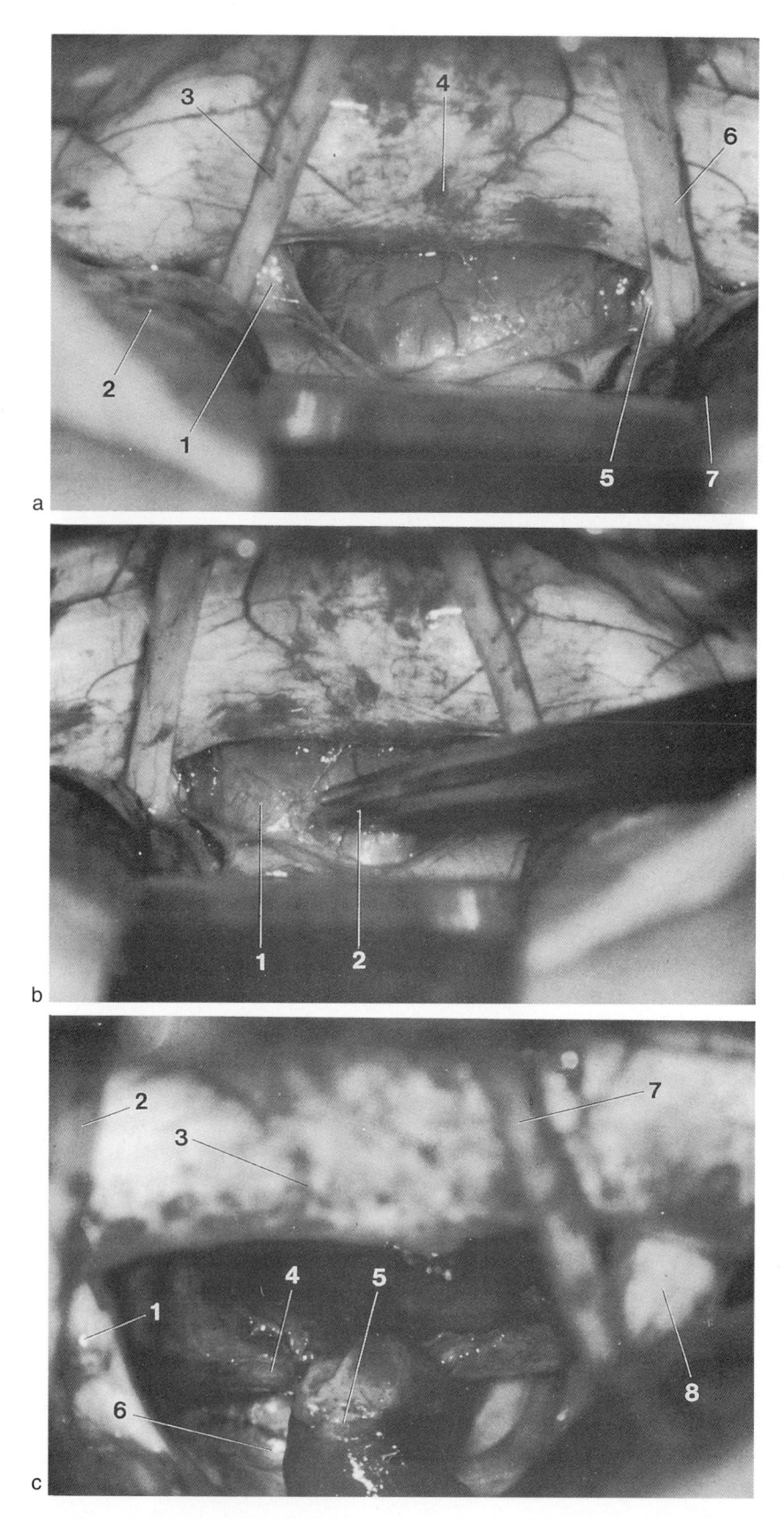

图 MS 23a—c

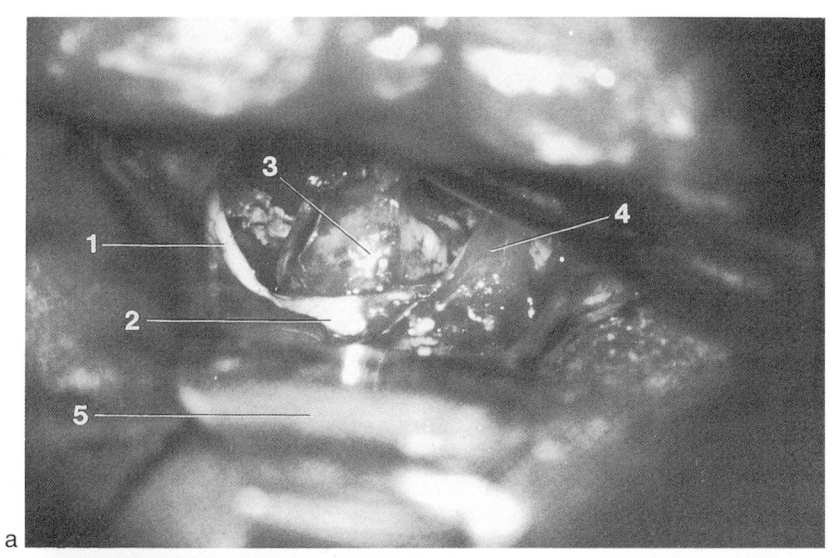

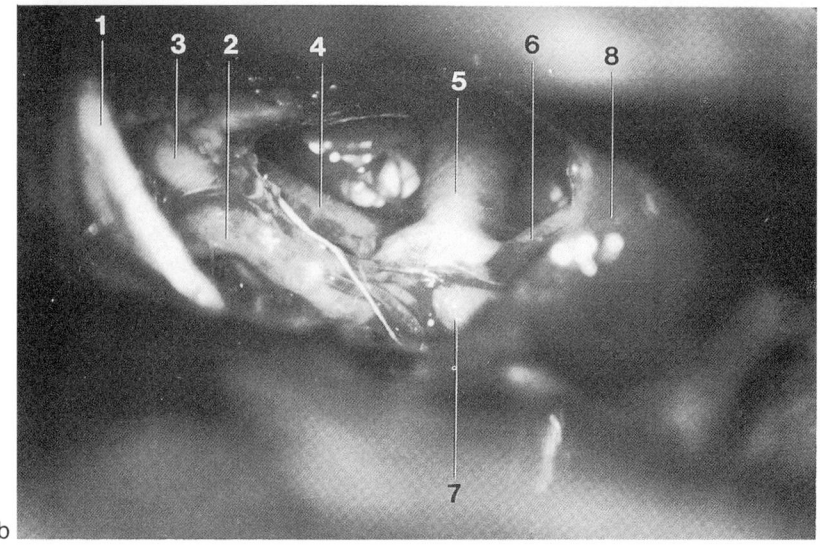

图 MS 24 a, b　突向鞍上及鞍后的垂体腺瘤

    a　鞍上肿瘤切除后，通过扩大的视交叉前间隙将鞍后肿瘤拉向前方。1－左侧视神经；2－视交叉；3－肿瘤；4－右侧视神经；5－脑压板。

    b　肿瘤切除后暴露视交叉下的解剖结构。1－左侧视神经；2－左侧大脑后动脉；3－左侧动眼神经；4－左侧小脑上动脉；5－基底动脉；6－右侧小脑上动脉；7－右侧大脑后动脉；8－右侧视神经。

图 MS 23a－c　保留双侧嗅神经的经双侧额底入路切除突向鞍上及鞍旁的垂体腺瘤

    a　抬起双侧额极暴露肿瘤。1－左侧视神经；2－左侧额极；3－左侧嗅神经；4－鞍结节；5－右侧视神经；6－右侧嗅神经；7－右侧额极。

    b　显微剪打开肿瘤包膜。1－肿瘤；2－显微剪。

    c　肿瘤切除后暴露蝶鞍。1－左侧视神经；2－左侧嗅神经；3－鞍结节；4－鞍背；5－垂体柄；6－脑桥池；7－右侧嗅神经；8－右侧视神经。

262　中颅底手术

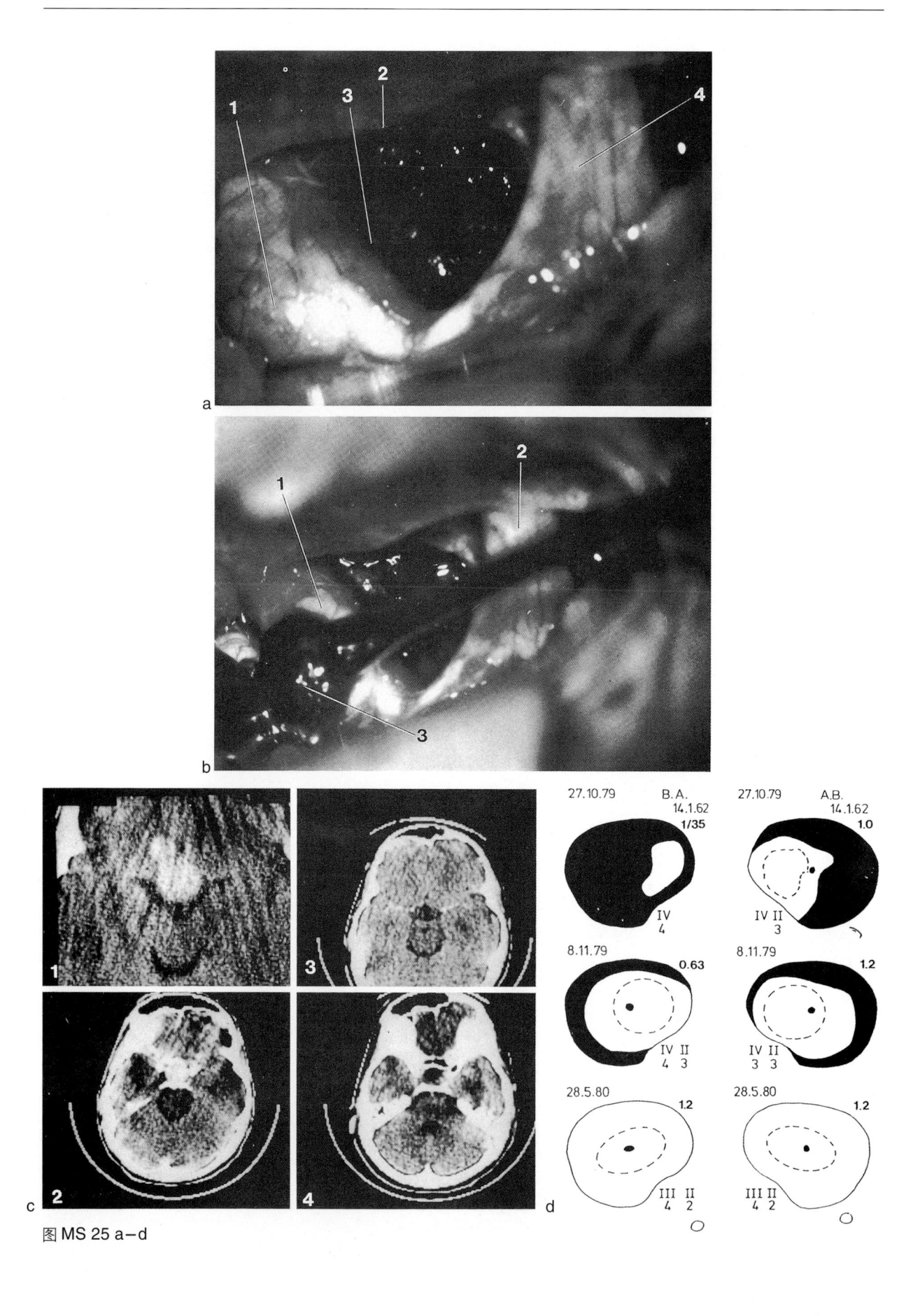

图 MS 25 a–d

中颅窝底占位性病变的手术　263

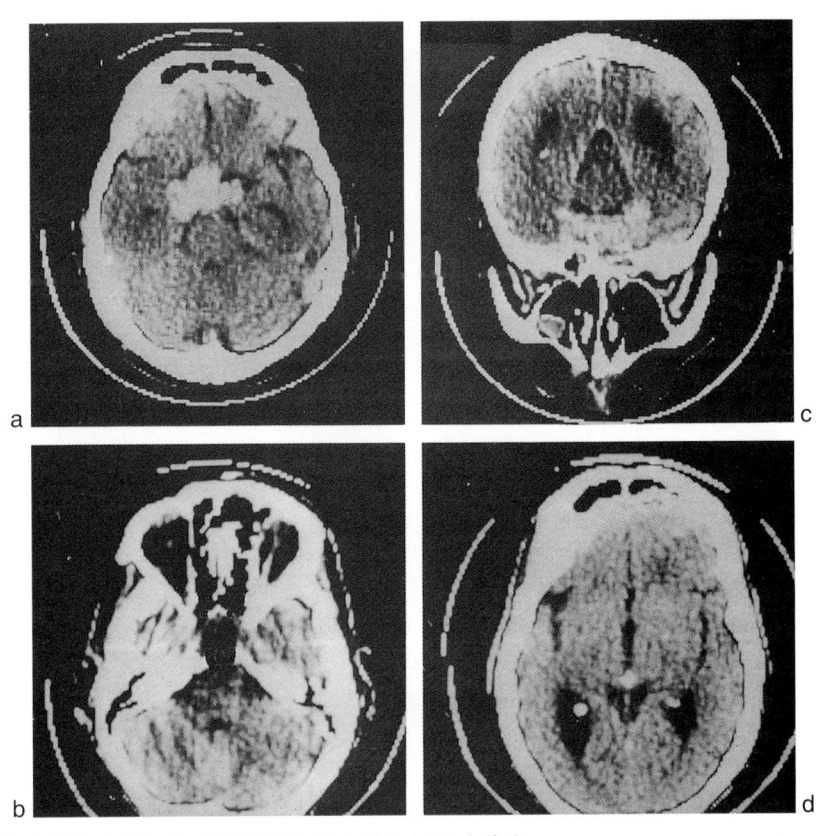

图 MS 26 a-d　凸向鞍上及鞍旁的对颅底骨质造成破坏的垂体腺瘤
　　a, b　术前 CT 的冠状位及轴位。
　　c, d　经筛窦蝶窦入路肿瘤切除后的 CT 扫描。

图 MS 25 a-d　17 岁女性，嗜酸性细胞腺瘤出血后患者左眼突发失明
　　a　右侧额底入路暴露视交叉前间隙的肿瘤，视交叉下左侧视神经外侧可见血肿。1－左侧视神经及血肿；2－鞍结节；3－视交叉下的肿瘤及血肿；4－右侧视神经。
　　b　清除位于左侧视神经外侧的血肿。1－左侧视神经；2－右侧视神经；3－血肿。
　　c　术前（1，2）及术后（3，4）的 CT。
　　d　术前、术后及术后 7 个月的视野图。

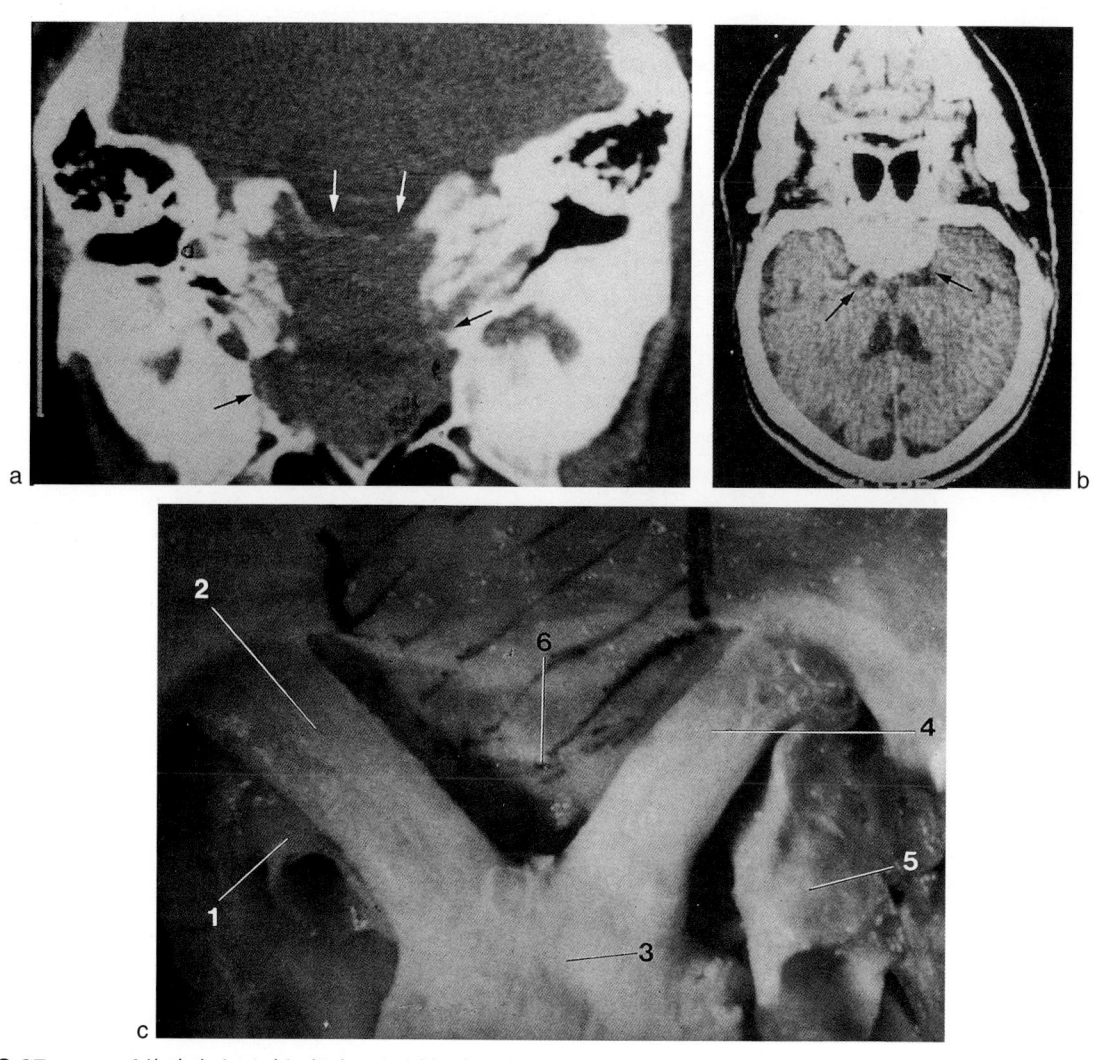

图 MS 27a-e　垂体腺瘤广泛破坏颅底，包括斜坡及岩尖
　　a, b　术前头颅CT（箭头）。
　　c　解剖标本示意手术经颅入路到达蝶窦及斜坡需要切除的颅骨范围。1－左侧颈内动脉；2－左侧视神经；3－视交叉；4－右侧视神经；5－右侧颈内动脉；6－鞍结节。

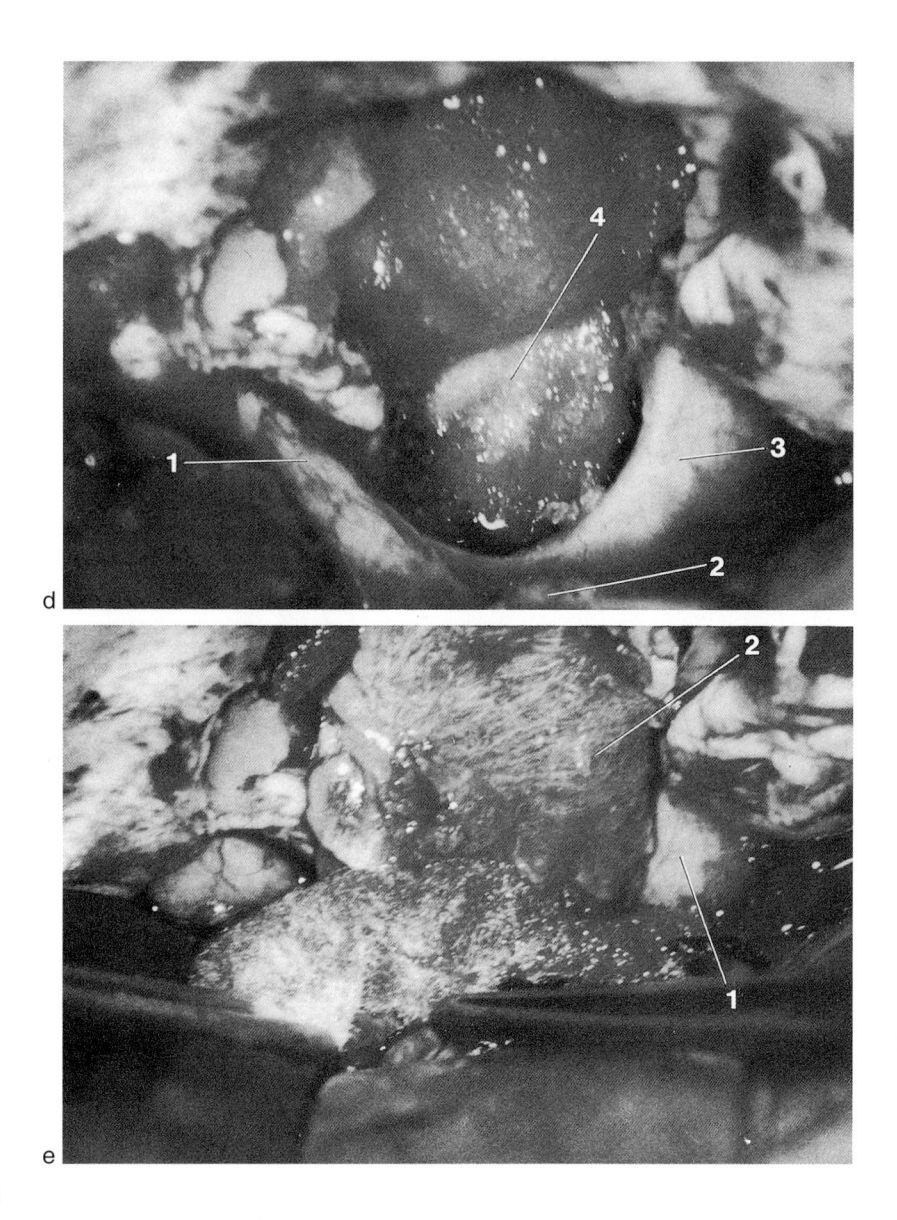

图 MS 27 d, e

    d 经颅－蝶窦入路切除肿瘤后。1－左侧视神经；2－视交叉；3－右侧视神经；4－填塞有纤维蛋白海绵的肿瘤空腔。

    e 用游离的肌肉筋膜封闭颅底。1－右侧视神经；2－肌筋膜补片。

病例报告 1 颅内有广泛扩展的大型垂体腺瘤（图 MS 28a-g），患者是肥胖并患有糖尿病、高血压和充血性心力衰竭的 69 岁女性，主诉进行性加重的头痛 3 年，两侧视力下降数月。入院时患者神志清醒，能回答问题，但有定向障碍及表情淡漠，双侧视力减退，左侧更为严重，双颞侧偏盲及双侧视乳头水肿。

头颅 CT 扫描显示肿瘤突向鞍上，向右侧还突入到右侧侧脑室的额角。脑血管造影显示为低

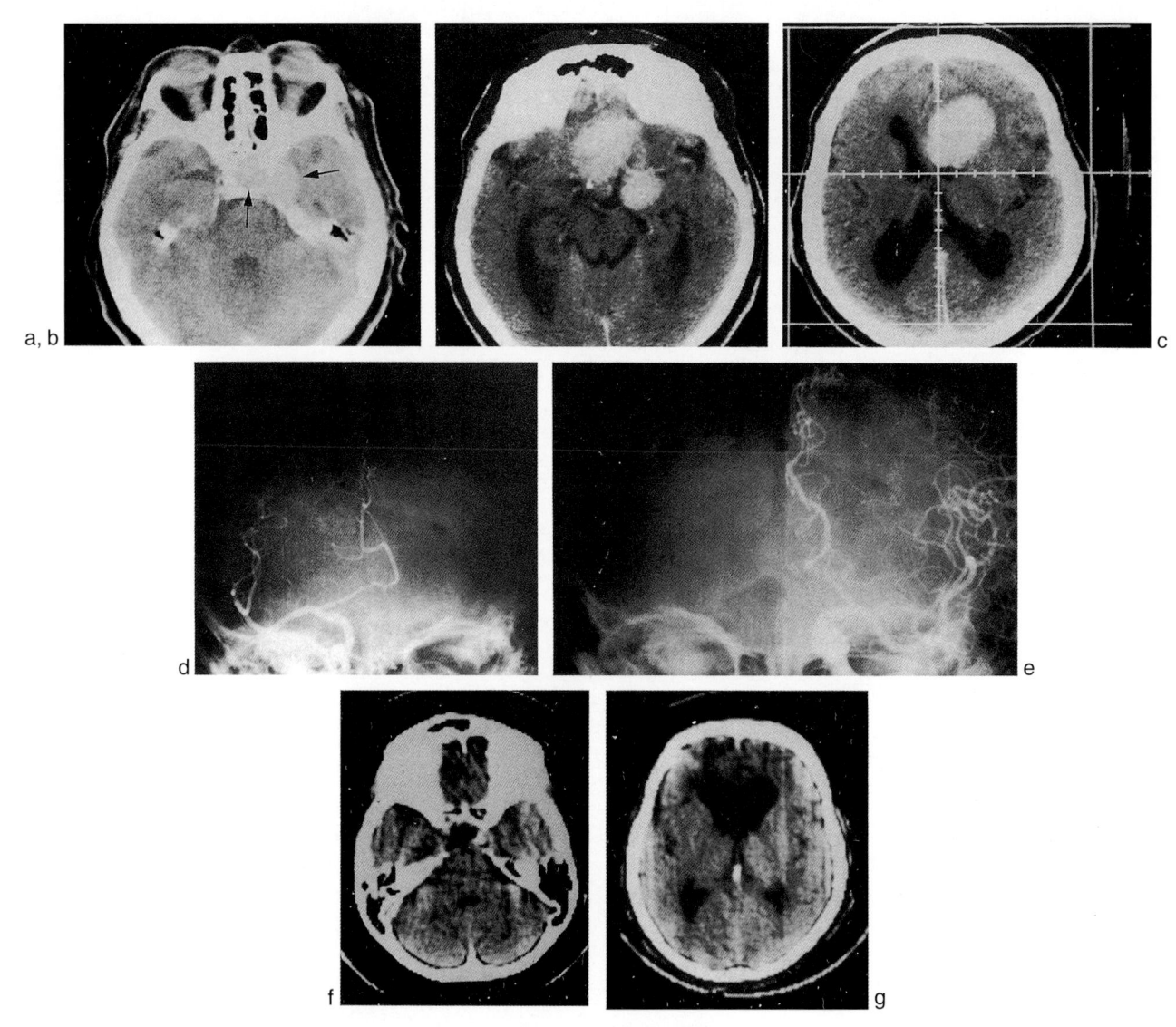

图 MS 28 a–g 大型垂体腺瘤，向右侧鞍旁及鞍上突入右侧脑室额角
    a 蝶鞍水平轴位 CT，显示位于鞍内及右侧鞍旁的肿瘤（箭头）。
    b 鞍上水平轴位 CT，显示肿瘤突向额叶及颞叶，以及肿瘤和大脑前动脉及大脑中动脉的关系。
    c 侧脑室额角水平轴位 CT，显示肿瘤已侵入右侧脑室额角。
  d，e 双侧颈动脉造影前后位，显示双侧大脑前动脉的水平段被肿瘤推移向上移位，左侧更为明显，大脑前动脉的垂直段向左侧移位。
    f 术后蝶鞍水平轴位 CT。
    g 术后侧脑室额角水平轴位 CT。

血运的肿瘤并压迫颈内动脉及大脑前动脉。

内分泌检查泌乳素有中等程度的升高（34.1ng/ml），基础FSH及皮质激素显著降低。由于肿瘤巨大，患者全身的状况较差，首先试验性地进行了溴隐亭的药物治疗。6周后CT检查发现肿瘤缩小，患者的全身状态改善，右眼的视力改善。继续药物治疗4周后发现肿瘤又开始增大，决定进行手术。因为肿瘤有鞍上、鞍旁部分，还有明显突向脑内及脑室内部分，所以采用跨中线的双侧额部骨瓣。首先暴露视交叉前的肿瘤，经电凝后分块摘除，然后将肿瘤包膜与左侧视神经及颈内动脉分离，再将肿瘤和受包裹的左侧大脑前动脉分离，顺着该血管到达中线。

在右侧，颈内动脉、大脑前动脉、大脑中动脉及视神经均被肿瘤包裹。通过逐步摘除鞍上及鞍旁的肿瘤，这些血管神经结构终于能和肿瘤组织分离。然后分离肿瘤和下丘脑，并顺着肿瘤进入右侧侧脑室切除肿瘤。最后切除位于鞍内及突向右侧鞍旁到达天幕裂孔缘的肿瘤。颅底的硬膜完整，无需移植物进行重建。患者恢复顺利并转送到康复中心进行进一步的药物治疗。

病例报告2 复发的鞍上及鞍旁广泛生长的垂体腺瘤（图MS 29a-d）。56岁女性，复发的巨大型垂体腺瘤，6年前曾经手术，但症状没有明显缓解，患者表现为双侧运动障碍、垂体功能低下及双颞侧偏盲。

CT扫描显示肿瘤巨大，向上突入双侧侧脑室并压迫第三脑室。

脑血管造影显示肿瘤推移并包裹了右侧的颈内动脉及分叉。手术采用跨中线的双侧额部入路，肿瘤的鞍旁部分压迫了海绵窦及右侧的视神经。手术中也证实床突上的颈内动脉及分叉被肿瘤完全包裹，向鞍上突的肿瘤经额叶进入双侧的侧脑室并向后方压迫第三脑室。

为了避免损伤周围的重要结构，将床突上的颈内动脉起始段暴露后作为解剖标志，顺其逐步切除肿瘤。分离到颈内动脉的分叉后我们能够暴露大脑前动脉及大脑中动脉，在保留穿支血管的情况下切除肿瘤。然后切除终板前方及突入第三脑室内的肿瘤。最后切除突入到侧脑室内的肿瘤块。术后患者恢复顺利，患者的神经功能完全恢复，手术后的CT证实肿瘤得到完全切除。

评论：这一例少见的巨大垂体腺瘤复发后，肿瘤经额部突入到侧脑室，肿瘤不是推移神经血管结构而是将这些结构包裹。因此必须在肿瘤和血管神经能够清晰辨别的部位首先确定这些需要保护的结构，然后从这些解剖标志开始逐步切除肿瘤而保留重要神经血管结构。

病例报告3 侵入第三脑室并导致梗阻性脑积水的颅咽管瘤（图MS 30a-e）。9岁女孩因头痛及视力减退就诊于眼科，眼科检查显示左眼中心盲点，而右眼仅光感，眼底检查发现双侧视神经乳头萎缩。CT检查发现巨大鞍上囊性占位，实质性部分较少，考虑患者的年龄诊断为颅咽管瘤。肿瘤完全占满第三脑室并堵塞室间孔导致梗阻性脑积水。首先行脑室心房分流手术，患者的意识状态改善。2周后经双额部骨瓣开颅，首先暴露肿瘤的前部，穿刺抽吸肿瘤囊液。然后将肿瘤包膜和双侧视神经及颈内动脉分离，通过视交叉的下方分块切除肿瘤及包膜。但视交叉后及第三脑室内还有肿瘤，打开终板后切除剩余的肿瘤。肿瘤切除后我们可以清楚地看到脑桥、脚间窝、基底动脉及分支。术后早期患者出现了尿崩及高血糖，患者术后嗜睡3天。5周后患者全身状况明显改善并出院，但女孩的视力没有改善。术后CT证实肿瘤被完全切除。

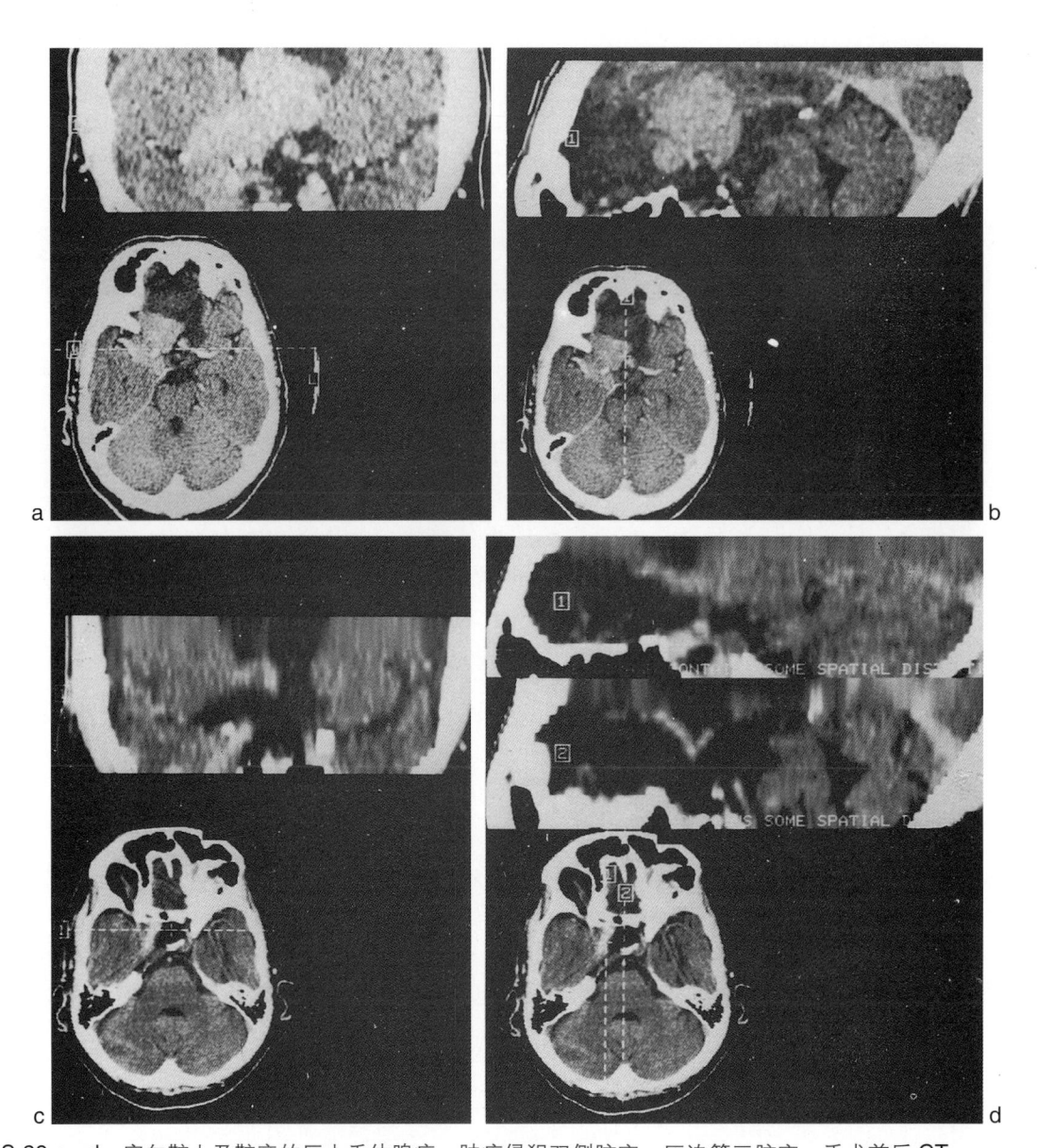

图 MS 29 a–d　突向鞍上及鞍旁的巨大垂体腺瘤，肿瘤侵犯双侧脑室，压迫第三脑室，手术前后 CT
　　a，b　冠状及矢状位的 CT 重建，显示肿瘤的鞍上及鞍旁部分，肿瘤进入了双侧侧脑室，压迫第三脑室。
　　c，d　术后 CT 显示肿瘤完全切除。

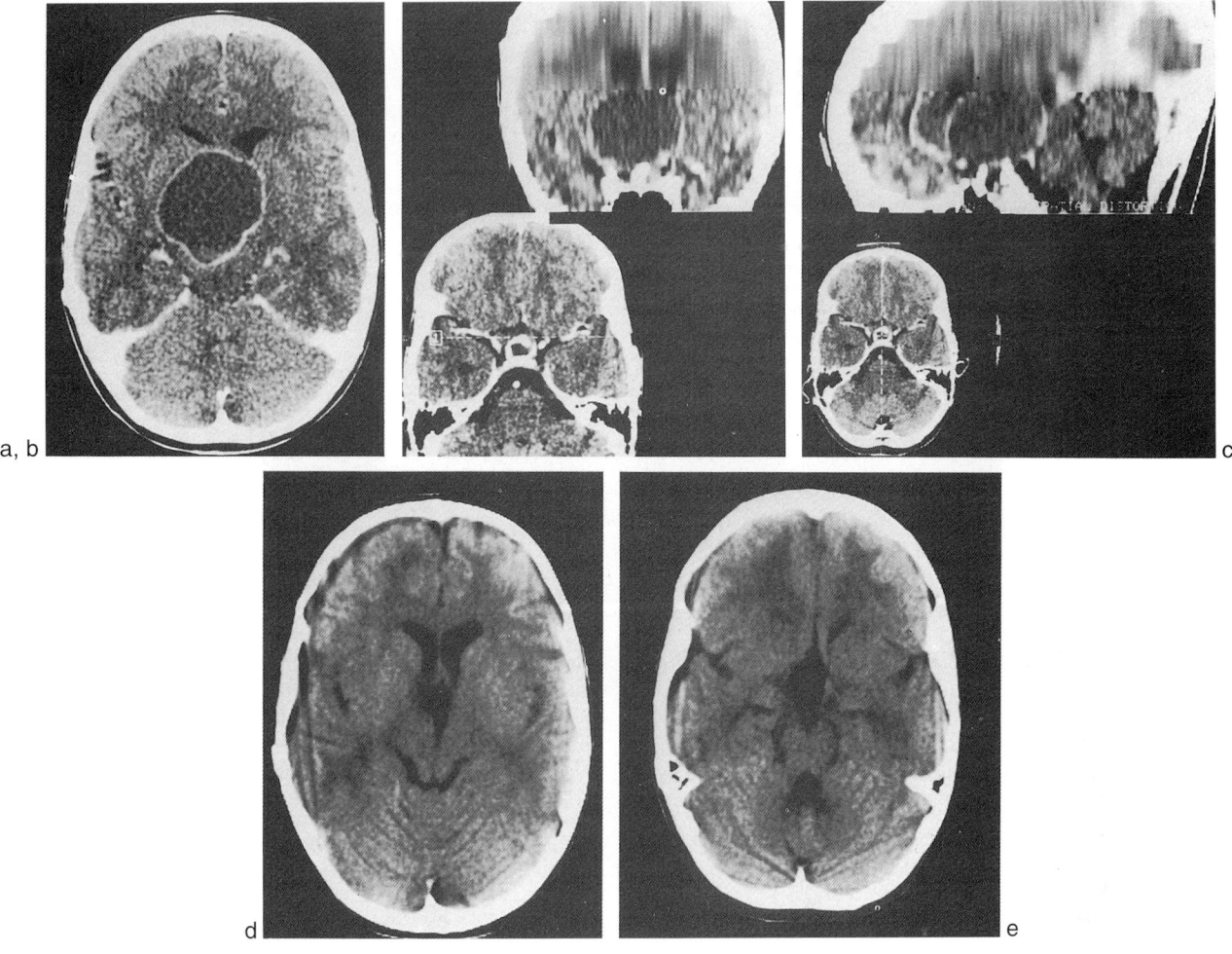

图 MS 30 a—e　鞍上大型颅咽管瘤，侵入第三脑室，造成梗阻性脑积水，手术前后 CT
　　　　a—c　脑脊液分流手术后轴位 CT 扫描，并进行冠状及矢状位重建，显示巨大的肿瘤和第三脑室、侧脑室、脚间窝及脑桥的关系。肿瘤还压迫双侧的颞叶。
　　　　d, e　术后 CT 检查显示肿瘤完全切除。

参考文献

Angell J (1969) Transsphenoidal hypophysectomy. In: Hamburger CA, Wersäll J (Ed) Disorders of the skullbase region Almquist & Wiksell, Stockholm, p 163–169

Atkinson AB, Allen IV, Gordon DS, Hadden DR, Maguire CJF, Trimble ER, Lyons AR (1979) Progressive visual failure in acromegaly following external pituitary irradiation. Clinical Endocrinology 10:469–479

Bateman GH (1962) Transsphenoidal hypophysectomy. J Laryng 76:442

Burian K (1969) Die Hypophysektomie aus der Sicht des Rhinologen. HNO 17:193

Burian K, Beringer A, Ellegast H, Frischauf H (1961) Technik, Indikation und Erfahrungen bei partieller Hypophysen-Ausschaltung. Laryng Rhinol Otol (Stuttg) 40:186

Burian K, Pendl G, Salah S (1970) Über die Rezidivhäufigkeit von Hypophysenadenomen nach transfrontaler, transsphenoidaler oder zweizeitig kombinierter Operation. Wie Med Wochenschr 120:833–836

Chiari O (1912) Über eine Modifikation der Schlofferschen Operation von Tumoren der Hypophyse. Klin Wschr Wien 25:5

Cushing H (1912) The pituitary body and its disorders. Lippicott, Philadelphia London

Dandy WE (1938) Hirnchirurgie. Barth, Leipzig

Denker A (1921) Drei Fälle (von Hypophysentumoren)

operiert nach transmaxillärer Methode. Int Zbl Laryng 37:225

von Eiselsberg A (1907) Über operative Freilegung der Tumoren in der Hypophysengegend. Neurol Zbl 26:994

von Eiselsberg A (1912) Zur Operation der Hypophysisgeschwülste Langenbecks. Arch Klin Chir 100:8

Escher F (1965) Resultate und Erfahrungen mit der Hypophysenausschaltung. Fortschr Hals Nas Ohrenheilk 12:129–160

Fahlbusch R, Rjosk HK, Werder KV (1978) Operative Treatment of Prolactin-Producing Adenoms. In: Fahlbusch R, Werder KV (Ed) Treatment of pituitary Adenomas. Georg Thieme, Stuttgart 225–237

Fein J (1910) Zur Operation der Hypophyse Wien Klin Wschr 23:1035

Guiot G (1958) Adenom hypophysaires. Masson, Paris

Guiot G (1973) Transphenoidal approach in surgical treatment of pituitary adenomas: general principles and inolisations in non functioning andemonas – Excerpta Medica. International Congress Series No 303, p 159–178

Guiot G, Derome P (1976) Surgical problems of Pituitary Adenoms. In: Advances and Technical Standards in Neurosurgery Vol III. Springer, Wien New York

Guiot G, Bouche J, Oppotu A (1967) Les indicationes de l'ahord transsphenoidal des adenoms hypophysaires. Press med 75:1563

Guleke N (1950) Die Eingriffe am Gehirnschädel, Gehirn, an der Wirbelsäule und am Rückenmark. 2. Aufl Springer, Berlin Göttingen Heidelberg, p 335

Halstead AE (1910) Remarks on the operative treatment of tumors of the hypophysis. Report of two cases operated only an oronasal method. Surg Gynec Obstet 10:494–502

Hamburger CA, Hammer G (1964) Der transnasale Weg der Hypophysektomie. In: Berendes J, Link R, Zöllner F Hals Nasen Ohren Heilkunde 1. Aufl Bd I Thieme S 795–818

Hamburger CA, Hammer G, Noorlen G, Sjogren B (1961) Transsphenoidal hypophysertony. Arch Otolaringol 74:2–8

Hardy J (1969) Transsphenoidal microsurgery of the normal and pathologic pituitary. Clin Neurosurg 16:185

Hardy J (1973) Transsphenoidal surgery of hypersecreting pituitary tumors. ed by Kohler PO, Ross GT Excerpta Med Amsterdam American Elsevier New York

Hardy J (1975) Transsphenoidal microsurgical removal of pituitary micro-adenoma. In: Progr neurol Surg Karger Basel 6:200

Hirsch O (1909) Eine neue Methode der endonasalen Operation von Hypophysentumoren. Wie med Wschr 636

Horsley V (1906) On the technique of operation on the central nervous system. Brit med J II:411–423

König F (1900) quoted from Guleke (1950) Die Eingriffe am Gehirnschädel, Gehirn, an der Wirbelsäule und am Rückenmark. In: Guleke N, Zenker R (Hrsg) Allgemeine und spezielle chirurgische Operationslehre. 2nd Ed. Vol 2 p 335. Springer, Berlin Göttingen Heidelberg

Krause T (1905) Hirnchirurgie (Freilegung der Hypophyse). Dtsch Klin 8:1004–1012

Lawrence AM, Pinsky SM, Goldfine ED (1971) Conventional radiation therapy in acromegaly Arch Intern Med 128:369–377

Lehnhardt E (1979) Septum-Schleimhautplastik zur Dauerdrainage der Keilbeinhöhle. Arch Otolaryngol 222:43–46

Löwe L (1905) quoted from Guleke (1950) Die Eingriffe am Gehirnschädel, Gehirn, an der Wirbelsäule und am Rückenmark. In: Guleke N, Zenker R (Hrsg) Allgemeine und spezielle chirurgische Operationslehre 2nd. Ed. Vol 2, p 335. Springer, Berlin Göttingen Heidelberg

Lüdecke DK, Niedworok G (1985) Results of Microsurgery in Cushing's Disease and Effect on Hypertension. Cardiology 72 (Suppl 1):91–94

Lüdecke DK, Brenstedt HJ, Brömswig J (1982) Evaluation of surgically treated Nelson's Syndrome. Acta Neurochirurgica 65:3–13

Lüdecke DK, Herrmann HD, Hörmann K (1983) Comparison of effects of Dopamine Agonist and microsurgeries in GH and PRL serreting adenoms. In: Cain DB (Ed) Liseride and other Dopamine Agonists. Raven Press, New York, pp 271–289

Nager FR (1940) The paranasal approach to intrasellar tumors. Semon Lecture 1939 J Laryng 55:361

Nicola G (1972) Transsphenoidal surgery for pituitary adenomas with extrasellar extension. In: Progress in Neurological Surgery Vol VI. Karger, Basel

Pieterse ST, Dinning TAR, Blumbergs PC (1982) Postirradiation sarcomatous transformation of a pituitary adenoma: a combined pituitary tumor J Neurosurg 56:783–787

Preysing (1913) Beiträge zur Operation der Hypophyse. Verh dtsch Laryng 20:51

Raskind R (1977) Central nervous system damage after radiation therapy. International Surgery 48:430–441

Schloffer H (1907) Zur Frage der Operation an der Hypophyse. Beitr Klin Chir 50:767

Suzuki S, Yashimoto T, Mizoi K (1981) Preservation of the olfactory tract following operation on anterior communicating artery aneurysm using bifrontal craniotomy and its functional prognosis. In: Samii M, Jannetta PJ (Ed) The cranial nerves. 59–65 Springer, Berlin Heidelberg New York

Tiefenthal (1920) Technik der Hypophysenoperation. Münch Med Wschr 67:794

Uffenorde W (1923) Orbitale Stirnhöhlenoperation. Z Hals-Nas-Ohren-Heilk 6:117

中颅底侧方占位性病变的手术治疗

导言 从内面看，蝶骨小翼和岩锥的前缘将颅底明显地分为前颅窝、中颅窝和后颅窝三部分，但从颅底朝上看，三者的界线就不那么明显。中颅窝底的肿瘤扩展同时侵犯到中颅窝和后颅窝的现象非常普遍，当我们通过临床和影像学资料来确定肿瘤的范围时，我们必须考虑到这一点。

位于中颅窝底、颞下窝和岩锥的肿瘤，无论是良性肿瘤还是恶性肿瘤，在出现临床症状时，通常都已经长到相当大。如果肿瘤位于颞下窝和翼腭窝，它们可造成一侧脸部肿胀，侵犯咀嚼肌造成咀嚼困难，刺激三叉神经根造成头痛，还有眶部症状。当肿瘤侵犯到上颌窦，X线会显示或多或少的明显不透光区，肿瘤扩展到鼻咽部和口咽部，可造成肿瘤是原发于这些部位的假象。

如果肿瘤位于更后方的岩锥区域，临床症状主要取决于该区的颅神经受累情况。如果侵犯到颈静脉孔，声带麻痹可能是最初的症状。如果有喉返神经麻痹，则不仅要检查纵隔区域和甲状腺区的迷走神经，还要检查颅底。吞咽困难可以是舌咽神经和迷走神经受刺激所致。副神经受累时，表现为肩部运动受限。前庭蜗神经病变会导致听力丧失、耳鸣和眩晕，这些症状也可以提示肿瘤累及耳蜗和半规管、内耳道或桥小脑角。面神经麻痹不太常见，但在恶性腮腺瘤和面神经本身或其周围结构的肿瘤，尤其是面神经管岩段附近的肿瘤可以出现。

如果颅底肿瘤突入颅内，它可以形成颞叶占位效应而造成相应的神经损害。当肿瘤向内侧小脑幕切迹方向生长，可有如下的临床体征：压迫视神经造成视野缺损，眼运动麻痹（第Ⅲ、Ⅳ、Ⅵ神经），刺激三叉神经造成面部感觉减退或麻木及面部疼痛。如果肿瘤穿过岩锥表面或通过小脑幕切迹侵犯到幕下区，还可导致第Ⅶ和第Ⅷ颅神经损害。如果肿瘤进一步生长压迫脑干，则可能损伤对侧锥体束而造成偏瘫。如果有颈内动脉闭塞，通常是长期逐渐压迫的结果，一般不会有临床症状。根据我们的经验，即使是很大的肿瘤，也很少产生弥漫性颅内压增高伴视乳头水肿和梗阻性脑积水。

常规的放射影像技术，如：颅骨平片、断层扫描、血管造影、颅脑同位素扫描，加上CT和磁共振技术已极大地增强了我们确定该区域占位病变的能力。有创的诊断学方法，如：气脑造影（Samii 1974）和脑室造影，已不太需要。当今这些诊断技术尽管可以成功地确定肿瘤的范围，但仍不能判断硬脑膜是否受侵犯以及受侵犯的范围。因此，术前通常不清楚硬脑膜需要切除多大的范围。对于这类肿瘤，神经外科医师和耳鼻喉科医师应在一起讨论，这样他们在手术中才能密切配合，相互帮助。

良性肿瘤应尽早手术切除。是采用经颅硬膜下入路还是采取硬膜外入路，取决于肿瘤的主体部位。显微外科技术的应用使得医源性损伤的发生率及严重程度明显下降，因此等到肿瘤长大了才手术是不明智的。病变造成的破坏越小，手术切除的功能效果越好。肿瘤持续生长造成的颅神经长期损害，即使手术中能够很好地保留神经结构，功能也很难恢复正常（Neely 1979）。

对于恶性肿瘤，只有当肿瘤能够全切时才考虑手术。我们反对部分切除，从肿瘤学的角度讲，这样做毫无意义，并且增加了手术并发症的风险（图MS 31）。

手术策略取决于肿瘤的性质。术前，应尽可能地获得肿瘤的组织学诊断。对于位置深在的颅内肿瘤，可以通过立体定向针吸活检来明确其组织学性质。常规手术与显微手术技术的结合是保护如颈内动脉、颅神经、内耳等重要结构的有效手段。

一般手术技术

中颅底侧方颅外入路（经颞和颞下窝）

导言 通过切除颧弓或者必要时切除部分下颌骨可以到达中颅窝底的侧方（Attenborough 1980，Braeucker 引在 Guleke 1959，Denecke 1970，Zehm 1970）。颌面外科医师 Obwegeser（1985）采用此入路切除颞下颌关节、眼眶和上颌后间隙的病变。我们认同他的观点，这种手术技术：①暴露很好且瘢痕很少；②可以良好地保护颞下颌关节。该入路适合于肿瘤主体在颞窝或颞下窝但已向上累及中颅底的肿瘤。

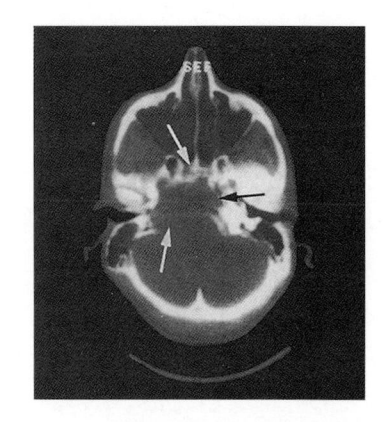

图 MS 31 23岁男性，左侧为主的中颅窝底脊索瘤已跨过中线（箭头）。病变太大，无法手术切除

手术技术（图MS 32a，b）

皮肤切口见图AS 32a。冠状切口沿额部发际跨中线，顺颞部发际后方弯曲向下，经耳廓前并绕耳垂一直向下到胸锁乳突肌前缘。

皮瓣形成后，若发现肿瘤未侵犯颞肌则可以不分离颞肌，这样可以避免损伤面神经的额支。如果肿瘤侵犯颞肌，则应将颞肌与肿瘤一起整块切除。从颧弓的根部切下颧弓，让其连着咬肌向下牵开，从下颌骨的下颌支外侧面松解咬肌。一旦下颌支被充分地显露，可以行冠突后下颌支后部切除，或仅切除髁突，或临时切断下颌骨。腮腺及其面神经连在耳垂上向后牵开，必要时则完全切除腮腺保留神经。该入路可以显露翼突外板、上颌动脉以及上颌窦的侧壁。可以显露颅底至鼻咽侧壁，必要时可以显露远达斜坡的位置，为病变的切除提供足够的空间。

接着便可开始切除骨性颅底的肿瘤，根据手术需要切除硬膜并行硬膜修补。从内到外依次缝合和重建术区的结构。临时切断的下颌骨可以用钢丝或者钢板固定。在缝皮之前，用钢丝将被切断的颧弓固定回原处以达到最佳美容效果。放置引流管，逐层关闭手术切口。

图 MS 32a，b 中颅底外侧颅外入路（颞窝及颞下窝）

  a 可能需要切断或切除的部分下颌支。切除下颌骨髁突（黑色所示）、切除下颌支后部包括髁突（黑色和浅灰色所示）、下颌支后部开窗（···）、临时下颌支切断（－－－）。

  b 切开头皮及面部软组织，将颞肌从附着处暂时切断。切除包括髁突在内的下颌骨后部。切除腮腺，在切口的下方显露面神经。将颧弓连着咬肌向下牵拉，这样就可以显露颞下窝及翼窝。下颌神经和翼外板是重要的解剖标志。用磨钻磨除斜坡的前缘，部分显露外侧颅底内侧的硬脑膜。在斜坡的前方可以看到咽侧壁。手术结束时，用钢丝将颧弓复位固定，面部软组织缝合复位（图 AS 23g）。

中颅窝底占位性病变的手术 273

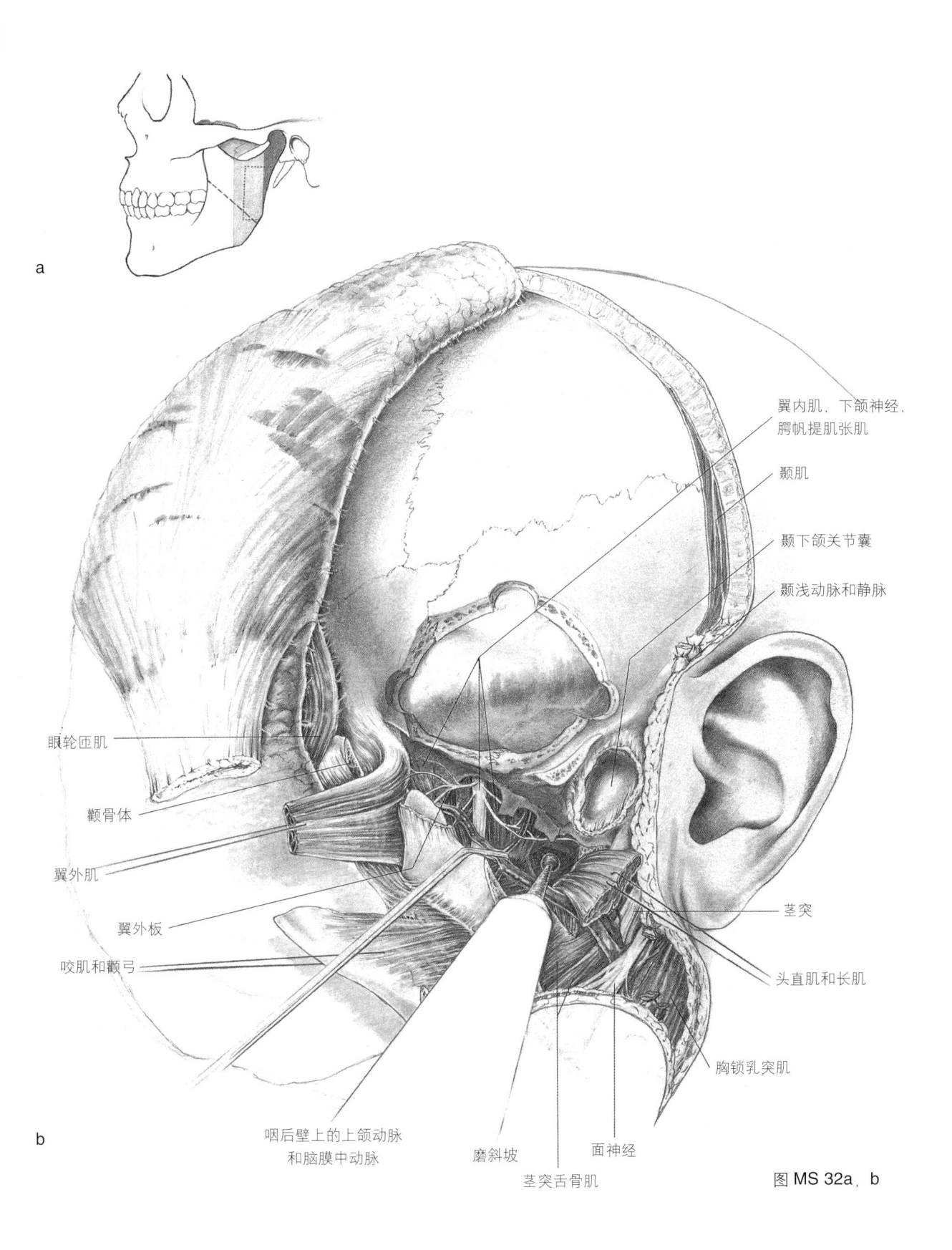

a

b

翼内肌、下颌神经、
腭帆提肌张肌

颞肌

颞下颌关节囊

颞浅动脉和静脉

眼轮匝肌

颧骨体

翼外肌

翼外板

咬肌和颧弓

茎突

头直肌和长肌

胸锁乳突肌

咽后壁上的上颌动脉
和脑膜中动脉

磨斜坡

面神经

茎突舌骨肌

图 MS 32a, b

中颅底颅外后下入路（颈动脉管，颈静脉孔）

导言 在很多文献中都有描述经颅外到中颅底后方的入路（Arena 1974，1976；Champy 等 1964；Coleman 1966；Columella 等 1957；Conley 1964；Conley 和 Novack 1960；Denecke 1959/1960，1966，1969 a/b，1970，1978；Draf 和 Samii 1977，1982；Fisch 1977 a/b，1979，1983；Gacek 1976；Gacek 和 Goodman 1977；Gardner 等 1977；Gejrot 1965；Glasscock 等 1974；Grunert 1894；Hilding 和 Selker 1969；Hilding 和 Greenberg 1971；Hunt 1961；Kempe 等 1971；Lewis 等 1966；Meacham 和 Capps 1960；Michelson 和 Conolly 1962；Mischke 和 Balbany 1980；Proctor 和 Lindsay 1947；Rehn 1919；Shapiro 和 Neues 1964；Thoms 等 1960；Ungerecht 1963；Weille 和 Lane 1951；Wullstein 和 Wullstein 1976；Zehm 1969，1970）。

颅外后下方入路在乳突、颧弓根部和下颌骨髁突间从后方显露中颅底。必要时可以显露中耳和切除乳突、茎突。通过切除下颌骨髁突或部分下颌支可以显露翼窝和斜坡。这个入路适用于位于颈静脉孔或颈动脉管区的肿瘤。多数这类病变可以不切除下颌骨就可以到达并且能很好显露颈内动脉及颅神经。此种手术方法不仅适用于从翼窝及斜坡延伸到听道及乳突的肿瘤，也适用于切除腮腺及听道的巨大良、恶性肿瘤。它的优点是可以向后切除到后颅窝，尤其是源于中颅窝和后颅窝交界处的肿瘤。

手术技术（图 MS 33a-h）

皮肤沿耳后 C 形切开直至胸锁乳突肌前缘（Fisch 1983）。也可用沿耳前和耳后的 Y 形切口（Conley 1964；Wullstein 和 Wullstein 1976）。后者可形成基底在上方的皮耳瓣，易于向上牵拉。若术后要用颞肌填塞手术残腔，切口还可以上延。向下的切口可以视肿瘤的大小而适当延伸。分离皮瓣时，要尽可能地避免损伤耳大神经。某些情况下该神经可以和胸锁乳突肌一起向前或向后牵拉；有时该神经也被用作神经移植。

沿胸锁乳突肌的乳突附着处分离胸锁乳突肌前缘，牵开腮腺的下极，显露二腹肌后腹。在二腹肌后腹与附着于乳突上的胸锁乳突肌交汇区的外耳道软骨内侧尖（Conley 称之为 "pointer" 1975）部可找到面神经。如果外耳在正常的解剖位置，茎乳孔一般位于外耳道软骨尖部的内侧 5mm 处。如果外耳被向外上方牵拉的话，这个距离会加大几毫米。

即将显露肿瘤之前，先从下方暴露颈内静脉、颈总或颈内动脉、副神经、舌下神经、迷走神经，这有利于指导从下方分离肿瘤。

然后从乳突上游离胸锁乳突肌及二腹肌，并根据肿瘤向后内侧侵及的范围磨除乳突尖部。二腹肌拉向前下方，上端连在皮下的胸锁乳突肌拉向后方。大范围肿瘤切除后，胸锁乳突肌可以作为一个基底在上方的肌瓣（建议 Denecke 1966）来填塞术后残腔（图 MS 42a-d）。如果胸锁乳突肌被切除，则可用类似方法将颞肌转位填塞术后残腔。

该入路可以通过游离茎突舌骨肌，切除茎突使术野向内侧扩大（图 MS 33e）。

必要时，可以切除乳突尖有助于暴露颈静脉孔。标准乳突切除并显露面神经管后，就可以了解中颅底肿瘤是否累及颞骨岩部以及累及的范围。如果肿瘤已经穿透岩骨到达硬膜，则可以通过显露肿瘤周围的乙状窦及颈静脉球来分离肿瘤，必要时可以切除邻近的硬膜。打开内耳，不论是从乳突还是鼓室都意味着耳及迷路系统功能的丧失，并与蛛网膜下腔相通。所以只有当确定肿瘤可以完全切除时才打开内耳。

中颅窝底占位性病变的手术 275

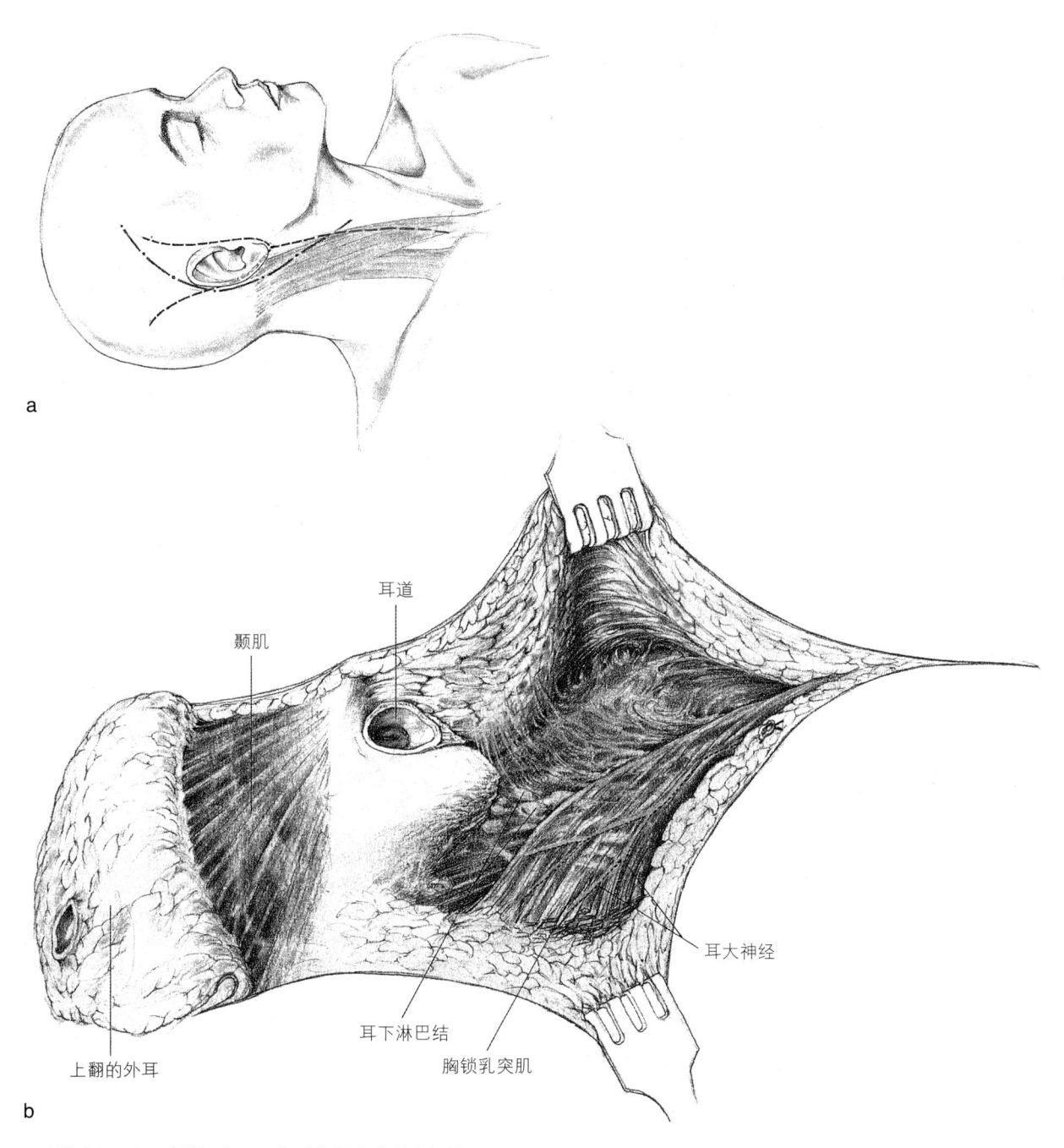

图 MS 33a–h　颅外后下入路到中颅窝底外侧后部

　　a　可行的皮肤切口：Y－形切口（－－－），Fisch C 形切口（点和虚线）。

　　b　通过 Y－形切口，向上牵拉外耳以显露乳突体部及乳突尖、胸锁乳突肌前缘和腮腺的下部。胸锁乳突肌从乳突尖部剥离下来但与皮肤相连，牵向下方。透视图显示耳大神经及其分支。需要时，耳大神经可以用作移植。

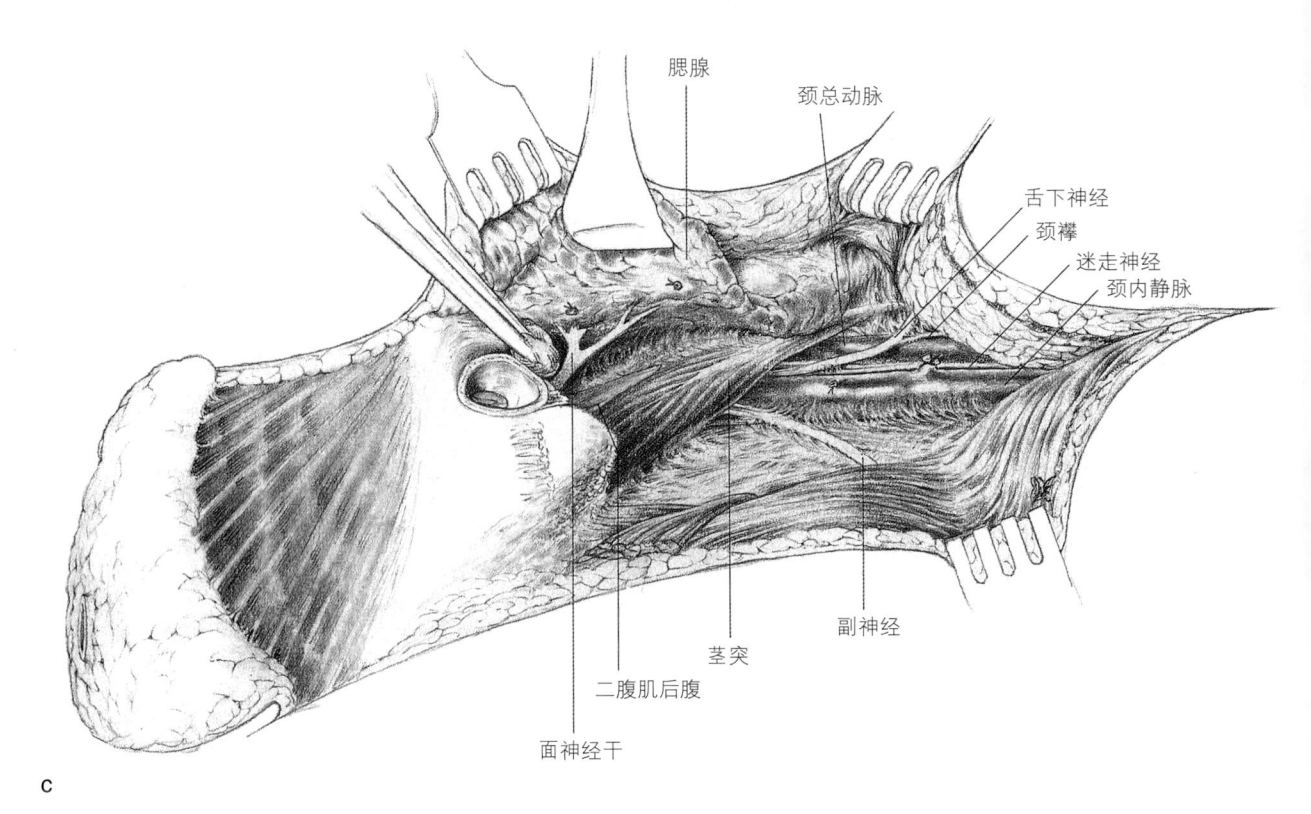

图 MS 33c

c 由下向上分离显露副神经、血管鞘、迷走神经、舌下神经以及二腹肌后腹。牵开腮腺的下极。外耳道软骨的内侧点及胸锁乳突肌和二腹肌后腹附着部的前缘是定位面神经的重要标志。若外耳道在正常的解剖位置时，茎乳孔一般位于外耳道软骨尖的内侧约5mm处。广泛分离外耳道软骨和腮腺包膜间的结缔组织。在最后到达面神经之前，紧贴着神经的外侧有一条大的动脉血管通过，稍有不慎，容易出血。

若发现肿瘤扩展到颞下区或岩骨的更内侧时，可以结扎颈内静脉和乙状窦。在这之前，必须先行造影以明确对侧有足够的静脉回流代偿。Fisch（1977a）和我们都喜欢在窦的前、后方切开硬膜然后用丝线结扎。结扎颈内静脉后，可以切除颈静脉球以显露舌咽神经、迷走神经及副神经。此时通常会有岩下窦出血，因为岩下窦与颈静脉球是相通的，可以用明胶海绵填塞岩下窦止血。然后，应用显微外科技术从颅神经上分离肿瘤。即使患者术前有明显的面瘫，如果在术中发现面神经仅仅是被肿瘤压迫，切除肿瘤时保护好面神经，术后神经功能也可能恢复良好。但是，即使迷走神经解剖保留，术前存在的喉返神经麻痹造成的声带麻痹也很难恢复。

中颅窝底占位性病变的手术 277

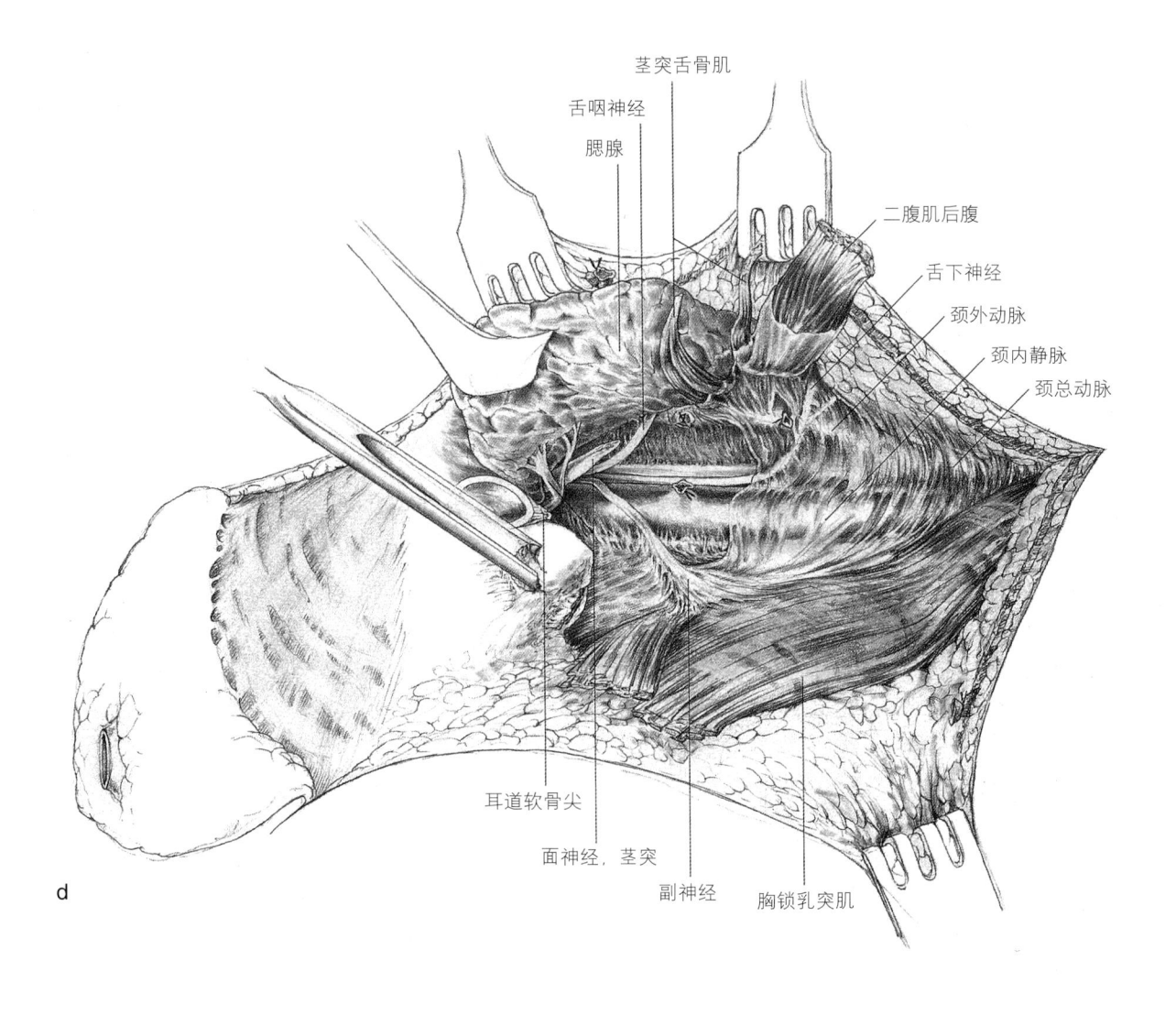

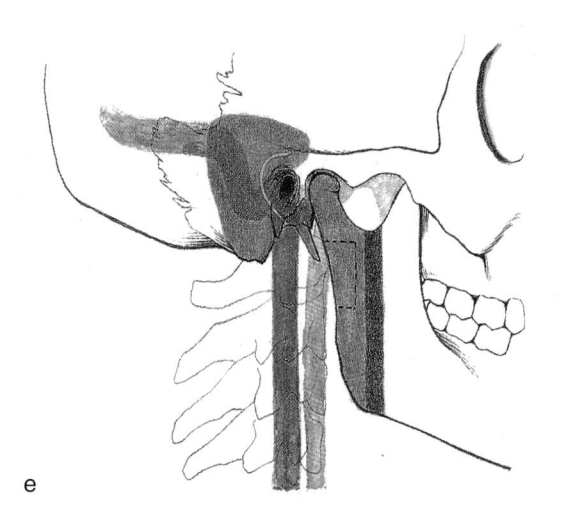

图 MS 33d, e

d 然后向前下方翻转茎突舌骨肌及二腹肌后腹，显露茎突。这是到达颈内动脉的最后屏障。舌咽神经就位于茎突的下方。此时切除乳突尖部。茎乳孔就位于茎突基底的后内侧。

e 扩大后下入路可能切除乳突、茎突及部分下颌支（阴影及虚线区域）的范围。

图 MS 33f–h

f 切除大部分乳突后显露颈静脉球及听道后壁。面神经的鼓室部及乳突部从骨管中分离出来并且向前牵拉（Fisch）。用磨钻进一步暴露颈静脉球。切断副神经的胸锁乳突肌支而保留斜方肌支。

g 后下入路可以通过切除部分下颌支的后缘来扩大，这样可以显露中颅窝底的卵圆孔、翼突外侧板以及咽和鼻咽的侧壁。可以切除中后颅窝的硬膜而到达颅内。结扎乙状窦及颈内静脉。硬膜缺损用硬膜补片来修补。切除部分岩骨（包括鼓室内壁），仅留岩骨尖。打开的咽鼓管翻转黏膜后用砧骨封闭。颈外动脉从根部结扎。

h 腮腺复位，颞肌肌瓣旋转向下以填塞残腔。这种方法适用于当胸锁乳突肌不能从胸骨及锁骨分离下来用于残腔的填塞时。

中颅窝底占位性病变的手术 279

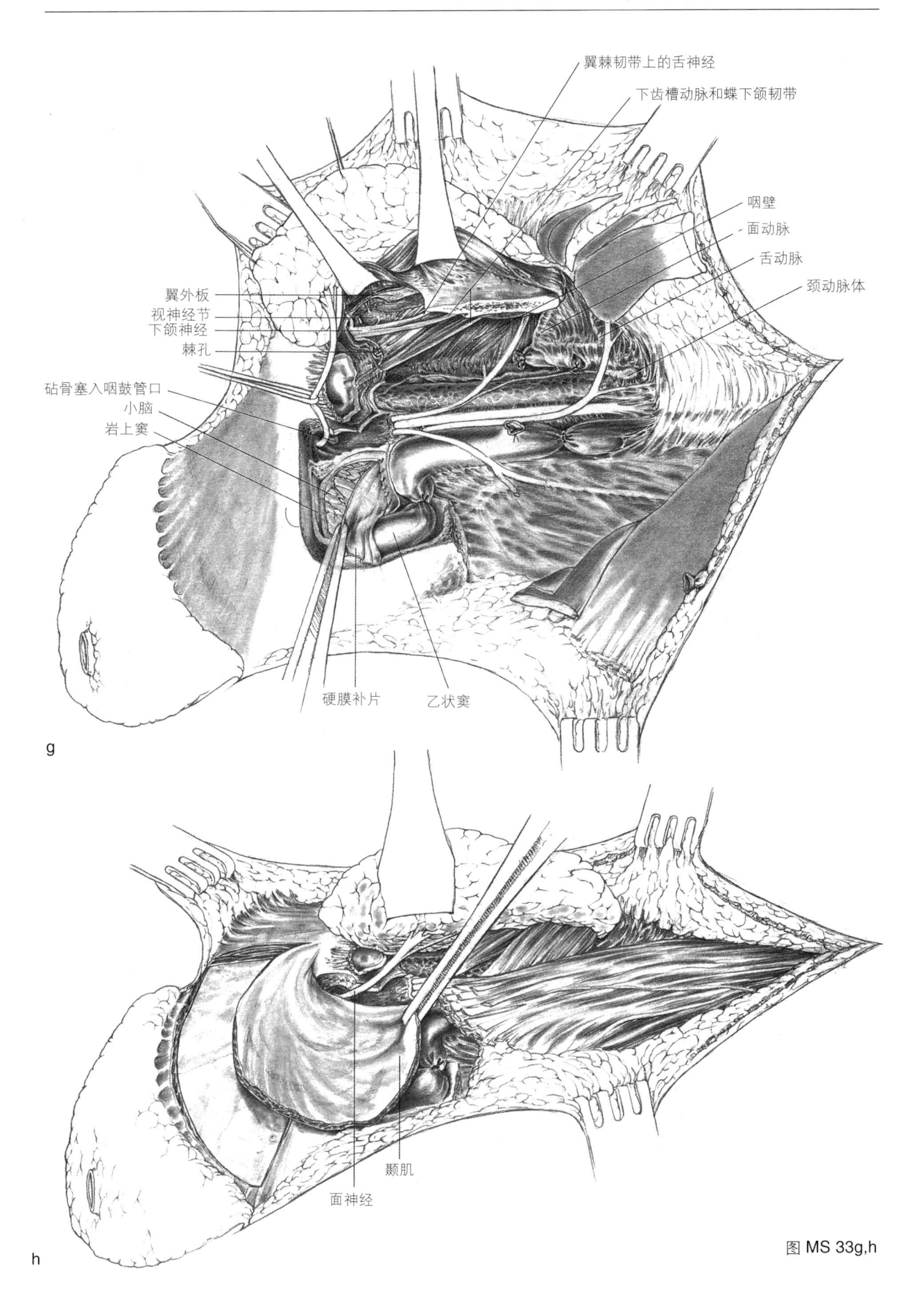

图 MS 33g,h

可以从进入内耳道开始，完全从面神经骨管中全程游离面神经，并将其向前移位（Fisch 1977a，图MS 33f）。这样有助于术者在沿颈内动脉向海绵窦方向追踪分离和切除肿瘤时避免损伤面神经。在这个过程中，需要次全切除岩骨，同时完全或部分切除骨性咽鼓管。为了避免伤口感染引发脑膜炎，可以用骨蜡、听小骨、肌筋膜片等封闭骨性咽鼓管。把腮腺复位，当不能用胸锁乳突肌从胸骨和锁骨上分离的肌瓣来填塞手术残腔时，可以考虑用颞肌旋转肌瓣来填塞。

后下入路可以通过切除下颌支后部来扩大显露范围，到达侵及颞下窝的肿瘤。分离咬肌后，暴露下颌支的后界，用磨钻及咬骨钳等在髁突下方形成骨窗，注意保留下颌神经。如以上方法还不够充分，可以切除髁突，这不会严重影响咀嚼功能。

据我们的经验，通常可以不切除或切断下颌支就可以很好地显露中颅窝底到咽侧壁和斜坡的范围。临时切断的下颌骨最后可以用钢丝或板进行复位内固定。

中颅窝底颅内硬膜外入路

导言 主要位于颅内的中颅窝底病变但未穿透硬膜者，可以经额颞或颞入路骨瓣或骨窗开颅。通过这种入路，中颅窝底可以在硬膜外显露从蝶骨小翼到岩锥后界的范围。经颞硬膜外暴露岩锥的前面到达内听道的暴露范围有限。

手术技术（图MS 34a-d）

若病变位于蝶骨小翼的下方，在眶上裂区或者在前床突附近时，开颅要靠前一些。这种情况下，前、中颅窝的硬膜可以从蝶骨小翼的边缘分离抬起。抬起额叶和颞叶，切除蝶骨小翼直至前床突及颈内动脉，这样可以从外上方观察视神经管及眼眶侧壁。

在中颅窝的前部，如果我们要保护穿行其中的结构的话，从前到后硬膜只能分离到眶上裂、圆孔、卵圆孔和棘孔为止。必要时，术者可以切断上颌神经和下颌神经，并电凝切断脑膜中动脉，抬起硬膜到达颈内动脉。在沿岩锥前表面分离时，要注意保护岩浅大神经及膝状神经节，这两个结构可能紧贴在硬膜下方走行而没有骨性结构的保护。三叉神经节为硬膜所包绕。一般从硬膜外暴露不超过岩上窦。肿瘤切除后骨瓣复位。骨窗开颅的骨缺损可用骨水泥修补。

经颞颅内硬膜下入路（翼点入路）到中颅底及小脑幕切迹

导言 该入路适用于肿瘤的大部分位于颅内而且可能有大面积硬膜浸润的患者。病变若累及脑干处小脑幕切迹时，可以沿颅底硬膜下显露，切开小脑幕缘可沿肿瘤追踪到后颅窝。还可以向内侧显露蝶鞍后方和斜坡。缓慢生长的良性肿瘤可以使脑干上移和向后移位，囊内切除肿瘤后可以到达对侧岩尖。在这种情况下，脑干的结构直到枕骨大孔都一览无余。

若位于小脑幕缘的肿瘤向后延伸至脑桥小脑角并且向下内方至斜坡，我们可以电凝岩上窦并且磨除岩尖来获得更大的暴露。在沿海绵窦进行肿瘤分离时，良性肿瘤的切除范围由术前视力及眼球的运动状况决定。无论如何不能以牺牲眼的运动神经（尤其是动眼神经）为代价来达到肿瘤全切的目的。若术前已失明，切除时是否应该包括运动神经，则取决于美容的考虑。要尽可能地保护颈内动脉，这在大多数情况下都能做到。若肿瘤已浸润颈内动脉，则可以通过静脉移植或颞浅动脉与大脑中动脉进行颅内外搭桥来恢复血流动力学。

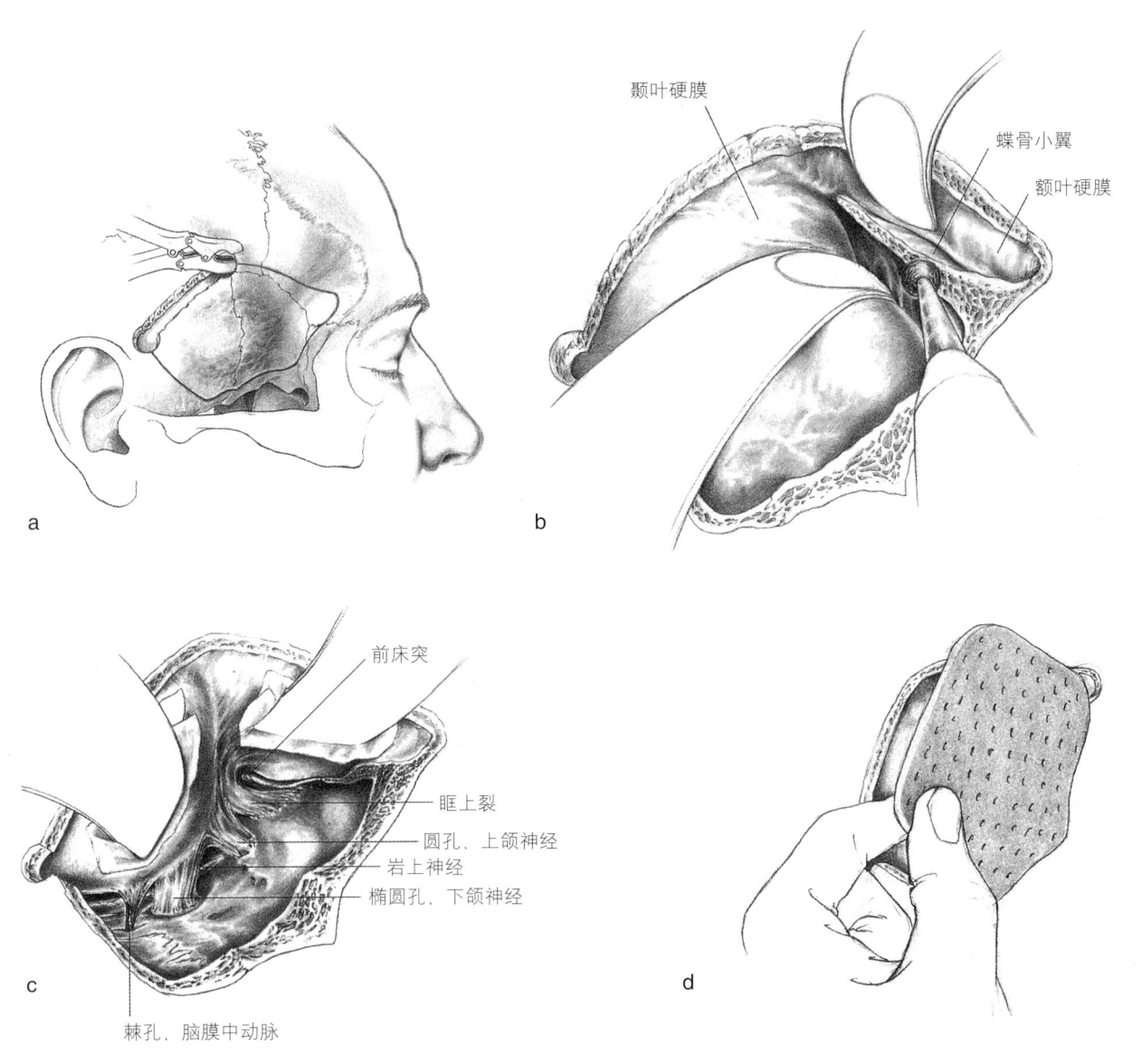

图 MS 34a–d　外侧中颅底经颅硬膜外入路。颞鳞受累（如骨瘤），骨窗开颅
　　a　颞骨骨窗开颅范围，颞鳞缝从中间斜跨。钻孔后沿正常骨质咬开。
　　b　把额叶向前上方牵拉，颞叶向后牵拉，逐步抬起硬膜暴露蝶骨小翼并切除之。
　　c　在中颅窝底前部，如果要保留穿行其中的结构，则眶上裂、圆孔、卵圆孔和棘孔必须保留。
　　d　颅骨缺损部位用骨水泥修补。

手术技术（图 MS 35a-h）

通过颞部开颅，必要时可以行额颞开颅，显露病变。先在骨缘悬吊硬膜，然后从基底处打开。打开蛛网膜，缓慢从侧裂释放脑脊液，用棉片保护脑组织，向两侧牵开颞叶和额叶（Yaşargil 等 1976）。当颅底及肿瘤充分显露后，放入自动脑压板。打开侧裂后，向后内方牵拉颞极，可以

282　中颅底手术

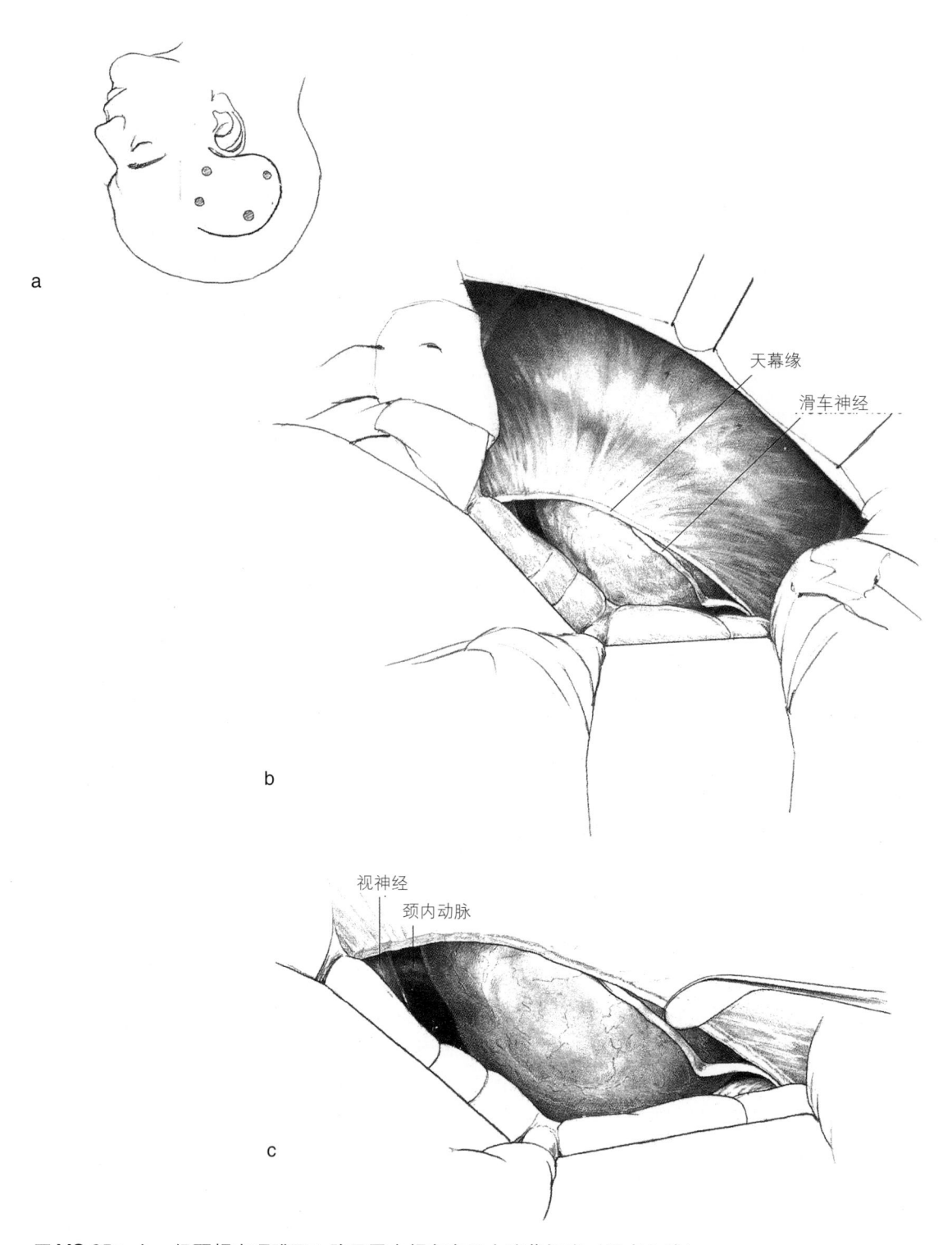

图 MS 35a–h　经颞颅内硬膜下入路显露中颅窝底及小脑幕切迹（翼点入路）
  a　皮肤切口和钻孔位置。
  b　切开硬膜后，向前牵拉额叶，向后下牵拉颞叶以显露小脑幕切迹处的肿瘤。滑车神经在肿瘤表面走行。
  c　继续牵拉脑组织以显露前方的颈内动脉及视神经。滑车神经应很小心地从肿瘤表面牵开。

中颅窝底占位性病变的手术 283

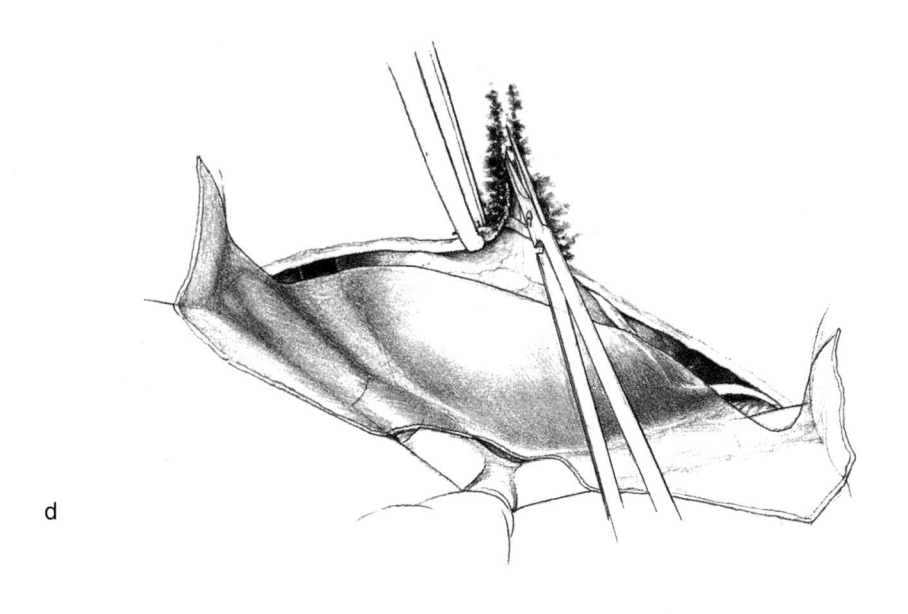

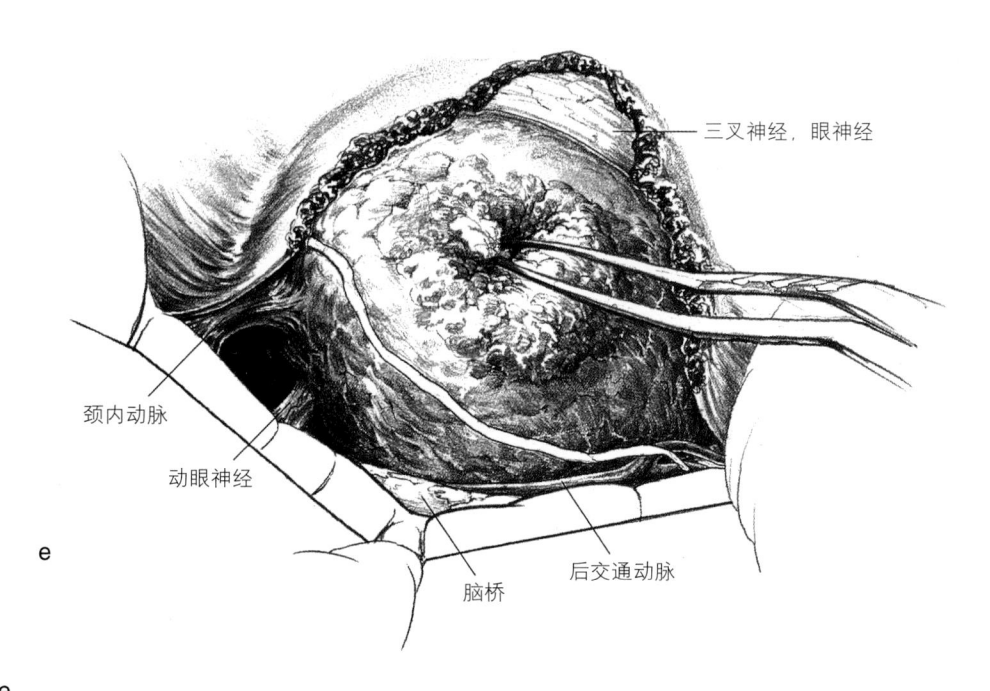

图 MS 35 d, e
d 双极电凝小脑幕缘后切开能更好地显露肿瘤。注意勿损伤小脑幕缘下方的滑车神经。
e 下一步分块切除肿瘤，可见动眼神经位于深部。

284 中颅底手术

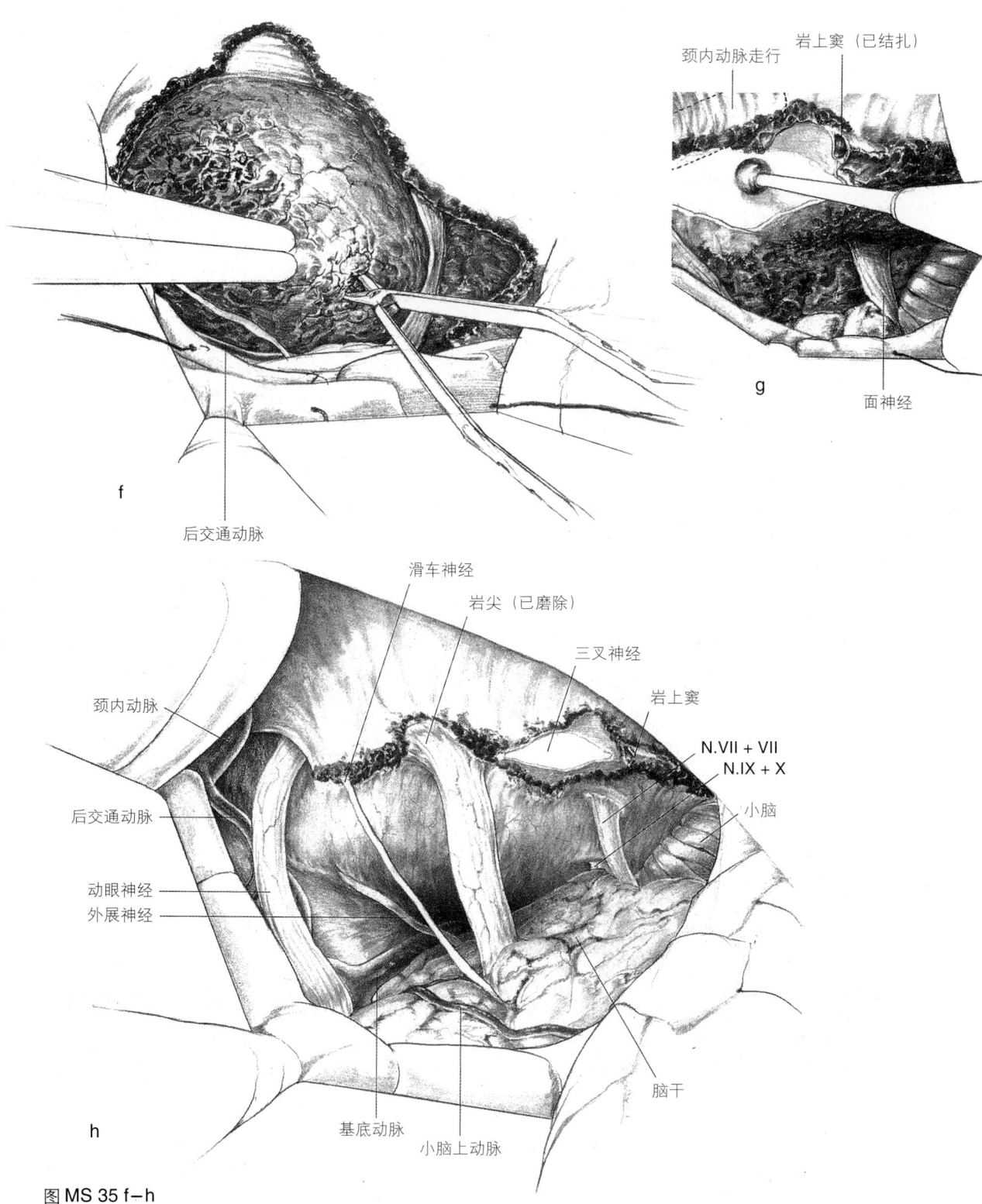

图 MS 35 f–h

f 向后方切除肿瘤后，可以看到三叉神经。

g 电凝切断岩上窦，切除锥体表面的硬脑膜，磨除岩尖的内侧后有助于看到桥小脑角。骨性切除的后界是内听道的前壁，外侧界限是颈动脉管的内壁，前界是 Meckel 腔。也可以通过经颞硬膜外入路切除岩尖（见 342 页）。

h 手术后的情况。正常脑组织及神经血管结构均很好地保留。

很快显露视神经和颈内动脉，这是显露中颅窝底内侧部分和小脑幕切迹前部结构的一个无创的方法（Yaşargil 等 1976）。从外侧向内侧抬起颞叶可以显露小脑幕的前部及后部，但这样对颞叶的压力比翼点入路要高。部分的电凝甚至切断横跨在分离区的脑底静脉偶尔可发生充血现象，尤其是大口径的回流静脉容易发生。位于外侧尚未累及小脑幕切迹的肿瘤，可以用双极电凝和肿瘤囊内分块切除的方法完全切除，没有困难，不会影响重要的血管和神经。

累及小脑幕切迹的中颅底肿瘤，不管是原发的还是扩展而来的，都会导致这一区域的颅神经及血管向前、内或后侧移位。脑干本身也可能被肿瘤压迫或与肿瘤粘连。这些结构通常只有当肿瘤被部分切除后才能够看清楚。这些位于小脑幕切迹的结构都必须注意，从前到后分别是：视神经、颈内动脉、脉络膜前动脉、后交通动脉及其到脑干的分支、基底动脉、大脑后动脉和小脑上动脉。在眼运动神经中，最先遇见的是第Ⅲ颅神经（动眼神经），在靠近幕缘处进入海绵窦。动眼神经后部在幕下、大脑后动脉的内侧，小脑上动脉在其下方。动眼神经在这两根血管之间离开脑干。滑车神经很细，并可能由一束或多束组成。在海绵窦的后方，该神经先是位于动眼神经的下方，然后向外侧在幕缘下走行。在需要切开小脑幕缘时，术者必须注意勿伤及此神经，因为它的走行正好与小脑幕的切口垂直，容易损伤。外展神经从斜坡相当低的位置进入海绵窦，然后在颈内动脉的外侧行走，进入眶上裂。有时在切开小脑幕切迹时不易被观察到。

良性肿瘤通常有良好的包膜，即使体积较大，也可以通过显微外科手术小心地全切肿瘤而不伤及以上结构。但即使在显微镜下，术者要切除扁平型生长的肿瘤，如某些脑膜瘤，还是非常困难的。在这种情况下，从肿瘤上分离神经血管结构很困难甚至不可能。只能退而求其次，尽可能地切除肿瘤，减小肿瘤体积来改善神经功能。为了追求肿瘤的全切除而造成巨大神经功能的丧失或者危及患者的生命是不值得的。

很显然，在海绵窦区切除肿瘤应尽可能的小心。一旦出血，可以用可吸收的明胶海绵填塞来止血。

联合颅外及颅内入路显露中颅窝底

采用这种联合入路到达中颅窝底来全切同时侵犯颅内及颅外的肿瘤，方法类似于颅面联合入路切除前颅窝底肿瘤（见177页）。对于大的范围广的骨性肿瘤如骨纤维发育不良或脑膜瘤，有时只做姑息性切除。在这种情况下，可选择分期切除颅内和颅外部分。联合颅外颅内入路为一次性完全切除肿瘤（即使是难度很大的肿瘤）提供了一个好的方法。

特殊手术技术

前颅窝底占位性病变的手术原则同样适用于中颅窝底占位性病变。

以硬膜外生长为主的中颅底良性占位性病变的手术方法

淋巴管瘤

淋巴系统的肿瘤性病变包括淋巴管扩张、淋巴管瘤和淋巴管肉瘤（Batsakis 1980）。其中恶性肿瘤十分罕见，实际上在头颈部还属未知。颈部的淋巴管瘤常见于颈后三角或胸锁乳突肌下方，可以向上延伸至腮腺和颅底，巨大的肿瘤甚至会压迫气管。淋巴管瘤分为三类：单纯淋巴管瘤、海绵状淋巴管瘤、囊性淋巴管瘤（Landing 和 Tarber 1956）。其中海绵状淋巴管瘤比囊性淋巴管瘤更具侵袭性。这种肿瘤的特点是，它不按既定的途径生长，而是呈指状突起延伸到组织间隙中。由于这种肿瘤具有复发倾向，所以应该尽量做到完全切除。

要功能保留重要的组织结构有一定的困难，尤其是在低龄儿童。如果该薄壁肿瘤从腮腺延伸至颅底，需要在显微手术的条件下分离到面神经的内侧才能达到完全切除。

病例报告 右颈部巨大淋巴管瘤，侵犯至颅底（图 MS 36a-d）。一名 18 个月龄婴儿，发现右颈部后象限肿物。短短几个月已经长至巨大。查体可触及一质软，无压痛，表面无凹陷的肿物，使颈部活动轻度受限。鉴于肿物生长迅速，决定予以手术治疗。耳后以及腮腺区域明显肿胀，跨过外耳道一直向上延伸。

肿瘤长在血管鞘、副神经、迷走神经和舌下神经之间，自下而上将肿瘤从这些结构上分离下来。要小心避免损伤肿瘤，因为此类肿瘤很容易破裂萎蔫，从而使切除更加困难。暴露二腹肌后腹后，确认面神经主干并游离其周围支，腮腺的外侧部分与肿瘤一起，整块地从颅底颈静脉孔水平切除。术后病人未出现任何功能障碍。

评论：一婴儿患良性的、生长迅速的、侵犯至中颅底的颅外淋巴管瘤，经后下入路到中颅窝底行肿瘤切除。

Von Recklinghausen 神经纤维瘤病

多发性神经纤维瘤病是一种遗传性疾病，可伴有皮肤色素沉着或咖啡斑、多发的神经纤维瘤样赘生物（多位于皮下）、中枢神经系统各种肿瘤等（Holt 1978，Hommerich 1977）。这一全身性疾病被归为错构类（hamartoses）疾病。出生时患病率为 1 :（2 500~3 300）（Feinman 和 Yakovac 1970）。对患有皮下肿瘤的病人，特征性的咖啡斑是重要的诊断标准。这一疾病常合并有其他的神经系统异常或者发育异常，诸如神经胶质瘤、脑膜瘤、听神经瘤以及脊柱裂。神经纤维瘤样病变也可能侵犯骨骼而出现两侧不对称，尤其是累及面部骨骼时（Draf 1974，Heard 1962，Ungerecht 1966）。资料显示，肉瘤样变或者同时合并神经源性肉瘤的几率为 5.5%（Holt 和 Wright 1948）~16%（Martin 和 Kleinsasser 1981，Preston 等 1952）。极少数情况下，肿瘤可以发生在颈部并浸润颅底。切除这一类肿瘤的困难在于，它可能起源于不同的神经，并且和神经血管紧密粘连，有极其丰富的血供。这种肿瘤的生长方式几乎很难将其与正常组织鉴别。

病例报告 左颈部巨大神经纤维瘤，侵犯颅底（图 MS 37a-i）。患儿 7 岁，巨大的神经纤维瘤压迫喉部及气管，导致进行性呼吸困难。面部不对称，尤其是眼眶部位。结合其他相应临床表现，诊断为多发性神经纤维瘤病。

肿瘤侵犯左侧颞骨岩部和颈静脉孔，导致第Ⅷ、Ⅸ、Ⅹ和Ⅺ颅神经的进行性麻痹。4 年前曾试行手术治疗，但因肿瘤与颈动脉粘连紧密无法分离而中止手术。影像学检查显示左侧岩尖明显破坏伴颈内动脉向后移位。颈外动脉只有上颌动脉显影。虽然肿瘤和颈动脉广泛粘连，但是仍可从下方逐步分离出来。要用锐性方法分离颈内动脉，同时切除血管外膜。舌下神经在上一次手术中已经切断。在茎乳孔水平确认面神经，并随着手术的进行逐渐将其主干和周围支分离出来。部分切除乳突，结扎乙状窦，然后将肿瘤从颞骨岩部切除。术中必须切除骨性咽鼓管，但保留内耳结构。术后病人恢复良好，没有吞咽或者呼吸困难。面神经功能完好。唯一的手术后遗症是左侧中度的传导性耳聋。

中颅窝底占位性病变的手术 287

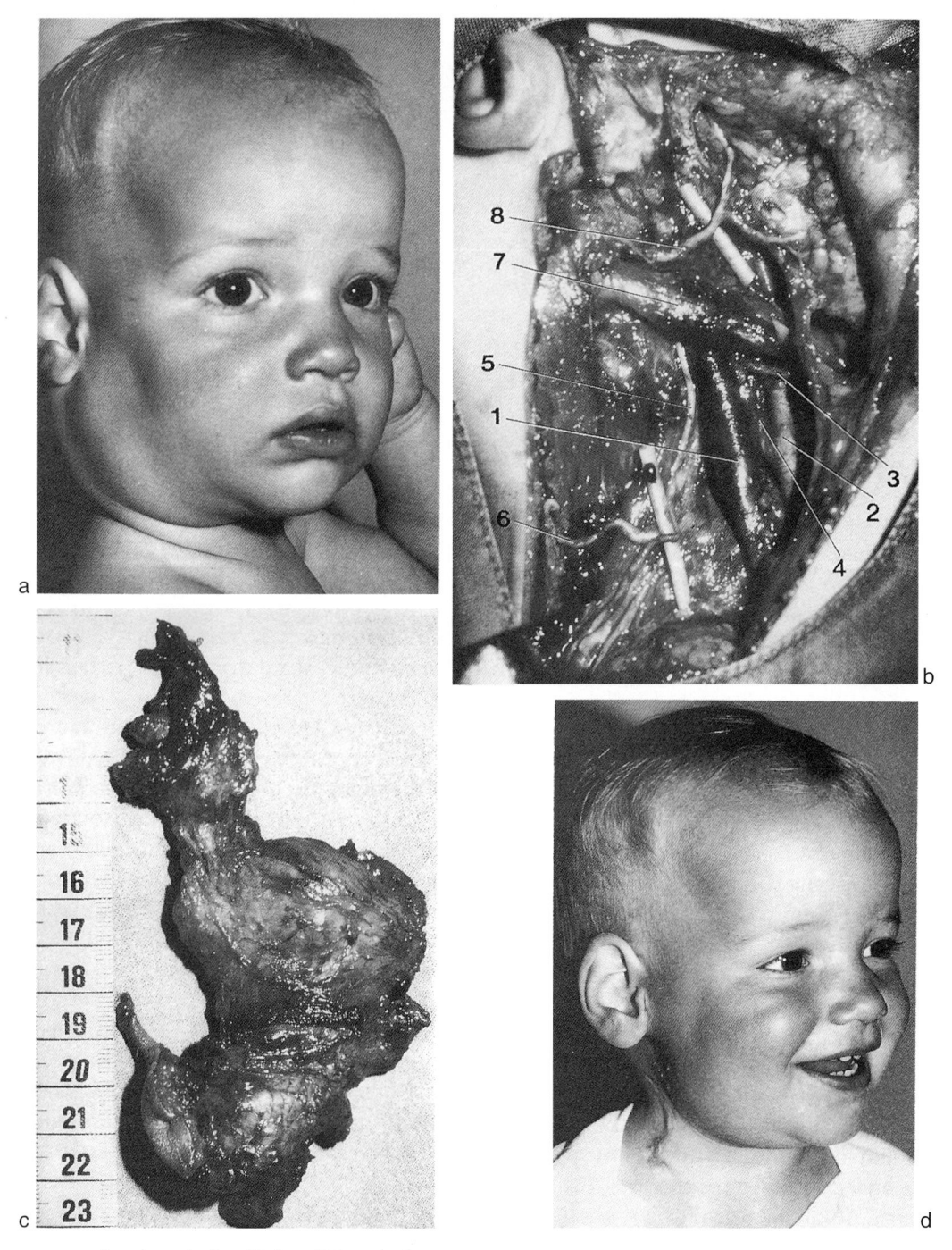

图 MS 36 a–d　右颈部巨大淋巴管瘤，侵犯至颅底
　　a　患者术前的表现。胸锁乳突肌部位明显的突起，延伸至外耳道水平。
　　b　切除肿瘤及部分腮腺后。1－颈静脉；2－颈总动脉；3－舌下神经；4－迷走神经；5－副神经；6－耳大神经；7－二腹肌后腹；8－面神经。
　　c　肿瘤全切大体标本。12cm 长，7cm 宽。
　　d　术后 6 个月照片。

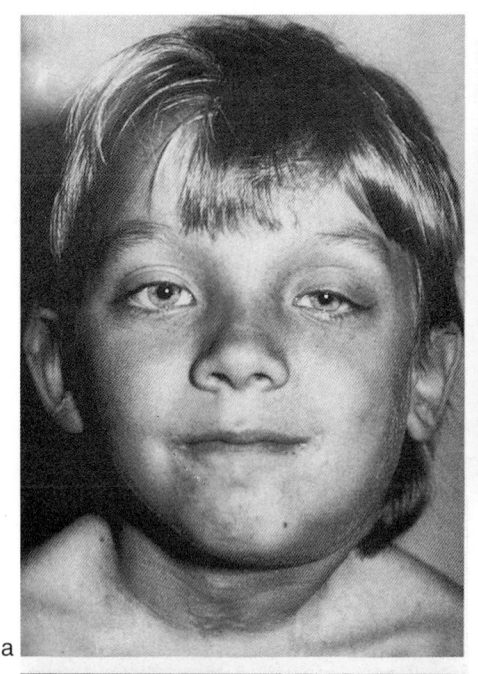

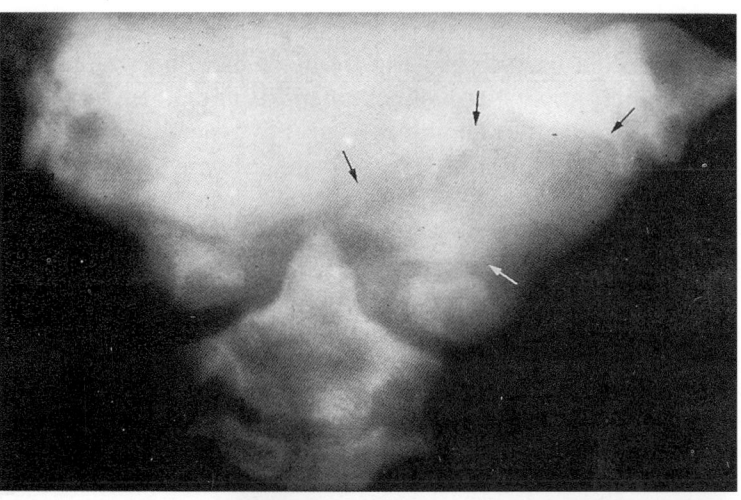

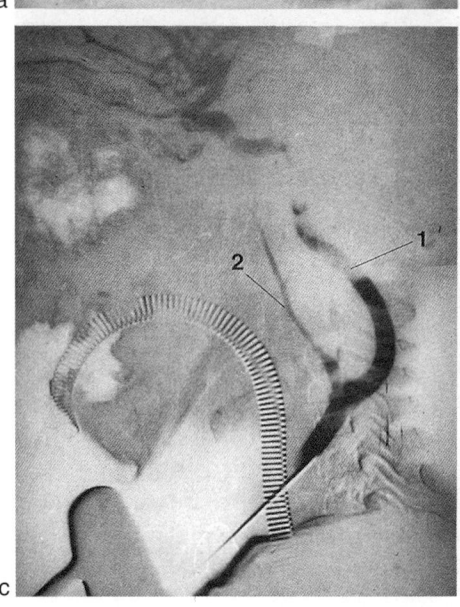

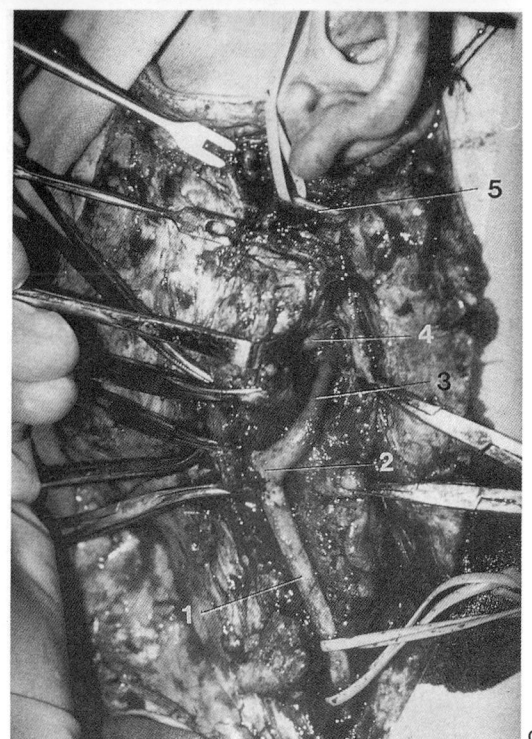

图 MS 37a-i　左颈部多发性神经纤维瘤病，侵犯颅底

a　面部明显不对称，尤其是眼眶部位。患者还表现有其他骨骼的不对称以及咖啡斑。

b　颅底的前后位 X 线断层显示岩骨及颅底内侧骨质延及寰椎椎弓的破坏（箭头）。

c　颈动脉血管造影显示颈内动脉因肿瘤压迫向后方移位。颈外动脉只有上颌动脉显影。1－颈内动脉；2－上颌动脉。

d　颈总动脉已完全显露，颈内动脉部分显露。颈外动脉的分支在上次手术中已经结扎。可见舌下神经横跨颈内动脉，在上次手术中已损伤。茎乳突孔水平可见面神经。1－颈总动脉；2－颈动脉分叉；3－颈内动脉；4－舌下神经；5－面神经。

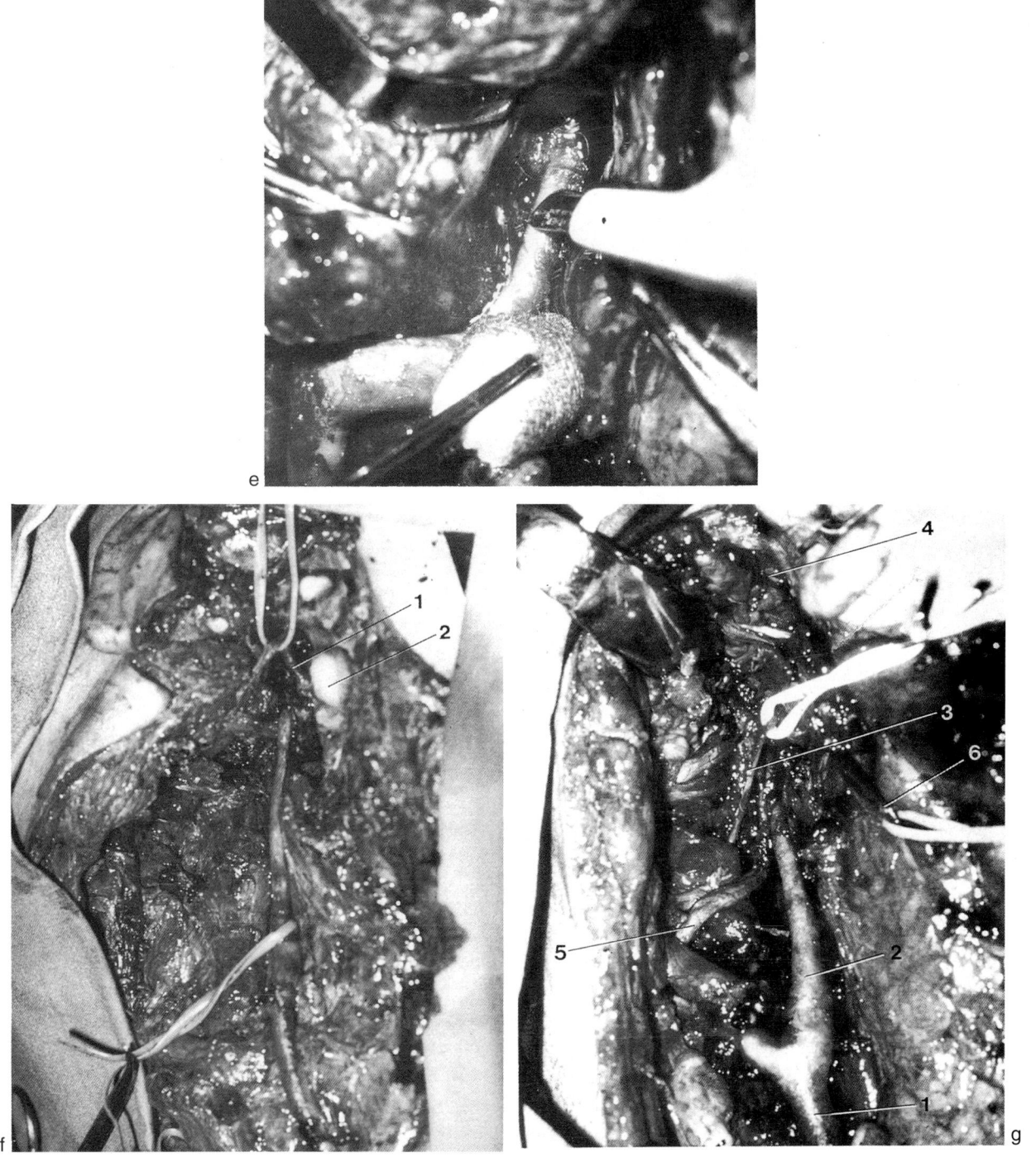

图 MS 37 e-g

　　e　肿瘤从颈内动脉上连同血管外膜一起锐性分离下来。

　　f　切除部分乳突后，从颞骨岩部切除肿瘤，但内耳结构完整保留，同时切除骨性咽鼓管。结扎乙状窦。1－面神经；2－中颅窝底硬膜。

　　g　手术结束时的术野。1－颈总动脉；2－颈内动脉；3－面神经；4－乳突后切缘；5－舌下神经；6－副神经。

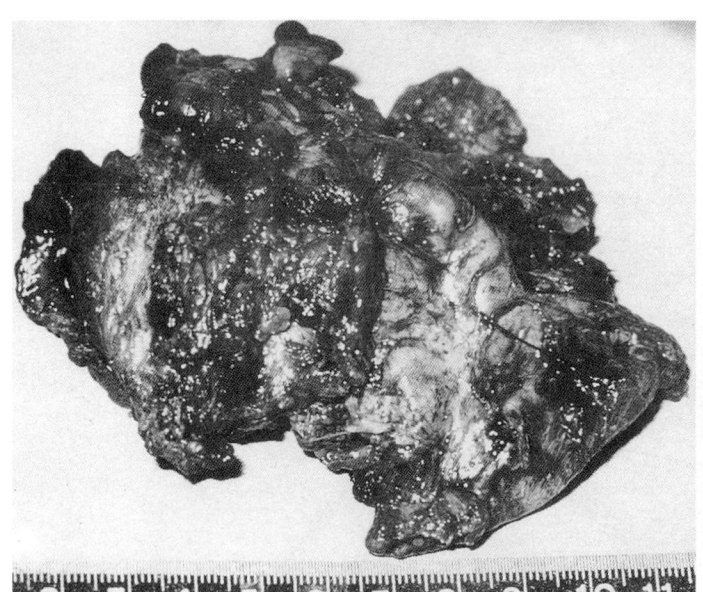

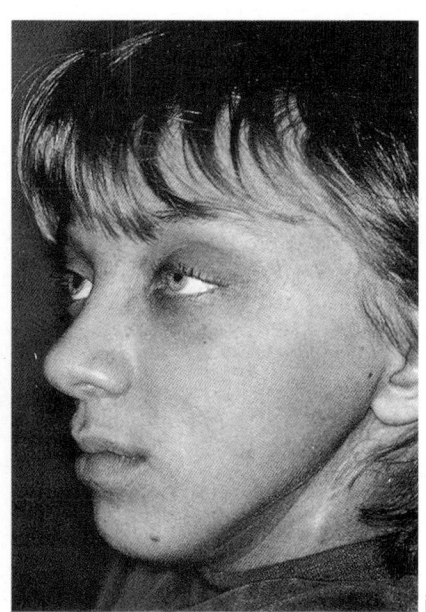

图 MS 37 h, i

h 手术标本。
i 手术后 9 年患者的照片。未见肿瘤复发的迹象。

评论：左颈部及中颅窝底广泛侵犯的神经纤维瘤，于4年前手术治疗不成功后，再次手术成功切除。采取手术治疗是因为进行性的呼吸困难和肿瘤对颞骨岩部的进行性浸润。肿瘤采用后下入路完全切除。多次手术可增加肿瘤恶变的风险（Kern 1977，Miehlke 1977），所以应该强调，初次手术就要根治性切除。本病例9年后未发现第二次手术后恶变的迹象。

纤维黏液瘤

黏液瘤在头颈部极为少见（Hommerich 1977）。1966 年 Ungerecht 综述了文献中的 20 例，加上 Dechaume 等（1968）报道的 10 例，只有 5 例侵犯上颌。这类肿瘤生长缓慢。Schwab 观察到一例鼻旁窦黏液瘤侵犯了颅底（1951）。这类良性肿瘤一般建议手术切除，同时要保护重要结构的功能。是否需要放射治疗意见不一。不完全切除肿瘤后有相当高的复发率，因此一些学者对这类病变的良性性质表示怀疑（Eckert-Möbius 1929，Lewin 1966，Tesarik 1959，Tesarik 和 Hubacek 1968）。

病例报告 左侧颞窝、颞下窝和翼窝广泛生长的纤维黏液瘤（图 MS 38a-h）。一名 38 岁的男性患者，在入院前2年内做过两次手术，其中一次为面部除褶整容。近几个月来，患者发现自己颞部不断肿大并伴有头痛，他自己认为可能与外伤有关。

切开活检确认为纤维黏液瘤。CT扫描清楚显示肿瘤位于左侧颞区，没有明显的中颅窝骨质破坏。由于血管造影显示肿瘤血供极其丰富，我们先显露左侧颈动脉分叉部，选择性结扎颈外动脉的供瘤血管分支。头皮和面部软组织向前下翻转，发现肿瘤广泛侵犯颞肌。用线锯锯开颧弓后，将肿瘤从中颅窝底的骨质上分离下来，发现肿瘤已到达中颅窝底，但未浸润。纤维黏液瘤延伸到翼窝。在手术的开始阶段就辨认出面神经主干，并在切除肿瘤和腮腺时保护好面神经的主要

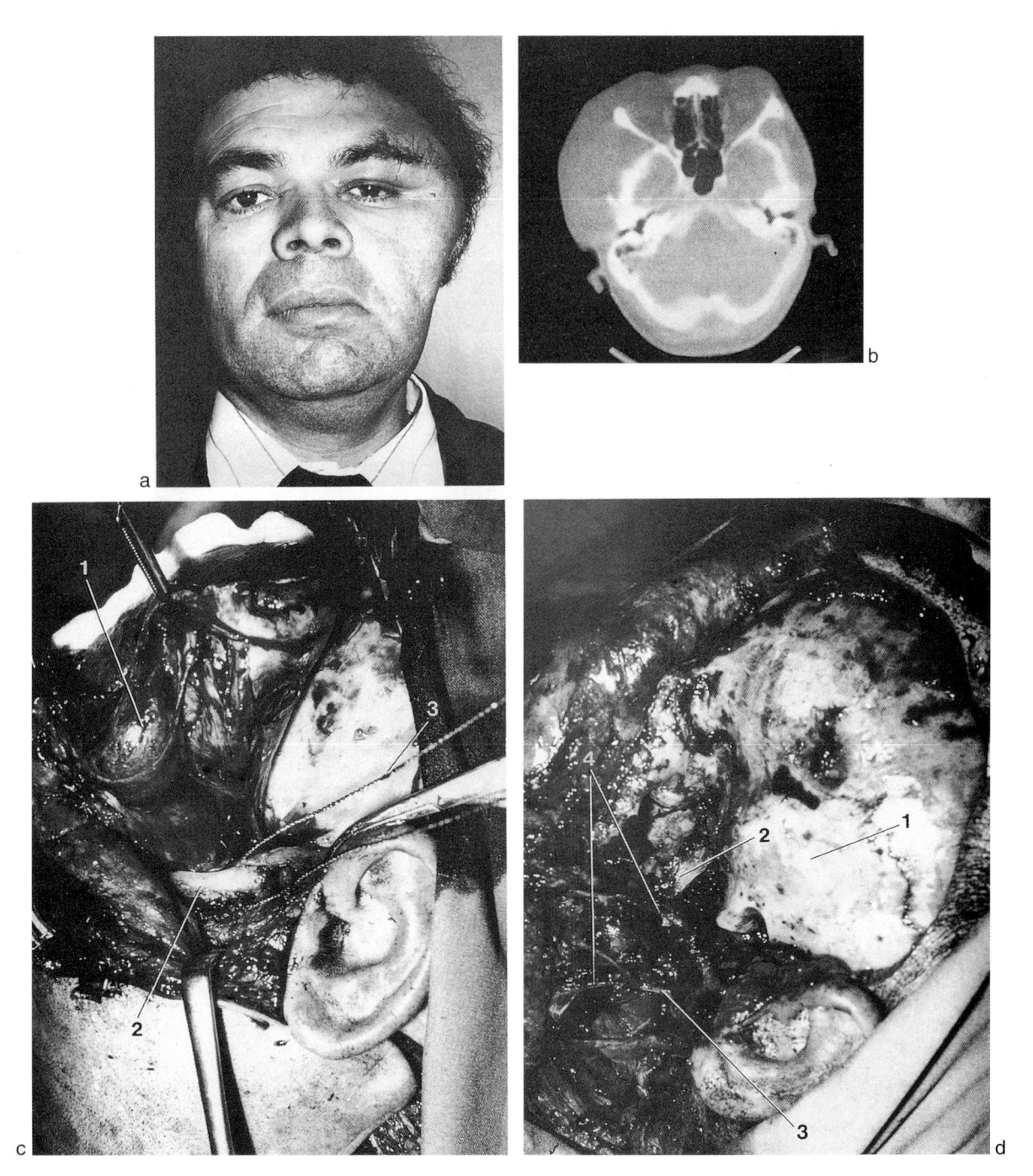

图 MS 38a–h　左侧颞窝、颞下窝和翼窝广泛生长的纤维黏液瘤广泛侵犯中颅窝底，但未明显地破坏颅底骨质

　　a　左侧颞区硬性肿胀；已在左侧眼眉做过活检。
　　b　轴位 CT 扫描显示左侧颞区软组织肿块。
　　c　将肿瘤部分从颞鳞分离下来。用线锯锯断颧弓。1－肿瘤；2－颧弓；3－线锯。
　　d　磨除与肿瘤接触的部分颞骨直到颅骨内板。在视野的深处可以见到翼突外侧板。手术初期就分离出面神经和主要分支并予以保护。左侧面部皮肤组织冰冻活检显示有肿瘤侵犯，于是切除大部分的皮肤组织。1－颞骨；2－翼突外侧板；3－面神经干；4－面神经分支。

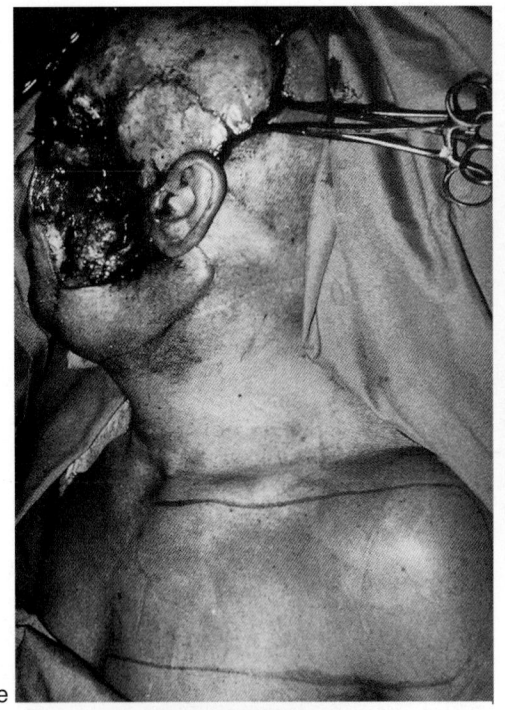

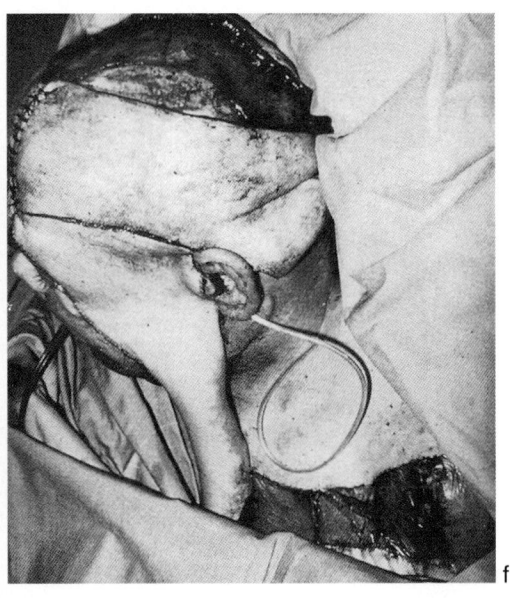

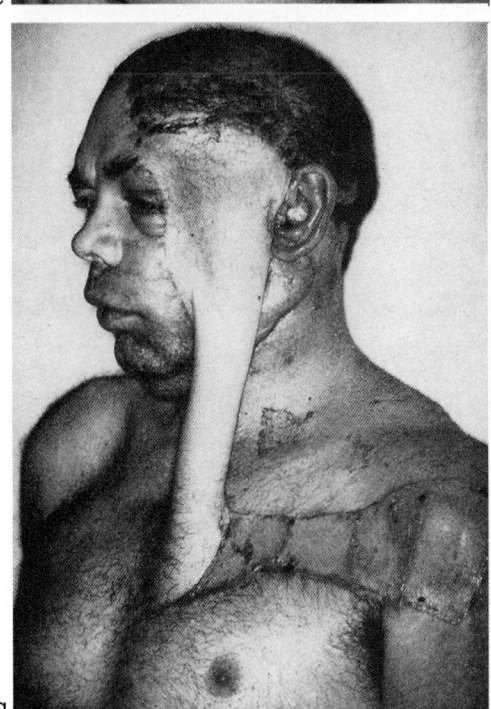

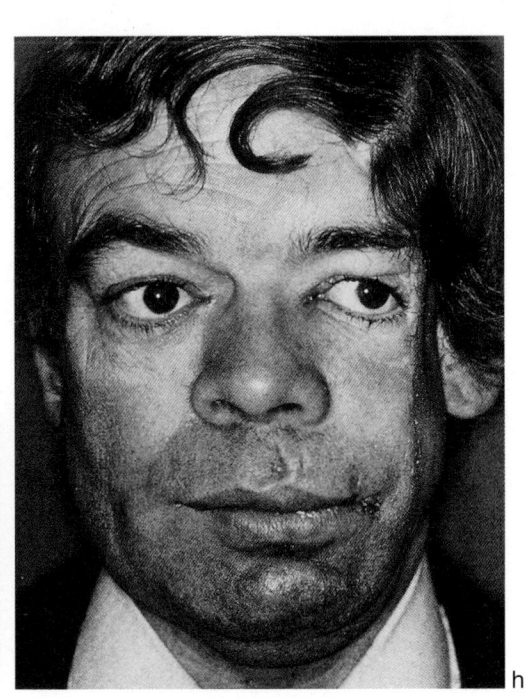

图 MS 38e–h

    e   广泛切除肿瘤以及面部皮肤后的情况。画线所示为胸三角皮瓣范围。

    f   胸三角皮瓣移植后，前外侧头皮缺损用顶部的旋转皮瓣覆盖。供皮区用中厚皮片覆盖。

    g   两部分皮瓣均愈合良好。

    h   患者术后5年的照片。胸三角皮瓣的蒂去上皮化后用于填塞颞下以恢复外形。生长的毛发部分地遮盖了左侧的面部畸形。

分支。由于结节状生长的肿瘤侵犯到下颌支的深面，因此将后者从下颌角处横断并与颞下颌关节分离。多部位面部皮肤的组织学检查发现肿瘤已广泛浸润皮肤，必须切除左边大部分的面部皮肤和部分颞部头皮，同时牺牲面神经分支。直到所有的手术切缘均无肿瘤为止。大块缺损的面部软组织和头皮通过下方的胸三角皮瓣和上方的从颅顶旋转来的底部在后方的头皮皮瓣覆盖。头皮供皮区用中厚皮片（split-thickness）覆盖。转移的头皮皮瓣有头发，这有助于遮盖左半面部的畸形。两个皮瓣都愈合良好无并发症。胸三角皮瓣的蒂去上皮化后用来填充面部深层的缺损。

术后5年患者恢复良好，术前痛苦的头痛症状术后再未出现。将他的左侧嘴角及左眼外眦略抬起，面貌得到进一步的改善。

评论：左侧面部延伸至中颅底的一个巨大黏液纤维瘤被完全切除，切除范围包括面部软组织（面神经）及部分下颌骨。手术通过颅外侧方入路显露中颅窝底。

侵犯至颅内的复发性多形性腮腺腺瘤

多形性腺瘤通常是一种良性的唾液腺肿瘤，组织学上的特征是该肿瘤由不同的上皮成分和间质成分混合构成。多数学者提出纯上皮起源假说，认为该肿瘤的上皮和间质成分同源（Eneroth 1976；Kleinsasser 1975）。多形性腺瘤占所有腮腺肿瘤的70%～80%，其中恶性者约为1%～3%。Conley（1975）描述了两种恶性肿瘤类型：一种是在混合瘤内有一个恶性瘤灶，该恶性瘤灶可能是混合瘤恶变而来（Kleinsasser和Klein 1968）；第二种类型以恶性成分为主，几乎没有多形性腺瘤的典型表现，提示肿瘤可能为原发恶性肿瘤。随年龄的增加多形性腺瘤恶性变的危险性也增大。少数情况下，肿瘤在下颌骨和乳突间生长并侵犯至咽旁间隙，引起咽侧壁向内侧膨出。在Eneroth（1969）的一组病例中，累及咽部的腮腺多形性腺瘤不到1%。Denecke（1959）及其他学者观察到少数病例肿瘤可以延伸至颅底和脊柱，压迫颈内动脉。这类向深部生长的肿瘤被称为"冰山肿瘤"（iceberg tumor）。只要是良性肿瘤，即使肿瘤很大一般也不会导致面肌麻痹。

这些肿瘤对放疗不敏感，因此最好的治疗方法是手术切除。如果肿瘤发生在腮腺表面，切除肿瘤时可以保留面神经。如果深部的腺体被侵犯，整个腮腺都应切除。术中应极其谨慎，不要切开肿瘤被膜，可以连同周围组织及肿瘤整块切除。这是避免因细胞播散而致肿瘤复发的唯一方法。同样，术中冰冻活检部位应缝合关闭以避免肿瘤播散。对于非常巨大的肿瘤，要完整保留肿瘤包膜非常困难。

病例报告（图MS39a-d）一名75岁老年女性，9年前因右侧腮腺巨大的多形性腺瘤在外地行手术治疗。肿瘤与颈内动脉岩骨水平段的膝部粘连，分离时引起该部位出血。

此后肿瘤逐渐复发，我们第一次看见患者是在第一次术后大约6年的时间。CT扫描显示颞部颅底骨质破坏。血管造影显示肿瘤血供丰富。由于存在心脏及其他问题，患者一般状况较差。患者头痛明显，迫切要求放疗以减轻头痛，我们满足其要求行20gray剂量放疗。但放疗对缩小肿瘤及减轻临床症状毫无效果。由于患者无法忍受疼痛，我们决定冒着风险进行手术。术中切除肿瘤和受累的皮肤以及周围一些正常组织。因为无法保留面神经，故将面神经分支游离并切断，并用丝线标记这些断端以供面神经重建时辨认。

肿瘤已侵犯乳突，故大部切除乳突。在半规管下方辨认面神经并切除。下颌支在前一次的手术中已经切除。肿瘤出血很多切除困难。肿瘤与右侧颞叶硬膜粘连面积达6cm×5cm，并将硬膜上抬，并且有一处硬膜已变得菲薄。

294　中颅底手术

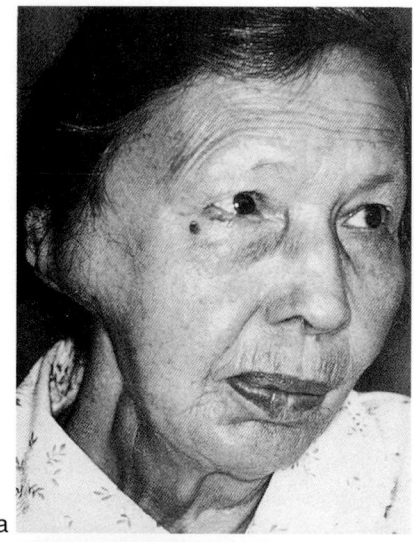

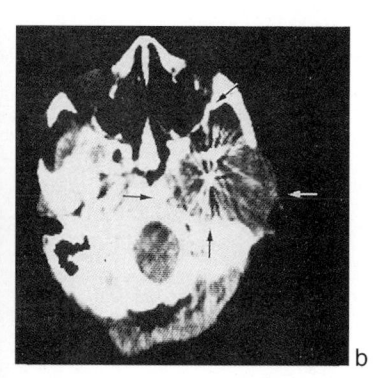

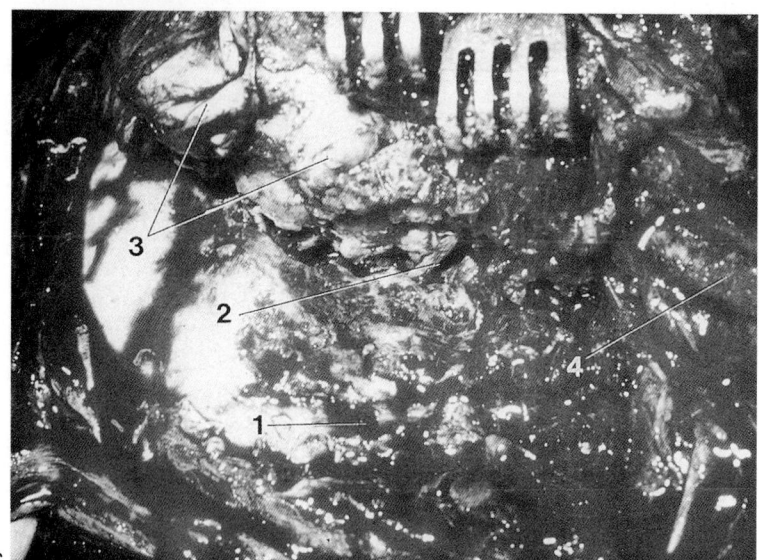

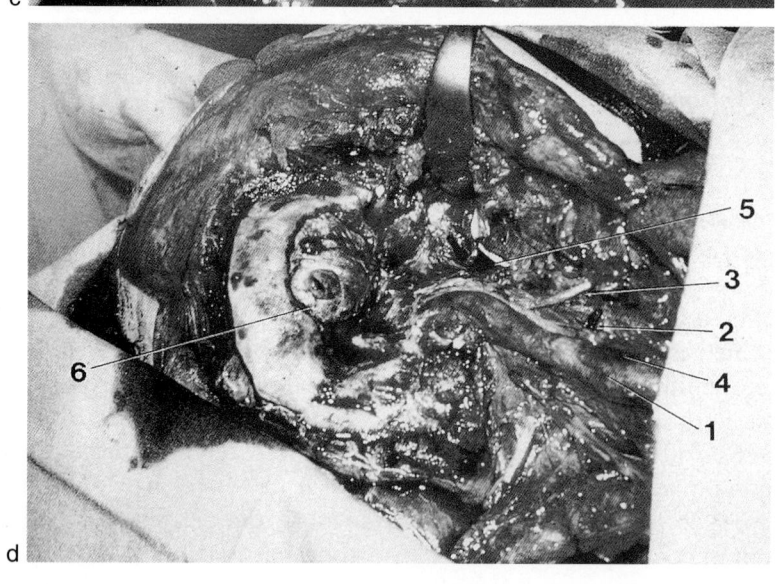

图 MS 39 a–d

向颅内扩展的复发腮腺多形性腺瘤

a 75 岁老年女性，右侧腮腺肿瘤复发，头痛剧烈。

b CT显示肿瘤位于颞下窝及咽旁区域并且向颅内扩展至颞叶（箭头）。

c 肿瘤侵犯和破坏部分乳突，切除乳突后从后方分离肿瘤，可见面神经干。1－乙状窦；2－面神经；3－突向乳突的肿瘤；4－颈内静脉。

d 联合颅外颅内硬膜外入路，切除部分颅骨及咽壁使肿瘤全部切除。1－颈内静脉；2－颈内动脉；3－舌下神经；4－迷走神经；5－打开的咽部及鼻饲管；6－显露的硬膜。

此时需要扩大手术骨窗开颅，以便全切肿瘤。逐步从颈动脉膝向水平段游离肿瘤，未发现颈动脉壁及硬膜有肿瘤侵犯。侵入右侧咽旁的肿瘤连同外上方咽壁一道切除，避免复发。颈内静脉、颈静脉球、乙状窦和所有后组颅神经在手术开始时就清楚辨认并良好保留。手术最后，咽壁缺损用干硬膜修补，颞叶硬膜缺损也同法修补，以避免脑脊液漏。逐层关闭切口，伤口愈合良好。6周后患者出院，未再出现头痛。这个病人当时由于麻醉风险极高而没有进行面神经重建。患者6年未复发。

评论：一例放疗无效、侵及颅内和咽旁的复发右腮腺多形性腺瘤通过颅内/外硬膜外联合入路行手术切除。

良性成软骨细胞瘤（Jaffe 和 Lichtenstein 1942）

Zülch（1956）把软骨瘤列为罕见脑瘤。这些肿瘤源于硬膜，作为颅骨内骨膜，硬膜有形成软骨的潜力。软骨瘤可发生于脉络丛，通常是侧脑室脉络丛以及颅盖部、大脑镰及颅底硬脑膜，最常见于中颅窝的破裂孔区。

Klingler（1951）描述了以下常见类型的软骨瘤：

1) 软骨瘤原发于鼻及鼻旁窦，侵犯鞍区颅底。
2) 岩尖区软骨瘤延伸至后颅窝、鞍区和蝶骨大翼。
3) 软骨瘤来源于突面硬膜及大脑镰。

Hommerich（1977）强调了良性成软骨细胞瘤（benign chondroblastoma）[Jaffe 和 Lichtenstein，同义词：软骨成骨细胞瘤（chondro-osteoblastoma），Codman 肿瘤（Codman 1931），骨骺成软骨细胞瘤（epiphyseal chondroblastoma）]和分化的软骨瘤的区别。Von Albertini（1974）把该肿瘤定义为来自成软骨基质的多形性多细胞的良性肿瘤。颅区成软骨细胞瘤十分罕见（Jaffe 和 Lichtenstein 1942）。

对于颅底区的软骨瘤和成软骨细胞瘤，不仅要注意颅内病变的大小，还要注意肿瘤扩散到颅底下方的可能性。软骨瘤有软骨的外观，多数是球形的，表面为结节状或分叶状。（成软骨细胞瘤更像结缔组织。）尽管有时发现肿瘤有浸润，但它们一般生长缓慢，呈膨胀性生长，通过压迫侵蚀颅底。许多肿瘤因钙和骨质的存在而不透X线。完全切除肿瘤及其周围硬膜可避免肿瘤复发。

病例报告（图 MS40a-h）一名48岁男性患者，入院前6个月发现左颧弓及耳前区有一缓慢增大的包块。CT显示一个巨大的肿块延伸至中颅窝，前方达蝶骨小翼，后方达乙状窦，并且导致左侧颞骨和岩部骨质广泛破坏。切开活检高度怀疑为恶性结缔组织肿瘤，如骨的恶性纤维组织细胞瘤。在鉴别诊断中也考虑到巨细胞瘤和骨肉瘤。联合颅外颅内硬膜下入路从外侧进入中颅窝底，做基底在前方的额颞皮瓣。首先从下面分离肿瘤。辨认血管、后组颅神经和面神经后，切除腮腺，游离面神经分支，切除下颌骨的髁突。然后切除乳突，显露乙状窦，以便从后方切除肿瘤及其周围组织。术中发现颞肌被肿瘤广泛浸润。开颅后广泛切除颞骨连同颅内部分及前方的肿瘤。随后次全切除岩尖，保留面神经进入内听道的周围区域。最后在硬膜内操作结束阶段切除被肿瘤侵犯的颞叶硬脑膜。检查被切除的硬膜内面时发现肿瘤只破坏了增厚硬膜层相对局限的区域。肿瘤本身被其表面的薄层纤维包膜与颅内组织分隔，并未侵犯脑组织。肿瘤切除后（图 MS 40f），可以在术野的中央看到面神经主干及其分支，在面神经前方可见颈内动脉，在术野的右方可看见颞叶。硬膜的缺损用3个补片采用单纯间断缝合和一次连续缝合来修补。手术残腔主要通过基底在上方的胸锁乳突肌肌瓣来填塞。颅骨缺损用骨水泥修补,皮瓣复位缝合。

患者术后愈合顺利,术后 2 天即可转出监护室。轻度面部麻痹自行恢复。

评论:中颅窝底的跨颅内颅外的肿瘤,最终明确为良性成软骨细胞瘤,通过联合颅内颅外侧方入路至中颅窝底,包括次全切除岩骨尖部和大部硬膜,保留面神经,全切肿瘤。用补片修补硬膜,用骨水泥修补骨缺损区,手术后恢复过程平稳。

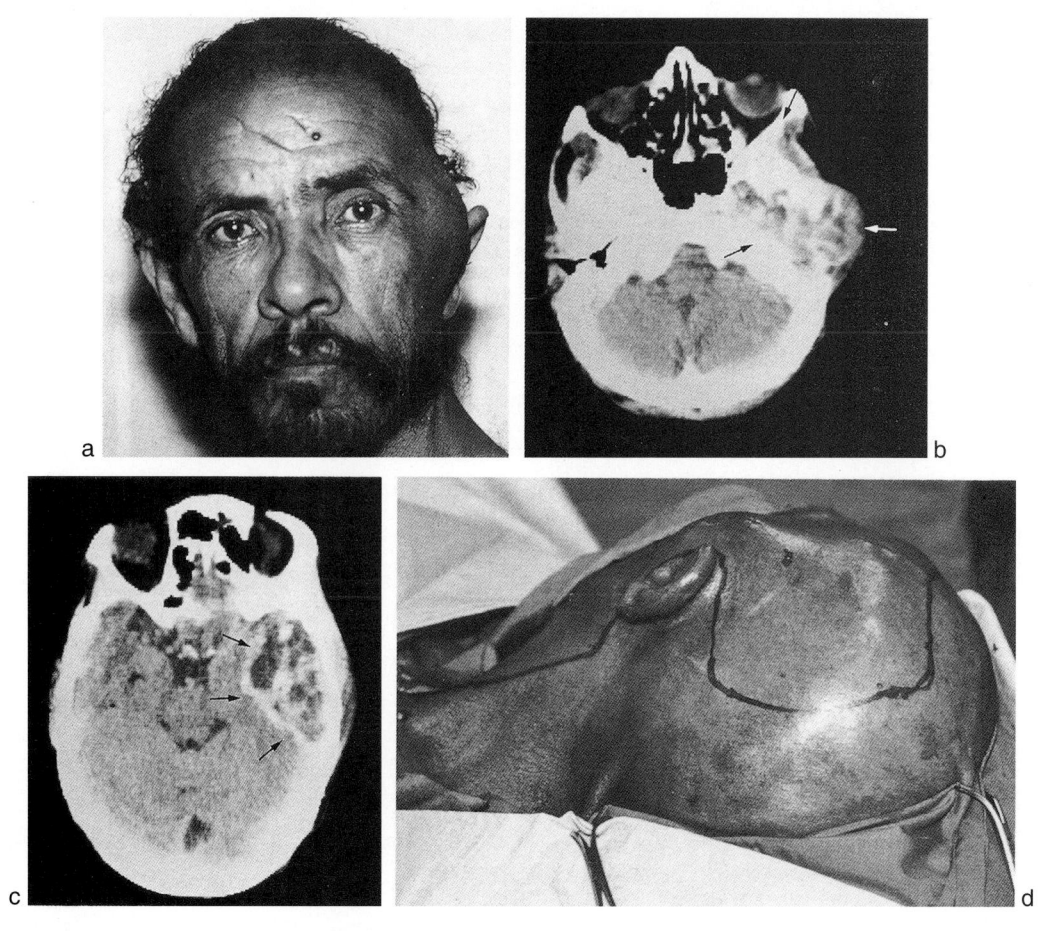

图 MS 40 a–h　左侧中颅窝底的良性成软骨细胞瘤有颅内侵犯
　　　　a　术前病人照片:左侧颞区、颞窝及颞下窝肿胀。
　b, c　术前 CT 扫描显示岩尖及颞骨破坏,颅内左侧巨大肿物(箭头)。
　　　　d　切口如图,形成以前方为基底的额颞头皮皮瓣。

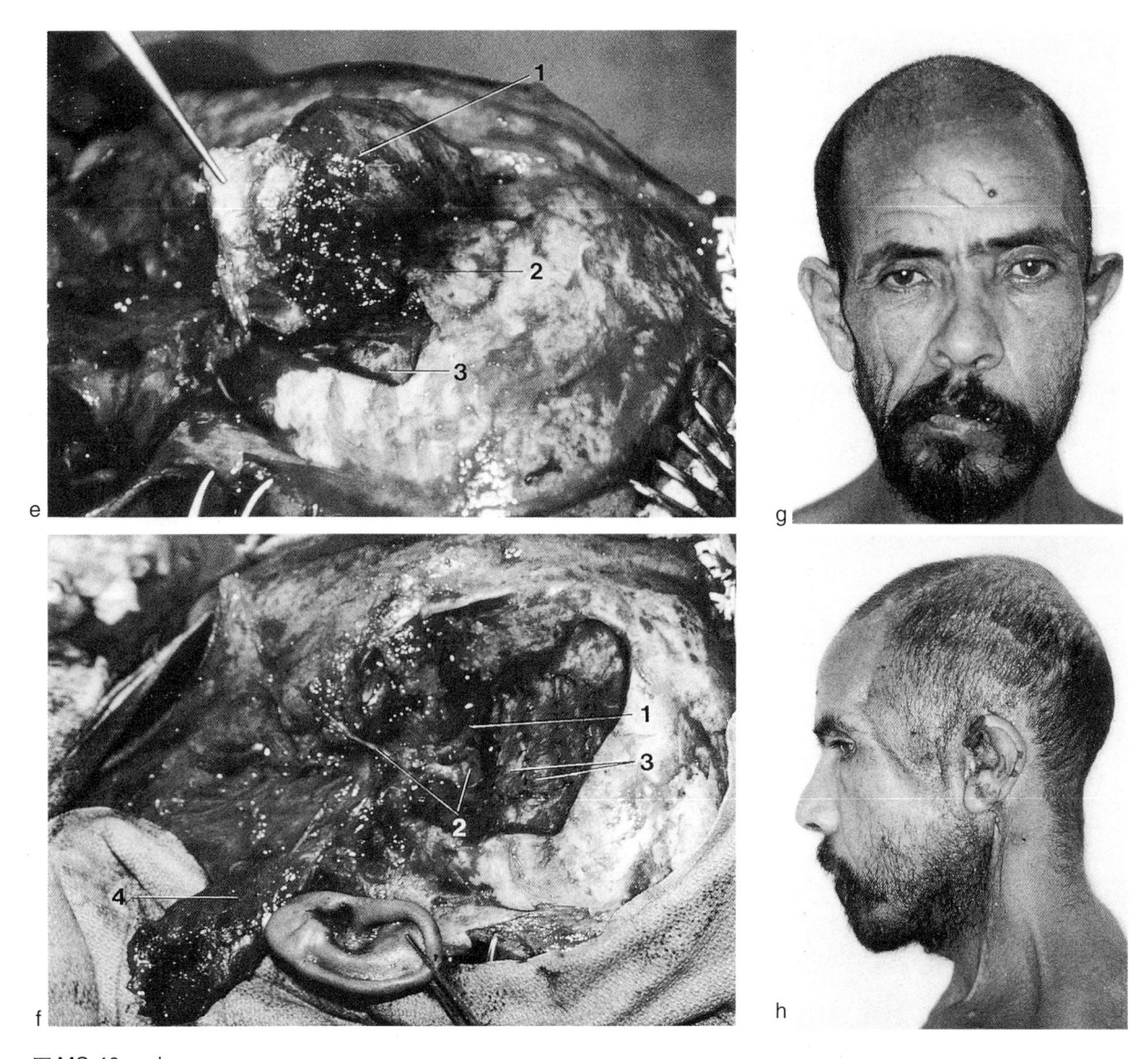

图 MS 40 e–h

- e 乳突已磨除，从后方对肿瘤实施减压。可以看到乙状窦，并见有明显的肿瘤颞肌和颞鳞部浸润。1－颞肌；2－颞骨；3－乙状窦。
- f 肿瘤全切和岩骨次全切除后的术腔。面神经颞骨外部分清晰可见，并见其进入内听道；其前方为颈内动脉水平部。硬膜缺损已修补。将带乳突后浅皮蒂的胸锁乳突肌瓣准备好充填切除区空腔。1－颈内动脉；2－面神经；3－硬膜补片；4－胸锁乳突肌。
- g, h 手术几周后患者情况。左面部肌肉力弱情况逐渐好转。

颞骨和中颅窝广泛的骨瘤

颅盖骨的骨瘤要比鼻旁窦骨瘤少见。根据Zülch（1956）的资料，部分骨瘤可有类似自主性生长的肿瘤特点。颅骨内骨瘤很少长到巨大而引起脑组织移位的程度。

病例报告 颞骨鳞部骨瘤（图MS41a-g）。一位40岁的女性，颞骨鳞部骨瘤扩展至中颅窝底。颅骨平片和CT可以明确显示肿瘤范围（图MS41a-c）。肿瘤直径达10cm，引起头痛。因为病灶几乎全部在颅内，所以行颞部骨窗开颅暴露肿瘤。逐渐分离肿瘤上的硬膜。肿瘤中部的硬膜已变得非常薄，不得不切除并修补。颅骨缺损用异丁烯酸甲酯修补。保留颞肌，用以覆盖重建的移植物。

评论：压迫颞叶的颞骨骨瘤行颅骨切除术，硬膜用移植补片修补，颅骨缺损用异丁烯酸甲酯修补。

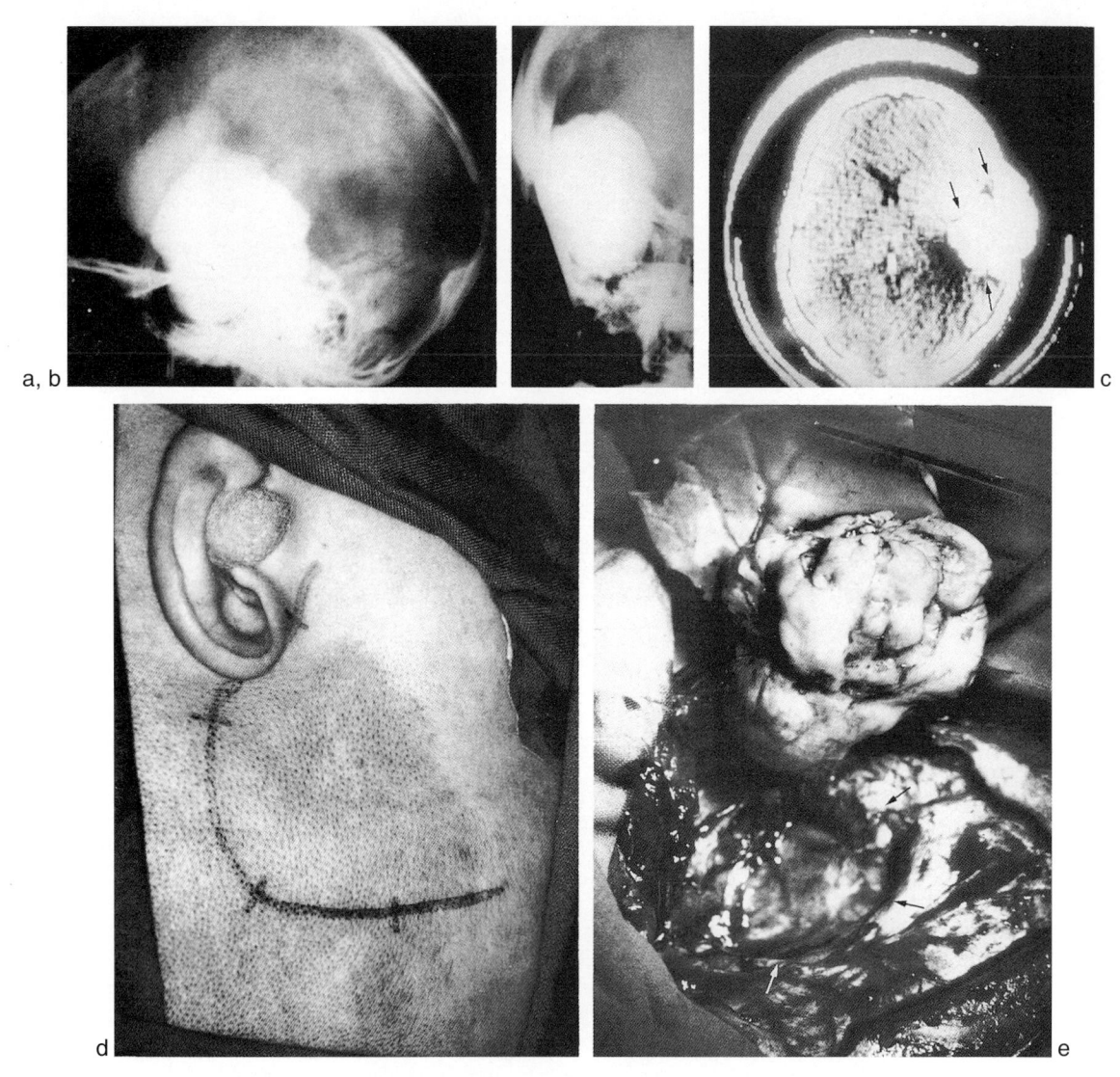

图 MS 41a–e 一位40岁的女性，颞骨鳞部骨瘤扩展至中颅窝底。骨窗开颅暴露肿瘤
- a, b 颅骨侧位及前后位平片显示一个大的球形肿块直径约10cm，源于颅骨内板。
- c CT显示瘤周水肿和颅骨的全层侵犯。
- d 发际内颞部皮瓣。
- e 逐渐分离抬起硬膜，发现硬膜变薄而且中央有穿孔的。将颅骨连同附着的肿瘤一并切除。

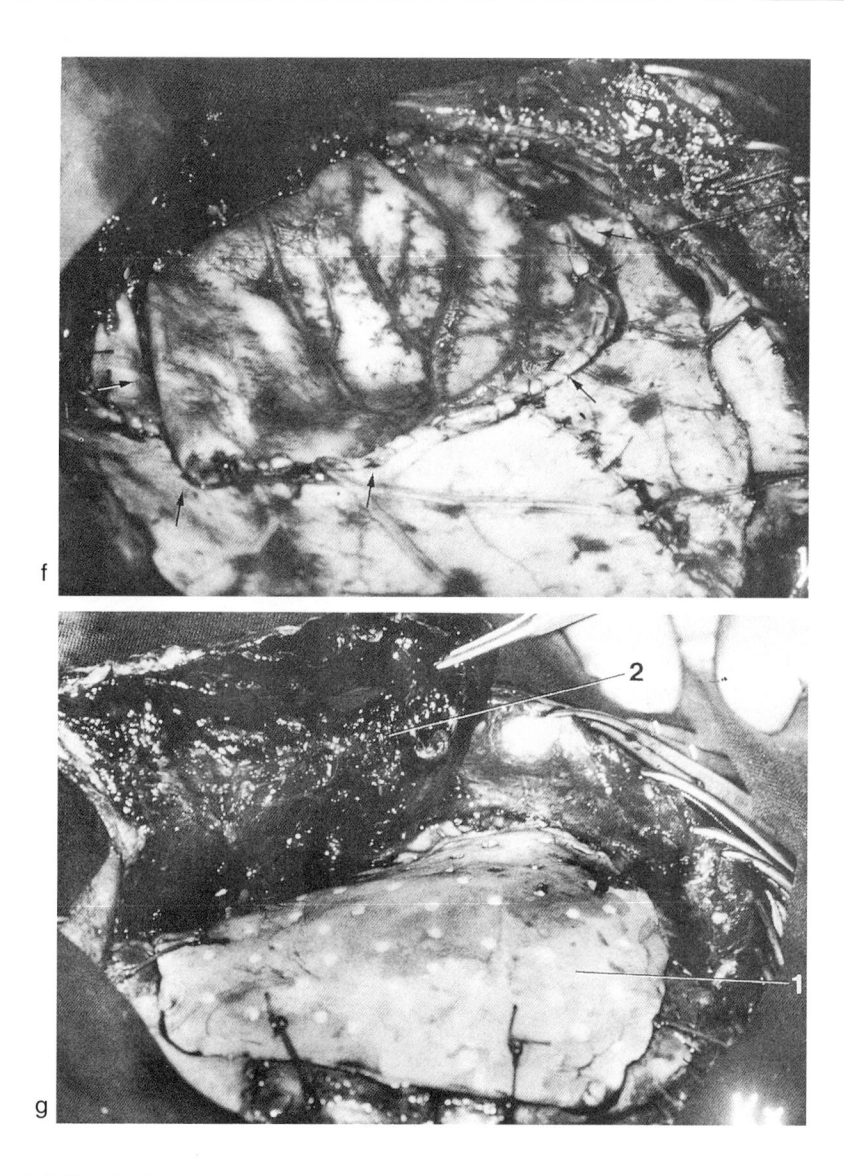

图 MS 41f, g

  f 硬膜修补（箭头）。

  g 异丁烯酸甲酯颅骨成形，颞肌覆盖成形移植物。1－异丁烯酸甲酯板；2－颞肌。

颈动脉体肿瘤

  Batsakis（1980）认为肿瘤是副神经节组织的、唯一的一种病变。颈动脉体（化学感受器）瘤是最常见的一种类型。肿瘤可起源于颈动脉分叉部，渗透入颈内动脉和颈外动脉的外膜，完全包裹它们。颈动脉体肿瘤由上皮样细胞构成，嵌入血管丰富的结缔组织基质中。供养肿瘤的小动脉可起源于颈动脉分叉，但随着肿瘤继续长大，则可源于颈外动脉，特别是咽升动脉。大多数颈动脉体瘤生长较慢，形成进行性、无痛性生长的肿块，5%～10%的肿瘤可长至颅底和口咽部。偶有突破颅底者，形成颅内外"哑铃形"肿瘤。颈动脉体瘤与颈静脉球瘤、鼓室球瘤并存并不少见（见371页）。颈动脉体瘤的发生可能有遗传因素（Resler等 1966）。Batsakis认为，很难确定颈动脉体瘤的良恶性。他认为肿瘤组织学显示恶性和生物学行为之间没有必然的联系。如果我们把转移作为组织学恶性的标准，那么只有不到10%的副神经节瘤为恶性。通常我们可以通过血管造影作出诊断，表现为颈动脉分叉扩大、颈内外动脉被撑开。活检时肿瘤出血汹涌，因此尽量避免活检。根据肿瘤的位置和血管造影表现可以明确诊断。

一方面肿瘤生长缓慢，长时间可无症状和极少转移；另一方面又可发展成为贯通颅内外的巨大肿块，产生多组颅神经缺失的症状，因此我们必须认真地权衡手术利弊，特别是对于老年人，以及将肿瘤从颈部血管分离的技术难度。肿瘤的易出血性和紧贴血管壁，使得手术切除十分困难（Conley 1963，Gejrot 1969，Irons 等 1977，Lack 等 1977，Vollmar 1975，Voss 等 1977）。术前超选择栓塞肿瘤血管有利于手术切除（Lasjaunias 1980）。应该避免术中长时间阻断颈内动脉，因为如果缺少通过Willis环的侧支循环，即使血管被很好地保留，也会造成暂时性或永久性的偏瘫。老年人身体状况差者，应尝试放疗以延缓肿瘤生长。

病例报告 左颈动脉体瘤（图 MS 42a-d）。一位62岁男性，临床和血管造影诊断为左侧巨大颈动脉体瘤。肿瘤已经造成口咽部明显的鼓出，舌和软腭无力，吞咽困难。采用中颅窝底颅外

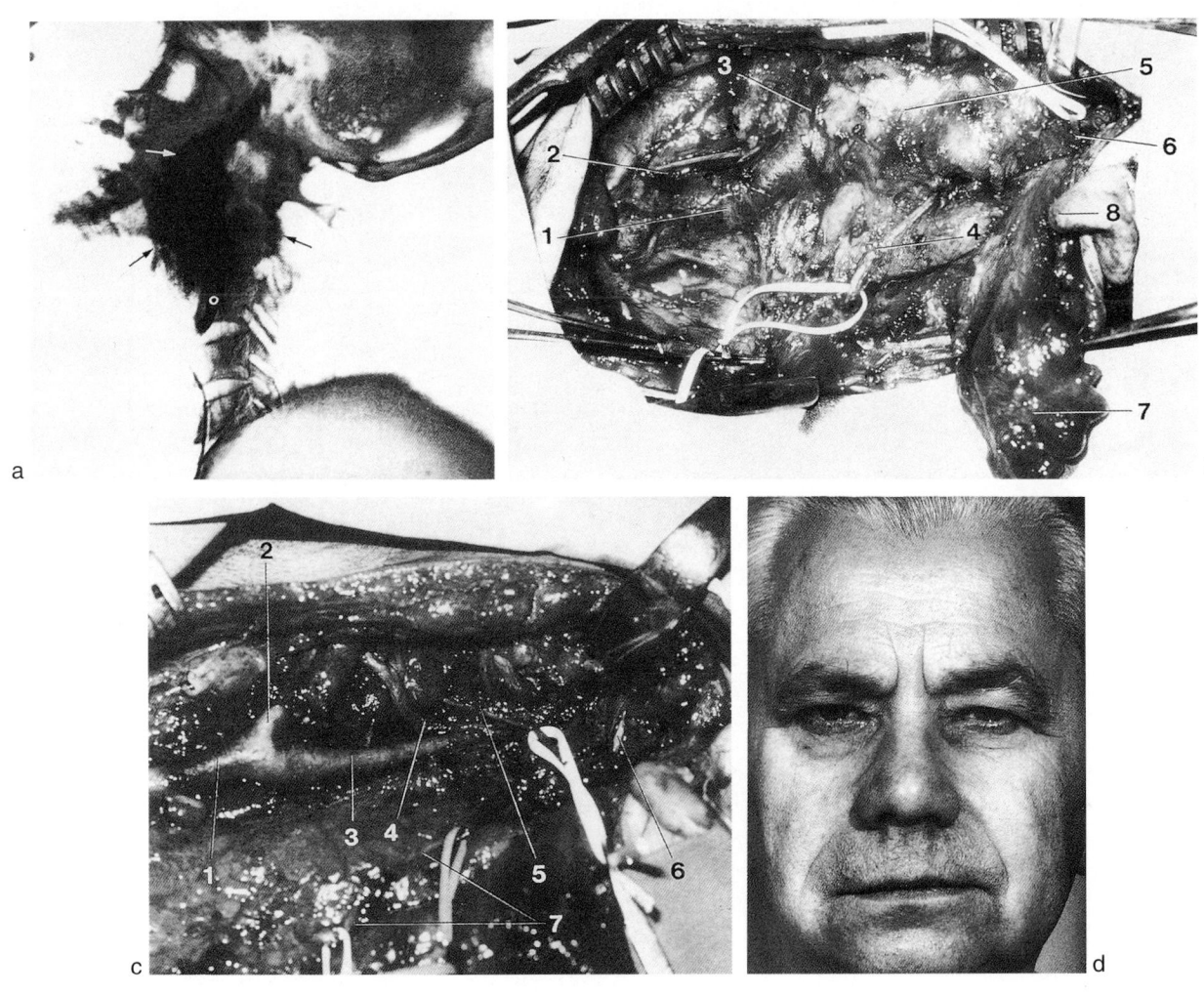

图 MS 42 a–d 左侧巨大颈动脉体瘤
    a 数字减影血管造影显示肿块扩展至颈静脉球（箭头）。
    b 肿瘤切除前的手术野。1－充血的颈内静脉；2－迷走神经；3－颈动脉分叉；4－副神经；5－肿瘤；6－面神经；7－胸锁乳突肌；8－耳垂。
    c 肿瘤全切后的术野。1－颈总动脉；2－颈外动脉残端；3－颈内动脉；4－舌下神经；5－舌咽神经；6－面神经；7－副神经。
    d 患者术后1年半。

后下入路到达肿瘤。首先游离邻近结构，包括颈内静脉、迷走神经、颈总动脉和副神经。让胸锁乳突肌附着于乳头尖以下的皮肤（一起牵开）。肿瘤与颈总动脉、颈外动脉及其分支、颈内动脉和舌下神经紧密粘连。用外膜下锐性分离的方法将肿瘤从血管上分离。在分离该富含血管的肿瘤时，我们必须不断使用双极电凝。最好的方法是，在某一点切开血管外膜到达血管壁，然后从此处，在血管外膜与血管壁的界面以剥套袖的形式将肿瘤从血管上切下来。大多数颈外动脉分支在切除肿瘤的过程中被离断。应保留舌下神经的连续性。当肿瘤切除到颅底时，面神经常需辨认，腮腺的下部将与肿块一块切除，以便保护面神经的周围支。当肿瘤完全切除后，颈总动脉、颈内动脉、舌下神经、舌咽神经、面神经和副神经都可以看见。最初游离的迷走神经没入肿瘤组织中，最终无法保留。手术最后，胸锁乳突肌被用来填塞手术残腔。术后暂时性的面神经麻痹在几周内恢复，患者没有明显的永久性功能障碍。

评论：颈动脉体瘤扩展至颅底，通过颅外后下入路切除。除了迷走神经，所有的颅神经和血管结构都保留。

靠近颅底的颈内动脉瘤

动脉瘤可以是"先天性"的，也可以继发于动脉粥样硬化、梅毒或创伤。靠近颅底的颈内动脉瘤有时可引起扁桃体向内侧移位，会被误认为是扁桃体周围脓肿。因动脉瘤可触及震颤搏动，应该可以避免被当成"脓肿切开"这样的灾难性错误。应该做血管造影，明确动脉瘤的大小及位置，为手术做准备。突然迅速增大有破裂危险的动脉瘤，以及有明显的吞咽困难或颅神经功能障碍的动脉瘤需要手术治疗。手术应该由在血管外科和颅底外科两方面均有经验的医生施行（Vollmar 1975，Voss 等 1977）。

病例报告 右颈内动脉瘤（图 MS 43a-d）。患者女性，79 岁，吞咽困难，呼吸困难逐渐加重数天，怀疑右扁桃体周围脓肿转我院。检查发现右咽壁震颤、搏动。血管造影证明是动脉瘤。尽管病人年龄偏大，但考虑到动脉瘤快速增大并有破裂的危险，决定手术。

皮肤切口从右乳突尖至甲状软骨水平，并在下颌下二指处做一垂直于主切口的副切口以暴露颈部血管、后组颅神经和下颌。磨除下颌角与水平支连接区，以便充分暴露分离有破裂危险的囊性动脉瘤。分离面神经主干，以便更好地保护面神经。分离颈外动脉，结扎其上行分支后，在分叉部及动脉瘤的远端进入颅底处分离颈内动脉。

颈内动脉形成明显的动脉襻凸向咽侧壁。游离近端的大动脉瘤及远端靠近颅底的、小的钙化的动脉瘤。

由于有动脉襻，所以在切除动脉瘤后由血管外科医生放置血管腔内转流管行颈内动脉端－端吻合。尽管手术顺利，但是患者术后出现进行性嗜睡，于术后数天死亡。

尸检发现，血管吻合口的远端动脉高度硬化伴血栓形成，Willi's 环前交通动脉发育不良。

评论：严重的动脉硬化患者靠近颅底的颈内动脉瘤被切除。由于囊性动脉瘤的位置，在血管外科医生的帮助下，进行动脉瘤切除和血管端－端吻合。

中颅窝底良性占位病变主要向硬膜下生长到天幕切迹

导言 以颅内生长为主的中颅窝底肿瘤如果仅仅压迫颞叶和小脑，手术风险相对较低。但是如果长至天幕裂孔，引起该区重要的血管和神经（包括中脑）受压，将会对患者的生命和术后生

302 中颅底手术

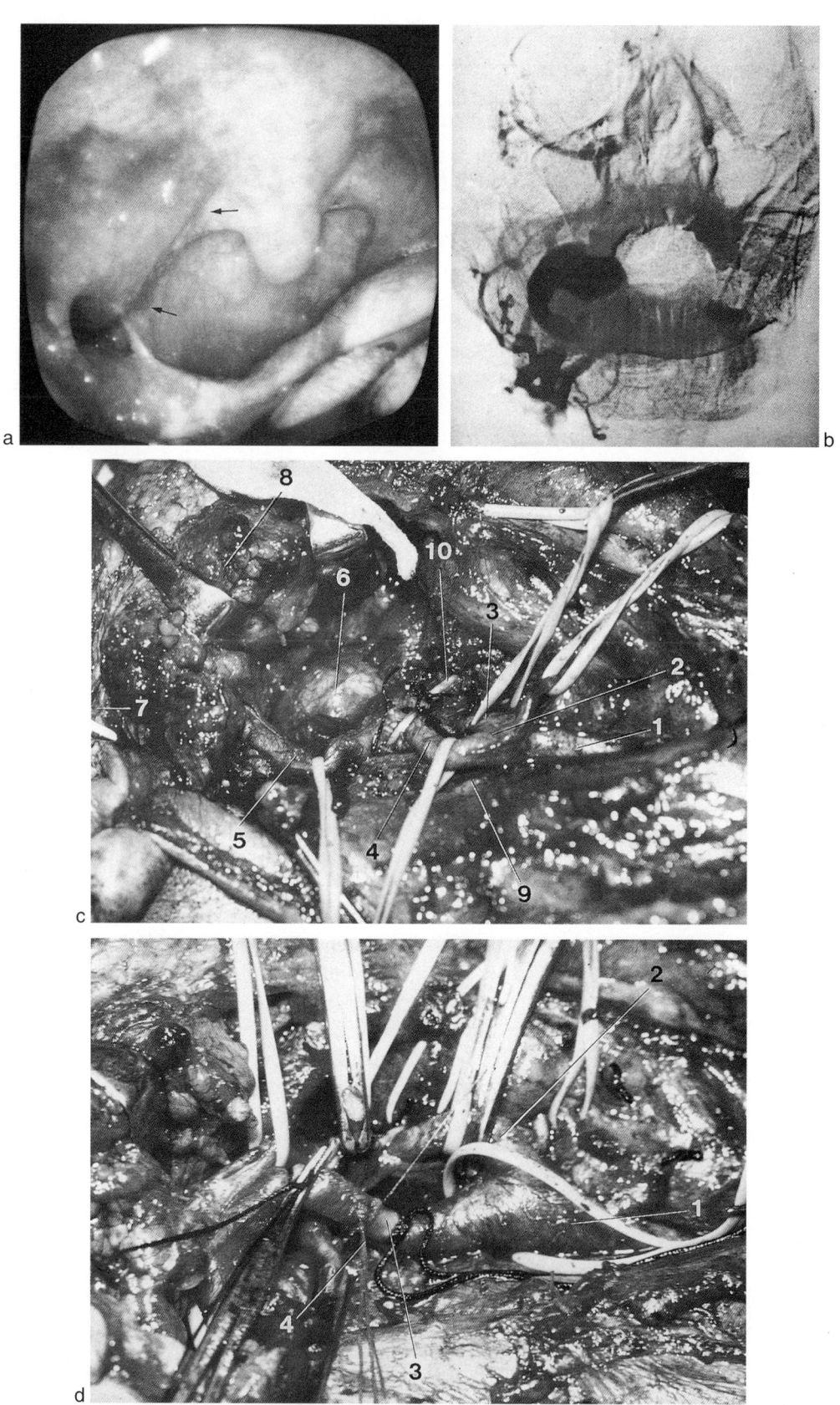

图 MS 43 a–d

活质量构成威胁,其严重程度取决于肿瘤的大小及与周围组织粘连的情况。显微手术使此区域手术死亡率及致残率有明显的降低。大部分病例都能无创全切且降低复发。另外,手术显微镜的使用可以扩展我们对于此区域显微解剖、病理解剖及正常变异的了解。

我们对Willis环上的穿支功能的了解尚不全面。许多作者均认识到这些穿支对于维持脑干功能的重要性。但我们的经验表明,脑干周围的丛状血管网及其变异能高度适应血流动力学的变化而维持脑干足够的血供。

在处理天幕缘肿瘤时,我们必须面对这样的一个重要问题,即是否能够牺牲这些脑干血管获得全切,而不产生严重的功能缺失。

如果考察Willis环的多态性(Mitterwallner 1955),我们就会发现,每一根血管的供血区都存在着较大的变异。血管丰富的肿瘤,有新的肿瘤营养血管生成,而且逐渐压迫周围正常血管几近闭塞,改变了血流动力学。因此脑干的主要血供不是来自肿瘤区,而是来自周围正常的血管结构。

依靠目前的诊断技术,我们术前还不能精确判断深部脑组织的血供情况以供我们手术决策。

根据目前的经验,我们明显体会到,用双极电凝选择性地电凝一些显微血管不会对脑干灌注产生明显的影响。而脑干血管的撕伤会威胁生命,因为血管会缩入脑干内造成脑实质内出血引起严重的不可逆的损害。

软骨瘤

这种肿瘤的病理解剖学特征前面已经有描述(见第295页)。

病例报告 中颅窝软骨瘤引起失明及完全性眼运动麻痹(图MS44a-f)。一位56岁女性患者,右眼失明、眼球固定15年。由于进行性头疼,患者进行了全面的神经病学和神经放射学检查,发现中颅窝有一大的占位病灶。该病灶已经引起严重的中颅窝及床突破坏。动脉造影显示右侧颈内动脉完全闭塞,但侧支循环良好。标准的翼点入路,行右额颞骨瓣开颅暴露病灶。打开外侧裂,显露肿瘤,逐渐向颅底方向分块切除。进一步分离侧裂,向后方牵开颞极,逐一游离天幕裂孔区向内侧移位的结构。完全切除肿瘤及周边硬膜,肿瘤附着区附近的颅骨用金刚钻磨除。切除肿瘤后,天幕裂孔区的结构已解压,而无医源性的损伤。尽管成功减压,长期的黑蒙和眼运动神经麻痹没能改善。手术后CT显示肿瘤全切。

评论:硬膜下中颅窝底广泛、缓慢生长的软骨瘤引起黑蒙、眼运动神经麻痹和颈内动脉闭塞。用颅内硬膜下入路,在显微镜下切除,没有损伤天幕裂孔区的结构。已经存在的神经功能缺失并没有改善,因此尽可能地早期切除良性肿瘤的重要性不言而喻,以避免永久的功能缺失。

◀

图 MS 43 a–d　靠近颅底的大的右颈内动脉瘤

  a　右扁桃体区肿胀类似扁桃体周围脓肿(箭头)。

  b　颈动脉造影显示在颈内动脉垂直段靠近颅底处的大动脉瘤。

  c　磨除部分下颌,暴露颈部血管、后组颅神经和动脉瘤。1-颈总动脉;2-动脉分叉;3-颈外动脉;4-颈内动脉近端;5-颈内动脉远端;6-动脉瘤;7-面神经;8-下颌;9-迷走神经;10-舌下神经。

  d　开始血管吻合。1-颈总动脉;2-颈外动脉;3-颈内动脉;4-血管内转流管栓线。

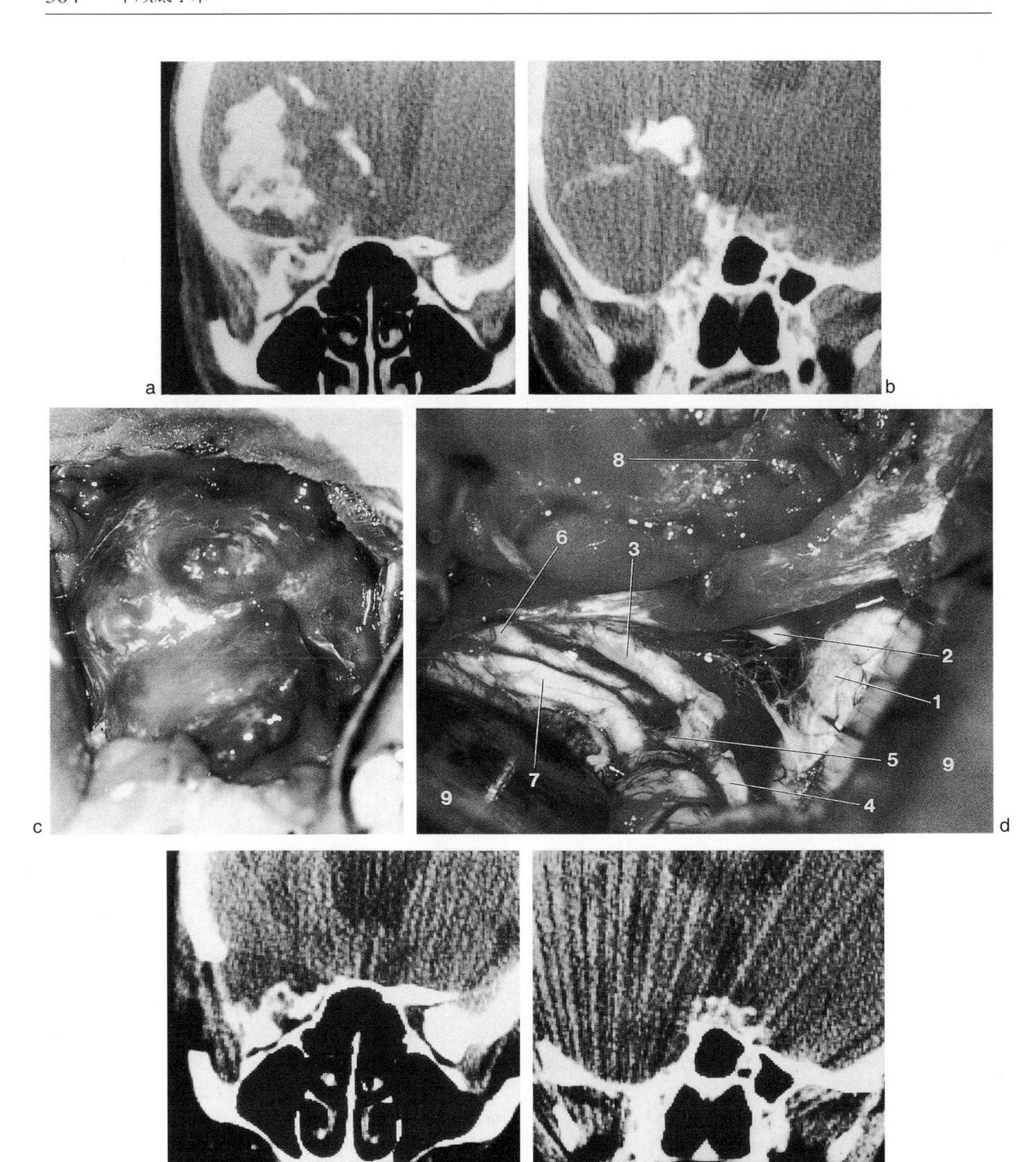

图 MS 44 a–f　右中颅窝软骨瘤引起黑蒙及眼运动麻痹

　　a, b　术前 CT 示广泛钙化灶，中颅窝底和右床突骨质破坏。
　　c　暴露中颅窝肿瘤。
　　d　打开侧裂，牵开颞极，显露天幕裂孔区结构。此区域肿瘤已被切除，术野顶部仍可见残余肿瘤。
　　　1－右颞极；2－动眼神经，部分被天幕覆盖；3－颈内动脉；4－大脑中动脉；5－大脑前动脉；
　　　6－视神经；7－嗅束；8－右中颅窝肿瘤；9－脑压板。
　　e, f　术后 CT 扫描。

左滑车神经鞘瘤伴脑干受压

Zülch（1956）已全面回顾了神经鞘瘤的生物和病理方面的文献，他还较详细地描述了桥小脑角神经鞘瘤的手术。单发神经鞘瘤最常见于桥小脑角，常起源于前庭蜗神经（第Ⅷ颅神经），其他神经少见（第Ⅴ颅神经偶见，第Ⅲ、Ⅶ、Ⅸ、Ⅺ、Ⅻ颅神经罕见）。Zülch没有提及起源于第Ⅳ颅神经（滑车神经）的神经鞘瘤，因此我们可以认为这类肿瘤确实非常罕见。手术方面将在桥小脑角神经鞘瘤章节中讨论（见339页）。

病例报告 左滑车神经鞘瘤压迫脑干并导致脑干移位（图MS 45a-d）。一位53岁妇女右侧轻偏瘫，动眼神经和滑车神经麻痹，继发复视前来就诊。CT显示肿瘤位于天幕裂孔区、脑干左侧，引起脑干和基底动脉移位。行额颞骨瓣翼点入路暴露病灶。打开侧裂辨认出左颈内动脉及其分支和视神经后，进一步牵开颞极，暴露肿瘤的前端。肿瘤将动眼神经压向前方的后床突。发生肿瘤的滑车神经则被肿瘤向下压至天幕缘。在双极电凝切除过程中，发现肿瘤扩展至幕下。为了切除幕下的肿瘤，我们在滑车神经进入海绵窦处的后方，与幕缘垂直切开天幕，用缝线牵开天幕缘。暴露滑车神经全长，从滑车神经上游离肿瘤，包括其起源处，而不损伤未被侵犯的神经束。全切肿瘤后，各解剖结构清楚可见，完好保留。术前已经存在的滑车神经麻痹依然存在，而术前的轻度动眼神经麻痹则完全恢复。

评论：一个非常罕见的、大部分位于幕下的滑车神经鞘瘤经左侧翼点入路完全切除。术前已经存在的滑车神经麻痹依然存在，而术前的动眼神经麻痹则完全恢复。病检为神经鞘瘤。

病例报告 中颅窝底三叉神经鞘瘤（图46a-h）。患者是位33岁的妇女，右侧"偏头痛"数年，有3年的视力进行性减退和右眼运动障碍、复视的病史。

轴位CT显示一个巨大、圆形、边缘光滑的肿块，岩尖和中颅窝底的内侧2/3被破坏。右侧后组鼻旁窦和眶后壁也有侵蚀，并越过中线到达对侧。冠状MRI示右颞叶和大脑半球受压，第三脑室移位。肿瘤被右颈内动脉分为外侧较大的叶和内侧较小的叶。矢状MRI示肿瘤从翼腭窝往上长，引起大脑向上移位。动脉造影显示由于肿块压迫引起颈内动脉向内、向后移位。

右额颞骨瓣开颅，打开硬膜，中颅窝尽量暴露至天幕缘。牵开颞叶显露肿瘤。显微镜下分离并保留动眼神经、视神经和颈内动脉。探查脑干部三叉神经，明确肿瘤起源于三叉神经并生长至骨性中颅窝。双极电凝中颅窝硬膜后，肿瘤被成功切除。为获得根治性切除，不得不牺牲与三叉神经伴行的滑车神经。在切除肿瘤的外侧部分之后，颈内动脉水平段（岩骨段）逐渐显露。由于肿瘤的挤压，颈动脉管完全被侵蚀，颈动脉失去了骨性保护。在高倍放大下，电凝切除颈内动脉的一些外侧分支，增加该动脉的活动度。接着就可以切除肿瘤残留的内侧部分。用颞肌修补中颅窝缺失的硬膜，骨瓣纳回，置帽状腱膜下引流管，缝皮。组织病检为神经鞘瘤。

术后14天出现脑脊液鼻漏。筛窦内侧壁和后壁被肿瘤侵蚀，但术中黏膜完整，后因脑脊液压力增高而破裂，引起脑脊液鼻漏。脑脊液漏用筋膜补片经面手术修补填塞（由L. Osterwald医师主刀）。

评论：三叉神经起源的中颅窝巨大神经鞘瘤引起颅骨广泛的破坏，经颞叶硬膜下入路完全切除。术后的脑脊液漏用筋膜补片经面部手术修补填塞。患者出院时，动眼神经无力已经恢复，右面部麻木和滑车神经麻痹依旧。

306　中颅底手术

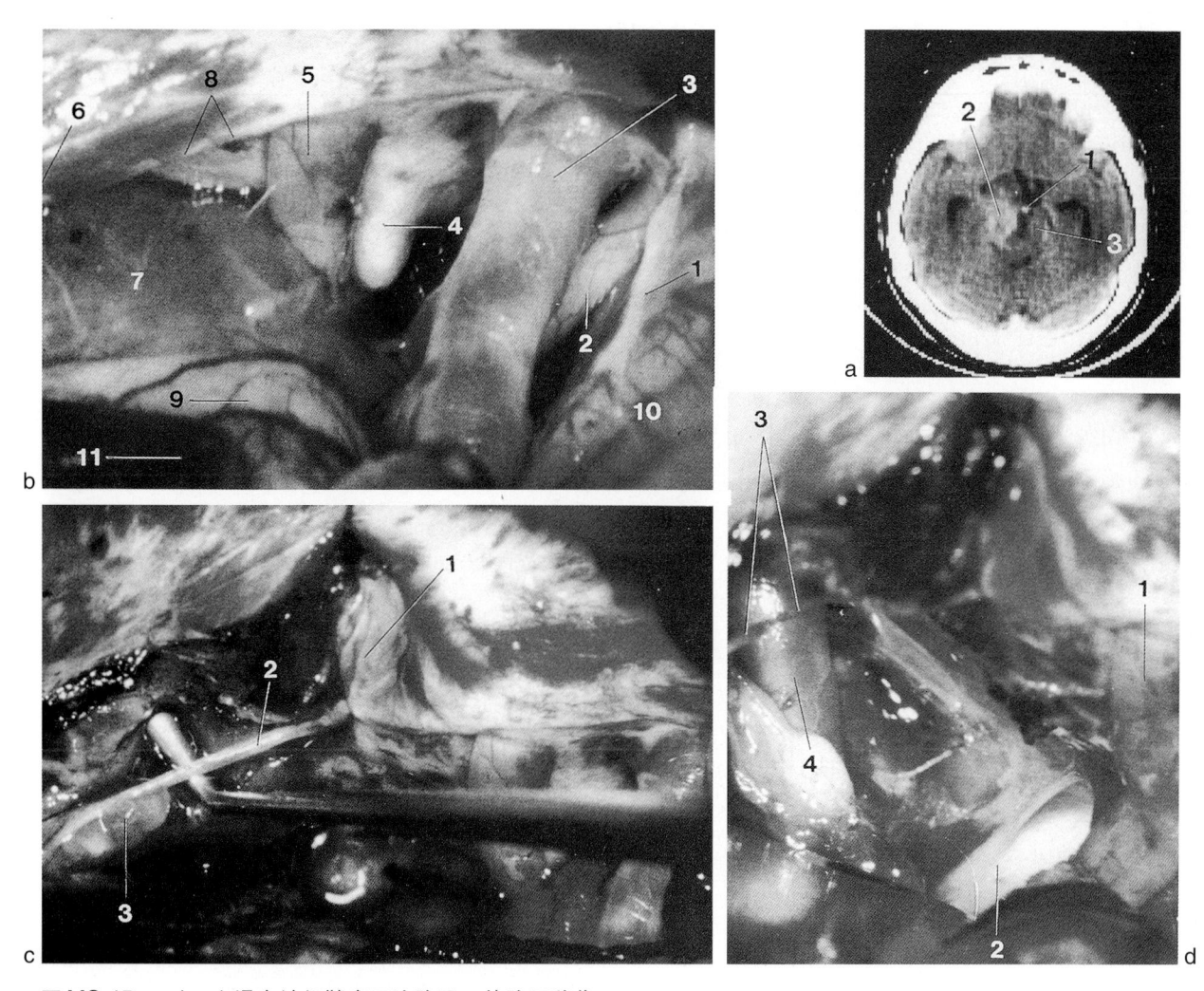

图 MS 45 a–d　左滑车神经鞘瘤压迫脑干，使脑干移位

　　a　轴位 CT 显示大的占位使脑干移位。基底动脉亦有移位。1－基底动脉；2－肿瘤；3－脑干。

　　b　牵开颞叶前极和额叶后部，暴露颈内动脉、视神经、动眼神经和滑车神经。1－嗅神经；2－视神经；3－颈内动脉；4－后床突；5－动眼神经；6－滑车神经；7－肿瘤；8－天幕缘；9－颞极；10－额叶；11－脑压板。

　　c　肿瘤已经被部分切除，天幕已经切开翻向上方。滑车神经几乎完全游离，只是外侧与肿瘤有接触。1－天幕翻开处；2－滑车神经；3－肿瘤的天幕下部分。

　　d　肿瘤切除后的术野。1－动眼神经；2－展神经；3－滑车神经；4－基底动脉。

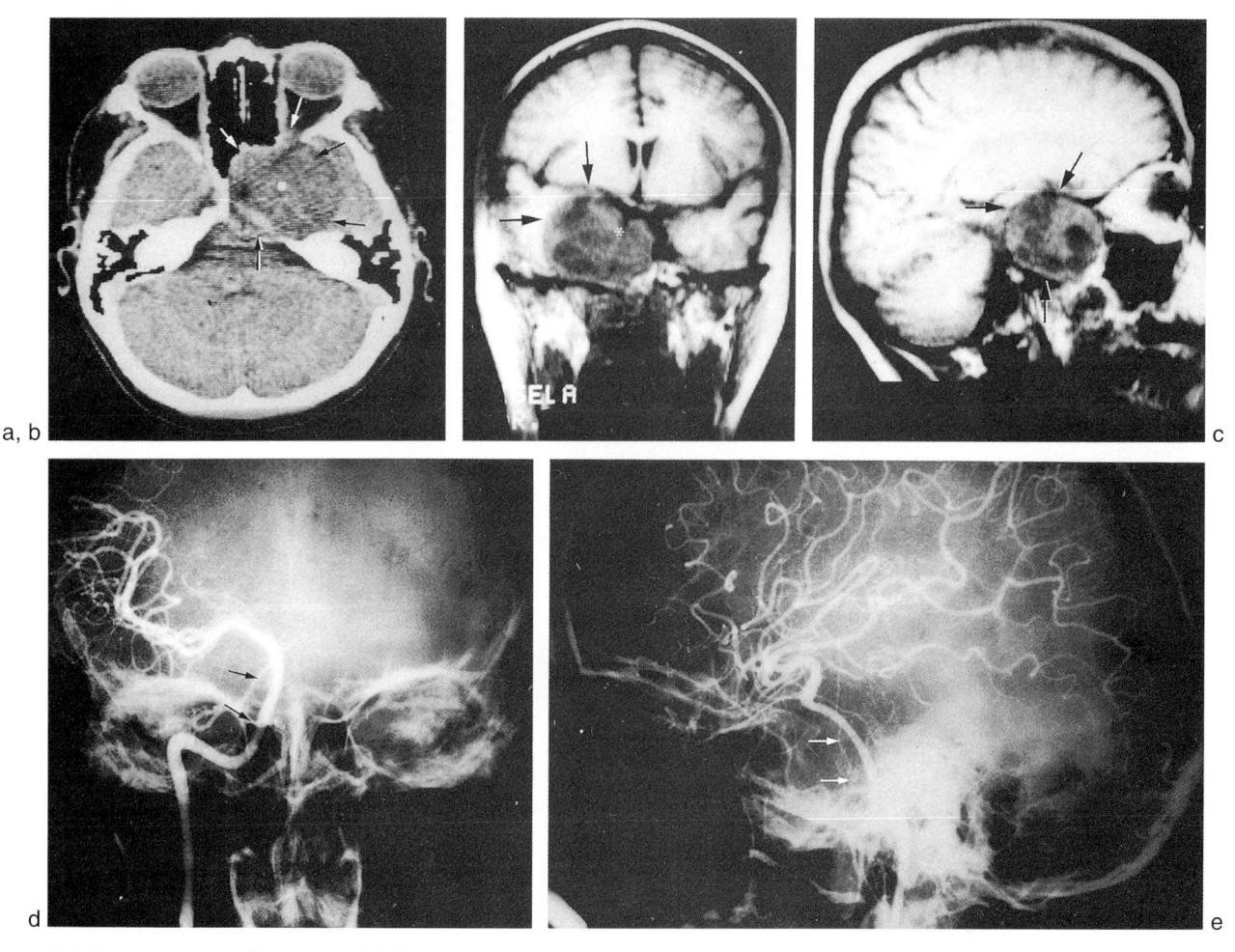

图 MS 46 a–h　中颅窝三叉神经鞘瘤
   a　水平位 CT 示中颅窝巨大肿块通过中线到达对侧。颅底、岩骨的前部和鼻旁窦后壁被破坏。
   b, c　冠状位与矢状位 MRI。
   b　冠状示颞叶向右侧移位，大脑向上移位，第三脑室也有移位。颈内动脉将肿块分为内侧叶和外侧叶。
   c　矢状位示肿瘤侵入翼腭窝，侵蚀上颌窦的后壁。大脑向上移位。
   d, e　右颈内动脉血管造影示血管向内侧及后方移位。

中颅窝表皮样囊肿（真性胆脂瘤）

表皮样囊肿或胆脂瘤的一些特性在中颅窝炎症性疾病中已有讨论（见239页）。表皮样囊肿是囊腔内充满富含胆固醇样物质、囊壁由上皮组成的肿瘤（引在 Bostroem 1897，Zülch 1956）。该肿瘤被认为是发育起源，有报道颅内发生率为 0.6% ~ 1.8%。绝大多数表皮样囊肿发生于脑池，而且全部都是单发的。根据 Rand 和 Reeves（1943），在1943年之前有报道的表皮样囊肿不到200例。表皮样囊肿和皮样囊肿的生长行为及与周围组织的关系各不相同。表皮样囊肿可以广泛地破坏脑组织，可以沿着小的结缔组织通道生长，甚至在中枢神经组织（Zülch 1956）。肿瘤有包膜与脑和周围组织分开，这对于手术有很重要的意义。肿瘤附着于脑膜，可以"混入"软脑

308 中颅底手术

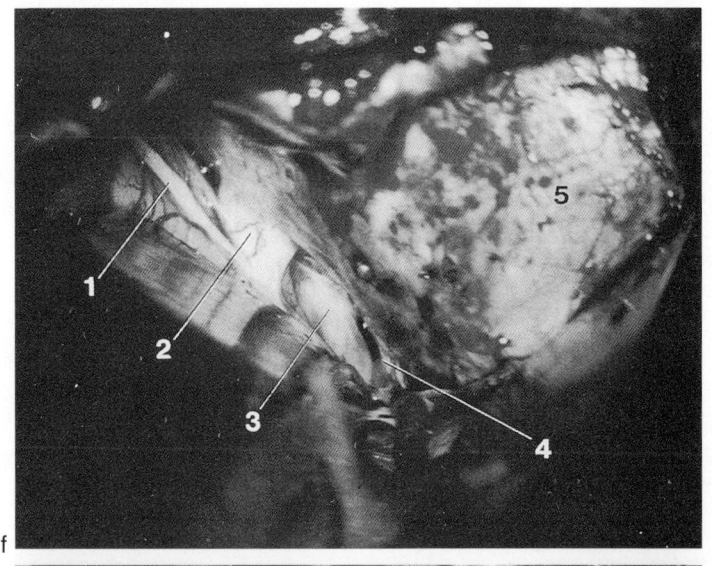

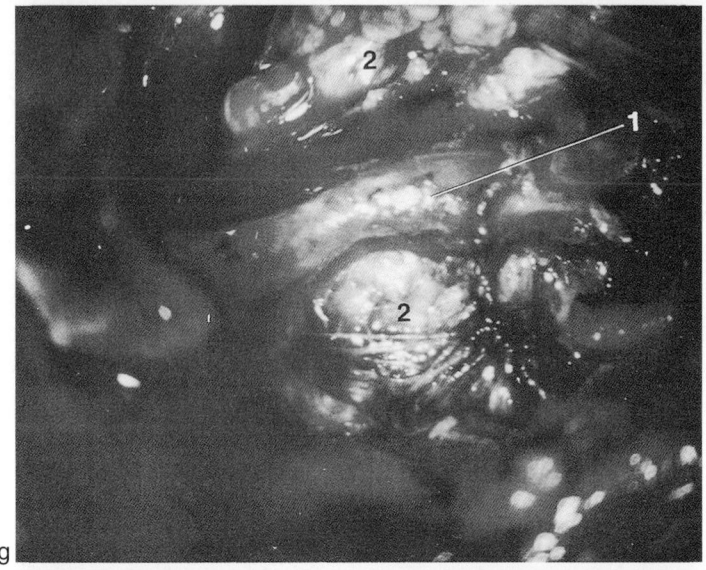

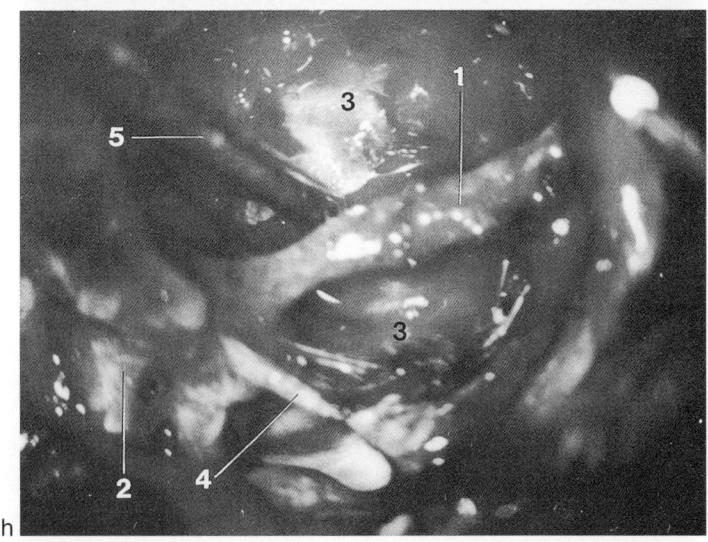

图 MS 46 f-h

f 牵开额叶、颞叶，暴露硬膜下的肿瘤。1－嗅束；2－视神经；3－颈内动脉；4－动眼神经；5－肿瘤。

g 切除肿瘤外侧部分。1－被游离的岩骨水平段；2－颈内动脉。

h 全切肿瘤后的残腔。颈内动脉压迫解除。1－颈内动脉岩骨段；2－颈内动脉床突上段；3－被破坏的颅底；4－天幕缘；5－吸引器头。

膜和蛛网膜而与脑组织融合。在颅底，肿瘤经常与血管粘连。通过缝隙肿瘤可扩展至颅外。肿瘤内容物常常自融、软化。没有完全切除囊壁则复发不可避免。但囊壁碎片是否会移植复发，依然存在争议（Zülch 1956）。表皮样囊肿 CT 通常显示为低密度。

病例报告　中颅窝内侧广泛生长的表皮样囊肿（图 MS47a-f）。一位50岁的男性患者因为头痛和全身乏力行 CT 检查，发现右侧中颅窝底内侧一个广泛的低密度肿物，围绕并部分压迫脑干。尽管肿瘤累及所有眼运动神经，但是临床上患者眼运动正常。取右额颞骨瓣，打开侧裂，显露天幕裂孔区，见肿瘤呈银灰色分叶状，被蛛网膜包绕。肿瘤完全包裹颈内动脉和视神经。

用显微技术分块切除肿瘤及囊壁，直至看见视神经和向后移位的颈内动脉。经此入路，我们将肿瘤从颈内动脉分支上分离，保留动眼、滑车、外展神经，并从基底动脉及其分支、大脑后动脉、小脑上动脉上分离切除肿瘤。完全切除肿瘤后，可见基底动脉尖及对侧的大脑后动脉、小脑上动脉和位于两者之间的动眼神经。

患者术后恢复良好，没有后遗症。

评论：一个巨大的、主要在右侧、天幕上下、位于脑桥池和脚间池的表皮样囊肿，经右侧额颞入路，在显微镜下完全切除，并且保留了动眼神经和血管结构。

向前和后颅底侵犯的中颅窝脑膜瘤

在占位性病变的症状和颅神经受累出现之前，早期的中颅窝脑膜瘤可引起类似单侧分泌型中耳炎伴传导性耳聋的耳科症状。中耳渗出是由于咽鼓管内侧受压和与之相关的中耳充气功能紊乱造成的。

脑膜瘤的分类和生物学方面的内容已在前颅底肿瘤的章节中讨论（见189页）。本节我们将关注于涉及脑干的脑膜瘤的手术治疗。

从外科的角度我们把脑膜瘤分成两个不同的类型：①球型脑膜瘤。当它膨胀生长时推挤临近结构。②扁平型脑膜瘤。沿邻近结构的表面扩展并包绕它们。

第二种类型的脑膜瘤对手术来说有极大的困难，尤其是在小脑幕缘，许多致命性重要结构彼此紧密相邻。发生于此部位即使很大的球形脑膜瘤，使用分块切除的方法也通常可以完全切除，但对扁平型生长的肿瘤则不然，即使在现代显微外科技术的条件下，依然具有挑战性。对此类病例手术的目标有3个层次：①对临床诊断的组织学证实；②对重要结构的减压；③尽可能多地切除肿瘤而不引起医源性损伤。

分离扁平型生长的肿瘤是非常困难的，手术者必须根据术中情况不断地决定肿瘤可以切除的程度、是否继续手术，以避免医源性损伤。宁可残留部分这种生长缓慢的肿瘤，也不要使病人的生命受到威胁或遭受严重的不可逆的损伤。对广泛生长、双侧的脑膜瘤应考虑分期切除肿瘤。

病例报告　岩斜区脑膜瘤（图 MS48a-f，图 MS35a-h）。患者女性，64岁，入院前1年开始右眼内眦麻木感向右鼻、上唇扩展，继之，病人有进展性构音障碍及步态不稳，伴有全身虚弱。神经系统检查发现右面部三叉神经第一、第二支分布区感觉减退，角膜反射消失。病人表现右侧轮替运动障碍和辨距不良，伴有向左倾倒的倾向。咽反射迟钝，轻度右侧面神经瘫。这些阳性体征结合构音障碍等症状，提示有后组颅神经受累。病人在术前发生了轻度左侧偏瘫。

CT扫描显示：右侧旁正中占位病变，直径约5cm，发生于小脑幕缘，脑干和小脑明显移位。根据肿瘤的位置，手术决定采取经颞、经小脑幕入路。

310 中颅底手术

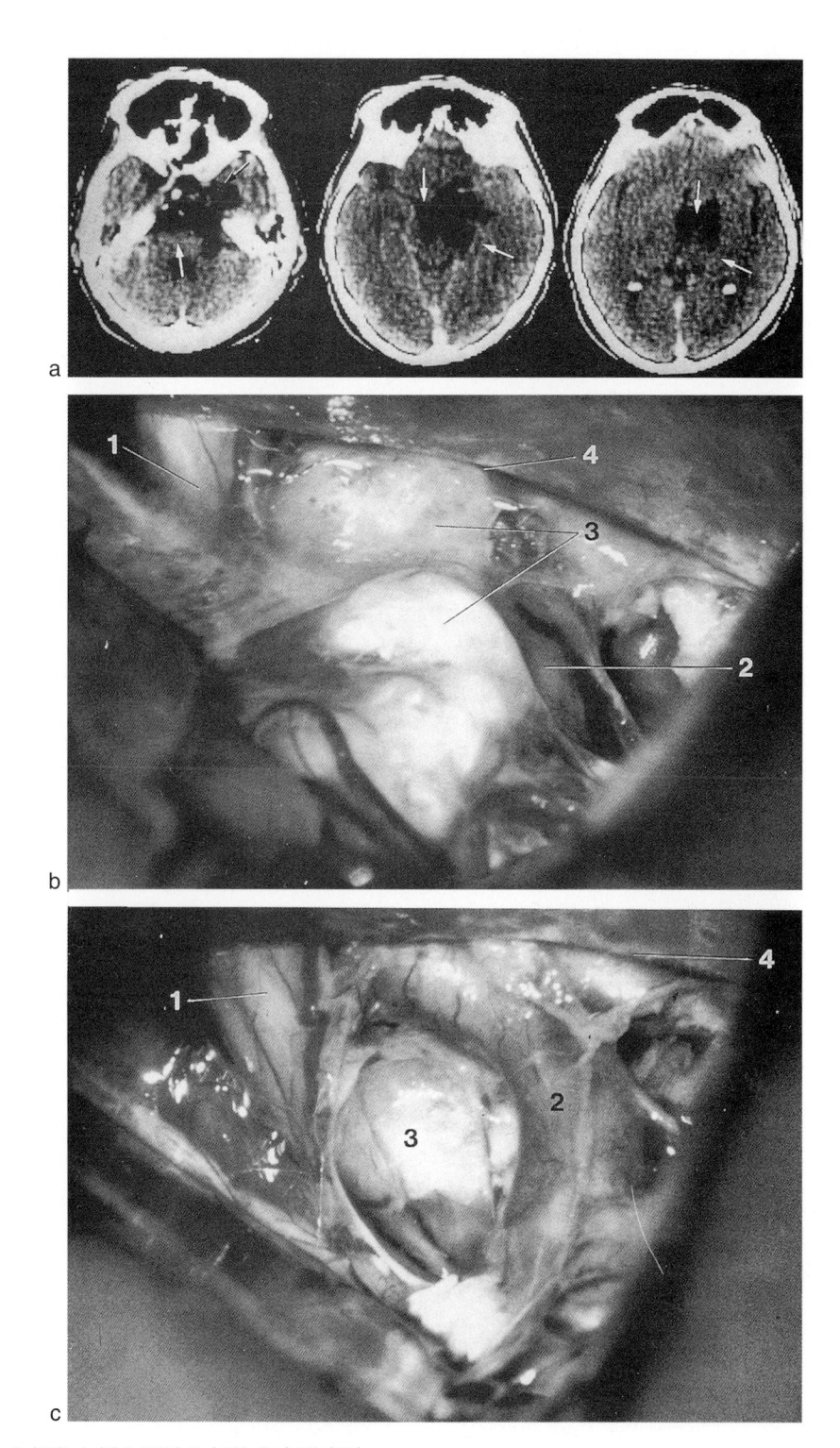

图 MS 47 a–f　中颅窝内侧广泛性生长的表皮样囊肿

  a　CT 示广泛性生长的表皮样囊肿（箭头）。

  b　额颞骨瓣开颅，暴露天幕切迹。视神经和颈内动脉大部分被银色分叶状肿块覆盖。1－视神经；2－颈内动脉；3－肿瘤；4－天幕缘。

  c　颅内肿瘤已被切除，暴露大部分的视神经和颈内动脉。1－视神经；2－颈内动脉；3－肿瘤；4－天幕缘。

中颅窝底占位性病变的手术　311

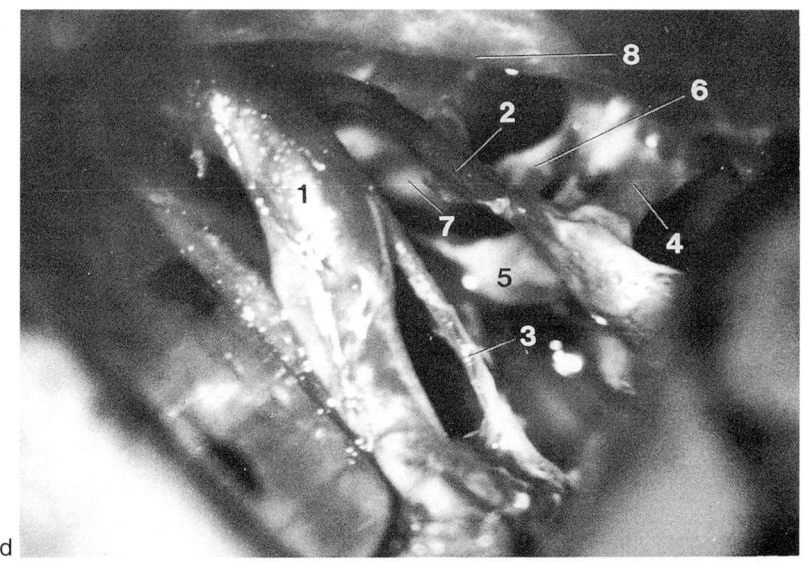

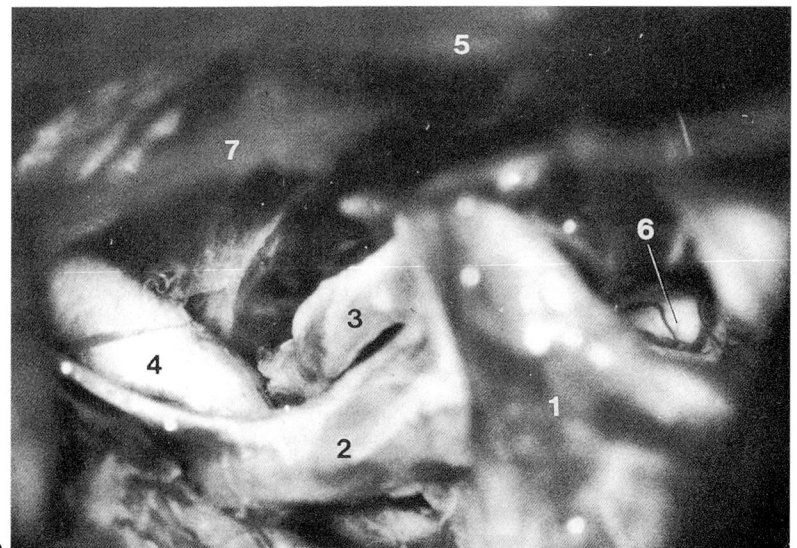

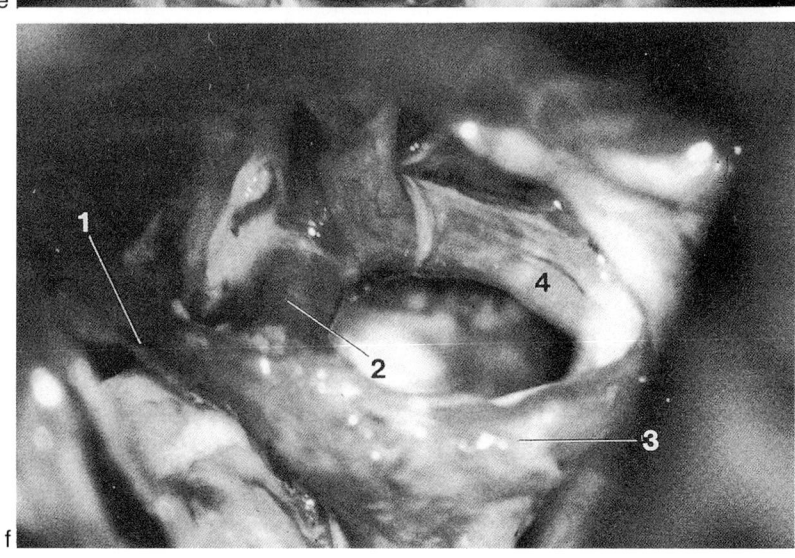

图 MS 47 d-f

d　肿瘤切除后右小脑幕切迹区结构。1－颈内动脉；2－后交通动脉；3－脉络膜前动脉；4－基底动脉；5－左大脑后动脉；6－左小脑上动脉；7－动眼神经；8－右小脑幕缘。

e　显微镜下放大像，分离镊将右后交通动脉牵拉向小脑幕缘，显露位于左大脑后动脉和左小脑上动脉之间的动眼神经。1－基底动脉分叉处；2－左大脑后动脉；3－左小脑上动脉；4－动眼神经；5－右小脑幕缘；6－脑桥；7－右后交通动脉。

f　后交通动脉向内侧牵开，暴露弧形移位的动眼神经。1－后交通动脉；2－基底动脉；3－右大脑后动脉；4－右动眼神经。

右额颞骨瓣开颅，硬膜沿颞底剪开翻向上矢状窦侧，显露中颅窝，在小脑幕切迹处可见肿瘤。从肿瘤上分离开视神经和颈内动脉，但三叉神经被肿瘤明显压迫向前内侧移位，滑车神经由下向上移位。在此时使用手术显微镜，在三叉神经和滑车神经间切开小脑幕缘，扩大暴露肿瘤表面。并向后在小脑上面切开小脑幕，以暴露压迫小脑使其移位的肿瘤后极。肿瘤逐步囊内分块切除，并将肿瘤囊壁从脑干上分离。为改善切除肿瘤幕下部分时的视野，电凝后结扎岩上窦，从岩骨上剥开部分硬膜，磨除岩尖。最终，我们完全切除了肿瘤，分离并保留了基底动脉、大脑后动脉、面神经、前庭耳蜗神经和后组颅神经。

评论：手术选择额颞骨瓣开颅，经小脑幕暴露后颅窝。侵及右小脑幕切迹、小脑桥脑角和斜坡（岩斜区）的颅底大脑膜瘤被完全切除，并行脑室腹腔分流。

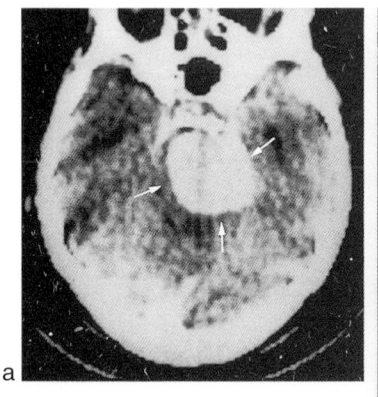

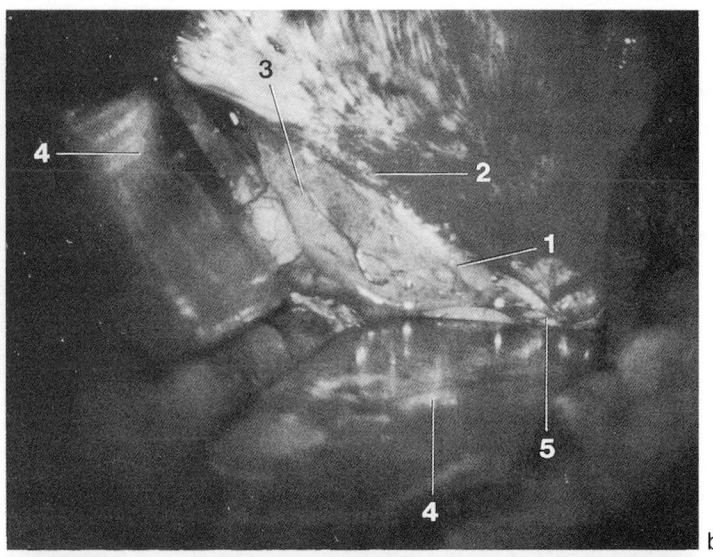

图 MS 48 a-f 经额颞、经小脑幕切除岩斜区脑膜瘤

a 轴位CT显示一大的脑膜瘤，原发于右小脑幕缘，脑干和小脑明显受压移位。

b 经额颞、硬膜下入路到小脑幕缘显露肿瘤及滑车神经。1-滑车神经；2-小脑幕缘；3-肿瘤；4-脑压板；5-三叉神经。

c 小脑幕侧向切开，进一步显露肿瘤，滑车神经在肿瘤囊壁上方经过。1-滑车神经；2-小脑幕瓣；3-肿瘤。

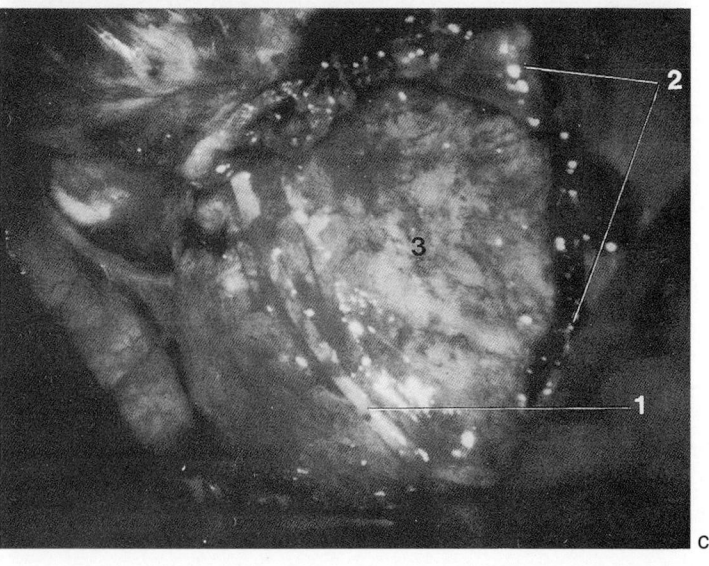

中颅窝底占位性病变的手术 313

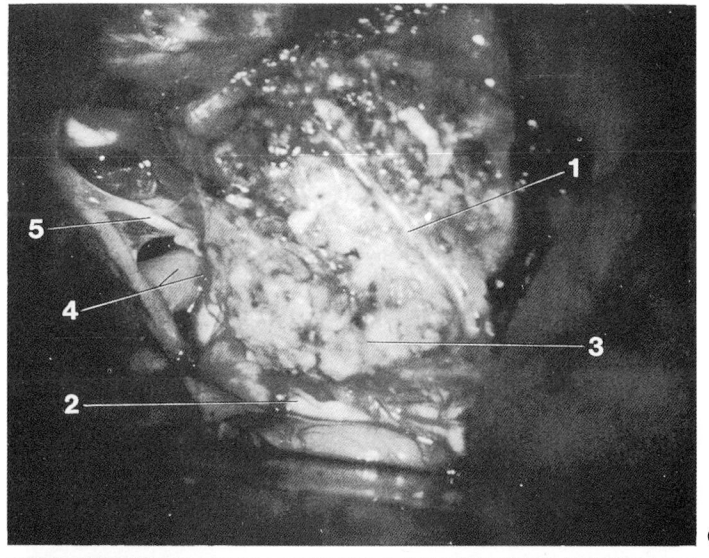

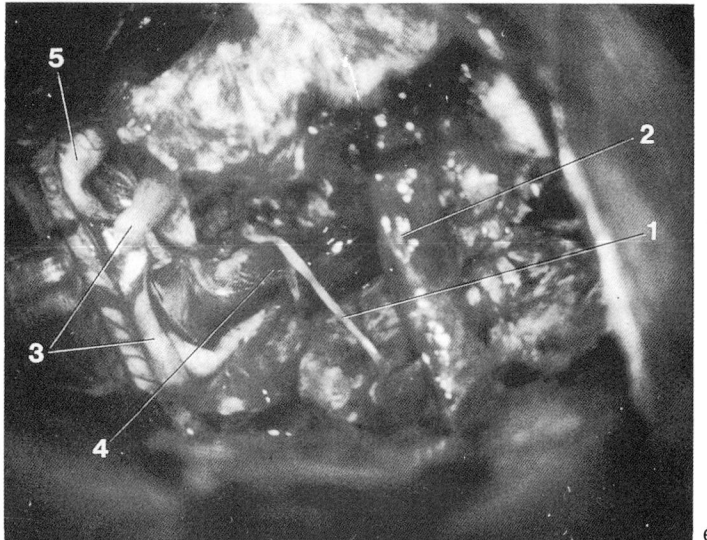

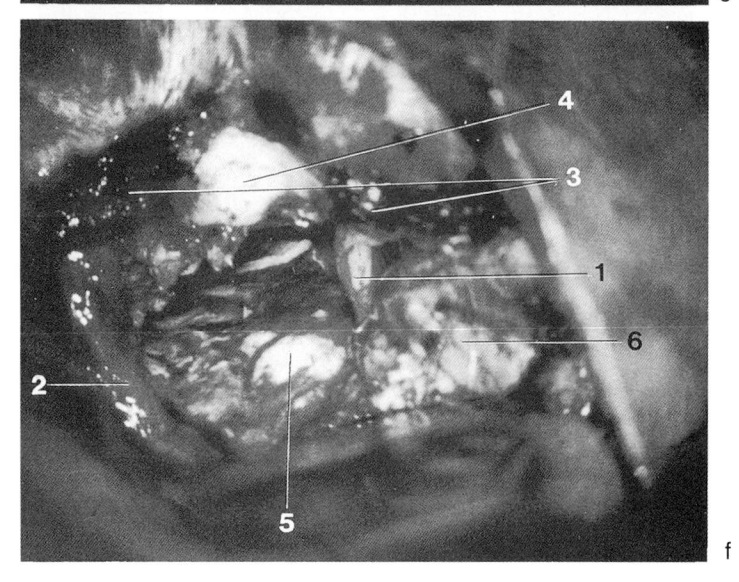

图 MS 48 d-f

d 使用双极电凝，囊内切除的方法，肿瘤已部分切除。可见肿瘤压迫脑干处，肿瘤囊壁在此位置已部分分离。可见在内侧的基底动脉。1－滑车神经；2－脑干；3－肿瘤；4－基底动脉；5－蛛网膜。

e 肿瘤全切后的情况：从左至右可见动眼神经（向前移位）、滑车神经（被肿瘤拉长）、三叉神经和脑干。1－滑车神经；2－三叉神经；3－动眼神经；4－基底动脉；5－颈内动脉。

f 肿瘤全切后，向后下方观察桥小脑角区。在左侧可见三叉神经，在顶部是电凝后切断的岩上窦及部分切除的岩尖，和在此位置进入内耳道的面神经。脑干和小脑结构很清楚。1－面神经；2－三叉神经；3－岩上窦（电凝后切断的）；4－岩尖（已部分切除）；5－脑干；6－小脑。

病例报告 左侧岩骨缘侵及中、后颅窝的脑膜瘤（图MS49a-f）。患者女性，50岁。左侧面部进行性感觉障碍2年，平衡障碍月余入院。检查时病人左侧面部痛觉迟钝及感觉过敏，同侧味觉障碍，轻度面神经口支支配肌肉无力和向对侧的麻痹性眼球震颤。病人也表现协调功能障碍，容易丧失平衡。

轴位和冠状位CT扫描显示，位于中、后颅窝，向桥小脑角和斜坡扩展的一个大的占位病变。在中颅窝，肿瘤累及海绵窦。

肿瘤首先以额颞骨瓣开颅暴露中颅窝，肿瘤前极使滑车神经和动眼神经向上和前移位并突入海绵窦。肿瘤逐步分块囊内切除直到肿瘤囊壁可以从上述神经和海绵窦壁上游离。视神经、颈内动脉及分支、脉络膜前动脉和后交通动脉在术中均保留。在切开并部分切除小脑幕后，从脑干到三叉神经节及分支全程暴露被肿瘤浸润的三叉神经。考虑到已经存在神经功能损伤，故将神经连同包裹它的肿瘤一并切除。

在电凝岩上窦，磨除部分岩尖后，可经小脑幕到桥前区和桥小脑角。跨小脑幕生长的肿瘤从脑干上分离，同时保留基底动脉及分支和Ⅶ、Ⅷ颅神经，切除肿瘤。

评论：一个位于小脑幕缘向中后颅窝生长的脑膜瘤，从海绵窦上分离出来切除，同时功能保留了神经血管结构，特别是眼的运动神经。扩大的颞下经小脑幕入路为幕下区提供了良好的显露视野，三叉神经被肿瘤侵及，被迫切除之。

病例报告 向前、中、后颅窝广泛侵犯的脑膜瘤（图MS50a-c）。患者有不同程度的复视8年，左侧外展神经瘫6年，1978年曾行小肌腱切开术。本次术前6个月，患者述左耳鸣伴进行性听力下降和轻度视力损害。左侧上睑提肌麻痹，左面部感觉减退及头痛2个月。患者入院时有明显的左侧视力损害、右颞视野缺损，左侧明显的动眼神经瘫和轻度外展、滑车神经瘫。另外，患者有左侧三叉神经分布区的感觉减退和麻木，咀嚼肌瘫，轻度面神经瘫，吞咽反射、咽反射消失，轻度右侧偏瘫，有双侧轮替运动障碍。右侧Babinski征弱阳性。左耳传导性和神经性混合性耳聋。

CT扫描显示颅内左侧一巨大占位病变，从前颅窝中部越过中颅窝向后颅窝生长。病变也向中颅窝斜坡扩展至右侧，压迫脑干使之向右移位，右前颅底蝶骨小翼和眶顶被破坏。病变在左侧鞍上向颞叶生长，也向小脑侵犯；在右侧肿瘤向后沿小脑幕缘生长。

由于肿瘤在左侧实际上涉及三个颅底，在右侧亦如此，而手术的目标是在全切肿瘤的同时最

图MS 49 a–f 切除位于小脑幕缘，向左中颅窝、后颅窝侵犯的脑膜瘤。
  a–c 轴位和冠状位CT扫描显示一个大的向中、后颅窝生长的小脑幕脑膜瘤。
  d，e 肿瘤完全切除后状态。d 应用扩大的经额颞骨瓣开颅，经硬膜下入路，切除小脑幕及左侧部分颞骨岩部。大术野显示，视交叉上和桥前区有下列结构：左视神经，左颈内动脉，左侧颞骨岩部锥体残部及电凝痕迹，基底动脉及右小脑上、大脑后动脉起始部。右侧动眼神经可在动脉分叉之间看到。1－左视神经；2－左颈内动脉；3－左动眼神经；4－左岩骨；5－基底动脉；6－右动眼神经。e显示基底动脉及分支的高倍放大像，经桥前区从上到左观察。很清楚地看到右和左小脑上动脉，右和左大脑后动脉及位于两者之间的右动眼神经。1－基底动脉；2－右小脑上动脉；3－右动眼神经；4－右大脑后动脉；5－左大脑后动脉；6－左小脑上动脉。
  f 术后CT扫描。

中颅窝底占位性病变的手术 315

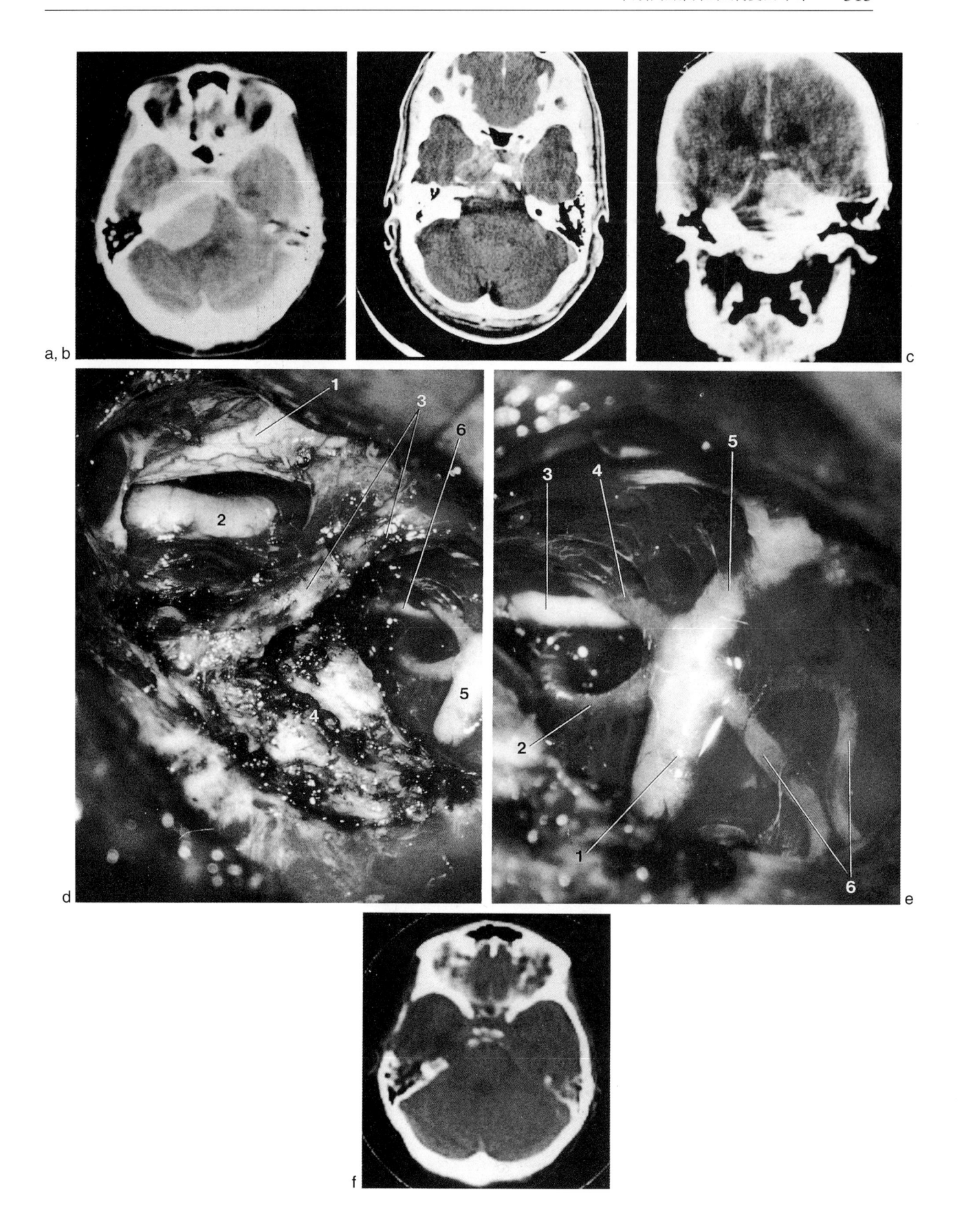

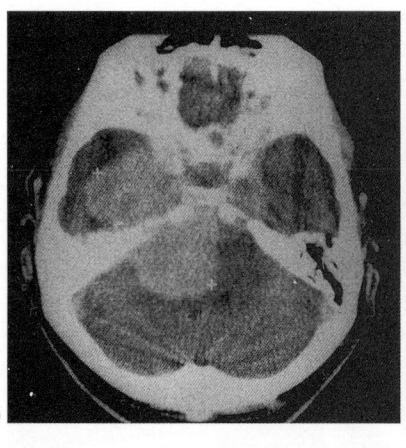

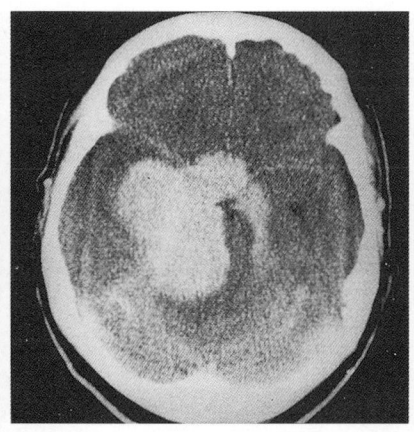

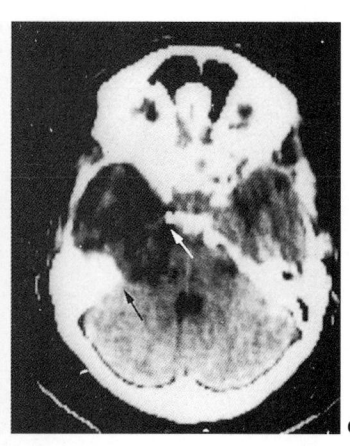

图 MS 50 a–c　涉及双侧以左侧为多的位于前、中、后颅窝，侵及非常广泛的脑膜瘤。
　　　　　　a, b　术前 CT 扫描显示大脑、中脑和小脑的移位。
　　　　　　c　术后 CT 扫描肿瘤已消失。可见左颞岩锥手术缺损（箭头）。

大限度地保留重要的颅内结构，我们选择分期肿瘤切除。在初次的手术中，通过扩大的额颞骨瓣开颅，经硬膜内下入路切除位于中、后颅窝肿瘤的主要部分。首先暴露肿瘤，分块瘤内切除中颅窝的肿瘤，然后抬起额叶，沿蝶骨翼至左侧视神经、鞍上池切除肿瘤。肿瘤包裹左视神经、颈内动脉、动眼神经和滑车神经，在硬膜下应用显微外科技术逐渐将肿瘤从这些结构上分离出来。海绵窦及穿行其内的结构被肿瘤侵犯遭到严重破坏，故在保留颈内动脉的情况下将这些结构和肿瘤一并切除。后交通动脉、脉络膜前动脉和到脑干的穿支从肿瘤上分离出来。我们分块将突入小脑幕切迹的肿瘤切除，这部分肿瘤使脑干明显移位，切除后拓宽了向幕下空间的通道，特别是在切除了一大部分小脑幕、磨除岩尖后，可到达桥小脑角和斜坡。逐步切除所有侵入左侧幕下的肿瘤，保留基底动脉和其所有的分支。

　　患者术后很快恢复，术后5周出院。2月后，在右侧用相似的入路经小脑幕切除肿瘤。二次术后4周患者顺利出院。出院4个月患者有进行性视力恶化，再次手术切除了肿瘤残余的位于鞍上的部分。最终分三期切除了肿瘤，CT 扫描证实肿瘤被完全切除。

　　评论：一个主要位于左侧前、中、后颅底，并引起大脑、中脑、小脑移位的巨大脑膜瘤通过分期多次手术被切除。在这个病例，由咽鼓管内侧压迫引起的分泌性中耳炎，是中颅窝受累的早期表现。这个病例表明非常巨大的病变可以分几期切除。虽然由肿瘤造成的颅神经严重障碍是不可逆的，但显微手术切除可以防止进一步损伤危及重要功能。完全切除肿瘤累及的海绵窦是合理的，因为穿过窦的神经结构已被肿瘤不可逆地破坏。

中颅底恶性占位病变手术

导言　同前颅底的情况一样，在中颅底罕有颅内原发恶性肿瘤穿透中颅底生长。病变更常见是原发于后组鼻窦、鼻咽部（鳞状细胞癌，腺癌，淋巴上皮癌）、岩骨锥体或者颅底本身（脊索瘤，软骨肉瘤），然后向颅内扩展生长。由于其治疗主要取决于肿瘤的类型，因此只要怀疑是恶性病变，就应该以最简单的方法获取组织样本。即使病变主要位于颅内，也应该通过鼻腔、副鼻窦和鼻咽的内窥镜，或打开中耳腔得到活检。当放射影像学证实颅底已破坏时，更需要活检。比

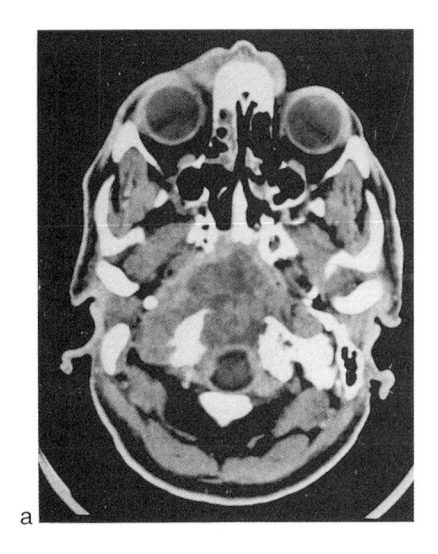

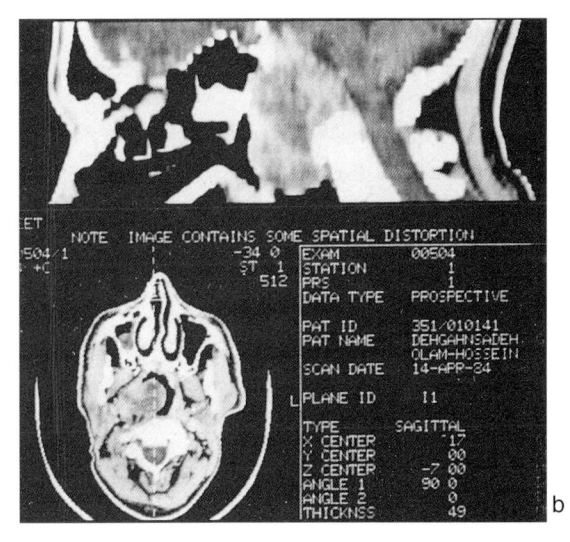

图 MS 51 a, b 中颅底广泛侵犯的脊索瘤，原发于鼻咽顶。鼻咽活检证实诊断，无法根治性切除。

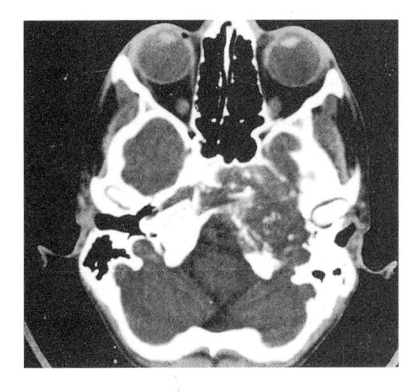

图 MS 52 左中颅底横纹肌肉瘤。通过颞部骨瓣开颅，姑息性切除减少肿瘤体积并确定了诊断。术后进行了细胞生长抑制治疗。

如，一个43岁患有中颅底大的颅内/颅外占位的病人，通过鼻咽活检，我们能够判别病变是脊索瘤，并且囊内切除了肿瘤的颅外部分（图 MS 51a，b）。

如果这些措施还不能提供一个诊断，那就需要颅内活检。在手术计划时，就应该考虑开颅的部位，以使在冰冻切片检查后能切除更多的肿瘤。这样即使是恶性病变，只要手术不严重影响病人的生活质量，从延缓神经功能障碍和延长生存期的意义上，也是有益的。在一个患有左颅底大的占位病变的儿童，我们就遵循了这一原则。经颅肿瘤大部囊内切除后，组织学诊断为横纹肌肉瘤，其后使用了细胞抑制剂治疗（图 MS52）。

从外科入路的角度看，中颅底是一个困难的区域。在这个部位当恶性肿瘤侵犯颅底而还没有明显穿透硬膜时，大多可以完全切除肿瘤。缓慢生长的恶性肿瘤，即使有明显的颅内生长，通常只是压迫推挤硬膜，可以长期不浸润硬膜。在所有的病例中，在制订一个可能致残的全切手术计划时，要权衡预后和生活质量两者的关系。因为每一个体的耐受力大相径庭，考虑病人治疗方法选择时，没有一个硬性标准。所以，外科手术决策必须同病人和家庭细致沟通。

耳道癌

对耳道癌的外科治疗越早、手术切除越彻底，病人的预后越好。如果骨性耳道被累及，就必须切除部分岩骨锥体、牺牲面神经。在罕见的病例，肿瘤侵及中耳，其预后将急剧恶化。最常见的耳道肿瘤是角化鳞状细胞癌。据Leroux 和Ennueyer（1957）的统计数据，90%的耳科肿瘤是在耳廓，7%源自中耳，只有3%发生于外耳道。

病例报告 右侧外耳道癌（图MS53a-g）。患者女性，56岁，右侧外耳道局限性癌，侵及骨性耳道，临床检查无转移迹象。根治性外科治疗应该有相对好的预后。因此，手术进行了肿瘤的完整切除，包括部分岩骨、整个腮腺，右侧颈部清扫，以及面神经切除和移植。

手术做一围绕外耳的Y-形皮肤切口，环切皮肤和软骨听道直达耳甲腔，然后将耳廓翻向上。在腮腺囊的前界辨认面神经分支，并做标记。从下向上分离颈部软组织块。然后用磨钻磨开中、后颅窝暴露硬膜，切除乳突，包括在颈静脉球和颈内动脉界面以外的岩骨锥体，同时要保护乙状窦（图MS19b）。在膝状神经节处离断面神经，用磨钻切除骨性迷路，肿瘤标本完整切除，腮腺和下颌髁突也包括在内。用一小骨封闭骨性咽鼓管。

然后用颈丛神经移植进行面神经重建。一支吻合到面神经的颞支，一支到颧支，一支到口支。颞肌转移到术区以减小死腔。最后耳廓皮瓣复位，分层缝合切口。一年内面神经功能获得很好的恢复，面部容貌的改变亦可接受。

评论：通过颅内/外联合、硬膜外入路（包括岩骨锥体次全切，颈部清扫和根治性腮腺切除），右耳道癌被根治性切除，并行颈神经丛移植重建面神经。一年内面神经功能恢复良好，患者已无病生存7年。

中颅底软骨肉瘤

软骨肉瘤是恶性软骨肿瘤，它趋向于原发（原发性软骨肉瘤）而很少由良性软骨瘤恶变（继发性软骨肉瘤）而来。

它紧随骨肉瘤之后，是所有大宗报告中位居第二的恶性骨肿瘤（Dahlin 1978）。虽然有儿童和青春期发病的零星报告，但肿瘤大多好发于30~60岁。

颅骨软骨肉瘤在所有的大宗报告中均属罕见。但涉及颅骨的软骨肉瘤最常见是位于颅底，因为颅底在胚胎发育过程中是由软骨发育而来（Dahlin 1978）。颅底软骨肉瘤与发生在其他部位的软骨肉瘤不同，它生长缓慢，边界更清楚，预示通常有较好的预后（Minagi 和 Newton 1969）。

图MS 53 a–g 右侧耳道癌侵及后部骨性耳道。通过颅内外、硬膜外联合入路进行根治性切除。手术包括根治性颈清扫，完全腮腺切除、部分岩锥切除、面神经切除及重建。

a 前、后皮瓣被掀开，面神经外周支部分显露。作一绕耳廓的Y-形切口，耳廓留在皮瓣上蒂部，环切耳道。胸锁乳突肌被切断。1－外耳道口及癌肿；2－耳廓及上皮瓣；3－胸锁乳突肌（已切断）；4－面神经外周支。

b 肿瘤块向前牵开，用磨钻显露中、后颅窝硬膜。1－环切下的耳道及肿瘤；2－中颅窝硬膜；3－面神经外周支（套挂着）。

c 肿瘤切除及面神经移植后的术野。1－颈静脉球；2－颈内动脉；3－在膝状神经节处的面神经移植；4－神经移植（分支）；5－舌下神经；6－迷走神经；7－副神经；8－颞肌；9－颈总动脉。

d 面神经主干的吻合。

e 颞肌向下转移消除死腔。1－颈静脉球；2－颈内动脉；3－面神经移植；4－外周面神经吻合；5－舌下神经；6－迷走神经；7－副神经；8－颞肌。

f, g 患者术后6年，有满意的面神经功能。

中颅窝底占位性病变的手术 319

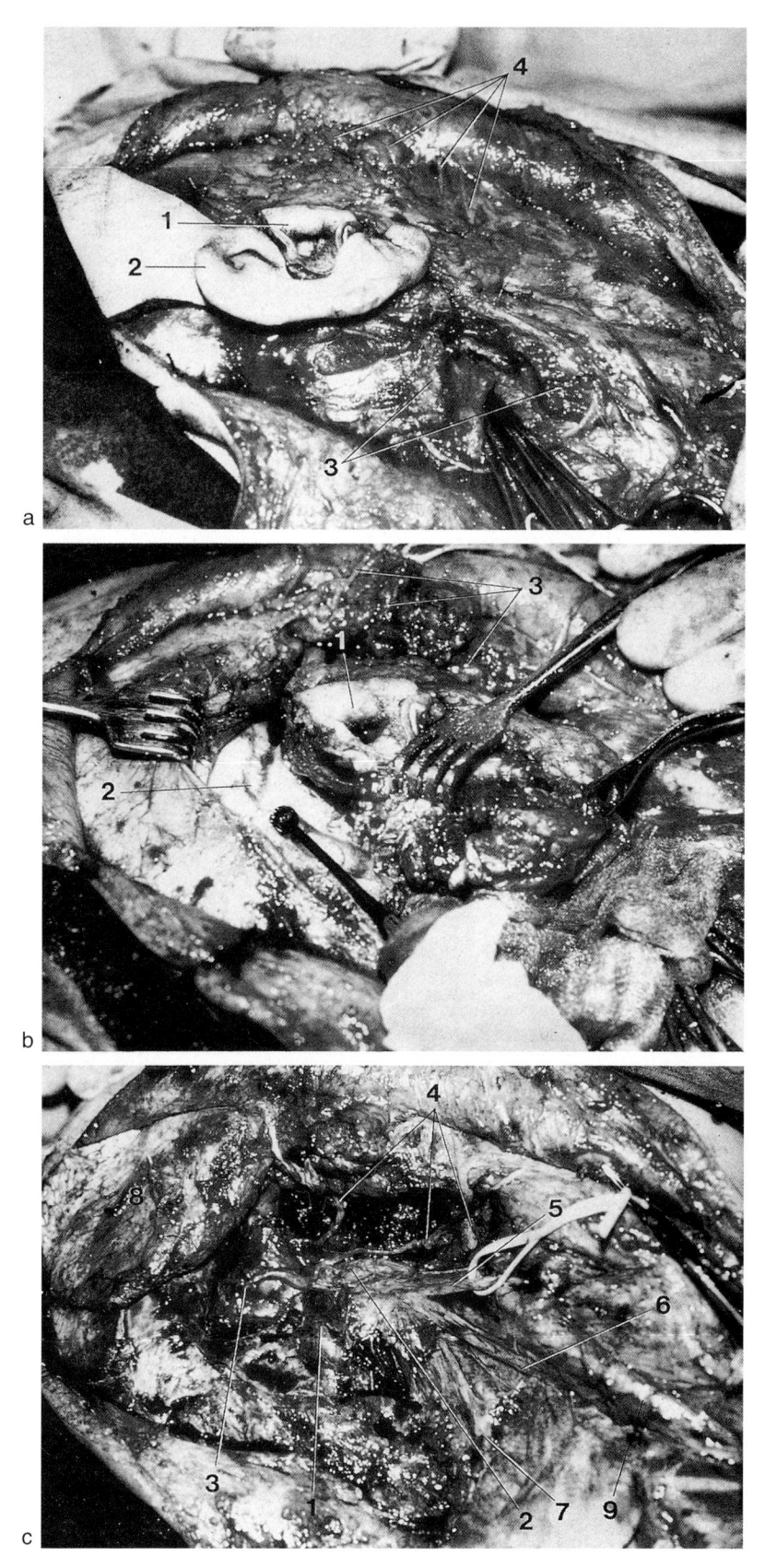

图 MS 53 a-c

320　中颅底手术

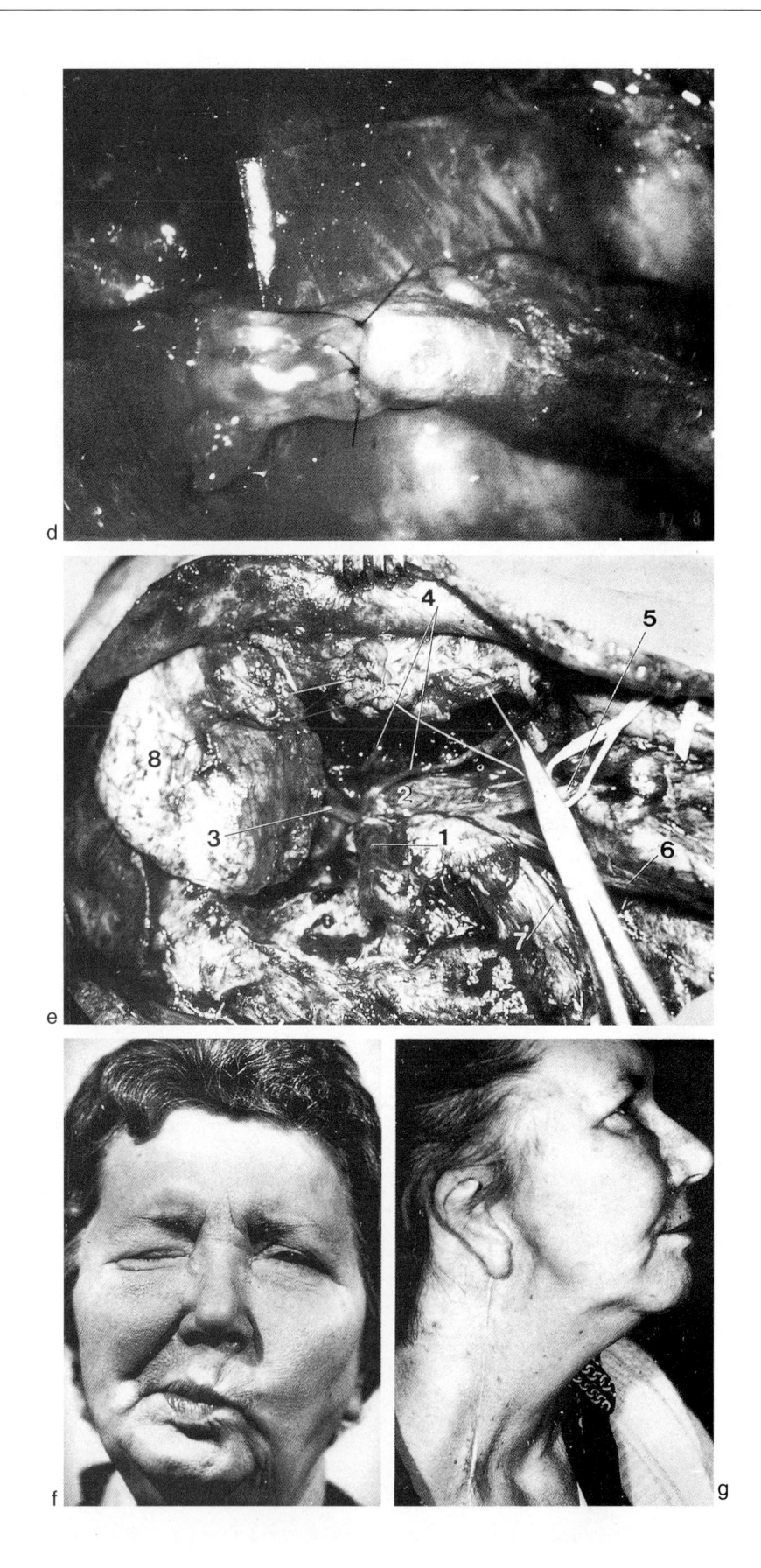

图 MS 53 d—g

病例报告 右中颅底软骨肉瘤（图 MS 54a-f）。26 岁男性患者，因轻度眼球突出，眼裂增宽，外展神经麻痹，轻微嗅觉减退数周就诊入院。CT 扫描显示一发生于中颅底的占位病变，向中、后颅窝扩展，占位病变有软组织成分并混有钙化密度区。血管造影显示颈内动脉向上外弧形移位，基底动脉向左移位，但无病理性染色。CT 扫描提供了肿瘤的大小，血管造影提供了肿瘤生长方向以及骨性颈动脉管破坏情况的信息。

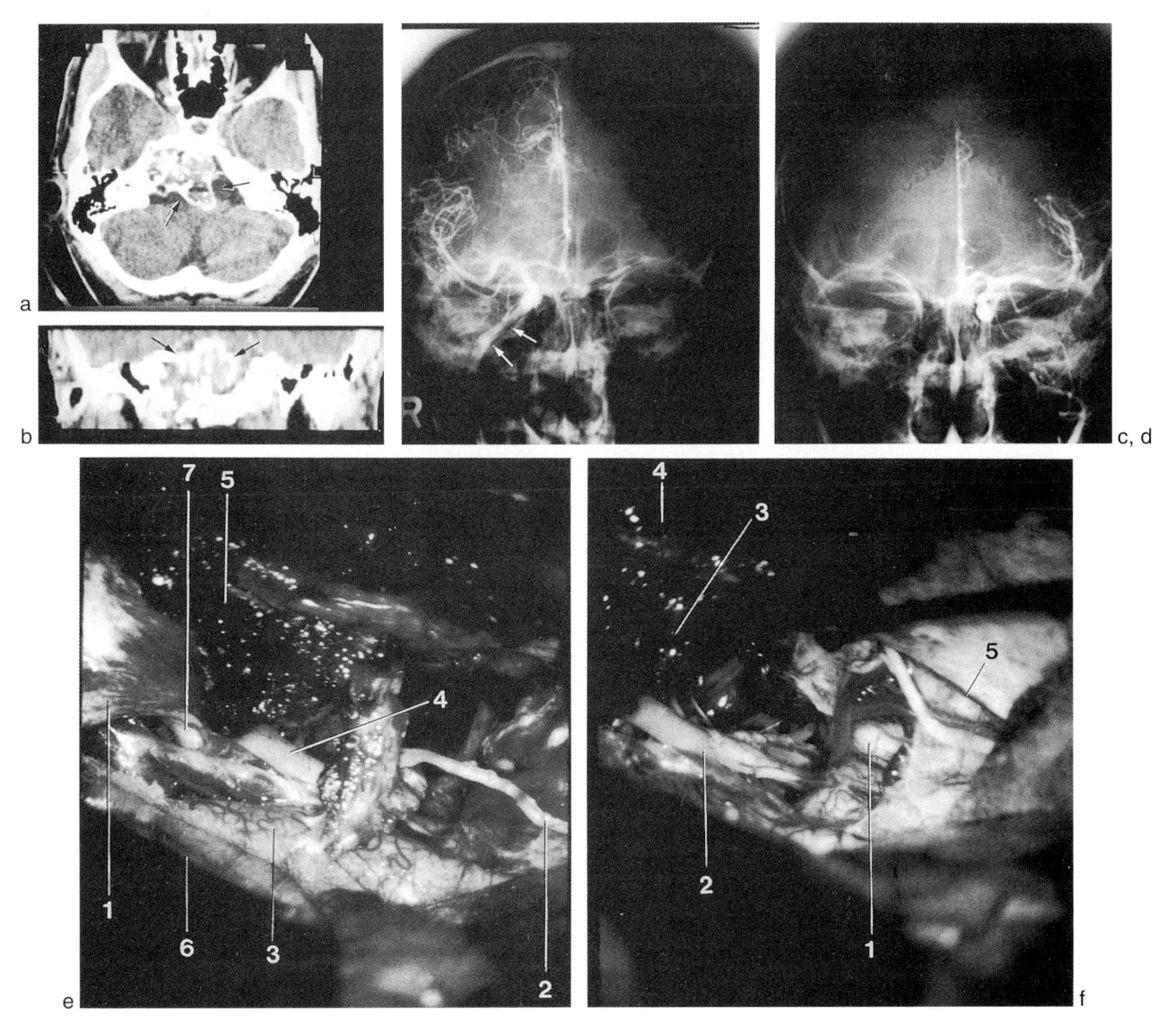

图 MS 54 a–f　中颅底软骨肉瘤

  a, b 轴位 CT 扫描及冠状位重建显示一主要位于颅内大的占位病变，发生于中颅底。肿瘤由较软的部分和高密度钙化灶（箭头）构成。

  c, d 双侧颈动脉血管造影显示右颈内动脉向上、侧方移位，提示肿瘤已破坏骨性颈内动脉管（箭头）。

  e 自颞下硬膜下显露中颅窝到脑干，小脑幕缘被切开，并切除了部分肿瘤。1－小脑幕缘；2－滑车神经；3－脑干；4－动眼神经；5－残余肿瘤；6－脑压板；7－后床突。

  f 小脑幕缘后部已广泛切除。侧方肿瘤被切除。术野深部，在小脑幕下可见近中线侧肿瘤及其上的硬膜。1－脑干；2－动脉神经；3－幕下肿瘤；4－切除肿瘤后残留的外侧腔；5－小脑幕缘。

由于病变主要位于颅内，采用右颞开颅硬膜下入路。术中抬起颞叶，显露中颅窝，直到小脑幕缘，辨认小脑幕切迹区的结构，包括三叉神经、滑车神经、动眼神经和血管。在辨认清楚这些结构后，我们切开硬膜和肿瘤包膜开始囊内切除。肿瘤较软的部分很容易切除，而骨性结构则要用磨钻切除。向侧方移位的颈内动脉穿越肿瘤中部，仅为硬膜包绕。将其从肿瘤上分离出来直到海绵窦。分离并电凝岩上窦后，我们继续向后方切除肿瘤进入后颅窝。同样，硬膜限制了肿瘤包膜使其与脑组织结构边界清晰。显然，当肿瘤膨胀生长时，肿瘤使硬膜移位但没有浸润穿透它。手术中发现肿瘤囊壁的钙化部分与移位的基底动脉粘连紧密，继续切除有可能使血管破裂，我们决定切除该部位肿瘤的软组织部分，将钙化囊壁残留。为避免脑脊液漏，我们用带蒂颞肌瓣覆盖大的颅底缺损，特别注意封闭咽鼓管和开放的岩锥气房。术后经过顺利，病人没有新的神经功能障碍出现。病变组织学证实为软骨肉瘤。

评论：一个罕见的位于中颅底，主要在颅内硬膜外生长的软骨肉瘤，通过开颅硬膜下入路进行了手术切除。血管造影提供了大血管移位的重要信息。由于存在血管破裂的风险，部分钙化的肿瘤壁被迫留在基底动脉上。开放的岩锥气房用颞肌封闭。

参考文献

von Albertini A (1974) Histologische Geschwulstdiagnostik, 2nd edn. Thieme, Stuttgart

Arena S (1974) Tumour surgery of the temporal bone. Laryngoscope 84:645

Arena S, Hilal EY (1976) Neurilemomas of the infratemporal space. Arch Otolaryngol 102:180–184

Attenborough NR (1980) Maxillectomy via a temporal approach. J Laryngol Otol 94:149–162

Batsakis JG (1980) Tumors of the Head and Neck. Clinical and Pathological considerations. Williams and Wilkins. Baltimore, London

Bushe KA (1973) Unabweisbare neurochirurgische Akutsituationen im allgemeinen Krankenhaus. Langenbecks Arch Chir 334:336

Champy P, Coussien G, Dany A, Sesproges-Gotteron R (1964) Neurome du tron dechire posterior. Rev Laryngol 85:1034

Codman EA (1931) Epiphysical chondromatous giant cell tumors of the upper end of the humerus. Surg Gynec Obstet 52:543

Coleman CC Jr (1966) Removal of the temporal bone for cancer. Am J Surg 112:583–590

Columella B, Nicola G, Delzano G (1957) Champy et al. (1964)

Conley JJ (1963) The management of carotid body tumors. Surg Gynecol Obstet 117:722

Conley JJ (1964) Tumors of the infratemporal fossa. Arch Otolaryng 79:498

Conley JJ (1975) Salivary glands and the facial nerve. Thieme, Stuttgart

Conley JJ, Novack AJ (1960) The surgical treatment of malignant tumors of the ear and temporal bone. Arch Otolaryngol 71:635–652

Dahlin D (1978) Bone tumors: general aspects and data on 6221 cases. Thomas, Springfield, Ill

Dechaume M, Grellet M, Payen J, Gouggon C, Peri G, Dore P, Duhrville J (1968) Contribution a l'étude des syndromes des maxillaires. Rev Stomatol (Paris) 69:353

Denecke HJ (1959) Zur Chirurgie des N. facialis im Bereich der Parotis und der Schädelbasis. Wien Klin Wschr 71:180

Denecke HJ (1959/1960) Operationstechnische Probleme bei der Entfernung großer Neurinome im Bereich von Felsenbeinpyramide, N. facialis, Pharynx, Gefäßscheide, Ösophagusmund und Zunge. HNO 8:343

Denecke HJ (1966) Zur Chirurgie ausgedehnter Glomustumoren im Bereich des Foramen jugulare. Arch Otorhinolaryngol (NY) 187:656–662

Denecke HJ (1969a) Surgery of extensive glomus jugulare tumors of the ear. Rev Laryngol 90:265–270

Denecke HJ (1969b) Diskussionsbemerkung zu Gejrot und House. In: Hamberger C, Wersäll J (Ed) Disorders of the skull base region. Nobel Symposium 10, Stockholm 19 683.294

Denecke HJ (1970) Der infratemporale Zugangsweg zur Orbita und zur Fossa pterygoidea. Fortschr Kief und Gesichtschir Bd XIV. Thieme, Stuttgart 241–242

Denecke HJ (1978) Die Chirurgie ausgedehnter Tumoren des Felsenbeines und der Otobasis. Laryngol Rhinol Otol 57:287–290

Draf W (1974) Differentialdiagnose von Schädelknochenerkrankungen aus HNO-ärztlicher Sicht. HNO 22:14.23

Draf W, Samii M (1977) Otorhinolaryngologisch-neurochirurgische Probleme an der Schädelbasis. Laryngol Rhinol Otol 56:1007–1020

Draf W, Samii M (1982) Diagnostik und operative Strategie bei großen Glomustumoren der lateralen

Schädelbasis. In: Majer H, Rieder Ch (eds) Aktuelles in der Otorhinolaryngologie. Thieme, Stuttgart New York, pp 61–70
Eckert-Möbius A (1929) Gutartige Geschwülste der inneren Nase und ihrer Nebenhöhlen. In: Denker A, Kahler O (eds) Handbuch der Hals-Nasen-Ohrenheilkunde. Vol 5. Springer, Berlin, p 107
Eneroth CM (1969) Histological aspects of parapharyngeal tumors. 10. Nobel Symposium Stockholm. Almquist and Wiksell
Eneroth CM (1976) Die Klinik der Kopfspeicheldrüsentumoren. Arch Otorhinolaryngol 213:61–110
Feinmann NL, Yakovac WC (1970) Neurofibromatosis in Childhood. J Pediatr 76:339
Fisch U (1977a) Die Mikrochirurgie des Felsenbeins. HNO 25:193–197
Fisch U (1977b) Infratemporal fossa approach for extensive tumors of the temporal bone and base of the skull. In: Silverstein H, Norell H (Eds.) Neurological surgery of the ear. Aesculapius, Birmingham AL pp 34–53
Fisch U (1983) The infratemporal fossa approach for nasopharyngeal tumors. Laryngoscope 93:36–44
Fisch U, Pillsbury HS (1979) Infratemporal fossa approach to lesions in the temporal bone and base of the skull. Arch Otolaryngol 105:99–107
Gacek RR (1976) Schwannoma of the jugulare foramen. Ann Otol 85:215
Gacek RR, Goodmann M (1977) Management of malignancy of the temporal bone. Laryngoscope 87:1622–1634
Gardner G, Cocke EW Jr, Robertson JT, Trumbull ML, Palmer RE (1977) Combined approach surgery for removal of glomus jugulare tumors. Laryngoscope 87:655–688
Gejrot T (1965) Surgical treatment of glomus jugulare tumors. With special reference to the diagnostic value of retrograde jugularography. Acta Otolaryngol 60:150–168
Gejrot T (1969) Jugular foramen syndromes. In: Hamberger CA, Wersäll J (eds) Disorders of the skull base region. Proceeding of the tenth Nobel Symposium Stockholm 1968. Almquist Wiksell Stockholm, pp 279–283
Glasscock ME, Harris PF, Newsons G (1974) Glomus tumors: Diagnosis and treatment. Laryngoscope 84:2006–2032
Grunert KA (1894) Die operative Ausräumung des Bulbus venae jugularis (Bulbusoperation) Arch Ohrenheilk 36:71
Guleke (1950) Allgemeine und spezielle chirurgische Operationslehre, 2nd edn, vol 2: Gehirn, Gehirnschädel, Wirbelsäule, Rückenmark. Springer, Berlin Göttingen Heidelberg, pp 428 ff.
Heard G (1962) Nerve sheath tumors and von Recklinghausen's disease of the nervous system. Ann R Coll Surg 31:229
Hilding DA, Greenberg A (1971) Surgery for large glomus jugulare tumor. Arch Otolaryngol 93:227–231
Hilding DA, Selker R (1969) Total resection of the temporal bone for carcinoma. Arch Otolaryngol 89:636–645
Holt GR (1978) ENT Manifestations of von Recklinghausen's disease. Laryngoscope 88:1617–1638
Holt FJ, Wright EM (1948) Radiologic features of neurofibromatosis. Radiology 51:647
Hommerich KW (1977) Gutartige Geschwülste der Nase und der Nasennebenhöhlen. In: Berendes J, Link R, Zöllner F (Hrsg) Hals-Nasen-Ohren-Heilkunde in Praxis und Klinik Bd 2/Obere und untere Luftwege II Thieme, Stuttgart, S 120
Hunt JC, Pugh DG (1961) Skeletal lesions in neurofibromatosis. Radiology 76:1
Irons GB, Weiland LH, Bromm WL (1977) Paragangliomas of the neck: Clinical and Pathologic analysis of 116 cases. Surg Clin North Am 57:575
Jaffe HL, Lichtenstein L (1942) Benign chondroblastoma of bone. A reinterpretation of the so-called calcifying or chondromatous giant cell tumors. Amer J Pathol 18:969
Kempe L, Vanderark GD, Smith DR (1971) The neurosurgical treatment of glomus jugulare tumors. J Neurosurg 35:59–64
Kern E (1977) Chirurgische Behandlung maligner Weichteiltumoren. Dtsch Ärztebl 74:1757
Kleinsasser O (1975) Behavior and adequate treatment of epithelial tumors of the parotid gland. In: Conley JJ (ed) Salivary glands and the facial nerve. Thieme, Stuttgart
Kleinsasser O, Klein HJ (1968) Sekundäre Karzinome in primär gutartigen Mischtumoren der Speicheldrüsen. Arch Otorhinolaryngol 190:272
Klingler M (1951) Über Knorpelgeschwulst der Schädelbasis mit intrakranieller Ausdehnung. Acta Neurochir 1:337–380
Lack EE, Cuhilla AL, Woodruff JM, Farr HW (1977) Paragangliomas of the head and neck region. A clinical study of 69 patients. Cancer 39:397
Landing BH, Tarber S (1956) Tumor of the cardiovascular system: Treatment. Atlas of Tumor Pathology Sect 3,6 asc 7,9
Lang I, Lanz T, Wachsmuth W (1979) Praktische Anatomie, part 1, vol 1: Kopf; part B: Gehirn und Augenschädel. Springer, Berlin Heidelberg New York
Lasjaunias P (1980) Embolisation in Tumors and vascular malformations of the head and neck. Ann Acad Med Singapore 9:332–341
Leroux R, Ennueyer A (1957) Les tumeurs malignes de l'oreille. Arnette, Paris
Lewin ML (1966) Non malignant maxillofacial tumors in children. Plast Reconstruct Surg 38:186
Lewis JS, Page R (1966) Radical surgery for malignant tumors of the ear. Arch Otolaryngol 83:114–119
Martin G, Kleinsasser O (1981) Neurogenic sarcomas of the neck in neurofibromatosis. Arch Otorhinolaryngol 232:273–283
Meacham WF, Capps JM (1960) Intracranial glomus jugulare tumor with successful surgical removal. J Neurosurg 17:157–160
Michelson RP, Connolly JE (1962) Removal of glomus jugulare tumor utilizing complete occlusion of the cerebral circulation. Laryngoscope 72:788–805
Miehlke A (1977) Diskussionsbemerkung zu Draf. 48. Jahresver d Dtsch Ges f HNO-Heilk Kopf- und Halschirurgie, Bad Reichenhall
Minagi H, Newton TH (1969) Cartilaginous tumors of

the base of the skull. AJR 105:308–313
Mischke RE, Balbany TLJ (1980) Skull base approach to glomus jugulare. Laryngoscope 90:89–93
Mitterwallner FV (1955) Variationsstatistische Untersuchungen an den basalen Hirngefäßen. Acta Anat (Basel) 24:51–88
Neely JG (1979) Reversible compression neuropathy of the eighth cranial nerve from a large jugulare foramen schwannoma. Arch Otolaryngol 105:555–560
Obwegeser HL (1985) Temporal approach to the TMJ, the orbit and the retromaxillary-infracranial region. Head and Neck Surgery 7:185–199
Preston FW, Walsh WS, Clarke Th (1952) Cutaneous neurofibromatosis (von Recklinghausen's disease): clinical manifestations and incidence of sarcoma in 61 male patients. Arch Surg 64:813
Proctor B, Lindsay JR (1947) Tumors involving the petrous pyramid of the temporal bone. Arch Otolaryngol 46:180–194
Rand CW, Reeves DL (1943) Dermoid and epidermoid tumors (cholesteatomas) of the central nervous system. Report of twentythree cases. Arch Surg 46:350–376
Rehn E (1919) Die Freilegung der A. carotis interna in ihrem oberen Halsteil. Zentralbl Chir 46:25
Resler CR, Snow JB Jr, Williams GR (1966) Multiplicity and familial incidence of carotid body and glomus jugulare tumors. Ann Otol Rhinol Laryngol 75:114
Samii M (1974) Pneumoencephalo-Tomography. Ferdinand Enke Verlag, Stuttgart
Schwab W (1951) Über Myxome der Nasennebenhöhlen. HNO 2:285
Shapiro MJ, Neues DK (1964) Technique for removal of glomus jugulare tumors. Arch Otolaryngol 79:219–224
Tesarik J (1959) Myxome of the paranasal sinus. Cesk Otolaryngol 8:29
Tesarik J, Hubacek J (1968) Potentiell maligne Tumoren in Nase und Paranasalhöhlen. Acta Univ Palackianae Olomucen 48:125
Thoms OJ, Snow D, Trowbridge WV (1960) Glomus jugulare tumor. Report of a case with surgical removal. J Neurosurg 17:95–96
Ungerecht K (1963) Zur Chirurgie der Glomus jugulare Tumoren im Schläfenbein-Schädelbasisbereich. HNO 11:95–96
Ungerecht K (1966) Klinik und Therapie der Tumoren des Gesichtsschädels. Arch Klin Exp Ohr Nas Kehlk Heilk 187:1
Vollmar J (1975) Rekonstruktive Chirurgie der Arterien. 2nd edn. Thieme, Stuttgart
Voss EU, Vollmar J, Meister H (1977) Tumoren des Glomus caroticum. Thoraxchirurgie 25:1–12
Weille FL, Lane CS Jr (1951) Surgical problems involved in the removal of glomus-jugulare tumors. Laryngoscope 61:448–459
Wullstein HL, Wullstein SR (1976) Chirurgie der Tumoren des Mittelohres. In: Naumann HH (ed) Kopf- und Halschirurgie, vol 3: Ohrregion. Thieme, Stuttgart
Yasargil MG, Antic J, Laciga R, Jain KK, Hodosh RM, Smith RD (1976) Microsurgical pterional approach to aneurysm of the basilar bifurcation. Surg Neurol 6:83–91
Zehm S (1969) The surgical approach to the external part of the base of the skull related to the anterior and medial cranial fossa. Nobel Symposium 10. Almquist and Wiksell Stockholm
Zehm S (1970) Der retromaxilläre Raum. Thieme, Stuttgart
Zülch KJ (1956) Pathologische Anatomie der raumbeengenden intrakraniellen Prozesse. Handbuch der Neurochirurgie, vol 3. Springer, Berlin Göttingen Heidelberg

后颅底手术（PS）

Surgery of the Posterior Skull Base

后颅底手术内听道及桥小脑角手术

一般手术技术

导言 可以从三个入路到达内听道和桥小脑角的结构（Krmpotic 等 1985）：
1）经颞硬膜外入路（Fisch 1976，House 1964）；
2）经乳突迷路入路（Fisch 1976）；
3）枕下外侧（乙状窦后）入路。

手术入路的选择，是一个涉及多交叉学科的问题，必须在个体病变的病理解剖特点和预计的手术致残率的基础上来考虑。最终是要以最小的外观缺陷和功能损害的代价达到消除病灶的目的，这一原则至关重要。

经颞硬膜外入路

该入路不需要打开硬膜就能到达内听道骨壁，内听道骨顶壁打开后才需要切开硬膜，可以保留耳蜗前庭器官。

经乳突迷路入路

该入路需要磨除迷路才能到达内听道，牺牲了耳蜗前庭功能，但无需通常意义的开颅。

枕下外侧（乙状窦后）入路

该入路需切开硬膜，牵拉小脑，但可以充分暴露桥小脑角的结构。通过磨除内耳门后唇和内听道后壁也可以暴露内听道。该入路有利于保留前庭蜗神经和面神经，但要牺牲内淋巴囊和弓下动脉进入区。

前面已讨论过经颞硬膜外入路和经乳突迷路入路（见 230 页），这里仅讨论枕下外侧入路。

手术技术（图 PS 1a、b）

病人取半坐位，头前倾并向患侧旋转30°，Mayfield头架固定。为了提高静脉压防止气栓，将腿抬高到右心房水平。采用该体位显微镜术野干净清晰，不需持续吸引，避免了吸引器头损伤小血管和脑结构。在心前区置一超声听诊器全程监测血液湍流，一旦有气体则血流声音会发生变化，立刻可以从预置的右心房导管中吸除气栓。在两侧乳突及头顶区各置一电极，用于记录听觉诱发电位，用助听器样耳塞提供声音刺激。我们常规手术全程监测，可以探测到听觉通路的轻微刺激。

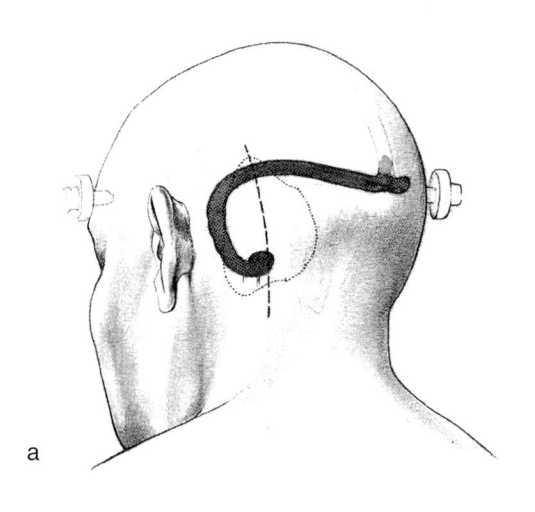

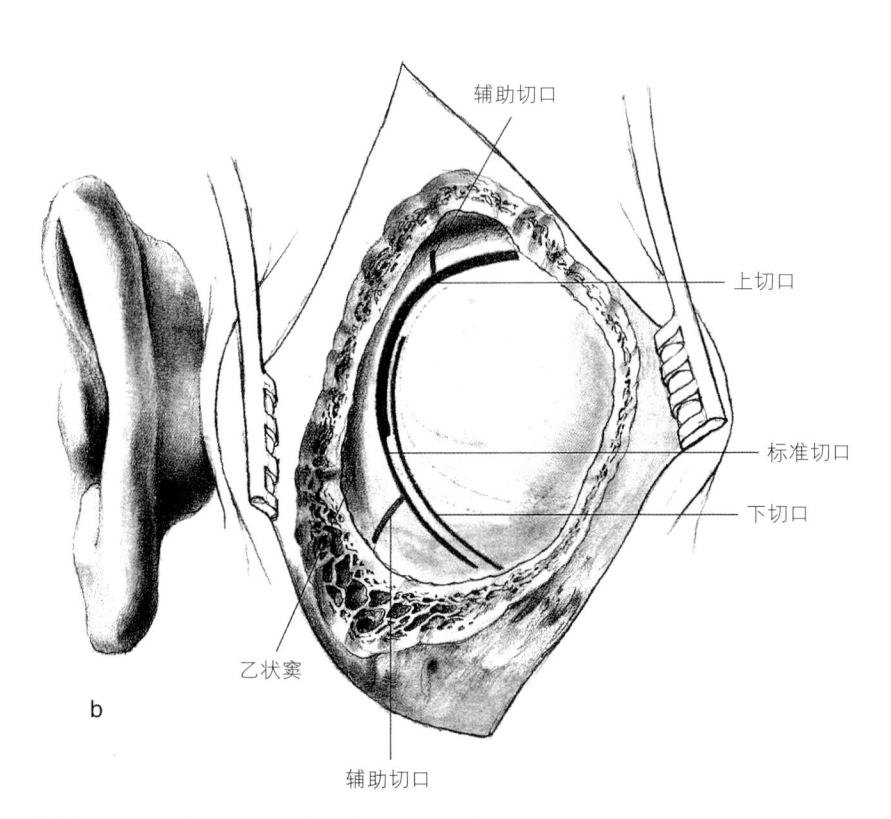

图 PS 1a, b　枕下外侧入路（乙状窦后）到内听道和桥小脑角

a　头皮直切口位于乳突后 1.5～2cm，长约 10cm，上达横窦水平，下端根据病变是到达上部颅神经水平还是下部颅神经水平而定。

b　牵开软组织和肌肉，在横窦与乙状窦交界处下方钻孔，用咬骨钳扩大到 2～3cm 直径。无论乳突气化程度如何都必须暴露乙状窦，因为这样才能更好地暴露桥小脑角并减少小脑牵拉。根据手术目的设计硬膜切口，"标准切口"用于暴露从天幕切迹到枕骨大孔的全部桥小脑角区；上切口用于暴露三叉神经；下切口用于暴露Ⅶ、Ⅷ及后组颅神经；"辅助"切口缝合牵拉悬吊增加暴露。

头皮切口位于乳突后 1.5～2cm，长约 10cm，上达横窦水平，下则根据尾段分离需要酌情决定。沿头皮切口纵向分离颈部肌肉。如有必要则取下一小块肌肉泡在林格氏液中备用。牵开肌肉，在横窦与乙状窦交界处钻孔，用咬骨钳扩大成直径 2～3cm 的骨窗。

至少要暴露到作为解剖标志的横窦和乙状窦缘。桥小脑角肿瘤的大小不影响骨窗的大小。然而，内听道小肿瘤有时骨窗向内侧多延一些有利于观察暴露内听道底。

如果做血管减压，骨窗可以小一些，约 2cm 直径，因为无需暴露内听道。要到达三叉神经也没有必要向上扩大骨窗。距横窦和乙状窦 2mm C-形切开硬膜，为了扩大暴露可在外侧硬膜缘做一斜行辅助切口。缝合悬吊硬膜缘，连同硬膜窦向外侧牵拉。打开硬膜后，移入显微镜，用 250mm 焦距物镜。带手托的手术椅可以使操作更精细，并减少术者疲劳。所需的特殊显微手术器械包括：枪状镊、持瘤镊、各种显微分离子、显微剥离子、显微剪刀及吸引冲洗头等。要有不同角度的双极电凝镊用于止血。其他必需器械还包括气动金刚磨钻，Leyla 自动牵开器，后者无需助手干预便可提供稳定和无创的压力。置入自动牵开器时，桥静脉会受到牵拉，因此必须电凝切断。然后打开位于蛛网膜和软膜之间的脑脊液池释放脑脊液增加手术空间，接着便能容易地向内侧牵开小脑和绒球而不造成明显压迫。接下来的步骤依病变而定，具体描述如下。

特殊手术技术

内听道和桥小脑角神经手术

经颞硬膜外切断前庭神经、神经节和蜗神经

导言 该入路的发展和技术在中颅底损伤章节中已有较详细的讨论（见 230 页）。

经颞切除前庭神经内听道段及前庭神经节，是用于治疗一些美尼尔氏病的病人，保守治疗、鼓室内注射庆大霉素消融治疗（Lange 1977）以及其他的周围前庭系统手术如"囊切开术"（saccotomy）内淋巴囊减压（Portmann 1927a，b；House 1962～1965）对这些病人都无效。经颞前庭神经切除术特别适合有残余听力的病人（Wigand 1979）。在 Wigand 的一组病例中，有相当一部分病人经颞术后听力有改善。Choudard（1970）认为这是由于手术消除了前庭——面神经副交感吻合的影响，该吻合通常降低听力。如果病人听力已很差又有严重耳鸣，建议蜗神经也切除。全聋的病人建议经迷路行前庭蜗神经切除术。

手术技术（图 MS12a-n，图 PS2a-e）

暴露内听道，辨认颅神经。在内听道内，面神经位于前上方，前庭神经节上部位于后上方，下部位于下方，蜗神经在面神经的后下方。内听道底被称为横冠（transverse crest）的横行骨嵴分为上下两部，上部前方容纳面神经，后方容纳前庭神经节上部；下部前方容纳蜗神经，后方容纳前庭神经节下部。在内听道底上部，面神经和前庭神经节上部被一个纵行的骨嵴隔开，该骨嵴 House 称竖冠（vertical crest）（Bill's 杆）。

首先用显微剪刀断开面神经和前庭神经之间的吻合。然后用 90°的小钩抬起前庭神经上部，用神经剪尽可能贴近内听道底剪断该神经。吸除神经断端后，便可见位于深部的前庭神经下部（后壶腹神经和球囊神经），同法剪断。接着电凝到前庭神经节的小血管，从内耳门附近剪断切除

图 PS 2 a–e　经颅前庭神经切除术

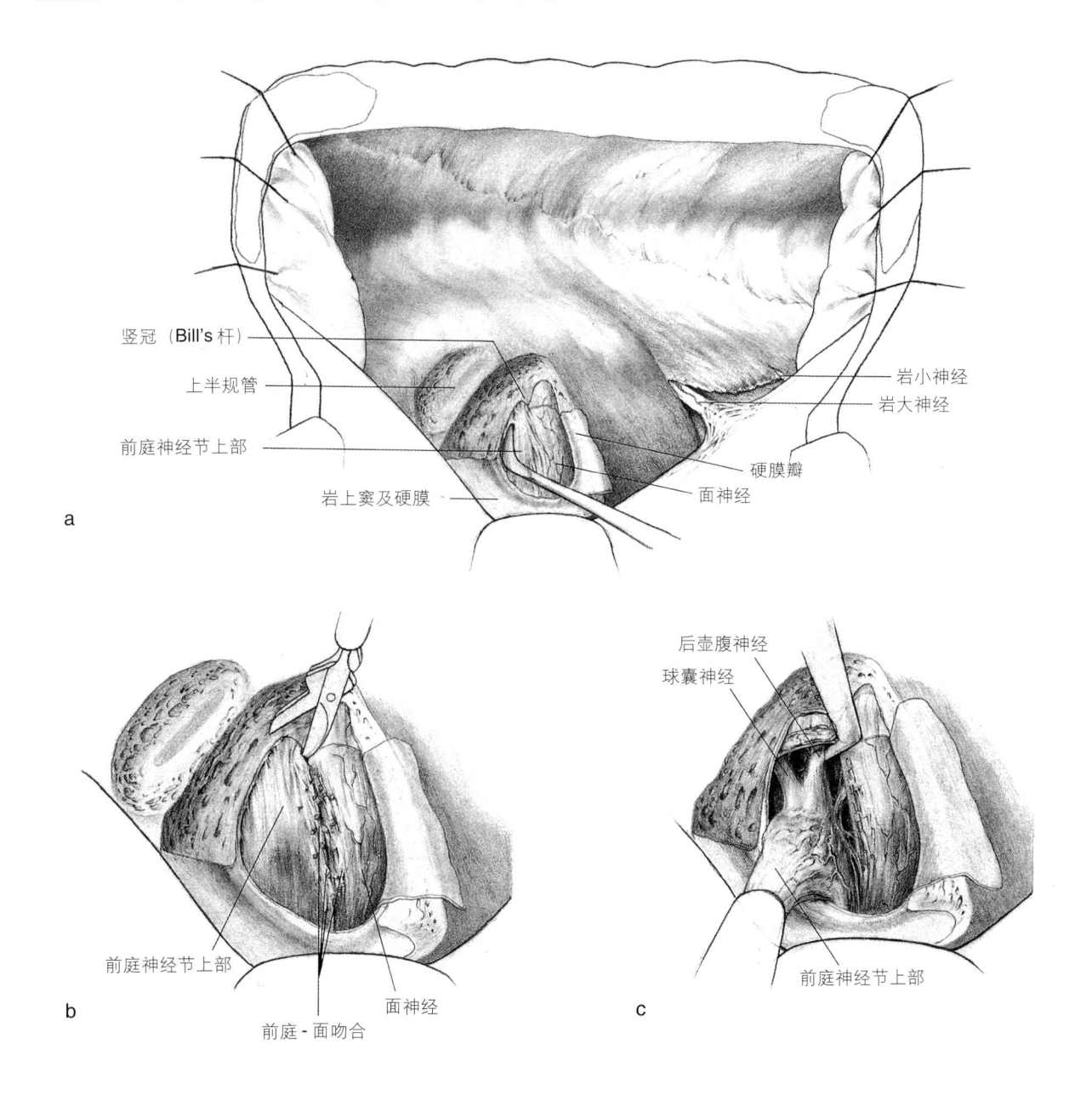

a　分离硬膜后插入Fisch自动牵开器，暴露岩骨前面。认清上半规管蓝线及岩大神经后，磨除内听道顶。竖冠（Bill's杆）见于内听道底与面神经管结合部的外侧，是一个介于面神经和前庭神经节上部之间的骨嵴。沿内耳门上唇从后向内方向磨除内听道顶，充分暴露内听道。为保护面神经，硬膜以开门（trap-door）形式翻开。

b　内听道打开后，离断前庭—面神经间的吻合。用小钩切断位于横冠上方Bill's杆后方的前庭神经节上部。

c　用吸引器头牵开前庭神经节上部后，即可在横冠下方见到双头的前庭神经节下部。用小钩钝性离断，以免损伤其下的蜗神经。

图 PS 2d, e

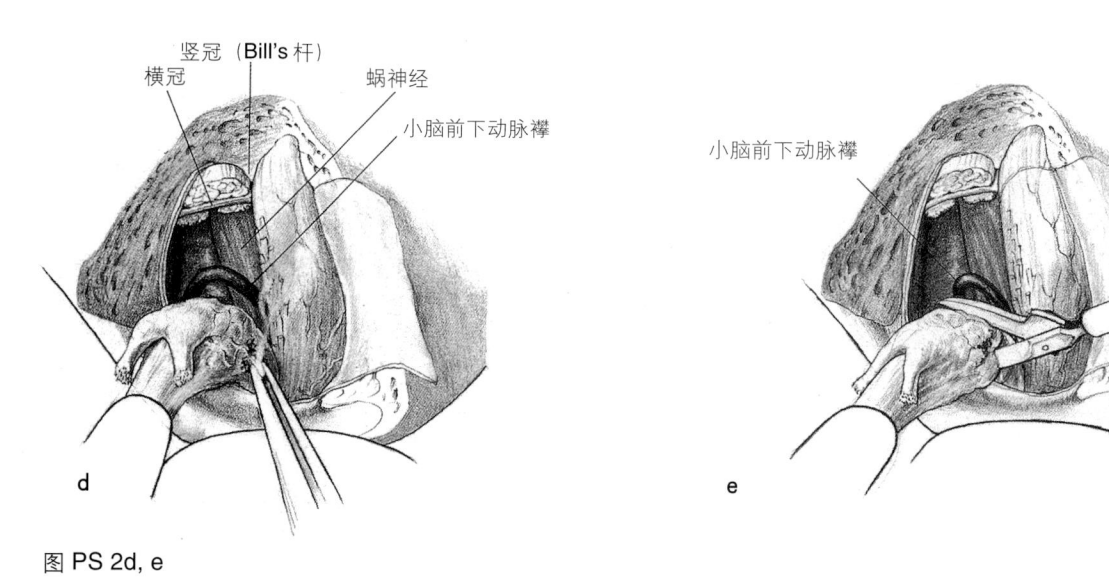

　　d, e　牵开全部前庭神经节，更清楚地暴露蜗神经。电凝到前庭神经节的小血管，从神经节近端剪断前庭神经。应该注意小脑前下动脉，它可能在前庭神经与蜗神经之间形成一个襻。

前庭神经及神经节。有时小脑前下动脉襻可能位于前庭神经和蜗神经之间，注意不要损伤。如果病人还有听力，则需小心操作，注意保留蜗神经。如果耳鸣极为严重，也可以考虑切断蜗神经。手术最后，用干硬膜及纤维蛋白胶封堵内听道及所有开放的气房。为避免封堵物疤痕收缩，Wigand喜欢用胶将肌肉骨膜片粘在硅胶片上，然后用来封堵。最后，骨瓣复位，缝合颞肌，留置引流管，全层缝合头皮。

经乳突迷路切除前庭神经、前庭神经节和蜗神经

导言　该入路及基本技术在中颅底损伤的章节中已有讨论（见234页）。该入路切除前庭神经及神经节虽然手术损伤小，但需要切除大部分迷路而破坏内耳结构才能到达内听道，因此只适合于几乎全聋的病人。本入路最适合于伴有严重单侧耳鸣需要同时切除蜗神经者。

手术技术（图 MS13a-e，图 PS3a-e，图 PS4a-c）

切除乳突、迷路打开内听道后，首先找到位于内听道底与面神经管连接处的竖冠（Bill's杆），以便保护面神经。接近内听道底部打开硬膜可以避免损伤面神经，此时从后方可以看见前庭神经节上部和下部。用诸如角膜刀和显微剪刀等锐利器械逐个离断前庭-面神经吻合，避免牵拉面神经。吸引器头前垫一棉片可以避免吸引脑脊液时损伤面神经。分开前庭神经和面神经后，紧贴内听道底切断前庭神经。切该神经时要小心，一点一点逐步完成。接着用吸引器头抬起神经断端，电凝神经节细小的供血血管，然后从内耳门近端剪断该神经。耳鸣的病人则进一步切除位于深部的蜗神经。打开硬膜及分离切断前庭神经时，要注意不要损伤小脑前下动脉襻（图PS 5）。最后，用干硬膜覆盖内听道，彻底清除乳突腔黏膜，取腹部脂肪和纤维蛋白胶封堵乳突，切口分层严密缝合。

桥小脑角区颅神经血管减压

导言　人体全身的周围神经系统都与血管有密切的解剖关系。在1934年American Journal of Surgery杂志上，Dandy率先提出桥小脑角三叉神经压迫是三叉神经病的主要原因。在215例枕下

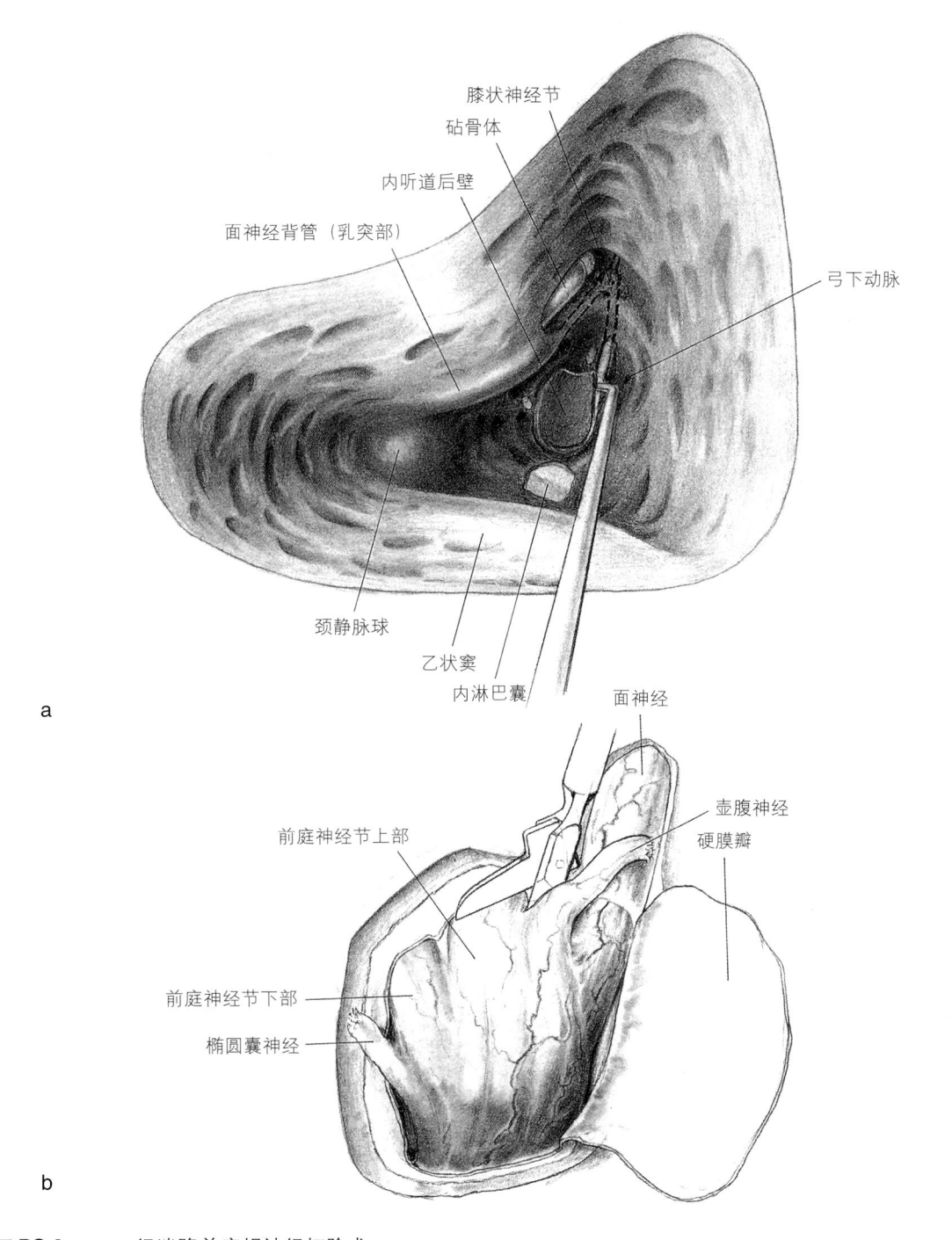

图 PS 3 a–e　经迷路前庭蜗神经切除术

　　a　乳突和迷路已切除，乙状窦和面神经乳突段仍有骨皮质覆盖。从膝状神经节向内听道方向暴露面神经。磨薄内听道后壁形成一个四边形的骨皮质窗，必要时可以从硬膜上剥下盖骨皮质片备用。内淋巴囊直接位于乙状窦前方，内淋巴管在切除迷路时已切除。

　　b　硬膜翻向上，进入内听道。切断壶腹神经、椭圆囊神经及前庭神经节上部。

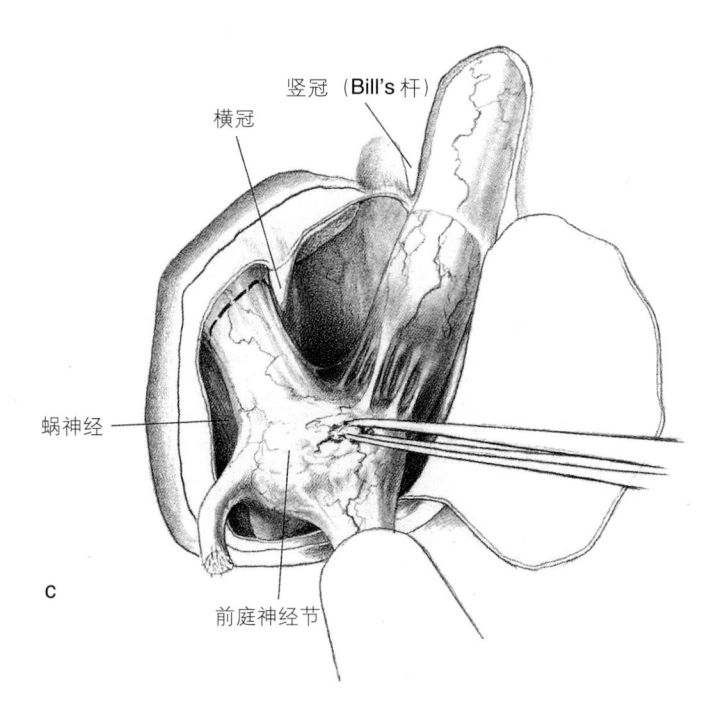

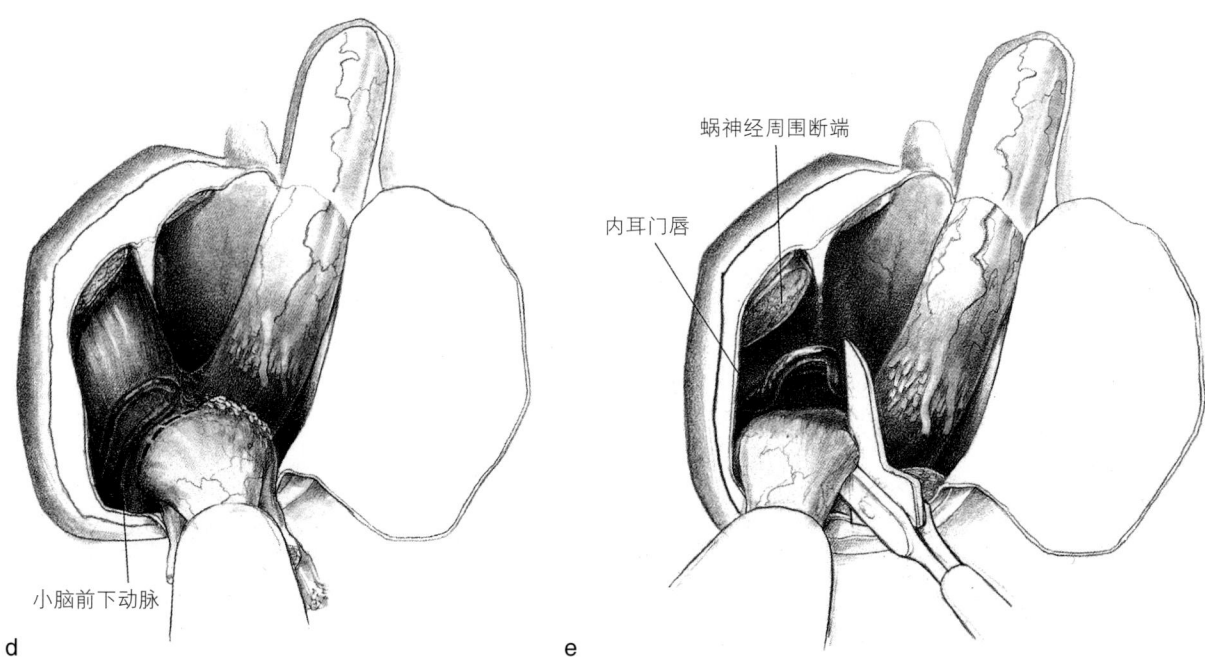

图 PS 3 c-e

c 接着切断前庭神经节下部。横冠和竖冠（Bill's 杆）是重要的解剖标志。蜗神经位于深部。
d 切除前庭神经外侧部便可以认清内耳门前下唇，在前庭神经节内侧切断该神经（- - -）。
e 由于经迷路入路已牺牲了听力，因此也切除蜗神经以缓解耳鸣。

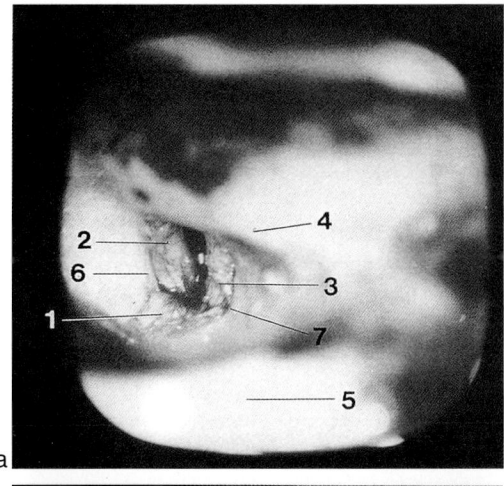

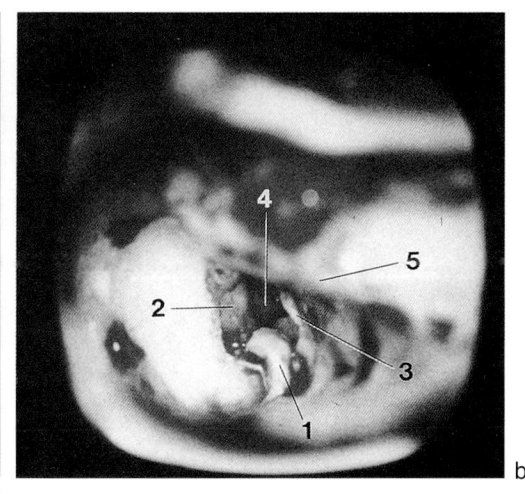

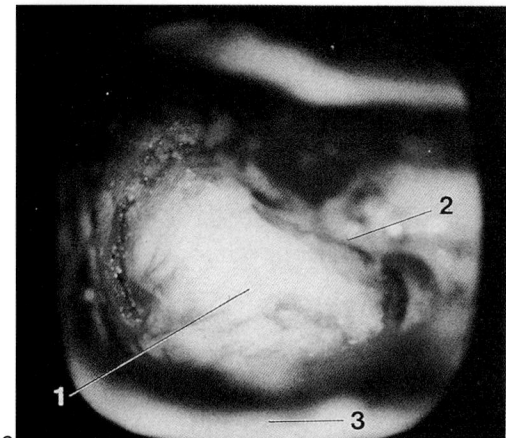

图 PS 4 a–c 经迷路切除右侧前庭和蜗神经

a 打开的右侧内听道,前庭神经上、下部以切断并翻向后方。1-前庭神经;2-面神经;3-蜗神经;4-面神经骨管;5-乙状窦;6-内听道上部骨缘;7-内听道下部骨缘。

b 蜗神经切断后。1-蜗神经;2-面神经;3-内听道下方硬膜缘;4-桥小脑角;5-面神经乳突段。

c 内听道已用干硬膜覆盖。1-干硬膜;2-面神经骨管乳突部;3-乙状窦。

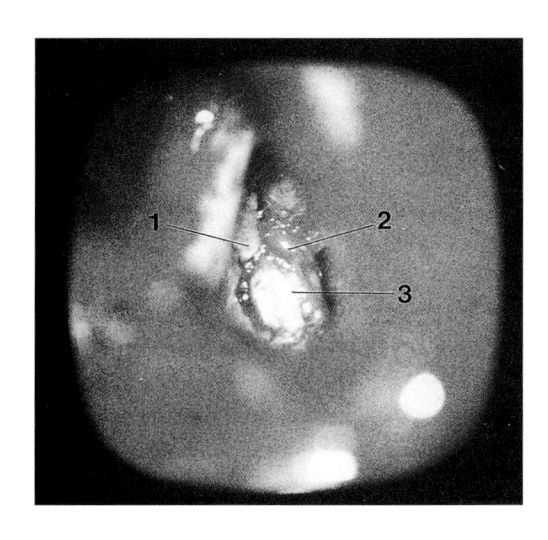

图 PS 5 内听道内的小脑前下动脉襻。1-面神经;2-小脑前下动脉襻;3-蜗神经。

手术中，他意外发现了12例肿瘤（6%），11例血管瘤（5%），66例动脉襻和30例静脉襻（45%），还有9例其他病变压迫三叉神经根。Dandy只切除发现的肿瘤，切断感觉神经纤维，未行血管减压。

面肌痉挛桥小脑角面神经血管减压的作用在1947年Campbell和Keedy及1959年、1962年、Gardner已注意到。Dandy的学生Gardner在1959年首次报道了成功桥小脑角三叉神经血管减压，没有切断三叉神经根。

手术显微镜的应用使全面显微暴露桥小脑角成为可能，使神经血管减压治疗发生了革命性的变化（Rand和Jannetta 1968）。该领域的先驱是Jannetta，他报道了血管减压成功治疗三叉神经痛，随后又报道了数百例面肌痉挛、前庭蜗神经功能障碍及舌咽神经痛的成功治疗的病例（Jannetta 1967，1970，1976，1977，1981a、b）。其他的许多作者随后也证实了他的结果（Iwakuma等1982；Rand 1981，Penzholz 1983，Samii 1983，Apfelbaum 1977）。

反对者认为，人体中绝大多数血管都与周围及颅神经关系密切，血管压迫是一个普遍现象，并没有都出现明显症状，因此不应该认为血管压迫是颅神经病变的原因。比如小脑前下动脉，它与Ⅶ、Ⅷ颅神经关系密切（Mazzoni和Hansen 1970，Celis-Blaubach 1973），它的分支甚至可以穿过神经束（Sunderland 1945）。然而，这种推理忽视了一些并不广为人知的显微解剖细节。在显微镜下观察，一些颅神经由中央段和周围段构成（图PS6）。面神经和三叉神经的中央段与周围段不同，不是由雪旺氏细胞包绕，而是由胶质细胞包绕。在桥小脑角出脑干后约2mm的一段为胶质细胞包绕。1962年Gardner提议将由少数胶质细胞包绕的面神经出脑干段称为"结合区"（junction zone）。Jannetta（1977）指出，正是这段出脑区是血管压迫的神经激惹区。人们猜测，这个独特的解剖区域有其自己的机械刺激阈，这个阈值比别的部位容易受轴突代谢的影响。面肌痉挛和三叉神经痛发病机制的常识性解释是基于受压区域神经纤维的相互作用现象（fiber interaction）。可能是因为假突触形成造成轴突短路，因此神经冲动增强而引起不自主的自发性运动或疼痛发作。血管减压与许多传统的破坏性治疗不同，它是一种病因治疗，而且还能保留神经功能。

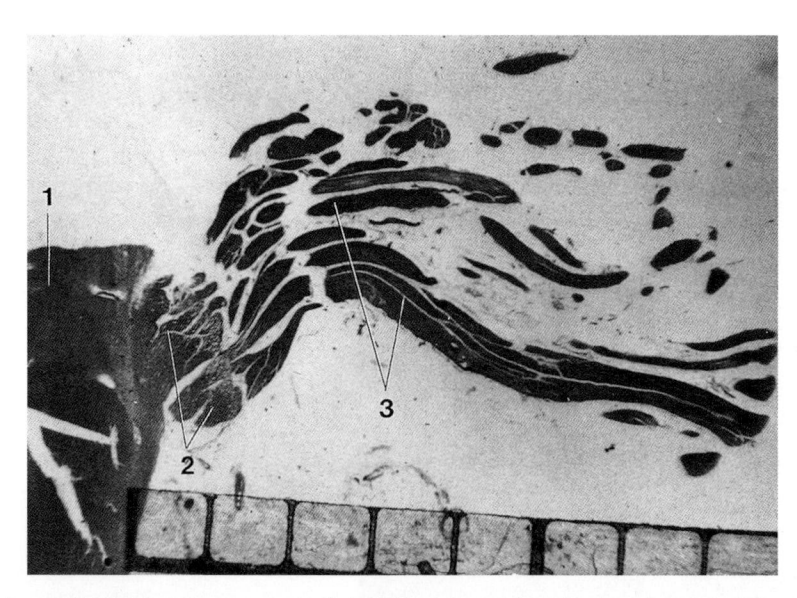

图PS 6　三叉神经出脑干区纵切面。近端1.5mm长的出脑段（淡）的颜色与稍远端（深）明显不同。近端神经纤维由胶质细胞包绕，远端由雪旺氏细胞包绕。1－脑干；2－三叉神经中央段；3－三叉神经周围段。

目前经枕下外侧入路桥小脑角显微手术探查及神经血管减压的确定的手术指征是：

1)"原发性"三叉神经痛；
2) 半侧面肌痉挛；
3) 一些特殊的前庭耳蜗功能障碍；
4) 舌咽神经痛。

三叉神经血管压迫伴同侧或对侧听神经瘤的情况极为罕见。这种情况可以一次或分两次切除肿瘤加血管减压（见393页）。

也许神经血管压迫这种发病机制还涉及几种与颅神经或脑干有关的其他疾病，如 Bell 氏面瘫（Jannetta 和 Gendell 1979，Segal 等 1979），这需要进一步的实验研究和严格的临床结果评价来回答这个问题。

手术技术（图 PS 7a-c，图 PS 8a，b）

三叉神经血管减压

三叉神经血管减压采用枕下外侧入路（见326页）。半坐位或仰卧位。在横窦和乙状窦交界

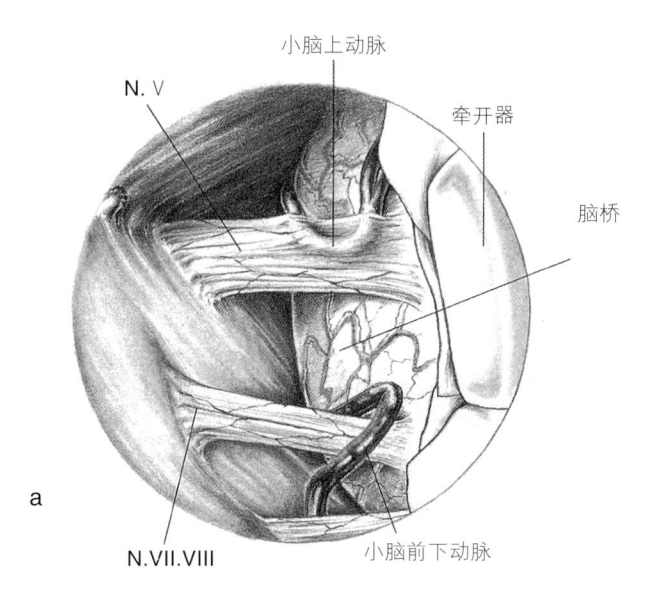

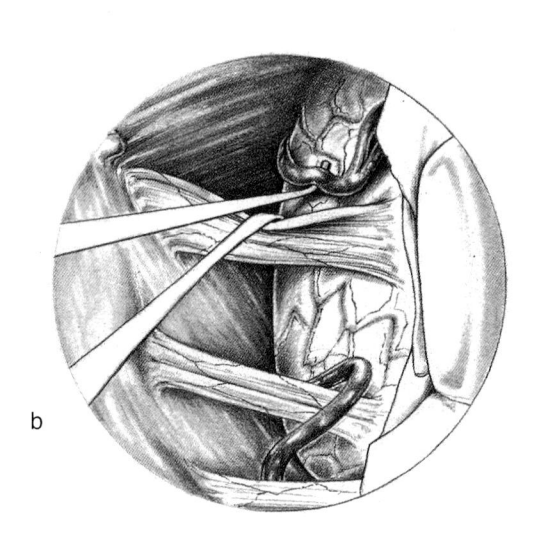

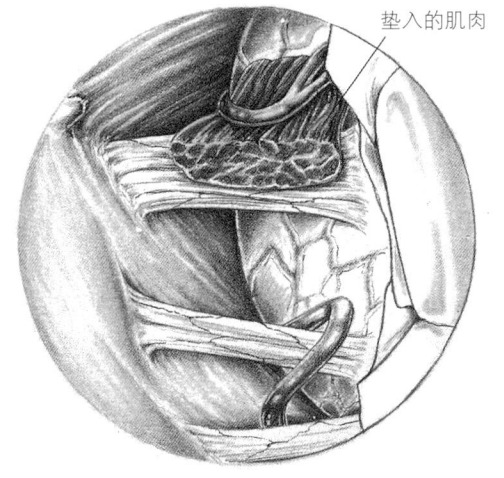

图 PS 7 a-c 三叉神经血管减压

a 三叉神经近脑干处为小脑上动脉压迫。

b 从三叉神经上游离开小脑上动脉。在术野下部可见Ⅶ、Ⅷ颅神经和小脑前下动脉。

c 足够大的肌筋膜置于脑干侧的血管和三叉神经之间。

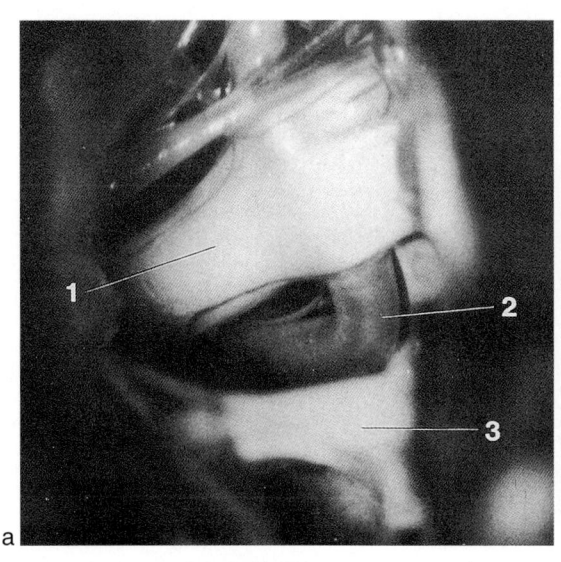

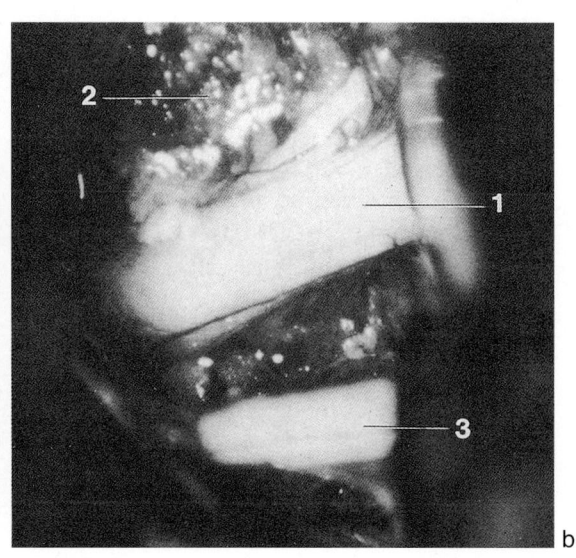

图 PS 8 a,b　三叉神经血管减压
　　a　暴露三叉神经，见一血管襻从下方压迫该神经。1－三叉神经；2－血管襻；3－前庭蜗神经。
　　b　肌肉片垫在血管襻和三叉神经之间。1－三叉神经；2－垫入的肌肉；3－前庭蜗神经。

区开颅，位置略高些。沿横窦和乙状窦打开硬膜，电凝切断桥静脉，用自动牵开器靠近天幕牵开小脑暴露桥小脑角，Ⅶ和Ⅷ颅神经在术野的下方。打开脑池释放脑脊液。岩静脉及属支有时可能阻挡术野，最好能只电凝切断属支而保留岩静脉。在大部分病例中，可以发现有好几个搏动性小脑上动脉襻与神经直接接触。少部分病例小脑前下动脉形成明显的襻从下方冲击神经，这类病人常有三叉神经第三支疼痛而可能没有典型的三叉部神经第二支分布区的"扳机点"。有时可能是单纯静脉襻压迫，也可能是动脉和静脉襻同时压迫。

　　血管襻和神经压迫区周围的蛛网膜可能增厚。先是分离蛛网膜，既要分离得足够大以便将隔离物置于血管和神经之间，又要保留足够的蛛网膜支撑和固定隔离物。接着将血管襻从神经表面游离开，有时血管襻上有一些细小血管与脑干相连，这些血管可能限制了血管襻的游离，并有出血的风险，甚至可能将游离的血管襻拉回原位，因此有时需要电凝切断。游离静脉襻很困难，甚至不可能，通常不得不电凝切断。

　　Jannetta用Gelfoam隔离血管和神经，我们喜欢用自体肌肉，迄今为止已用了约200例，效果良好。肌肉块要足够大以防日后萎缩。置入肌肉块后，减压结束，小心地去除脑压板，硬膜先简单间断缝合几针，然后再连续缝合确保严密不漏水。如果打开乳突气房，则需用骨蜡或肌肉封堵，防止脑脊液经耳腔和咽鼓管漏出，避免上行性感染。颈肌复位覆盖骨窗，皮下及皮肤分层缝合。

　　面神经血管减压（图 PS 9a-c）
　　为了暴露面神经，骨窗要开得足够低让面神经处于术野上部，以便从下方暴露面神经。术野下方是后组颅神经和椎动脉。分离时必须明确，半侧面肌痉挛的原因在于面神经出脑处而不在其桥小脑角游离段。为了避免刺激前庭蜗神经和面神经，先向上牵开绒球和脉络丛，暴露后组颅神经。椎动脉位于后组颅神经前方。辨认并暴露压迫面神经的血管襻（通常是小脑后下或前下动脉

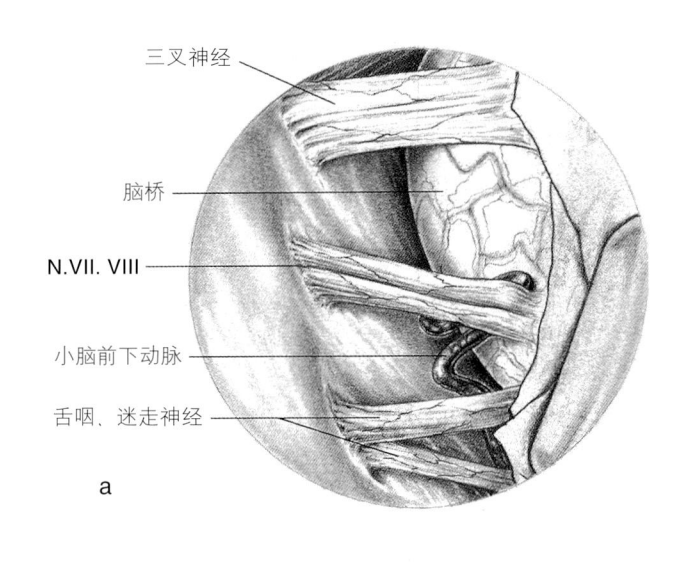

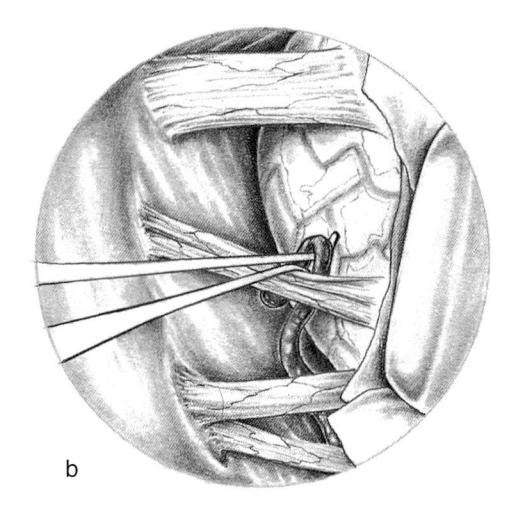

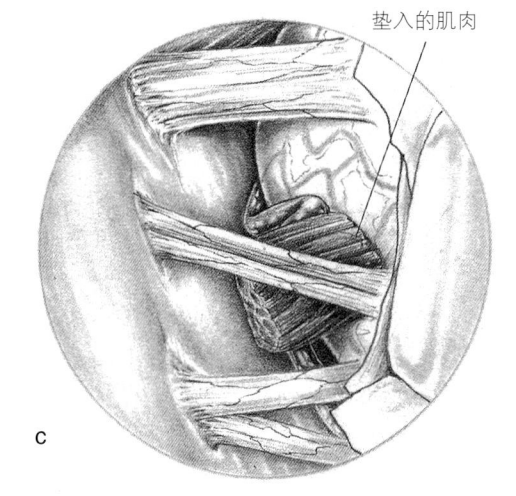

图 PS 9 a–c　面神经血管减压
　　a　暴露桥小脑角。术野上方为三叉神经，下方为后组颅神经。面神经近脑干处为小脑前下动脉所压迫。
　　b　游离血管襻。
　　c　垫入肌筋膜。

的襻）。与三叉神经血管减压一样，血管襻可能有小血管与脑干相连而影响游离，如果必要可以电凝离断。同理垫入肌筋膜片。即使是最无创的分离也难确保术后没有前庭蜗神经功能障碍，这一点术前要郑重告知病人。

前庭蜗神经血管减压

　　前庭神经的"中央"段比三叉神经和面神经的中央段长得多，从脑干到内耳门的这一段全属"中央"段。因此，该段全长都对压迫敏感，所以应足够长地暴露神经。暴露技术与面神经相同，但蛛网膜应直接暴露到内听道开口。如果责任血管襻夹在面神经和前庭蜗神经之间则比较难处理。电凝离断该动脉襻显然不合适，因为我们几乎不知道该血管供血区的代偿循环情况。因此遇到这种情况，我们不动血管襻，而是用肌片将神经裹起来（Samii 等 1981）。

　　Wigand 等（1982a，b）采用"扩大经颞入路桥小脑角Ⅶ、Ⅷ颅神经松解术"（图PS10a，b）。手术暴露的第一步与中颅底外伤手术相似（见230页），只是头皮切口采用基底位于颧弓的马蹄形切口。骨瓣的中心在外耳道前方1.5cm，颧弓上方2.5cm。这样弓状隆起就不会阻挡内听道。内听道位于岩大神经和上半规管"蓝线"形成的夹角的平分线上，该夹角等于130°。沿该夹角平分线磨除颅骨便可达内听道顶。House（1961）的经典入路只能有限地暴露桥小脑角，而扩大

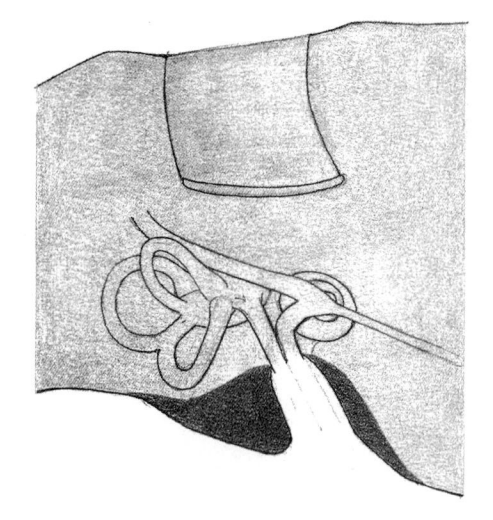

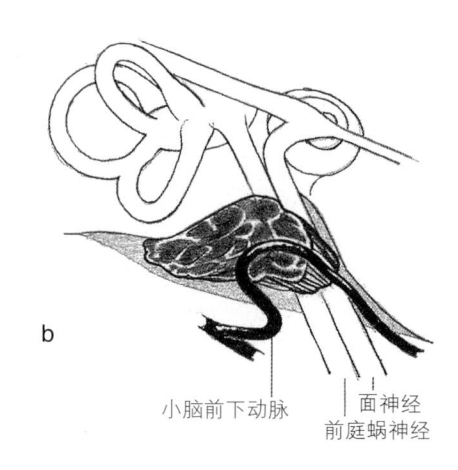

图 PS 10 a, b　扩大经颞入路前庭蜗神经血管减压，枕下入路外的另一个选择
  a　阴影部分为骨磨除区。
  b　暴露桥小脑角。骨质已磨除，暴露责任动脉襻。

磨除内听道前、后侧壁，后达上半规管，前至耳蜗，则大大拓宽了视野。Wigand结扎或夹闭或电凝离断岩上窦，更大范围地切开颞部及小脑的硬膜，扩大经硬膜的入路。内听道的硬膜与小脑的硬膜一起劈开。然后便能切除蛛网膜粘连，从动脉血管减压Ⅶ、Ⅷ颅神经，在血管和神经间垫入肌肉和骨膜。术后眩晕发作停止而功能正常，这提示美尼尔氏病样的症状可以由动脉压迫蜗神经和前庭神经引起。然而，截至目前的经验还不足以像半侧面肌痉挛和三叉神经痛一样，在不明原因的前庭蜗神经功能障碍中推荐常规实施血管减压术。

后组颅神经和脑干血管减压

后组颅神经（Ⅸ-Ⅺ）血管减压被建议用来治疗舌咽神经痛（Jannetta 1977）和痉挛性斜颈（Freckmann等1981）。截至目前仅有少量的病例报告，我们无法评价其有效性。自1979年开始，Jannetta及其同事们就开始研究延髓Ⅸ、Ⅹ颅神经区脑干血管减压治疗原发性高血压。试验及临床证据均表明该手术对原发性高血压有帮助（Jannetta 和 Gendell 1979，Segal 等 1979）。

在高血压的病人因半侧面肌痉挛而行面神经血管减压时，我们确实发现延髓被明显硬化移位的椎动脉或小脑后下动脉压迫。以下是一病例（图 PS11a-d）：

男性61岁，因逐渐加重的右侧面肌痉挛6年，后期出现轻度面瘫累及所有三个分支而入院。病人伴有两侧传导性耳聋，右侧严重。高血压多年，收缩压为190mmHg。CT显示不典型的较大血管襻，主要是位于桥小脑角的椎动脉及其分支。

病人取半坐位经枕下外侧入路探查桥小脑角。见椎动脉明显增粗，部分管壁硬化，且形成占位效应。脑干后组颅神经区明显受压，前庭蜗神经及面神经易受压。分离蛛网膜后，我们发现有两个动脉襻，一个是小脑前下动脉，另一个是小脑后下动脉，均发自椎动脉。Ⅸ-Ⅺ、Ⅶ和Ⅷ颅神经都受压。仔细分离后，我们将小脑前下动脉从Ⅶ、Ⅷ颅神经上游分离下来，把小脑后下动脉及椎动脉从后组颅神经及脑干中移开，用数块肌肉片将脑干和受累颅神经垫开。常规缝合伤口。

病人半侧面肌痉挛术后立刻消失，轻度面瘫数周后逐渐恢复。术后病人血压立刻显著地从

后颅底手术内听道及桥小脑角手术 **339**

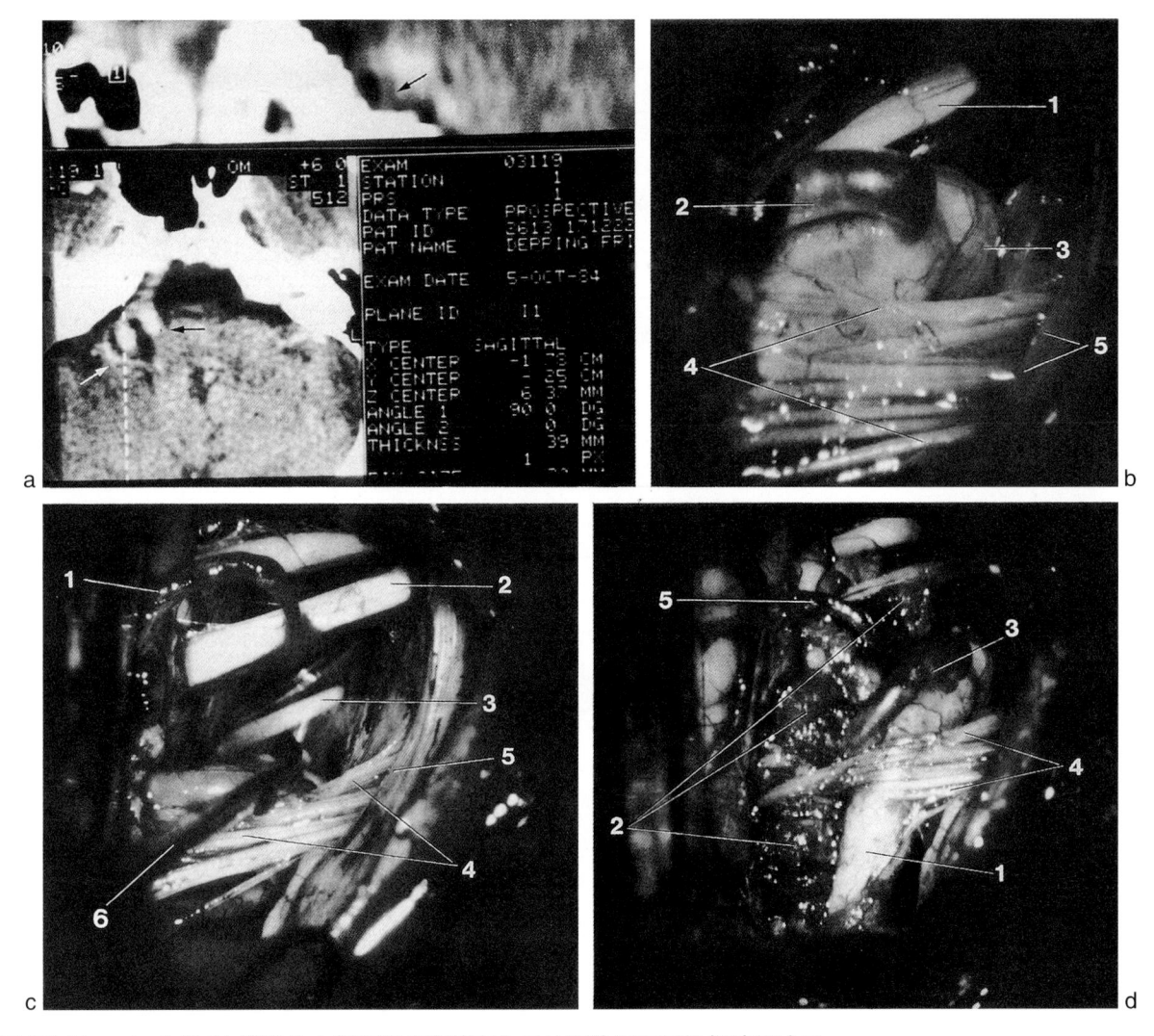

图 PS 11a–d　1 例 61 岁男性右侧面肌痉挛伴高血压的面神经和后组颅神经减压

a　增强 CT 矢状位重建显示桥小脑角明显的椎动脉及数个粗大分支。

b　枕下外侧入路探查右侧桥小脑角。见粗大的椎动脉及其小脑后下动脉分支位于后组颅神经前方。1－前庭蜗神经和面神经；2－小脑后下动脉；3－椎动脉；4－后组颅神经；5－颈静脉孔。

c　用剥离子向下拉开椎动脉及小脑后下动脉，暴露小脑前下动脉压迫面神经区。1－小脑前下动脉；2－前庭蜗神经及面神经；3－外展神经；4－后组颅神经；5－颈静脉孔；6－剥离子。

d　手术最后Ⅶ、Ⅷ、后组颅神经和脑干被游离肌片垫开减压。1－椎动脉；2－垫入的肌片；3－小脑后下动脉；4－后组颅神经；5－小脑前下动脉。

190mmHg 下降到约 120mmHg。术后数周病人已停用降压药物但血压一直维持在这个水平。但右耳听力没能保住。

评论：该病人后组颅神经和脑干在桥小脑角受到明显压迫，伴半侧面肌痉挛、蜗神经功能障碍及原发性高血压。小脑前、后下动脉及迂曲钙化的椎动脉后组颅神经减压，成功治愈了病人的半侧面肌痉挛、轻面瘫及原发性高血压。

内听道和桥小脑角肿瘤

导言 内听道和桥小脑角肿瘤是内听道和桥小脑角区的病变。随着肿瘤的生长，肿瘤可以向上扩展到天幕、向前下扩展到斜坡、向后达横窦和乙状窦或扩展到枕骨和枕骨大孔。内含中耳和内耳的岩骨是其外界，脑桥和延髓是其内界。肿瘤可以累及Ⅳ-Ⅻ颅神经，大多数临床症状由这些神经受损引起，也是病人就诊的原因。该区肿瘤的诊断及手术必须考虑到椎动脉、基底动脉、小脑前和后下动脉、小脑上动脉、岩静脉及其属支。

临床症状可以从早期的单根颅神经刺激到晚期的多根颅神经受损，严重时形成占位效应压迫第四脑室造成脑积水。早期诊断必须留意诸如耳鸣、突发或进行性或波动性耳聋及体位性或发作性或持续性眩晕等前庭功能障碍。这些主诉可以是原发于内听道的肿瘤的早期症状，也可以是原发于桥小脑角肿瘤的晚期症状。其他症状和体征包括：三叉神经痛、面瘫、半侧面肌痉挛、舌咽神经痛、迷走刺激声带麻痹、副神经瘫及舌下神经瘫（意味着肿瘤很大）。由于桥小脑角有足够空间供肿瘤生长，因此到肿瘤相当大时才出现症状。如果三叉神经症状的出现晚于前庭蜗神经的症状，则应该考虑是进展型的听神经瘤。如果三叉神经症状早出现，则应想到是听神经瘤突入Meckel氏腔，或是原发于该区的脑膜瘤。近些年发展成熟的诊断技术可以在早期发现听神经瘤，而且对病人几乎没有风险和不适。这些技术包括：精细的听觉和前庭测试，尤其是听觉诱发电位；耳蜗听道闪烁扫描术（cochleomeatal scintigraphy）（Bornemann 等 1982～1983）；高分辨CT；桥小脑角空气对照检查（计算机脑池空气造影）和磁共振技术（MRI）。选择性和超选择性血管造影对血管性肿瘤很有价值。肿瘤血管的超选择性栓塞使肿瘤切除更加安全和容易，有些病例单纯栓塞便可治愈（Debrun 1982，Lasjaunias 1983）。

约2/3的桥小脑角肿瘤是源于前庭蜗神经的神经瘤，通常叫听神经瘤。Zülch 的病例中占79.2%，Yaşargil中占65%，我们的资料中占78%（Samii和Penkert 1984，Yaşargil 1978，Zülch 1956）。在该区脑膜瘤占10%，表皮样囊肿占3%～4%，其他的罕见肿瘤不到1%。

听神经瘤

导言 听神经瘤手术发展的历史清楚表明，听神经瘤手术是一个多学科的问题，手术结果强烈依赖于技术及可用的设备。从世纪之交便开始的各种手术入路利弊的比较只有在各入路专家之间采用相似的技术才有意义。

早在1894年，Ballance就试图从枕下入路用手指分离切除听神经瘤。Krause在1903年采用相同入路，他使用了脑压板。大的发展应归功于Cushing（1917）和Dandy（1922，1925，1941）以及他们各自的队伍。完全切除听神经瘤极高的死亡率迫使Cushing只做囊内切除而留下肿瘤囊壁。这样死亡率降到了10%～20%，但复发率很高。Dandy（1941）可以全切肿瘤而不增加死亡率，但面神经保留在45个病人中只有1个。这与Olivecrona（1940）形成了对比，他的23个病人中有18个保留了面神经。后来的130例（Olivecrona 1967）分析中，死亡率为18%。然而，Olivecrona的病人长期随访（Horrax和Poppen 1949）显示，有半数的病人复发或死亡。

经迷路入路首先是由Krause同时代的耳科医师Panse（1904）提出的，Quix在1911年首先用该入路切除听神经瘤，Zange在1915年详细描述了经迷路入路切除听神经瘤和桥小脑角肿瘤。1905年Borchardt首先用经乙状窦入路切除听神经瘤。

早在20世纪初，Jaboulay（1901，引用在Chavanne和Troullieur 1905）和Perry（1904）便采用中颅窝入路（经颞硬膜外入路）切除前庭神经瘤。直到第二次世界大战后，许多作者使用手术显微镜经该入路到达上半规管（House 1961），这个入路才被人们广为接受。

听神经瘤手术的显微外科时代是由耳科医师在20世纪60年代初兴起的。1964年House报道了54例，他与神经外科医师Hitselberger（1964）合作采用经颞入路，后来转为主要采用经迷路入路。许多作者效仿他（Fisch 1970，1978；Helms 1978；Pulec 1966a，b；Sterkers 1971；Wigand 1976等）。手术显微镜、金刚钻、双极电凝、吸引冲洗器等设备和器械为手术提供了理想的视野和最小的手术损伤。他们使手术死亡率剧降到只有传统枕下入路手术死亡率的20%～30%，同时也大大降低了致残率。面神经保留率达90%。此后，面神经功能是耳科医师和神经外科医师讨论的主要话题。对神经外科医师来说，有充分理由应用手术显微镜经枕下入路切除听神经瘤，这标志着显微神经外科时代的开始（Rand和Kurze 1965；Rand 1969；Yaşargil和Fox 1974；Rhoton 1974，1976；MacCarty 1975；Malis 1975；Samii 1979；Di Tullio等 1978）。

此后，经颞、经迷路和经枕下三种入路显微切除听神经瘤的死亡率及面神经保留率相当。接着就是进一步采用精细显微技术经颞（Cohen 1979；Cohen和Ransohoff 1981；Fisch 1978；Glasscock等。1978；Wigand 1979；Wigand等。1981）和经枕下入路（Koos 1977，Mackay和King 1977；Morrison和King 1984；Portmann 1975；Rand和Kurze 1968；Rhoton 1976；Samii和Ohlemutz 1981；Samii和Penkert 1984；Samii等。1985；smith等。1973；Sterkers 1981；Sterkers等。1984；Di Tullio等。1978；Yaşargil 1978）保留前庭蜗神经各束的解剖连续性和功能。

Rand和Kurze（1965）列举了经枕下入路显微切除听神经瘤的优势：

1）暴露充分；
2）可以直接看到小脑前下动脉及其他的脑干血管；
3）可以在直视下分离听神经瘤的全部表面；
4）可以从内听道外侧辨认面神经；
5）当需要吻合或移植重建时很方便。

基于我们从1968年开始尝试各种入路及联合入路显微切除听神经瘤的经验，概括听神经瘤手术的目前状况如下：

1）局限在内听道内的小肿瘤，经颞入路可以保留面神经和听力；
2）突出内听道的小肿瘤和大或巨大肿瘤，经枕下及内听道入路可以显微全切，大多数病例面神经功能可以保留，相当一部分可以保留前庭蜗神经功能；
3）经迷路入路可以切除部分突出到桥小脑角的小肿瘤，保留面神经功能。但入路本身决定了要挽救患侧听力是不可能的。

简言之，可以说对于切除局限于内听道的小肿瘤，经颞硬膜外入路和枕下外侧入路是等价的。对于所有大的肿瘤，枕下入路显微切除是首选。对于久无有用听力的病人，经迷路入路也可以考虑。

经颞硬膜外入路切除听神经瘤

导言 应用该入路显露内听道的技术在前面的章节中已有描述（见230页）。W. F. House提出的"中颅窝入路"最初是用来切除听神经瘤，但后来他更喜欢采用经迷路入路，只要听神经瘤位于内听道内。经颞硬膜外入路能够保留面神经和听力,而且病人容易接受。它适用于切除内听道内的听神经瘤。采用此入路前应做高清晰度的计算机气脑池造影,它可提供满意而详尽的解剖学信息。

手术技术(图 MS12 a,b;图 PS12a,b;图 PS13 a-e)

通过前述的方法之一确认内听道(见254页)。为切除听神经瘤,在打开内听道硬膜前,有一点十分重要,应磨除内听道底的骨性顶壁,直至内耳门的唇部,并充分地向前、后方向磨除。在内听道底区域,必须非常小心,以免损伤前方的耳蜗、后方的上半规管及其壶腹。当骨质磨薄后,可见到其下微红的肿瘤。肿瘤表面的硬膜采用"门"状切开,所形成的硬膜瓣可在以后的操作中用来保护面神经。

如果面神经被肿瘤覆盖不易辨认,我们建议先电凝肿瘤表面的血管后打开肿瘤包膜,小心电凝和剜除肿瘤组织,肿瘤内减压后体积缩小,邻近的神经结构得到减压,面神经得以显露,用显微剪刀将肿瘤从面神经上分离下来。在此阶段用一小块棉片覆盖在面神经上,可避免在吸除脑脊液时损伤该神经。接着在靠近内听道底的部位切断前庭神经上部。通常见到肿瘤起源于前庭神经下部的两个分支。不要在扭转肿瘤的情况下进一步行肿瘤内减压后,将肿瘤包膜部分地从内听道内提起,在靠近内听道底部切断前庭神经下部的两个分支,从而很好地显露耳蜗神经,以便能够在内听道全切肿瘤包膜。这些操作必须非常仔细,避免损伤大的血管襻(小脑前下动脉及其分支)。电凝供血动脉后在肿瘤近端切断前庭神经,一并切除与之粘连的肿瘤包膜。

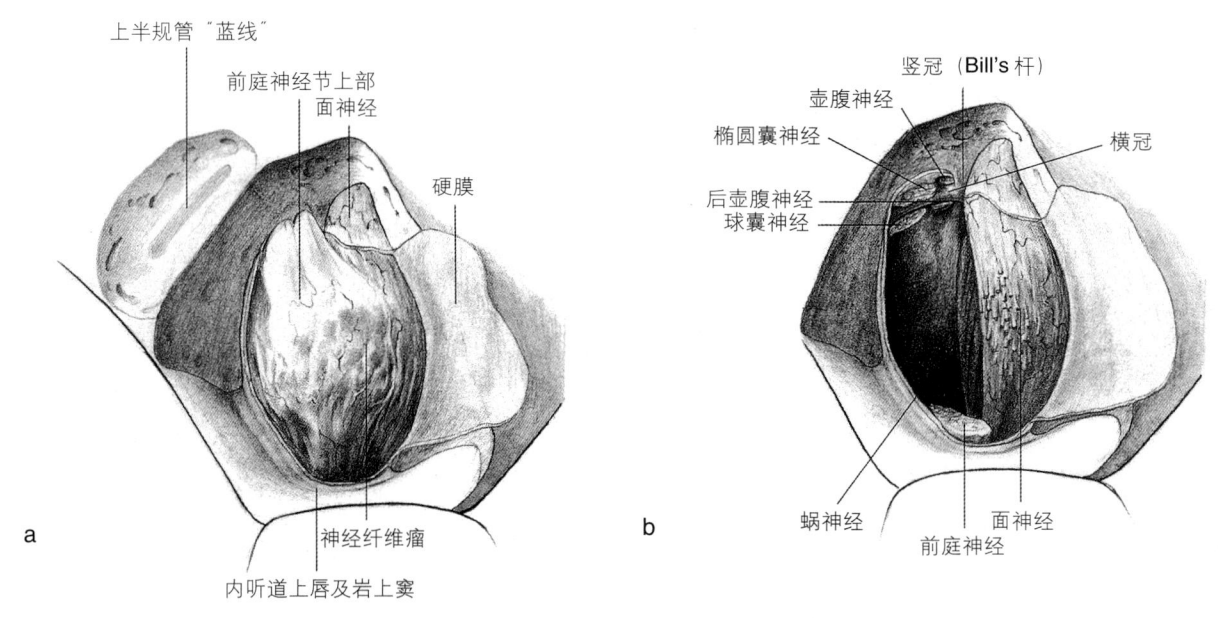

图 PS 12 a,b 经颞硬膜外入路切除内听道内的听神经瘤(左侧)

    a 认清上半规管的蓝线,磨除内听道的骨性顶壁和上唇,进入内听道,形成一基底向前的硬膜瓣。起源于神经节的神经鞘瘤,推移面神经并突入手术野。

    b 肿瘤切除后的情形。可见前庭耳蜗神经的前庭分支切断后的残端,面神经和耳蜗神经保持完整。主要的局部解剖标记为竖冠(Bill's 杆)和横冠。

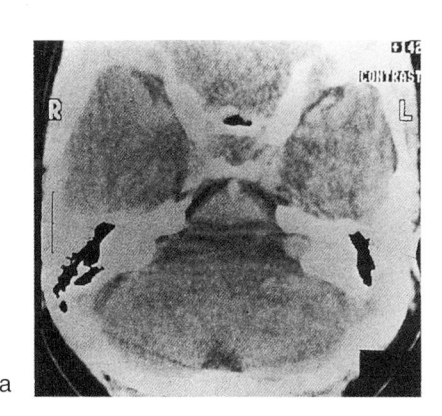

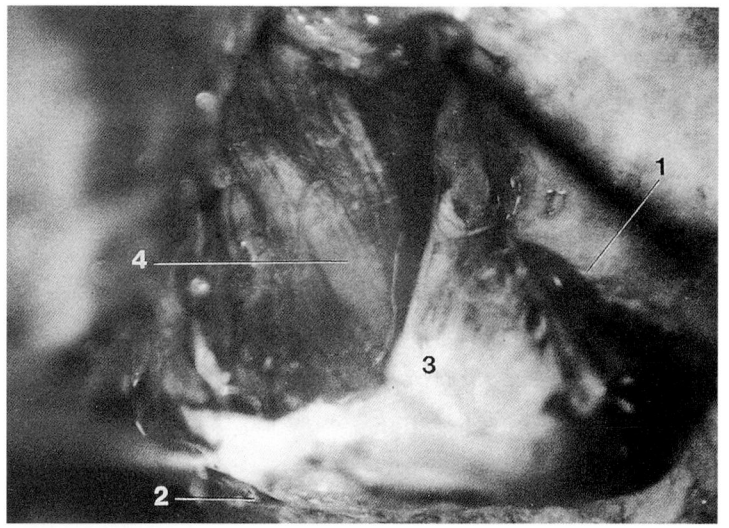

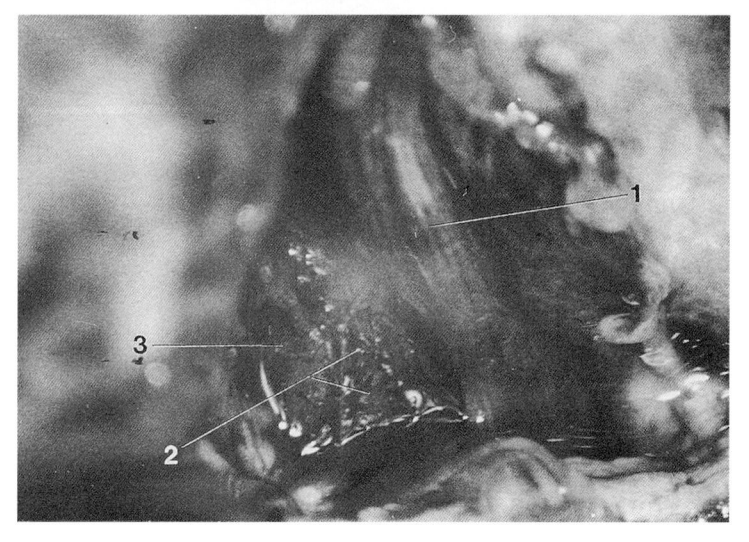

图 PS 13 a—e　经颞硬膜外入路切除—已向内听道外轻度延伸的听神经瘤，保留面神经和耳蜗神经
　　a　术前增强 CT 清晰显示左侧扩大的内听道以及肿瘤。
　　b　通过牵开岩上窦扩大经颞入路显露肿瘤，已部分打开肿瘤上的硬膜。1－内听道的前界；2－岩上窦；3－硬膜；4－肿瘤。
　　c　肿瘤切除后情形。1－面神经；2－蛛网膜；3－蜗神经。

　　肿瘤切除后，用游离的颞肌-筋膜瓣封闭内听道。应用同样的材料结合纤维蛋白胶封闭邻近开放的乳突气房。移开House-Fisch牵开器后，颞叶复位至中颅底，再次检查止血情况后，逐层关颅。

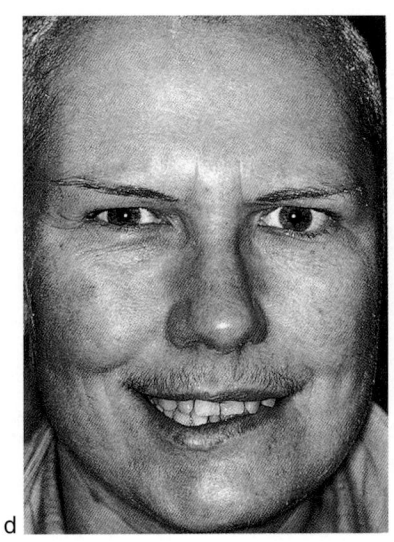

图 PS 13 d, e

d 术后8天病人仅表现面神经口支的轻度减弱。

e 术后听力图提示病人左耳听力与术前相比无改变。

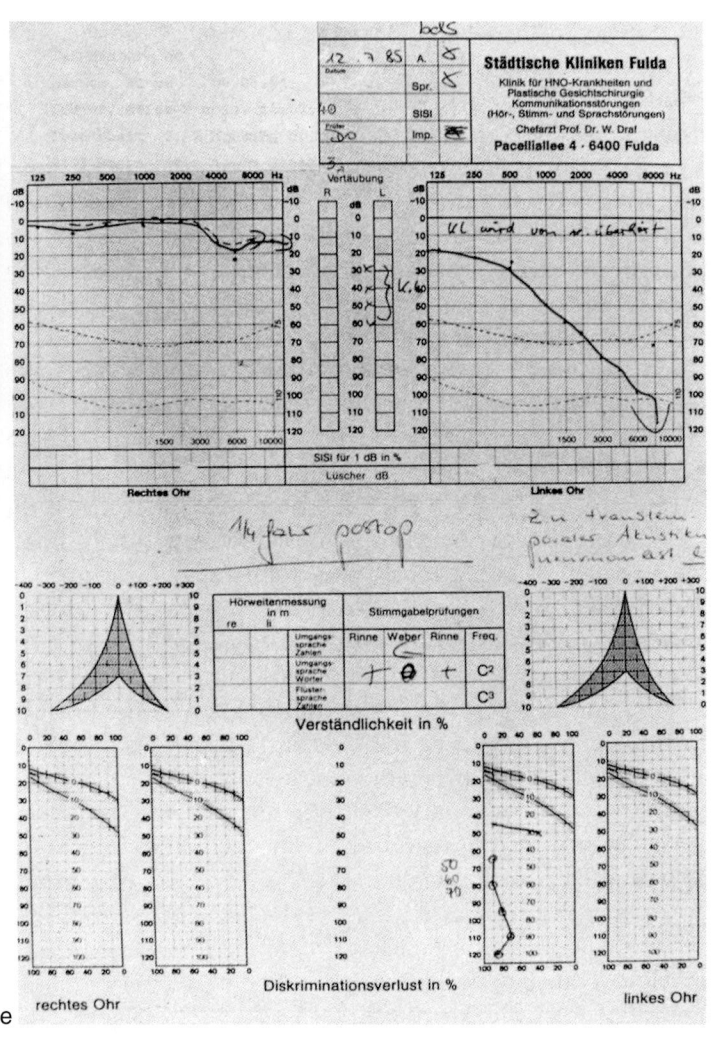

经乳突－经迷路入路切除听神经瘤

导言 此入路的技术要点在前面的章节已经叙述（见234页）。经乳突-经迷路入路可切除自内听道蔓延到桥小脑角的听神经瘤，只要乳突气化的程度和乙状窦的前界允许，可获得满意的后颅窝显露。通过高分辨的空气对比增强CT以及多角度重建，对肿瘤的位置和范围进行详细评价。如肿瘤已累及脑干不应采用经迷路入路。因为与枕下入路相比，经乳突-经迷路对肿

图 PS 14 a–d 经乳突－经迷路入路切除听神经瘤

a 广泛的乳突切除术后，面神经的乳突段被骨质覆盖，可见到鼓室内的砧骨。暴露面神经从膝状神经节到其进入内听道底部的一段。颈静脉球为乳突磨除的下界。内听道的后壁骨质已循后颅窝及内听道后唇的硬膜磨除。建议电凝硬膜切口线，以防止切硬膜时出血。

b 打开硬膜，暴露肿瘤。打开肿瘤包膜，电凝和切除交替进行缩减肿瘤。肿瘤已将面神经向上推移。小脑占据着手术野的后部。

c 肿瘤已被内减压，电凝从小脑前下动脉发出的肿瘤供血动脉，显露桥延沟，切除部位用虚线标出。

d 切断肿瘤在脑干上的瘤蒂。

后颅底手术内听道及桥小脑角手术 345

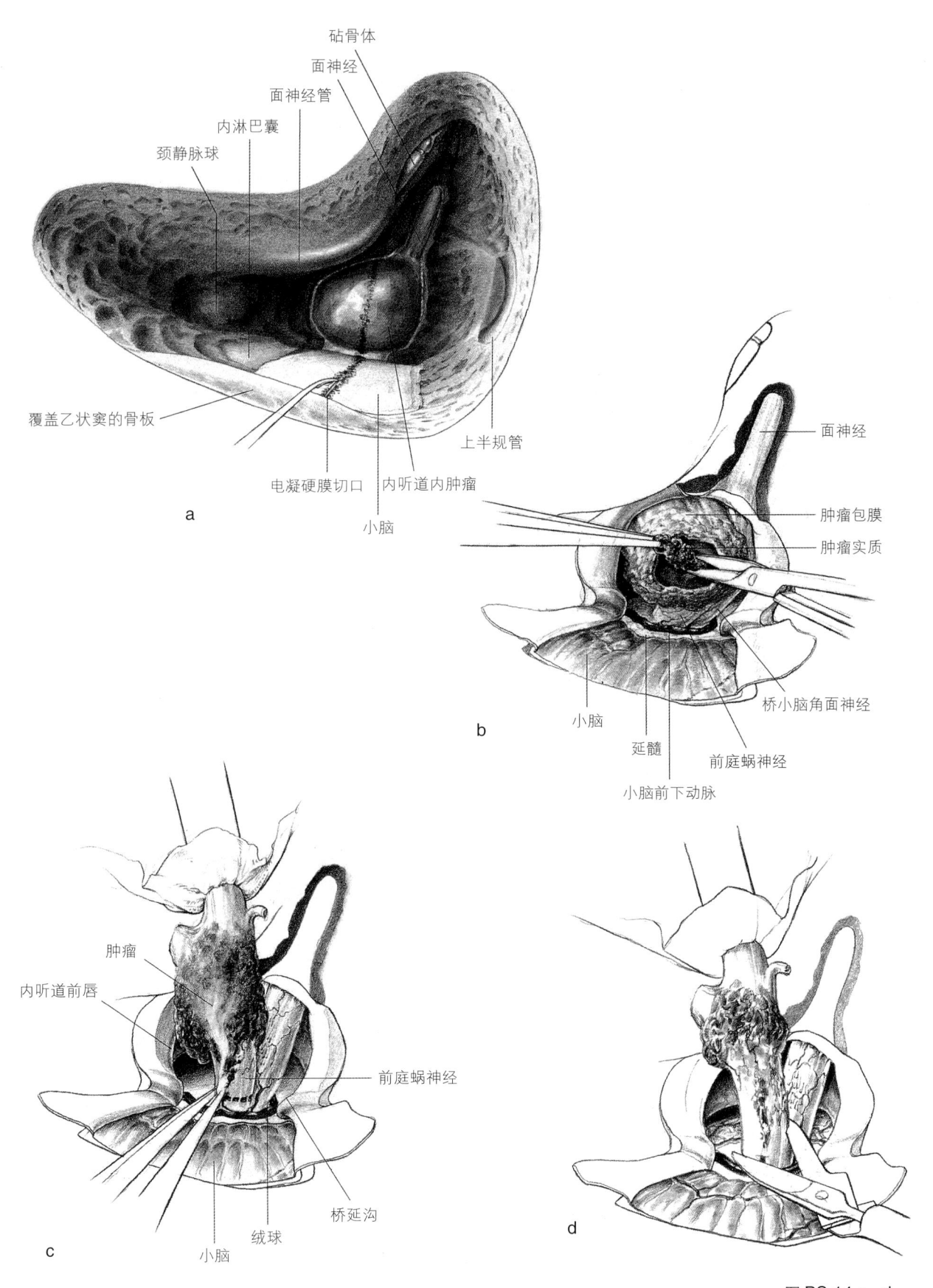

图 PS 14 a–d

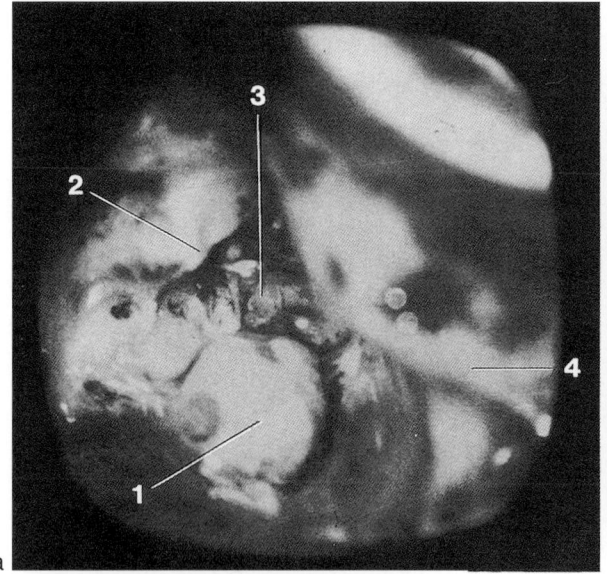

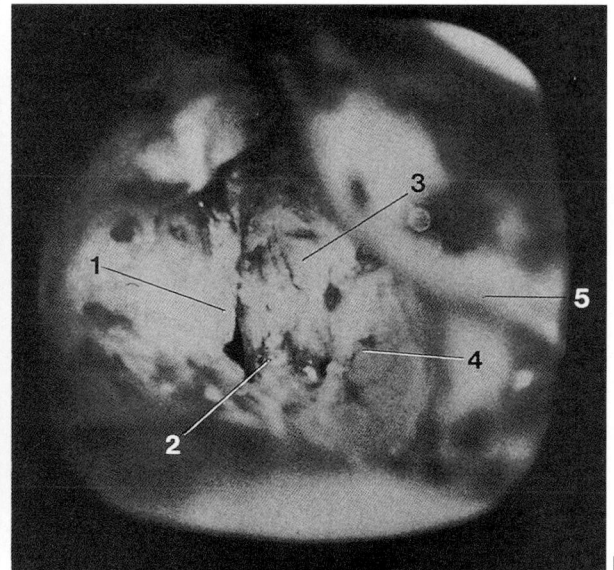

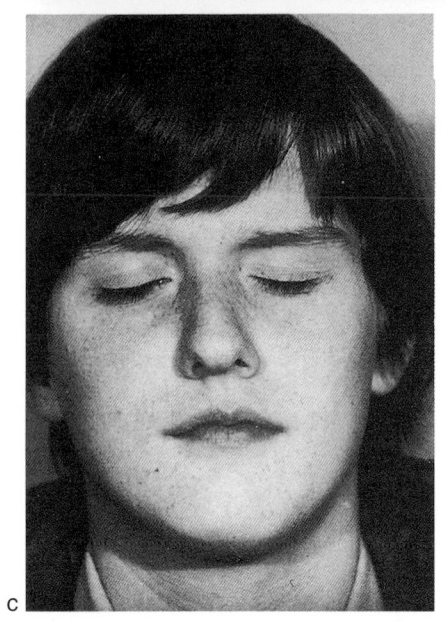

图 PS 15a-c 经乳突-经迷路入路切除一听神经瘤（右侧）
a 打开内听道，将肿瘤从面神经上分离。1-肿瘤；2-内听道上缘；3-面神经；4-乳突部面神经管。
b 肿瘤切除后情形。1-内听道的硬膜；2-面神经；3-蜗神经；4-前庭神经断端；5-面神经管乳突部。
c 病人术后 2 个月，面神经功能良好。

瘤和脑干之间血管的显露较差。另外，也应考虑该入路对内耳的破坏，它仅适合术前听力已有严重损害的患者。

手术技术（图 MS 13 a-e，图 PS 14 a-d，图 PS 15 a-c）（见 234 页）

在乳突切除术和迷路切除术后，暴露后颅窝硬脑膜和内听道后壁的基本步骤前面已经描述。切除听神经瘤时，如有可能应注意在乙状窦上保留一薄层骨壳，从而在深部操作时用来保护乙状窦免受损伤。暴露中颅窝的硬脑膜从窦脑膜角向前至内耳门唇部，向下至颈静脉球水平。接下来将内听道的后壁以骨瓣的方式切除，最好不要损伤硬脑膜。当骨质磨薄后，可见到其下微红的肿瘤。然后由后向前从乙状窦到内耳道剪开硬脑膜，并形成一对门状硬膜瓣。切开前应用双极电凝电凝切开处硬膜，在切开硬膜时应避免损伤其下大的静脉。切口跨过内耳门的硬膜环，继续向内听道深部切开硬膜，直至内耳道底部。在打开桥小脑角池，释放脑脊液后，术者便可以评估内侧和后方肿瘤的范围。在切开肿瘤包膜之前，应先确认面神经从面神经管出来进入内听道底部的交接点。手术者可在电凝肿瘤包膜后，分块切除肿瘤，通常采用的方式是电凝和切除交替进行。经过以上肿瘤内减压后，肿瘤的包膜明显皱缩，从而可在靠近肿瘤表面电凝肿瘤的供血动脉。在此过程中，应尽量避免过分牵拉肿瘤包膜或扭转肿瘤，因为这可能损伤面神经或者改变面神经的位置，从而使术者难以控制余下的操作。术者应努力从各个方向上逐步缩减肿瘤体积。这样可便于术者从外侧方向跟踪面神经，例如从内听道的底部开始，同时也可从内侧方向进行而不接触到面神经。有一根较大的肿瘤血管可能来源于脑干，此时可以在很好的显露下电凝切断。最后将残留的肿瘤囊壁从面神经上锐性分离而下，避免牵拉面神经。

硬膜应尽可能封闭，残留的硬膜缺损用一到两片硬膜补片覆盖在骨窗边缘，结合纤维蛋白胶修补。我们发现新鲜的腹部脂肪块是消灭手术残腔的很好的材料，用纤维蛋白胶将它们固定。最后逐层关颅。

外侧枕下入路切除听神经瘤

手术技术（图 PS16 a-c，图 PS19 a-e）

桥小脑角相关手术入路及开颅技术在前面的章节中已经叙述（见326页）。打开桥小脑池后，可暴露桥小脑角及肿瘤。无论肿瘤多大应首先打开内听道，以确认肿瘤的外界。在内耳门后唇后方环形切除硬膜约1cm^{2}大小，用钻石钻逐步磨除内听道后壁。我们建议先使用直径约4～5mm大小的钻头，理由是磨除速度快，不易磨穿到气房，也不易损伤内听道内的软组织。当磨到内听道底部时，应更换用一小钻头。在磨除骨质的同时应保持持续的冲洗和吸引。在磨除后壁时，内听道的上壁是最好的标记，内听道的下壁应尽可能不触及，以免损伤可能存在的高位的颈静脉球。另一关键点为内听道与上、后半规管及总脚关系密切，如果肿瘤蔓延很靠外侧，将不得不暴露内听道的底部时，有可能损伤上、后半规管及其总脚。这些情况应尽量避免，因为有可能损害病人残留的听力，尽管在打开一个半规管是否会损害听力上还存在争议。因此在切除大部分内听道内肿瘤后，除非绝对必要，应避免磨除内听道底前方的最后骨质带。我们可利用术前高分辨率的CT了解内耳结构及其与内听道的关系（图 PS 17）。

MRI能为听神经瘤提供非常高质量的图像，因其能够消除骨性结构，所以可清晰地显示内听道内的肿瘤（图PS18）。这一诊断设备已经取代有创的计算机气脑池造影。标准的高分辨CT对于术前评估岩锥内的骨性结构仍然十分重要。

在内听道底部的骨质磨除时，方向应由内到外，而不是由外到内。在磨除内听道、半规管壶腹及颈静脉球之间的骨质时，应用钻石钻头每次能够以0.1mm厚度的递增磨除骨质，而不至损

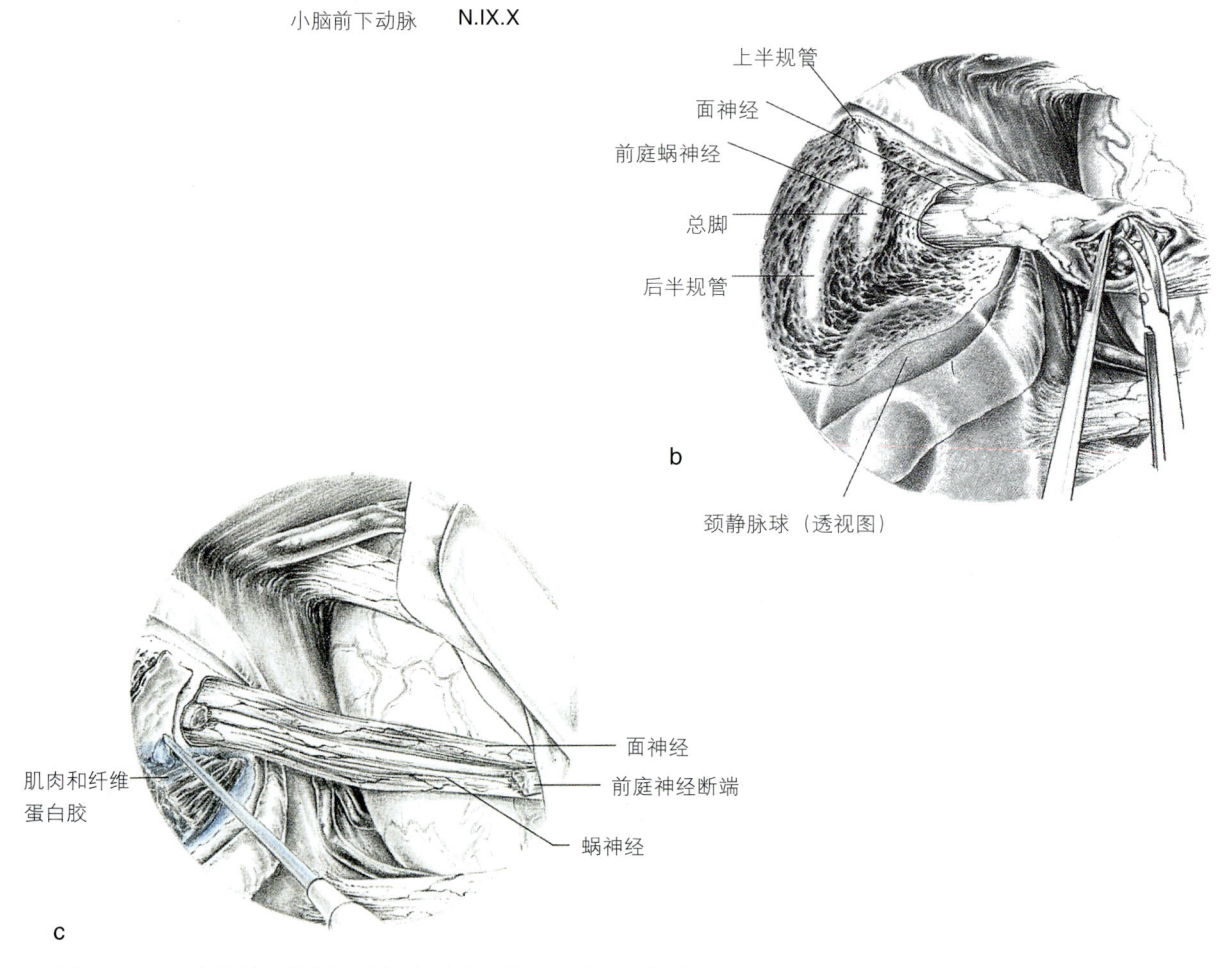

图 PS 16a–c 应用枕下外侧入路切除听神经瘤。切除"小"肿瘤的技术

a 暴露桥小脑角处肿瘤，剥离并切除岩骨上的硬膜后，磨除内听道的后壁。

b 打开内听道时，应小心避免打开半规管壶腹或颈静脉球。切除内听道的硬膜鞘，分离肿瘤包膜和邻近的神经。

c 手术结束时的情况。上前庭神经（肿瘤的起源点）已切断，保留下前庭神经、面神经及耳蜗神经。为避免术后脑脊液从咽鼓管漏出，应用骨蜡封闭打开的气房，肌筋膜覆盖，并用纤维蛋白胶封闭。

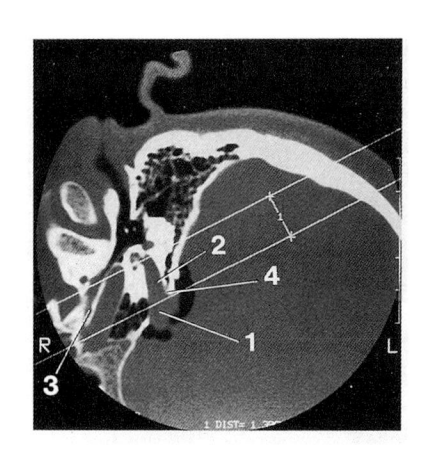

图 PS 17　计算机空气脑池造影（右耳）提供了详细的内耳骨结构的影像。1-听神经瘤；2-内听道；3 - ICA 水平段；4 -内听道后唇。

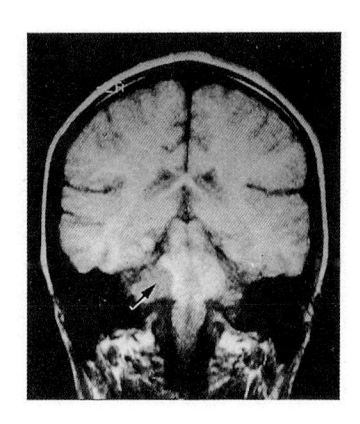

图 PS 18　冠状 MRI 显示大的听神经瘤已压迫脑桥箭头）。

伤周围的前庭器或者颈静脉球（图 PS 19 a-e）。

用骨蜡封闭开放的气房，并用肌筋膜覆盖粘合剂固定。这样可避免术后脑脊液进入中耳而后进入咽鼓管，从而避免逆行性感染的发生。

下一步的分离方法将根据以下两种不同情况而定：肿瘤是否体积较小尚未触及脑干；肿瘤是否体积很大并压迫脑桥，合并三叉神经的移位或已侵犯后组颅神经。

"小"肿瘤的解剖分离（图 PS19 a-e）

这类肿瘤可以完全在内听道内，也可不同程度地生长进入桥小脑角。一般情况下，在开始进行肿瘤切除之前，辨认从脑干发出的颅神经及桥小脑角内的血管结构并不困难。首先在肿瘤内侧靠近脑干处辨认面神经和前庭蜗神经，并确认它们和肿瘤内界的关系，同时了解肿瘤的供应血管。在切除肿瘤之前，必须牢记两点：首先，即使小的听神经瘤也可压迫邻近的颅神经，最常见的是面神经和前庭蜗神经，并可产生相关的临床神经刺激症状。其次，在肿瘤和Ⅶ、Ⅷ颅神经之间存在着紧密粘连的地带。因此，试图循肿瘤周边分离并翻滚切除肿瘤的做法是不明智的，因为由此产生的压力和牵拉可造成神经的损伤，术后可立即出现完全的神经功能缺损，特别是对于耳蜗神经而言。最好的方法是从肿瘤与神经无粘连的部位开始分离，在该部位打开肿瘤包膜，采用囊内分块切除的方法进行肿瘤的内减压，电凝和切除交替进行。我们使用一个圆形、成角的显微剥离子来辅助肿瘤切除。当肿瘤体积被缩减后，肿瘤包膜松弛，肿瘤对周围神经的压迫得到缓解。在从颅神经上分离肿瘤包膜时（不要反过来！），我们发现从各个方向上朝着肿瘤和颅神经的紧密黏附点分离肿瘤包膜是很好的方法。大部分肿瘤起源于上前庭神经，应尽可能早地在该神经的脑干发出部位就加以辨认，在神经的肿瘤起源部位切断。在肿瘤体积充分缩小后，辨认清内听道内的相关颅神经，并将肿瘤与其充分分离。在最后分离肿瘤和颅神经的紧密黏附点时，应调大显微镜倍数，用显微剪刀分离它们之间的纤维结缔组织，尽可能地做到无损伤性分离。

"大"肿瘤的解剖分离（图 PS20a-c，图 PS21a-e）

在我们的病例中，3/5 为"大"肿瘤，桥小脑角显露后，最初仅能看见肿瘤的后部。首先，按前述的方法打开内听道，接下来切除肿瘤后部的大部分包膜，并囊内分块切除肿瘤。我们从未

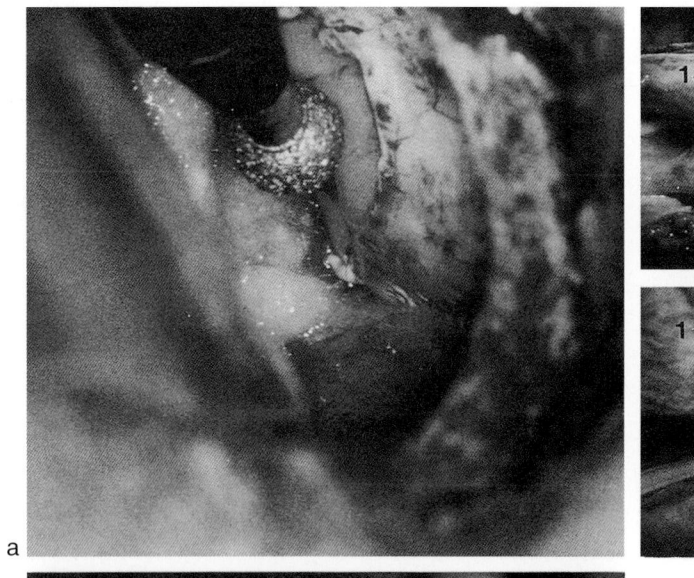

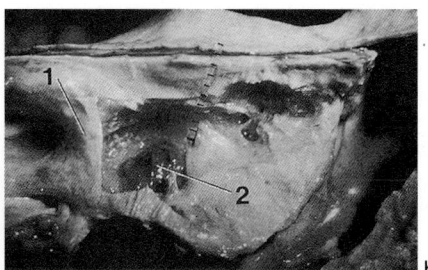

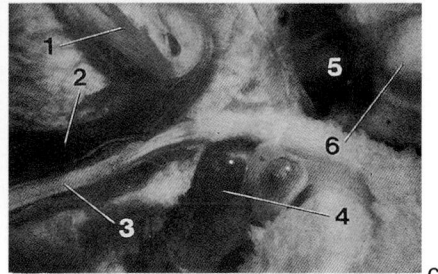

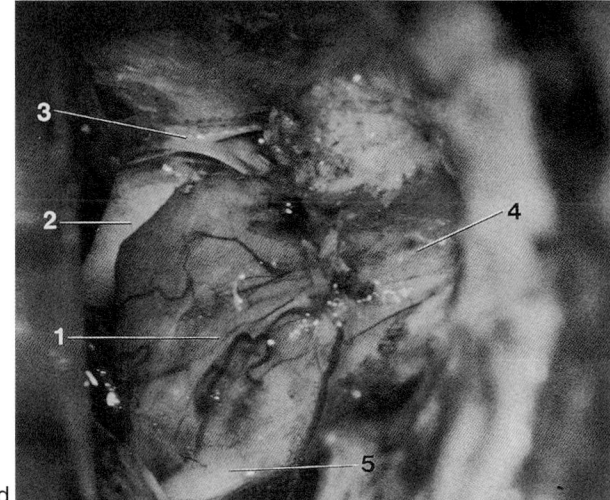

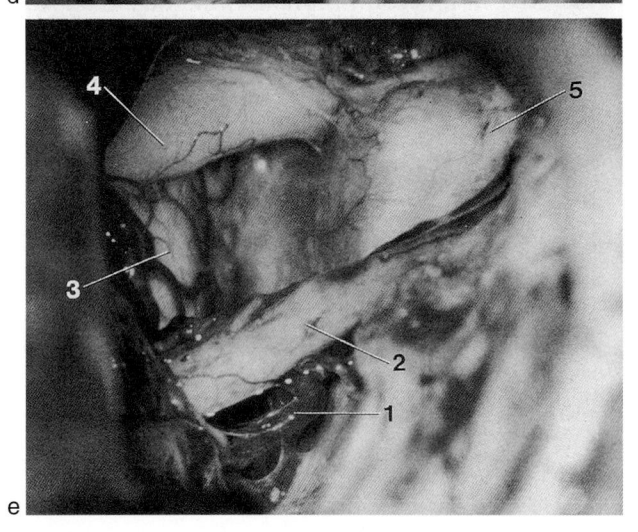

图 PS 19a-e　枕下入路暴露一右则"小"的听神经瘤
- a 剪开硬膜并翻开，用磨钻从内向外打开内听道。
- b 解剖标本后面观，显示内听道和颈静脉球的关系。1－内听道后唇；2－颈静脉球。
- c 解剖标本，显示内听道以及内听道底部和内耳前庭的关系。将面神经牵向上，显示前庭神经与半规管的正常关系，后半规管的骨性壶腹已打开，显露膜壶腹。1－面神经；2－内听道；3－前庭神经；4－后半规管壶腹；5－鼓室；6－听小骨。
- d 打开内听道，暴露肿瘤。1－桥小脑角处肿瘤；2－三叉神经；3－岩静脉；4－内听道内肿瘤；5－前庭耳蜗神经。
- e 内听道内肿瘤全切后的情形，保留面神经、耳蜗神经和下前庭神经。1－小脑前下动脉；2－Ⅶ、Ⅷ神经；3－脑干；4－三叉神经；5－内听道底部。

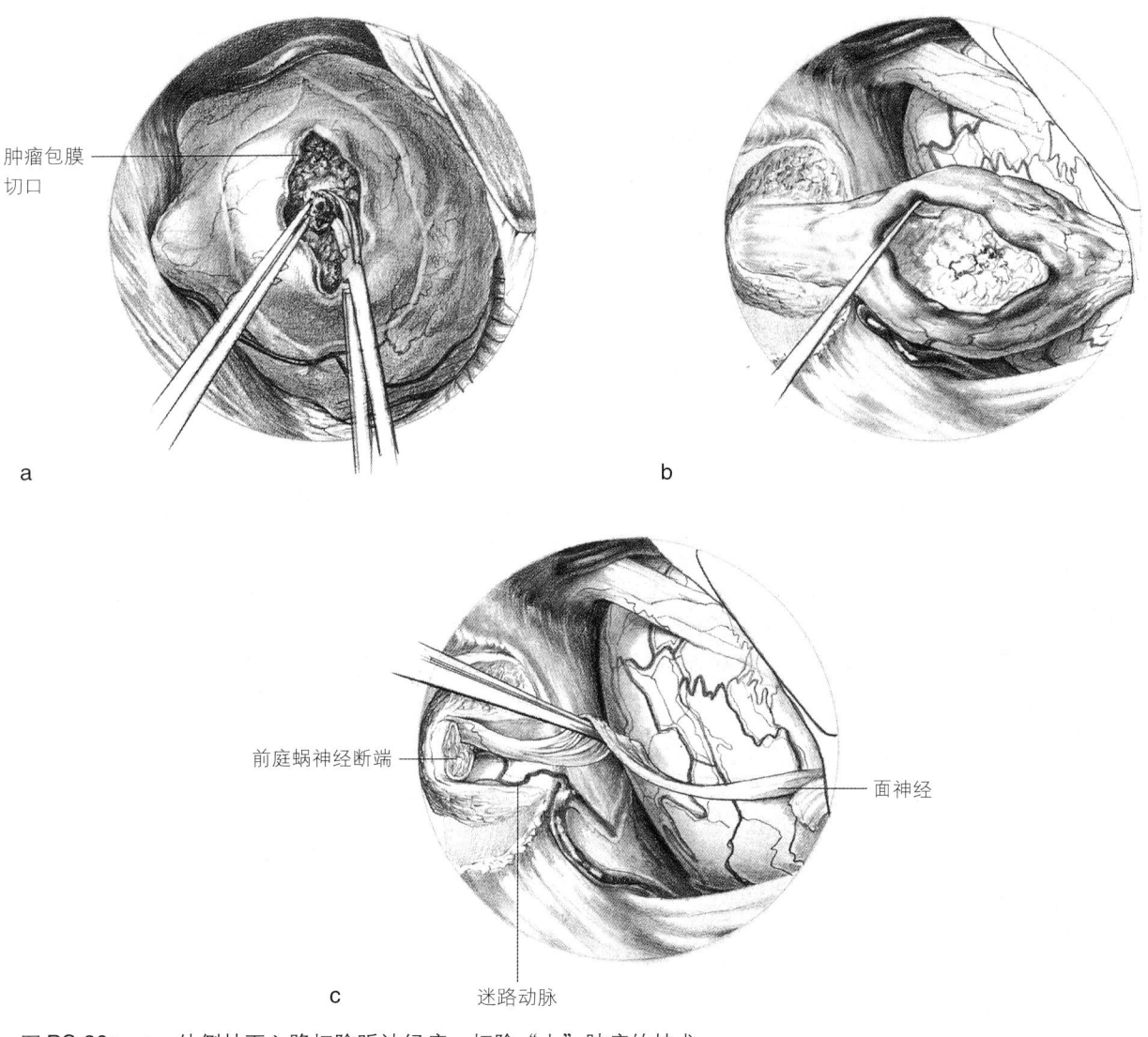

图 PS 20a–c　外侧枕下入路切除听神经瘤，切除"大"肿瘤的技术
  a　暴露桥小脑角，确认肿瘤，打开肿瘤包膜，囊内分块切除肿瘤减压。
  b　充分的肿瘤内减压后，打开内听道，在上面分离三叉神经和岩静脉，然后分离下方的后组颅神经及小脑前下动脉，脑干轻度受压。
  c　显示肿瘤全切，保留面神经。

发现面神经位于肿瘤的后部，它总是被肿瘤推向前方。这意味着在切除后方的肿瘤组织时进度可以加快些。肿瘤内减压后，可暴露后组颅神经，将肿瘤包膜从后组颅神经上抬离开，用明胶海绵保护好后组颅神经。接着辨认小脑前下动脉，并电凝切断从其发出的肿瘤供血动脉，注意不要损伤小脑前下动脉。接下来肿瘤和小脑的分离一般不会存在太大的困难。在脑干侧寻找面神经和前庭蜗神经之前，应对肿瘤的上、下极进行内减压以显露岩静脉、三叉神经及其和脑干之间的夹角。此时不应该继续向前下方向分离，因为可能损伤到面神经。我们采用以下两条标准来决定是否保留前庭耳蜗神经：

  1）术前听力；

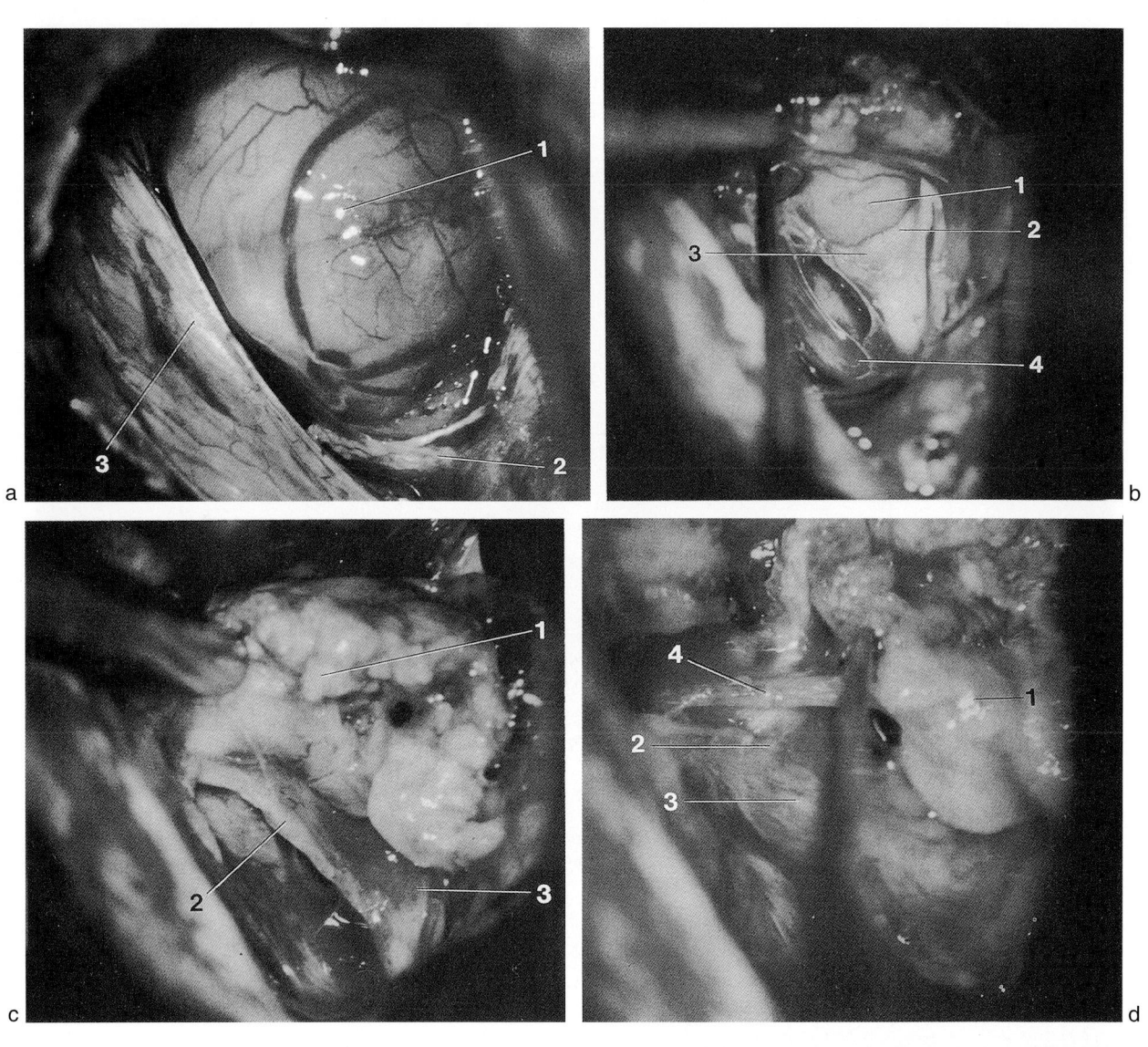

图 PS 21a-e 应用左侧枕下入路切除一个"大"的听神经瘤并保留面神经和蜗神经

a 枕下外侧入路暴露桥小脑角区和肿瘤的后表面，后组颅神经位于肿瘤的下方。1-肿瘤；2-后组颅神经；3-后颅窝的硬膜。

b 2/3 的肿瘤通过囊内减压被切除，将肿瘤包膜推向一侧，暴露第 Ⅶ、Ⅷ 颅神经及其脑干发出点。1-肿瘤；2-第 Ⅶ 颅神经；3-第 Ⅷ 颅神经；4-蛛网膜。

c 肿瘤逐步从第 Ⅷ 颅神经上剥离（不要弄反）。1-肿瘤；2-Ⅷ 颅神经；3-Ⅶ 颅神经。

d 显露桥小脑角，打开内听道，辨认肿瘤在上前庭神经的发生点，连同肿瘤包膜一同切断。1-肿瘤；2-面神经；3-蜗神经；4-上前庭神经。

e 肿瘤切除后情况，面神经、耳蜗神经及其周围蛛网膜被保留。1-面神经；2-耳蜗神经。

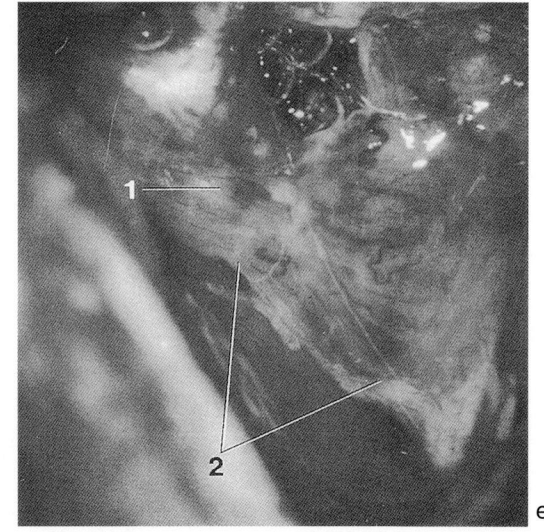

2）术中形态学发现。

如果病人的听力丧失已有一段时间（几个月），并且术中发现前庭耳蜗神经已明显变薄和变色，我们认为，试图分离神经并达到保留该神经的功能是不现实的。此类病例中，可在离开肿瘤足够距离并靠近脑干处切断该神经。这样，肿瘤前方的牵张力下降，面神经就容易被发现，手术时间可明显缩短。另外，如果术前听力急骤下降，持续时间很短，并且术中发现该神经无明显的病理改变，手术者应千方百计地保留此神经。通过精细的分离，我们发现有一些病人的听力较术前有所提高。接下去的手术技术，同前述的"小"肿瘤的手术方法。需要再次强调的是，术者操作时，应朝着肿瘤与面神经最严重的粘连部位，从各个方向上分离切除肿瘤组织。通常面神经和肿瘤包膜粘连部位在内耳孔前唇的内侧。

有时分离肿瘤和脑干有一定困难，尤其是当脑干已经受压时。此时不应勉强分离，应在充分肿瘤内减压后进行。在分离肿瘤和脑干粘连的最后阶段，应小心地向外侧牵引肿瘤包膜，显露包膜和脑干之间的交通血管，紧靠肿瘤一侧，用双极电凝并切断进入肿瘤的血管（此时应在高倍显微镜下操作）。这些血管不应被撕破，因为即使很细小的血管撕裂出血，断端回缩入脑干，也可能导致严重的神经功能障碍。采用以上手术技巧，即使肿瘤和脑干坚韧地融合在一起，也能够达到肿瘤的全切除。

采用枕下入路全切除巨大听神经瘤，对于老年患者而言也是可行的。因为手术干扰较轻，可以很好地耐受肿瘤的根治性切除（图 PS22 a-c）。

对于囊性听神经瘤，囊内减压容易并可快速完成，但因为肿瘤包膜与神经之间的粘连紧密，有时很难找到其间的分离界面（图 PS23a，b）。

通过应用上述的手术技术，我们能够在近90%的病例中保留面神经的解剖和功能。术中细致的神经电刺激，可用来确认面神经解剖和功能的完整性。

如果听神经瘤已经浸润面神经，或者在极少的病例中肿瘤直接起源于面神经，那就无法保留面神经的连续性。

我们感觉在切除听神经瘤后马上检查面神经的功能十分重要。如果面神经在术中被切断，可以同期进行面神经的重建术，或在术后早期进行二期手术。根据面神经缺损的程度，采用以下不同的手术技术。

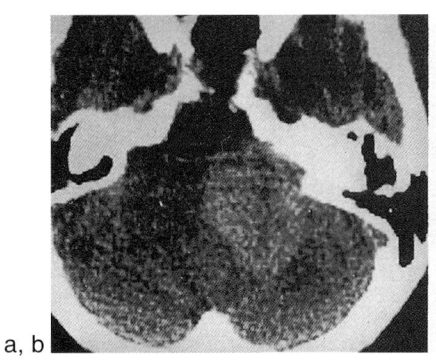

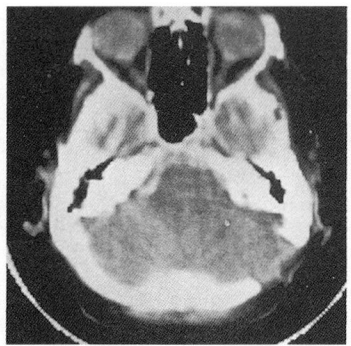

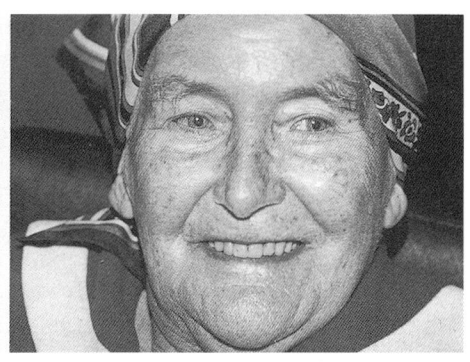

图 PS 22a-c　头颅CT显示一右侧巨大听神经瘤。女，80岁，术前和术后的影像资料
    a　术前 CT 提示右侧巨大桥小脑角听神经瘤并推移脑干。
    b　术后 CT 表现。
    c　术后 10 天病人情况。

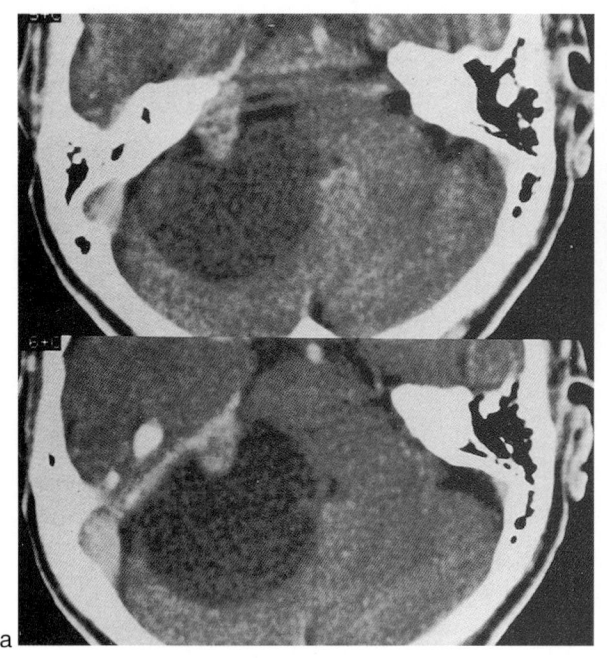

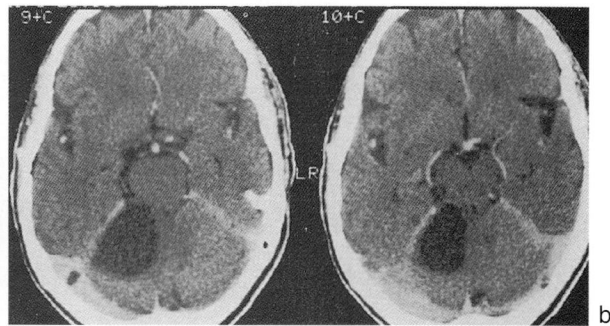

图 PS 23a，b 桥小脑角和内听道听神经瘤合并巨大囊性变，手术前后的 CT 表现

1）如果在桥小脑角或内听道内，可以辨认面神经的中央和外周侧断端，并且有足够的长度，可以采用最基本的端 - 端吻合技术（Malis 1977）。如果不能在无张力下缝合，可使用中间移植物（通常采用腓肠神经）。

2）面神经的中央侧断端存在，而在内听道内无可用的外周侧断端，可在同期进行颅内 - 颞外吻合术（Dott 1958），或颅内 - 颞内吻合术（Samii 1979）（图 FN 7a，b；图 FN 8a，b）。

3）如果没有可用的中央段，应在听神经瘤切除术后尽早进行二期手术。可采用舌下神经 - 面神经吻合术（Körte 1901）或面神经 - 面神经吻合术（Scaramella 1970/1971，Smith 1971），或两种技术的联合应用（Stennert 1979）。

有关面神经的重建和恢复的细节将在第六章介绍（见 427 页）。

保留耳蜗神经功能的可能性应根据术前听力情况和肿瘤的大小决定（Samii 等 1985）。如果不考虑肿瘤大小，全部病人中，我们发现采用上述手术技术后，手术前听力能够保留的占28%。对于直径小于3cm 的肿瘤，听力能保留的可达到40%；对于直径大于3cm 的肿瘤，听力能保留的仅占到15%。而对于术前听力阈值在 2 000Hz 时不小于 40～50dB、辨别率不低于50%，直径小于3cm 的病例，保留听力的预后将非常满意。在满足以上标准时，58% 的病人其听力可以得到保留。

双侧听神经瘤占所有病例的2%～3%，与典型的单侧听神经瘤相比有几点不同。通常此病的诊断容易被贻误。另外，面、听神经的保护具有重要意义。但遗憾的是，手术处理这类肿瘤技术上的难度令人生畏。单侧神经瘤起源于神经鞘的一面，肿瘤是向四周推移神经结构；von Recklinghausen 氏病中的神经纤维瘤，是由于雪旺氏细胞、结缔组织和神经组织的异常增生所致，呈分叶状生长并包裹神经束或者侵犯神经间隙。肿瘤在一根或多根神经上呈多灶性生长，从

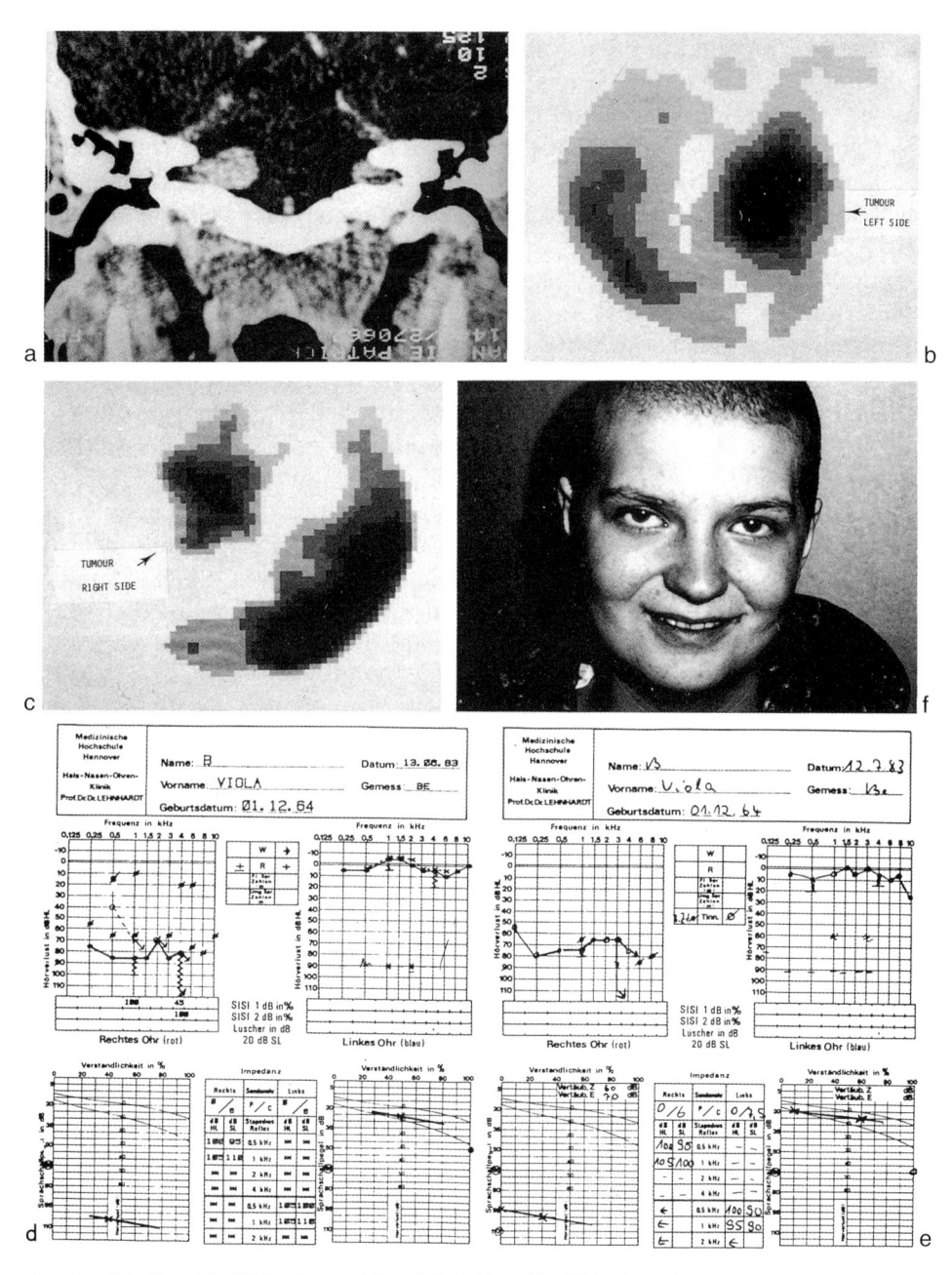

图 PS 24 a–f 19 岁女性双侧听神经瘤。双侧肿瘤全切并保留面神经和听力

　　a　CT 扫描显示左侧大肿瘤直径为 2cm，听力较好；右侧小肿瘤，但听力丧失严重。

b, c　左右侧耳蜗听道的闪烁图表现。

d, e　病人术前、术后的听力图几乎相同，左耳几乎正常的听力被保留。

　　f　病人手术几周后，面神经功能正常。

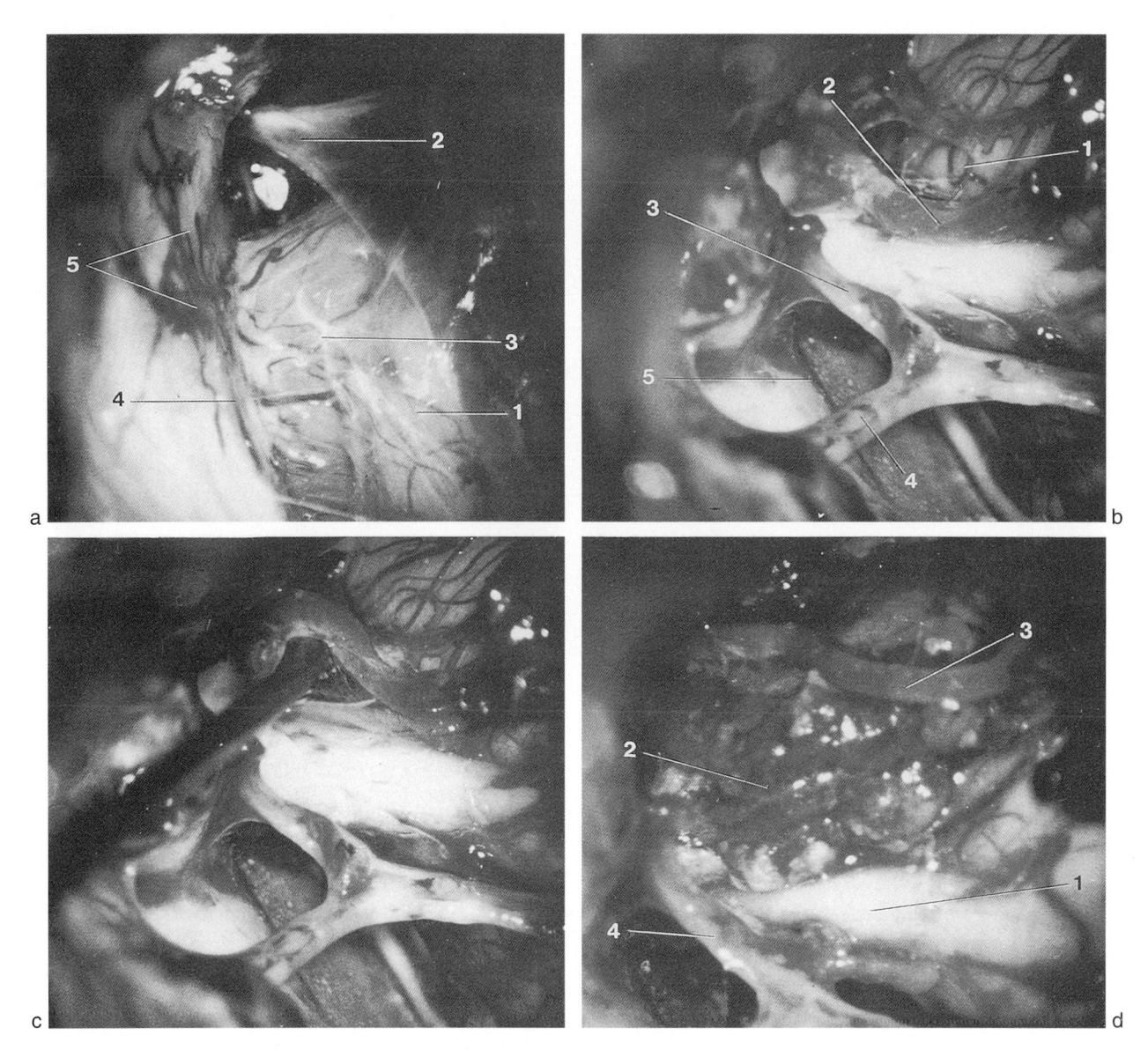

图 PS 25a-d　右侧听神经瘤合并同侧三叉神经血管压迫。入院前 4 年，患者听力急骤下降，后期合并反复头痛和典型的右侧三叉神经痛。CT 扫描显示右侧听神经瘤。手术发现右侧一中等大小的听神经瘤，肿瘤与右侧三叉神经无明显联系，但发现由小脑上动脉发出的一个分支压迫三叉神经。手术同期进行肿瘤切除和三叉神经的血管减压。术后病人三叉神经痛缓解，患者面神经的中度麻痹在术后几周消失

a　运用外侧枕下入路暴露右侧桥小脑角，并显露蛛网膜覆盖下的肿瘤。1－小脑绒球；2－岩静脉；3－肿瘤；4－内耳门；5－病理性硬膜血管。

b　完整切除包括内听道内的听神经瘤，小脑上动脉一分支压迫三叉神经十分明显。覆盖在三叉神经上蛛网膜未被破坏，证明肿瘤与三叉神经未直接接触。1－脑干；2－小脑上动脉；3－面神经；4－耳蜗神经；5－内耳门。

c　抬起压迫三叉神经的血管襻。

d　手术末期在三叉神经和小脑上动脉之间放置游离的肌肉瓣。1－三叉神经；2－肌肉移植片；3－小脑上动脉；4－面神经。

而使肿瘤很难全切。即便如此，我们发现在25%～30%的病例中，仍可保留听力，偶有双侧保留（图PS24a-f）。我们更喜欢先切除听力较好一侧肿瘤，这有利于增加保留听力的几率。

在很少的病例中，在听神经瘤的同侧或对侧，合并三叉神经的血管压迫。当听神经瘤症状合并典型的三叉神经痛时，需考虑此诊断。当病变位于同侧时，在进行切除听神经瘤的同时，可进行三叉神经的血管减压手术（图PS 25a-d）；而如果血管压迫位于听神经瘤的对侧，手术治疗应分期进行。

桥小脑角脑膜瘤

导言 此区脑膜瘤可在内听道的前方或后方生长，也可向头端及尾端蔓延。朝天幕裂孔方向，向前上方蔓延的脑膜瘤，可起源于Meckel氏腔、斜坡或天幕切迹区的硬脑膜。内耳孔后的肿瘤多起源于岩骨和颈静脉孔之间的硬膜。由于肿瘤生长的方向各异，肿瘤与血管及颅神经的关系也迥然不同。根据肿瘤不同的起源，面听神经可被推向肿瘤的前方或后方。在一些病例中，神经可从肿瘤中心穿过。一般可出现以下两种肿瘤形态学改变：

1）膨胀型：肿瘤生长并推移周围的结构；
2）扁平型：肿瘤沿邻近结构生长并包裹之。

第二种类型肿瘤需要运用非常精细的分离技术，所幸此类肿瘤的发病率远少于第一种类型。

膨胀性生长的脑膜瘤和听神经瘤一样，推移并牵张周围的神经结构，但很少与神经结构紧密粘连。因此，临床上出现的明显的颅神经症状，我们认为主要是由于神经的功能性麻痹，而不是因为永久性的病理解剖学改变。即使是前庭蜗神经功能，肿瘤切除后也有可能获得良好的恢复。因此对于这类肿瘤，保留面神经和前庭蜗神经不成问题。我们曾见到过这样的一些病例，术前听力已严重丧失，但切除肿瘤后听力几乎完全恢复。

手术技术

采用外侧枕下入路和显微外科技术，可显著地改善手术预后，降低手术的死残率。切除肿瘤最重要的技术包括，依托双极电凝条件下的分块切除技术，以及术中使用超声雾化吸引（CUSA）乳化吸除肿瘤，均被证明是非常有效的。如果肿瘤充满从三叉神经到后组颅神经的整个桥小脑角内，应先切除肿瘤的外侧部分，显露后组颅神经。在暴露Ⅶ、Ⅷ颅神经后，术者通过颈静脉孔和前庭耳蜗神经之间的间隙，以及面神经和三叉神经之间的间隙，向前分离切除肿瘤的前部。颅神经之间是手术操作的通道，应避免器械特别是双极电凝对神经的损伤。当然也应特别注意避免损伤可能被肿瘤包裹的血管结构，例如椎动脉、基底动脉、小脑前下和后下动脉，以及小脑上动脉。当切除与骨性颅底附着的肿瘤时，应先用双极对残留肿瘤充分电凝，然后用手术刀环绕肿瘤切开并从颅骨上剥除。该部位通常有丰富的血供，因此使用磨钻非常有用，它不但可以全切除已侵犯骨质的脑膜瘤，而且有利于止血。分离肿瘤包膜和脑干的粘连，可采用与切除听神经瘤相同的技术，但一般脑膜瘤更容易分离。

病例介绍

病例报告 左侧桥小脑角脑膜瘤起源于小脑幕（图PS 26a，b）。患者女性，44岁，主诉近

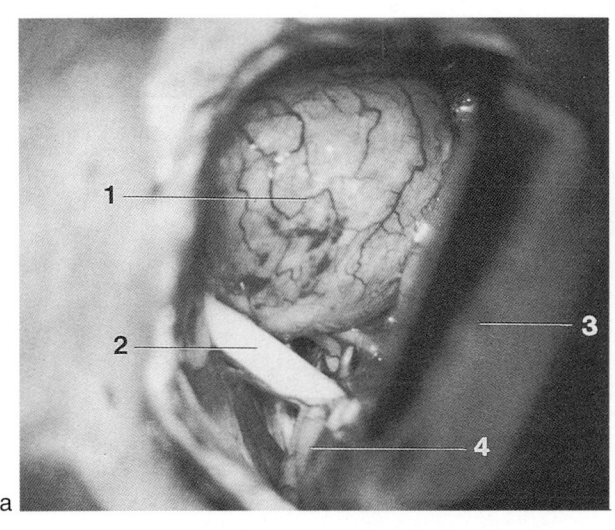

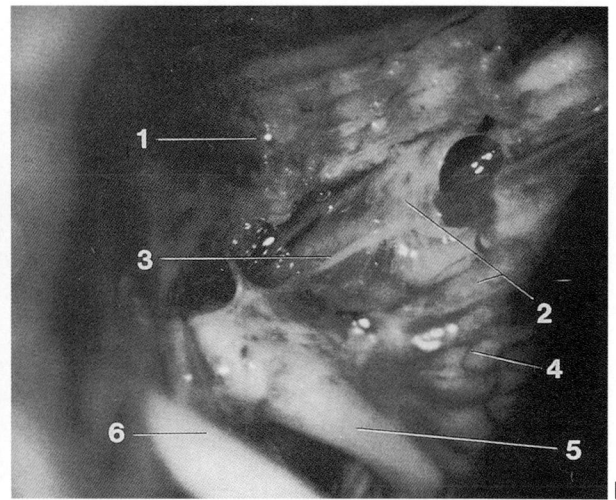

图 PS 26a, b　起源于天幕的左侧桥小脑角脑膜瘤

a　枕下外侧入路显露桥小脑角，发现一边界清楚的球形肿瘤，位于上面是天幕，内侧为脑干，下面为面听神经，后面为岩锥的空间内。三叉神经和滑车神经被肿瘤覆盖。1－肿瘤；2－面、听神经；3－脑压板；4－绒球。

b　肿瘤切除后。肿瘤切除前天幕的肿瘤附着处被反复电凝。桥小脑角主要的神经血管结构显露清楚。1－天幕上的肿瘤附着处；2－小脑上动脉分支；3－滑车神经；4－脑干；5－三叉神经；6－面听神经。

几个月来，与月经相关的左侧乳突区疼痛，偏头痛样头痛以及左侧面部痛。神经系统检查无明显的颅神经症状。CT扫描显示左侧后颅窝一大的占位性病变骑跨在岩锥上。耳鼻咽喉科医师检查发现患者听力及前庭功能正常。术前初步诊断为后颅窝脑膜瘤，采用外侧枕下入路暴露桥小脑角。发现在第Ⅶ、Ⅷ颅神经的前方有一1.5cm×2.5cm大小的脑膜瘤，肿瘤向天幕生长并严重压迫三叉神经。我们使用显微外科技术，将肿瘤分块切除并将其和周围组织相分离。肿瘤起源于天幕，切除50美分大小（约2.5cm直径）范围的天幕以达到肿瘤的全切除。术后未出现并发症，患者的听力及其他颅神经功能保持正常。

评论：一例源于天幕的脑膜瘤，通过第Ⅴ、Ⅶ/Ⅷ颅神经及脑干之间的间隙，生长到桥小脑角，通过显微外科手术予以切除并保留颅神经的功能。

病例报告　右桥小脑角和第四脑室脑膜瘤（图PS 27a-d）。患者35岁，主诉右侧大腿肌肉撕裂伤后伴平衡失调7个月，不伴有听力丧失及耳鸣。前庭功能显示向右侧自发性位置性震颤，眼震电图显示反应活跃，左侧略明显；发音和语言功能正常，听觉诱发电位提示右侧P_6潜伏期延长。初步诊断为后颅窝肿瘤并得到CT扫描证实。肿瘤直径为4cm，自岩骨后面向内跨过中线生长，几乎完全充满第四脑室。通过外侧枕下入路显露肿瘤，发现肿瘤几乎占据整个桥小脑角，将面神经和前庭蜗神经推向前上，将后组颅神经推向下。右侧小脑已严重受压变形，仅有薄层小脑组织覆盖肿瘤。将肿瘤囊内分块切除减压，然后一步步地分离肿瘤包膜与周围结构，直到严重粘连部位。肿瘤血运丰富，大部分供血来源于小脑前下动脉。电凝并切断供血动脉。虽然后组颅神经在血管之间与肿瘤粘连紧密，但我们还是能够在全切除肿瘤的同时保护颅神经。肿瘤从第四脑室外侧壁侵入第四脑室

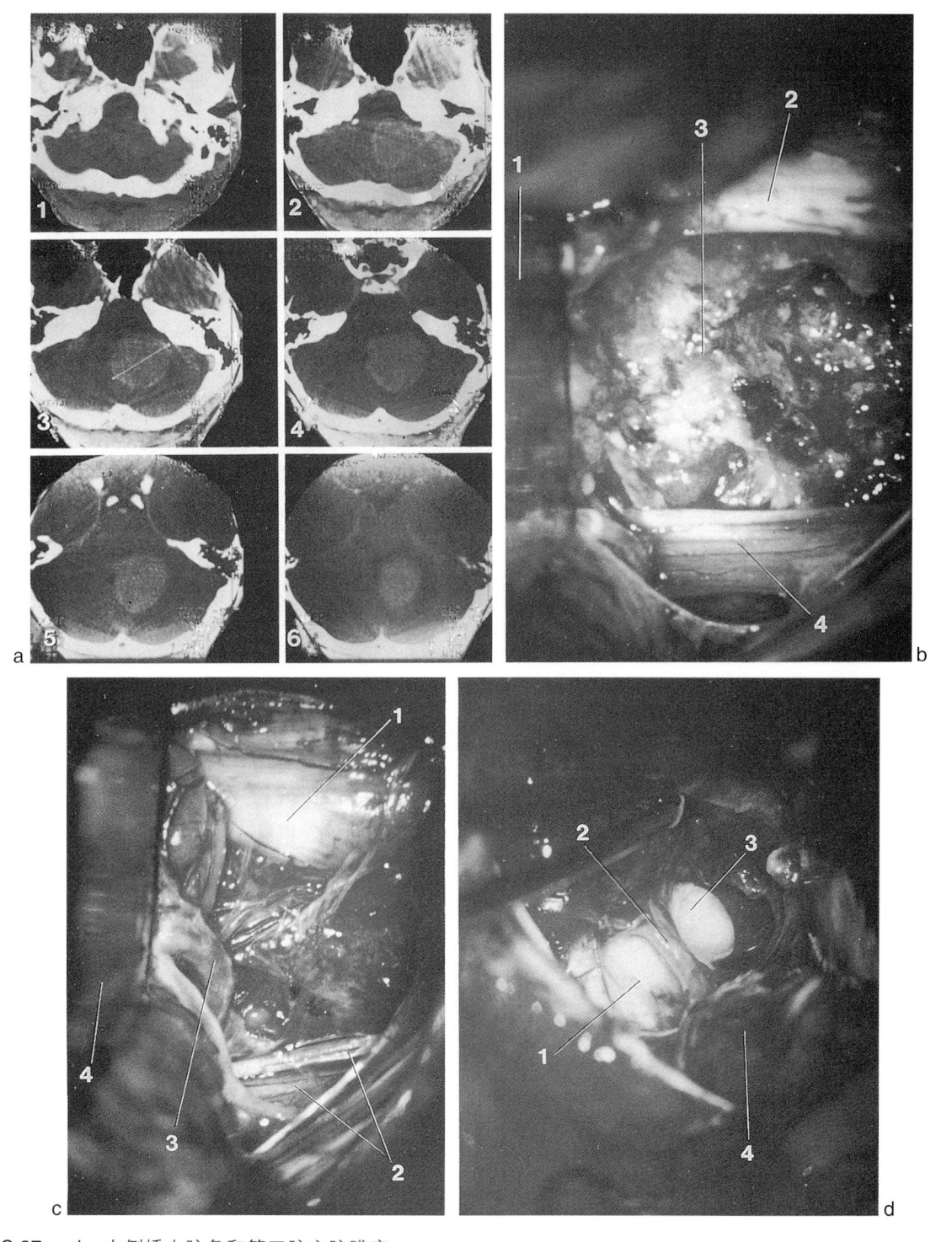

图 PS 27a–d　右侧桥小脑角和第四脑室脑膜瘤

　　a　(1～6) 右侧后颅窝直径 4cm 占位，从岩锥跨越中线长入第四脑室。
　　b　肿瘤在桥小脑角的三叉神经和面听神经之间显露。1－脑压板；2－三叉神经；3－肿瘤；4－面听神经。
　　c　肿瘤从桥小脑角切除后，可以辨清神经血管结构。1－面听神经；2－后组颅神经；3－AICA；4－脑压板。
　　d　肿瘤的脑室内部分已从第四脑室中切除。通过扩大的 Luschka 孔可以看到第四脑室底及对侧壁。
　　　　1－第四脑室底；2－PICA 环；3－中脑导水管；4－小脑。

并突入中脑导水管，非常类似于脉络丛乳头状瘤。最后我们全切肿瘤并保留所有的颅神经及其附近的血管。第四脑室外侧保持敞开。常规关闭切口。术后病理诊断为成纤维细胞脑膜瘤。

术后恢复顺利，10天后病人状态良好顺利出院。出院时病人眩晕等症状明显改善。

评论：这个病例是一个少见的第四脑室脑膜瘤，肿瘤几乎充满第四脑室并突向中脑导水管，向侧方通过第四脑室外侧壁和Luschka孔进入桥小脑角，到达岩锥的后表面。由于肿瘤的位置和范围较特殊，神经放射学检查无法提供确切的诊断。由于肿瘤涉及脑室结构，在诊断脑膜瘤的同时也考虑有脉络丛乳头状瘤的可能。肿瘤未涉及后颅窝硬脑膜，符合原发性脑室内脑膜瘤的诊断。

桥小脑角表皮样囊肿

导言 表皮样囊肿为真性肿瘤，一般为胚胎性起源，多起源于异位的生殖细胞。在耳鼻咽喉科学中，此病变称为真性胆脂瘤。

表皮样囊肿为桥小脑角第三位常见肿瘤，最初的症状无特异性。有些病人可表现为典型的三叉神经痛或持续性的疼痛，其他就医原因多为前庭耳蜗神经症状。早期CT表现为桥小脑角边缘不规则的低密度囊性占位。在许多病例中，早期使用密度测定法即可作出术前诊断。通常在很长一段时期，症状都很轻微，甚至当肿瘤已经很大时亦如此。有时，肿瘤可沿着脑桥蔓延到对侧，或通过Luschka孔侵入第三脑室。

表皮样囊肿（真性胆脂瘤）不同于耳鼻咽喉科学中的"假性"胆脂瘤。表皮样囊肿可起源于桥小脑角，而假性胆脂瘤可在几年或几十年间，通过中耳和岩骨，逐步侵入中颅窝或后颅窝。切除"假性"胆脂瘤，应联合耳科和神经外科一起进行手术。有时即使已清除了中耳和内耳的病变，以后的外伤或炎症也可导致胆脂瘤在中、后颅窝复发。

手术技术（图 PS 28a-d）

与听神经瘤和脑膜瘤的手术一样，采用枕下外侧入路显露桥小脑角。表皮样囊肿表现为质软、珍珠样、边界不规则的球形肿块。肿瘤包膜菲薄与蛛网膜多处粘连，该包膜可以大块切除。手术策略是：应在彻底清除一个区域的肿瘤后，再移向另一区域，以避免留下小的囊壁残余。有效的技术是应首先打开肿瘤包膜实施内减压，这样可在满意的观察下无创地分离包膜和周围的神经血管结构。在手术的最后一步，应仔细检查桥小脑角的每一个角落，反复冲洗手术野，以确保清除残留的肿瘤细胞，因为即使很微小的上皮残留，也可导致肿瘤的复发。因肿瘤压迫引起的功能性听力丧失，可在显微手术之后得到恢复。

病例介绍

病例报告 左侧桥小脑角表皮样囊肿（图PS28a-d）。入院前10年患者就发现有进行性的听力下降。在过去3年里，患者有步态不稳。出现症状10年后的详细检查发现存在明显的左耳听力下降，左侧外周前庭器兴奋性降低和轻度面瘫。头颅X线平片显示左侧内听道显著扩张。CT扫描显示左侧桥小脑角直径5cm的占位，第四脑室受压。术前检查发现面瘫，左耳听力严重丧失，闭目伫立试验表现为无优势方向的轻度摇摆，闭目行走时步态左偏，左侧凝视时，为粗幅震

后颅底手术内听道及桥小脑角手术　361

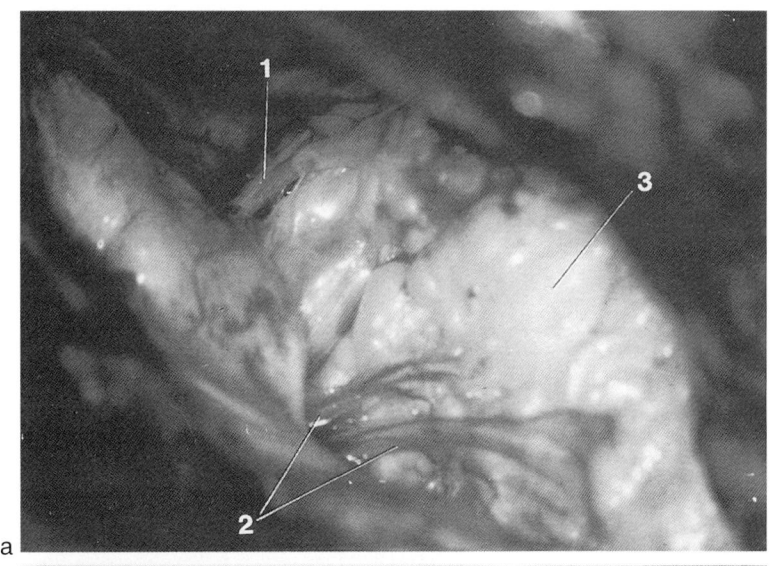

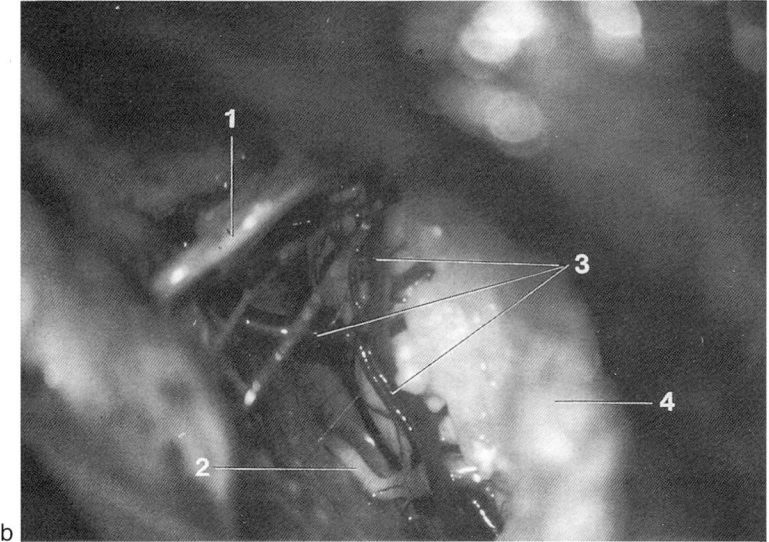

图 PS 28a–d
左侧桥小脑角巨大的上皮样囊肿。肿瘤全切术后听力改善

a　通过外侧枕下入路暴露桥小脑角。发现一个珍珠样、球形肿瘤，将后组颅神经和面听神经推向上方。1－前庭蜗神经和面神经；2－后组颅神经；3－肿瘤。

b　肿瘤被部分切除。显露桥小脑角区重要的解剖结构。1－第Ⅶ、Ⅷ颅神经；2－外展神经；3－脑干血管；4－脑干上的肿瘤残余。

c　肿瘤全切后。1－内耳门；2－第Ⅶ、Ⅷ颅神经；3－脑桥。

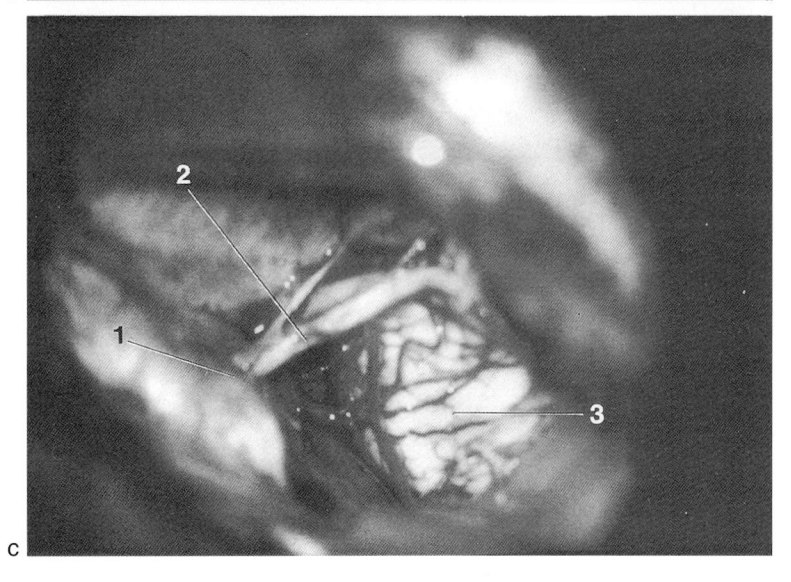

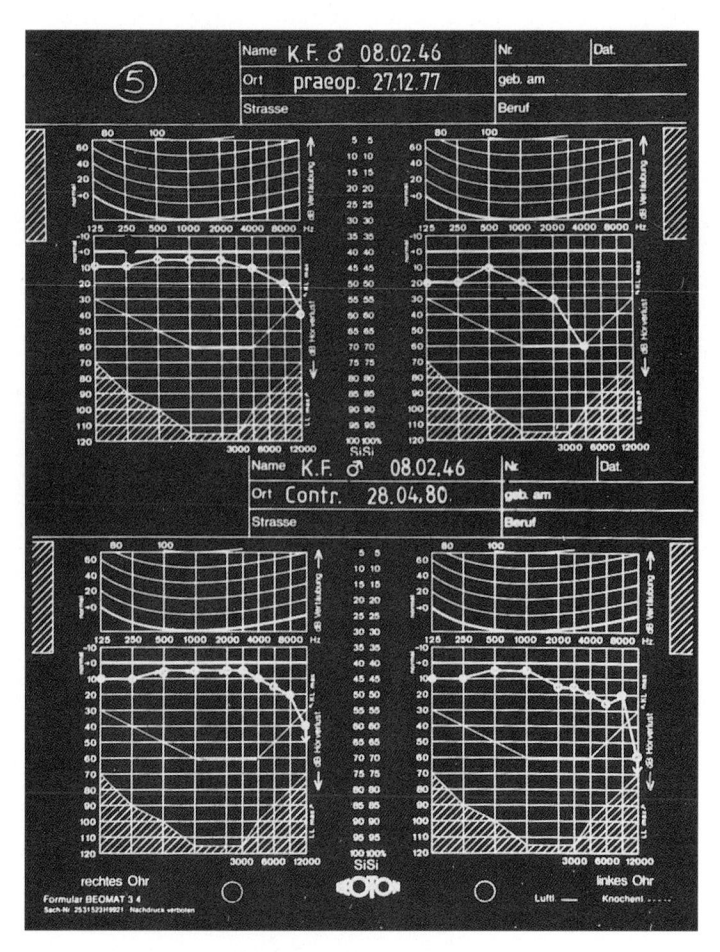

图 PS 28d　术前和术后的听力图。由于肿瘤压迫所致的高频下降现象在术后未再出现。

颤；右侧凝视时为小幅震颤，向上凝视时为垂直震颤。无后组颅神经症状，软腭居中，咽部感觉两侧对称。

通过枕下外侧入路暴露桥小脑角，抬起小脑，打开枕大池，显露出一大的表皮样囊肿。肿瘤向上蔓延至天幕，向下至枕大孔。后组颅神经和肿瘤包膜粘连。肿瘤向外侧扩展进入内听道。首先对肿瘤的外侧部分进行内减压，并分离囊壁和后组颅神经的粘连。然后在内听道内辨认面神经和前庭耳蜗神经，完成神经和肿瘤的分离。接下来对肿瘤主体进行囊内减压。脑桥已严重受压，在这个部位将肿瘤从脑桥上分离后，逐渐过渡到延髓，并将其与小脑前下动脉分离开来。为了切除肿瘤的内侧部分，必须切除小脑扁桃体并打开第四脑室的外侧壁。最终我们完成了肿瘤的全切除，术后未见并发症。术后几个月内，病人面神经麻痹完全消失，听力几乎恢复正常。显而易见，术前听力的丧失是因为肿瘤对听神经产生的功能性刺激所致。

评论：该病例说明了表皮样囊肿症状的隐蔽性、包膜的难切除性，以及应用无创的显微外科分离技术切除桥小脑角肿瘤后，可以改善因肿瘤压迫刺激所致的功能性听力下降。听力损害的时间看起来对手术后听力的恢复影响很小。

其他桥小脑角肿瘤

导言 原则上任何占位性病变均可发生于桥小脑角。此区病变的诊断近年来很大程度上得益于放射学技术的进展，例如高分辨率的CT、MRI以及超选择性的血管造影。即使如此，也不可能对所有的病例做出确切的术前诊断。桥小脑角占位性病变主要有：起源于颅神经的神经鞘瘤（三叉神经、面神经、舌咽神经等）、血管瘤、动脉瘤、室管膜瘤、脉络丛乳头状瘤、胶质母细胞瘤、髓母细胞瘤、脊索瘤、软骨瘤、蛛网膜囊肿以及颅底外侧肿瘤切除后复发侵入桥小脑角（例如颈静脉球瘤）。其他各种不同的恶性肿瘤的转移灶也可发生于桥小脑角。这些疾病的诊断在很大程度上依赖于精确的病史采集和完整的临床评价。

手术治疗的原则与以前讨论过的其他肿瘤类型相同。

为达到肿瘤全切的目的，可能要牺牲重要功能性结构，但只有预后良好时才能考虑这么做。

病例介绍

病例报告 内听道动静脉血管瘤（图 PS 29a-f）。一位以往体健的50岁女性，在1981年夏天突发步态不稳、平衡障碍和间歇性眩晕，及时就诊于耳鼻喉科医生。她同时伴有颈部疼痛向耳后放射、右侧面瘫及右半舌味觉障碍。症状10周后减轻。1982年2月，患者又出现平衡障碍、眩晕，但无恶心，有不同强度的耳鸣，并伴有右侧听力下降，右侧面部毛发样异物感及右眼疼痛。

1982年3月1日最初检查，发现右侧面部感觉减退，角膜反射迟钝，右侧轻度面瘫，肌电图显示右侧自发性活动减少伴异常再生电位。耳镜和喉镜检查正常。右侧面肌刺激反射反应时间明显延长。右半舌味觉消失。第Ⅵ、Ⅸ、Ⅹ、Ⅻ颅神经功能正常。在接下来的几周，病人右耳听力进行性下降。脑干电测听显示 P_5 潜伏期轻度延长。前庭试验示偏向左侧的小振幅自发性震颤，一个为非定位性凝视性震颤，另一个为定位性位置性震颤，右侧迷路的热反应消失合并前庭脊髓反应紊乱及慢性眼相。总之，外周和中枢的前庭功能障碍合并听力损害，以及脑干听觉反射的延长，符合听神经瘤的诊断。但是平扫及增强CT未发现后颅窝有占位性病变。因此，在1982年3月做了计算机空气脑池造影以明确诊断，发现右侧内听道轻度扩大，内含一个边界清楚的占位，并从内耳门突入桥-小脑池数毫米。诊断为右侧内听道内肿瘤。经颞下入路到达内听道并打开内听道内的硬脑膜，发现一搏动性肿块，将第Ⅶ、Ⅷ神经推向前下。由于无法辨清肿瘤的血供，手术没有继续下去。病人被介绍给我们进行枕下外侧入路的手术，它是唯一能评价肿瘤血供的入路。枕下外侧入路暴露桥小脑角，辨认第Ⅶ、Ⅷ颅神经，发现从内听道突出的血管畸形的顶，并可见到较大口径的病理性血管进入病灶并从上方压迫第Ⅶ、Ⅷ神经。另有一根小脑下动脉的分支从尾端进入病灶。为增加显露，必须用磨钻磨除内听道的后壁。血管畸形和内听道硬脑膜之间有多处的紧密粘连。我们电凝从下方供应肿瘤的小脑前下动脉分支，以及在第Ⅶ、Ⅷ神经上方进入病变的病理性血管（内为混合性血液）。然后将内听道内发育异常的血管与第Ⅶ、Ⅷ神经束分离并予以切除。

术后短期内患者主诉眩晕严重，无明显缓解。尽管应用显微技术分离并保留了面神经束，但术后早期仍有不全性面瘫，眼睑关闭不全。3周后症状明显改善，仅遗留面神经口支瘫痪，右耳失聪难以避免，这可能与耳蜗神经的非正常血供有关。眩晕症状逐步消退，几个月后患者的面神

364 后颅底手术

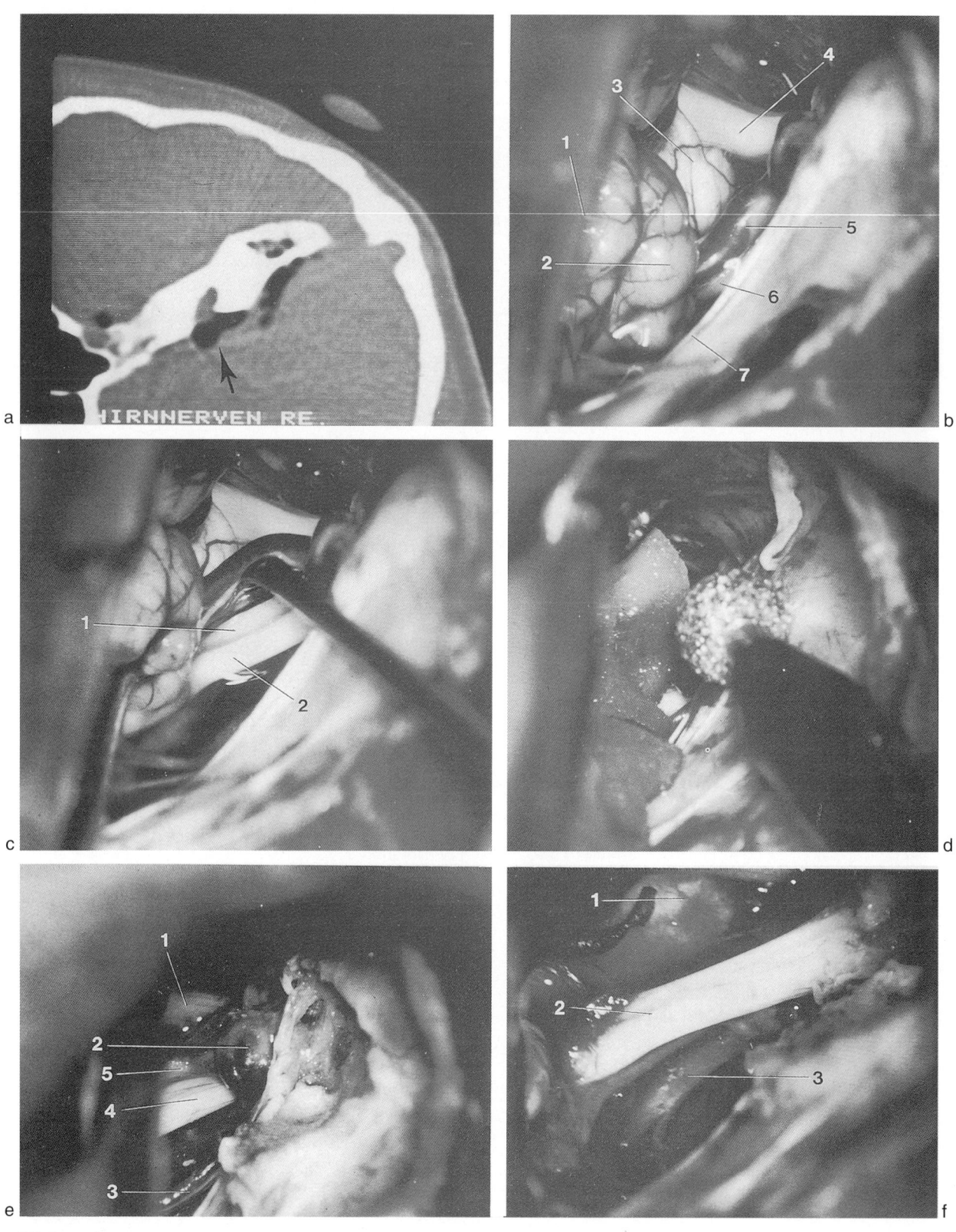

图 PS 29a-f

经功能恢复正常，仅有轻微的连带运动。

评论：一例类似于内听道内听神经瘤的内听道内动静脉畸形，通过外侧枕下入路予以切除，该入路能安全满意地显露病灶的血供。保留第Ⅶ、Ⅷ颅神经的功能很困难，因为它们具有非正常的血液供应。

病例报告　右侧桥小脑角转移性透明细胞腺癌（图PS30a，b）。病人在术前一年多出现耳鸣及右耳听力进行性下降，静脉补液治疗无效。7个月后并发进行性右侧面瘫，尤以口周表现明显。

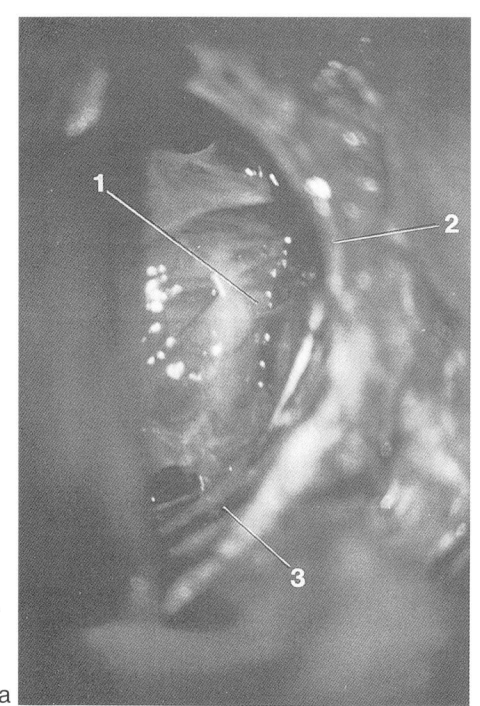

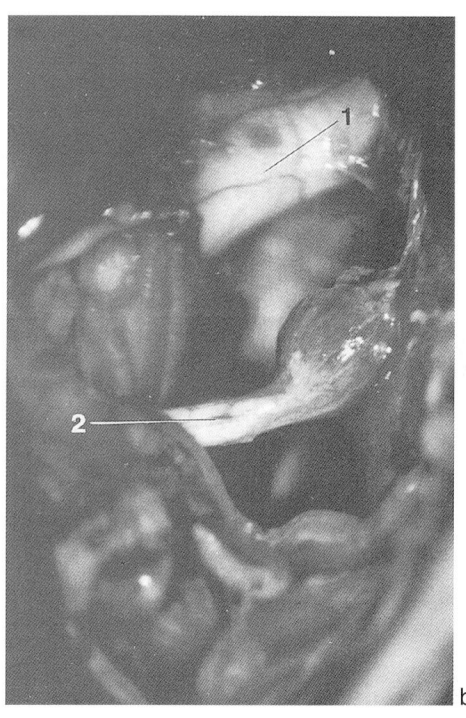

图 PS 30a, b　55 岁男性，右大脑半球及右桥小脑角多发占位。鉴别诊断包括恶性转移癌和 Von Reckling hausen 氏病（神经纤维瘤病）。未找见原发灶，但病理证实为转移性腺癌。
- a　枕下外侧入路暴露右侧桥小脑角。1－肿瘤；2－内耳门；3－后组颅神经。
- b　肿瘤大部切除后可见内耳门处的面神经明显浸润，冰冻切片为腺癌。因此未做神经重建。1－三叉神经；2－面神经。

◀

图 PS 29a–f　50 岁女性。内听道血管畸形（Penkert 等 1985）
- a　计算机空气脑池造影（腰穿注入 2ml 空气）显示右桥小脑角内听道内一占位病变，边界光滑。
- b　显露右桥小脑角。1－脑压板；2－绒球；3－桥脑；4－三叉神经；5－血管瘤；6－前庭蜗神经；7－硬膜缘。
- c　切断静脉神经引流。1－面神经；2－前庭蜗神经。
- d　切除岩骨硬膜，磨开内听道。
- e　内听道已打开。1－三叉神经；2－血管瘤；3－供血动脉；4－前庭蜗神经；5－引流静脉。
- f　电凝供血动脉和引流静脉后切除血管瘤。1－三叉神经；2－前庭蜗神经；3－小脑前下动脉。

然后病人出现眩晕伴右侧迷路兴奋性下降以及摇头引发的眼球震颤。两月后电测听提示右耳听力完全丧失。此时CT扫描发现右侧大脑半球多发的低密度病灶，右侧桥小脑角占位并压迫脑干。鉴别诊断考虑转移瘤或von Recklinghausen氏神经纤维瘤病。病人被介绍给我们，做进一步的诊断和手术切除病变。术前全面的检查未发现原发病灶。采用标准的枕下外侧入路暴露右侧桥小脑角，发现桥小脑角区一红色菜花状肿瘤，将其与小脑前下动脉以及第Ⅶ、Ⅷ神经分离。打开内听道，发现肿瘤已到达内听道底部。肿瘤内减压后，发现面神经和前庭蜗神经完全被肿瘤浸润，未见正常的神经束。在近脑干处切断神经，全切除肿瘤直至内听道底部。冰冻切片病理报告为转移性腺癌，考虑到为多发转移癌，因此未做颅神经的移植重建术。

评论：此病例为一原发灶不明的桥小脑角转移性腺癌。颅内多发性病灶的情况符合von Recklinghausen氏神经纤维瘤病的特点。枕下外侧入路探查证实了病变的性质。

参考文献

Apfelbaum RI (1977) A comparison of gerrutaneous radiofrequency trigeminal neurolysis and microvascular decompression of the trigeminal nerve for the treatment of tic douloureux. Neurosurgery 1:16–21

Ballance CA (1894) Cited in Glasscock (1968)

Ballance CA (1907) Some points in the surgery of the brain and its membranes. Macmillan, London

Borchardt M (1905) Zur Operation der Tumoren des Kleinhirnbrückenwinkels. Berl Klin Wschr 42: 1033–1035

Bornemann H, Hundeshagen H, Franke KD (1982) Digitale Szintigraphie des Mittel- und Innenohres. Radioaktive Isotope. Klin Forsch 15:403

Bornemann H, Franke KD, Bornemann C, Hundeshagen H (1983) Die Bedeutung der cochleomeatalen Szintigraphie zur Diagnostik des Akustikusneurinomes. Arch Otorhinolaryngol Suppl 1983/II, p 314–316

Campbell E, Keedy C (1947) Hemifacial spasm: a note on the etiology in two cases. J Neurosurg 4:342–347

Celis-Blaubach A (1973) La boucle vasculaire du conduit auditif interne. Ann Otolaryngol 90:717–722

Chavanne F, Troullieur (1905) De la section intra-cranienne du nerf auditif. Bulletins et Memoires de la Société Française d'Otologie et de Laryngeologie. Tome XXI, Maloine Edit, Paris

Choudard CH (1972) Recherche sur l'organisation intraaxiale des formations motrices et parasympathiques du nerf facial. Theses Med Paris 264:93 (III)

Cohen N (1979) Acoustic neuroma surgery with emphasis on preservation of hearing. Laryngoscope 89:886–896

Cohen NL, Ransohoff J (1981) Preservation of hearing in acoustic neurinoma surgery. In: Samii M, Jannetta PJ (eds) The cranial nerves. Springer, Berlin Heidelberg New York, p 561–568

Cushing H (1917) Tumors of the nervus acusticus and the syndrome of the cerebellopontine angle. WB Saunders Philadelphia London

Dandy WE (1922) An operation for the total exstirpation of tumors of the cerebellopontine angle: a preliminary report. Bull Hopkins Hosp 33:344–345

Dandy WE (1925) An operation for the total removal of cerebellopontine (acoustic) tumors. Surg Gynecol Obstet 41:129–148

Dandy WE (1934) Concerning the cause of trigeminal neuralgia. Am J Surg 24:447–455

Dandy WE (1941) Results of removal of acoustic tumors by the unilateral approach. Arch Surg 42:1026–1033

Debrun G (1982) Treatment of certain intracerebral vascular lesions with balloon catheters. In: Schmideck HH, Sweet WH (eds) Operative neurosurgical techniques, vol 2. Grune & Stratton, New York, p 789

Di Tullio MV Jr, Malkasian D, Rand RW (1978) A critical comparison of neurosurgical and otolaryngological approaches to acoustic neuromas. J Neurosurg 48:1–12

Dott NM (1958) Facialis paralysis-restitution by extrapetrous nerve graft. Proc Roy Soc Med 51:900–902

Fisch U (1970) Transtemporal surgery of the internal auditory canal. Adv Otorhinolaryngol 17:203–240

Fisch U (1976) Chirurgie im inneren Gehörgang und an benachbarten Strukturen. In: Naumann HH (ed) Kopf- und Hals-Chirurgie Bd 3, S 457–543

Fisch U (1978) Otochirurgische Behandlung des Akustikusneurinoms. In: Plester D, Wende S, Nakayama N (eds) Kleinhirnbrückenwinkeltumoren. Springer, Berlin Heidelberg New York

Freckmann N, Nagenah R, Hermann HD, Müller D (1981) Treatment of neurogenic torticollis by microvascular lysis of the accessory nerve roots – indication, technique and first results. Acta Neurochirurgica 59:167–175

Gardner WJ (1962) Concerning the mechanism of trigeminal neuralgia and hemifacial spasm. J Neurosurg 19:947–957

Gardner WJ, Miklos MV (1959) Response of trigeminal neuralgia to "decompression" of the sensory root. J Am Med Ass (JAMA) 170:1773–1776

Glasscock ME (1968) History of the diagnosis and treatment of acoustic neuroma. Arch Otolaryng 88:578

Glasscock ME, Hays JW, Miller GW, Drake FD, Kanok MM (1978) Preservation of hearing in tumors of the internal auditory canal and cerebellopontine angle. Laryngoscope 88:43–55

Helms J (1978) Zur chirurgischen Anatomie des Felsenbeines. In: Plester D, Wende S, Nakayama N (eds) Kleinhirnbrückenwinkeltumoren. Springer, Berlin Heidelberg New York

Horrax G, Poppen JL (1949) The End Results of Complete Versus Intracapsular Removal of Acoustic Tumors. Ann Surg 130:567–575

House WF (1961) Surgical exposure of the internal auditory canal and its contents through the middle cranial fossa. Laryngoscope 71:13-63-1385

House WF (1962) Subarachnoid shunt for drainage of endolymphatic hydrops: A preliminary report. Laryngoscope 72:713

House WF (1964) Evelution of transtemporal removal of acoustic neuromas. Arch Otolaryngol 80:731–750

House WF (1964) Monograph transtemporal bone microsurgical removal of acoustic neuromas. Arch Otolaryngol 80:597–730

House WF (1965) Subarachnoid shunt for drainage of hydrops. A report of 146 cases. Laryngoscope 75:1547–1551

House WF (1976) Cited in Jongkees LBW Chirurgie des Mastoids und der Pyramidenspitze sowie des intratemporalen Nervus facialis. In: Naumann HH (ed) Kopf- und Halschirurgie Bd 3, S 162ff.

House WF, Hitselberger WE (1964) Morbidity and mortality of acoustic neuromas. Arch Otolaryngol 80:752–757

House WF, Hitselberger WE (1964) Transtemporal bone microsurgical removal of acoustic neuromas. Total versus subtotal removal of acoustic tumors. Arch Otolaryngol 80:751–752

Iwakuma T, Matsumoto A, Nakamura N (1982) Hemifacial spasm. Comparison of three different operative procedures in 110 patients. J Neurosurg 57:753–756

Jannetta PJ (1967) Structural mechanism of trigeminal neuralgia: Arterial compression of the trigeminal nerve at the pons in patients with trigeminal neuralgia. J Neurosurg 26(II):159–162

Jannetta PJ (1970) Microsurgical exploration and decompression of the facial nerve in hemifacial spasm. Curr Top Surg Res 2:217–220

Jannetta PJ (1976) Microsurgical approach to the trigeminal nerve for Tic douloureux. Progr Neurol Surg 7:180 200

Jannetta PJ (1977) Observations on the etiology of trigeminal neuralgia, hemifacial spasm, acoustic nerve dysfunction and glossopharyngeal neuralgia. Definitive microsurgical treatment and results in 117 patients. Neurochirurgia 20:145–154

Jannetta PJ (1981a) Vascular decompression in trigeminal neuralgia. In: Samii M, Jannetta PJ (eds) The cranial nerves. Springer, Berlin Heidelberg New York, pp 331–340

Jannetta PJ (1981b) Hemifacial spasm. In: Samii M, Jannetta PJ (eds) The cranial nerves. Springer, Berlin Heidelberg New York, pp 484–493

Jannetta PJ, Bissonette DJ (1978) Bell's Palsy: a theory as to etiology. Observations in six patients. Laryngoscope 88:849–8545

Jannetta PJ, Gendell HM (1979) Clinical observations on etiology of essential hypertension. Surg Forum 30:431–432

Körte W (1903) Ein Fall von Nervenpfropfung des N. facialis auf den N. hypoglossus. Dtsch Med Wschr 29:293–295

Koos W (1977) Die Mikrochirurgie als Voraussetzung für Fortschritte in der Behandlung des Akustikusneurinoms. Wien Med Wochenschr 8:246–249

Krause F (1903) Zur Freilegung der hinteren Felsenbeinfläche und des Kleinhirns. Beitr Klin Chir 37:728–764

Krmpotic J, Draf W, Helms J (1985) Chirurgische Anatomie des Kopf-Hals-Bereiches. Springer, Berlin Heidelberg New York

Lange G (1977) Die intratympanale Behandlung des Morbus Meniere mit ototoxischen Antibiotika. Laryngol Rhinol Otol 56:409–414

Lasjaunias PL (1983) Craniofacial and upper cervical arteries. Williams & Wilkins, Baltimore/London

MacCarty CS (1975) Acoustic neuroma and the suboccipital approach (1967–1972). Mayo Clin Proc 50:15–16

Mackay IS, King IJ (1977) Pre- and postoperative brainstem responses in a case of acoustic neuroma, sparing the VIII nerve. Clinical Otolaryngology 2:233–238

Malis LI (1975) Microsurgical treatment of acoustic neurinomas. In: Handa H (ed) Microsurgery. Igaku Sho, Tokyo

Malis LI (1977) Nerve grafting by microscope in the cranium. In: Rubin LR (ed) Reanimation of the paralyzed face. Mosby, St. Louis, p 211–216

Mazzoni A, Hansen CC (1970) Surgical anatomy of the arteries of the internal auditory canal. Arch Otolaryng 91, 128

Morrison AW, King TT (1984) Space-occupying lesions of the internal auditory meatus and cerebellopontine angle. Adv Otorhinolaryngol 121–142

Olivecrona H (1940) Acoustic tumors. J Neurosurg Psychiat 3:141–146

Olivecrona H (1967) Acoustic tumors. J Neurosurg 26:6–13

Panse R (1904) Ein Gliom des Akustikus. Arch Ohrenheilk 61:251

Penkert G, Samii M, Haid T, Rettinger G (1985) Angiomatöse Fehlbildung des inneren Gehörgangs mit den Leitsymptomen Schwindel und Ohrensausen. HNO 33:17–22

Penzholz H (1983) Die operative Behandlung der Trigeminusneuralgie. Neurol 10:29–34

Perry RH (1904) A case of tinnitus and vertigo treated by division of the auditory nerve. J Laryngol Otol 19:402–403

Portmann G (1927a) The saccus endolymphaticus and an operation for draining the same for the relief of vertigo. J Laryngol Otol 42:809

Portmann G (1927b) Vertigo: Surgical treatment by opening the saccus endolymphaticus. Arch Otolaryngol 6:309

Portmann G (1932) Traite de techniques operatoire otorhinolaryngologique. Masson Paris

Portmann M (1975) Tumors of the Internal Auditory Meatus and Surrounding Structures. In: Portmann M et al. (eds) The Internal Auditory Meatus. Churchill Livingstone, Edinburgh, p 219

Pulec JL (1966a) Symposium on acoustic neuroma – Diagnosis and management of acoustic neuroma. Laryngoscope 76:1097-1103

Pulec JL (1966b) Comments on translabyrinthine approach to acoustic neuromas. Arch Otolaryngol 83:592–594

Quix F (1911) Ein Akustiktumor. Arch Ohrenheilk 84:252

Rand RW (1969) Microneurosurgery for acoustic tumors. In: Rand RW (ed) Microneurosurgery. St. Louis, Mosby, p 126–155

Rand RW (1981) The Gardner neurovascular decompression operation for trigeminal neuralgia. Acta Neurochir 58:161–168

Rand RW, Jannetta PJ (1968) Microneurosurgery: application of the binocular surgical microscope in brain tumors, intracranial aneurysm, spinal cord disease and nerve reconstruction. Proc Congr Neurol Surg. In: Clinical Neurosurgery Chapter XIV. Williams and Wilkins, Baltimore, pp 319–342

Rand RW, Kurze T (1965) Microneurosurgical resection of acoustic tumors by a transmeatal posterior fossa approach. Bull Los Angeles Neurol Soc 30:17–20

Rand RW, Kurze T (1968) Preservation of vestibular, cochlear and facial nerves during microsurgical removal of acoustic tumors. Report of two cases. J Neurosurg 28:158–161

Rhoton AL (1974) Microsurgery of the internal acoustic meatus. Surg Neurol 2:311–318

Rhoton AL (1976) Microsurgical removal of acoustic neuromas. Surg Neurol 6:211–219

Samii M (1979) Neurochirurgische Gesichtspunkte der Behandlung der Akustikusneurinome mit besonderer Berücksichtigung des N. facialis. 2 Laryngol Rhinol Otol 58:97–106

Samii M (1983) Pathogenese und operative Behandlung des Spasmus facialis. Akt Neurol 10:11–17

Samii M, Ohlemutz A (1981) Early experience in vascular decompression for vestibulo-cochlear malfunction. In: Samii M, Jannetta PJ (eds) The cranial nerves. Springer, Berlin Heidelberg New York, pp 556–558

Samii M, Ohlemutz A (1981) Preservation of eighth cranial nerve in cerebello-pontine angle tumors. In: Samii M, Jannetta PJ (eds) The cranial nerves. Springer, Berlin Heidelberg New York, p 586–587

Samii M, Penkert G (1984) 100 mikrochirurgische Tumorentfernungen im Kleinhirnbrückenwinkel unter besonderer Berücksichtigung der Hörfunktionserhaltung. Zbl Neurochir 45:7

Samii M, Turel KE, Penkert G (1985) Management of Seventh and Eighth Nerve. Involvement by Cerebellopontine Angle Tumors. Clin Neurosurg 32:242–272

Scaramella L (1970) Preliminary reports on facial nerve anastomosis. Thirn Int. Symposium on Facial Nerve Surgery. Osaka, Sept. 27–30

Scaramella L (1971) L'anastomosi tra i due nervi faciali. Arch Ital Otol 28:207–215

Segal R, Gendell HM, Canfield D, Dujovny M, Jannetta PJ (1979) Cardiovascular response to pulsatile pressure applied to ventrolateral medulla. Surg Forum 30:433–435

Smith JW (1971) A new technique of facial animation. Transactions Fifth International Congress Plastic and Reconstructive Surgery. Butterworth, Melbourne, p 83–84

Smith MFW, Miller RN, Cox DJ (1973) Suboccipital microsurgical Removal of Acoustic Neurinomas of All Sizes. Trans Am Otol Soc p 119

Stennert E (1979) Combined approach in extratemporal facial nerve reconstruction. Clin Plast Surg 6:481–486

Sterkers JM (1971) Chirurgie du conduit auditif interne, neurotomies et tumeurs (55 cas). Société Française d'Otorhinolaryngologie, 68ᵉ Congres Paris. Arnette, Paris

Sterkers JM (1981) Retro-sigmoid approach for preservation of hearing in early acoustic neuroma surgery. In: Samii M, Jannetta PJ (eds) The cranial nerves. Springer, Berlin, pp 579–585

Sterkers JM, Sterkes O, Mandelonde C, Corlien P (1984) Preservation of Hearing by the Retrosigmoid Approach in Acoustic Neuroma Surgery. Adv Otorhindaryngologie 34:187–192

Sunderland S (1945) The arterial relations of the internal auditory meatus. Brain 68:23–27

Wigand ME (1976) Schwindel, ein Leitsymptom der Felsenbeinneurinome. Neutrol Psychiat 2:307–313

Wigand ME (1979) Der transtemporale Zugang zur Operation des kleinen Octavusneurinomes. Course on surgery of the skull base, Hannover

Wigand ME (1979) Die transtemporale, extradurale Chirurgie des inneren Gehörganges. Course lecture, Surgery of the skull base, Hannover

Wigand ME, Haid T, Berg M, Rettinger G (1981) Early diagnosis and transtemporal removal of small nerve VII and VIII tumors. In: Samii M, Jannetta PJ (eds) The cranial nerves. Springer, Berlin Heidelberg New York, p 549–574

Wigand ME, Hait T, Berg M, Rettinger G (1982a) Otochirurgische Neurolyse des VIII. Hirnnerven bei progressiven, cochleovestibulären Störungen. Arch Otorhinolaryngol 235:531–534

Wigand ME, Haid T, Berg M, Rettinger G (1982b) The enlarged transtemporal approach to the cerebellopontine angle. Technique and indications. Acta otorhinolaryngol Ital 2:571–582

Yasargil MG, Fox JL (1974) The microsurgical approach to acoustic neurinomas. Surg Neurol 2:393–398

Zange G (1915) Translabyrinthäre Operationen von Akustikus- und Kleinhirnbrückenwinkeltumoren. Berl Klin Wochenschr 52:1334

Yasargil MG (1978) Mikrochirurgie der Kleinhirnbrückenwinkel-Tumoren. In: Plester D, Wende S, Nakayama N (eds) Kleinhirnbrückenwinkeltumoren. Springer, Berlin Heidelberg New York, p 215–257

Zülch KJ (1956) Pathologische Anatomie der raumbeengenden intrakraniellen Prozesse. Handbuch der Neurochirurgie, vol 3, Springer, Berlin Göttingen Heidelberg

后颅窝底外侧和岩骨肿瘤的手术

一般手术技术

后颅窝底外侧肿瘤延伸至中颅窝底是最常见的。后颅窝底外侧肿瘤症状、诊断及手术策略在前已有讨论（见 271 页）

后-下入路是后颅窝颅底外侧常用的颅外入路，此入路可暴露中、后颅窝底外侧及邻近硬膜（见 274 页）。

如果发现硬膜有侵蚀，则将开始的硬膜外入路改为硬膜下入路（见 375 页）。

特殊手术技术

导言 岩骨或颞骨岩部是连接中-后颅底的重要结构，并构成两者分界。颅外观，岩骨是中-后颅窝底的主要组成部分。因为岩骨内包含有内耳的感觉器官及面神经，因此它是确定手术策略的关键因素。后颅窝颈静脉孔中有许多重要神经血管结构穿过，如颈静脉球、IX-XI 颅神经和舌下神经，是后颅窝底硬膜外手术的重要部位。此区域主要的肿瘤根据发病率高低依次为神经瘤、化学感受器瘤（颈静脉球瘤）及不同起源的各种侵犯颅底的恶性肿瘤。

颈静脉孔及舌下神经神经瘤

导言 这种肿瘤通过破坏颅底骨质，膨胀性生长推移硬膜，可达桥小脑角。术前很难判定硬膜是否完整将肿瘤限制在颅腔外还是已被浸润。因此必须做好将最初的颅外、硬膜外入路改为颅内、硬膜下入路的准备。术前多学科间综合计划，这应该不存在问题。同样，颅外神经瘤通过结合常规和显微手术技术、囊内切除肿瘤的方法也可达到无创肿瘤分离。

病例介绍

病例报告 左侧颈静脉孔硬膜外神经瘤（图 PS31a-g）。15 岁男孩，声音嘶哑，喉镜检查发现左侧声带瘫痪，被认为是特发性喉返神经麻痹，当时甲状腺、纵隔检查正常。3 年后患儿新出现了左侧感觉神经性听力丧失及面神经口支轻瘫。X 线检查发现一巨大肿瘤从颈静脉孔延伸至岩骨内。CT 示肿瘤扩展至桥-小脑角。通过联合颈-经乳突入路认清 VII（乳突茎乳孔）、IX、X、XI 颅神经后，暴露肿瘤。结扎乙状窦和颈内静脉，以便肿瘤能通过囊内切除逐步缩小体积，最终连同粘连的颈静脉球一并切除，保留面神经。此肿瘤完全位于硬膜外。肿瘤全切后直达桥-小脑角的残腔有正常硬脑膜兜衬。手术后第 6 天面瘫完全恢复，说明此面瘫仅由于神经机能障碍所致。喉返神经麻痹无变化。

评论：一个大的、可能起源于颈静脉孔神经组织的神经瘤被完全切除，同时保留了周围的颅

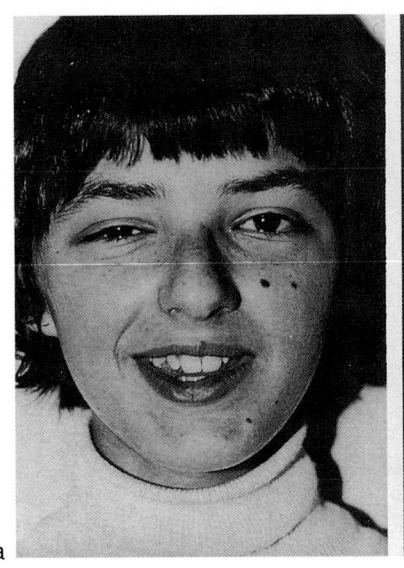

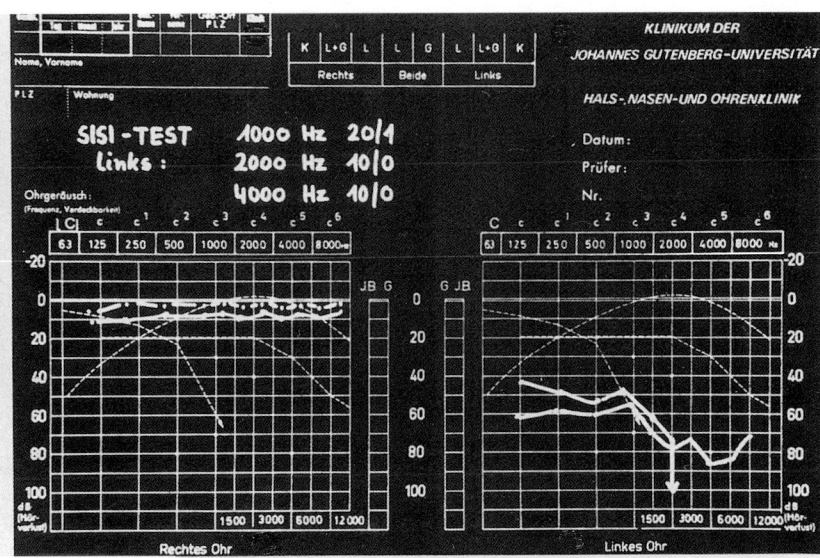

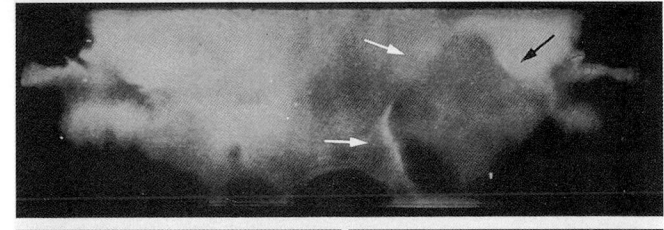

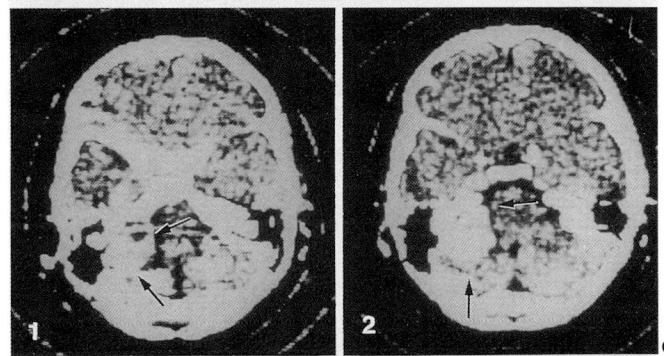

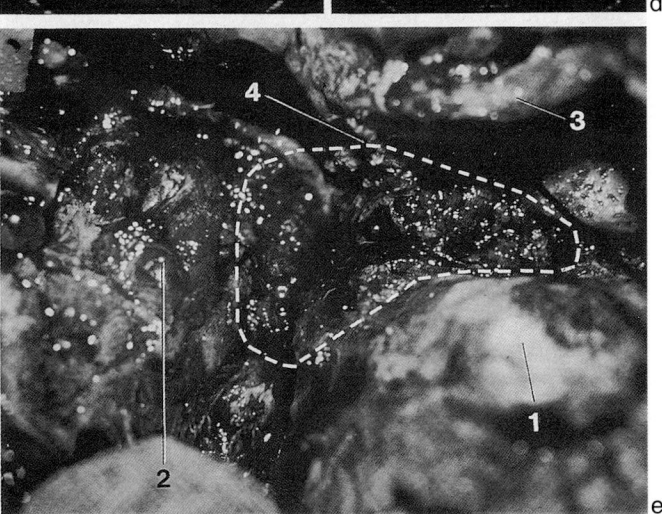

图 PS 31a–g　左侧颈静脉孔硬膜外神经瘤

a　15 岁男孩有左侧面部轻度面瘫。

b　音阈听力图显示左侧感觉神经性听力丧失。

c　岩骨后-前位 X 线断层显示左侧颅底界限清楚的骨质破坏，并延伸至内听道。边缘的骨反应是肿瘤慢性生长的证据。

d　增强。1-和未增强；2-CT 扫描显示肿瘤突入左侧桥-小脑角（箭头），并且压迫桥脑和小脑。

e　此肿瘤经后-下入路暴露。面神经部分暴露并被肿瘤压迫。1-乙状窦；2-颈静脉；3-面神经；4-肿瘤。

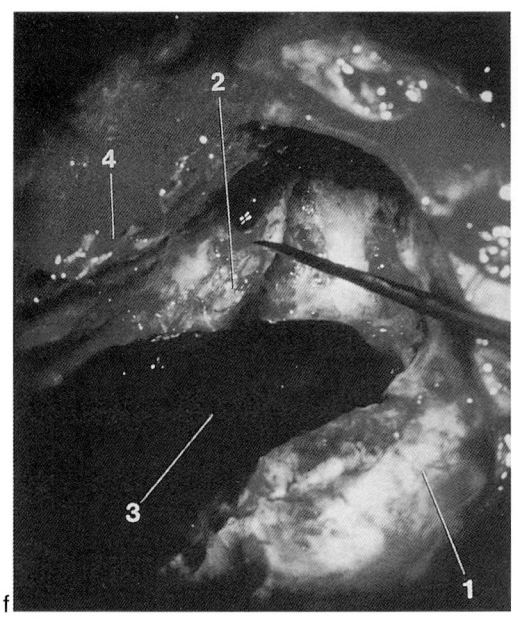

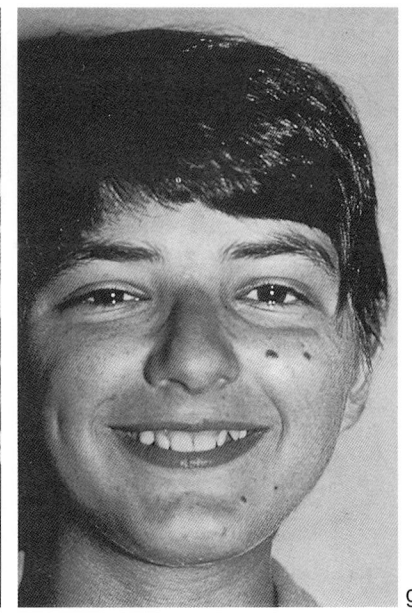

图 PS 31 f, g

　　f　肿瘤切后状况，肿瘤完全位于硬膜外。1－乙状窦；2－面神经；3－后颅窝硬膜，因肿瘤向后内侧移位；4－耳道后壁。

　　g　手术后6天，患者面瘫完全恢复。

神经。手术后面瘫只持续很短时间，很快便恢复。喉返神经麻痹持续多年所以没有恢复。颈静脉孔区颅神经呈致密丛状，我们无法识别发生肿瘤的神经。通过后-下入路，硬膜外生长的肿瘤用囊内减压、囊壁切除的方法完全切除。

病例报告　　右侧紧靠颅底的舌下神经神经瘤（图PS 32a-d）。49岁男性，右侧舌下神经麻痹数月伴吞咽困难和构音障碍。同时伴有右侧扁桃体向内侧移位。影像学检查发现一个巨大的后-中颅窝底外侧肿瘤，突入颞下窝。从颈部开始通过后-下入路暴露此肿瘤及受累颅神经。囊内减压后切除囊壁。全切该神经瘤（经组织学检查证实）无需扩大切除颅底骨质并保留了神经结构。术后数周内患者舌下神经功能恢复正常。

评论：颅底起源于舌下神经的巨大肿瘤通过显微外科的方法，囊内减压后全切，保留了颅神经结构，并且无需额外切除颅底骨质。

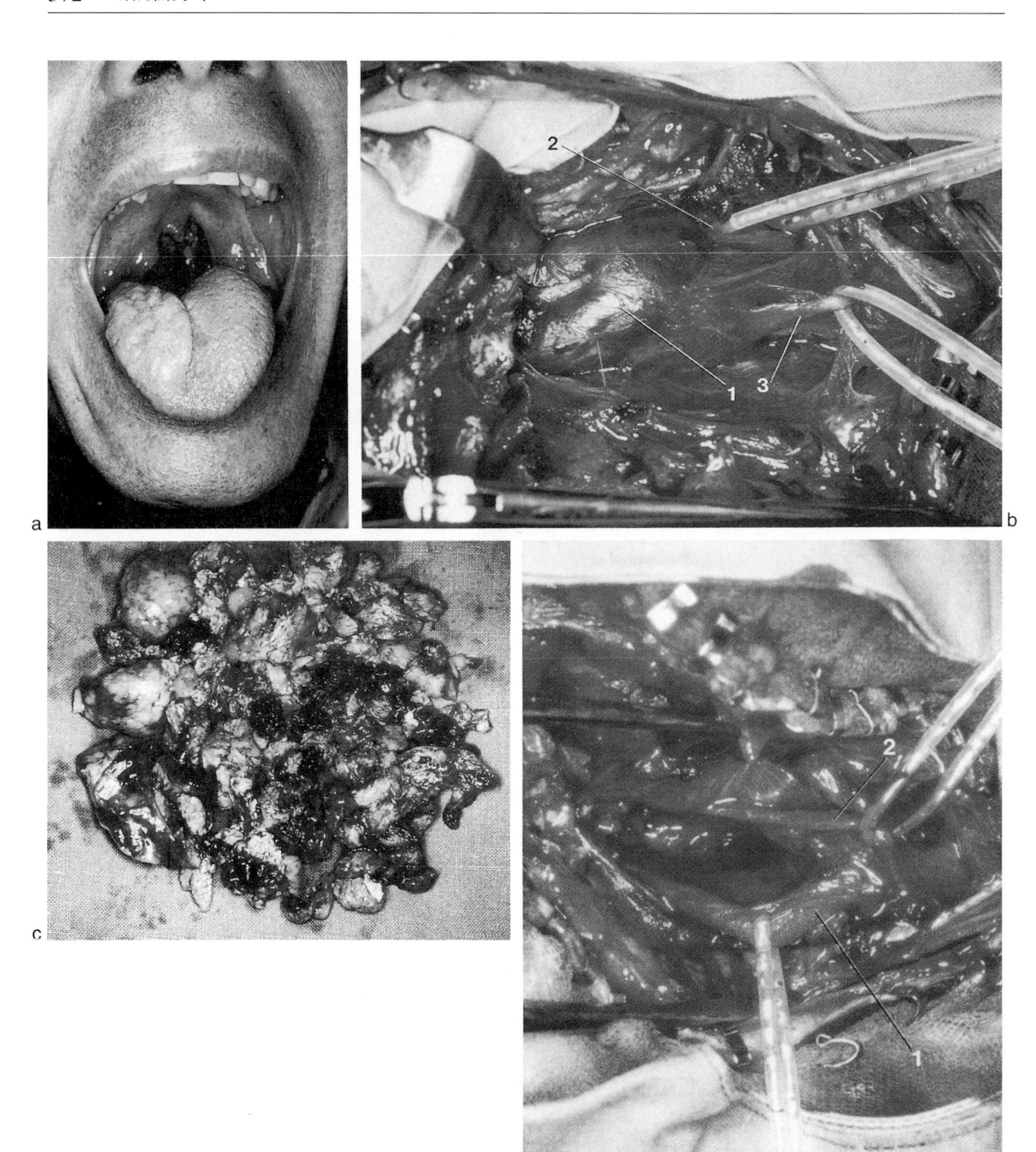

图 PS 32a–d　右侧颅底舌下神经瘤

　　a　肿瘤使右侧扁桃体向内侧移位，舌右半侧因舌下神经麻痹而萎缩。
　　b　后-下入路暴露肿瘤。1－肿瘤；2－舌下神经；3－迷走神经。
　　c　切下的肿瘤块。
　　d　肿瘤切除后的情况。1－颈内动脉；2－舌下神经。

颈静脉球瘤

导言 颈静脉球瘤（化学感受器瘤）自20世纪40年代首次被认为是一个独立的肿瘤实体以来，其治疗对耳鼻喉科医师、神经外科医师、放射科医师来讲一直是一个挑战（Guild 1941；Robertson 等 1982；Rosenwasser 1969，1968）。颈静脉球瘤 90% 以上是良性肿瘤，有其独特的病理解剖学特性及生长方式。此种肿瘤血供非常丰富，手术时出血很多。它易形成指状突起侵袭颅底不同的裂和孔，并且侵蚀、破坏颅骨及硬膜。当肿瘤生长足够大时，可同时累及颅内和颅外。颈静脉球瘤手术的发展历程反映了此种肿瘤相关的诊断和治疗问题（Gardner 等1977，Graf 等1979，Kleinsasser 1963，Mündnich 1966，Ungerecht 1963，Zak 1954）。临床上耳道内出现微红、波动性的占位性病变可诊断为此型肿瘤。如果有咽侧壁明显突出，说明肿瘤不仅侵袭了耳部（Wullstein 1972），而且已累及了颈部。如果有喉返神经麻痹、软腭瘫痪、咽后壁"backdrop 现象"及舌下神经麻痹，则说明肿瘤包裹了颈静脉孔而且很可能延伸到了颅腔。

明确肿瘤扩展范围需要利用所有现代影像学方法。除多投射角度的颅底 X 线片（包括岩骨 Stenver 斜位片）外，高分辨率 CT 扫描、MRI 及脑血管造影也都是必不可少的。双侧颈外、颈内动脉、椎动脉及其主要分支的选择性和超选择性血管造影可以明确病变血管、动静脉吻合，并且提供肿瘤血供及扩展范围的相关信息。压迫病变侧颈总动脉，行对侧颈内动脉造影，可以评价 Willis 环代偿功能并明确从对侧颈内动脉向病变侧半球的潜在供血。也用同样方法评价椎-基底动脉系统的血流动力学。

Veldman 等（1980）发现可有一侧或双侧的家族性、多发性颈静脉球瘤，而且颈动脉体瘤和颈静脉球瘤可同时发生。他们同时也注意到放射性核素动脉闪烁扫描法具有早期无创诊断的潜在的重要价值。

Van Baars 等（1981）研究报道，在38%的家族性、非嗜铬性副神经节瘤患者中可发现两个或两个以上多发颈静脉球瘤（图 PS 33）。Parkin（1981）建议对家族性的颈静脉球瘤患者行血管造影，可以发现隐匿性的嗜铬细胞瘤，这样不会使外科医生对术中的血压波动感到惊讶。

岩骨区颈静脉球瘤可起源于颈静脉球、鼓室球及其他一些非嗜铬细胞性的副神经节（图 PS 34）。

自 Seiffert（1934，引在 Lundgren 1949）开始，许多作者都研究了与颈静脉球瘤手术有关的问题（Capps 1952，Lundgren 1949，Meacham 和Capps 1960，Semmes 1953，Thoms 等 1960，Weille 和 Lane 1951）。这些早期研究的一个共同特点是，无论是耳鼻喉科医生还是神经外科医生都是切除肿瘤直到邻近的硬膜，而留下硬膜另一侧的肿瘤。麻醉技术的发展和一个综合耳-神经外科治疗策略的产生开创了颈静脉球瘤现代手术治疗模式。在肿瘤全切和因此而导致的致残率方面逐步达到了可接受的程度（Denecke 1966，1969，1978；Draf 和 Samii 1982；Gardner 等 1977；Gejrot 1965；Hilding 和Greenburg 1971；House 1968；House 和 Hitselberger 1976；Shapiro 和Neues 1964）。Fisch（1977）、Glasscock（1974）、Mischke 和Balbany（1980）、Spector等（1973）作者对手术技术的完善做出了贡献。

颈静脉球瘤的放射治疗1955年由Walsh推荐，而且一直是一个热门话题（Maruyama 1972，Silverstone 1973）。放射治疗是否能让肿瘤停止生长或使肿瘤退缩一直存在争议。我们的观点是，手术切除是唯一可靠的治疗方法。对于某些病例，例如一般状况差不能手术的患者，放射治疗可作为一个姑息性的方法。

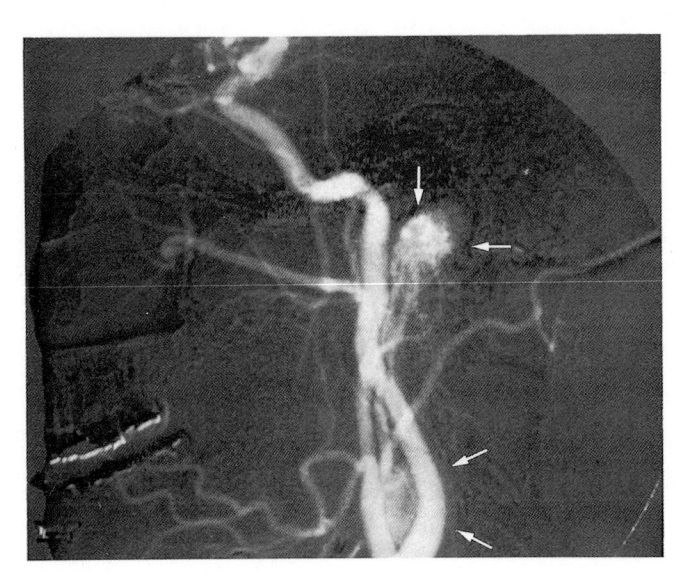

图 PS 33　19 岁女性，多发颈静脉球瘤。血管造影显示肿瘤位于左侧颈动脉分叉部和颈静脉孔，右侧还有一个颈动脉体瘤。三个肿瘤分两次手术完全切除

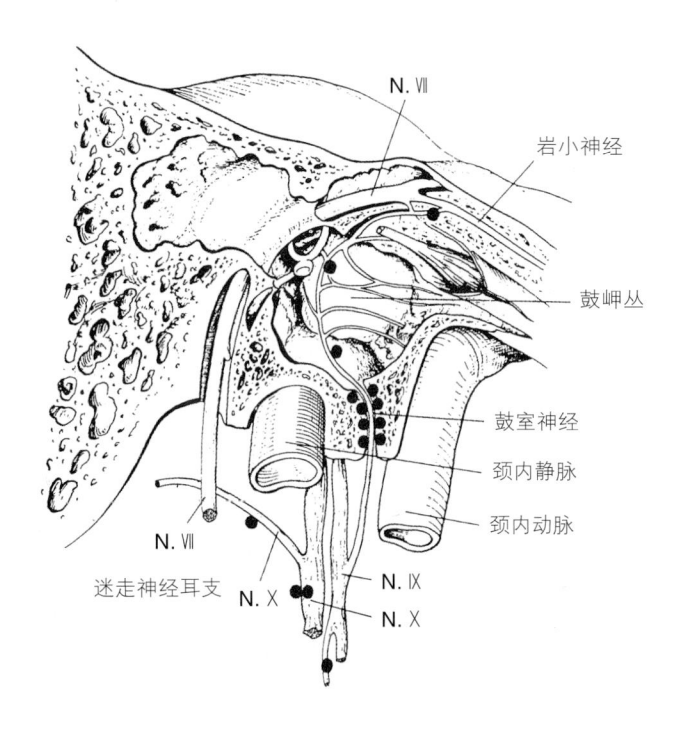

图 PS 34　颅底区非嗜铬细胞副神经节，这些副神经节均能发生颈静脉球瘤（引自Krmpotić/Draf/Helms 1988）

高血运脑血管畸形的栓塞治疗始于 Lüssenhop 和 Spence（1960）。肿瘤血管的栓塞也应用于颈静脉球瘤（Brismar 和 Cronquist 1978，Hilal 和 Michelsen 1975，Lasjaunias 1983）。栓塞治疗的目的是减少肿瘤血供，可作为手术前的一种辅助或对无法手术患者的一种姑息治疗。颈外动脉分支特别是咽升动脉、颌内动脉和面动脉的栓塞使肿瘤出血倾向明显减少，极大地方便了肿瘤的切除。不主张行颈内动脉或椎动脉及其分支栓塞，因为有脑血管栓塞的危险。所有的栓塞必须由经验丰富的神经放射医生实施。术前栓塞结合使用显微和非显微技术的根治性手术切除，已证明能提高总体手术结果。

手术技术 (图 PS 35 a-e)

下述技术对我们切除向前扩展至颈动脉管水平段和侵蚀中、后颅窝并累及硬膜的巨大球瘤有极大帮助（Krmpotic 等 1988）。

手术医生必须注意下列主要问题：

1) 出血有各种来源：有来自于肿瘤本身的出血；来自于明显血管化的邻近骨组织的出血；来自于大的静脉管道像乙状窦、横窦的出血。它们通常被大的肿瘤所侵蚀。同时，肿瘤可沿穿颅底的静脉管道生长，从颈静脉球部到颈动脉膝部，经副岩下窦到颈内动脉水平段，以及经岩下窦到海绵窦（图 PS 36）（Denecke 1966，1969；Teufel 1964）。通过术前栓塞可减少出血。

2) 尽管出血很多，但手术医师必须努力保护颈静脉孔区的后组颅神经、舌下神经、面神经。

3) 大的颈静脉球瘤，中-后颅窝硬脑膜侵蚀是不可避免的，需要经颅硬膜下手术切除累及的硬膜。

4) 手术结束时，封闭咽鼓管和耳道以防止感染。手术原则同后-下入路（见 274 页）。

通过 Y-形或 C-形的皮肤切口（Fisch 1978）暴露肿瘤，此切口能为耳廓形成一个宽的皮蒂。根据肿瘤大小，切口可沿胸锁乳突肌前缘向下延伸到锁骨。切肿瘤前，先从四周暴露肿瘤。这包括中-后颅窝骨窗开颅直到硬膜，以及暴露锁骨上颈动脉鞘。如果肿瘤包裹了内颈动脉膝部和颈内动脉水平段直到海绵窦，则先切除腮腺和下颌骨髁，这可节约分离时间并最有利于血管-面神经暴露。在分离皮瓣时孤立胸锁乳突肌，并从锁骨端离断，于下 2/3 处牵开。胸锁乳突肌上端从乳突尖剥离，让其依然与覆盖乳突的皮肤相连，术后可用它来消除手术残腔（Denecke 1966，1969，1978）。接着从颈部开始分离肿瘤。这一步操作我们认为，用手术刀分离重要血管，特别是颈内动脉以及颅神经可将损伤减少到最小。另一个关键的器械是双极电凝器，双极电凝提供了一个快速、组织损伤小的止血。术者进一步向上分离肿瘤，同时逐步结扎颈外动脉来的供血动脉，特别是咽升动脉。咽升动脉通常会变得粗大，可起源于颈动脉分叉部内侧。颈内动脉在其外膜处与肿瘤进行分离，在岩段使用金刚钻。下一步着手分离包埋在乳突和岩骨内的肿瘤部分。附着于乳突的颈部肌肉于胸锁乳突肌附着处内侧进行松解，辨认寰椎横突，以免在以后的操作时损伤椎动脉。扩大岩骨暴露需从二腹肌沟松解二腹肌后部，向前、下方牵开茎突舌骨肌，切除颈内动脉外侧的茎突，茎突是一个重要解剖标志。根据肿瘤范围切除乳突和岩骨，暴露和液离面神经及其周围纤维组织鞘。为避免由于颈内静脉结扎导致的静脉血逆流，在横窦汇入乙状窦前进行结扎或夹闭。肿瘤侵蚀的硬膜从后向前进行处理，从肿瘤内侧方来的供血动脉在直视下处理。此时，颈静脉球瘤可连同乙状窦、颈静脉球、结扎的颈内静脉上部向前牵移。来自岩下窦的汹涌出血用止血纱布（Surgicel）填塞。

注意保护颈静脉孔前部的Ⅸ～Ⅺ颅神经。切除已液离的肿瘤后，切除颈内动脉骨管，进一步沿着颈内动脉水平段暴露剩余肿瘤。术者必须注意不能整块地切除活动的岩骨尖，因为岩尖撬起很容易损伤颈内动脉。如有必要，可暴露颈内动脉进入海绵窦处。切除肿瘤后通常会造成与中、后颅窝相通的大残腔，在最后重建阶段必须封闭。用储备硬膜连续或间断缝合修补缺损的硬膜，保证不漏水缝合。缝合口可用纤维蛋白胶加固。

骨性咽鼓管剩余部分用骨蜡或听小骨（砧骨）封闭以防止来自于鼻咽部的上行感染。此外还用备用硬膜片加固封闭。切除岩骨时通常会牺牲外耳道后壁和鼓膜。为了最后止血和消灭残腔，

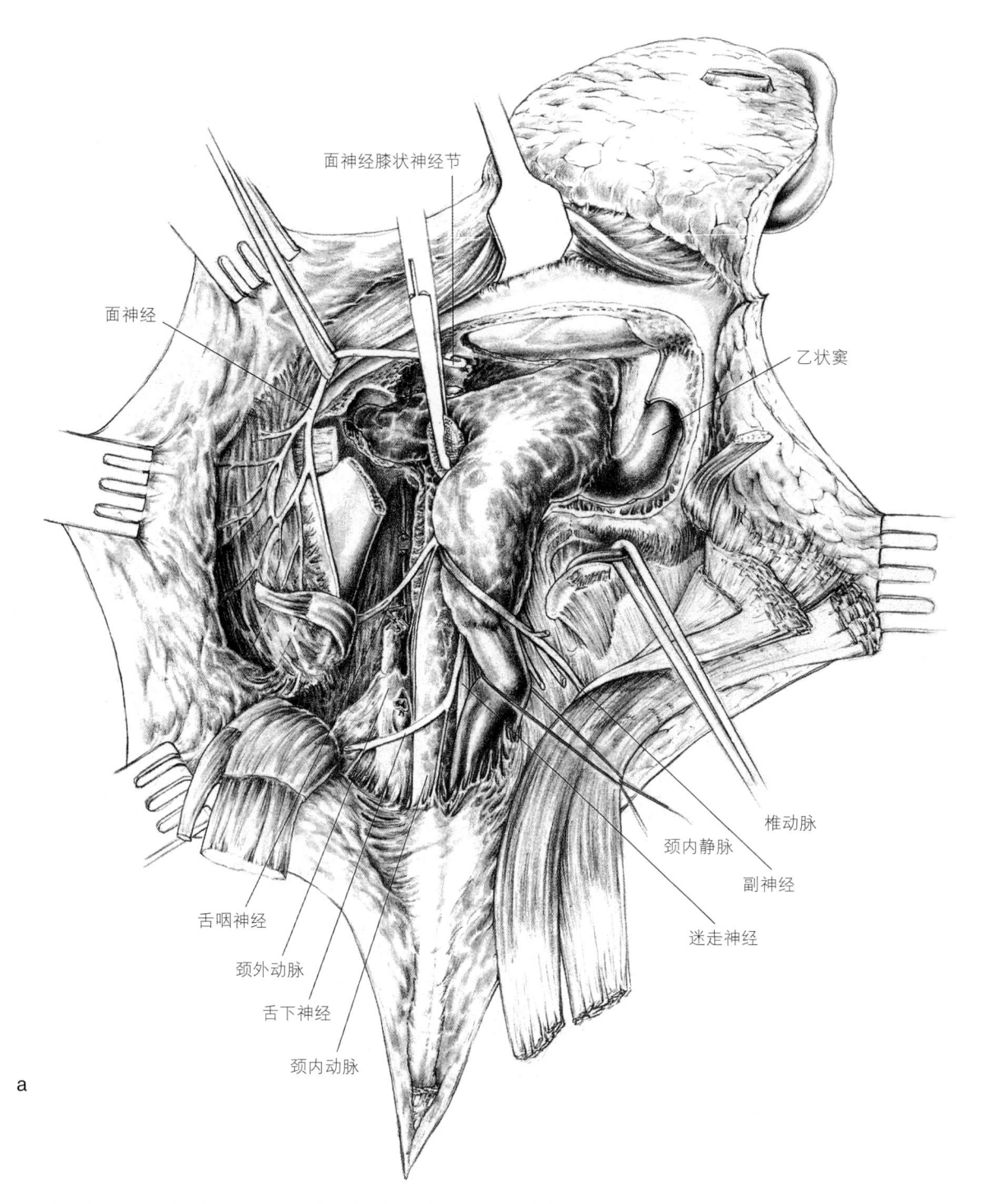

图 PS 35a-e 起源于颈静脉球（左侧）的巨大颈静脉球瘤的切除

a 外耳向上翻转，皮瓣已形成，下颌骨髁已切除，颈部颅底主要神经血管及乙状窦已暴露（图33a-h，中颅窝底外侧后下入路，见274页）。术中困难的一步是沿着颈内动脉到颈内动脉水平段分离肿瘤。如果肿瘤包裹颈动脉膝部和水平段直到海绵窦，暴露神经和血管最好的办法是在手术开始时行腮腺和下颌骨髁切除。皮瓣分离时孤立胸锁乳突肌，从锁骨上松解，在下2/3处牵开。胸锁乳突肌从乳突分离后，其上部依然留在皮瓣上，因为胸锁乳突肌可用于残腔填塞和止血。

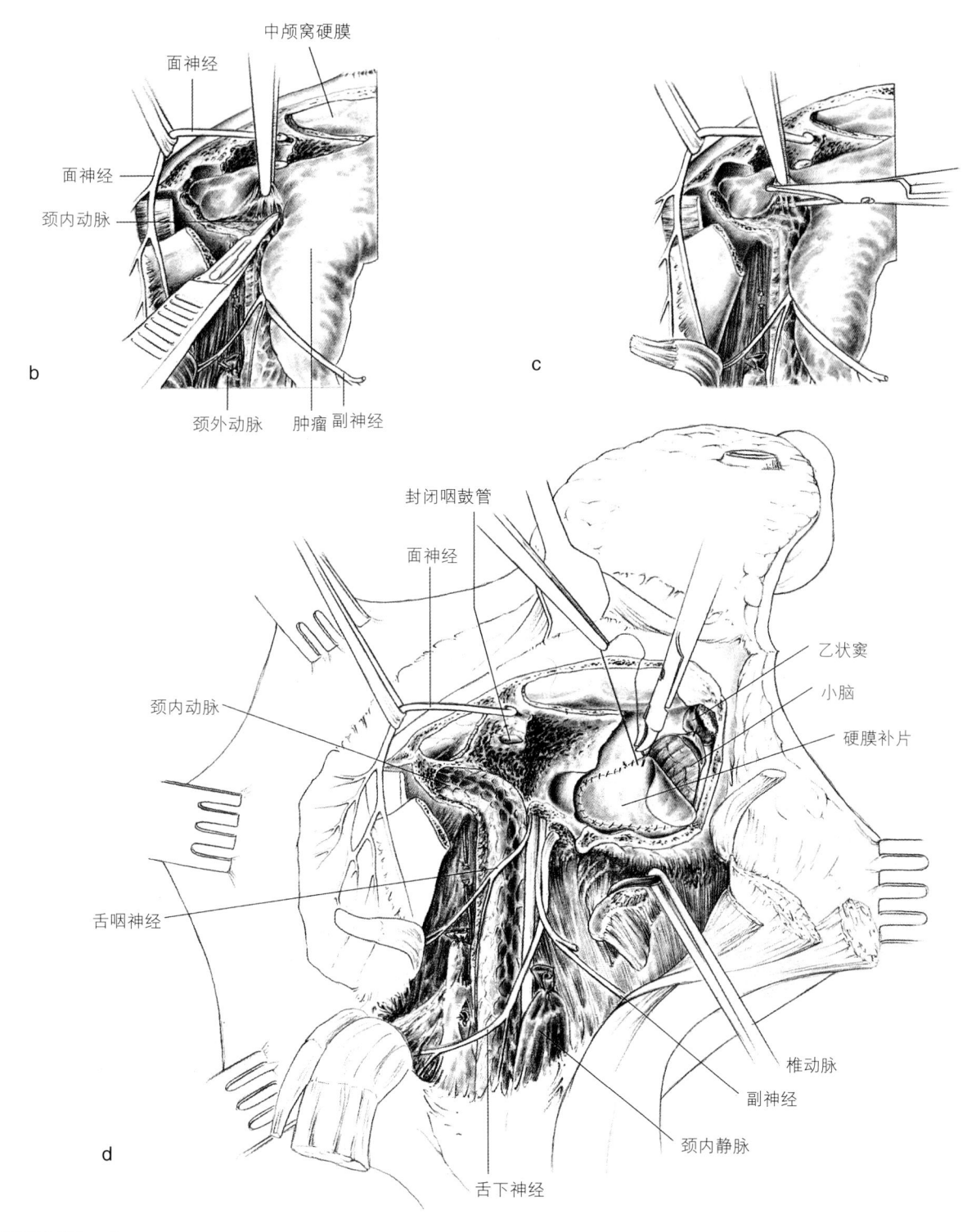

图 PS 35b-d

b, c 颈内动脉水平段分离困难，可在显微镜下用刀片锐性分离结合肿瘤牵引来完成。大部分病例都可以用此技术从颈内动脉外膜下无创分离肿瘤（b）。另一技术是使用钝尖剪刀将肿瘤与血管分离。

d 肿瘤切除后的情况。颈内静脉在颈部结扎，乙状窦在与横窦移行处结扎，受累静脉窦连同颈静脉球一并切除。保留Ⅶ、Ⅸ、Ⅹ、Ⅺ、Ⅻ颅神经。后颅窝硬膜同肿瘤一并切除，用硬膜片修补。为了避免经咽鼓管的上行感染，咽鼓管口用听小骨和硬膜片封闭。

图 PS 35 e　手术将结束时，大的手术残腔用胸锁乳突肌和纤维蛋白胶封闭。

图 PS 36　穿颅底静脉的走行（引自 Krmpotić/Draf/Helms 1988）

将基底在上方的胸锁乳突肌瓣填塞入残腔，通过缝合和纤维蛋白胶固定。如果需要，颞肌也可以翻转填塞入残腔。

手术开始时横断的外耳道开口，在耳廓复位缝合前必须封闭。方法是，切除耳道、耳腔软骨，直到外耳道开口的皮肤能无张力翻转缝合，以闭合外耳道开口。外耳复位后，放置两根粗的引流管，逐层缝合切口。

病例报告　右侧颞骨及右侧颈部向颅内扩展的巨大颈静脉球瘤（图 PS 37a-l）。24 岁男性，进行性听力丧失伴搏动性耳鸣多年，查体发现右侧外耳道内略红搏动性的肿块。右侧扁桃体向内

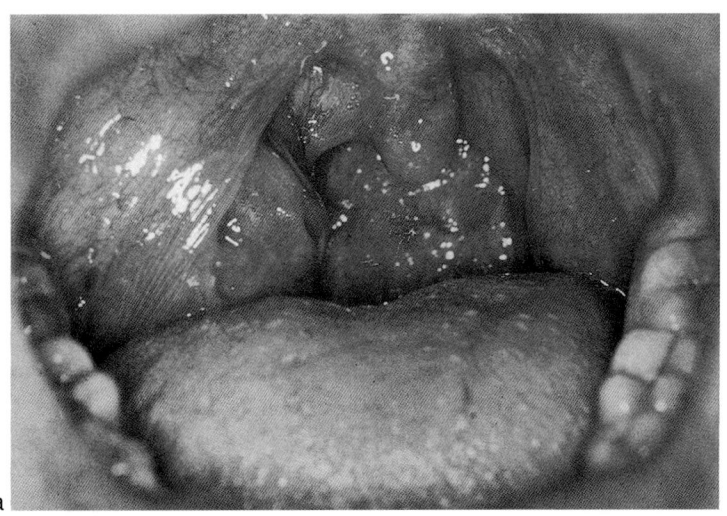

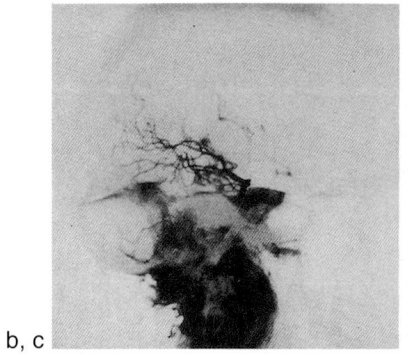

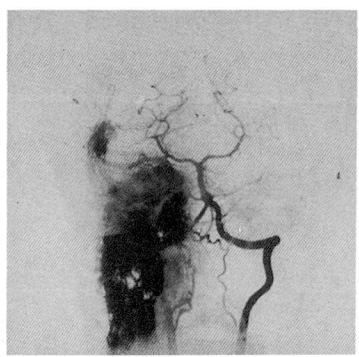

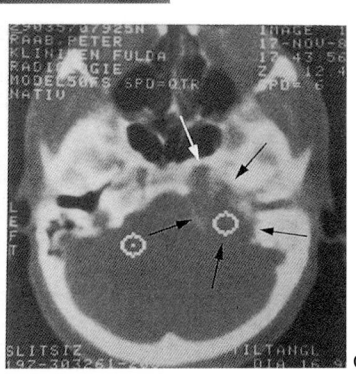

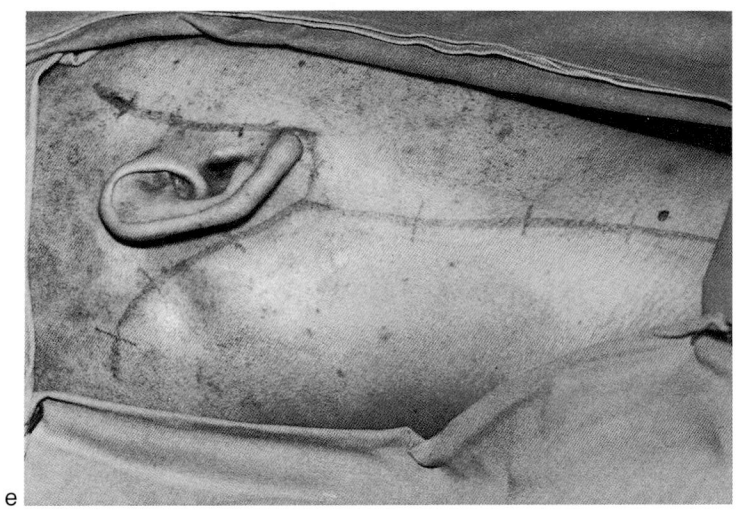

图 PS 37a–l　右岩骨和颈部颈静脉球瘤向颅内扩展

　　a　在口腔内可见向咽旁区扩展的肿瘤使扁桃体向内侧移位。

　b，c　椎动脉造影显示肿瘤血供丰富，并勾勒出肿瘤轮廓。

　　d　轴位 CT 显示肿瘤破坏颅底，侵入中、后颅窝。

　　e　Y- 形切口。

侧移位。造影显示一肿瘤从颈静脉球部向后经乙状窦到达横窦和向前到达海绵窦，同时累及大范围颅底。肿瘤向下扩展至锁骨。轴位CT明确了肿瘤生长的颅内范围。肿瘤切除采用标准Y-形包绕外耳道皮肤切口，并且在骨-软骨交汇处横断外耳道。肿瘤颈部部分从下向上逐渐暴露，同时暴露颈总动脉、颈内动脉、颈静脉和后组颅神经。结扎颈外动脉来源的供血动脉。胸锁乳突肌连同皮瓣一同向上翻转，暴露肿瘤，并从后向前游离。接着从颅底分离颈部肌肉。骨窗开颅，在横窦乙状窦移形处结扎横窦，再结扎颈内静脉。颈静脉球瘤向前方游离，同时切除受累硬膜。岩骨次全切除并暴露面神经后，可进一步液离肿瘤。到达颈内动脉水平段时用金刚钻磨除颈动脉管直达颈内动脉进入海绵窦处，从颈内动脉上分离肿瘤，全部切除。切除后遗留下 10cm × 12cm 大小的硬膜缺损。面神经保留完整。备用硬膜片修补硬膜。胸锁乳突肌和颞肌填塞手术残腔前，用砧骨和小的硬膜片封闭咽鼓管。最后闭合外耳道，逐层缝合切口。术后血管造影和CT证实肿瘤全切。手术后一年容貌和功能恢复满意。此患者6年来肿瘤未复发。

图 PS 37f–l

  f 颈部肿瘤已液离并翻向上。1－肿瘤；2－舌下神经；3－颈外动脉；4－颈总动脉；5－迷走神经；6－颈内神经；7－副神经。

  g 肿瘤全切后，后颅窝硬膜缺损6cm × 4cm。1－面神经；2－舌下神经；3－颈外动脉断端；4－颈总动脉；5－迷走神经；6－颈内动脉；7－副神经；8－硬膜缺损（－－－）。

  h 硬膜缺损区已用干硬膜修补（箭头、虚线）。

后颅窝底外侧和岩骨肿瘤的手术 381

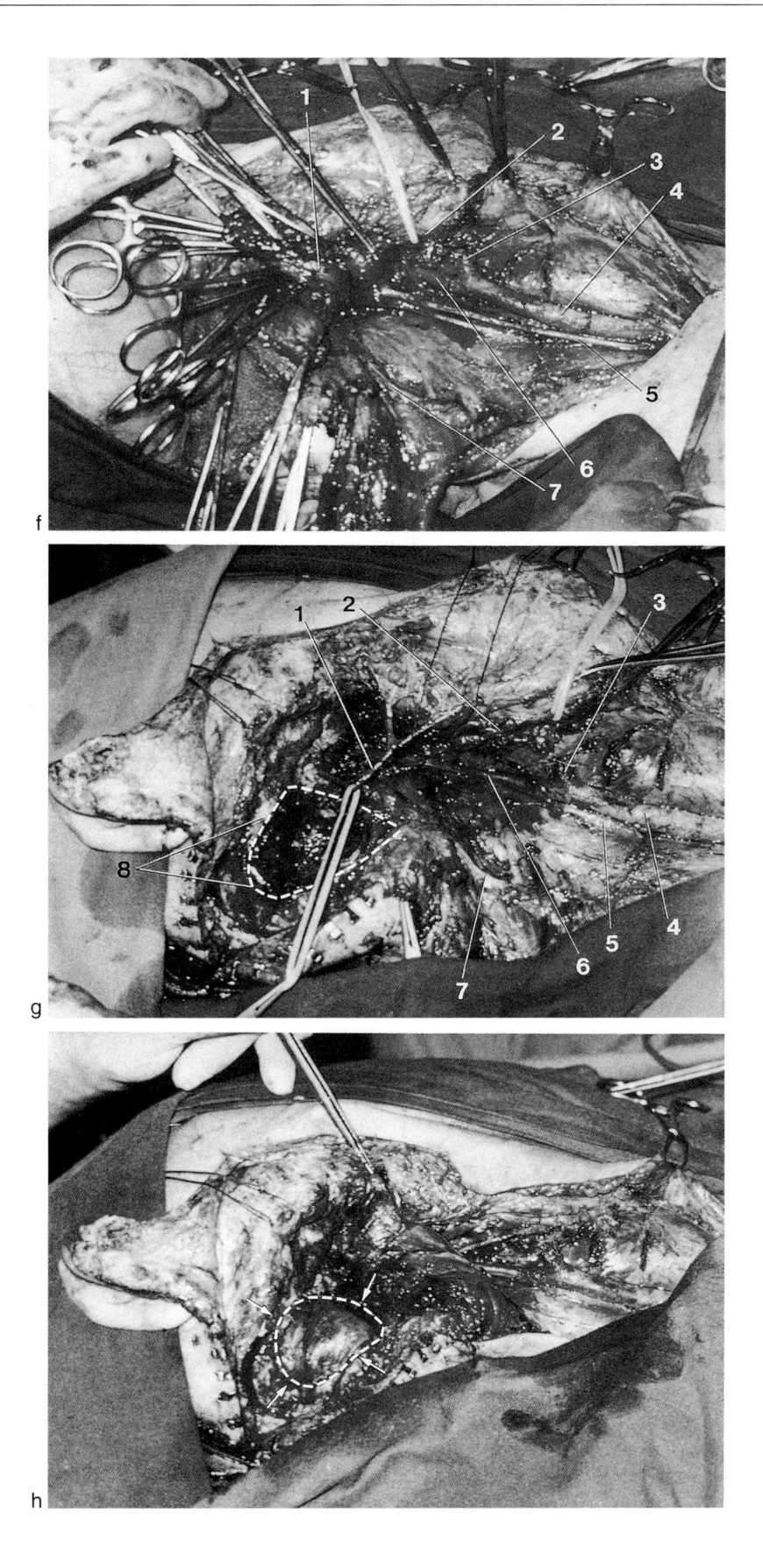

图 PS 37f-h

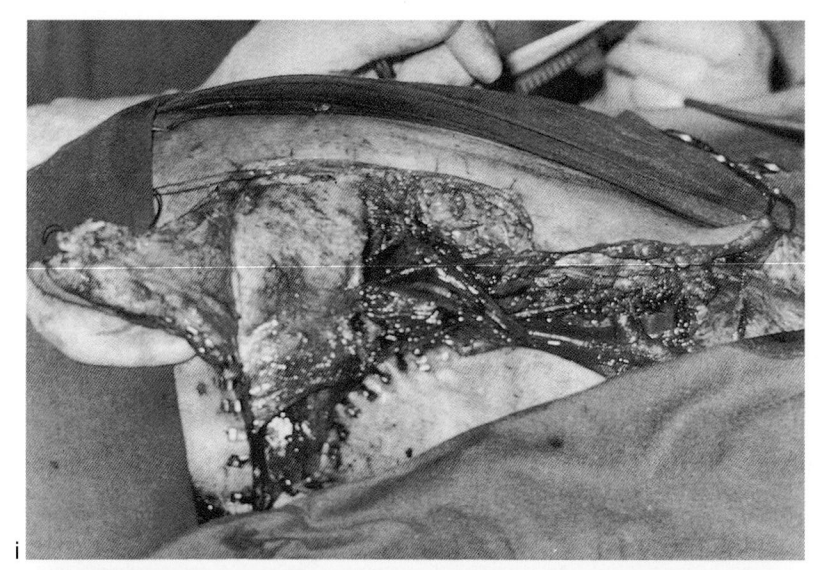

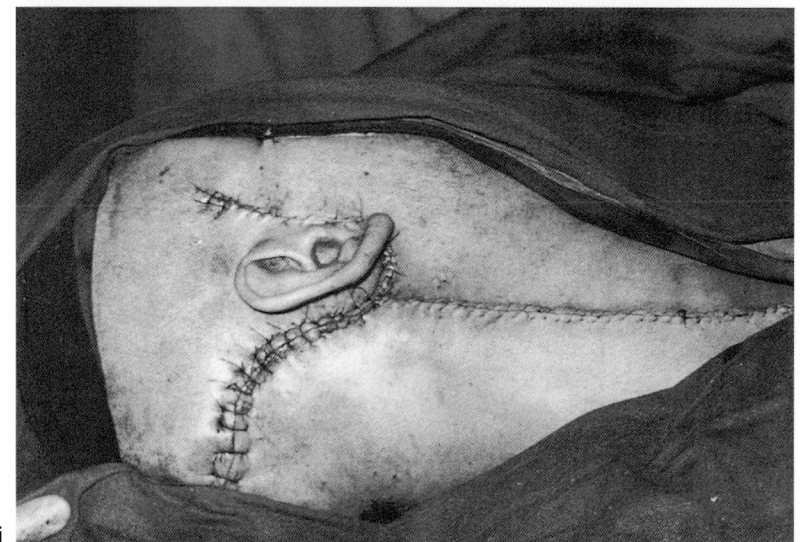

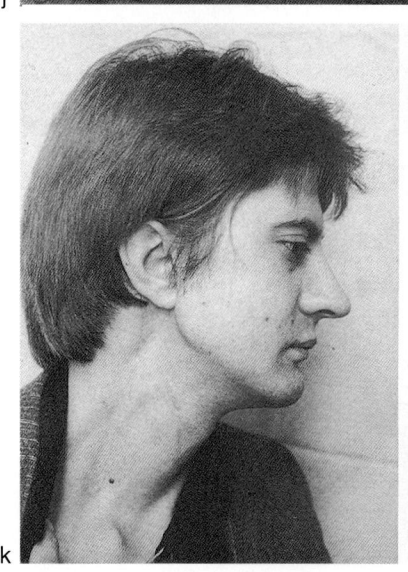

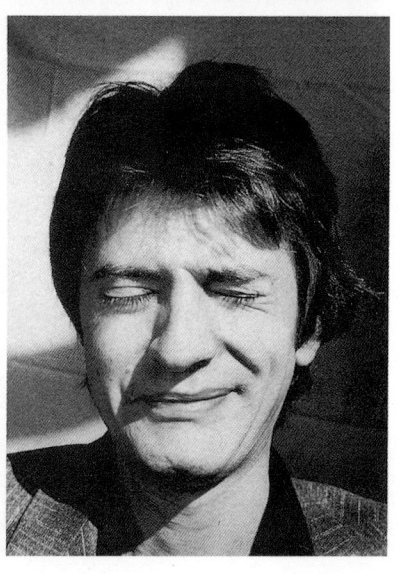

图 PS 37i-l

i 用砧骨和硬膜补片封闭咽鼓管。用附着于乳突后皮瓣的胸锁乳突肌及颞肌填塞术腔。

j 切除软骨腔后，双重缝合封闭耳道。

k, l 术后 1 年，伤口愈合良好，面神经功能满意。

参考文献

Brismar J, Cronquist S (1978) Therapeutic embolization in the external carotid artery region. Acta Radiol Diag 5:715–731

Capps FCW (1952) Glomus jugulare tumors of the middle ear. J Laryngol Otol 66:302–314

Denecke HJ (1966) Zur Chirurgie ausgedehnter Glomustumoren im Bereich des Foramen jugulare. Arch Otorhinolaryngol 187:656–662

Denecke HJ (1969) Surgery of extensive Glomus jugulare tumors of the ear. Revue de Laryngologie 90:265–270

Denecke HJ (1978) Die Chirurgie ausgedehnter Tumoren des Felsenbeines und der Otobasis. Z Laryng Rhinol Otol 57:287–290

Dickens WJ, Million RR, Cassisi RJ, Singleton GT (1962) Chemodectomas arising in temporal bone structures. Laryngoscope 92:189–191

Draf W, Samii M (1982) Diagnostik und operative Strategie bei großen Tumoren der lateralen Schädelbasis. In: Majer EH, Rieder CH (eds) Aktuelles in der Otorhinolaryngologie. Thieme, Stuttgart New York, pp 61–70

Fisch U (1977) Infratemporal fossa approach for extensive tumors of the temporal bone and base of the skull. In: Silverstein H, Norrell H (eds) Neurological Surgery of the Ear. Aesculapius, Birmingham, pp 34–53

Fisch U (1978) Infratemporal fossa approach to tumors of the temporal bone and base of the skull. J Laryngol Otol 92:949–967

Gardner G, Cocke E, Robertson JT et al (1977) Combined approach surgery for removal of glomus jugulare tumors. Laryngoscope 87:655–688

Gejrot T (1965) Surgical treatment of glomus jugulare tumors. With special reference to the diagnostic value of retrograde jugularography. Acta Otolaryngol 68:150–168

Glasscock, Harris FF (1974) Glomus tumors. Diagnosis and treatment. Laryngoscope 84:2006–2032

Graf K, Fisch U (1979) Geschwülste des Ohres und des Felsenbeines. In: Berendes J, Link R, Zöllner F (eds) Hals-Nasen-Ohrenheilkunde in Praxis und Klinik Bd 5/III Thieme, Stuttgart

Guild S (1941) Hitherto unrecognized structure, the glomus jugulare in man. Anat Rec Suppl 2, 79:28

Hilal K, Michelsen L (1975) Therapeutic percutaneous embolization for extra-axial vascular lesions of the head, neck and spine. J Neurosurg 5:275–287

Hilding DA, Greenburg A (1971) Surgery for large glomus jugulare tumors. Arch Otolaryngol 93:227–231

House W (1968) Panel discussion McCabe BF, moderator, Rosenwasser H, House W, Witten RH, Hamberger CA: Management of glomus tumors. Arch Otolaryngol 89:170–178

House W, Hitselberger WE (1976) The transcochlear approach to the skull base. Arch Otolaryngol 102:334–342

Kleinsasser O (1963) Diskussionsbemerkungen zu Ungerecht. HNO 11:95–96

Krmpotic-Nemanic J, Draf W, Helms J (1988) Surgical Anatomy of Head and Neck. Springer, Berlin Heidelberg New York Tokyo

Lasjaunias RG (1983) Craniofacial and upper cervical arteries. Williams and Wilkins, Baltimore London

Lundgren N (1949) Tympanic body tumors in the middle ear-tumors of carotid body type. Acta Otolaryngol 37:366–379

Lussenhop AJ, Spence WT (1960) Artificial embolization of cerebral arteries: Report of use in case of arteriovenous malformation. JAMA 172;1153–1155

Maruyama Y (1972) Radiotherapy of tympanojugular chemodectomas. Radiology 165:659–663

Meacham WF, Capps JH (1960) Intracranial glomus jugulare tumor with successful surgical removal. J Neurosurg 17:157–160

Mischke RE, Balbany ThJ (1980) Skull base approach to glomus jugulare. Laryngoscope 90:89–93

Mündnich (1966) Diskussionsbemerkungen zu Denecke. Arch Otorhinolaryngol (NY) 197:661

Parkin JL (1981) Familiar multiple tumors and pheochromocytomas. Ann Otol 90:6–63

Robertson J, Gardner G, Cocke BW, Gerald SB, Trumbull ML, Palmer RE (1982) Glomus jugulare tumors. In: Schmidek HH, Sweet WH (eds) Operative Neurosurgical techniques. Grune & Stratton, New York London, Vol 1, pp 649–670

Rosenwasser H (1968) Carotid body tumor of the middle ear and mastoid. Arch Otolaryngol 41:64–67

Rosenwasser H (1969) Glomus jugulare tumors. Long term results. Arch Otolaryngol 89:160–166

Semmes RE (1953) Discussion of paper by Alexander E Jr, Adams S Tumors of the glomus jugulare. Follow-up study two years after roentgentherapy. J Neurosurg 16:672–674

Shapiro MJ, Neues DK (1964) Technique for removal of glomus jugulare tumor. Arch Otolaryngol 79:219–224

Silverstone S (1973) Radiation therapy of glomus jugulare tumors. Arch Otolaryngol 25:43–48

Spector CJ, Paisel R, Ogura J (1973) Glomus tumors in the middle ear. I. An analysis of 46 patients. Laryngoscope 83:1652–1672

Teufel J (1964) Einbau der A. carotis in den Canalis caroticus unter Berücksichtigung des Venenabflusses. Gegenbaurs Morphol Jahrb 106:188–274

Thoms OJ, Shaw DT, Trowbridge WV (1960) Glomus jugulare tumor. Report of a case with survival removal. J Neurosurg 17:500–504

Ungerecht K (1963) Zur Chirurgie der Glomus jugulare Tumoren im Schläfenbein-Schädelbasisbereich. HNO 11:95–96

Van Baars F, Van den Broek P, Cremers C, Veldman J (1981) Familial nonchromaffinic paragangliomas (glomus tumors): Clinical aspects. Laryngoscope 91:988–996

Veldman TE, Mulder PHM, Ruijs SHG, de Haas G, van Waes PFGM, Hoekstra (1980) Early detection of asymptomatic hereditary chemodectomas with radionuclide scintiangiography. Arch Otolaryngol 106:547–552

Walsh TE (1955) Discussion of paper by Williams HL et al. Chemodectomas of the glomus jugulare (nonchromaffin paragangliomas) with especial reference to their response to roentgen therapy. Trans Am Otol Soc 43:264–290

Weille FL, Lane C Jr (1951) Surgical problems involved in the removal of glomus jugulare tumors. Laryngoscope 61:483–459

Wullstein HL (1972) Hat Terminologie zur Definition unseres Faches eine Bedeutung? HNO 20:259–261

Zak FG (1954) An expanded concept of tumors of glomic tissue. NY State J Med 54:1153

后颅底肿瘤导致的吞咽困难问题

导言 桥小脑角和颈静脉孔颅内占位性病变、颅底脑外肿瘤、颅底和颈部外伤以及此部位肿瘤切除都可以导致一侧迷走神经损伤，喉上和喉下神经麻痹而导致软腭和咽部瘫痪，以及同侧声带瘫痪。

患者出现 X 颅神经麻痹较缓慢，因为肿瘤通常能很好地适应软腭和咽部瘫痪。在这些患者中，迷走神经功能障碍的主要临床表现为吞咽困难和呛咳不明显，而声音嘶哑可能是最主要的主诉。

手术后立刻发生的迷走神经麻痹，其所有的麻痹症状都很明显。在吞咽时，由于健侧咽部肌肉收缩导致咽内压力升高，致使在瘫痪侧咽壁出现压迹食物滞留。同时，食物可通过功能不全的声门进入气管，通过功能不全的软腭进入鼻咽部。瘫痪侧咽部在吞咽末期依然有食物滞留，随着张力下降，食物进入喉部开口并且通过功能不全的声门进入下气道。患者由于声门闭合不全，不能进行有效的咳嗽，这些因素使问题更加复杂化。吞咽困难性肺炎常常发生（Denecke 1961，1980）。

除了声音嘶哑，患者在说话时明显气短。因为呼吸时喉部是开放的，唾液流入喉部引发突然咳嗽，常使睡眠反复中断。

在 Kaplan（1951）和 Naffziger 等（1948）早期经验的基础上，Denecke（1961）创立了一个复杂的手术治疗方法，用于吞咽和言语康复治疗，此治疗方法能使患者重返全职工作并适应社会。

进行手术治疗的决策和治疗时间取决于迷走神经损伤程度。如果神经或其中枢仅仅是由于牵开器压迫或分离神经时受累，这种神经损伤将在几周内自行恢复。如果迷走神经或其中枢横断或严重损伤，吞咽和言语障碍不能恢复。对这些患者，我们建议应尽早手术干预，以减少患者长期处于反复患支气管炎的危险中，尤其是该手术不会增加额外的致残。

Denecke 手术恢复治疗单侧迷走神经麻痹导致的吞咽和言语障碍

手术分四部分，分一或两个阶段实施：
1）环咽肌切开术，同时切开食道旁肌肉组织。
2）通过勺状软骨旋转术和移植软骨到瘫痪声带来校正声门闭合。
3）从食道口到扁桃体下极水平处切除瘫痪的咽壁，并闭合切除瘫痪咽壁后的缺损。
4）将软腭固定于咽后壁。

对所有的患者，外科医生手术前必须在荧光屏下观察患者的吞咽活动，这样医生能正确评价其病理生理状态，并且获得准确的病理解剖范围和病理生理功能障碍的信息，以决定手术方案。术后必须再次观察吞咽功能，以明确手术效果。

急性的双侧迷走神经麻痹，环咽肌切开术只能使唾液容易流入食道开口，但是不会有满意的吞咽功能。对这些患者，作为一个最后的治疗措施，Denecke建议部分闭合声门裂，仅在前联合处留下一小的裂口。实践表明，用手指闭住气管切开开口（这些病人均需气管切开），病人能说一些话，而且病人基本可以吞咽而无明显呛咳。

手术细节见 Denecke（1980）。

参考文献

Denecke HJ (1961) Korrektur der Schluck- und Stimmstörung bei partieller Lähmung der Pharynx- und Larynxmuskulatur. Arch Ohr-, Nas-Kehlk Heilk 178:538–539

Denecke HJ (1980) Die otorhino-laryngologischen Operationen im Mund- und Halsbereich. Springer, Berlin Heidelberg New York, pp 678ff

Kaplan S (1951) Paralysis of deglutition. Ann Surg 133:572–573

Naffziger HC, Davis C, Bell HG (1948) Paralysis of deglutition. Ann Surg 128:732–742

斜坡手术（CL）

Surgery of the Clivus

导言 因为斜坡位于颅底中央，所以很多疾病都可以累及。先进的神经影像技术如高分辨CT、超选择血管造影及MRI使该区病变能够精确描述。

由于斜坡相对不易到达，且紧邻脑干及其周围结构，因此即使是良性病变，直到最近还常被认为无法手术。

整合与颅底手术相关学科的经验，使该区的手术得到发展。抛开学科的手术界限，使针对某一特殊问题设计出一个最佳入路成为可能。斜坡手术发展的另一重要因素就是显微外科技术，它使复杂解剖区域内的病灶切除成为可能，同时最大程度地保留功能和减少致残。

成功的一个绝对必备条件就是对显微外科解剖的详细了解，随病变与手术入路的不同，局部解剖关系也随之变化。

中线上，斜坡上方紧邻蝶窦、鞍底及鞍背；下方紧邻枕骨大孔、寰椎以及枢椎齿状突。在颅外，斜坡前方是咽顶及鼻咽、口咽后壁的黏膜。在颅内，椎基底动脉在斜坡的硬膜后方走行，其后为脑桥与延髓。

硬膜内，斜坡上外侧与岩尖、中颅窝底及小脑幕切迹结构为邻，下外侧以桥小脑角及颈静脉孔为界。硬膜外，斜坡上与蝶窦、筛窦、额窦、后鼻孔及鼻腔为邻，外侧与翼突、颞下窝及其神经、血管、肌肉结构相邻。

斜坡的局部解剖特点决定了几个可行的手术入路（图CL1）。

主要的颅外入路：从前到后是经蝶、经口、经颈以及颞下外侧和后下入路。

主要的经颅入路：经额、额颞或颞下、枕下外侧与枕下正中入路。

一般手术技术

经颅外入路

经蝶入路（图MS17a，b）

经蝶入路最初是作为一个主要的经颅外入路切除垂体肿瘤发展起来的，其历史背景前面已讨论过（见249页）。后来，该入路被用来切除斜坡肿瘤（Decker与Malis 1970，Derome 1979，Hardy 1977，Rougerie等1967）。经蝶暴露斜坡适应于那些邻近鼻旁窦与咽部的斜坡肿瘤。该入路上限为鞍膈，下限为枕骨大孔，向外侧切除的骨性限制为中颅底（颈动脉管，岩尖等）。除垂体肿瘤外，骨间脑膜瘤、骨纤维结构不良及其他骨肿瘤也可通过此入路到达。

与经鼻中隔-经蝶手术切除垂体微腺瘤相比较（见249页），经唇下-鼻中隔入路已被证明可满意地切除更广泛的斜坡病变。该入路容易扩大暴露，鼻孔狭窄不是一个限制因素。对于侵犯鼻旁窦的斜坡肿瘤来说，我们更倾向于用标准的或扩大的鼻旁切口经筛-蝶入路（见144页）。

手术操作的细节方面，前面已较详细描述（见144页）。

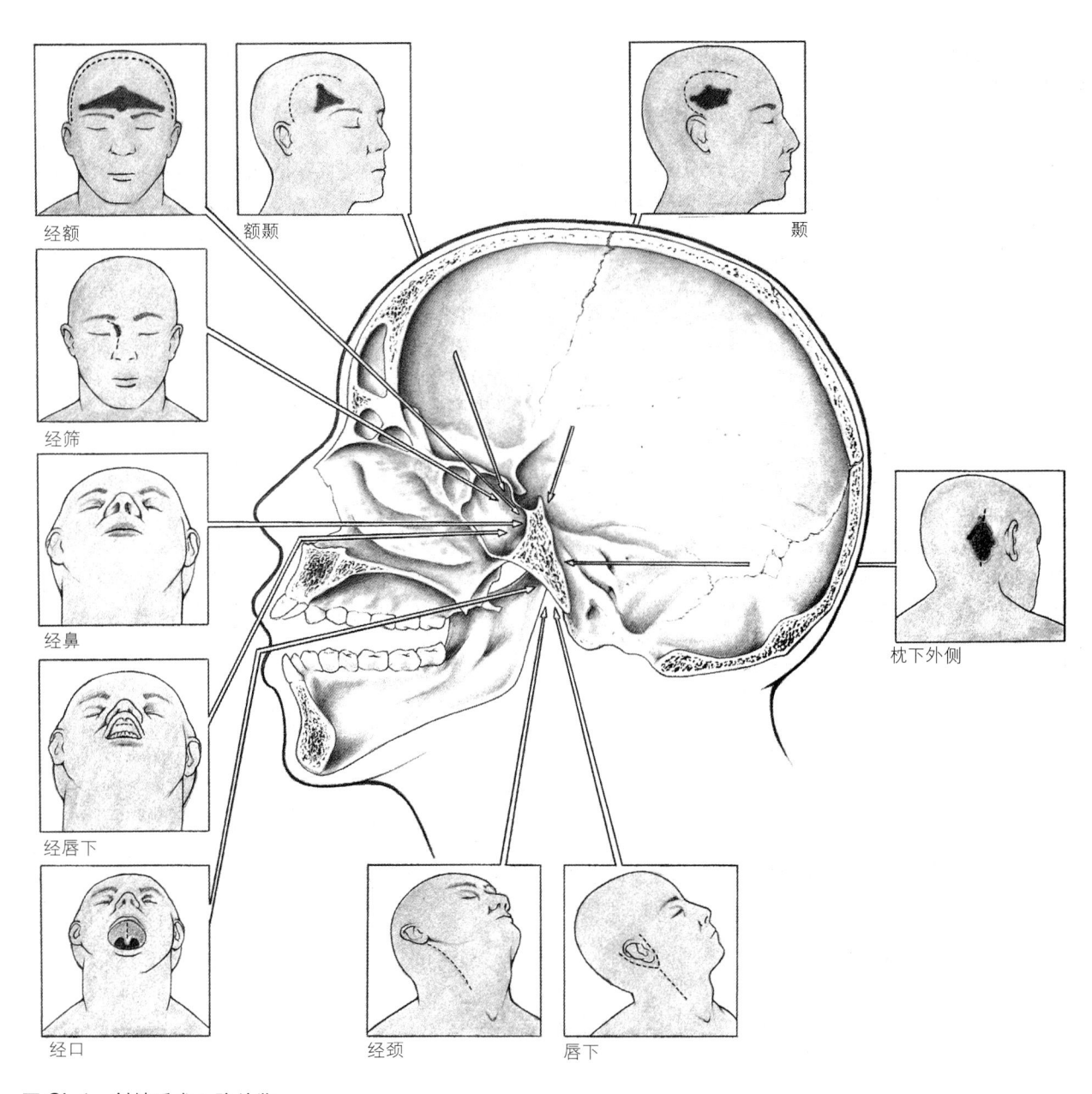

图 CL 1　斜坡手术入路总览

经口入路

导言　经口入路长期以来被用作治疗上段颈椎硬膜外病变，如结核及骨瘤的一个骨科手术入路（Fang 与 Ong 1962）。Mullan 等（1966）报道了通过此入路行硬膜外肉瘤的手术切除，随后报道了用此入路成功夹闭位于中线的基底动脉瘤（Drake 1969，Laine 等 1977，Pia 和 Lorenz 1980）。然而，致命性的感染导致 Drake 后来抛弃了这个入路（Drake 1973，1978）。手术成功的报道主要集中于硬膜外病变，如颅底凹陷、齿状突切除、C_1/C_2 或 C_2/C_3 水平的融合、颅颈交界的畸形以及可侵犯硬膜的脊索瘤（Delgado 等 1981，Gutkelch 和 Williams 1972，Krayenbühl 和

Yaşargil 1975，Pasztor 等 1984，Verbiest 1977，Wood 等 1980）。

我们认为经口入路切除病变的适应范围是有限的。手术者必须通过有菌区操作，且操作仅限于中线。但是，对于完全位于硬膜外局限的良性病变，偶尔也可有恶性病变，该入路可提供良好的暴露，且手术反应小。由于感染的风险，我们很少用此入路切除硬膜内病变（肿瘤、动脉瘤）。

手术技术（图 CL 2a-g）

术前几天，用抗菌溶液（如Hexoral）冲洗口腔及全身应用抗生素。我们认为，大多数病人不必行术前气管切开术，可在术中行气管内插管，将管固定在口腔一侧。口腔用一张口器撑开，张口器上顶上牙弓，下压舌体（扁桃体切除牵开器）。头部过伸并用 Mayfield 头架固定。

软腭于中线切开，在边缘留置缝线牵开。将两根软吸引管经鼻插入，从口引出，外用夹子固定，牵拉软腭便可暴露C_1和C_2。沿正中垂直切开咽后壁，根据病变范围，可向上延伸至咽顶，向下至C_3水平。

椎前肌被仔细地从斜坡下部、寰椎及C_2前方骨膜下剥离，以备伤口缝合用。在显微镜下磨除寰椎前弓及枢椎齿状突，可暴露枕骨大孔前缘及斜坡最下部；先瘤内切除该位置肿瘤，再切除其包膜。如肿瘤已穿越硬膜，最初的硬膜外操作则扩展到硬膜下；而作为椎基底动脉及其脑干穿支血管保护层的硬膜此时已不存在。经口腔入路中，在这么小的范围内完成硬膜直接缝合是很困难的。即使硬膜没有真正的缺损，硬膜切口（斜坡区硬膜十分僵硬）也不易很好地缝合，必须靠肌肉、筋膜和纤维蛋白胶封闭。我们建议，硬膜封闭后行腰池引流脑脊液3～4天。咽部分两层缝合，软腭分三层缝合以免裂开影响发音。术后病人用软的经鼻胃管进食几日，并注意避免咽后壁压迫性溃疡。

经颈入路（图 CL 3a，b）

导言 Stevenson 和 Stoney 于 1966 年报道了经颈入路成功摘除一例斜坡脊索瘤，作者希望通过前侧方入路来避免经口操作的高感染风险。他们在 White 和 Albin（1962）的前驱性工作基础上，进行了大量的解剖研究。后来，Fox（1967）和 Wissinger 等（1967）成功地利用这一技术夹闭了一例基底动脉瘤，Bartal 和 Heilbronn（1970）也经颈切除了一例斜坡脊索瘤。

经颈暴露斜坡及上颈椎的适应证与经口入路一致。因没有进入咽腔，当需要切开硬膜时，经颈入路带来的感染风险较低。两入路不同还在于：经颈入路是以较低的角度和侧面到达斜坡，而经口入路则直抵正中线。

手术技术（图 CL 3a，b）

头部过伸并转向手术对侧，皮肤切口沿胸锁乳突肌前缘从乳突尖到甲状软骨水平。手术者在胸锁乳突肌前界前方，血管鞘与甲状腺或咽管之间沿椎体方向分开颈浅筋膜。在术区上部结扎颈浅静脉，辨认出跨过血管鞘的舌下神经，将其向外上方牵开；术区的下界以甲状腺下动脉为标志。切断附着于甲状软骨上角的咽肌与附着于舌骨的茎突舌骨肌后，将咽管及喉部向前内方牵拉。小心避免牵开器尖端压迫气管食管沟，沟内有喉返神经。沿颈外动脉起点辨别出甲状腺上动脉、舌动脉，如果必要还包括面动脉，将其结扎，牵开增加上方的暴露。通过进一步分离解剖，达到颈椎前表面，从此点向颅侧分离很容易到达斜坡。

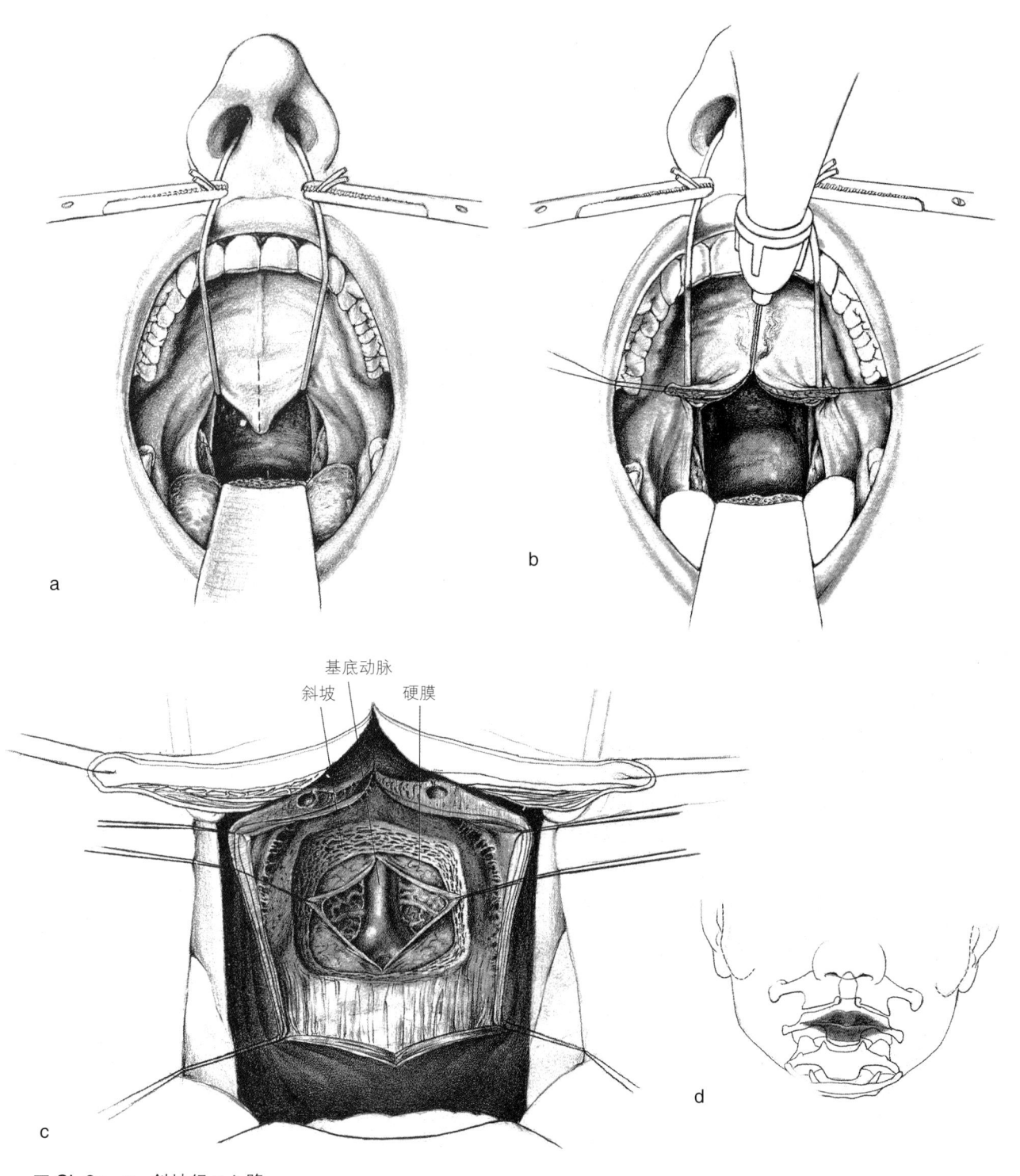

图 CL 2a–g 斜坡经口入路

　　a 悬雍垂及软腭切口，开口器的压舌板。

　　b 软腭正中线切开。

　　c 自鼻咽顶部至寰椎沿中线切开咽后壁软组织，用金刚钻在斜坡上开窗，垂直切开硬膜暴露基底动脉。

　　d 示意图：通过经口入路可向下解剖分离至 C_3 水平。

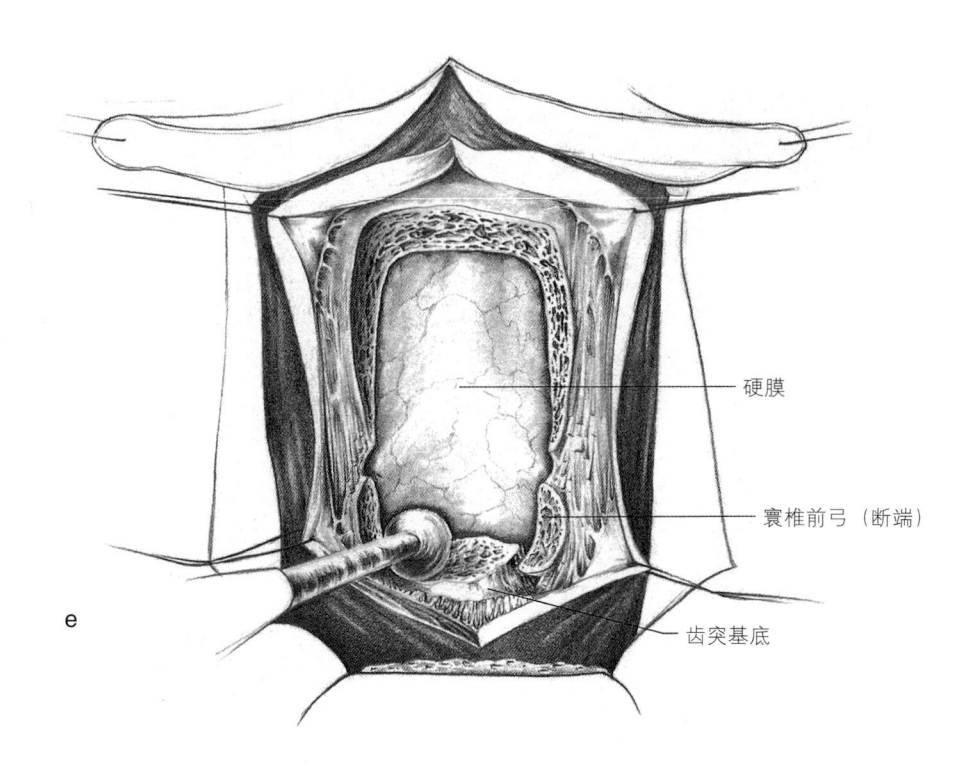

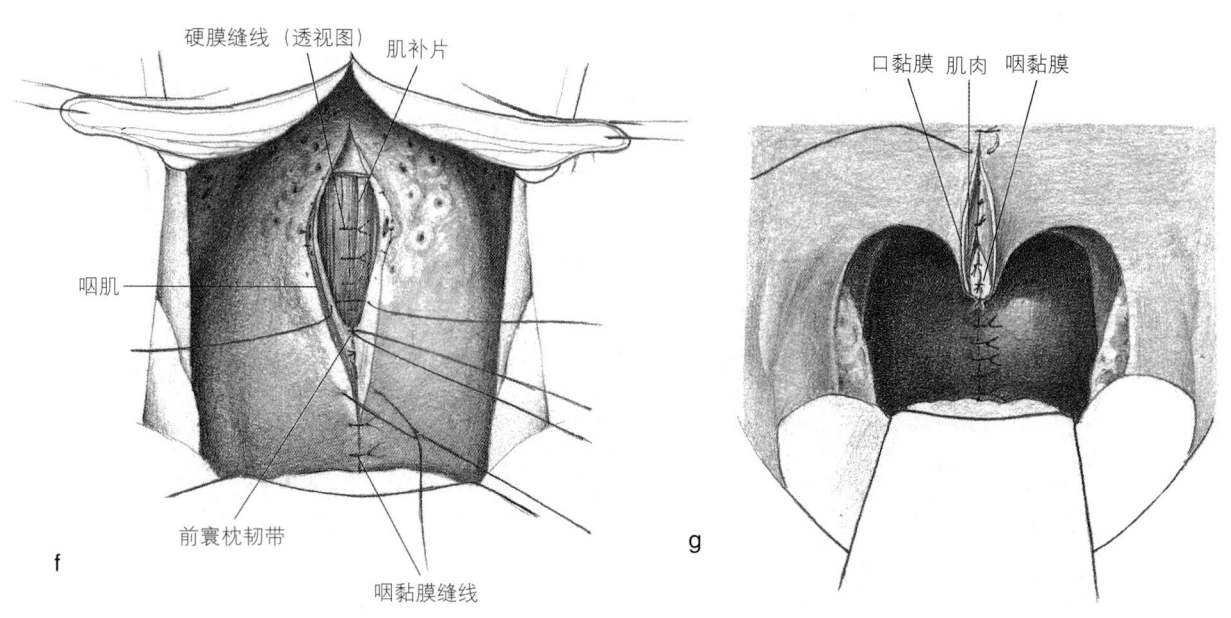

图 CL 2e-g

e 通过切除颅颈交界区的寰椎前弓与齿状突可扩大此入路。

f 分层缝合：1）间断缝合硬膜，由于此区硬膜僵硬且移动性差，基本上不能做到硬膜不漏水缝合，所以要用硬膜修补（人工硬膜）来增强，并以肌筋膜或脂肪移植片与纤维蛋白胶粘连覆盖其上；2）咽肌包括前纵韧带的对位缝合；3）单纯间断缝合黏膜。

g 分三层缝合软腭（咽部黏膜、肌肉、口腔黏膜），避免伤口裂开。

一般手术技术　393

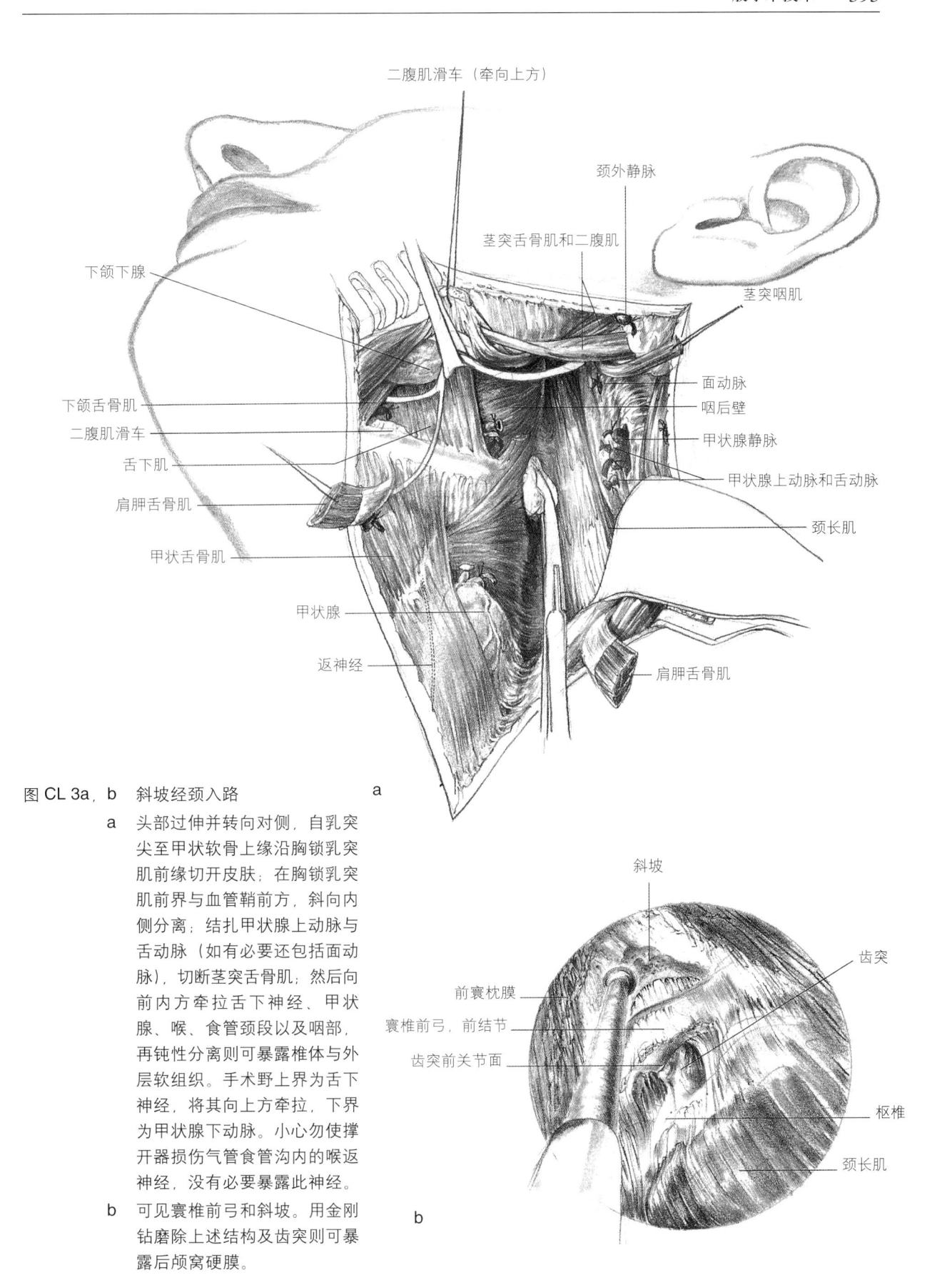

图 CL 3a，b　斜坡经颈入路

a 头部过伸并转向对侧，自乳突尖至甲状软骨上缘沿胸锁乳突肌前缘切开皮肤；在胸锁乳突肌前界与血管鞘前方，斜向内侧分离；结扎甲状腺上动脉与舌动脉（如有必要还包括面动脉），切断茎突舌骨肌；然后向前内方牵拉舌下神经、甲状腺、喉、食管颈段以及咽部，再钝性分离则可暴露椎体与外层软组织。手术野上界为舌下神经，将其向上方牵拉，下界为甲状腺下动脉。小心勿使撑开器损伤气管食管沟内的喉返神经，没有必要暴露此神经。

b 可见寰椎前弓和斜坡。用金刚钻磨除上述结构及齿突则可暴露后颅窝硬膜。

一旦到达颅颈交界处，沿正中线切开椎前筋膜，上至斜坡，下达C_3水平，然后骨膜下分离颈前伸肌至横突。到此阶段，手术野外侧以颈内动脉进入颈内动脉管处为界，在前方可触及鼻中隔后部梨骨，在枕骨大孔前缘约2cm处中线上，可见斜坡咽结节。将软组织尽可能远地牵向翼突。当寰弓与齿状突被磨除后，斜坡上可形成约2.5cm × 3cm大小的骨窗。颅底内侧范围，以颈内动脉、岩下窦、颈静脉结节到舌下神经管内侧、蝶枕缝为界。切除肿瘤或夹闭动脉瘤后，硬膜缺损用肌肉片和人工硬膜修补，最后分层缝合伤口。

必须注意：寰弓及齿状突的部分切除可导致颅颈交界区的不稳定，有可能必须通过后入路施行固定手术。

术后有可能出现急性截瘫与危及生命的并发症，如发生，则一般出现在成功的斜坡手术和计划二期颈椎固定手术间期（Bartal 和 Heilbronn 1970，DiLorenzo 等 1982）。寰弓的磨除及余下的手术常规在显微镜下操作，所以手术野的深度应该不存在严重的困难。

颞下外侧入路（图 MS 4a-c，图 MS 32a，b）

通过此入路可大范围暴露中颅底的外侧部直到斜坡。此入路涉及到颧弓的去除，并可能包括切除部分下颌骨。此入路适应于从下方侵犯斜坡的斜坡肿瘤及主体在颞下窝的肿瘤，如范围较广的腮腺肿瘤及软组织肿瘤等（见 274 页）。

后下入路（图 MS 33a-h，图 PS 35a-e）

颅外后下入路从乳突、颧弓基部和下颌骨髁突之间进入中颅底，它涉及中耳的开放、乳突切除及茎突的切除。通过下颌骨髁突切除或下颌骨边缘切除，可达翼状窝和斜坡。该入路适合于颈静脉孔与颈动脉管区肿瘤的切除，如神经瘤或颈静脉球瘤。一般不需要切除下颌骨。对于位于中后颅窝交界处肿瘤来说，此入路允许颅底切除范围向后颅窝扩展，这是它的一个优点。

颅内入路

经额入路（图 AS 21a，b；图 AS 22a，b；图 AS 37；图 AS 38；图 CL 4a-c）

经额入路到前颅底的要点及技术细节前面已描述（见141页）。根据病变起源部位与范围来选择硬膜下或硬膜外经额入路。当经额入路到斜坡，一部分在颅外操作，切除涉及后组鼻旁窦内的肿瘤。术中切除蝶骨平台及部分蝶鞍前壁，沿蝶窦底可达斜坡，能切除几乎到枕大孔边缘的病变。

经额入路通过前颅底到斜坡的优点是，此入路能延伸至几乎所有硬膜内外的主要结构，包括眼眶、蝶骨小翼（到前床突）与鼻旁窦。在中颅底，从蝶窦外侧可达颈内动脉及岩尖。病例介绍（图 AS 48a-r，图 MS27a-e，见 264 页）说明了该入路的可行性。

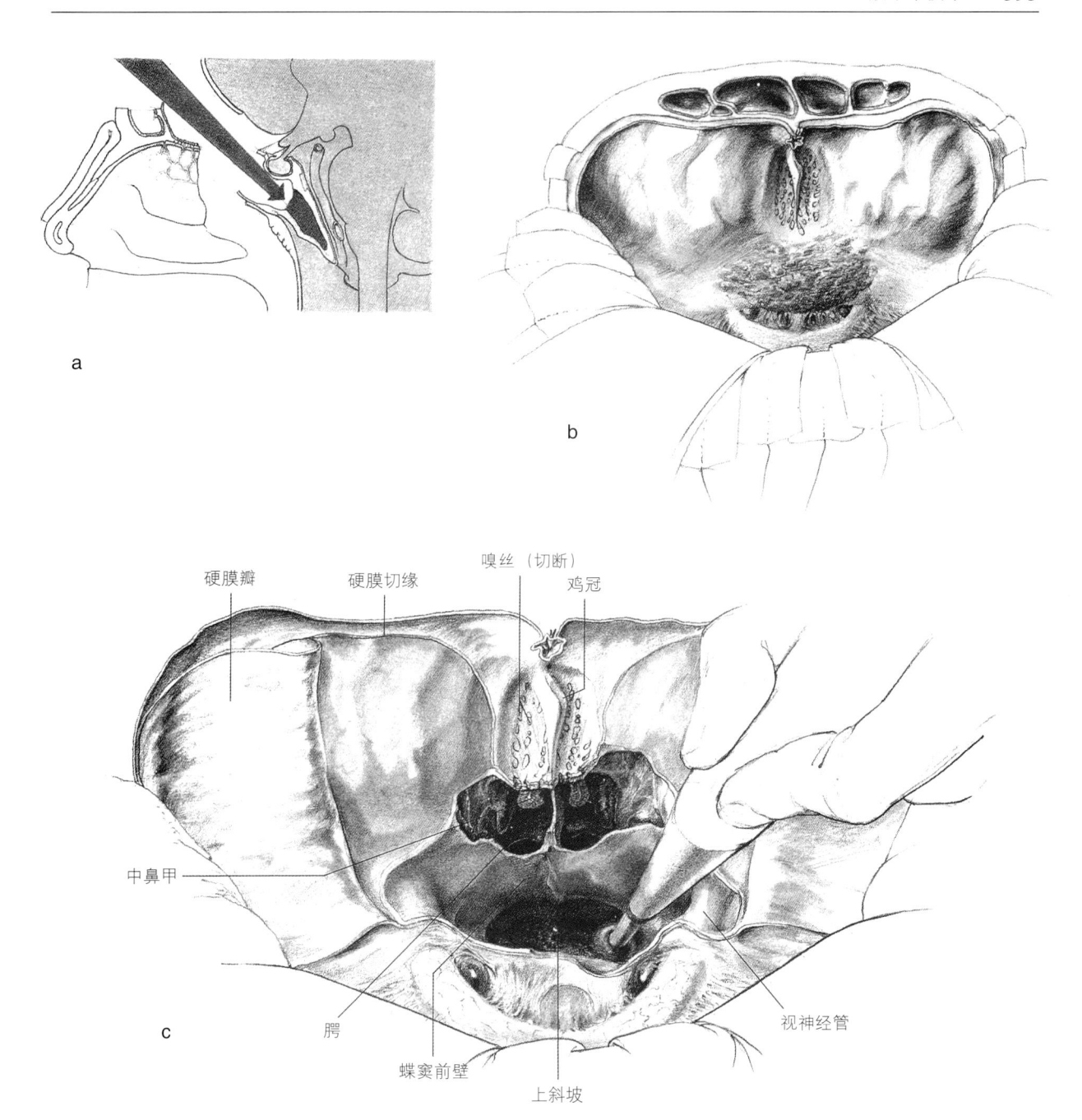

图 CL 4a–c 经额硬膜下入路

　　a 入路路径侧面观。

　　b 双侧额部骨瓣成形加矢状窦结扎后，暴露双侧前颅底硬膜，可见视神经与视交叉。

　　c 将肿瘤侵犯的硬膜切除后，双侧硬膜瓣可用来做颅底修补；通过切除中后组筛窦及广泛开放蝶窦，可在鞍前进入斜坡；在此时若需视神经减压可暴露视神经管。

额颞入路与颞下入路（图 MS35a-h）

Yaşargil（1976）推荐了一种标准的额颞入路治疗颈内动脉及基底动脉分叉部的动脉瘤，Yaşargil 等（1980）将此入路稍加改良后，成功地用于切除斜坡脑膜瘤。Symon（1982）指出，对于有经验的外科医生来说，此入路对于基底动脉分叉部动脉瘤是合适的，但不太适合上斜坡大的病变，他推荐了一种切除颞极的颞前入路。Drake（1973）倾向于扩大的颞下入路，基本要点为小脑幕切开、岩上窦电凝后切断、岩尖磨除，细节前面已描述。此入路的可行性由岩斜区脑膜瘤的病例阐释（图 MS48a-f，图 MS49a-f，图 MS50a-c，图 CL5a-f，图 CL6a-f）。

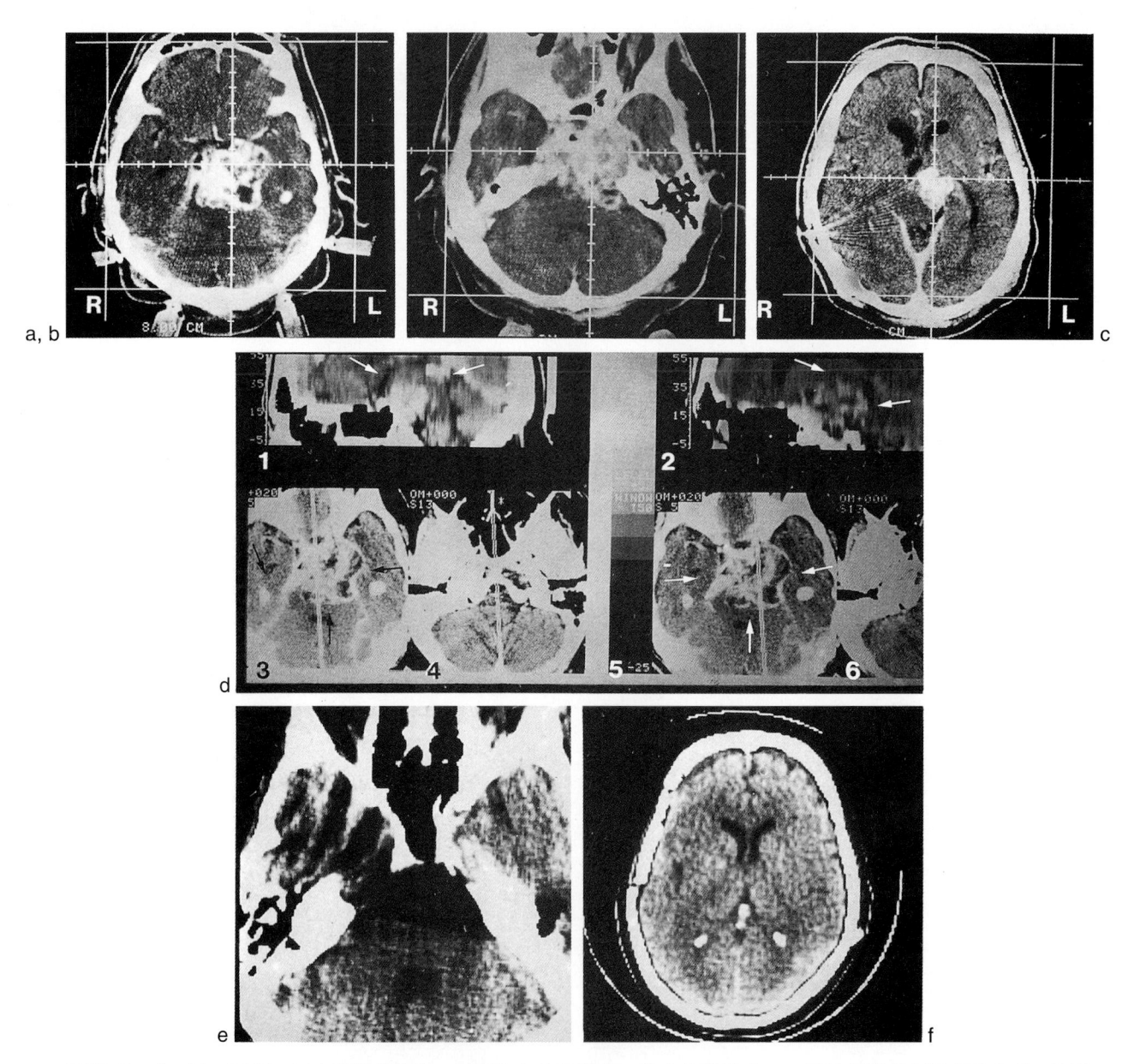

图CL 5a-f 男，50岁，以右侧为主的中、后颅窝大的脑膜瘤，伴左侧轻偏瘫，三叉神经损害及进行性心理－器质性症状，通过右侧额颞－经天幕入路全切肿瘤

a-d 术前 CT 显示肿瘤水平与垂直范围以及脑干上移与第三脑室移位。

e-f 术后 CT 证实肿瘤全切。

一般手术技术 | 397

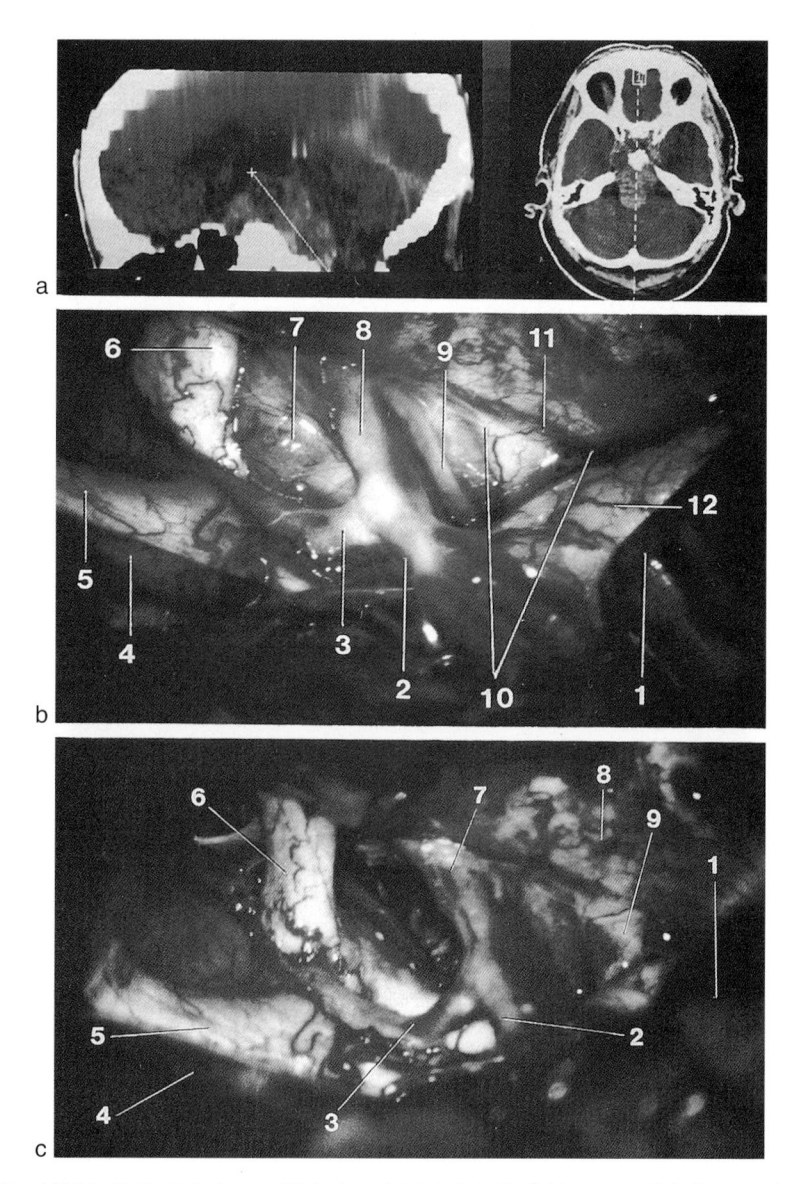

图CL 6a–f 男，55岁，斜坡与鞍区天幕上、下脊索瘤，主诉为右侧偏瘫伴吞咽困难与复视；神经病学体征包括视乳头水肿及后组颅神经损害（Ⅵ，Ⅶ，Ⅸ，Ⅹ，Ⅺ），双侧锥体束征，以右侧明显；通过右侧额颞入路全切肿瘤

a CT水平扫描加矢状位重建显示一大的斜坡脊索瘤伴鞍上生长与第三脑室受压，肿瘤已进入大脑脚间与脑桥前池。

b 行额颞开颅术，切开硬膜，打开外侧裂，沿蝶骨小翼分开额颞叶，暴露肿瘤及其周围神经血管。1－后脑压板；2－大脑中动脉；3－大脑前动脉；4－前脑压板；5－额叶；6－视神经；7－鞍上肿瘤；8－颈内动脉；9－后交通动脉；10－天幕缘；11－动眼神经；12－颞叶。

c 鞍上肿瘤切除后的手术解剖。1－后脑压板；2－大脑中动脉；3－大脑前动脉；4－前脑压板；5－额叶；6－视神经；7－颈内动脉；8－天幕缘；9－动眼神经。

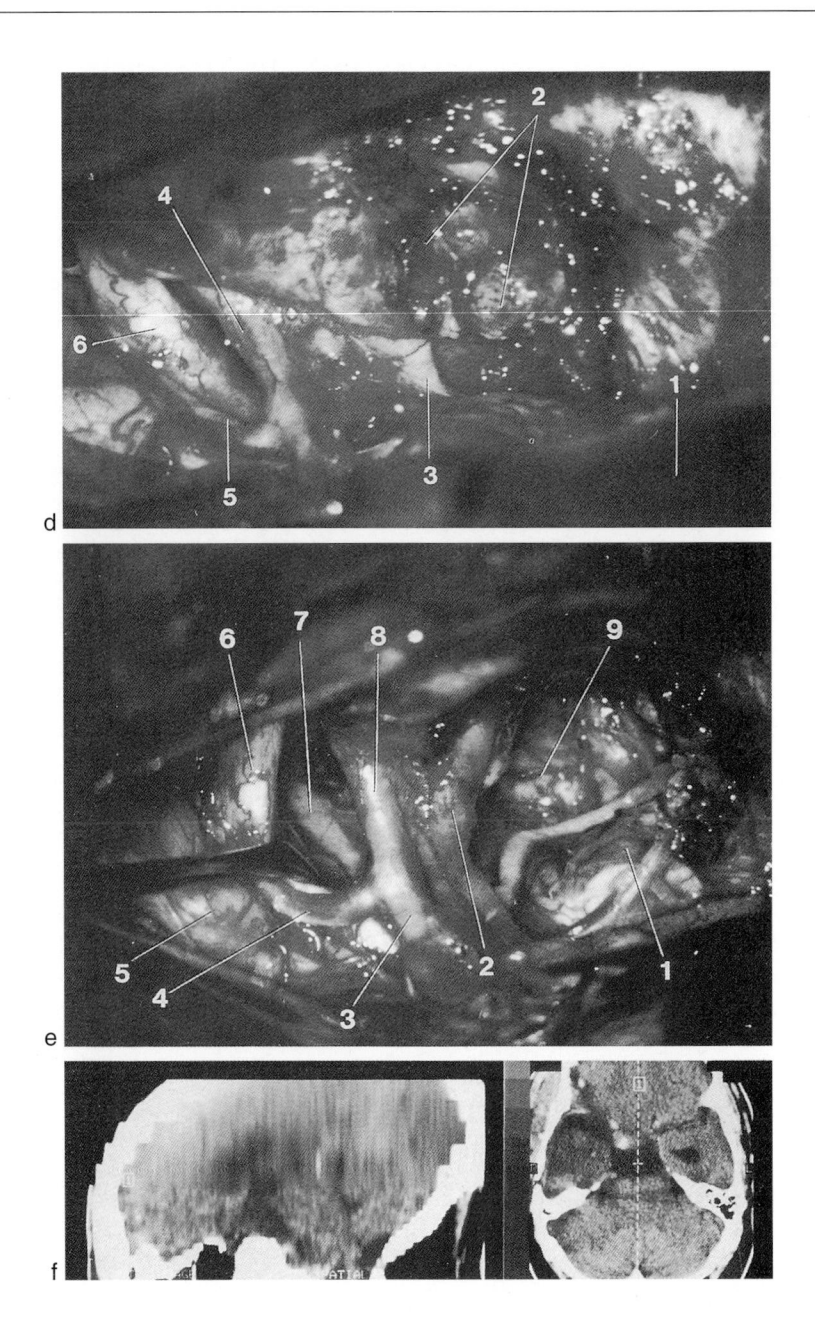

图 CL 6d−f

d 向后手术野的范围，在动眼神经后方垂直于岩骨嵴切开天幕后电凝，则可到达幕下肿瘤部分；1－后脑压板；2－肿瘤；3－动眼神经；4－颈内动脉；5－大脑前动脉；6－视神经。

e 鞍上（左）及幕下（右）肿瘤被切除后，观察手术野。1－大脑后动脉；2－动眼神经；3－大脑中动脉；4－大脑前动脉；5－额叶；6－右视神经；7－左视神经；8－颈内动脉；9－脑干。

f 肿瘤全切后 CT 扫描。

枕下外侧入路

在神经外科早期，外科医生常常通过双侧或大范围暴露后颅窝，对无法手术病例进行减压，或考虑到术前诊断的局限性，术中可得到最大程度的操作自由（Cushing 1917）。后来，随着诊断水平和外科技术的提高，单例枕下入路被主要用于桥小脑角肿瘤的切除（Dandy 1925）。现代麻醉、显微神经外科以及高清晰的影像技术（CT，MRI）的发展极大地改变了神经外科的现状。今天，我们基本上能无创伤地切除病变，没有时间方面的压力。对于向后延伸至桥小脑角，并将脑干向后、向外、向上推挤的斜坡肿瘤，我们倾向于枕下外侧入路。由于肿瘤将桥小脑角与斜坡之间沿脑干的狭小空间变大，使经桥小脑角到达斜坡而不损伤重要结构成为可能。对于越过小脑幕向上外侧生长进入中颅窝的斜坡肿瘤，此入路不太适合。应注意的是，一定程度地上抬天幕不是禁忌证，实际上反而使天幕下结构辨认更容易。当肿瘤因中心切除而变小时，看见并保护同侧的第Ⅲ～Ⅻ颅神经应是可能的。脑干的上抬与脑桥前隙增大也使看见和保护对侧第Ⅲ~Ⅴ颅神经变得更容易。同样，也能看清椎基底动脉直至Willis环的后交通动脉。对减少术后致残而言，这些都是优势。

桥小脑角的神经结构中有三个斜坡手术解剖通道。切除颈静脉结节后，在后组颅神经下方解剖可达枕骨大孔前缘与下1/3斜坡（图CL8a-i）。另一通道存在于前庭蜗神经与后组颅神经之间，经此可达中斜坡，肿瘤上部可经三叉神经与前庭蜗神经之间切除。最后，天幕被肿瘤上抬使天幕与三叉神经之间出现一较大间隙，可经此到天幕切迹（图CL 7a-i），通过从下方切开小脑幕外侧游离缘，可使此隙更大。

有些斜坡肿瘤使小脑幕裂孔扩大从而扩大了到桥小脑角的入径，通过改良的颞部硬膜下入路或枕下外侧入路都可到达这些肿瘤并完全切除。在这类病人中，我们倾向于在优势半球侧利用枕下外侧技术，从而在开始就能避免与术后语言功能障碍有关的颞叶损伤。

枕下外侧入路技术如前述（图PS1a，b，图PS 16a-c，图PS20a-c）。

病例报告 中后颅窝的脊索瘤（图CL8a-i）。女，15岁，术前2年突起剧烈头痛，当时被诊断为脑炎，住院4周后头痛缓解。2年后，再次出现头痛，并伴有复视，肢体感觉异常与平衡功能障碍。最初外院头部CT未见异常，此次CT示中后颅窝一个广泛性的占位性病变，主要位于右侧。立体定向穿刺活检为脊索瘤。该病人转给我们行手术治疗。

入院时，女孩表现为进行性发展的四肢轻瘫，伴随步态不稳，右侧后组颅神经麻痹。进一步的神经影像学评价（包括MRI）显示为斜坡区的一个广泛的、侵袭性的占位性病变。该病变向下延伸至椎管达C_2椎体下缘并导致脑干、脊髓前方明显受压，脑干浸润不能排除。肿瘤向前延伸至咽后壁，并伴有斜坡、枕骨大孔前、外侧部及右侧岩骨的破坏。第四脑室受压。

从乳突与中线之间垂直切开皮肤，采用同时暴露C_1、C_2椎弓的标准扩大右侧后颅窝开颅术，从右至中线切除寰椎椎弓。开颅术外侧暴露至乳突，内侧至中线，硬膜弧形切开向下至C_2。在此处，枕骨大孔区可见肿瘤后表面，脊髓变薄并在枕骨大孔处明显受压。将右侧齿状韧带与第C_1神经根切断，可给予我们更大空间而更好地到达肿瘤下部。副神经被肿瘤向后上推挤且与之粘连。我们将神经解剖游离，切开肿瘤被膜，然后分块切除肿瘤使脑干减压。椎动脉也被肿瘤压迫和包裹，逐渐切除其上的肿瘤。随之，肿瘤能很好地从脑干、后组颅神经、椎动脉以及基底动脉上面分离，且没有明显困难地将其分块切除。右侧肿块的切除使我们有一个从脑桥前向左侧

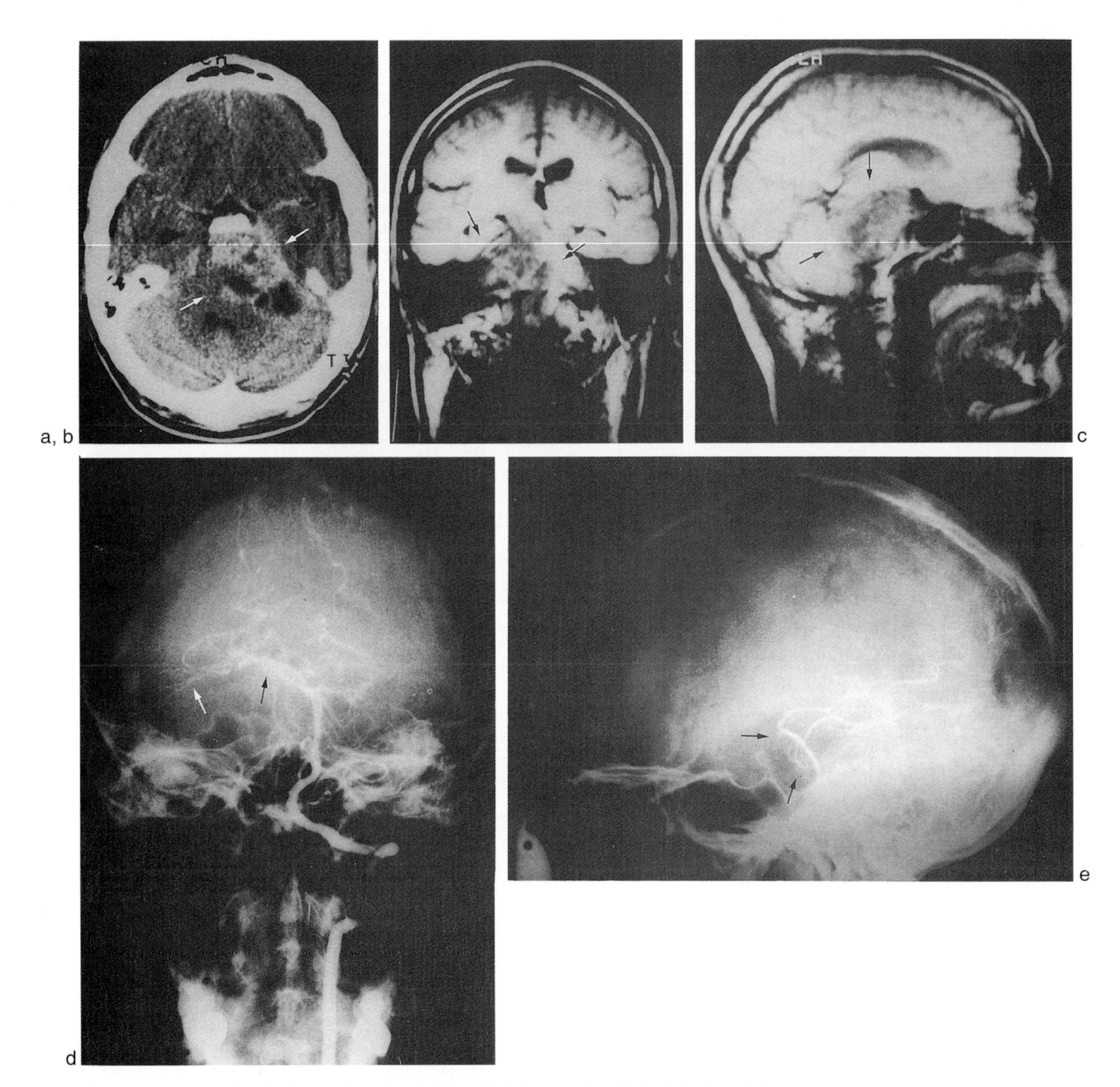

图 CL 7a–i　起源于三叉神经的大神经鞘瘤，幕下为主，位于斜坡至右桥小脑角
- a　轴位 CT 示一部分囊性变的肿块位于脑桥前，将脑干向后外侧推挤，并进入桥小脑角。
- b　MRI 冠状位显示明显的脑干移位及第三脑室上抬。
- c　MRI 矢状位显示肿瘤的前后范围及从第三脑室底经导水管到第四脑室的脑干结构移位。
- d　左椎动脉造影（前后位）显示基底动脉向肿瘤对侧移位以及大脑后动脉与小脑上动脉向上弯曲。
- e　椎动脉造影（侧位）显示基底动脉向上弓形与向后移位。

一般手术技术 401

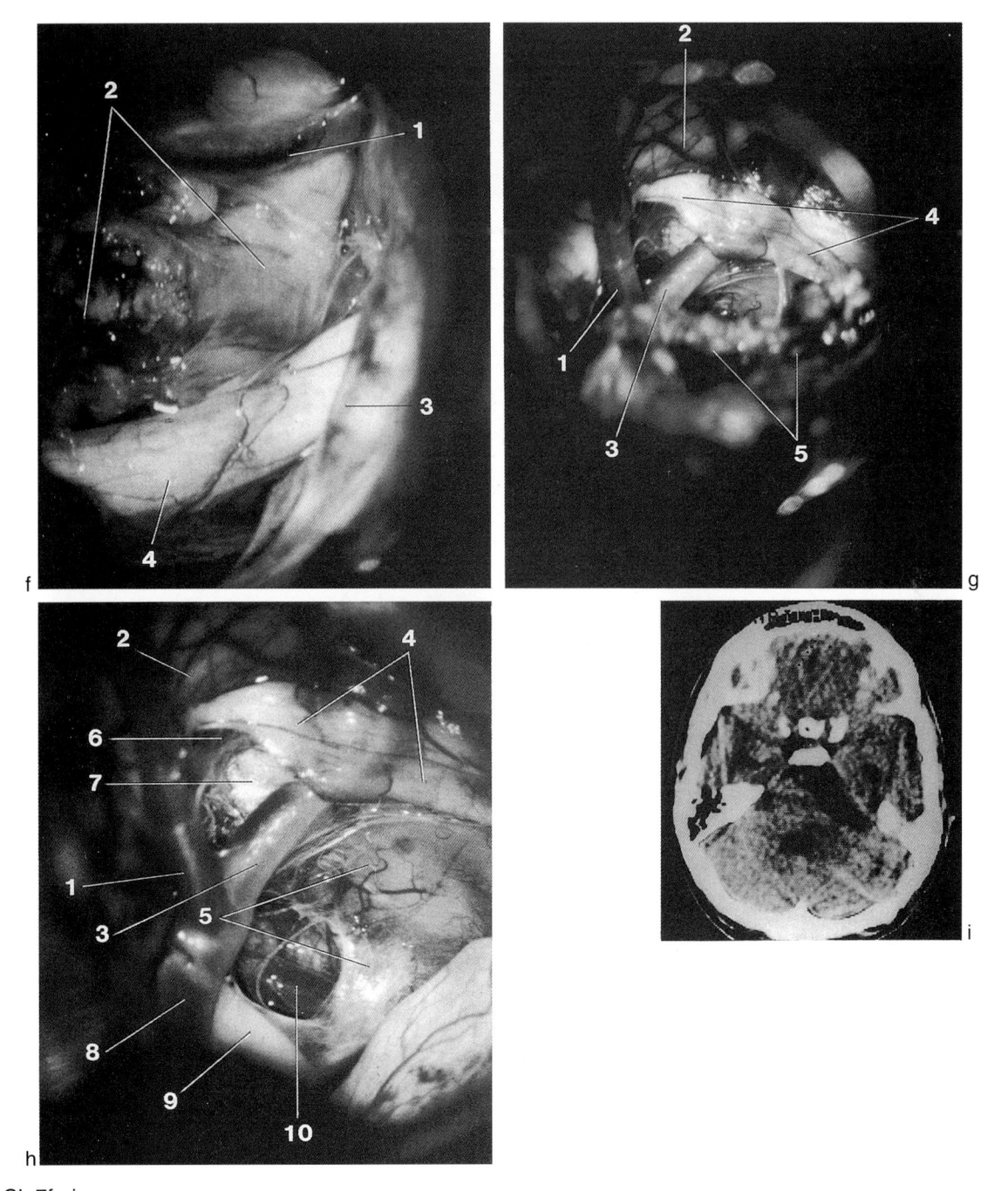

图 CL 7f–i

f 经枕下外侧暴露桥小脑角后的手术野，手术野下界为前庭蜗神经，岩静脉在其上方，在岩静脉下方为巨大的肿瘤，包膜已被切开，可看到内耳门。1－岩静脉；2－肿瘤；3－内耳门；4－前庭蜗神经。

g 肿瘤上部切除后，观察天幕裂孔及脑干。上抬的脑干被确认，在向上移位的大脑后动脉与小脑上动脉之间可见变扁的动眼神经，下方可见肿瘤。1－小脑上动脉；2－中脑；3－大脑后动脉；4－右侧动眼神经；5－肿瘤。

h 肿瘤全切后手术野，显示了由肿瘤导致的脑干解剖变化，可见基底动脉末段与同侧的神经血管结构；通过桥脑前间隙可见对侧脚间池、小脑上动脉、三叉神经以及左侧动眼神经。1－右侧小脑上动脉；2－中脑；3－右侧大脑后动脉；4－右侧动眼神经；5－蛛网膜；6－左小脑上动脉；7－左动眼神经；8－基底动脉；9－左三叉神经；10－左小脑上动脉。

i 术后 CT 扫描：肿瘤已全切，留一低密度残腔位于斜坡至桥小脑角区域，内有基底动脉。

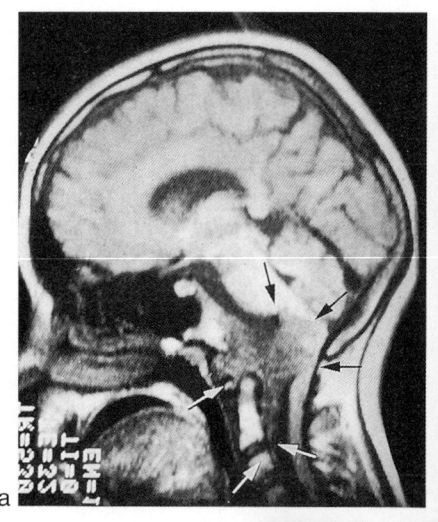

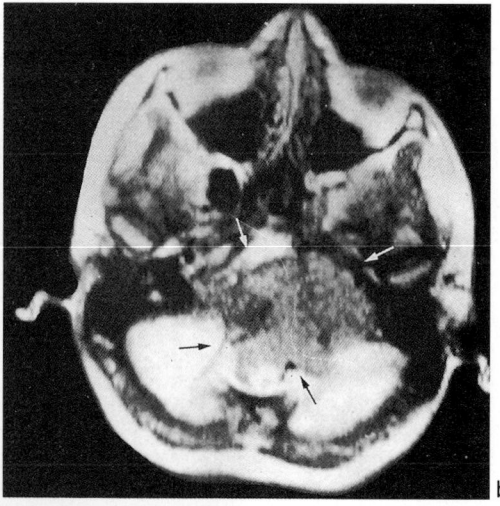

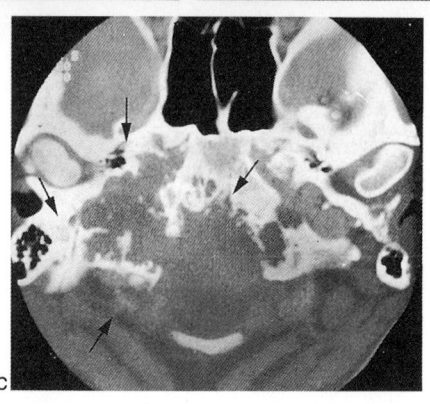

图 CL 8a-i 以左侧为主的中后颅窝脊索瘤，通过左侧扩大枕下外侧入路全切肿瘤

    a MRI近中线矢状位显示肿瘤范围及下部斜坡与C_1前弓的骨质破坏，以及脑干和脊髓明显受压，肿瘤通过椎管向下延伸至C_3上缘（箭头）。

    b 轴位 MRI 显示肿瘤在水平面及中、后颅窝的范围（箭头）。

    c 高分辨轴位 CT 扫描显示中后颅窝明显的骨质破坏，斜坡与双侧岩骨明显（箭头）。

    d 通过左侧扩大枕下外侧入路暴露后颅窝与颅颈交界区；肿瘤后部与颅颈交界区神经血管的关系如图。1－内侧硬膜缘；2－小脑扁桃体；3－椎动脉；4－肿瘤；5－副神经；6－颈静脉结节；7－齿状韧带；8－C_1神经根；9－脊髓。

    e 硬膜内肿瘤切除后手术野：延髓、脊髓已减压，所有主要的神经血管完整，可见脊髓被向下生长的肿瘤挤压变薄（箭头）；脊髓移位与延髓上抬导致桥小脑角与脑桥前间隙之间的小裂隙扩大，此扩大为手术进入斜坡区与对侧岩骨提供了通道。1－硬膜切口内侧缘；2－小脑；3－延髓及其穿支血管；4－硬膜外侧缘；5－椎动脉；6－椎管内肿瘤；7－颈髓；8－小脑后下动脉；9－副神经。

    f 岩骨硬膜外肿瘤切除后，从硬膜内、外可见颈静脉孔，颈静脉结节已被磨除。1－硬膜内侧缘；2－小脑；3－颈静脉孔；4－舌咽神经；5－迷走神经；6－副神经；7－外侧硬膜外肿瘤切除后残腔；8－小脑后下动脉；9－颈髓。

一般手术技术 403

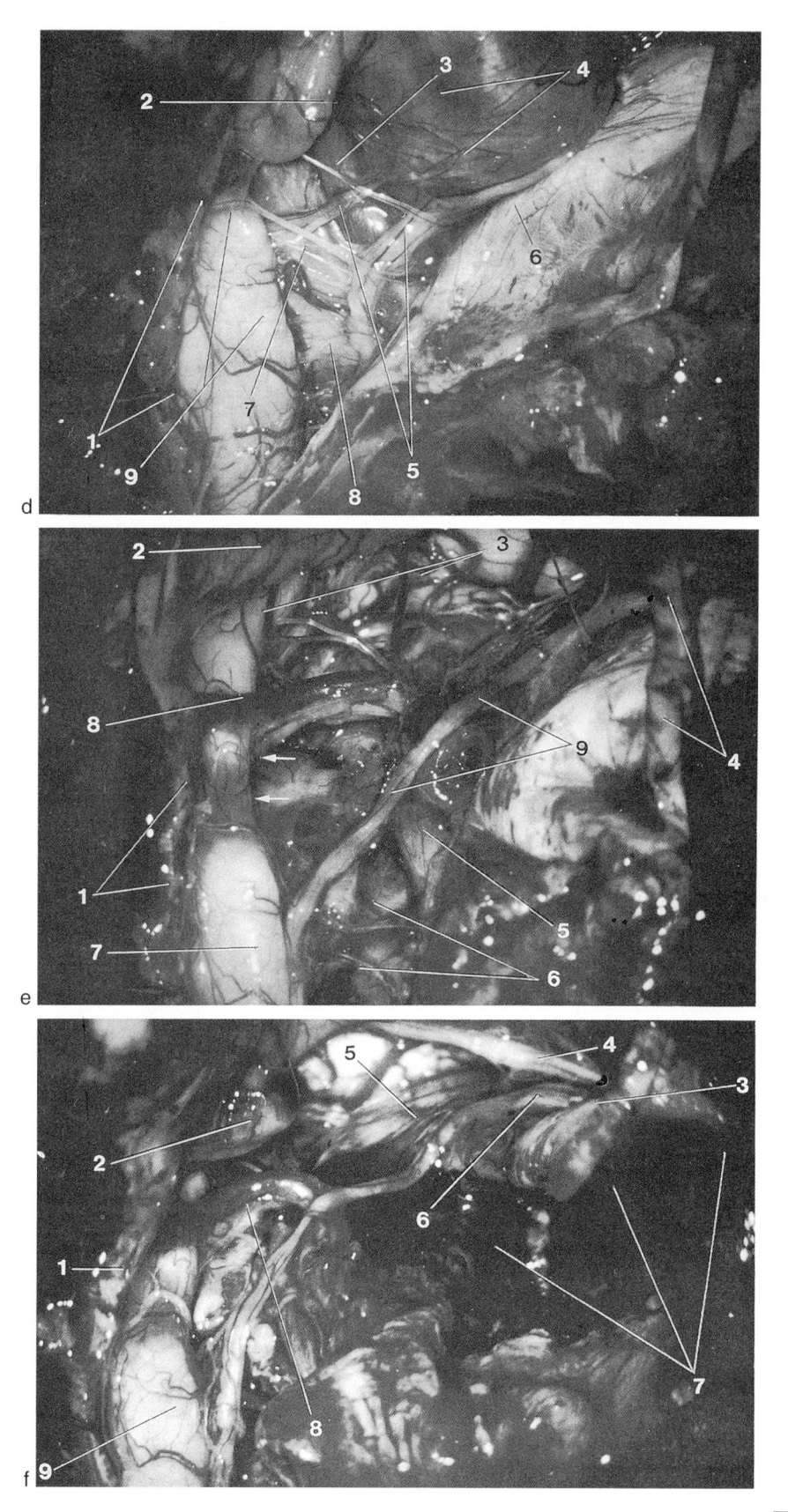

图 CL 8d-f

404　斜坡手术

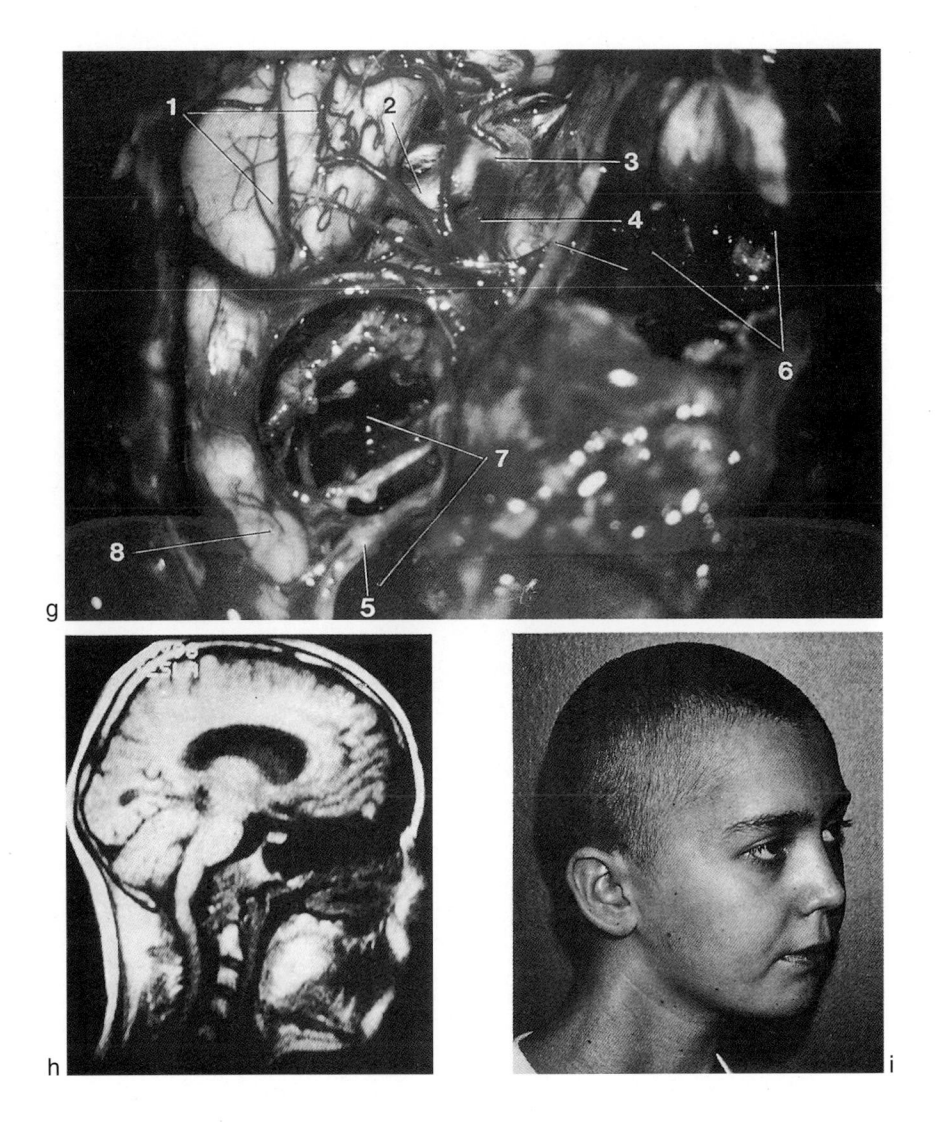

图 CL 8g-i

　　g　手术结束时手术野，在岩骨及斜坡区硬膜内、外肿瘤均已被切除。1－延髓及其穿支血管；2－左椎动脉；3－基底动脉；4－右椎动脉；5－副神经；6－岩骨硬膜外瘤腔；7－颅颈交界区硬膜外瘤腔；8－颈髓。

　　h　术后 MRI。

　　i　术后第 14 天病人。

的无障碍视角，我们继续切除该区域的肿瘤。但不得不牺牲斜坡大部分硬膜。随后，我们切除位于寰弓、齿状突以及下 2/3 斜坡处的前部肿瘤，椎管内延伸部分及其周围硬膜也被切除。此时，我们能看到上抬的脑干与右侧椎动脉及其全部脑干分支。斜坡与颅颈交界处的肿瘤切除后，在脑干表面与颅底之间产生了一个巨大的空间。颈静脉结节的切除创造了一个到岩骨与颈静脉孔宽的外侧硬膜外途径，使我们能切除该区域肿瘤，此区域肿瘤含有很多骨性间隔。因此，通过单侧枕下外侧入路合并颈静脉结节、部分岩骨及右侧寰椎弓的切除，我们全切了广泛性的颅底肿瘤。岩骨缺损用肌肉与纤维蛋白胶修补，最后分层缝合伤口。

　　术后结果令人满意，步态不稳与四肢轻瘫逐渐改善，并且没有出现与手术相关的后遗症。

评论：该病例为一个涉及中后颅窝的非常广泛的脊索瘤，有硬膜内、外生长，大部分斜坡与岩骨破坏，向椎管内延伸至C_3水平。该肿瘤使桥小脑角与脑桥前间隙的交通扩大，使我们能通过扩大的单侧枕下外侧入路切除病变，一直向前方、下方操作，并越过中线进行解剖分离。

枕下正中入路（图 CJ2a-d，图 CJ3a-e）

枕下正中入路适合切除位于下斜坡、向颅颈交界延伸，并从中线向两侧扩展的肿瘤。此入路在一侧或双侧向外侧扩大有时是必要的，皮肤沿中线切开。与手术相关细节将在颅颈交界章节描述（见461页）。

天幕上、下联合入路

导言 起源于斜坡的肿瘤偶尔可在天幕上侵及海绵窦，在天幕下累及枕骨大孔，此时，不能通过单独的幕上或幕下入路来全切这类肿瘤。可采用下列两种手术方案。

1）通过幕上额颞入路与幕下枕下外侧入路分两次手术。
2）天幕上、下联合入路一次手术。

经颞下-枕下联合入路的主要障碍为横窦、乙状窦以及它们的重要属支和下吻合静脉等。

为了减少颞下经天幕入路对脑组织的牵拉，同时又获得岩骨后表面、鞍背及中线结构的足够暴露，结合后颅窝的外侧开颅术便可扩大成颞下和后方联合入路（Bonnal 等 1964；Luyendijk 1976，Malis 1985，Naffziger 1928，Pertuiset 1974，Verbrugghen 1952）。该入路结合了两入路的优点，同时在岩骨还提供了额外的空间。Hakuba（1977）描述了一个用于斜坡脑膜瘤切除的有趣的联合入路。他通过枕下与颞下开颅扩大Morrison与King（1973）用于听神经瘤切除的经迷路-经天幕入路，并利用这一技术切除了6例斜坡脑膜瘤（Hakuba 等 1977），他将其称为经岩-经天幕入路。最近，他应用此入路来切除鞍旁肿瘤（Hakuba 等 1985）。与横窦和乙状窦结扎后所致静脉回流障碍相关的并发症，可以通过术前脑血管造影来证实经对侧横窦和乙状窦有足够的静脉回流来避免；如证实为否定结果，则是联合入路合并大静脉窦结扎的禁忌证。对于此类病人，在应用天幕上、下联合入路时，保留横窦与乙状窦的连续性是必需的。在那些模棱两可的病人中，当允许选择联合入路时，我们应选择一种尽可能全切肿瘤的入路。

对于脑桥前肿瘤，天幕上、下联合入路是最佳入路（Symon 1982），从外侧解剖可达病变部位，且小脑与颞叶的牵拉最小。通过磨除岩骨外侧份可进一步改善视角。当听力完好时，我们反对仅仅为了获得更好的视角，而行迷路切除或岩骨切除术。

手术技术（图 CL9a-i）

病人取坐位，屈颈30°，这将给手术者一个观察中后颅窝都很好的视角，其视轴为沿岩骨嵴后缘朝向斜坡。

皮肤切口基本上是扩大的乳突后切口，切口向上、向前延伸进入颞部，大致沿着颞肌附着线。首先行颞部开颅且骨窗必须延伸至中颅窝底。对于累及颈内动脉、海绵窦或视神经的肿瘤，骨窗要向翼点、蝶骨上缘方向扩大。骨瓣可暂时取下或保留于颞肌上向额部翻转而不影响颞下操作。枕下外侧骨窗开颅，暴露横窦及乙状窦后外侧缘，乙状窦上剩余骨质用磨钻磨除。磨除硬膜外的岩骨嵴外侧部可进一步扩大视角。

406　斜坡手术

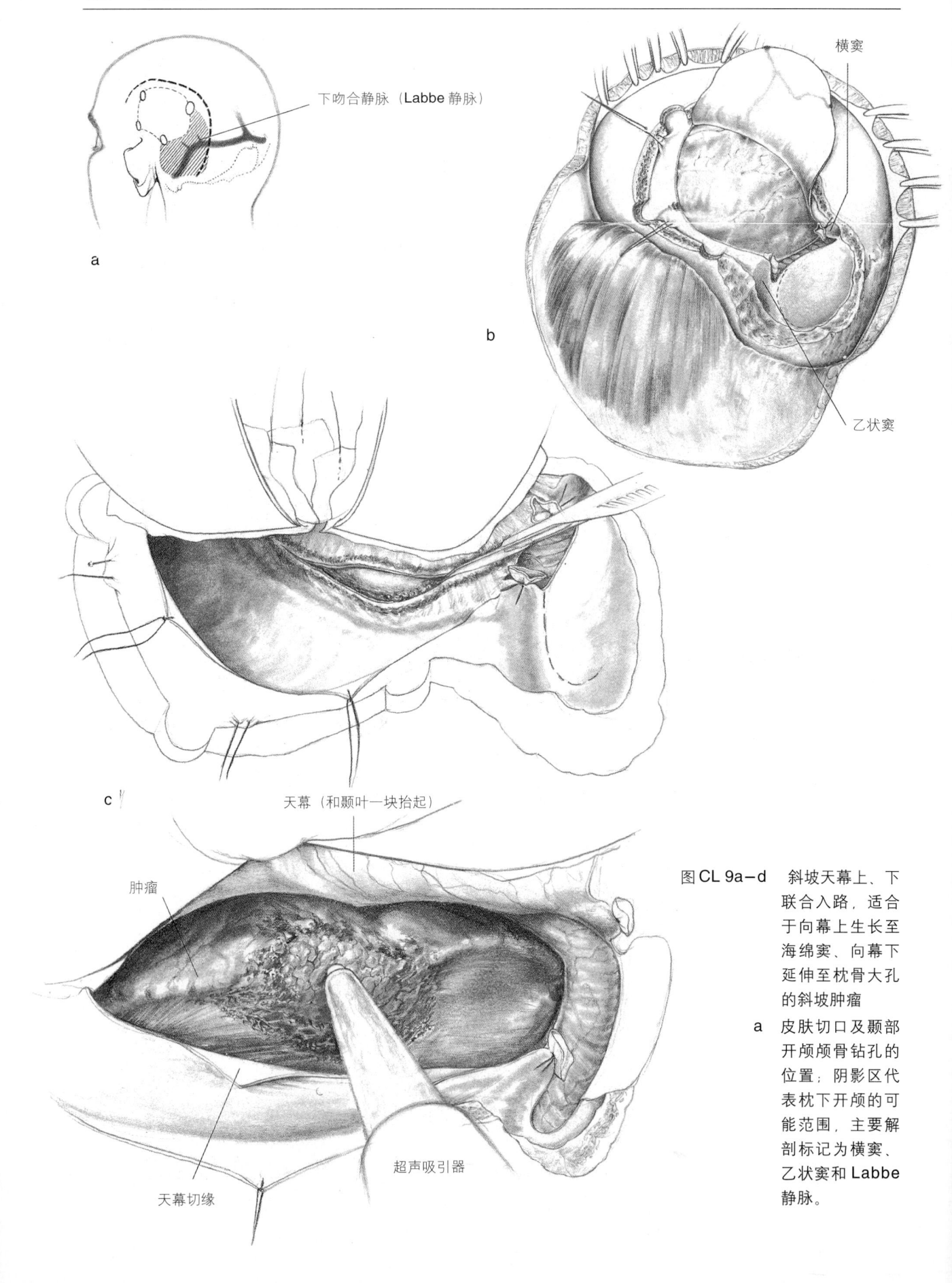

下吻合静脉（Labbe 静脉）

横窦

乙状窦

a

b

c

天幕（和颞叶一块抬起）

肿瘤

天幕切缘

超声吸引器

图 CL 9a-d　斜坡天幕上、下联合入路，适合于向幕上生长至海绵窦、向幕下延伸至枕骨大孔的斜坡肿瘤

a　皮肤切口及颞部开颅颅骨钻孔的位置；阴影区代表枕下开颅的可能范围，主要解剖标记为横窦、乙状窦和 Labbe 静脉。

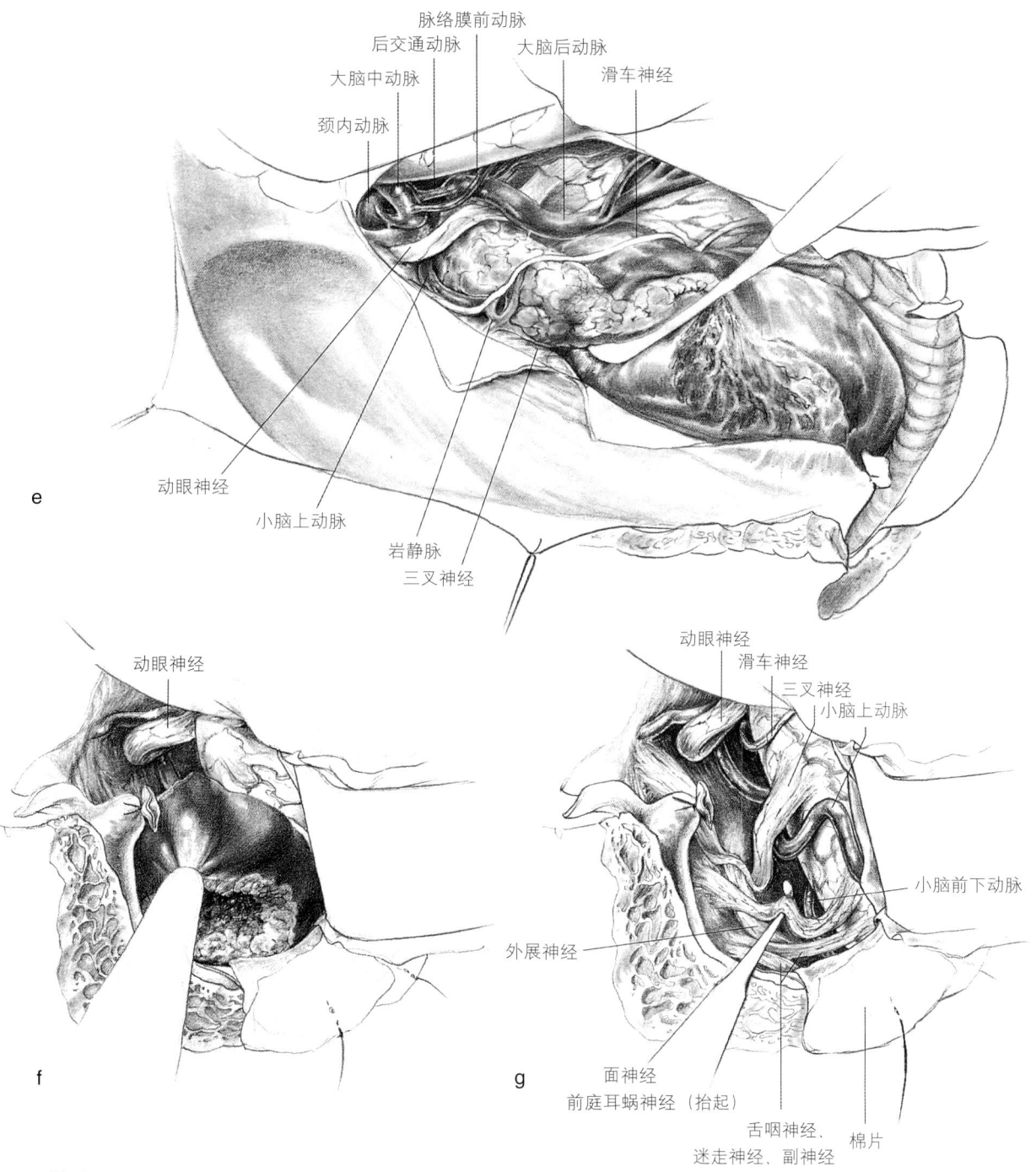

图 CL 9e–g

b 皮瓣翻转，颞部骨瓣成形，取下颞部骨瓣，也可与颞肌相连；枕部骨窗范围如图；颞部与枕部硬膜瓣均向内侧翻开，在横窦与乙状窦交界处结扎横窦。
c 切断横窦，在岩上窦内侧几毫米处沿岩上嵴至小脑幕切迹方向切开小脑幕。
d 幕上肿瘤被暴露及分块切除，有时可利用超声吸引器（如 Cusa）。
e 显微镜下切除肿瘤幕上部分，并保留神经血管结构。
f 天幕下，手术的枕下部分；牵开小脑半球暴露桥小脑角内的肿瘤。
g 肿瘤全切后的幕上、幕下显微解剖；由于肿瘤将脑干向后上方与对侧推挤，可经枕下同时观察幕上、幕下；肿瘤生长导致了神经和血管的缓慢逐步拉伸，但可不影响其功能。

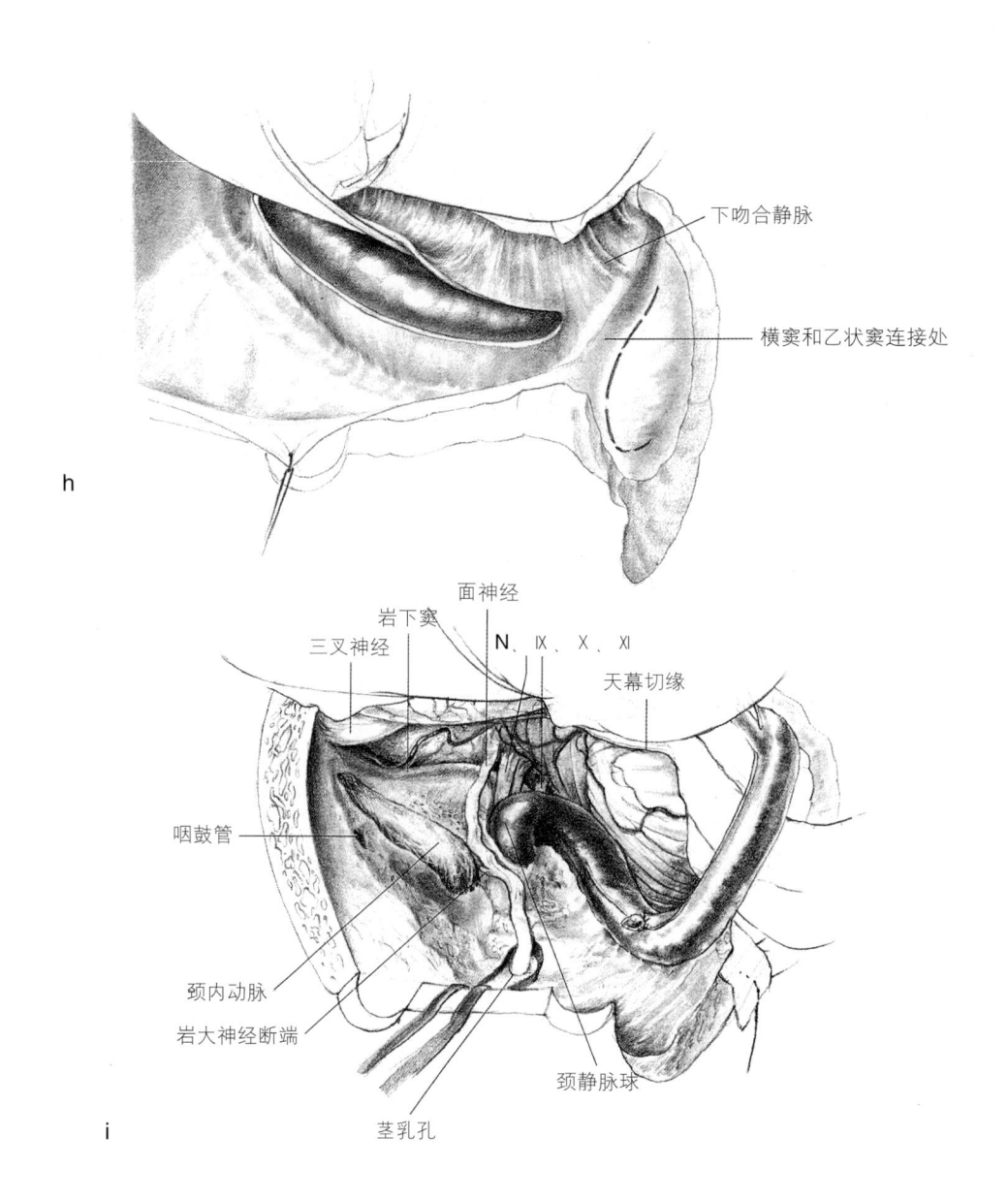

图 CL 9 h，i

h 斜坡天幕上、下联合入路并保留横窦；此例中，在横窦与乙状窦前方、岩上窦内侧切开小脑幕直到小脑幕裂孔。

i 如果肿瘤已侵犯岩骨、破坏迷路，导致同侧前庭蜗神经功能丧失，可考虑扩大入路，岩骨次全切除，保留面神经；一般听力存在时不做此手术。

在横窦与乙状窦连接处结扎横窦并切断。打开幕上的脑膜时，在Labbe静脉入横窦处要小心保留该静脉。将颞叶连同横窦和小脑幕一起上抬。距乙状窦后方几毫米平行于乙状窦剪开硬膜，保留足够的边缘用于缝合。幕下硬膜要切开足够大以容许颞叶与横窦、小脑幕一起上抬。沿岩骨嵴紧靠其附着处切开天幕，有时候将不得不电凝闭塞岩上窦。在到达小脑幕裂孔前，必须注意滑车神经位于硬膜缘后方并从后床沿韧带区进入硬膜，而且在其进入硬膜孔处最易损伤。在环池内，该神经有蛛网膜保护且可随蛛网膜一起移动。由于此区肿瘤通常已到天幕缘，导致滑车神经向外侧牵拉并横过手术野，干扰了肿瘤的切除，这就是该神经为什么经常不能保留的原因。幸运的是滑车神经切断后所致的功能方面后遗症很小。

必须特别注意的是，动眼神经常位于肿瘤的外上方，可将其连同蛛网膜鞘容易地从肿瘤上解剖游离。

当颞叶牵开器放置或重新放置时，注意不要影响Labbe静脉的回流。

轻轻牵拉小脑半球就可充分暴露桥小脑角及肿瘤外侧的第Ⅶ、Ⅷ颅神经。通常这两神经有独立的蛛网膜包裹，比较容易从肿瘤上分离。

肿瘤可将三叉神经向外侧推挤，但由于肿瘤常浸润其神经纤维，所以在此类病人中，不再可能保留三叉神经正常功能。

通过肿瘤的逐步从囊内分块切除可达脑干。术前脑血管造影对基底动脉的分离有帮助，此检查可通过动脉管径有无变化来判断基底动脉及其主要分支是否被肿瘤包裹。展神经的位置取决于肿瘤的生长方向，神经可位于肿瘤下方、内侧甚至肿瘤的外侧。如果在脑干处辨认第Ⅶ、Ⅷ颅神经确实困难，我们建议从内耳门逐步暴露神经。如肿瘤将脑干向后方推挤，肿瘤切除后，看到对侧内耳门是可能的。

病例报告 大的岩斜脑膜瘤（图CL 10a-h）。患者女，39岁，因右侧轻偏瘫及感觉减退，左侧三叉神经分布区感觉麻木伴梗阻性脑积水数年入院。脑室腹腔分流后症状改善。由于肿瘤的位置与范围，单独通过颞下－经天幕入路或枕下外侧入路全切肿瘤几乎是不可能的，所以我们采取了不结扎横窦和乙状窦的天幕上、下联合入路。

术后右侧偏瘫有一定程度的加重并伴有轻度面瘫，但恢复良好。几个月后，病人仍残留轻度的偏瘫，三叉神经损害没有改善，但术后面瘫完全恢复。1年后随访CT扫描显示没有残余肿瘤。

评论：向幕上、幕下生长的斜坡脑膜瘤需经颞下－枕下外侧联合入路，术中保持横窦的通畅。

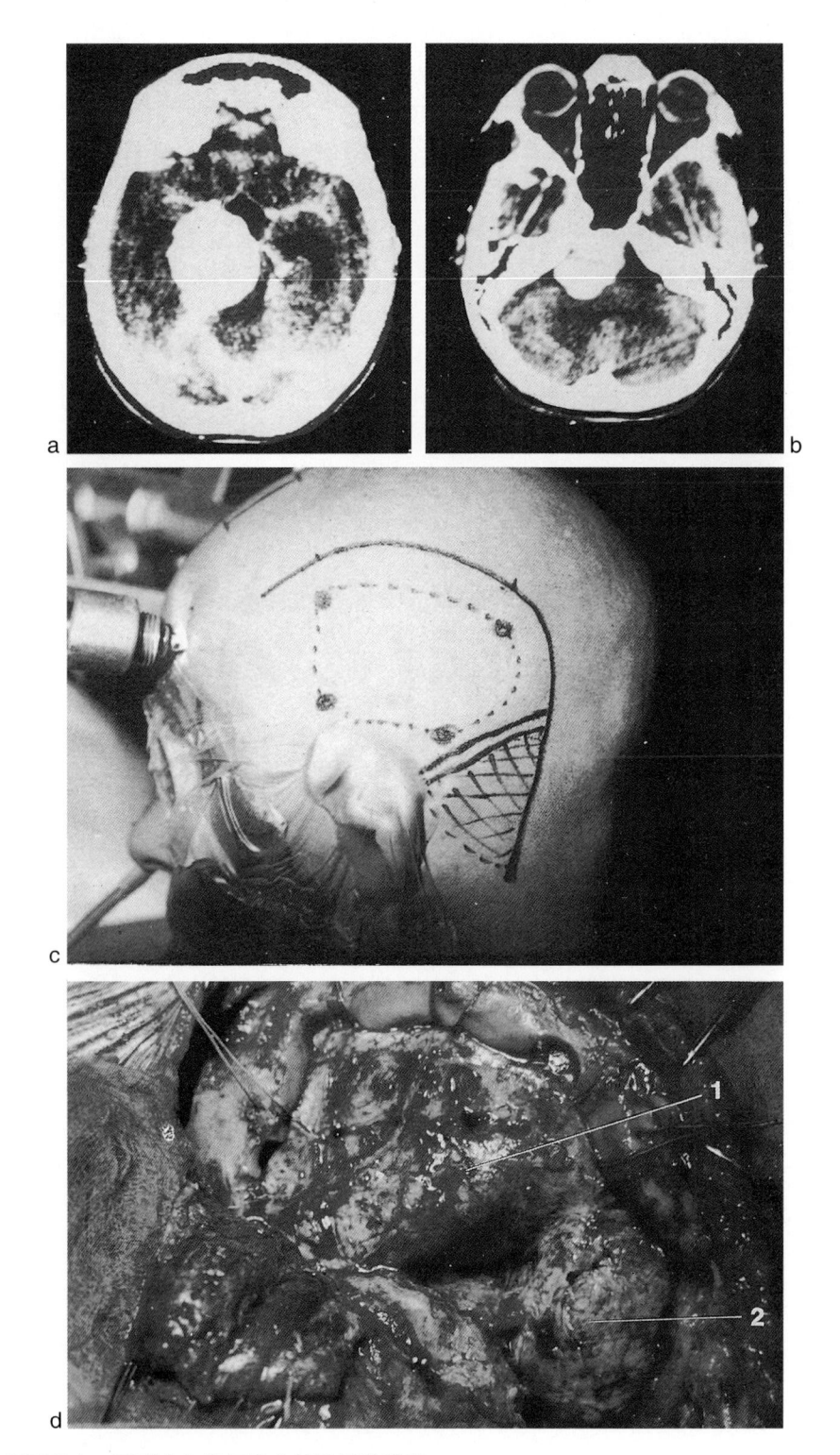

图 CL 10a-h 经天幕上、下联合入路切除广基岩斜脑膜瘤
    a, b 术前 CT 显示幕上肿瘤经小脑幕裂孔向斜坡与桥小脑角延伸。
    c 皮肤切口标记（——），骨瓣成形（----），骨窗成形（交叉线），实线代表横窦位置。
    d 颞下与枕下外侧开颅后观察。1－颞部硬膜；2－小脑硬脑膜。

一般手术技术　411

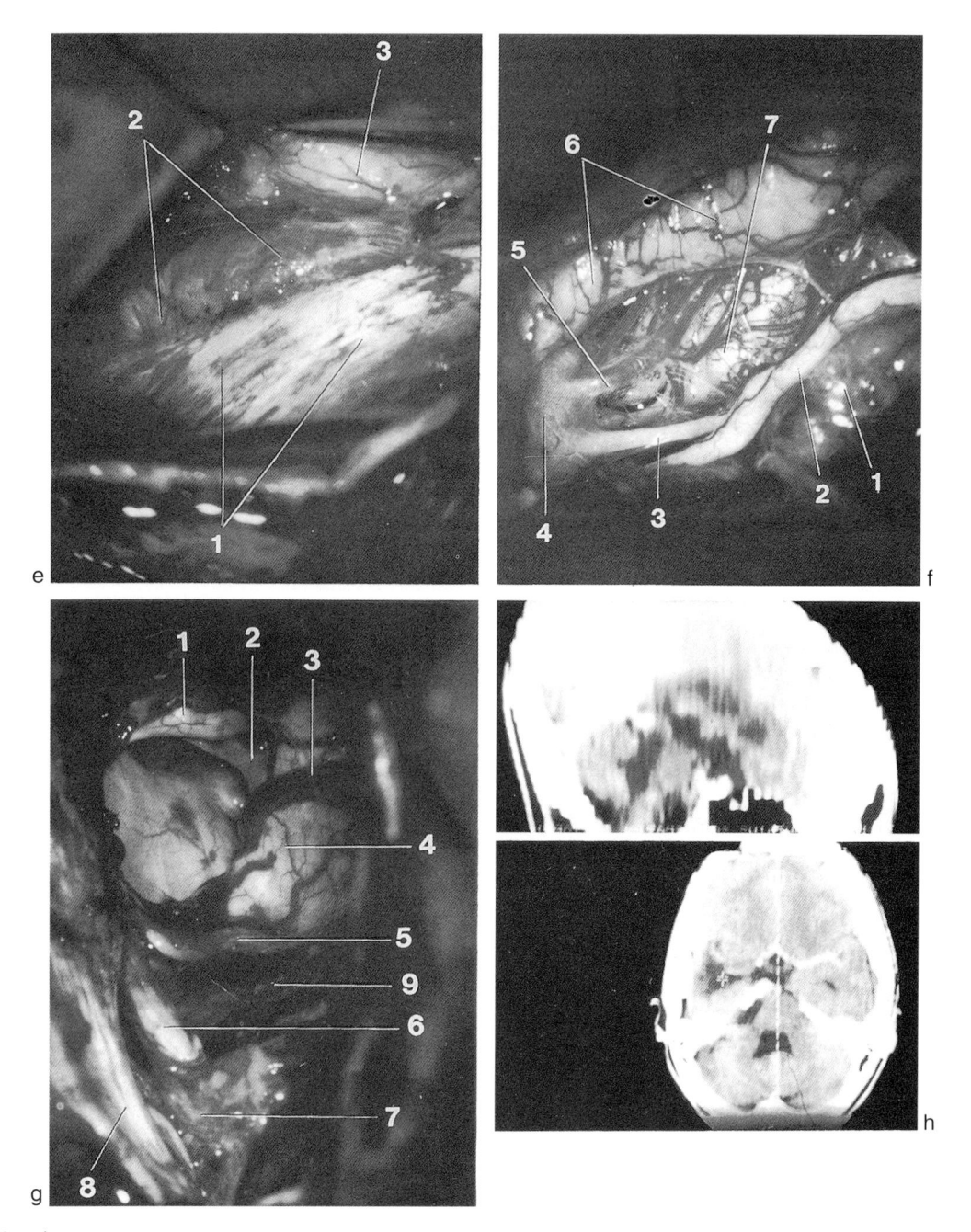

图 CL 10e-h

e, f　幕上手术阶段。

e　牵开颞叶暴露天幕及肿瘤幕上部分。1－天幕；2－肿瘤；3－颞叶。

f　幕上肿瘤切除后切开小脑幕观察脑干。1－肿瘤；2－动眼神经；3－后交通动脉；4－颈内动脉；5－脉络丛前动脉；6－颞叶；7－脑干。

g　枕下手术阶段，经桥小脑角幕上观。1－动眼神经；2－大脑后动脉；3－小脑上动脉；4－脑干；5－三叉神经；6－Ⅶ、Ⅷ神经；7－小脑前下动脉；8－后组颅神经；9－斜坡。

h　术后1年CT随访，CT扫描。

参考文献

Bartal AD, Heilbronn YD (1970) Transcervical removal of a clivus chordoma in a 2-years old child. Reversal of quadriplegia and lumbar paralysis. Acta Neurochir 33:127–133

Bonnal J, Louis R, Combalbert A (1964) L'abord temporal transtentoriel de l'angle ponto-cerebelleux et du clivus. Neurochirurgie 10:3–12

Cushing H (1917) Tumors of the Nervus Acusticus and the syndrome of the Cerebellopontine Angle. Saunders WB, Philadelphia London

Dandy W (1925) An operation for the total removal of cerebellopontine (acoustic) tumors. Surg Gynecol Obstet 41:129–148

Decker RE, Malis LI (1970) Surgical approaches to midline lesions at the base of the skull: a review. Mount Sinai J Med NY 37:84–102

Delgado TE, Garrido E, Harwick R (1981) Labiomandibular, transoral approach to chordomas in the clivus and upper spine. Neurosurgery 8:675–679

Derome PJ, Guiot G (1979) Surgical approaches to the sphenoidal and clival area. In: Krayenbühl H (ed) Advanced and Technical standards in Neurosurgery, Vol. 6. Springer, Wien New York, pp 101–136

DiLorenzo N, Fortuna A, Guidetti B (1982) Craniovertebral junction malformations. Clinicoradiological findings, long term results and surgical indications in 63 cases. J Neurosurg 57:603–608

Drake CG (1969) The surgical treatment of vertebral basilar aneurysms. Clin Neurosurg 16:114–169

Drake CG (1973) Management of aneurysms of posterior circulation. In: Youmans JR (ed) Neurological Surgery, Vol. 2. Saunders, Philadelphia, pp 787–806

Drake CG (1978) Treatment of aneurysms of the posterior cranial fossa. Progr Neurol Surg 9:122–194

Fang HSY, Ong GB (1962) Direct anterior approach to the upper cervical spine. J Bone Joint Surg 44A:21588–1604

Fox JL (1967) Obliteration of midline vertebral artery aneurysm via basilar craniectomy. J Neurosurg 26:406–412

Gutkelch AN, Williams RG (1972) Anterior approach to recurrent chordomas of the clivus. Neurosurgery 36:670–672

Hakuba A, Nishimur S, Tanaka A, Kishi W, Nakamura T (1977) Clivus meningeoms: six cases of total removal. Neurol Med Chir (Tokyo) 17:63–77

Hakuba A, Nishimura S, Inoue V (1985) Transpetrosal, transtentorial approach and its application in the therapy of retrochiasmatic craniopharyngiomas. Surg Neurol 24:405–415

Hardy J (1977) L'abord transsphenoidal de tumeurs de clivus. Neurochirurgie 23:287–297

Krayenbühl H, Yasargil MG (1975) Chondromas. Progr Neurol Surg 6 (Basel: Karger):435–463

Laine E, Jomin M et al. (1977) Indications et possibilities. Neurochirurgie 23:249–314

Luyendijk W (1976) Operative approaches to the posterior fossa. In: Advances and Technical Standards in Neurosurgery. Krayenbühl H (ed) Vol II. Springer, New York, pp 81–101

Malis LI (1985) Surgical resection of tumors of the skull base. In: Wilkins RH, Rengashary SS (eds) Neurosurgery Vol. 1:1011–1021. McGraw Hill, New York

Morrison AW, King TT (1973) Experience with a translabyrinthine-transtentorial approach to the cerebello-pontine angle. J Neurosurg 38:382–390

Mullan S, Naunton R, Hekmat-Panach J, Vailati G (1966) The use of an anterior approach to ventrally placed tumors in the foramen magnum and vertebral column. J Neurosurg 24:536–543

Naffziger H (1928) Brain surgery with special reference to exposure of the brain stem and posterior fossa. Surg Gyn Obst 46:240–248

Pasztor E, Valda J, Piffko P, Horvath M, Horvath M, Gador I (1984) Transoral surgery for craniocervical occupying lesions. J Neurosurg 60:276–281

Peerless SJ, Drake CG (1987) Management of aneurysms of posterior circulation. In: Youmans JR (ed) Neurological Surgery Vol. 3. Saunders, Philadelphia, pp 1715–1763

Pertuiset B (1974) Supratentorial craniotomy. In: Krayenbühl H (ed) Advances and Technical Standards in Neurosurgery. Vol I. Springer, New York, pp 144–171

Pia HW, Lorenz R (1980) Transoral-Transpalatine-Transclival approaches to aneurysms of the vertebral and basilar artery. In: Grote et al (ed) Advances in Neurosurgery, vol 8. Springer, Berlin Heidelberg, pp 275–276

Rougerie J, Guiot G, Bouche J, Trigo JC (1967) Les voies d'abord du chordome du clivus. Neurochirurgie 13:559–570

Stevenson GC, Stoney RJ, Perkins RK (1966) A transcervical transclival approach to the ventral surface of the brain stem for removal of a clivus chordoma. J Neurosurg 24:544–551

Symon L (1982) Surgical approaches to the tentorial hiatus. In: Krayenbühl H (ed) Advances and technical standards No 9. Springer, Vienna New York

Verbiest H (1977) Lesions of the cervical spine: A critical review. International Congress Series No. 433. Neurological Surgery, Proceedings of the sixth International Congress of Neurological Surgery Sao Paulo, 1977. Excerpta Medica Amsterdam Oxford

Verbrugghen (1952) Paragasserian tumor. J Neurosurg 9:451–460

White RJ, Albin MS (1962) The technique of ligation of the basilar artery in monkeys. J Surg Rev 2:15–18

Wissinger JP, Danoff D, Wisiol ES, French LA (1967) Repair of an aneurysma of the basilar artery by a transclival approach: Case report. J Neurosurg 26:417–419

Wood BG, Sader ES, Levine HL, Dohn DF, Tucker HM (1980) Surgical problems of the base of the skull. An interdisciplinary approach. Arch Otolaryngol 106:1–5

Yasargil MG, Antic J, Lacigar (1976) Microsurgical pterional approach to aneurysms of the basilar bifurcation. Surg Neurol 6:83–91

Yasargil MG, Mortara RW, Curcic M (1980) Meningeomas of basal posterior cranial fossa. In: Krayenbühl H (ed) Advances and technical standards in Neurosurgery, Vol 7. Springer, Vienna New York

颅颈联合区手术（CJ）

Surgery of the Craniocervical Junction

导言 枕大孔区和寰枢椎部位的手术用于治疗危及该区域稳定性或压迫脊髓（尤其是齿突）的病变。因此，在切除颅颈联合区病变时，应一期或择期行上颈段椎体固定术以保证其稳定性。有时，有些病例临床表现要求我们先行后路椎体融合，再行病变切除。近年来，Brattström 等（1973）、Fang 和 Ong（1962）、Stein 等（1963）、Gros 等（1974，1975）、Verbiest（1961，1969，1977）、Wayne 和 Robinson（1957）、Robinson 等（1975）等作者均在该领域做出了贡献。

相关学科之间的密切合作对于颅颈联合区病变的病例选择及手术治疗有很重要的意义。归纳起来手术指征包括：

1）颅底凹陷（颅底压迫症）；
2）外伤性齿状突骨折脱位（Sherk 1975）；
3）风湿性疾病继发齿状突脱位（Brattström 等 1973）；
4）肿瘤（囊性肿物、骨性骨瘤、软骨瘤、脊索瘤和浆细胞瘤等）。

颅底凹陷症以及良性肿瘤伴有轻微的骨质破坏时，如果不影响稳定性可以切除齿状突。否则，在切除病变后须行颅颈联合区融合来保持稳定。

影像学检查包括：不同投射角度的 X 光片和功能位片，常规 X 线断层片以及 CT 扫描。有两条线需要特别关注：

1）钱氏线（Chamberlain's line），即在侧位片上，硬腭后缘与枕大孔后缘之间的连线；
2）前后位上的双乳突连线（Fisch-Gold-Metzger line）（图 CJ 1a，b）。正常时，齿状突高度不应该超过这两条线上 2mm。若齿状突突入颅内超过正常范围，并伴有眩晕、耳鸣、轻瘫、感觉异常等症状，而且曲颈后症状加重，应怀疑颅底凹陷症。

手术治疗包括：切除和 / 或纠正病理状态，保证颅颈联合的稳定。

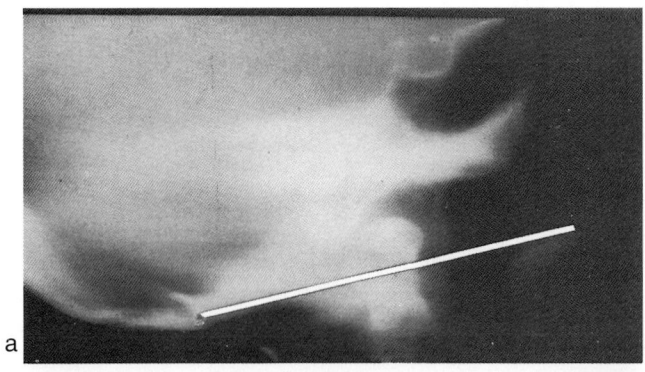

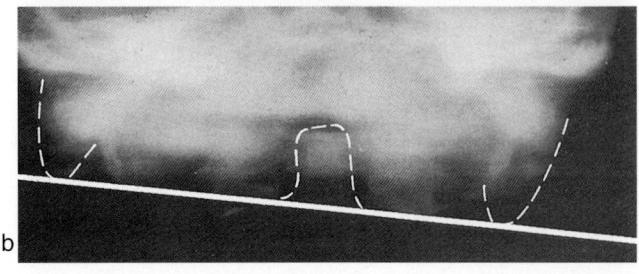

图 CJ 1a，b　图例显示一位 57 岁女医生的正侧位 X 光片诊断为颅底凹陷。临床表现为多种神经功能受损，包括四肢轻瘫、感觉异常和眩晕，曲颈时症状加重

a　侧位片钱氏线，即硬腭后缘与枕大孔后缘之间的连线。齿状突（----）上缘明显超过此线上 2mm。

b　前后位双乳突连线（Fisch-Gold-Metzger line）。几乎整个齿状突（----）都超过此线。

手术技术

切除颅颈联合区病变

经口入路

导言 此入路可以在中线部位从前方充分暴露寰枢椎，手术致残率低。主要缺点是手术须经过有菌的口腔，当需要打开硬脊膜时，会增加感染的机会。该入路易于暴露齿状突（Verbiest 1961，1977），适合治疗齿状突骨折和颅底凹陷。

暴露齿状突的技术（图 CL 2a-d）

此技术已在斜坡手术章节中做过介绍（见390页）。首先暴露寰椎前弓和枢椎椎体，同时置入开口器。用钻石磨钻磨掉寰椎前弓的2/3垂直高度，从下方向上方磨除骨质，直到暴露出齿状突的前关节面为止。然后向上方及侧方暴露齿状突的顶部和侧边界。用磨钻在持续冲洗的条件下逐步磨除齿状突直至基底部。术中应仔细操作，避免脊髓的损伤。齿状突后关节面和寰椎横韧带的后面就是脊髓。将残余的骨质用磨钻和显微剥离子逐步清理。术后残腔深约1cm、宽1cm、高1.5cm，用纤维蛋白明胶海绵填充，缝合椎体前软组织。

经颈入路（图 CL 3a，b）

手术的方法以及优缺点已在前面章节中介绍（见390页）。该入路可以很好地暴露整个颈椎的前部，同时从前侧面而不是前面显露前纵韧带。此手术入路适合切除颈髓前面和前侧面的病变。

枕下正中入路

导言 枕下正中入路可以很好地暴露颅颈联合区从后颅窝累及椎管后及后外侧的病变，同时该入路也可以完成颅颈联合区的后固定手术。

手术技术（图 CJ 2a-d，图 CJ 3a-e）

患者取半坐位，后正中皮肤切口，上至枕外粗隆下至C_3棘突。从骨膜下分离颈肌牵向两侧，暴露枕骨和寰枢椎后弓。在枕外粗隆下中线旁分别各钻一孔，扩大骨窗开颅，打开枕大孔。根据椎管内病变范围，分别咬除寰椎后弓和枢椎的棘突及后弓。双侧椎动脉位于术野的侧方。切开寰枕韧带暴露硬脑膜和上部椎管。

Y-形剪开硬脑膜，显露双侧小脑半球、扁桃体以及颈髓，这样可以暴露位于硬膜下的颅颈联合区病变。

占位病变不仅可以导致后组颅神经、脊神经根和椎动脉及其分支的压迫和移位，而且也可以引起枕大孔区的延髓和颈髓受压移位。脑实质外肿瘤可以通过正中孔和侧孔长入第四脑室，引起脑脊液循环受阻形成梗阻性脑积水（图 CJ 3a-e）。

切除良性肿瘤的基本方法是：逐步显微囊内切除，然后从周围结构中分离包膜。在整个手术

416 颅颈联合区手术

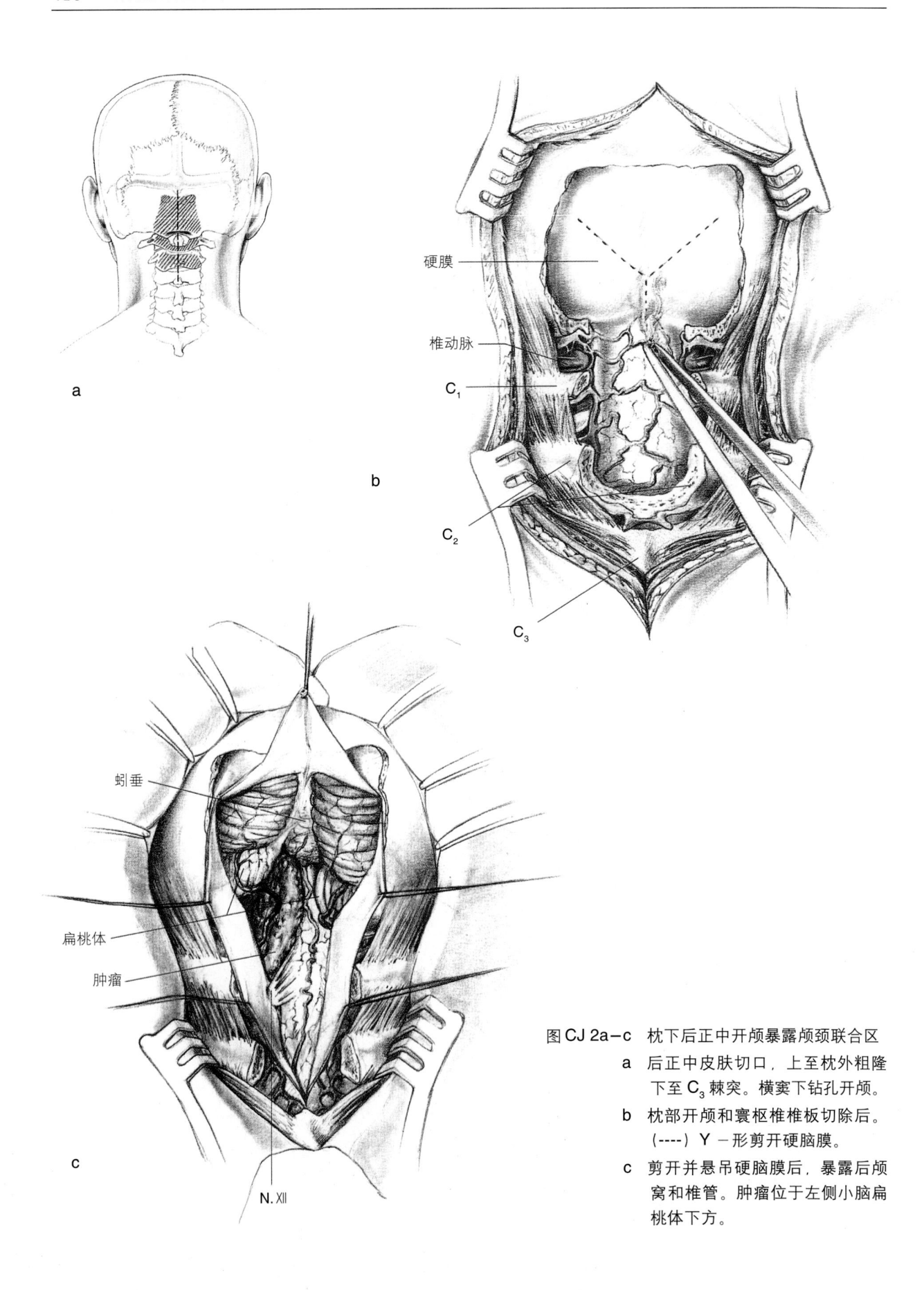

图 CJ 2a–c　枕下后正中开颅暴露颅颈联合区
- a　后正中皮肤切口，上至枕外粗隆下至 C_3 棘突。横窦下钻孔开颅。
- b　枕部开颅和寰枢椎椎板切除后。(----) Y-形剪开硬脑膜。
- c　剪开并悬吊硬脑膜后，暴露后颅窝和椎管。肿瘤位于左侧小脑扁桃体下方。

标注：硬膜、椎动脉、C_1、C_2、C_3、蚓垂、扁桃体、肿瘤、N. XII

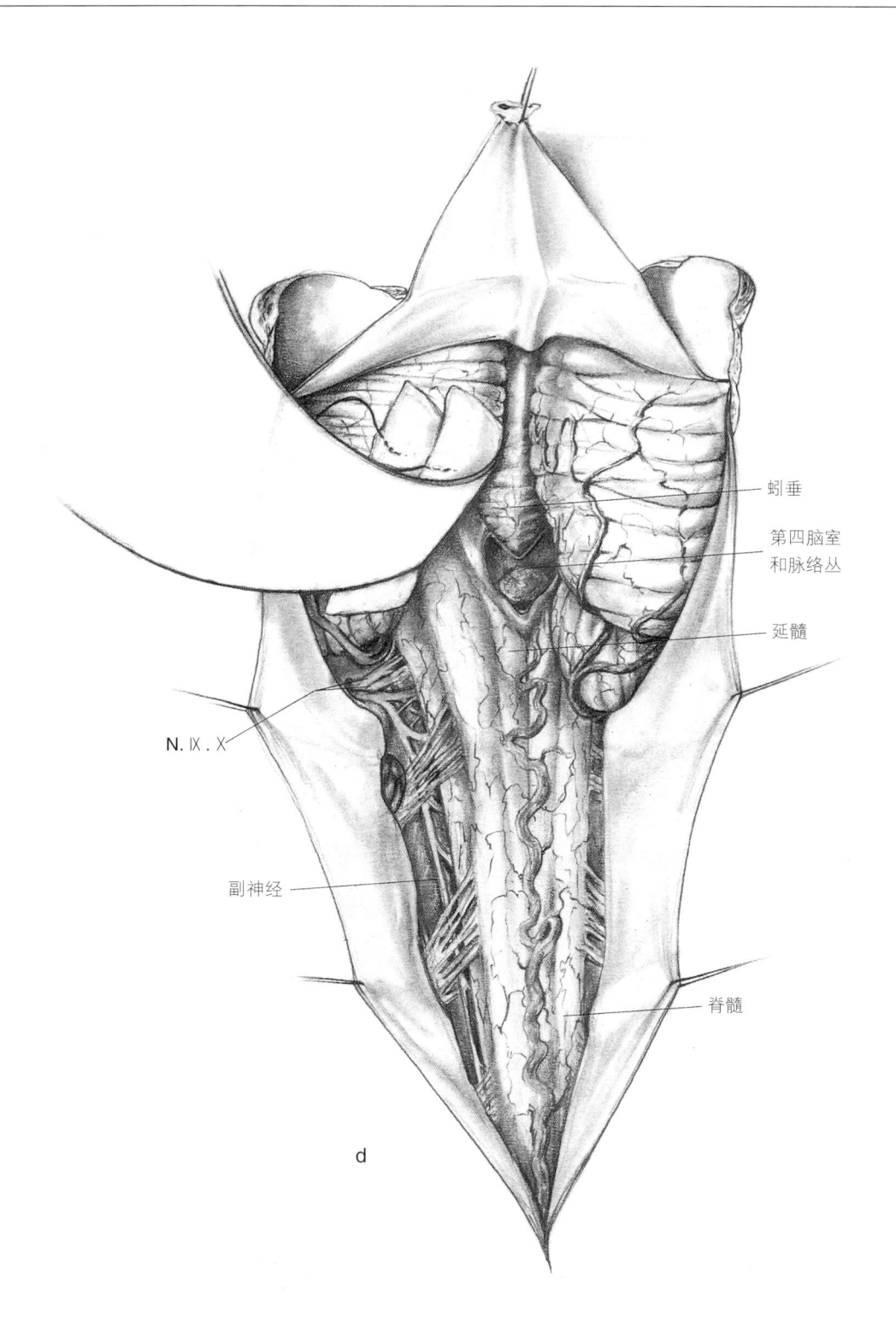

图 CJ 2a-d　显微手术切除肿瘤后，可以看到颅颈交界区解剖结构和第四脑室。脑压板将左侧小脑半球和扁桃体抬起，后组颅神经清晰可见。

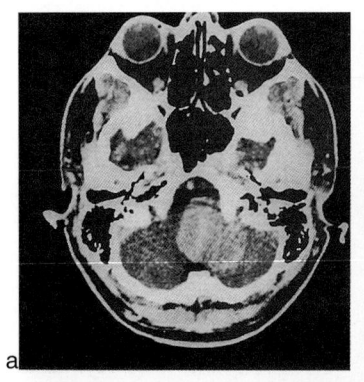

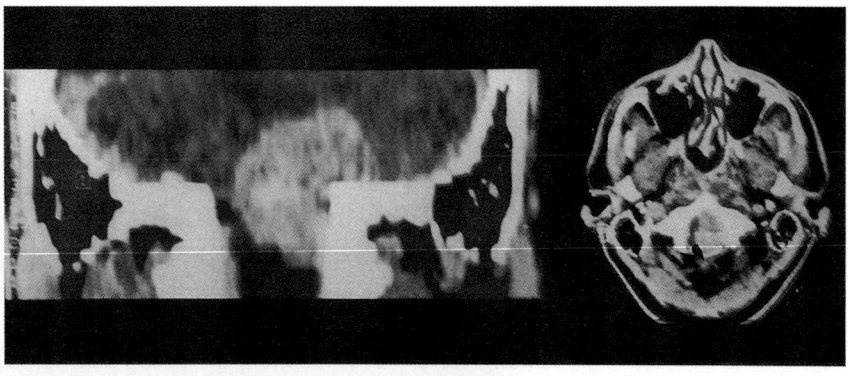

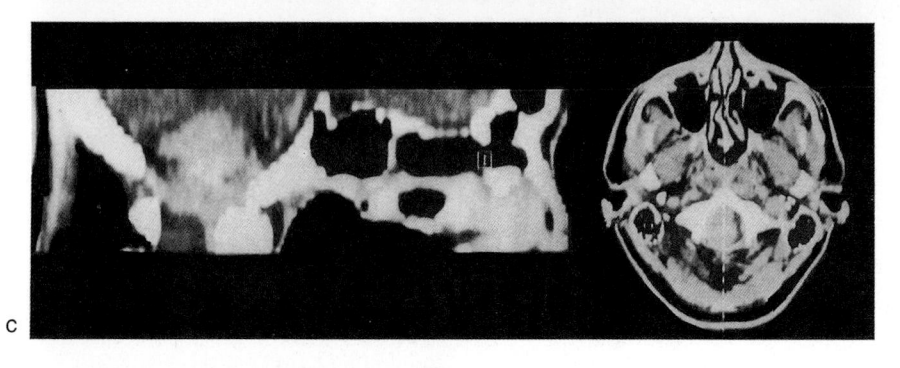

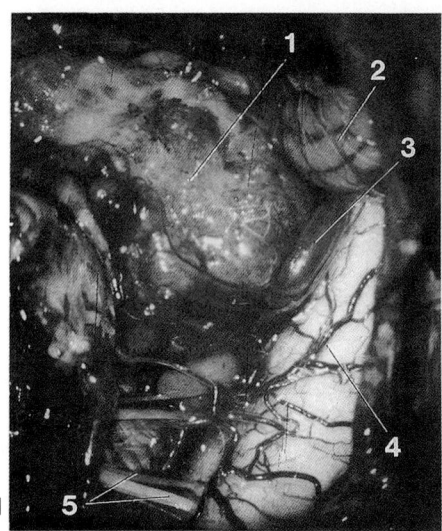

图 CJ 3a–e　男，36岁。左侧颅颈交界区巨大脑膜瘤。临床表现为右半身麻木、痛觉减退和温度觉减退、步态不稳

a　后颅窝轴位CT扫描显示一个大脑膜瘤外侧扩展到桥小脑角，前至脑桥前区、后达枕部，并向对侧生长。

b　轴位CT冠状位重建显示枕大孔区：肿瘤一半位于后颅窝，一半位于椎管。枕大孔区明显受压。

c　轴位CT矢状位重建显示肿瘤与斜坡、第四脑室、小脑延髓池以及寰椎前弓的关系。

d　枕下后颅窝开颅，抬起小脑和扁桃体。肿瘤压迫脑干移位，肿瘤侵及上颈髓神经根和小脑后下动脉。1－肿瘤；2－小脑扁桃体；3－小脑后下动脉；4－延髓；5－上颈髓神经根。

e　术后CT扫描。

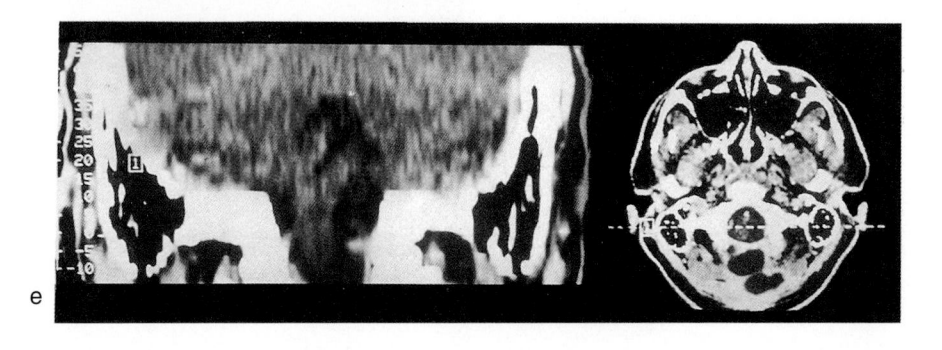

过程中，双极电凝非常重要，有时也可以采用超声吸引（CUSA）或者二氧化碳激光器缩短切除时间。目前尚没有其他设备可以代替显微手术，从娇嫩的颅神经、血管以及脑干结构上分离肿瘤囊壁。这种显微手术方法同样被应用于靠近颅底的血管病变的治疗，如颅底的动脉瘤和动静脉畸形（图 CJ 4a-f）。

完成切除颅底病变的手术后，间断或连续缝合硬脑膜，要求严密缝合以达到不漏脑脊液为标准。由于颈后肌群很强大，故不一定要重建颅底。单纯的寰椎和枢椎椎板切除不需要固定。肌肉、颈浅筋膜和皮肤分三层缝合严密覆盖。

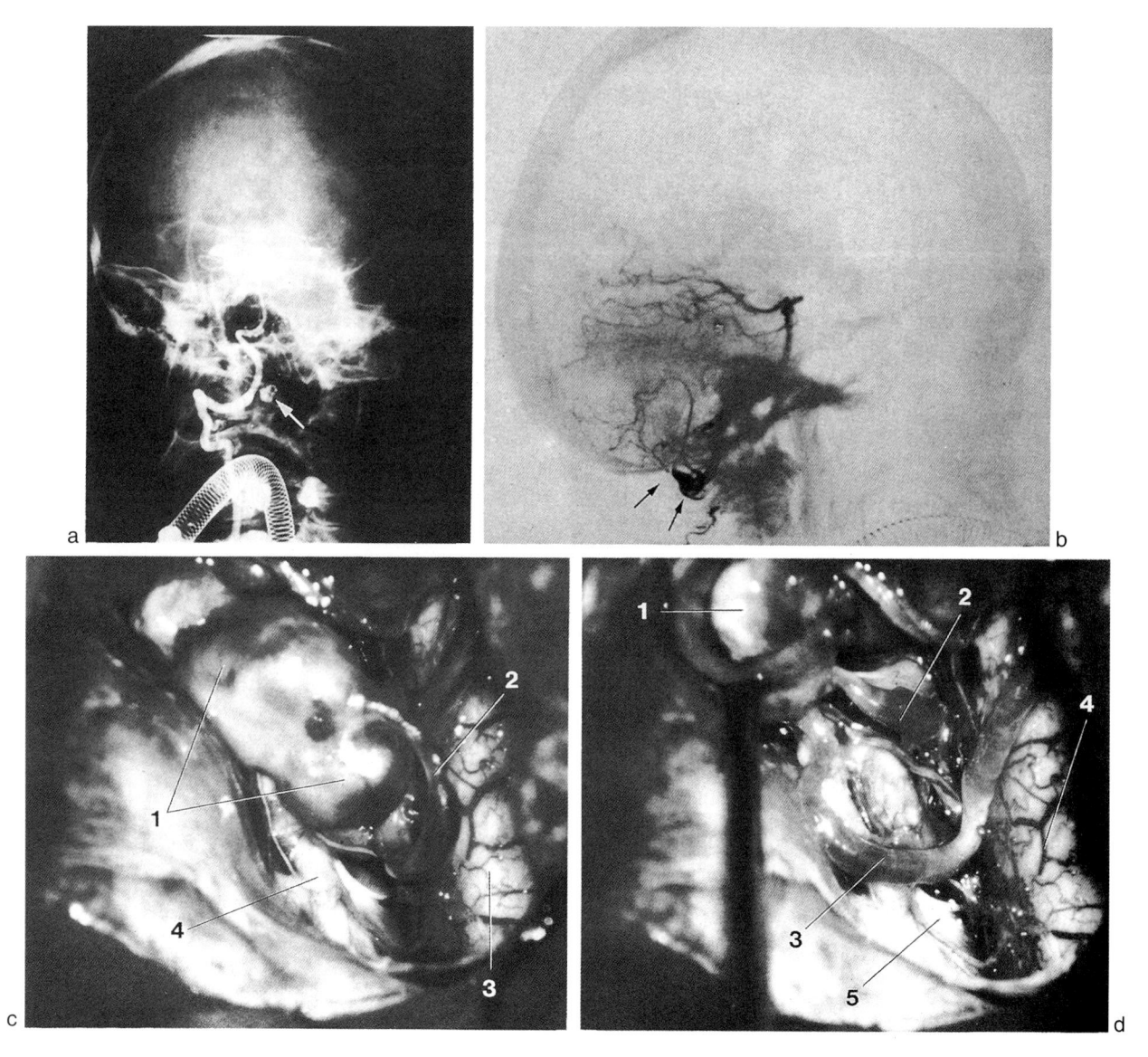

图 CJ 4a-d　69 岁女性，既往高血压病史。因蛛网膜下腔出血伴意识不清入院。脑血管造影示椎动脉梭形动脉瘤，术中发现梭形动脉瘤起自小脑后下动脉。切除动脉瘤，载瘤动脉行端-端吻合
　　a, b　左侧椎动脉前后位和侧位脑血管造影，显示动脉瘤及载瘤动脉（箭头）。
　　c　枕下开颅，咬除寰椎后弓。可见梭形动脉瘤及其周围血管。1-动脉瘤；2-小脑后下动脉；3-延髓；4-副神经颈根。
　　d　显微分离动脉瘤，用剥离子抬起动脉瘤，暴露小脑后下动脉出入动脉瘤端。1-抬起的动脉瘤囊；2-载瘤动脉近端；3-载瘤动脉远端；4-延髓；5-副神经颈根。

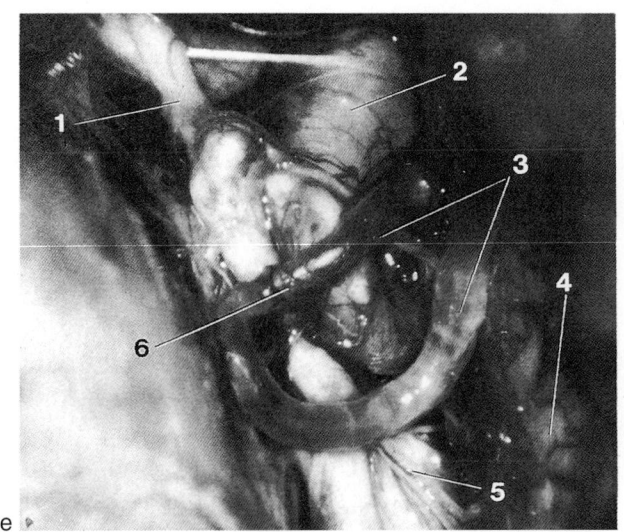

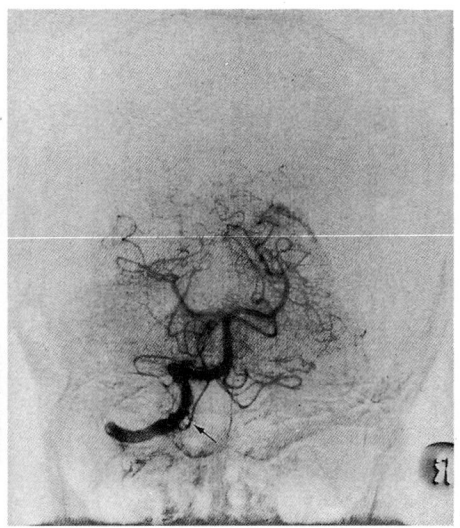

图 CJ 4e, f

 e 切除动脉瘤并行动脉端－端吻合。吻合后动脉两端均有充盈。1－副神经；2－椎动脉；3－小脑后下动脉；4－延髓；5－副神经颈根；6－血管吻合。

 f 术后脑血管造影（前后位）证实吻合段血流通畅。

颅颈联合固定手术

导言 手术指征，按发生频率高低依次为：

1）原发性骨肿瘤或转移瘤导致的寰枢椎骨质破坏，特别是齿状突和枢椎椎体的破坏，出现的严重移位、疼痛和脊髓压迫（Sherk 1975）。

2）晚期风湿性关节炎继发的病理性寰枢椎不稳定和半脱位（Schürmann 1979）或 Morquio 病导致的畸形，伴有进行性四肢瘫痪。

3）外伤性寰枕脱位、寰椎 Jefferson 爆裂骨折及外伤性齿状突脱位（图 CJ 5a-f）。

4）C_1 和 C_2 区手术后的骨质缺损引起的不稳定。

有很多手术方法，我们着重介绍几种由神经外科医生和骨科医生联合实施的而且结果很好的方法（Trentz 和 Samii 1982，Trentz 等 1984）。

手术技术

张力带和骨水泥的硬性内固定

分别在枕骨、寰椎后弓和C_2或C_3的椎板或棘突上钻孔，并穿入固定钢丝，在影像增强器透视下复位，拧紧钢丝固定，最后用骨水泥完成硬性内固定。

改良的术式采用浸泡过骨水泥的涤纶网作为固定材料，将其塑形成为"8"字形状，一端固定在C_2或C_3的脊突上，另一端固定在打过孔（2个）的枕骨上，然后用骨水泥完成硬性内固定。（图 CJ 6a，b）

另一种硬性内固定方法是用金属板固定颅颈联合区。Gros 等（1974，1975）用 Y 形金属板和螺钉将其固定在枕骨、枢椎的残端及C_3和C_4的关节突上。

对于伴有疼痛和脊髓压迫症状的肿瘤患者，当手术不能切除肿瘤时，我们采用硬性内固定的方法作为姑息性的治疗。这种手术方法也适用于因外伤或病理性脱位的老年患者，以及那些因身体状况很差不适合手术的病人。

骨融合和轮环或 Minerva 背心外固定（图 CJ7）

由于成骨能力强，自体骨移植片效果最好。深低温处理的同种异体骨移植片也能形成融合，但时间要长。用磨钻或骨凿去除移植骨片的骨皮质有利于愈合及成骨。将一层松质骨片放在已打开滋养管的骨移植处，再用从髂骨上取下的适形皮质骨覆盖，后者用钢丝固定在C_2棘突上（图 CJ 8 a-c，图 CJ 9）。我们喜欢用自体骨融合加轮环外固定。

骨融合和临时内固定术

骨移植的取材和固定方法同前，不同的是加用骨水泥来加强钢丝的固定作用。当移植骨生长牢固后，再去除钢丝和骨水泥。这种方法用于需要骨融合但又不能行外固定的病人。

骨融合和永久性内固定术（使用压迫夹）

Roosen 及其同事（1982，1983，1984）发明了一种压迫夹（compression clamp）用于永久性的固定植入骨。这种特殊的夹子由非管型钢材制成，固定C_1、C_2或C_3的椎弓和皮质松质移植骨片的两边，用特制的扳手拧紧。无论是何种损伤以及寰枢不稳到什么程度，都可能需要额外的前路钢板和螺丝固定。Roosen 等声称，截至目前，他们还未发现需要去除这种相对小且无生物活性的移植物。

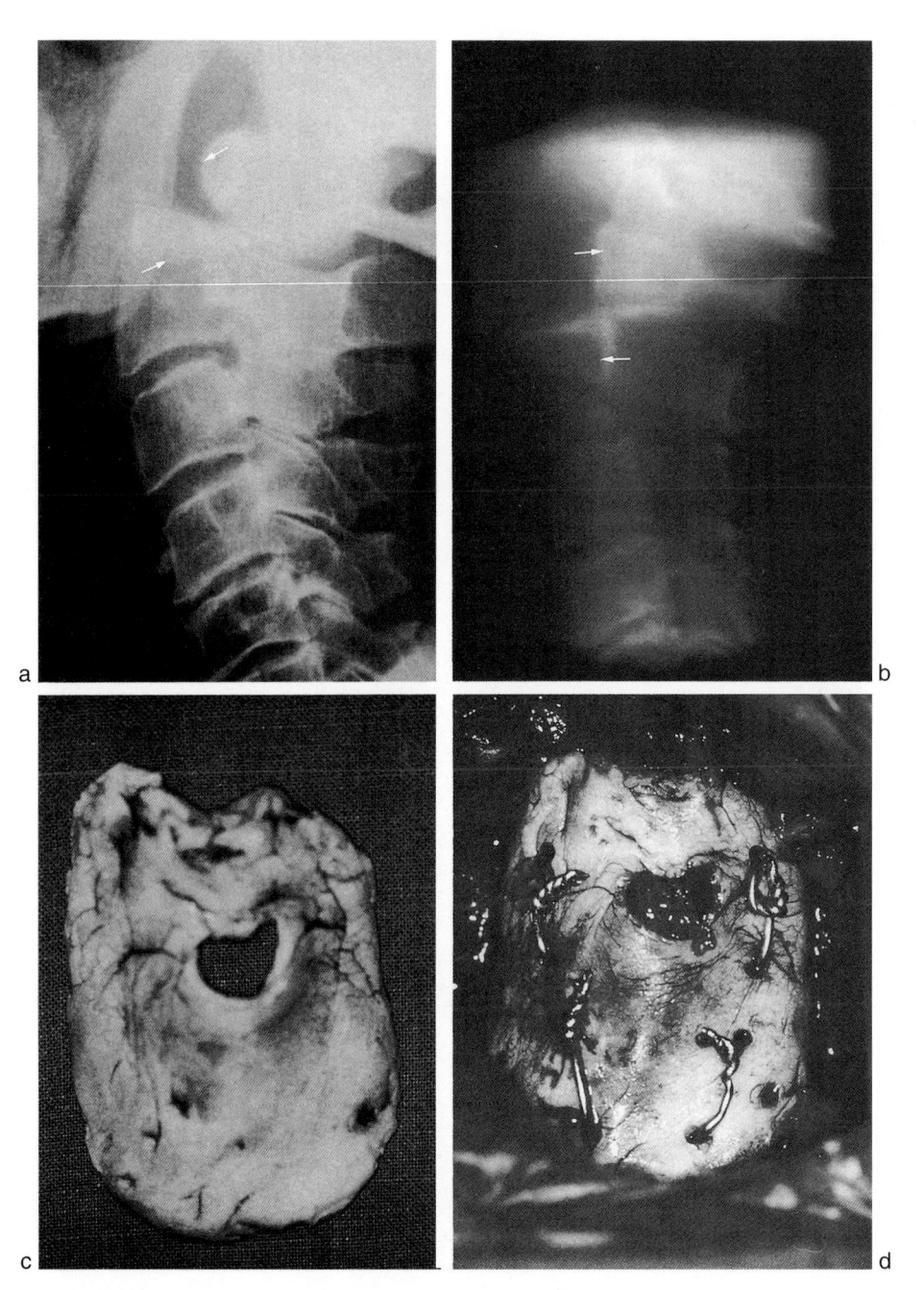

图 CJ 5a–f　86 岁女性，外伤性齿状突骨折（Anderson Ⅲ型）。考虑为高龄患者，一期采用异丁烯酸甲酯（methylmethacrylate）和 C_1-C_3 椎板钢丝后固定

  a　侧位 X 光平片示枢椎骨折，齿状突基底部后移位。
  b　侧位 X 线断层照片清楚地显示骨折和移位。
  c　预先塑形的骨水泥板用于固定寰枢椎。板中孔眼对应于 C_2 的棘突。
  d　骨水泥板的跨度上至枕骨下达 C_3 的棘突。用钢丝绕过椎板将其固定在椎板上。

手术技术 423

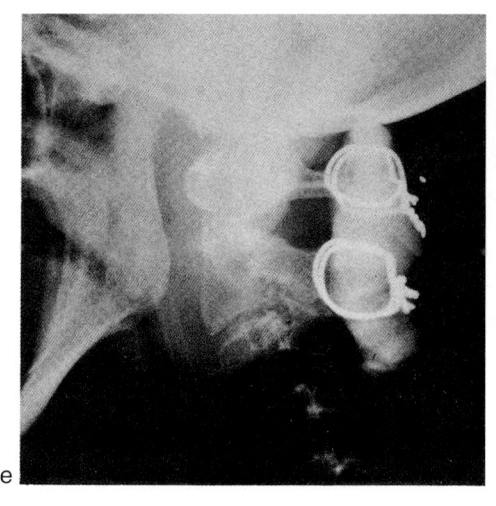

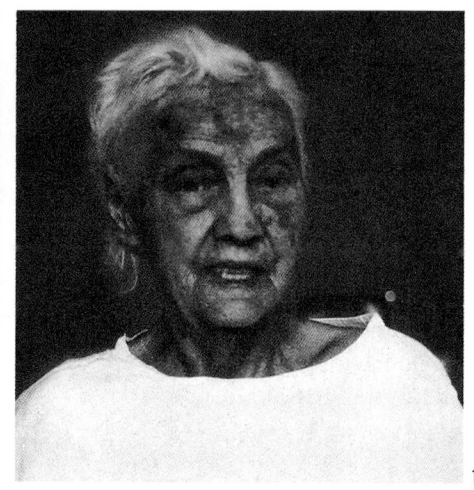

图 CJ 5e　术后侧位像显示骨折移位减轻，颈椎固定良好。
　　　 f　术后不久患者即能下床活动。

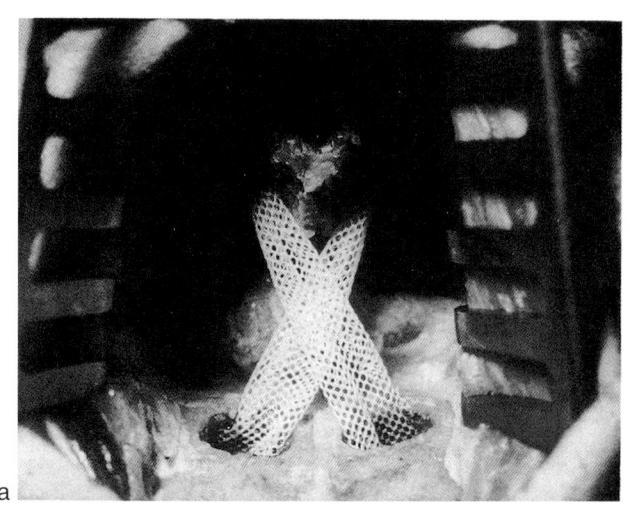

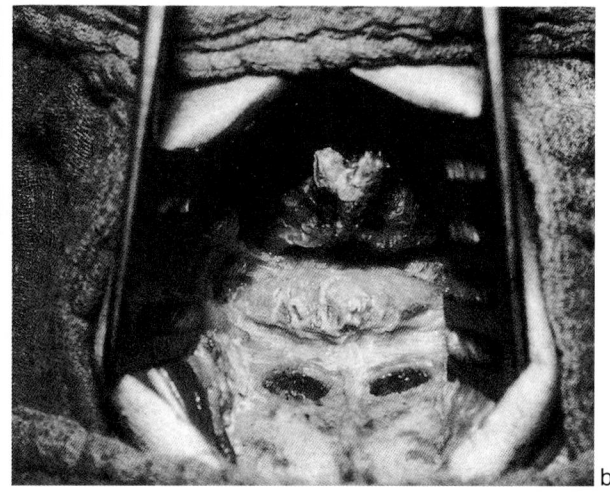

图 CJ 6a，b　标本显示用涤纶网绷带和骨水泥做硬性内固定手术
　　　 a　暴露枕骨，在中线两旁各钻一孔。可见后寰枕韧带、寰椎椎弓和枢椎后弓。
　　　 b　用涤纶网绷带"8"字形缠绕 C_2 棘突。另一端固定在枕骨骨孔上并用骨水泥覆盖加固。

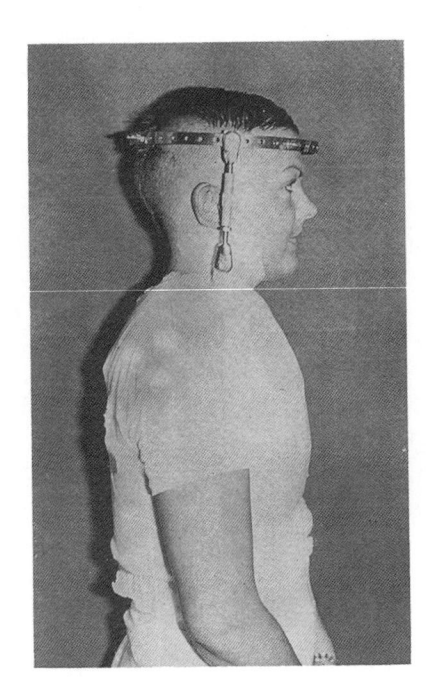

图 CJ 7　用轮环装置（Halo Apparatus）行外固定。

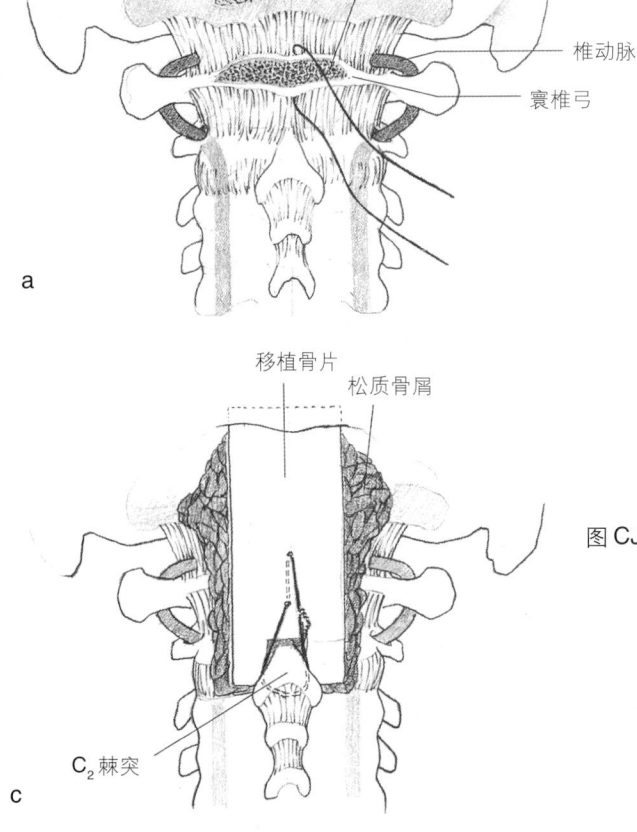

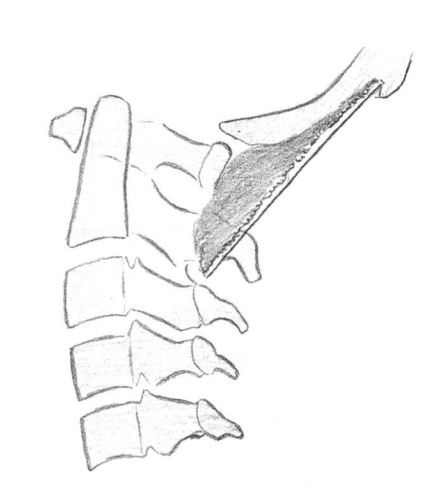

图 CJ 8 a–c　采用髂骨的游离皮质松质移植骨片行颅颈联合区后固定（示意图）

a　颅颈联合区后面观。已经被打磨过的枕骨和寰椎后弓，为植入骨做好了准备。钢丝从寰椎的后弓穿过。

b, c　侧位和后面显示植入髂嵴移植片的位置。植入骨位于枕骨和 C_1 椎弓和 C_2 棘突之间。植入骨和受体创面之间填充松质碎骨片。植入骨用钢丝固定。

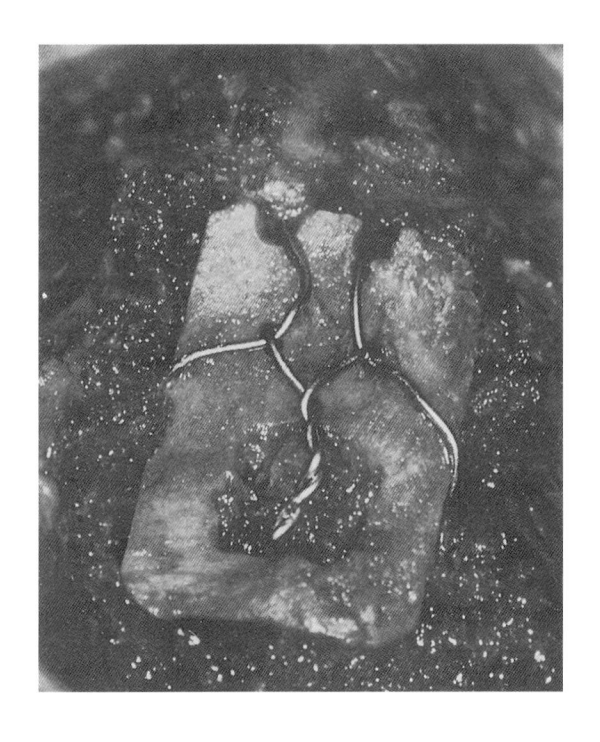

图 CJ 9　术中上颈椎后面观。钢丝绕过寰椎和枢椎椎板，将去除骨皮质的松质骨片填在C_1、C_2移植区，再用髂嵴的移植皮质骨片覆盖，钢丝固定

参考文献

Brattström H, Elner A, Granholm L (1973) Transoral surgery for myelopathy caused by rheumatoid arthritis of the cervical spine. Ann Rheum Dis 32:578–581

Fang HSY, Ong GB (1962) Direct anterior approach to the upper cervical spine. J Bone Joint Surgery 44:1588–1604

Gros C, Frerebeau Ph, Privat JM, Bazin M, Perez-Dominguez E (1974) Osteosynthese du rachis sons-occipital par plaques occipito-cervicales vissees. Montpellier-Chirurgical 20:269–274

Gros C, Privat JM, Frerebeau Ph, Bonnel F, Bazin VM, Benezech J (1975) Arthrodese du rachis spus-occipital par plaque occipito-cervicale vissee. Neurochirurgie (Paris) 21:231–238

Robinson RS, Lee H, Riley Jr (1975) Techniques of exposure and fusion of the cervical spine. Clin Orthop Rel Res 109:78–84

Roosen K, Grote W, Trauschel A (1982) Posterior atlanto-axial fusion. A new compression clamp for laminar osteosynthesis. Arch Orthop Traumat Surg 100:27–31

Roosen K, Grote W, Trauschel A (1983) Modern treatment of the symptomatic os odontoideum. Neurosurg Rev 6:223–229

Roosen K, Rauhut F, Maksoud M (1984) HWS-Verletzungen im Kindesalter. Neurochirurgia 27:1–5

Schürmann K (1979) Atlanto-axial dislocation in rheumatoid arthritis with cervical cord compression. Arch Neurosurgery 7:151–159

Sherk HH (1975) Lesions of the Atlas and Axis. Clin Orthop Rel Res 109:33–41

Stein BM, Leeds NE, Troveres IM, Pool JL (1963) Meningeomas of the Foramen magnum. J Neurosurg 20:740–751

Trentz O, Samii M (1982) Various techniques for the stabilisation of the occipito-cervical junction. Course on the surgery of the posterior skull base, March 17–20, Hannover

Trentz O, Flory P, Bühren V (1984) Verschiedene Techniken der occipito-cervikalen Fusion. Langenbeck Arch Chirurg 364:347–350

Verbiest H (1961) Anterior operative approach in cases of spinal cord compression by old irreducible displacement or fresh fracture of cervical spine. J Neurosurg 19:389–400

Verbiest H (1969) Anterolateral operations for fractures and dislocations in the middle and lower parts of the cervical spine. J Bone Joint Surgery 51a:1489–1530

Verbiest H (1977) Lesions of the cervical spine: A critical review. International Congress Series No. 433 Neurological Surgery. Proceedings of the Sixth International Congress of Neurological Surgery Sao Paulo. Excerpta Medica Amsterdam Oxford

Wayne O, Robinson RA (1957) Surgical approaches to the vertebral bodies in the cervical and lumbal regions. J Bone Joint Surgery 39:631–644

面神经和颅底手术（FN）

Facial Nerve and Skull Base Surgery

导言 因面神经功能容易受损，因此在颅神经中有特殊的地位。这与面神经有复杂的解剖走行及在颅底骨质中行程长有关。畸形、创伤、炎症和外科手术操作均可能引起其损伤而致面神经麻痹。面神经功能障碍和美容缺陷病人很痛苦，应尽一切努力避免面神经损伤或者在术中进行即刻、确切的面神经修复手术。

对于面神经麻痹的治疗，可以选择多种手术方法。选择何种手术方法应遵循个体化原则。

面神经修复方法和手术时机的选择是一个问题，因为创伤或手术后面神经病变的程度和范围难于评价。

从肿瘤手术的观点看，面神经纤维组织鞘膜在桥小脑角和内听道部分非常脆弱，而且从膝状神经节向外周走行后神经迅速变细。因此只要在桥小脑角和内听道内对面神经有机械刺激，即使面神经在解剖上是完整的，术后也可能有严重的功能障碍，能否恢复很难预料。上述病人需要医生严密的观察并使用各种诊断技术进行评估，只有通过这些方法才能在面部肌肉发生不可逆改变前，决定实施直接或间接神经修复手术。炎症或肿瘤引起的面神经麻痹，根除病因通常可以治愈面神经麻痹或至少在评估是否需要手术修复方面有所帮助。

众所周之，神经修复后功能的恢复与手术时机有密切关系。另一方面，通过实验和临床观察，发现单侧面神经离断的病人其瘫痪的面肌可通过来自对侧神经的侧支而获得部分神经支配(Fujita 1934)。越过中线的混合神经支配部分依赖于先天性因素。在有些病例中，麻痹侧的肌肉可能接受对侧未受损神经的芽生神经纤维的支配。尽管有侧支神经的支配，但病人临床上还是表现为完全性面瘫。对于神经损伤多年的患者，进行神经修复术前，肌电图检查是必要的。

面神经手术能达到今天的地步，有赖于许多先驱者的工作。他们包括 Ballance (1909, 1932); Bonnel (1927); Cawthorne (1951, 1963, 1965); Clerc 和 Batisse (1954); Conley (1955, 1961, 1975); Dott (1958); Fisch (1969, 1972, 1973, 1976, 1977, 1979); W.F.House (1961, 1963); Jongkees (1958, 1961); Kettel (1957, 1959); Lathrop (1953, 1956, 1962); R. C. Martin (1930, 1931, 1936, 1955); Maxwell (1951, 1954); May (1986); Miehlke (1960, 1961, 1973, 1979) 及 Wullstein (1958, 1968)。

一般外科技术

不同面神经段的手术入路（图 FN1）

为了讨论的方便，面神经在手术解剖上从中心到外周主要分为四段，它们是：①桥小脑角段；②内听道段；③面神经管段；④颞外段。

面神经从脑干发出后，中枢胶质细胞覆盖大约 2mm，之后延续为雪旺氏细胞。只有在面神经管段和颞外段，增厚的神经鞘膜及其周围纤维组织层才能够保护神经免受机械刺激的损伤。在桥小脑角和内听道，面神经随蛛网膜下腔有节律地运动，很难成功地实施吻合。从技术上和移植物的营养供应上来看，面神经管段都非常适合面神经吻合。移植物不活动，可以不用缝合而固定于神经断端之间。颞外段面神经的走行也有利于移植物的营养供应，在决定移植神经的长度时，需要考虑颞外段神经的活动度。各面神经段的手术入路有相互重叠。桥小脑角段和内听道段可经

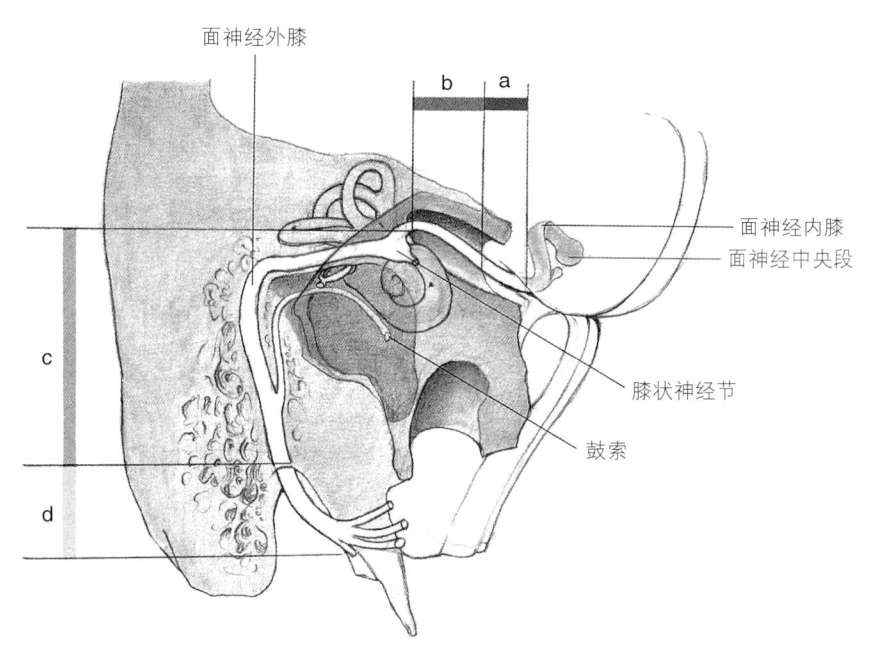

图 FN 1　面神经的手术解剖。a　桥小脑角段；b　内听道段；c　面神经管段；d　颞外段。

枕下外侧入路到达，同样也可以使用经颞硬膜外入路或者经迷路入路。面神经管在膝状神经节附近的迷路段初始部分，可经颞硬膜外入路和乳突入路到达。当乳突气化不良时，在乳突切除完成后，为到达膝状神经节，需要将听骨链分离。如果硬膜位置较低，该入路则不适合。颞外段面神经可通过原有软组织损伤创口或者类似于腮腺切除术的切口暴露。

用于面神经重建的移植神经

导言　作为修复面神经的移植神经，其吻合端在去除神经外膜后的外径应与面神经相当。同时，移植的神经应足够的长。颞外段移植的神经最好要有分支。而且，移植神经切除后不应给病人造成严重的后果。

颈丛神经的分支，尤其是耳大神经以及腓肠神经是最适合的面神经移植物。耳大神经大小与面神经相当，有分支可以使用，离手术野近是其优点。但其可供移植的长度有限，通常仅为10cm。有些病人，在恶性肿瘤切除后，需要取对侧的耳大神经。良好的缝合技术可以使颈部切口不明显，颈部和耳部感觉缺失是可以忍受的。

腓肠神经最长可提供40cm的与面神经相适应的移植神经，许多病例可取到有分支的移植神经。切取腓肠神经仅引起同侧脚的轻微感觉丧失。取移植神经需要一定的经验。神经移植区和供区有一定的距离的优点在于可以同时进行手术，不用担心肿瘤的污染等；缺点在于需要单独消毒和铺单。

手术技术

切取颈丛神经（图 FN2a）

颅外侧颅底的手术，通过原有的手术切口，或者将手术切口沿胸锁乳突肌后缘向下延伸，即可切取移植所需要的神经。如果需要的神经较短，在耳根部上方到乳突尖做耳后切口就足够了。在皮肤下方暴露耳大神经，根据所取神经的长度一直可分离到胸锁乳突肌后缘中上1/3交点处的Erb点。如需要可同时切取相应大小的耳大神经分支，从外周向中心部分离，连同耳大神经主干一起切取。

大的腓肠神经切取（图 FN2b，c）

为切取腓肠神经，病人可取仰卧位或者俯卧位，通常俯卧位更便于手术操作。通过跟骨尖和外侧踝连线的前中1/3交点，平行于外侧踝的后缘作切口。腓肠神经的主干一般位于小隐静脉的前内侧。沿手术切口钝性分离神经，然后从神经下面穿过血管钳轻轻牵拉神经，便可在外踝上方10~15cm处的小腿后中线部摸到近端的神经，再在此处做一横切口分离神经。同样用一把血管钳穿过神经下方，此时牵拉远端的血管钳便能确认神经是否正确。神经为纵行的纤维样结构，可与小隐静脉相区别。根据所取神经的长度，可同理加做一个或两个横行切口直到腘窝。在适当的水平切断神经，用血管钳拉出。如果在神经中部有分支，需要额外的横行切口暴露该分支并切断，以便以最小的损伤抽出神经。最后分层缝合切口，小腿下部用弹力绷带包扎。

神经缝合技术（图 FN3a-d）

导言 良好的显微外科技术需要考虑以下三方面因素。
1）准确评价神经病变的程度；
2）理想的神经末端对合；
3）通过使用显微外科器械和细的缝线（10-0）减少手术创伤。

在显微外科技术应用于周围神经手术前，使用神经外膜缝合，尽可能地达到理想的神经末端吻合。这项技术的确提供了准确的对位，但不能防止神经重叠、扭曲或者神经束的移位，神经外膜的纤维化使有功能的轴索减少（图 FN3c，d）。

在进入茎乳孔前，面神经为单一的神经束，因此，应避免劈开神经。这部分神经为单一神经束结构（Samii 1986）。在神经末端切除神经外膜非常关键，可防止吻合处的纤维增生，以免影响神经再生。在颞外部分的行程中，面神经含有多个神经束，在吻合时需要神经束的对位缝合。在桥小脑角和内听道内，纤维性的神经外膜很薄，不影响神经再生，不需要切除。

手术技术（图 FN3a，b）

使用显微剪刀将神经断端和移植神经的神经外膜切除1~2mm。切除神经束突出的神经纤维，形成一个光滑的吻合面。然后实行神经束膜缝合，作者使用10-0不吸收的单股丝线缝合。

除了准确对位神经断端，无张力缝合也是获得良好预后的关键。不要在有张力下进行神经端-端吻合，而应在无张力下，植入自体神经进行神经的修复（Samii 1975，1980）。

一般外科技术 431

图 FN 2a-c　用于面神经修复的游离移植神经供区。
- a　作为供区的颈丛神经解剖。
- b　从腿上切取腓肠神经。外侧踝后方1 cm，做向前方凹屈的切口，通过牵拉神经和触摸神经走行，向上方追踪，通过一系列的横行切口，可一直向上追踪。在腓肠肌下方腓肠神经消失的平面是有变化的。通常在神经远端的1/3部分，可发现腓肠神经的分支。
- c　外侧踝后方的腓肠神经局部解剖。

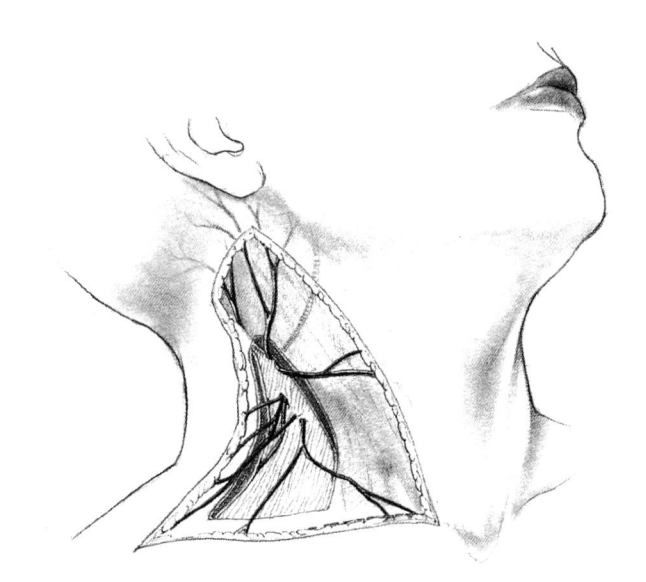

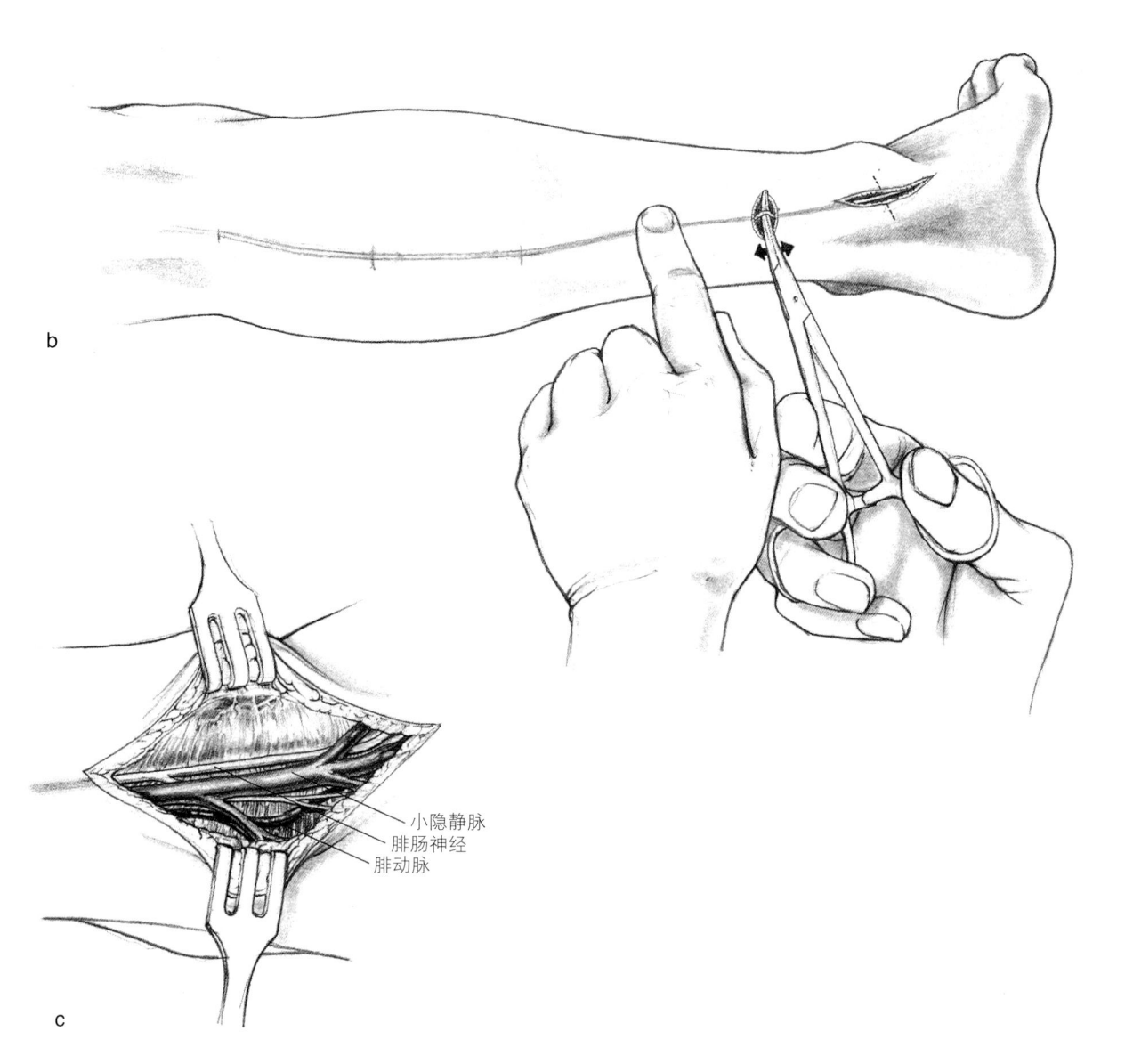

小隐静脉
腓肠神经
腓动脉

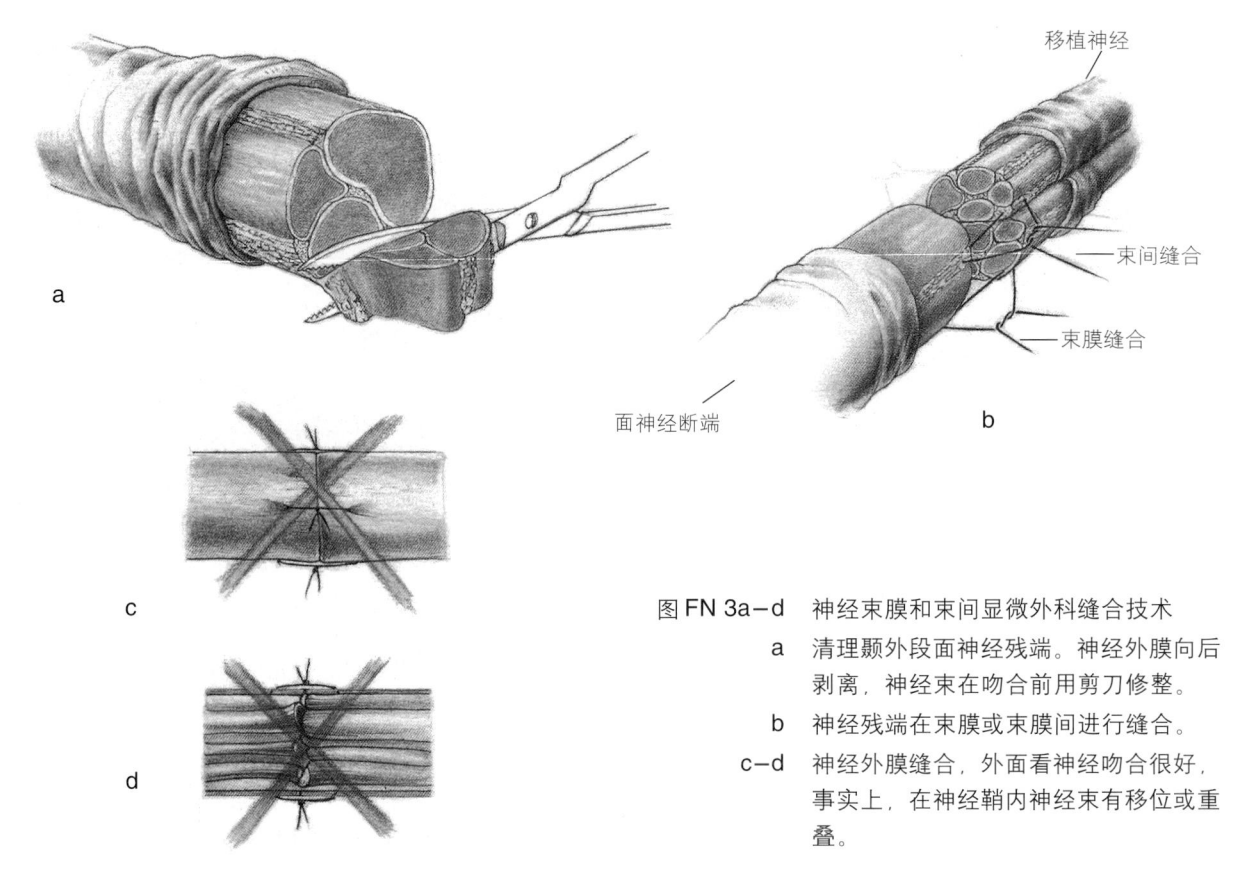

图 FN 3a-d　神经束膜和束间显微外科缝合技术
- a　清理颞外段面神经残端。神经外膜向后剥离，神经束在吻合前用剪刀修整。
- b　神经残端在束膜或束间进行缝合。
- c-d　神经外膜缝合，外面看神经吻合很好，事实上，在神经鞘内神经束有移位或重叠。

特殊的手术技术

导言　根据病变部位和损伤的时间，有多种外科技术可用于面神经麻痹的修复。这些技术包括减压术、各种面神经直接和间接的修复术、二期整形手术等。根据病变性质和前次修复手术的效果，直接和间接的面神经修复术后可以再进行二期的整形手术。一般来说，神经减压术和直接神经修复术可以获得更好的自主和表情运动功能。间接面神经重建术作为次之的选择，最后才考虑整形手术的方法。每一类中又有多种手术技术，在功能恢复上差别较大。

面神经减压术

导言：面神经减压术适用于创伤、少数的 Bell 麻痹病人、累及岩骨的炎症（尤其是某些类型的慢性中耳炎）、压迫面神经的肿瘤、坏死性外耳炎、脑干部血管压迫引起的面肌痉挛等。尽管有现代诊断方法，术前仍很难判定是否能充分暴露面神经或是否需要进行面神经修复手术。只要实行减压术，都应准备在必要时行神经重建术。创伤（见 234 页）、炎症（见 249 页）、肿瘤（见 274 页）、面肌痉挛血管减压（见 336 页）中显露面神经的技术已如前述。

就病因和手术而言，Bell 麻痹是一个特殊的问题。此种面瘫有不同的叫法，如：特发性面瘫、风湿性面瘫或缺血性面瘫等，这反应了人们对其发病原因的不同观点，现在仍在争论。Hilger（1949）和其他一些学者认为，Bell 麻痹是由于颈外动脉供应面神经的血管痉挛，引起神经缺血、毛细血管损伤导致水肿。水肿又压迫神经，引起淋巴和静脉回流障碍，进一步加重了水肿，形成恶性循环（Jongkees 1958，1961）。根据对亲神经的单纯疱疹病毒诱发的急性的良性多发性颅神经炎的研究（Adour 1977），血管调节障碍的理论已让位于过敏反应和病毒感染（McGovern 1977a，b）。自从 Jennetta 等（1978）通过暴露桥小脑角解除该区域神经的血管压迫治愈 6 例患者后，桥小脑角动脉血管襻的突然移位压迫面神经也被认为可能是 Bell 麻痹的原因。在所有面神经麻痹中，特发性的占 58%～88%（Adour 1975，1976：74%；Devriese 1977：58%；Gomez 1977：84%；Peitersen 1977：70%）。近 10 年来，手术减压的观点已经发生了显著的改变。以前认为 Bell 麻痹主要是由面神经管内血管调节异常引起的神经缺血和压迫，因此用减压术来松解神经。自从知道了过敏和病毒理论后，多数学者已不赞成手术减压。另一个原因是，几个不同的前瞻性研究均显示 70%～90% 的病人通过单纯保守治疗即可得到满意的恢复（Adour 1975，1976，1977；Peitersen 1977）。如今，很少实行手术减压，适应证的选择应结合神经电生理和肌电图检查（Esslen 1973，1977）、神经兴奋性试验（Jongkees 1977，Laumans 和 Jongkees 1963）和最小兴奋性试验（May 等 1971，May 1977）等。

手术技术

乳突入路面神经减压术（Bonnel 1927，Wullstein 1958）

采用全麻加用耳后注射含有血管收缩药物的局麻药或局部麻醉加用镇静药物进行手术。手术从广泛切除乳突开始，骨质切除的范围上方到中颅底的硬膜，后方到乙状窦。确认鼓室上隐窝、砧骨和外侧半规管后，在砧骨短突下方辨认覆盖面神经乳突段的骨质。乳突气化越好，面神经表面骨质越薄。磨到面神经管时，在显微镜下透过骨质可见呈白色的神经鞘及一个较大的呈红色条纹状的伴行血管。采用轻轻加压从上向下方式往返磨除骨质，同时持续性冲洗，避免磨钻产生的热量损伤神经。有时，面神经的走行可有变异（Helms 1981）。面神经表面骨质一直暴露到茎乳孔，此处骨质切除的范围要更大些。使用金刚钻将面神经骨管前方、后方及上方的骨质磨到足够薄，直到很容易就可以剥下。面神经乳突段暴露完成后，磨出鼓索和面神经之间的转角，显露砧镫关节和鼓室段面神经。气化良好者，可从上方分离中颅底到达位于砧骨长突内侧的膝状神经节而保留听骨链。在中度气化者，需要在砧镫关节处分离听骨链，用咬骨钳将砧骨取出，并去除锤骨头方可到达。手术结束时，用砧骨体抬起镫骨行Ⅲ型鼓室成形术。膝状神经节位于镫骨前脚的前方，其距离与镫骨前后脚间距相等。在鼓部的骨壳磨薄后，有时可见到乳突部的裂隙，使用小的剥离子将神经表面骨质逐步去除。如果有骨折，下陷的骨片要清除。用角膜刀或者显微剪刀切开神经鞘膜，完成手术。将围绕茎乳孔的增厚的纤维环切断，直到暴露神经束膜。在棉片上吸引而不是直接吸引神经可避免吸引器头对神经的损伤。逐层缝合手术切口，将外耳道的皮肤向后牵拉，避免外耳道狭窄。

在听力丧失侧进行手术时，乳突切除术可通过迷路切除进一步扩大手术空间，到达桥小脑角段面神经（见 233 页）。

经外耳道入路膝状神经节减压术（Helms 1976，图 FN 4a，b）

许多学者（Fisch 和 Esslen 1972，Fowler 1963，Helms 1976）认为 90% 以上的特发性面神经麻痹的病因是在最狭窄的面神经管迷路段。如果这种观点正确，单纯暴露膝状神经节就足够了（Helms 1976，1982）。

434　面神经和颅底手术

颧弓根部
外耳道顶
上方的鼓室耳道皮瓣

a

神经外膜　膝状神经节
锤骨头
岩浅大神经
鼓膜张肌
鼓膜耳道皮瓣

b

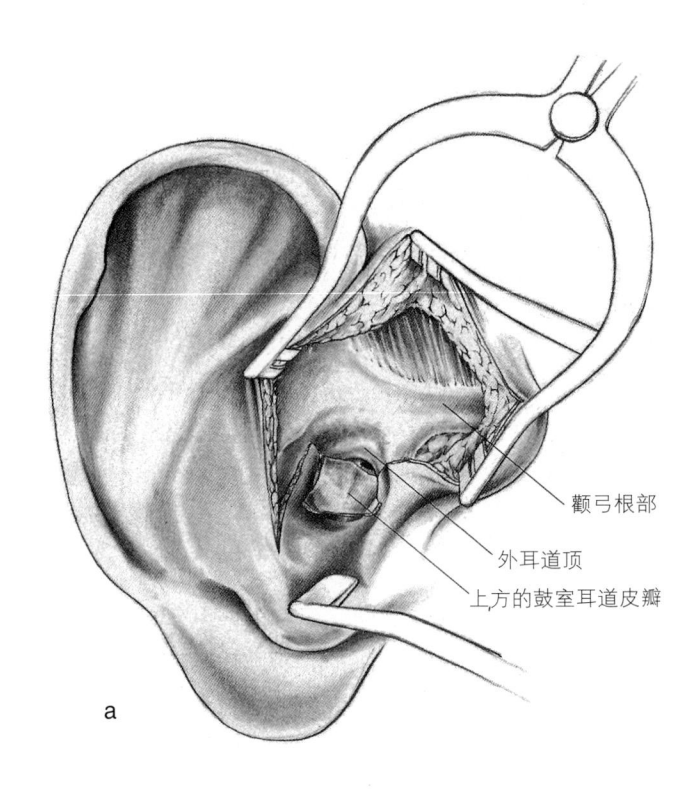

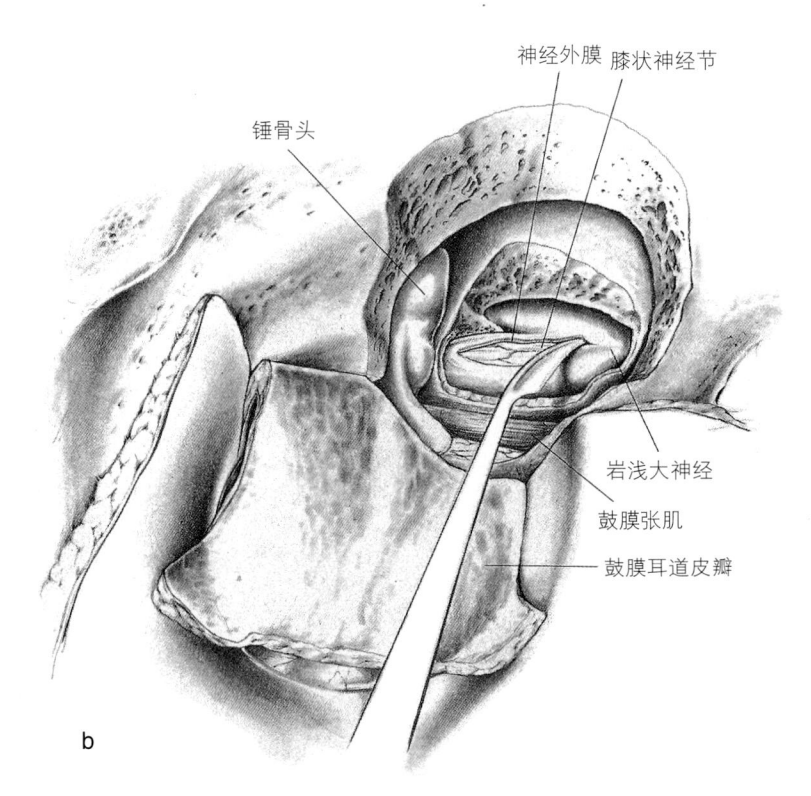

图 FN 4a，b　经外耳道入路膝状神经节减压术

a　耳内额外切口，形成上方的鼓室耳道皮瓣。

b　切除上鼓室外侧壁骨质，暴露锤骨头、鼓索和鼓膜张肌腱的附着处。膝状神经节在鼓室内侧壁显露，神经鞘膜已经切开。

基于 Cawthorne（1965a，b；1969）的理念，Helms 于 1971 年开始从外耳道入路显露膝状神经节，认为该手术入路适用于没有面部自主运动、发病两周内有两天以上电生理学检查显示兴奋性降低的患者。在 Helms 40 余例病例中，有 8% 的病人采用此入路进行了治疗。所有实行减压术的病人神经功能均恢复，甚至是发病后数月或数年的病人。但所有病人均有一定程度的连带运动。

通常手术是在局部麻醉附加镇静的方法下实施的。通过耳道内的额外切口，在外耳道上缘弧形切开，形成基底在鼓膜的鼓室耳道皮瓣。去除上鼓室外侧壁，显露锤骨头、鼓索和鼓膜张肌腱的附着点。在锤骨头前方，向鼓室内侧壁分离，到达覆盖膝状神经节的骨质。通过向前方走行的岩浅大神经易于识别膝状神经节。在气化良好者，需要开放几个小的气房才能看到膝状神经节。

切开膝状神经节的神经鞘膜。手术结束时，将鼓室耳道皮瓣复位，用两个硅胶条固定，外耳道内用明胶海绵填塞，缝合耳内切口。

作者的经验与 Helms 相似。与乳突入路面神经手术相比，这个手术入路对有经验的医生是一个简单的入路，手术时间短，致残率低，尤其在考虑听骨链时。如果颅底骨质的位置在鼓室上隐窝处较低，经外耳道入路是禁忌，可通过术前 CT 扫描或者 X 线 Schüller 位检查判定。

暴露内听道、迷路、鼓室和乳突段面神经（Fisch 1973，1979；Fisch 和 Esslen 1972a，b）

硬膜外经颞入路显露内听道段、迷路段面神经，同时行乳突切除显露鼓室段和乳突段的手术主要适用于无听力破坏的岩骨广泛骨折的病人。对于 Bell 麻痹病人，Fisch 显露面神经内听道段和迷路段，如果术中神经电生理检查确认病变位于此处，则切开膝状神经节处的神经鞘膜后手术即结束。在 Fisch 的病人中，有 6% 的病人不属于这种情况，而是需要同时经乳突显露面神经。Fisch 称耳带状疱疹病人经颞入路显露面神经足够了。

硬膜外经颞入路到达侧颅底（见 230 页）和经乳突入路到达面神经（见 234 页）的手术技术已在前面讲述。

面神经直接修复方法

桥小脑角段端 - 端吻合（图 FN5）

在枕下入路切除大的桥小脑角区肿瘤时，因面神经太细而不能保留者，需要行面神经端-端吻合术。只要医生清楚局部解剖结构，能确定神经的近端和远端的断端，这种被拉长的神经通常可以在无张力情况下行端－端吻合，修复约 1~1.5cm 的缺损。桥小脑角内面神经直接修复的结果是令人鼓舞的（Drake 1973；Samii 1977，1979，1981）。这种方法优于其他的重建方法，值得尝试。

修整神经断端后，使用一针或两针吻合神经。由于桥小脑角脑脊液的搏动，最好在脑干或内听道表面用明胶海绵暂时支撑下吻合。桥小脑角大的神经缺损需要在神经断端间植入移植神经（图 FN6）。

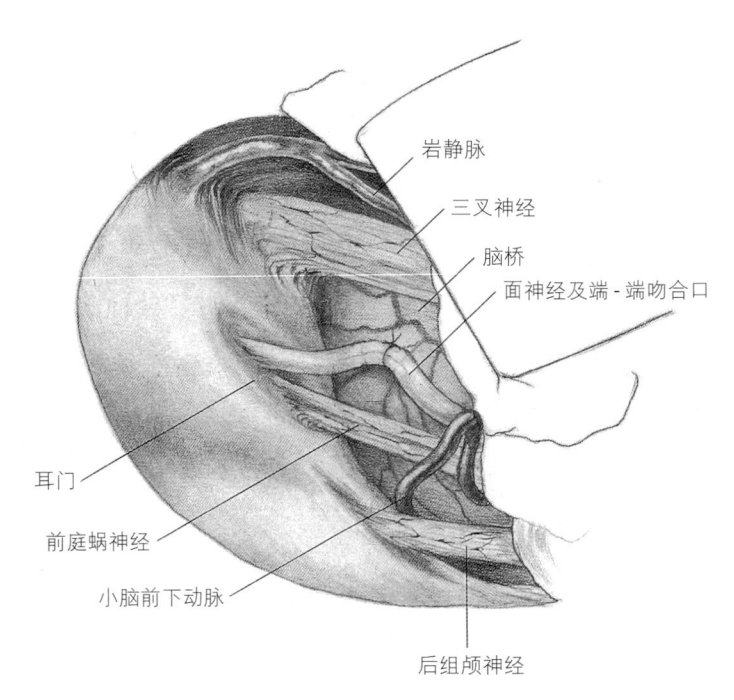

图 FN5　桥小脑角内面神经端-端吻合术。吻合部位固定在脑干上

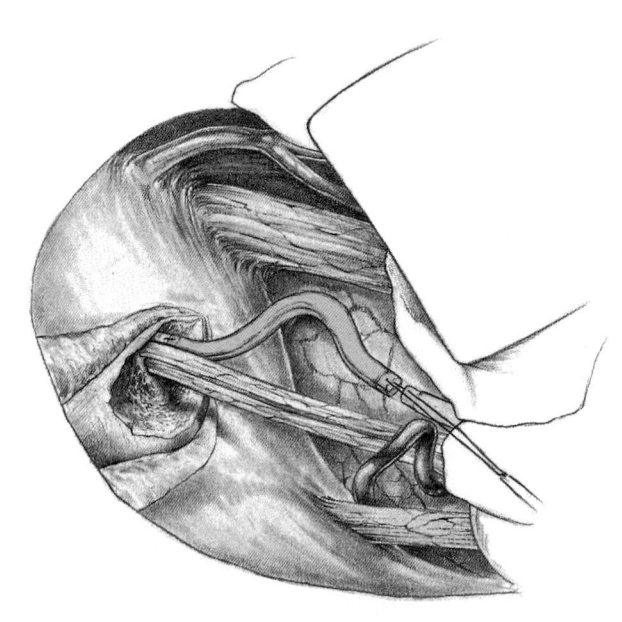

图 FN6　桥小脑角内使用自体移植神经重建面神经的连续性

颅内 - 颅外吻合（Dott 1958）

导言　Dott（1958）提出了在面神经桥小脑角中枢端断端和颞外主干之间使用长的移植神经进行吻合，修复听神经瘤术后大的面神经缺损的手术技术。

手术技术（图 FN7a，b）

切除肿瘤后，取 15～20cm 长腓肠神经在脑干处吻合于面神经中枢端断端。供体神经经骨窗的边缘引出，通过皮下组织隧道在乳突下方、胸锁乳突肌和头夹肌之间向下牵出。移植神经远端用银夹标记，固定于下颌关节后窝。3个月后第二次手术，找到移植神经的远端，于茎乳孔外

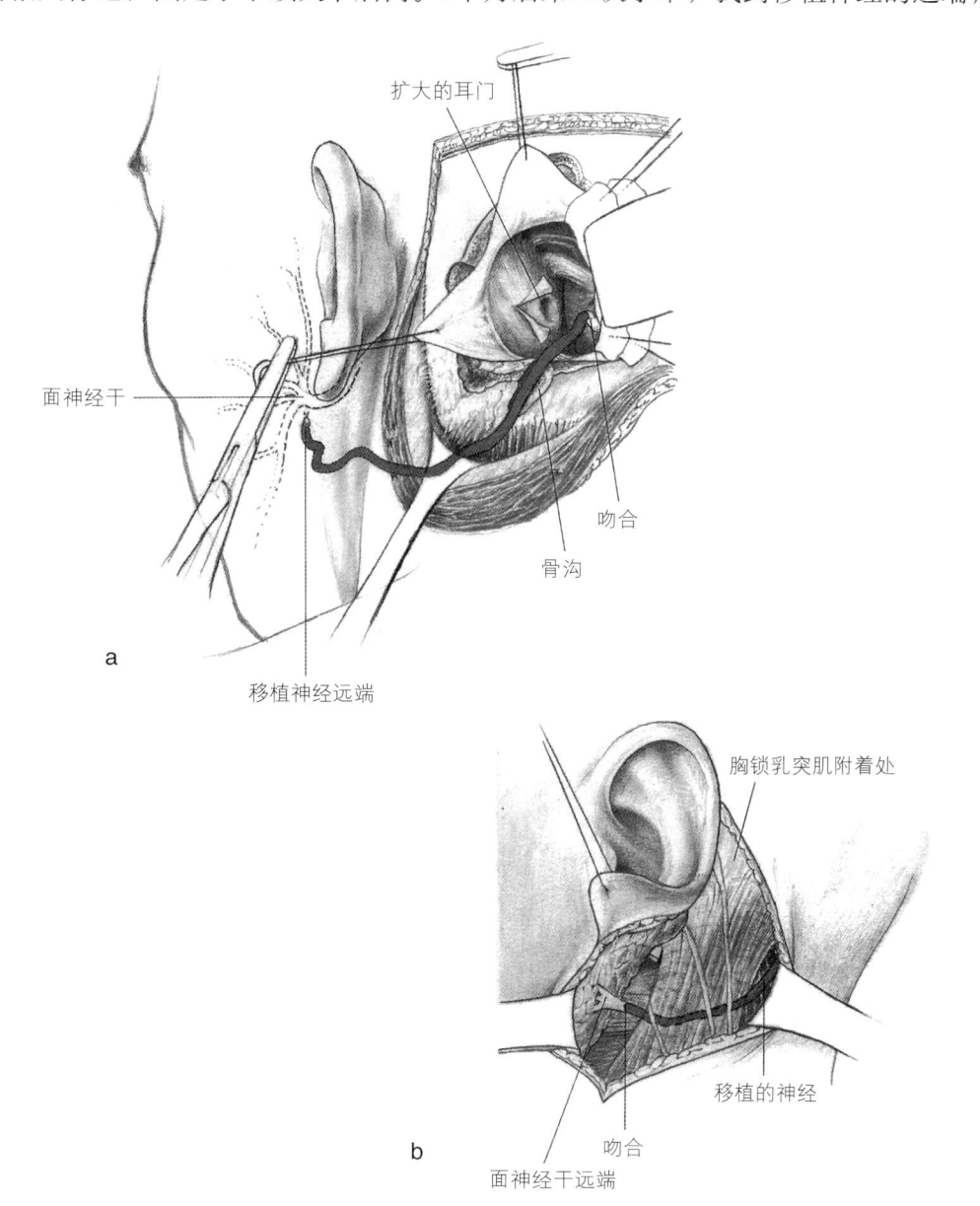

图 FN 7a，b　Dott 手术
  a　移植神经在桥小脑角内与面神经吻合后，通过枕下开颅的下缘骨沟将其引出，远端用丝线标记，并将其引导到茎乳孔附近。之后缝合枕下入路的硬脑膜。
  b　几周或数月后第二次手术，在茎乳孔处切断面神经，将移植神经的远端与面神经主干吻合。

面与神经主干吻合。尽管结果良好（Drake 1960；Loew 1961；Miehlke 1960，1967），但从 Dott 之后只有 7 例报告。主要原因在于没有手术显微镜难以确认面神经的脑干端。

最好通过单独的斜行硬膜切口引出移植神经，而不是通过硬膜缝合口，减少移植神经受压和术后脑脊液漏的几率。

颅内 - 颞骨内吻合术

导言 颅内 - 颞骨内面神经吻合术是一项从 1975 年以来由神经外科和耳科医生共同发展的新的技术，作为在听神经瘤手术中通过显微外科技术达到保留和重建面神经的标准方法（Draf 1980；Draf 和 Samii 1982；Samii 1979，1981）。如 Dott 手术，该手术适用于桥小脑角和内听道内面神经断端，不适合直接重建者。

手术技术（图 FN8a，b，图 FN9a-c，图 FN10a-c）

即使切除大的听神经瘤，通常在脑干会保留 1～1.5cm 的处面神经中枢端。取 5cm 自体腓肠神经，在脑干处与面神经缝合1～2针。最初作者将移植神经穿过内听道，通过乳突-迷路入路将其引入乳突。后来发现，切除部分岩骨后面的骨质，在窦硬膜角处做斜行的硬膜切口，将移植神经通过此处从桥小脑角引入乳突更好，这避免了耗时的迷路切除的操作。同时，耳科医生通过另外一个耳后切口实行乳突切除术，显露乳突段面神经，在外侧半规管下方切断，沿新的骨沟

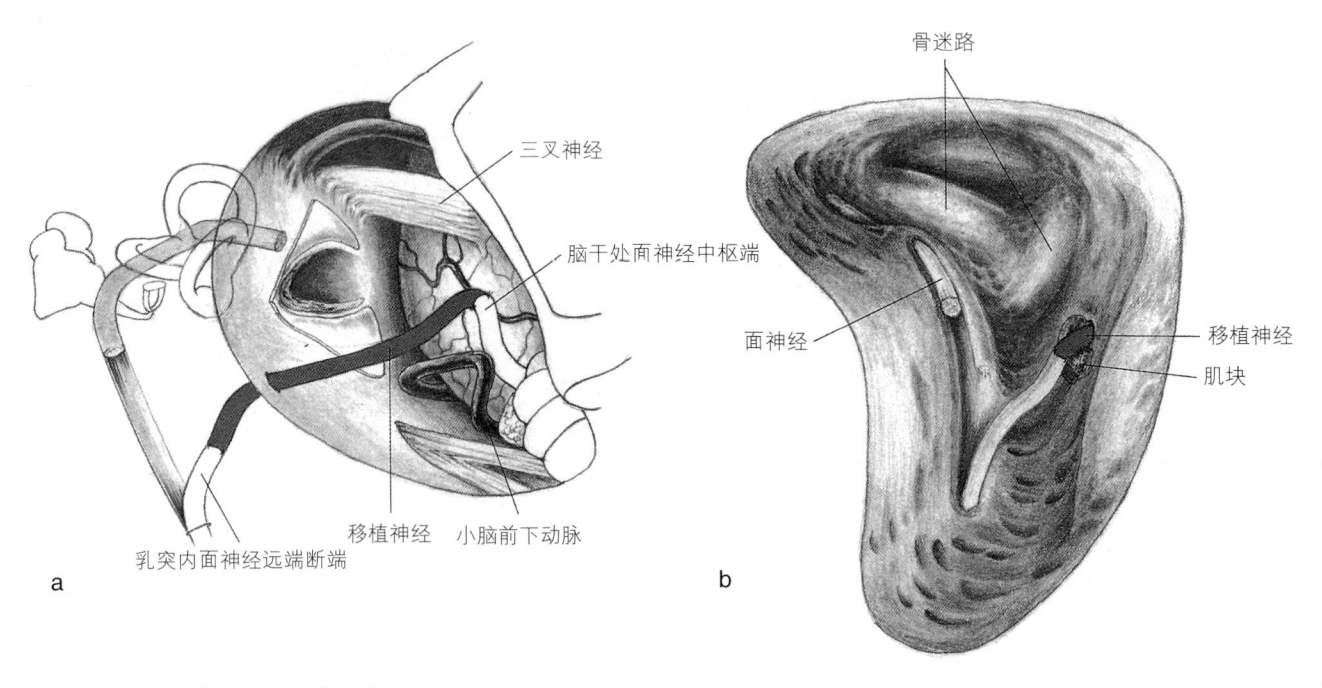

图 FN 8a，b　颅内 - 颞骨内吻合
  a　桥小脑角和带乳突的岩骨（示意图）。面神经断端和移植的腓肠神经在颅内吻合，吻合处附着并固定于脑干。乳突切除后，移植神经通过在内耳门后方小的硬膜切口引入乳突。
  b　完成颞骨内吻合后。面神经在外侧半规管下方已被切断，远端向后移位。

特殊的手术技术 439

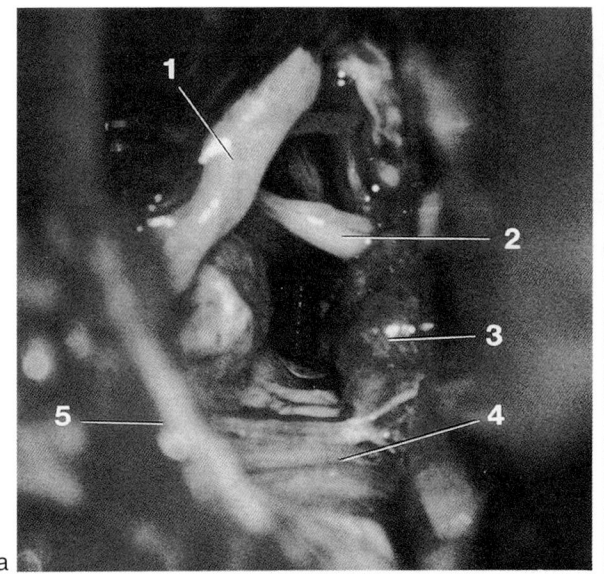

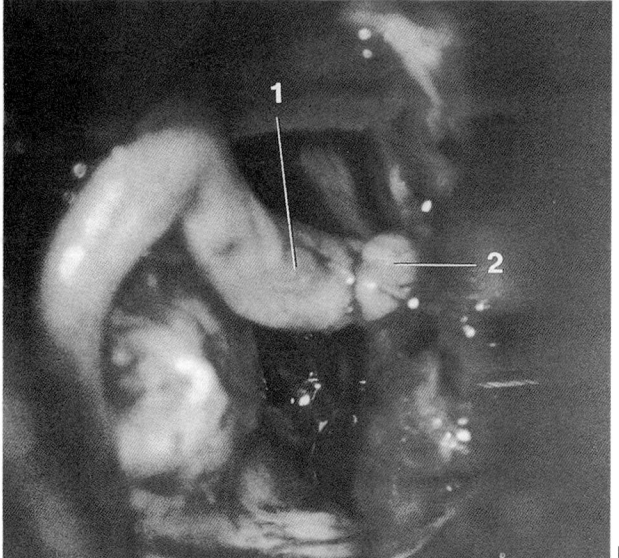

图 FN 9a–c　颅内-颞骨内神经移植吻合术病例

　　a　左侧桥小脑角。显露面神经中枢端断端，移植神经已经从桥小脑角引入乳突。1-移植神经；2-面神经中枢端断端；3-小脑绒球；4-后组颅神经；5-硬膜缘。

　　b　中枢端吻合已经完成。1-移植神经；2-面神经中枢端断端。

　　c　乳突部分手术，显示在移植神经远端和面神经主干远端吻合。1-耳道后壁；2-从后颅窝来的移植神经；3-面神经（周围部）。

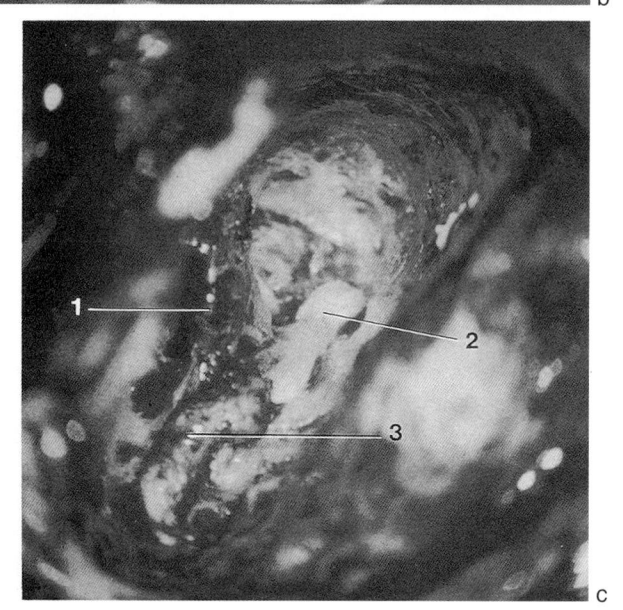

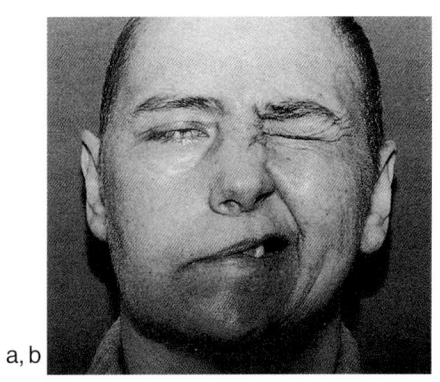

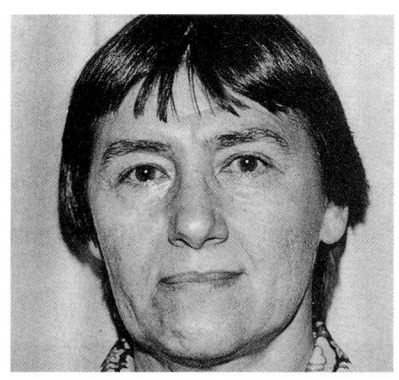

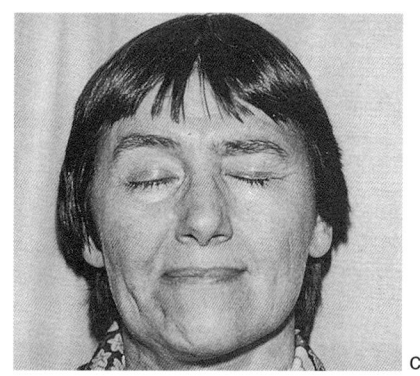

图 FN 10　大型听神经瘤切除术加颅内-颞骨内神经移植吻合术的病人，术后早期（a），神经重建后15个月（b，c），功能恢复满意。

向后方至窦硬膜角方向将其移位，以便与移植神经吻合。用明胶海绵覆盖移植神经出硬膜进入乳突处，预防脑脊液漏。缝合枕下硬膜和软组织，结束手术。通过严密组织，这项操作增加的手术时间不超过 1 小时。治疗了 12 例病人，作者认为效果比以往任何手术都好（Samii 1984）。

内听道内吻合

导言 经颞入路或经迷路入路治疗颅底骨折或切除肿瘤时，有几种技术可用于处理面神经：

1）对神经延长者，单纯实行在内听道内端－端吻合术；

2）对神经缺损达1cm者，将面神经断端移位后行端－端吻合术（Bonnel 1927；Fisch 1969，1970；Martin 1930，1931，1936）；

3）使用移植神经。所有病例在神经吻合部位均不能有张力。使用适当的技术，端-端吻合或使用移植神经都可获得良好的功能。

手术技术

内听道内神经端－端吻合技术与桥小脑角相似（见435页）。两个区域内神经鞘膜的纤维组织均极薄。

经颞硬膜外入路到达内听道，移位面神经。在面神经管迷路段上方确认并游离面神经中枢端断端，游离鼓室段，使用磨钻磨出一个骨管，使面神经有足够的长度实行端-端吻合术。有时可用内源性纤维蛋白粘合神经断端（图FN11）。如果神经移位仍不够长，就需要使用移植神经（图FN12）。

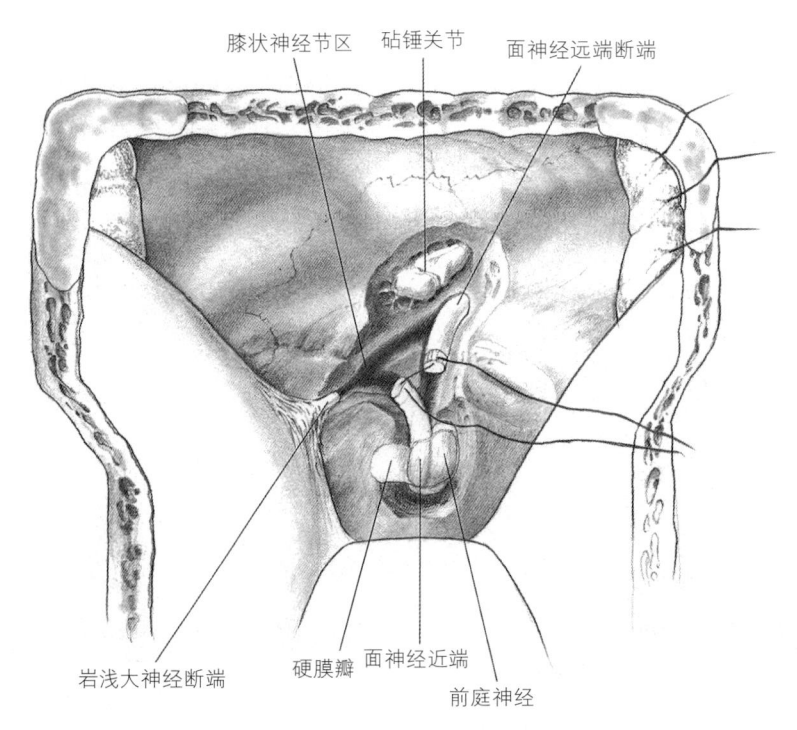

图 FN 11　经颞硬膜外入路面神经移位端－端吻合术。中颅底硬膜牵开，打开内听道。断开岩浅大神经。膝状神经节处有小的神经缺损，将断端向后移位，可以在无张力下行端-端吻合术。

特殊的手术技术 | 441

基本操作类似于经迷路入路进入内听道。确认面神经中枢端断端后，远侧断端在膝状神经节处与岩浅大神经离断，向后方移位，在内听道内与面神经中枢端吻合（图FN13a，b）。镫骨留在原位，断开听骨链便可移动面神经周围部。

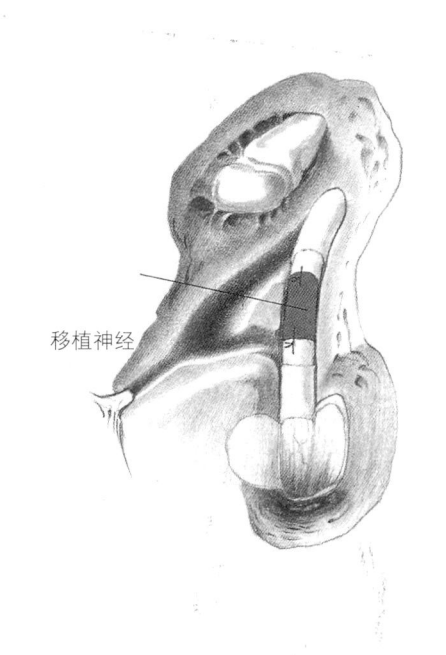

移植神经

图 FN 12　经颞硬膜外入路在面神经管起始部桥接神经缺损。确认内听道和面神经管起始部。自体移植神经用于修复神经缺损

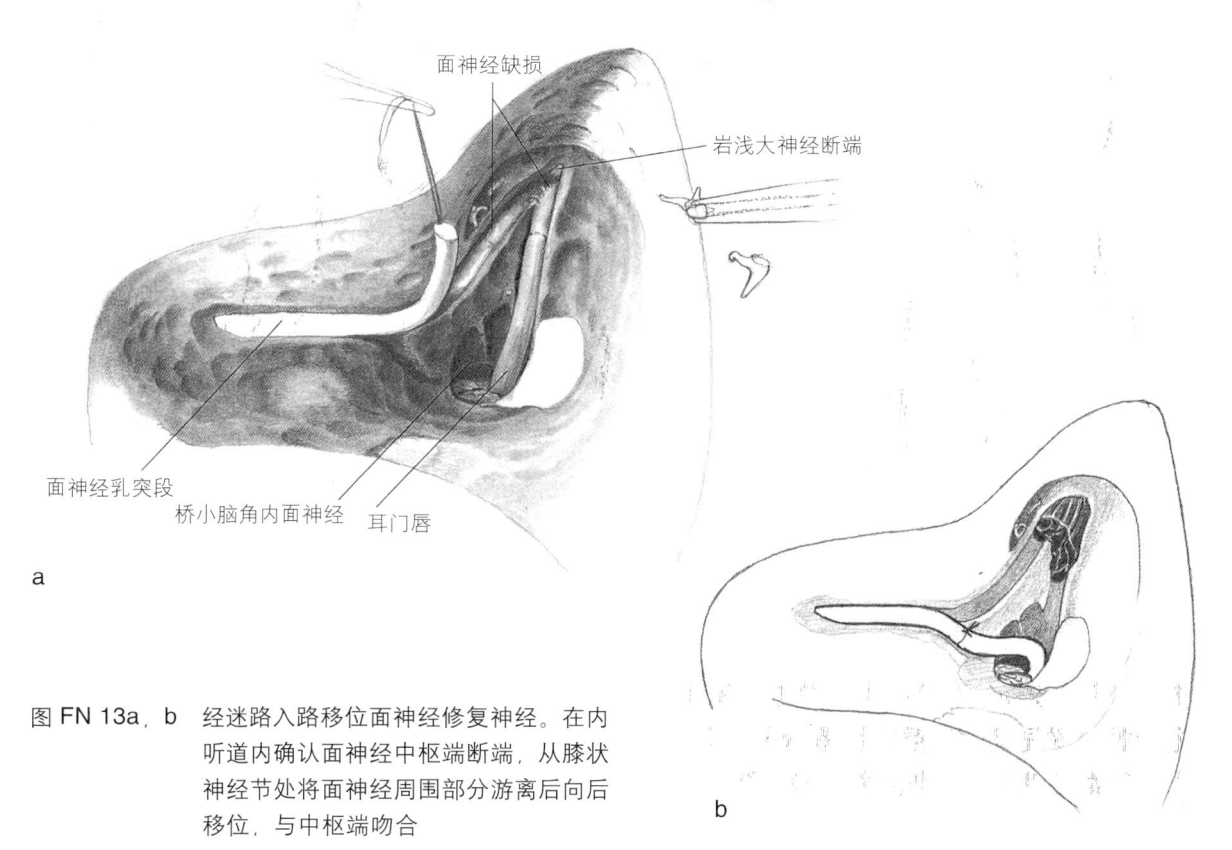

面神经缺损

岩浅大神经断端

面神经乳突段

桥小脑角内面神经　耳门唇

a

图 FN 13a，b　经迷路入路移位面神经修复神经。在内听道内确认面神经中枢端断端，从膝状神经节处将面神经周围部分游离后向后移位，与中枢端吻合

b

如果神经移位后仍不够长，则在神经断端间植入游离的移植神经。在内听道内，移植神经无依托，必须缝合。但是在不活动的骨性乳突区，通常用胶黏合便可。必须用一片筋膜或干硬膜用胶封闭内听道使其与乳突腔隔离。清除乳突内黏膜，用腹部脂肪填塞乳突腔，预防脑脊液漏。

鼓室段-乳突段重建术（图FN14a，b）

岩骨粉碎性骨折可能严重损伤鼓室段和乳突段面神经。通常伴有听骨链断裂和硬膜缺损。除了用硬膜移植物修补脑脊液漏外，有必要显露神经缺损并用移植神经修复。该部位的神经通常不用缝合。如果内耳功能未损害，应重建听骨链。

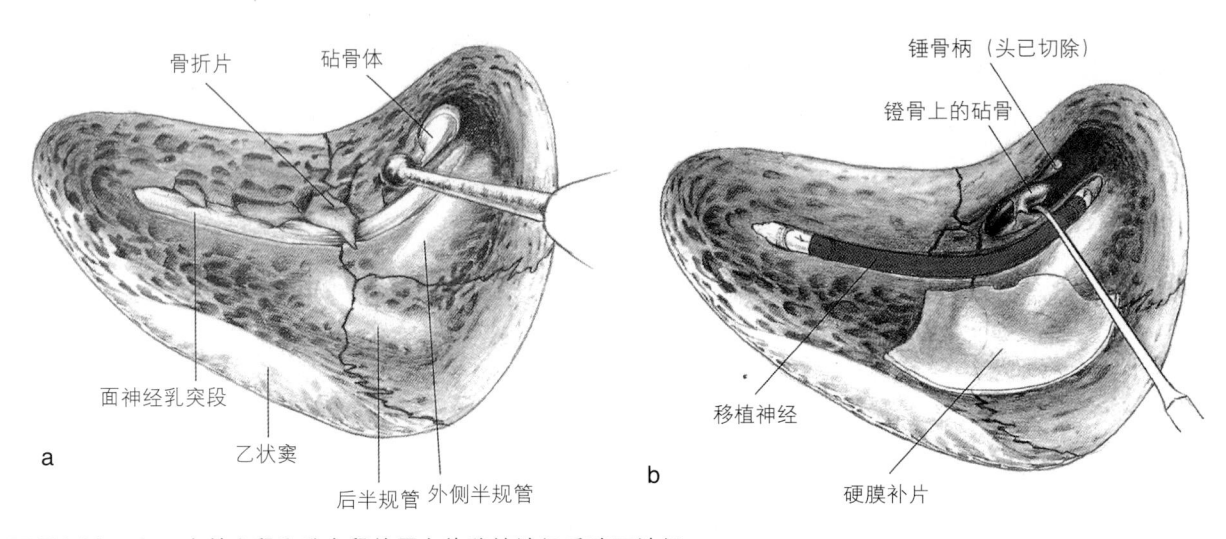

图 FN 14a，b　在鼓室段和乳突段使用自体移植神经重建面神经
　　　　　　　a　粉碎性骨折损伤了面神经鼓室段及乳突段。
　　　　　　　b　用硬膜移植物封闭骨折线，面神经管清创，神经缺损用移植神经修复。鼓室段和乳突段面神经通常不用缝合。将砧骨抬起放在镫骨表面，行Ⅲ型鼓室成形术。切除锤骨头，在膝状神经节处可形成更多的空间用于神经吻合，当乳突气化不良时，尤其重要。

颞骨内-外重建术

导言　如果病变从上方、下方或乳突到达茎乳孔，面神经主干的修复是困难的，尤其是不熟悉乳突内和颞外段面神经局部解剖者。这种情况下，不同学科的协作是重要的。在茎乳孔处，不能因为辨认神经或者手术入路的问题，而影响识别面神经正常的中枢端和远端断端，造成吻合不良。

手术技术（图FN15a-c）

如果损伤或肿瘤累及颞外段面神经，则首先需要暴露该区域。沿原有创伤瘢痕或用类似于腮腺切除术的皮肤切口。作者使用从耳屏上缘沿耳廓到达耳垂的切口，然后呈90°向下，沿胸锁乳突肌前缘到达该肌的中上交界处。确认面神经颞外段主干的标志是胸锁乳突肌附着的前缘、二腹肌后腹的附着处及外耳道软骨尖（Conley 1975）。面神经主干位于肌肉附着处的上

特殊的手术技术　443

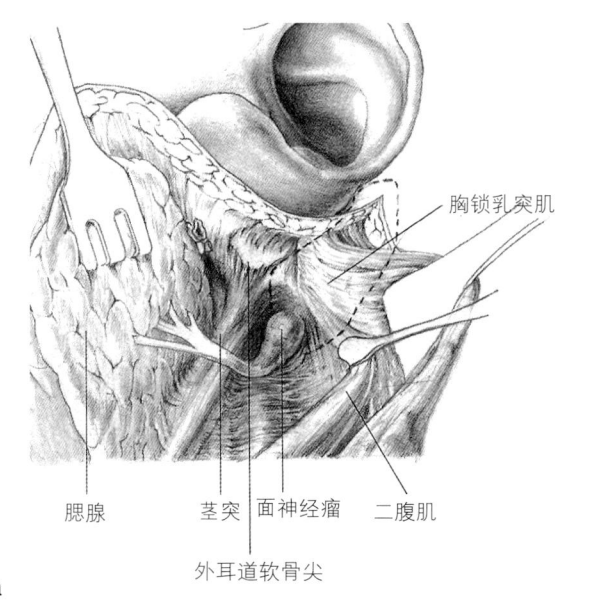

图 FN 15a-c　颞骨内-外面神经自体移植神经重建技术

a　显露面神经从茎乳孔到其腮腺内的第一个分支。茎乳孔处的神经瘤样增粗。面神经的解剖标志是：茎突、外耳道软骨尖、二腹肌后腹附着点和胸锁乳突肌的附着处。

b　切除乳突尖，在神经瘤近端显露足够长度的正常面神经，病变神经已经切除。

c　神经断端已经修整，置入移植神经并缝合。

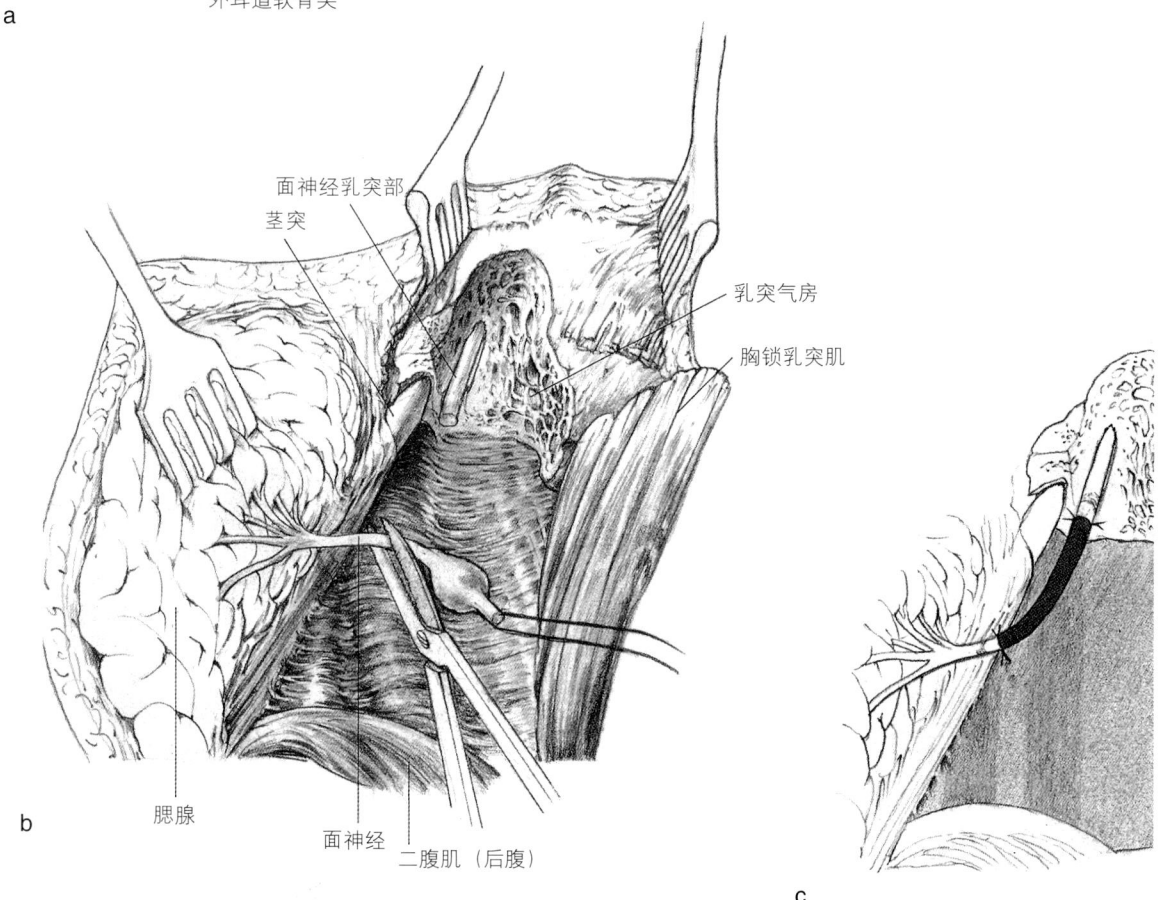

方、二腹肌后腹的内侧，如果外耳翻向上方则面神经主干位于软骨尖内侧10mm处。从外耳道软骨向腮腺包膜直至肌肉附着处，分离结缔组织，可以广泛显露面神经。一旦显露面神经主干，如果需要可向神经远侧进一步分离其分支，有些病例可切除腮腺浅叶。接着用显微镜检查

神经，尤其注意神经连续性是完整的但神经增粗者。如果发现神经病变进入茎乳孔，一种方法是通过逐步切除骨质，向近端追踪，由于茎乳孔周围结缔组织非常硬韧，实际操作很难；另一种方法是行标准的类似面神经减压术的耳后乳突切除术，广泛切除茎乳孔处骨质，暴露并且游离面神经在茎乳孔处颞外段与乳突段的接合部，需要切断茎乳孔处增厚的结缔组织环。神经病变切除后，在乳突段与颞外段面神经断端之间置入移植神经并且缝合之。

岩骨次全切除、腮腺连同面神经全切后颞骨内-外段面神经重建术（Conley 1955，1975；Denecke 1958）

导言 腮腺和岩骨恶性或大的良性肿瘤可能需要整块切除岩骨和腮腺以及包括面神经在内的颈廓清术。尽可能在设计手术时考虑面神经修复问题。

手术技术（图FN16a-d）

由于肿瘤学原因，先在腮腺包膜前缘确认面神经颞外段远端分支。在放大条件下，牵拉腮腺包膜及其与颊脂肪交界区，小心分离结缔组织纤维，通常能够无损伤地确认和显露面神经周

a

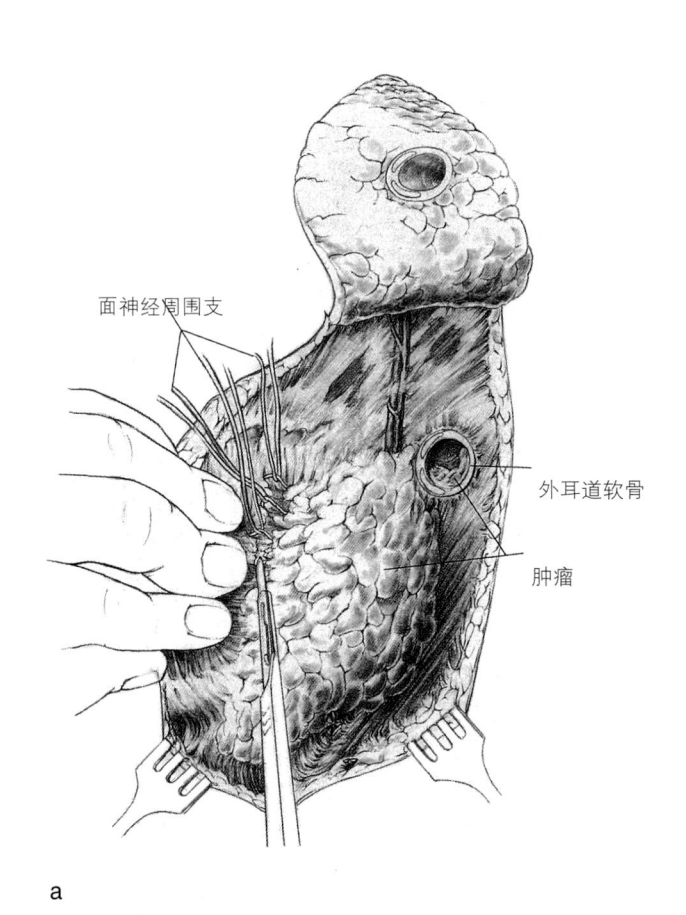

图 FN 16a-d 外耳道癌行岩骨次全切除术、根治性腮腺切除术、部分下颌骨切除术及根治性颈廓清术，用自体移植神经行颞骨内-外段面神经重建
  a 开始手术时，沿腮腺包膜前缘，尽可能地游离面神经分支。腮腺本身也在整块切除中。

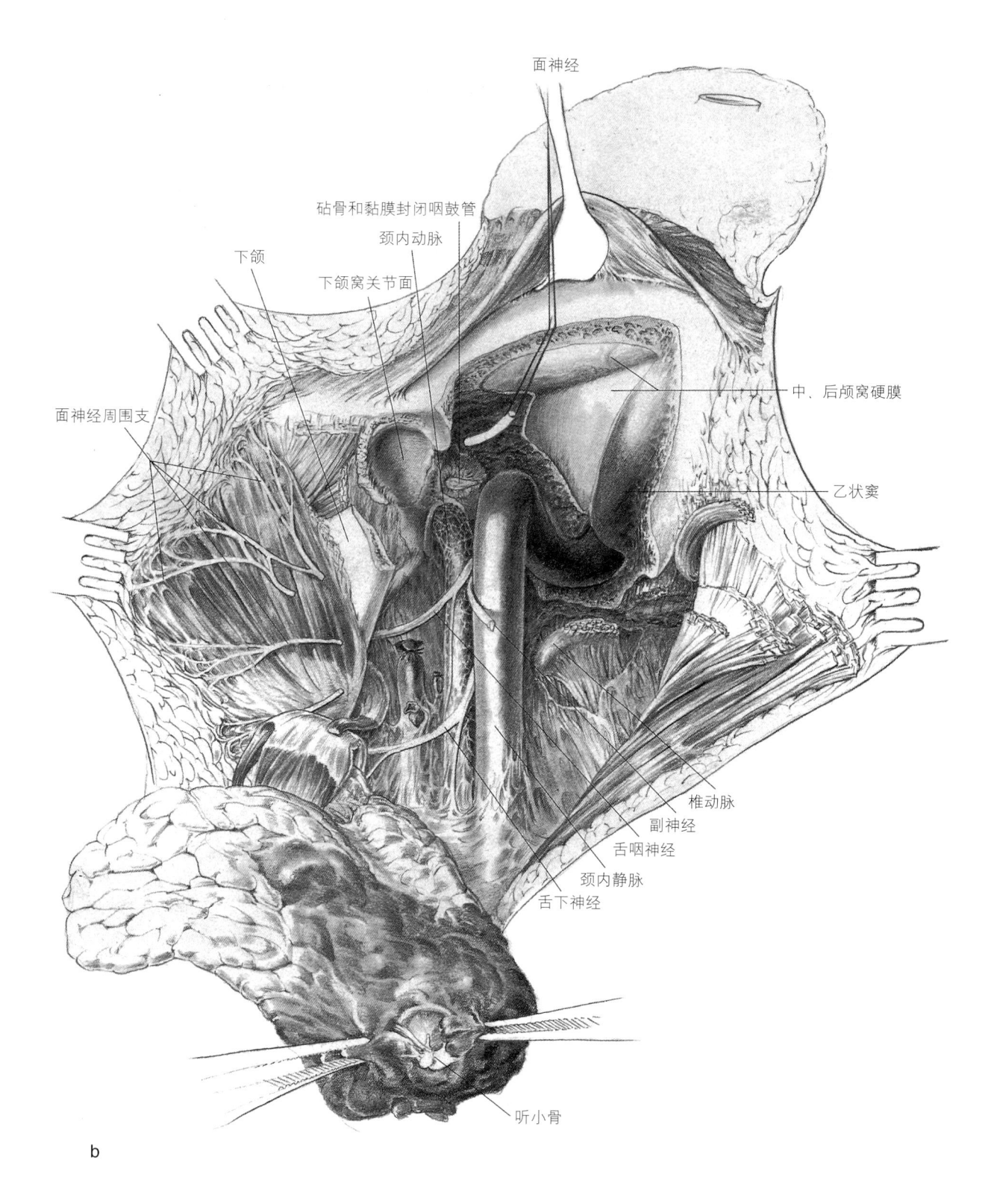

图 FN 16b 几乎完全游离肿瘤时所见。岩骨已大部切除。可见出内听道的面神经断端。残余骨性咽鼓管翻转黏膜后用砧骨封闭。已暴露中颅底和后颅窝硬膜,乙状窦仍有骨壳覆盖。颈内动脉水平段和颈静脉球已经游离。手术深达寰椎横突。副神经被切断,保留舌咽神经和舌下神经。下颌骨头和部分下颌骨升支已被切除。面神经周围支位于咬肌表面。

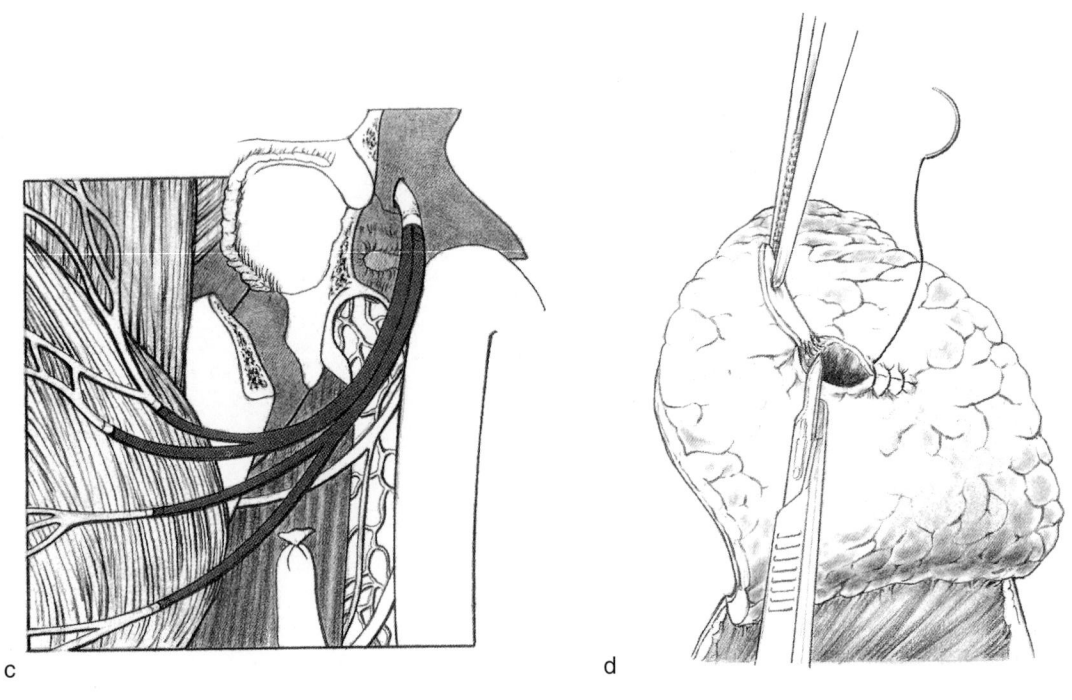

图 FN 16c, d

    c 两支腓肠神经与面神经近端断端吻合。每一个移植神经均在远侧劈开，并与面神经周围支断端吻合。部分深部术腔用旋转的颞肌瓣填塞。

    d 在外耳向下翻转复位并与颞肌缝合前，先封闭残余外耳道口以避免感染。通过切除外耳道软骨，将外耳道皮瓣外翻缝合可达到封闭外耳道的目的。

围支。通常有四五支较大的分支，用黑丝线做标记。可能由于病变范围较大，有时需要在乳突内或膝状神经节附近的鼓室部确认面神经中枢端，偶尔甚至需要切开内听道内的硬膜。肿瘤整块切除后，根据神经缺损的长度，最好切取有分支的腓肠神经；如果不能，则将腓肠神经劈成几束以便与远端吻合。移植神经应足够长，以便每一部分均能贴附于创面的组织上，不能让移植神经悬空通过术腔，这可能造成营养问题。通常，在吻合周围支前，用2~3针先吻合中枢端断端。如有可能，用肌肉（胸锁乳突肌或颞肌）填塞术腔，避免渗出积液。神经移植术后，置入的引流管位置应远离面神经并给予确切固定。外耳道软骨段分两层缝合，避免伤口愈合不良。软骨环形切除可以获得无张力皮肤缝合。

颞外段面神经重建技术（图 FN17a，b）

    颞外段面神经损伤时，由于面神经分支变化大，应行腮腺切除术以显露面神经干。尽可能在瘢痕组织形成前，早期修复神经分支。如果广泛的瘢痕已经形成，应从面神经周围支或在解剖正常的茎乳孔处追踪面神经到达病变处。如果神经分支的连续性是完整的，则行显微外科神经束松解术；如果不能追踪到瘢痕内的神经分支，应怀疑神经的连续性中断，则切除瘢痕组织，用移植神经修复缺损。经验证明面神经主干到周围支的重建可以获得良好的预后，很少留有连带运动和整体运动。

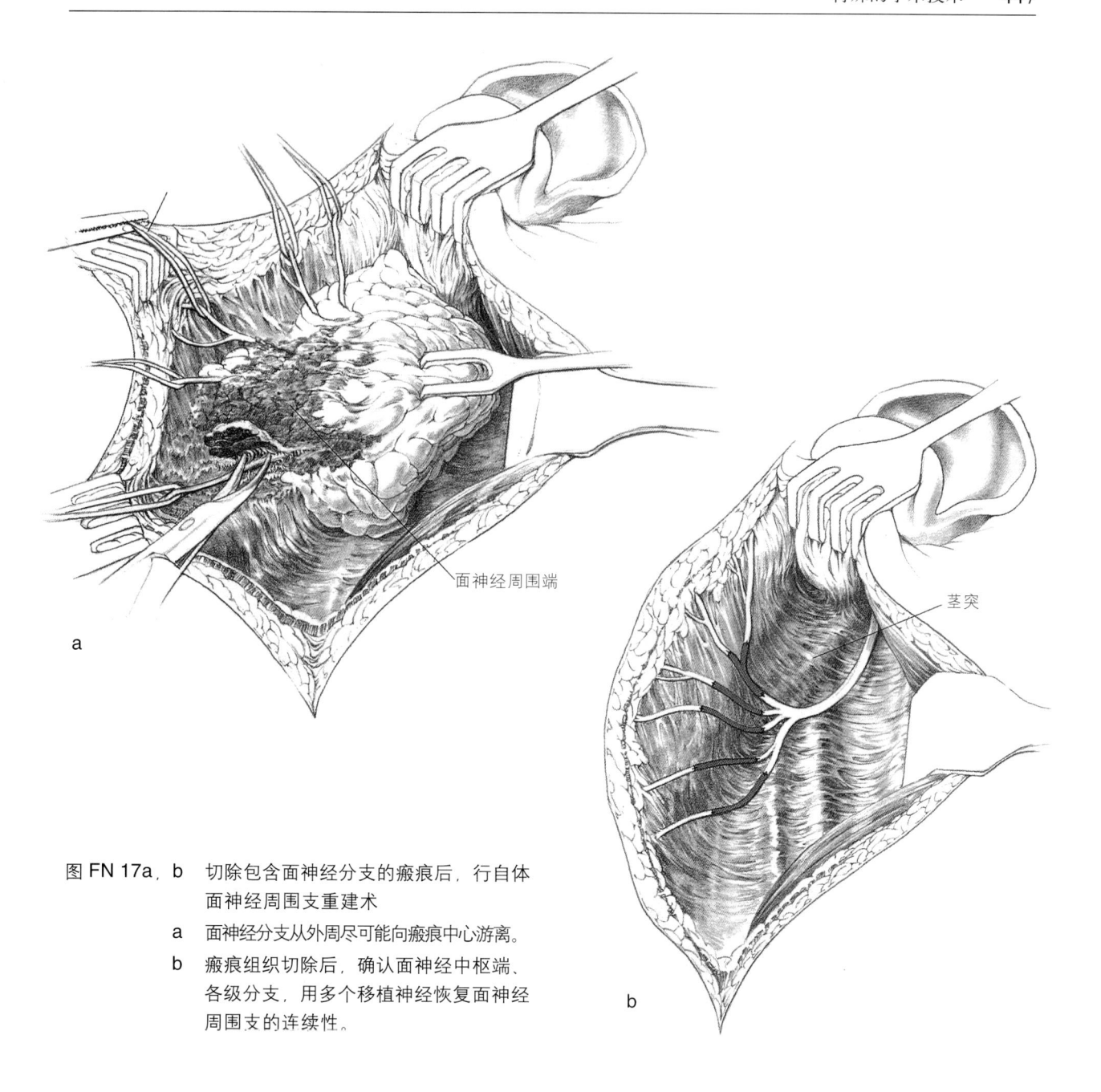

图 FN 17a，b 切除包含面神经分支的瘢痕后，行自体面神经周围支重建术
    a 面神经分支从外周尽可能向瘢痕中心游离。
    b 瘢痕组织切除后，确认面神经中枢端、各级分支，用多个移植神经恢复面神经周围支的连续性。

间接面神经修复方法

导言 间接面神经修复有赖于其他颅神经或对侧面神经发出芽生纤维长入受累侧面神经的周围支。早在1879年，Drobnik便成功地实施了副神经颅外支与颞外段面神经吻合术。第一例舌下神经－面神经吻合术是 Körte 做的（1903）。尽管舌咽神经（Ballance 1924；Watson-Williams 1927）、膈神经（Hardy等1957）都被用作神经的供体，但舌下神经的效果最好（Kautzky 1956；Metelka 1966；Miehlke 1973，1979）。作者的经验与Stennert（1979）的研究相似：舌下神经－面神经吻合术有良好的静态张力和嘴角周围自主运动功能，但眼睛周围的运动略差些。通过适当的训练，老年人与年轻人一样可以恢复良好的自主面神经功能，尤其是刻意训练者。而且，多年以后整体运动和连带运动会逐渐减少。Stennert将其归因于面神经中枢端与舌下神经之间存在着固有的协同作用。Stennert与作者都没有见到行面神经－舌下神经吻合术的病人几周后仍有明显的单侧舌下神经瘫。对比而言，在面神经功能与供体神经缺陷方面，副神经－面神经吻合术的结果较差。术后多年在抬起手臂时出现面部连带运动仍然是个问题。有些病人失去副神经功能后有永久性的不适和疼痛（Behrens 1979, Stennert 1979）。这是（Stennert 1979）将舌下神经－副神经吻合术引入颞外段面神经修复的主要原因。面神经跨面吻合术是通过皮下隧道用移植神经将正常侧面神经的分支与病变侧面神经分支进行吻合的手术，最初是在1970年第二届国际面神经手术专题研讨会上提出的（Scaramella 1971）。第二年Smith使用相似的技术治疗了3例病人。其他学者改进了这项技术（Anderl 1973, Pialoux等 1976, Samii 1975）。根据62例病人随访几年后的结果（Samii 1981），作者认为面神经跨面移植吻合术在面神经麻痹修复上确实是一个重要的进展。尽管可以恢复表情运动，但由于别的一些原因，面神经跨面吻合术的结果尚不能与直接神经修复甚至舌下神经－面神经吻合术相比。单纯面神经跨面吻合术只适用于不能直接进行神经修复术或修复术失败者。也可与直接神经修复术或舌下神经－面神经吻合术结合使用，重建面部上方或下方的功能。也可与其他手术技术一同使用（Samii 1981）。

舌下神经 - 面神经吻合技术（图 FN18a-c）

皮肤切口类似于腮腺切除术。在茎乳孔远端确认面神经主干（见 443 页），抬起腮腺浅叶，追踪至面神经分叉处。接着在二腹肌后腹下缘与胸锁乳突肌前缘交角处、颈内静脉的内侧或外侧确认舌下神经。舌下神经越过颈总动脉分叉部，追踪到舌下神经降支起始部的远端并切断。从二腹肌后腹的内侧，将舌下神经主干上提到茎乳孔前方，与面神经远端断端在无张力下吻合。切断舌下神经降支则自由度更大。有时舌下神经降支发育良好，可用降支与面神经吻合，保留舌下神经和舌的运动功能。

面神经跨面吻合技术（图 FN19a-c）

面神经跨面吻合的原理基于面神经分支在面部形成丛状，部分神经被切断后并不会造成临床上明显的缺陷。腓肠神经是最好的供体。面神经周围支的走行变化很大，同一个人两侧面部的神经分布也有差异（Davis等 1956；Fujita 1934；Krmpotic-Nemanic等 1988；McCormack等 1945；Miehlke 1973）。由于面神经周围支的变异，最重要的是术中使用电刺激器判定不同面神经分支支配的区域。最重要的周围支是颧支，电刺激颧支可引出眼轮匝肌和口轮匝肌的收缩。即使完全将其切断，附近的神经分支可完全替代其功能而不出现明显的临床功能障碍。受这种临床现象的启发，作者在尸体标本上测量了颧支神经纤维的显微镜下记数，结果显示颧支包含有40%的面神经神经纤维。最初我们将每个分支与对侧同名分支吻合，包括颧支。然而长期的观察没有发现额支有再生神经支配。作者因此简化了技术，不再显露所有的面神经周围支，而只在两侧暴露2~3支颧支。在鼻唇沟做辅助切口，通过腓肠神经将颧支连接起来。用无损伤技术做移植神经的唇上遂道出血很少，注意保护口轮匝肌。

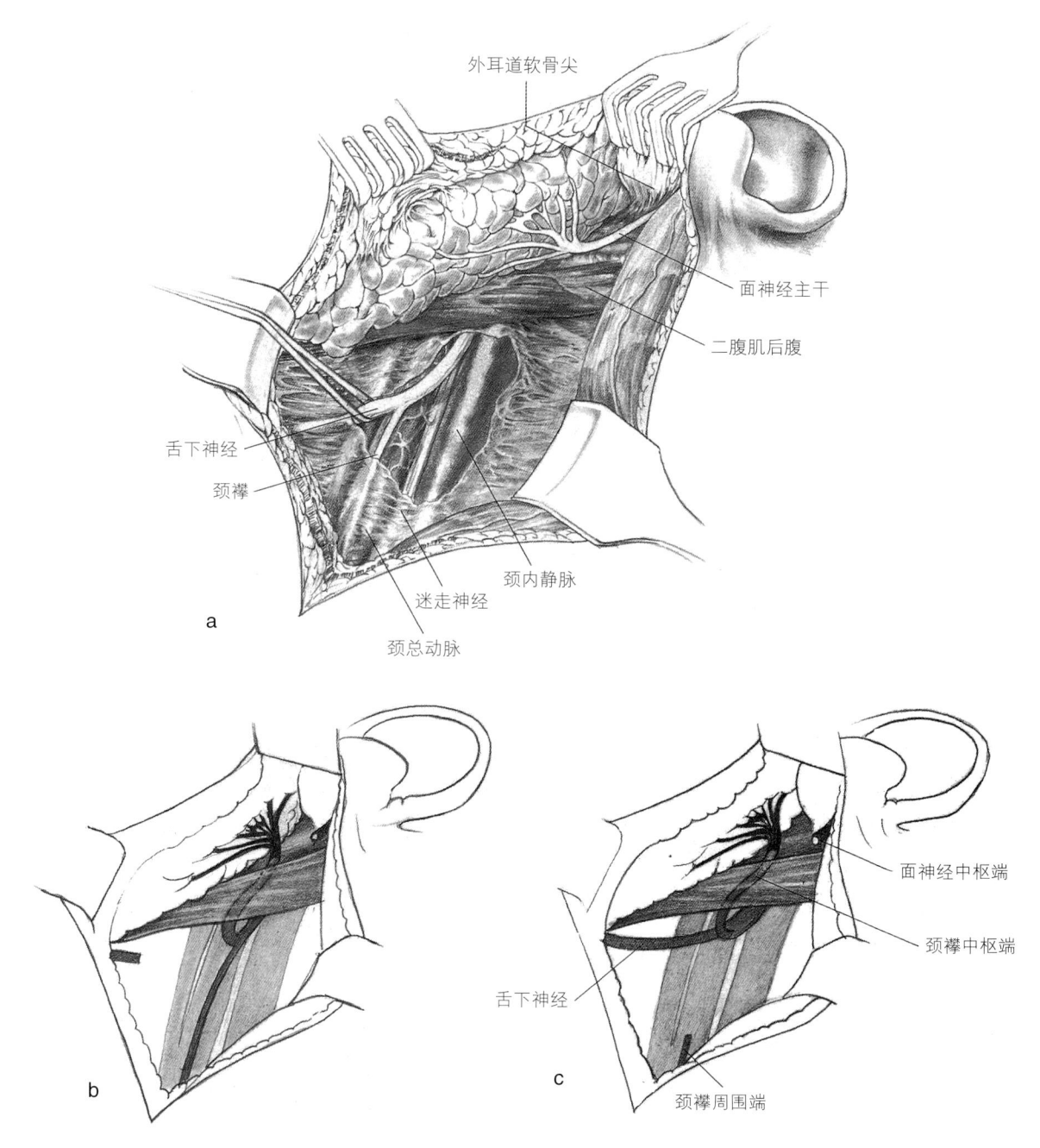

图 FN 18a–c　舌下神经-面神经吻合技术

　　a　通过从耳屏沿胸锁乳突肌前缘向下类似腮腺切除术的切口，显露面神经主干。主要的标志是二腹肌后腹和胸锁乳突肌前缘及外耳道软骨尖。围绕颈内静脉、迷走神经和颈动脉的血管鞘在二腹肌后腹的下缘打开。舌下神经斜行向下越过颈动脉分叉。最好连同舌下神经降支一起尽可能地向远端分离，以便无张力下吻合神经。从二腹肌后腹内侧向上提舌下神经中枢端可获得更多的自由度。
　　b　舌下神经主干实行吻合，保留降支。舌下神经主干从二腹肌后腹内侧向上提。
　　c　有时舌下神经降支有足够的直径，可以代替舌下神经。

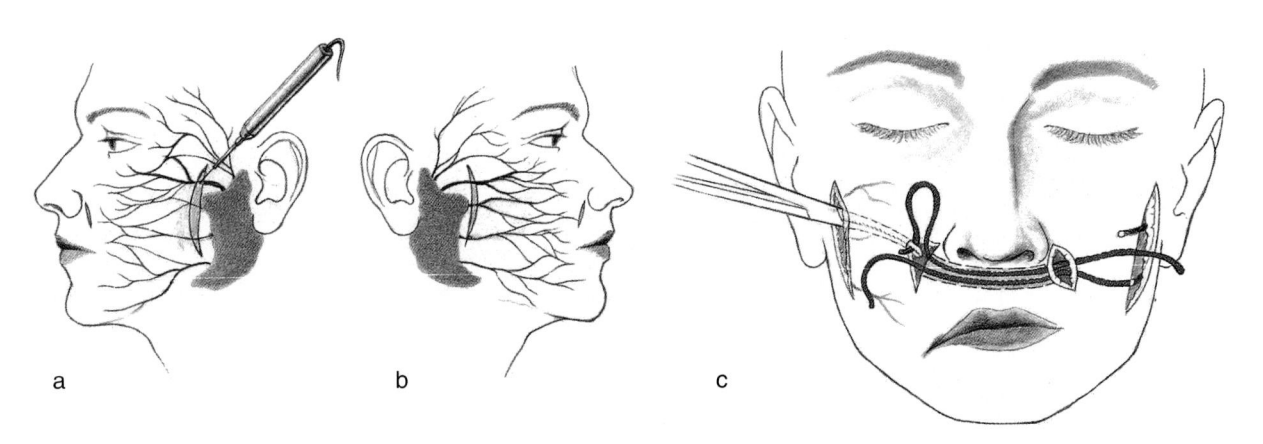

图 FN 19a–c　面神经跨面吻合技术

 a　在对侧确定适宜的供区神经。触诊咬肌前缘，在耳前做4cm长轻微向前突出，从颧弓沿咬肌缘的切口。在腮腺包膜前缘，颧弓和咬肌前缘交角处，通常有两支足够大的面神经分支。用电刺激确认神经分支的分布区。吻合用的中枢端断端用黑墨水标出。

 b　在麻痹侧做相似的切口，在颧弓与咬肌前缘交角处确认相同直径的神经分支。用于吻合神经的远端断端用黑墨水标出。

 c　在神经断端吻合前，在两侧鼻唇沟处各做一个切口，在面部软组织和上唇间潜行游离，用弯止血钳将腓肠神经拉出。然后，将准备吻合的神经分支切断，修整断端，将移植神经与两个断端吻合。

二期整形手术用于面部修复

 导言　这些方法是面神经麻痹面部修复的第三个选择。适用于不能使用已经介绍的直接和间接面神经修复的病人；也适用于直接或间接面神经修复后功能只有部分恢复者。二期整形手术只有在直接或间接手术几年后，治疗效果稳定后才能实施。然而对于何时实行二期整形手术没有明确的时间规定，需要通过全面的电生理检查才能评价直接或间接面神经修复的效果是否良好。根据是单纯恢复面部的对称性还是需要同时恢复面部运动功能，整形手术分为静态（悬吊）和动态两种。选择何种方法取决于麻痹的程度或治疗后面部功能恢复的程度。每一个肌肉区域都需要通过临床和电生理技术进行单独评价。有多种手术技术可以使用，这里仅介绍几种技术并不复杂而临床实践证实有效的方法。静态手术包括睑缘缝合术、用附着于颧弓或颞肌的筋膜带提起下垂的口角（McLaughlin 1953）、椭圆形或抛物线形切除鼻唇沟的软组织（Vogel 1953～1954；Kapovits 1961）、通过植入两个小的磁铁闭合眼睑（Mühlbauer 等 1973）及各种面部悬吊术。

 动态手术通过转位两块三叉神经支配的肌肉（颞肌和咬肌）到麻痹的面部肌肉来恢复麻痹侧面部肌肉的运动（Rosenthal 1916，1956），或移植自体肌肉或肌肉与神经（Freilinger 1975；Millesi 和 Samii 1975；Thompson 1971），或肌肉-神经-血管复合体（Harii 1976，1977）来达到上述目的。

手术技术

睑缘缝合术

对于下眼睑明显松弛者，为防止角膜损伤和棘手的结膜炎，睑缘缝合术是一项重要的基本措施。报道了许多种方法。最简单的方法是外眦去上皮化然后褥式缝合，8天后拆线。

切除鼻唇沟软组织（Kapovits 1961；Vogel 1953）（图FN20a，b）

在鼻唇沟处，连同皮下脂肪椭圆形切除4cm宽皮肤，可修正面部组织下垂。不游离皮肤，直接将切口缘拉近缝合可获得最大的提升效果。建议切口内放小的引流。

筋膜悬吊技术（Blair 1926；Stein 1913）（图FN21、图FN22a，b）

在同侧大腿大转子的前下方做小的皮肤切口，用Blair筋膜剥离器切取阔筋膜。可毫无困难地取下一条或两条长达25cm的筋膜带。接着通过鼻唇沟切口显露环形的口轮匝肌。局部注射含有血管收缩药物的麻药可减少分离过程中的出血。在上唇的人中和下唇的中间做附加的切口，将劈开的筋膜带远端用不可吸收缝线，间断缝合于口轮匝肌。筋膜带近端通过小的切口，固定于颧弓的骨膜，上提口角。轻微的过度矫正，补偿术后几周或数月后的组织下垂。上提口角产生了多余的鼻唇沟皮肤，需要在缝合鼻唇沟前切除。

颞肌和咬肌转位修复术（Lexer 1908，1919；Lexer和Eden 1911）

导言 肌肉转位涉及将有血运和神经支配的肌肉转换位置。颞肌和咬肌联合转位的技术可追溯到Lexer。Erlacher（1914，1915）通过实验证实了Lexer和Eden提出的肌肉神经再生理论。尽管最新的证据（Miehlke 1973）对三叉神经纤维通过转位的肌肉长入麻痹侧肌肉的可能性提出了疑问，但转位颞肌和咬肌无疑对松弛的面部组织提供了机械支持，并在一定程度上恢复了面部自主运动功能。使用一块或者两块肌肉取决于麻痹的程度。如果眼闭合满意，没有明显的颊部不对称，转位咬肌、上提口角并使其运动就够了。如果眼部症状明显，移位前部颞肌即可。两种情况都存在的完全麻痹，需要多个颞肌带转位到眼、颊和口角（图FN23），或使用Lexer最初的方法，使用颞肌修复面上部的运动，同时使用咬肌转位提起口角。

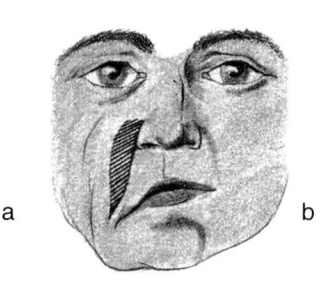

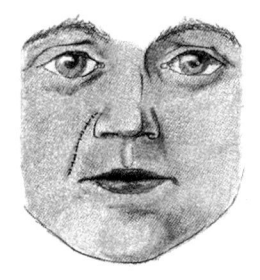

图 FN 20a，b　单纯切除鼻唇沟软组织来静态矫正面部麻痹
　　a　椭圆形切除皮肤和脂肪，宽达4cm，依提升的需要而定。
　　b　切口边缘分层对位缝合。

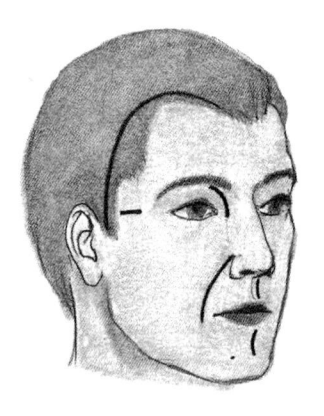

图 FN 21　使用筋膜悬吊带或肌肉转位修复面神经麻痹的二期整形手术切口

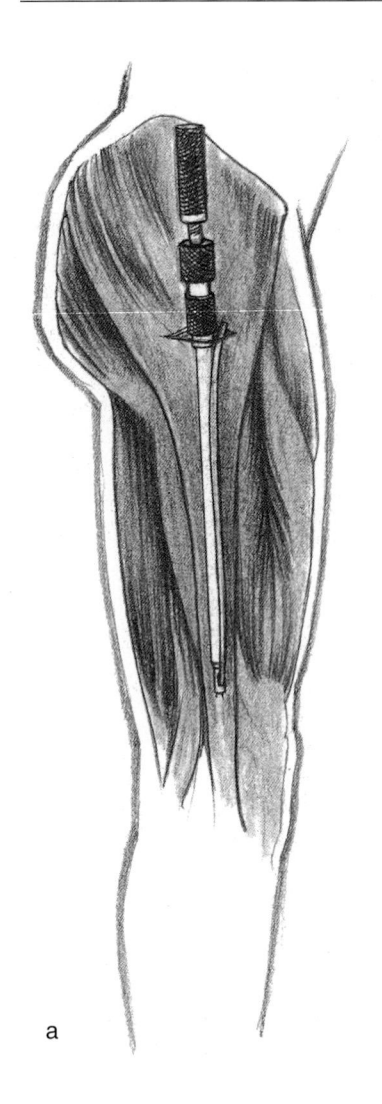

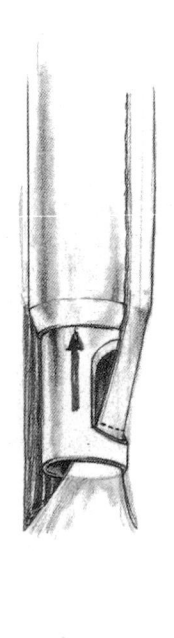

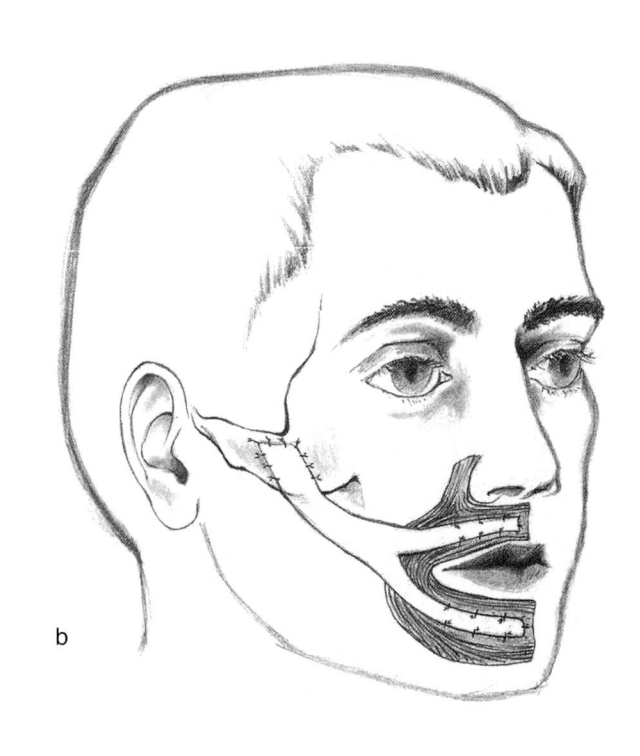

图 FN 22a，b　筋膜带静态矫正面神经麻痹
  a　取阔筋膜的 Blair（1926）剥离器。
  b　经鼻唇沟和上唇、下唇中线的辅助切口，通过埋藏缝合将劈开的筋膜带远端固定于口轮匝肌。筋膜带上方固定于颧弓体部的骨膜。

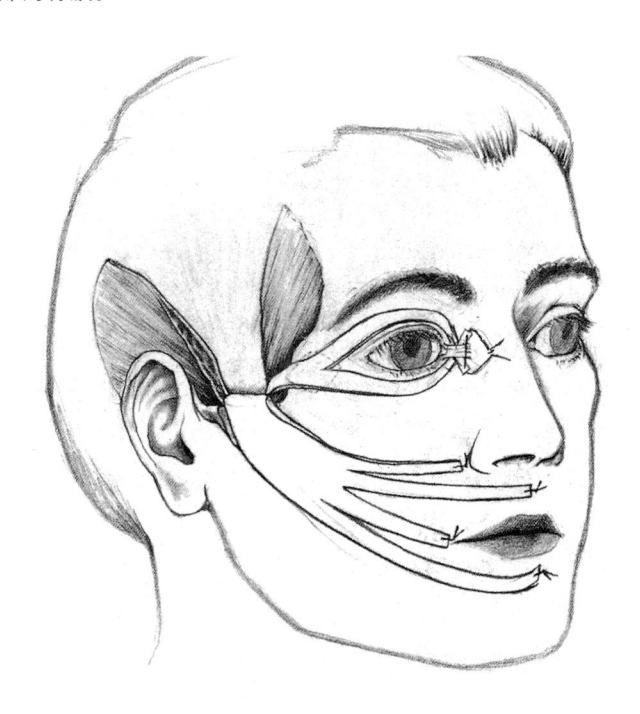

图 FN 23　颞肌转位到眼、颊和口角（Lexer 1919）

手术技术

1) 颞肌转位（图FN21，图FN23）。在肌肉的中央做通过发际内近垂直弯曲的切口，向下达耳屏。皮下分离肌肉，保留外层筋膜并显露颧弓。进一步分离取决于需要的肌肉-筋膜带的数量。对完全性半侧面部麻痹，几乎需要整块颞肌。在分离肌肉前，从颞肌切口向眼、颊和口角方向进行皮下注射并分离形成隧道。通过鼻唇沟切口和上唇、下唇中部的切口，完成口角部隧道的分离。向眼部做水平切口，在内眦部做辅助切口，必要时可在上睑或下睑做辅助切口。同面部上提术一样，在皮下脂肪和肌肉层之间潜行分离可减少出血。移位手术依次进行。

首先将颧弓上方覆盖颞肌的脂肪层从眶外侧缘向耳部以从前向后方式进行分离，形成基底在耳根部的脂肪瓣。注意保留供应皮瓣的颞浅动脉分支。通常脂肪层与颞肌间隔以疏松的结缔组织层以提供一个良好的分离界面。牵开脂肪瓣，确保在向下翻转颞肌时，颞区不形成过高的隆起。同时，术后脂肪瓣可移位到肌肉缺损区，部分填补缺损。分离皮瓣及游离脂肪瓣时，要注意保护覆盖颞肌并向上扩展的筋膜和骨膜，这些结构将用于形成肌肉-筋膜带。需要肌肉-筋膜带的长度可通过固定在颧弓上的卷尺测量。在分离修复面下部用的筋膜带之前，先从前部锐性分离修复上睑和下睑的两条筋膜带。筋膜带的长度为从颧弓前缘到眼内眦的距离。两个筋膜带的末端应有足够的筋膜或骨膜，以便固定于睑内侧韧带。不能将肌肉分离太远，否则肌肉-筋膜带将会太长而松弛，不能有效闭合眼睑。剪短筋膜带同样也有问题，因为这可能要从筋膜带的肌肉处剪断，而肌肉直接与睑内侧韧带缝合容易撕脱松弛。在这种情况下，可将肌肉-筋膜带末端环形缝合，以便末端肌肉可以与内眦稳固的缝合。用相似的方法制作面下部的筋膜带，如果需要可以制作多达8个独立的筋膜带：眼部两个、上颊部两个、其余修复嘴部（口轮匝肌）。在分离时注意以下几点：眼睑皮肤直接沿睑缘潜行分离，最好使用细的尖剪刀，如果有困难，可在眼睑中央做额外切口，隧道的宽度与筋膜带相适应。在内眦部分离时，广泛暴露内眦韧带，用小止血钳潜行分离，并保留其附着处。仔细分离，避免损伤后方的泪管。在筋膜带的末端系一粗的丝线，使止血钳易于将其拉出。用两针不可吸收的丝线缝合固定于内眦韧带。另外一或两个筋膜带用不可吸收线缝合到眼轮匝肌和口轮匝肌之间的斜肌上。最后其他四个肌肉-筋膜带缝合到口轮匝肌上。上唇和下唇的皮肤在中线处潜行分离，使用多针埋藏褥式缝合，在肌肉和筋膜带之间形成较宽的附着面。用一个宽的或两个窄的筋膜带支持下唇，直接将一个筋膜带固定于口角尤其重要。每一个筋膜带都要拉紧，并使张力平均，不要一个区域牵拉的程度大于其他部位。对卧位手术病人，推荐轻微过度矫正，防止以后的重力性下坠。手术结束时，检查止血，分两层缝合切口。

2) 转位附着在冠状突上的颞肌腱上提口角（McLaughlin 1953，图FN24）。通过口内切口，截除下颌骨升支的冠状突，让附着的颞肌肌腱与其相连。将一筋膜襻状缝合固定于同侧的口轮匝肌，末端延伸至上唇、下唇的中线；通过在冠状突上钻孔，将第二个襻缝合在第一个襻上，这样，活动的颞肌肌腱便可上提口角。钻孔部位应靠近颞肌附着处，以减少筋膜襻的撕裂。

3) 咬肌转位（图FN25a，b）。可从外面切开鼻唇沟来实施咬肌转位。

如果从口内入路，在手术区域广泛注射局麻药和止血药物后，在口角后方2mm处做一个垂直平行切口，另一个垂直切口在下颌骨升支前缘，从颧弓到下颌骨水平支。在口腔黏膜下潜行分离，暴露咬肌前内侧缘及下颌角肌肉附着处。将肌肉连同骨膜从骨质上锐性分离下来，并分离至该肌的中部，然后避开神经分支的走行向上斜行劈开肌肉。接着将咬肌通过黏膜隧道引入到口轮匝肌并在广泛区域固定，主要在上唇和口角。同样，要有一定程度的过度矫正，椭圆形切除多余的鼻唇沟部位的皮肤。

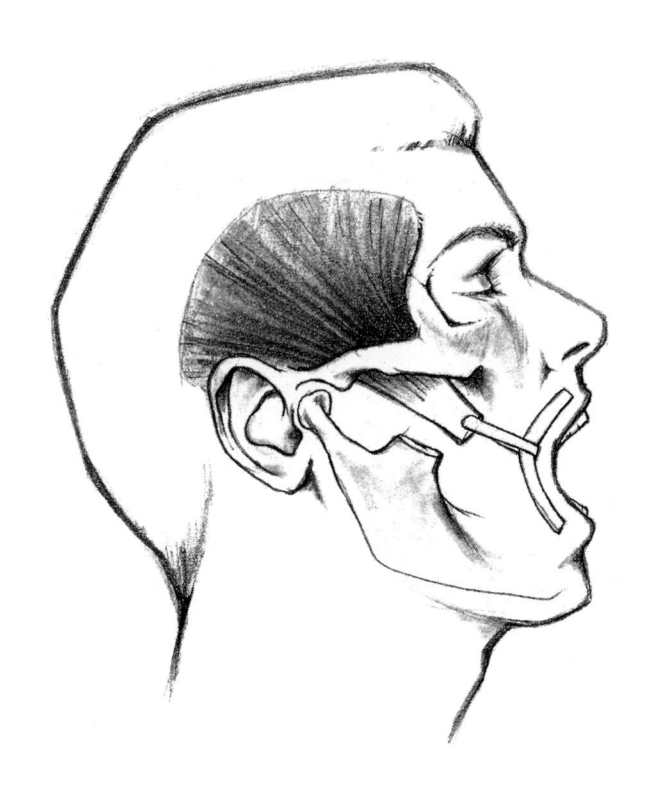

图 FN 24　通过冠状突切除，颞肌肌腱转位来提升口角（McLaughlin 1953）

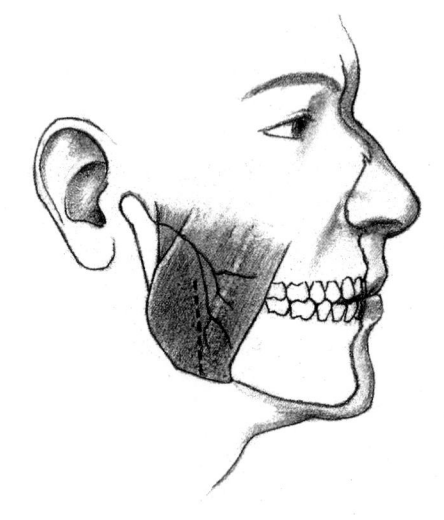

图 FN 25a，b　将咬肌转位到口角
　　a　虚线显示正确的咬肌切开方向，与三叉神经运动支平行。
　　b　咬肌在远端劈开，使用不吸收线缝合与上唇和下唇的口轮匝肌固定。

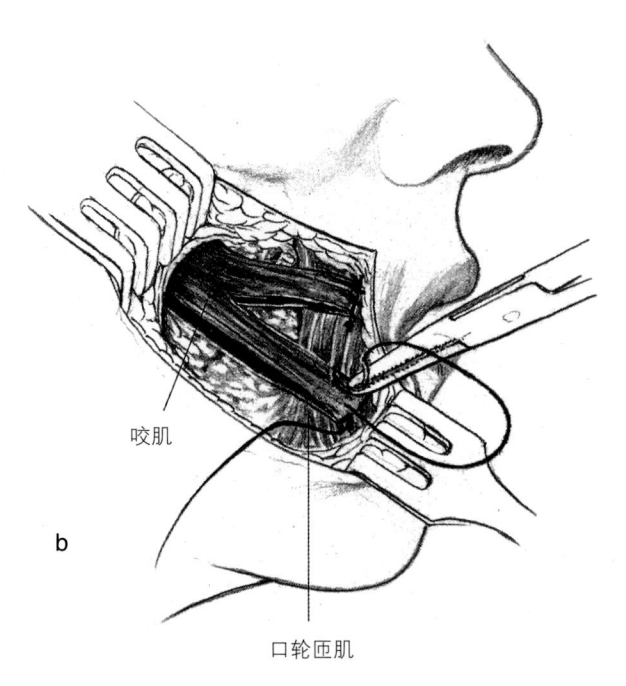

咬肌

口轮匝肌

参考文献

Adour K (1976) Cranial Polyneuritis and Bell Palsy. Arch Otolaryng 102:262–264

Adour K (1977) Etiology and Pathogenesis of Bell's Palsy. Panel Discussion No. 10. In: Fisch U (ed) Facial Nerve Surgery. Kugler, Amstelveen, pp 371–381

Adour K, Bell DN, Hilsinger RD (1975) Herpes Simplex Virus in Idiopathic Facial Paralysis (Bell Palsy) JAMA 233:527–530

Anderl H (1973) Reconstruction of the face through cross-face-nerve transplantation in facial paralysis. Chir Plast (Berlin) 2:17–46

Ballance CA (1909) A Case of Facial Palsy Treated by Facio-Hypoglossal Anastomosis. Lancet 1:1675–1677

Ballance CA (1924) An address on the results obtained in some experiments in which the facial and recurrent laryngeal nerves were anastomosed with other nerves. Brit Med J 2:349–354

Ballance CA, Duel AS (1932) The operative treatment of facial palsy; by the introduction of nerve grafts into the fallopian canal and by other intratemporal methods. Arch Otolaryng 15:1–70

Behrens H (1979) Der N. facialis und seine chirurgische Behandlung unter besonderer Berücksichtigung des Kleinhirnbrückenwinkels. Univ Mainz 1979

Blair VP (1926) Notes on the operative correction of the facial palsy. South Med J 19:116

Bonnel S (1927) Suture of facial nerve within the temporal bone with the report of first successful case. Surg Gynec Obstet 45:780–785

Cawthorne T (1951) The pathology and surgical treatment of Bell's palsy. J Laryng 65:792–798

Cawthorne T (1963) Bell's Palsies. Ann Otol (St Louis) 72:774

Cawthorne T (1965a) Geniculate ganglion facial palsy. Arch Otolaryng 81:502–503

Cawthorne T (1965b) Idiopathic facial palsy: Pathology and surgical treatment. Arch Otolaryngol 81:494–496

Cawthorne T (1969) Intratemporal facial palsy. Arch Otolaryng 80:789

Clerc P, Batisse R (1954) Abord des organes intra-petreux par vole endocranienne (Greffe du nerf facial) Ann Otolaryng (Paris) 71:20–38

Conley J (1975) The treatment of long standing facial paralysis: a new concept. Trans Am Acad Ophthalmol Otolaryngol 78:386–392

Conley JJ (1955) Facial nerven grafting in treatment of parotic gland tumors. Arch Surg 70:359–366

Conley JJ (1961) Facialis nerve grafting. Arch Otolaryng 73:322–327

Conley JJ (1975) Salivary glands and the facial nerve. Thieme, Stuttgart

Davis RA, Anason BJ, Budinger JM et al (1956) Surgical anatomy of the facial nerve and parotid gland based upon a study of 350 cervicofacial halves. Surg Gynec Obstet 102:305–412

Denecke HJ (1958) Zur Chirurgie der Parotiserkrankungen unter Berücksichtigung des N. facialis. Laryngol Rhinol Otol (Stuttg) 37:403

Devriese PP (1977) Treatment of facial palsy of infectious origin. Panel Discussion No. 12. In: Fisch U (ed) Facial Nerve Surgery. Kugler, Amstelveen, The Netherlands, 419–424

Dott NM (1958) Facial paralysis. Restitution by extrapetrous nerve graft. Proc R Soc Med 51:900–902

Draf W (1980) Zur Bedeutung des Transplantatlagers bei der autogenen Nerventransplantation im HNO-Bereich. In: Hierholzer G, Zilch H (eds) Transplantatlager und Implantatlager bei verschiedenen Operationsverfahren. Springer, Berlin Heidelberg New York, pp 147ff

Draf W, Samii M (1982) Intracranial-intratemporal Anastomosis of the Facial Nerve after Cerebellopontine Angle Tumor Surgery. In: Graham MD, House WF (Ed) Disorders of the Facial Nerve. Raven, New York, pp 441–449

Drake CG (1960) Acoustic neurinoma. Repair of facial nerve with autogenous graft. J Neurosurg 17:836–842

Drake CG (1973) Experiences and results with posterior approaches. In: Schürmann K, Brock M, Reulen HJ et al. Brain Edema – Cerebello Pontine Angle Tumors. Adv in Neurosurg. Springer, Berlin Heidelberg New York, pp 240–241

Drobnik T (1879) Facial palsy. Würtzburg JM Richter

Erlacher P (1914) Über die motorischen Nerven. Z Orthop Chir 34:561

Erlacher P (1915) Direct and muscular neurotization of paralyzed muscles. Experimental research. Am J Orthop Surg 13:22

Esslen E (1973) Electrodiagnosis of facial palsy. In: Miehlke A (ed) Surgery of the Facial Nerve. Urban & Schwarzenberg, München and Saunders, Philadelphia

Esslen E (1977) Electromyography and electroneurography. In: Fisch U (Ed) Facial nerve surgery. Kugler, Amstelveen and Aesculapius Birmingham AL, p 93

Fisch U (1969) Die transtemporale, extralabyrinthäre Chirurgie des inneren Gehörganges. Arch Klin Exp Ohren-, Nasen- und Kehlkopfheilk 194:232–243

Fisch U (1970) Transtemporal surgery of the internal auditory canal. Report of 92 cases, technique, indications and results. Adv Otorhinolaryngol 17:203

Fisch U (1973) Operations on the Facial Nerve in its Labyrinthine and Meatal Course. In: Miehlke A (ed) Surgery of the Facial Nerve. Urban & Schwarzenberg, München, pp 175–205

Fisch U (1976) Richtlinien zur Versorgung traumatischer Verletzungen des N. facialis. ORL 38:42-29

Fisch U (ed) (1977) Facial Nerve Surgery. Kugler, Amstelveen, The Netherlands

Fisch U (1979) Klinik und Therapie der häufigsten Fazialislähmungen im labyrinthären, meatalen und intrakraniellen Bereich. In: Berendes J, Link R, Zöllner F (eds) Hals-Nasen-Ohrenheilkunde in Praxis und Klinik. Thieme, Stuttgart

Fisch U (1979) Surgery for Bell's Palsy and Herpes zoster oticus. Proc Symp Neurological Surgery of the

ear, Sarasota
Fisch U, Esslen E (1972) The surgical treatment of facial hyperkinesis. Arch Otolaryngol 95:400–405
Fisch U, Esslen E (1972) Total intratemporal exposure of the facial nerve. Arch otolaryng 95:335
Fowler EP Jr (1963) The pathologic findings in a case of facialis paralysis. Trans Amer Acad Ophthal Otolaryng 67:187
Freilinger G (1975) A new technique to correct facial paralysis. Plast Reconstr Surg 56:44–48
Fujita T (1934) Über die periphere Ausbreitung des N. facialis beim Menschen. Gegenbauers Morph Jahrb 73:578–614
Gomez JG (1977) Incidence and Management of Bell's Palsy According to Geographic Distribution. In: Fisch U (ed) Facial Nerve Surgery Kugler, Amstelveen, The Netherlands, pp 319–336
Hardy RC, Perret G, Meyers R (1957) Phrenicofacial nerve anastomosis for facial paralysis. J Neurosurg 14:400–404
Harii K (1977) New Concepts in Rehabilitation of the Long Standing Facial Paralysis. Panel Discussion No. 7. In: Fisch U (ed) Facial Nerve Surgery. Kugler, Amstelveen, The Netherlands, pp 251–284
Harii K, Ohmori K, Torii S (1976) Free gracilis muscle transplantation with microneurovascular anastomosis for the treatment of facial paralysis. A preliminary report. Plast Reconstr Surg 57:133–143
Helms J (1976) The transmeatal approach to the geniculate ganglion. Acta Otorhinolaryng Belg 30:84–89
Helms J (1981) Variations of the course of the facial nerve in the middle ear and mastoid. In: Samii M, Jannetta P (eds) The cranial nerves. Springer, Berlin Heidelberg New York, p 391
Helms J (1982) Surgery and Bell's Palsy. In: Granam MD, House WF (eds) Disorders of the facial nerve. Raven New York, p 287
Hilger JA (1949) The nature of Bell's palsy. Laryngoscope 59:228–235
House WF (1961) Surgical exposure of the internal auditory canal and its contents through the middle cranial fossa. Laryngoscope 71:1363–1385
House WF (1963) Middle cranial fossa approach to the petrous pyramid. Arch Otolaryng 78:460–469
Jannetta PJ, Bissonette DJ (1978) Bell's palsy: a theory as to etiology. Observations in six patients. Laryngoscope 88:849–854
Jongkees LBW (1958) Die chirurgische Behandlung der intratemporalen Fazialislähmung. Dtsch Med Wschr 83:865–869
Jongkees LBW (1961) Über die intratemporale Fazialislähmung und ihre chirurgische Behandlung. Z Laryng Rhinol 40:319–336
Jongkees LBW (1977) Nerve excitability test. In: Fisch U (ed) Facial nerve surgery. Kugler, Amstelveen, The Netherlands and Aesculapius Birmingham AL, p 83
Kapovits M (1961) Indikation und Technik der Gesichtshautstraffung. Arch Klin Chirurgie 298:950
Kautzky R (1956) Die periphere Fazialislähmung und ihre Behandlung mittels Nervenpfropfung. Fortschr Kiefer Gesichtschir 2:119–126
Kettel K (1957) Repair of the facial nerve in traumatic facial palsies. Results of decompression, nerve suture and nerve grafting in onehundred twentyseven cases. Arch Otolaryng 66:634–672
Kettel K (1959) Peripheral Facial Palsy, Pathology and Surgery. Munksgaard, Copenhagen
Körte W (1903) Ein Fall von Nervenpfropfung des N. facialis auf den N. hypoglossus. Dtsch Med Wschr 29:293–295
Krmpotic-Nemanic J, Draf W, Helms J (1988) Surgical Anatomy of Head and Neck. Springer, Berlin Heidelberg New York
Lathrop FD (1953) The facial nerve: technique of exposure and repair. Surg Clin N Amer 33:909–926
Lathrop FD (1956) Surgical repair of facial nerve: technique. Surg Clin N Amer 36:583–588
Lathrop FD (1962) Management of the facial nerve during operations on parotid gland. Ann Otol (St. Louis) 72:780–801
Laumann EPJ, Jongkees LBW (1963) On the prognosis of peripheral facialis paralysis of endotemporal origin. Ann Otol (St Louis) 72:307
Lexer E (1908) General Surgery: A Presentation of the Scientific Principles upon which the Practise of Modern Surgery is based. Appleton, New York
Lexer E (1919) Die freien Transplantationen. Neue Deutsche Chirurgie, 548
Lexer E, Eden R (1911) Über die chirurgische Behandlung der peripheren Fazialislähmung. Beitr Klin Chir 73:116
Loew F (1961) Die kombinierte intrakranielle-extratemporale Fazialisplastik nach DOTT. Langenbecks Arch Kli Chir 298:934–935
Martin RC (1930) Intratemporal Suture of the Facial Nerve. Trans Pacific Coast Oto Ophth Soc 119–129
Martin RC (1931) Intratemporal Suture of the Facialis Nerve. Arch Otolaryng 13:259–264
Martin RC (1936) Surgical Repair of the Facial Nerve. Arch Otolaryng 23:458–468
Martin RC (1955) Late Results of Facial Nerve Repair. Anal of Otology 64:659–669
Maxwell JH (1951) Extratemporal Repair of the Facial Nerve. Ann Otol 60:1114–1133
Maxwell JH (1954) Repair of the Facial Nerve after Facial Lacerations. Trans Amer Acad Ophthal Otolaryng 58:733–740
May M (1986) The facial nerve. Thieme, New York
May M (1977) Maximal excitability test. In: Fisch U (Ed) Facial nerve surgery. Kugler, Amstelveen and Aesculapius, Birmingham, pp 87
May M et al. (1971) The prognostic accuracy of the maximal stimulation compared with that of the nerve excitability test in Bell's palsy. Laryngoscope 81:931–938
McCormack LJ, Cauldwell EW, Anson BJ (1945) The surgical anatomy of the facial nerve. "With special reference to the parotid gland" Surg Gynec Obstet 80:620–630
McGovern FH (1977a) Etiology and Pathogenesis of Bell's Palsy. Panel Discussion No. 10. In: Fisch U (ed) Facial Nerve Surgery. Kugler, Amstelveen, The Netherlands, pp 371–381
McGovern FH, Estevez J, Jackson R (1977b) Immuno-

logical concept for Bell's Palsy. Ann Otol Rhinol Laryngol 86:300–305

McLaughlin CR (1953) Permanent facialis paralysis. Lancet 2:647

McLaughlin CR (1953) Surgical support in permanent facialis paralysis. Plast Reconstr Surg 11:302

Metelka M (1966) Anastomoza N VII N XII lepenim Plazmou. Cesk Neurol 29:305–310

Miehlke A (1960) Die Chirurgie des N. facialis. Urban & Schwarzenberg, Munich

Miehlke A (1960) Über den chirurgischen Wiederaufbau des Gesichtsnerven nach extratemporalen Läsionen. Dtsch Med Wochenschr 85:506–510

Miehlke A (1961) Extratemporale Fazialischirurgie. Z Laryng Rhinol 40:338–358

Miehlke A (1973) Surgery of the Facial Nerve, vol 2. Urban & Schwarzenberg, Munich

Miehlke A (1979) Fazialislähmungen. In: Berendes J, Link R, Zöllner F (eds) Hals-Nasen-Ohrenheilkunde in Praxis und Klinik. Thieme, Stuttgart

Miehlke A, Bushe KA (1967) Die operative Freilegung der mittleren Schädelgrube und des Porus acusticus internus zur Behandlung intralabyrinthärer Läsionen des N. facialis. Chir Plast Reconstr 3:37

Miehlke A, Stennert E, Arold R, Chilla R, Penzholz H, Kühner A, Sturm V, Haubrich J (1981) Surgery of the Nerves of the Neck, Nose and Ear Region (Except Nn stato-acusticus and olfactorius). Arch Otorhinolaryngol 231:89–449

Millesi H, Samii M (1975) Erfahrungen mit verschiedenen Wiederherstellungsoperationen am N. facialis. In: Höhler H (ed) Plastische- und Wiederherstellungschirurgie. Fischer, Stuttgart, pp 111–127

Mühlbauer W, Segeth H, Viessmann A (1973) Restoration of Lid Function in Facial Palsy with Permanent Magnets. Chir Plast (Berl) 1:295–304

Peitersen E (1977) Spontaneous Course of Bell's Palsy. In: Fisch U (ed) Facial Nerve Surgery. Kugler, Amstelveen, The Netherlands, pp 337–343

Pialoux P, Jost G, Freyss G, Rey A, Cophignon J (1976) Notre technique d'anastomose facio-faciale hetirolatiraleger autograffe nerveuse dans le traitement des paralysies faciales peripheriques definitives. Ann Oto Laryng (Paris) 93:471–486

Rosenthal W (1916) Über muskuläre Neurotisation bei Fazialislähmung. Zbl Chir 24:489–491

Rosenthal W (1956) Die muskuläre Neurotisation. Fortschr Kiefer Gesichtschir 2:139–140

Samii M (1975) Modern aspects of peripheral and cranial nerve surgery. In: Krayenbühl H (Ed) Advances and Technical Standards in Neurosurgery Vol 2. Springer, Vienna New York

Samii M (1977) Panel discussion Management of facial nerve in intracranial tumors. In: Fisch U (Ed) Facial nerve surgery. Kugler, Amstelveen, The Netherlands and Aesculapius, Birmingham AL p 475

Samii M (1979) Operative treatment of cerebellopontine angle tumors with special consideration of the facial and acoustic nerve. Advances in Neurosurgery 7:138–145

Samii M (1979) Neurochirurgische Behandlung der Akustikusneurinome mit besonderer Berücksichtigung des N. facialis. Laryngol Rhinol Otol (Stuttg) 58, 97–106

Samii M (1980) Nerves of the head and neck. In: Omer GE, Spinner M (Ed) Management of peripheral nerve problems. Saunders, Philadelphia London Toronto, p 507–547

Samii M (1981) Preservation and reconstruction of the facial nerve in the cerebellopontine angle. In: Samii M, Jannetta P (Ed) The cranial nerves. Springer, Berlin Heidelberg New York, p 438

Samii M (1981) Facio-Facial Anastomosis. In: Samii M, Jannetta P (Ed) The cranial nerves. Springer, Berlin Heidelberg New York, p 515

Samii M (1981) Zur Indikation, Technik und zu den Ergebnissen der fazio-fazialen Anastomose. Neurochirurgia 24:90–93

Samii M (1984) Facial Nerve Grafting in Acoustic Neurinoma. Clin Plast Surg 11:221–225

Samii M (1986) Allgemeine Hinweise zur chirurgischen Therapie und Technik in Neurologie, Praxis und Klinik. In: Hopf H Ch, Poersk K, Schliack H (eds) Neurologie, Praxis und Klinik, vol 3, pp 28–34. Thieme, Stuttgart

Scaramella L (1971) L'anastomosi tra i due nervi faciali. Arch Ital Otol 82:209–215

Smith JW (1971) A new technique of facial animation. Transaction of the Vth International Congress of Plastic and Reconstructive surgery, Melbourne Feb 1971, London, p 83–84

Stein AE (1913) Die kosmetische Korrektur der Fazialislähmung durch freie Faszienplastik. Münch Med Wschr 60:1370

Stennert E (1979) Combined approach in extratemporal facial nerve reconstruction. Clin Plast Surg 6, 481–486

Thompson N (1971) Treatment of facial paralysis by free skeletal muscle grafts. Transaction of the Vth Internation Congress of Plastic and Reconstructive Surgery, Melbourne Feb 1971, London, p 66–82

Vogel K (1953/1954) Zur Gesichtskorrektur bei Fazialislähmung. HNO 4:344

Watson-Williams E (1927) Glossopharyngeal Facial Nerve Anastomosis. Proc Roy Soc Med 20:1439–1442

Wullstein H (1958) Die Methode der Dekompression des N. facialis vom Austritt aus dem Labyrinth bis zum Foramen stylomastoideum ohne Beeinträchtigung des Mittelohres. Arch Ohr-, Nas- u. Kehlkopf Heilk 172:582

Wullstein H (1968) Operationen zur Verbesserung des Gehörs. Thieme, Stuttgart (1968)